ELSEVIER

Evidence-based Physical Therapy for the Pelvic Floor:
Bridging Science and Clinical Practice, Second Edition

盆底物理治疗：
从基础到实践（第2版）

主　编／［挪威］卡里·伯（Kari Bø）　　　　　　［芬］巴里·贝里曼（Bary Berghmans）

　　　　　［挪威］西夫·莫克韦（Siv Mørkved）　　［比］马里克·范坎彭（Marijke Van Kampen）

作　序／［英］罗伯特·弗里曼（Robert Freeman）　［英］克里斯托弗·查普尔（Christopher Chapple）

　　　　　［英］玛丽莲·莫法特（Marilyn Moffat）

主　译／公维军　郄淑燕

主　审／席家宁

副主译／贾如冰　孔丽丽　马鑫鑫　宋佳凝　赵维纳

北京科学技术出版社

ELSEVIER

Elsevier (Singapore) Pte Ltd.
3 Killiney Road, #08-01 Winsland House I, Singapore 239519
Tel: (65) 6349-0200; Fax: (65) 6733-1817

Evidence-based Physical Therapy for the Pelvic Floor: Bridging Science and Clinical Practice, Second Edition
Copyright © 2015 Elsevier Ltd. All rights reserved.
First edition 2007, Second edition 2015
ISBN: 9780702044434

This translation of Evidence-based Physical Therapy for the Pelvic Floor: Bridging Science and Clinical Practice, Second Edition by Kari Bø, Bary Berghmans, Siv Mørkved, Marijke Van Kampen was undertaken by Beijing Science & Technology Publishing Co., Ltd. and is published by arrangement with Elsevier (Singapore) Pte Ltd.
Evidence-based Physical Therapy for the Pelvic Floor: Bridging Science and Clinical Practice, Second Edition by Kari Bø, Bary Berghmans, Siv Mørkved, Marijke Van Kampen 由北京科学技术出版社有限公司进行翻译，并根据北京科学技术出版社有限公司与爱思唯尔（新加坡）私人有限公司的协议约定出版。
《盆底物理治疗：从基础到实践（第2版）》（公维军，郄淑燕主译）
ISBN：9787571425326
Copyright © 2022 by Elsevier (Singapore) Pte Ltd. and Beijing Science & Technology Publishing Co., Ltd.
All rights reserved. No part of this publication may be reproduced or transmitted in any form or by any means, electronic or mechanical, including photocopying, recording, or any information storage and retrieval system, without permission in writing from Elsevier (Singapore) Pte Ltd. and Beijing Science & Technology Publishing Co., Ltd.

Printed in China by Beijing Science & Technology Publishing Co., Ltd. under special arrangement with Elsevier (Singapore) Pte Ltd. This edition is authorized for sale in the People's Republic of China only, excluding Hong Kong SAR, Macao SAR and Taiwan region. Unauthorized export of this edition is a violation of the contract.

著作权合同登记号　图字：01-2020-6210

图书在版编目（CIP）数据

盆底物理治疗：从基础到实践：第2版 /（挪威）卡里·伯等主编；公维军，郄淑燕主译 . —北京：北京科学技术出版社，2023.4
书名原文：Evidence-based Physical Therapy for the Pelvic Floor Bridging Science and Clinical Practice, Second Edition
ISBN 978-7-5714-2532-6

Ⅰ. ①盆… Ⅱ. ①卡… ②公… ③郄… Ⅲ. ①骨盆底–物理疗法 Ⅳ. ①R711.505

中国版本图书馆CIP数据核字（2022）第157431号

责任编辑：张真真		电　话：	0086-10-66135495（总编室）
责任校对：贾　荣			0086-10-66113227（发行部）
图文制作：北京永诚天地艺术设计有限公司		网　址：	www.bkydw.cn
责任印制：吕　越		印　刷：	北京捷迅佳彩印刷有限公司
出 版 人：曾庆宇		开　本：	787 mm × 1092 mm　1/16
出版发行：北京科学技术出版社		字　数：	580 千字
社　　址：北京西直门南大街16号		印　张：	31.5
邮政编码：100035		版　次：	2023 年 4 月第 1 版
ISBN 978-7-5714-2532-6		印　次：	2023 年 4 月第 1 次印刷

定　　价：398.00元

京科版图书，版权所有，侵权必究。
京科版图书，印装差错，负责退换。

审译者名单

主审　　席家宁　首都医科大学附属北京康复医院

主译　　公维军　首都医科大学附属北京康复医院
　　　　　　郄淑燕　首都医科大学附属北京康复医院

副主译　贾如冰　首都医科大学附属北京康复医院
（以姓氏拼音为序）孔丽丽　首都医科大学附属北京康复医院
　　　　　　马鑫鑫　首都医科大学附属北京康复医院
　　　　　　宋佳凝　首都医科大学附属北京康复医院
　　　　　　赵维纳　和睦家京北妇儿医院

译者　　安　霞　首都医科大学附属北京康复医院
（以姓氏拼音为序）白　然　首都医科大学附属北京康复医院
　　　　　　陈雪梅　滨州医学院附属医院
　　　　　　丁丹阳　首都医科大学附属北京康复医院
　　　　　　刁子龙　首都医科大学附属北京康复医院
　　　　　　高穆榕　首都医科大学附属北京康复医院
　　　　　　刘书霞　日照市中心医院
　　　　　　吕雪莹　首都医科大学附属北京康复医院
　　　　　　欧阳胜璋　首都医科大学附属北京康复医院
　　　　　　宋朝霞　首都医科大学附属北京康复医院
　　　　　　杨　等　首都医科大学附属北京康复医院
　　　　　　杨鑫煜　四川省八一康复中心
　　　　　　张晓颖　首都医科大学附属北京康复医院
　　　　　　张玉婷　首都医科大学附属北京康复医院
　　　　　　周元元　首都医科大学附属北京康复医院

编者名单

Paul Abrams MD, FRCS
Bristol Urological Institute
Southmead Hospital
Bristol
UK

Arve Aschehoug MSc Sports Science
Department of Sports Medicine
Norwegian School of Sport Sciences
Oslo
Norway

James A Ashton-Miller PhD
Research Professor, Director, Biomechanics
Research Laboratory
Department of Mechanical Engineering
University of Michigan
Ann Arbor, MI
USA

Matthew D Barber MD
Professor of Surgery
Obstetrics, Gynecology and Women's Health Institute
Cleveland Clinic
Cleveland, OH
USA

Mohammed Belal MA, MB B(Chir), FRCS
Consultant Urological Surgeon
Spire South Bank Hospital
Worcester
UK

Nol Bernards MD
Department of Epidemiology
Maastricht University
Maastricht
The Netherlands

Espen Berner MD
Department of Surgery
Hamar Hospital
Hamar
Norway

Rob de Bie PhD MSc, PT
Department of Epidemiology
Maastricht University
Maastricht
The Netheralnds

Esther Bols PhD, PT
Maastricht University Medical Centre
Maastricht
The Netherlands

Wendy F Bower BAppSc, PhD
Associate Professor
Department of Surgery
The Chinese University of Hong Kong
Hong Kong

Pauline Chiarelli DipPhysio, GradDipHSocSc,
M MedSc, PhD
School of Health Sciences
University of Newcastle
New South Wales
Australia

Jacques Corcos PhD
Jewish General Hospital, Department of Urology
Montreal
Quebec
Canada

John O L DeLancey MD
Norman F Miller Professor and Associate
Chair for Gynaecology
University of Michigan Women's Hospital
Ann Arbor, MI
USA

Hans Peter Dietz MD, PhD, FRANZCOG, DDU, CU
Associate Professor
Department of Obstetrics and Gynaecology
Western Clinical School
University of Sydney
New South Wales
Australia

Grace Dorey PhD, FCSP
Emeritus Professor
Faculty of Health and Social Care
University of the West of England
Bristol
UK

Chantale Dumoulin PhD, PT
Associate Professor, Researcher
Holder of the Canadian Research Chair on
Urogynaecological
Health and Aging
School of Rehabilitation, Faculty of Medicine
University of Montréal
Quebec
Canada

Helena Frawley Physiotherapist, PhD, FACP
Associate Professor, Allied Health
La Trobe University, Melbourne
Australia, Senior Research Consultant
Cabrini Health, Melbourne
Australia, Research Fellow
National Health and Medical Research Council
Australia

Dania Gambini MD
Department of Gynaecology
H. San Raffaele Resnati
Milan
Italy

Inge Geraerts PhD
Faculty of Kinesiology and Rehabilitation Science
University of Leuven
Belgium

Alessandra Graziottin MD
Director, Centre of Gynaecology and Medical
Sexology, H. San Raffaele Resnati, Milan;
Consultant Professor, Universities of Pisa
Florence, Venice and Salesian
Pontifical University (Rome);
Chairman, Alessandra Graziottin Foundation
Italy

Erik Hendricks PhD, MSc, PT
Department of Epidemiology
Maastricht University
Maastricht
The Netherlands

Rob Herbert BAppSc, MAppSc, PT
Associate Professor
School of Physical Therapy and Centre for Evidence-based
Physiotherapy
University of Sydney
Lidcombe, NSW
Australia

Mélanie Morin PhD, PT
Assistant Professor and Researcher
School of Rehabilitation
Faculty Medicine and Health Sciences
University of Sherbrooke
Étienne-Le Bel Clinical Research Centre
Quebec
Canada

Patricia Neumann PhD, FACP
Principal Physiotherapist
The Pelvic Floor Clinic
Norwood, SA
Australia

Ylva Sahlin MD, PhD
Chief Surgeon
Department of Surgery
Hamar Hospital, Hamar
Norway

David B Vodušek MD, PhD
Professor of Neurology
Medical Faculty, University of Ljubljana,
Division of Neurology
University Medical Centre
Ljubljana
Slovenia

Adrian Wagg MBBS, FRCP, FHEA
Professor of Healthy Ageing
Divisional Director, Geriatric Medicine
University of Alberta
Canada

Jean F Wyman PhD, APRN, BC, FAAN
Professor and Cora Meidl Siehl Chair in Nursing Research,
School of Nursing
University of Minnesota, MN; Professor
Department of Family Medicine and Community Health,
School of Medicine, Minneapolis, MN
USA

译者前言

盆底功能障碍是临床中备受关注的问题之一，物理治疗是其重要的治疗手段。《盆底物理治疗：从基础到实践》纳入了临床常见的各种盆底功能障碍内容，并逐一列举了评估、治疗及健康宣教等各个诊疗环节所涉及的循证依据，是目前关于盆底康复循证医学内容最全面的书籍之一。盆底功能障碍并非泌尿外科及妇产科所特有，但在既往的学习中，我们更多着眼于产后或女性盆底功能障碍，事实上，男性、运动员、儿童、老年人也深受盆底功能障碍的巨大困扰，而相关内容在既往理论书籍与临床实践中常常被忽视。本书全面纳入了这些既往被忽视的内容，这些内容也给本书增添了新的活力——将盆底功能障碍融入全生命周期的考量，也让我们更深层次思考了"给岁月以生命"的含义。

盆底功能训练是临床中常用的治疗方法，而训练方法的选择、剂量的掌握、患者的宣教等方面常基于临床经验而非循证依据，本书将带领我们摆脱这种不良的临床诊疗习惯与思路，给实践以更坚实的循证基础。任何事，必作于细，也必成于实。本书由该领域诸多国际知名专家执笔，详细阅读后您必将叹服于本书循证依据之翔实与分析之全面。基于以上特点，本书的目标读者并不局限于物理治疗师，妇科医师、泌尿外科医师、护士以及多学科诊疗过程中涉及的其他参与应对盆底功能障碍的从业人员都会从中受益。

我们欣喜于成为本书的翻译团队成员，在主审席家宁教授的指导下，组织来自以首都医科大学附属北京康复医院为主的多名康复专家及康复治疗骨干，共同完成了本书的翻译工作。尽管译稿经过了多次校对修改，但囿于翻译团队有限的学识和经验，译文难免有所疏漏，恳请同道和读者们批评指正，以便不断完善译本。期许本书可以成为盆底康复从业人员学习与成长的重要资源。

最后，特别感谢北京科学技术出版社编辑老师精益求精的工作以及为保证出版质量的辛勤付出。

公维军　郄淑燕

2023 年 1 月

序一

我非常荣幸能够受邀为《盆底物理治疗：从基础到实践》这部优秀著作的第 2 版作序。

本书重点讲解了盆底物理治疗的循证实践，从而为该领域的从业人员提供建议。

新版在第 1 版的基础上增加了针对女性和男性下尿路症状、性功能障碍、肛门失禁和盆腔疼痛的循证物理治疗的新章节。

因为盆底肌训练已被推荐为盆底疾病的一线治疗方法，所以如何恰到好处地提供相关的教育和培训至关重要。本书为此提供了证据和建议。

本书所有章节均由国际知名专家精心撰写，竭力为读者提供高水平的专业知识。

本书也期望解决与特定患者群体（如儿童和老年人）相关的具有挑战性的临床问题，尤其是可能影响精英运动员表现的盆底功能障碍。

众所周知，预防远胜于治疗，因此，本书还详细探讨了妊娠和分娩对盆底的影响及预防盆底功能障碍的方法。

本书将成为致力于解决盆底功能障碍的物理治疗师、医学生、护士、泌尿外科医师、妇科医师、结直肠外科医师及其他从业人员的重要参考书。

我在此强烈推荐本书！

罗伯特·弗里曼（Robert Freeman）

医学博士，英国皇家妇产科学院研究员，国际妇科泌尿协会主席

序二

我非常荣幸能够为《盆底物理治疗：从基础到实践》的第2版作序。本书由盆底功能障碍康复治疗领域的诸多知名专家执笔，对循证实践的基本原则（通过随机试验和对数据的系统综述来评估证据的原则）进行了全面和结构化的综述，阐述了女性盆底的功能解剖、神经解剖和神经生理学，以及它们与泌尿系统和结直肠系统的相关结构相互作用的机制，在盆底功能障碍康复领域有重要参考价值。

准确评估盆底肌的功能至关重要，因为其可以定义解剖缺陷，本书对此进行了详细介绍。在学习盆底结构和功能时，要考虑与男性和女性盆底功能障碍相关的疾病，以及这些疾病与我们认为可能会影响泌尿功能、结肠直肠功能和性功能的相关和潜在症状之间的关系。

尽管盆底功能障碍在女性中较常见，但许多创伤或手术后的男性也会出现相关的病理变化。此外，盆底功能障碍还可能出现于其他群体，如儿童和青少年。而对于老年人、神经系统病变患者，以及像精英运动员这样盆底压力特别大的群体来说，盆底功能障碍同样是一个不可忽视的问题。

本书在最后还指出了制定具有临床意义的实践准则的重要性。

我在此强烈推荐这本好书。因为它不仅特别适用于对本领域感兴趣的人，还可以为该领域的医疗从业人员提供参考指南。

克里斯托弗·查普尔（Christopher Chapple）
理学学士，医学博士，英国谢菲尔德大学泌尿外科名誉教授，
欧洲泌尿外科协会主席

序三

由我的同事卡里·伯，巴里·贝里曼，西夫·莫克韦和马克里·范坎彭撰写的新版《盆底物理治疗：从基础到实践》，可以为物理治疗师和其他参与盆底疾病管理的医疗从业人员提供丰富的知识和基础信息。2007年，第1版《盆底物理治疗：从基础到实践》在全球相关领域得到了广泛应用，这也充分证明了本书亟待修订再版。盆底功能障碍是影响女性与男性的全球性健康问题，据统计，盆底功能障碍在世界各地的女性中患病率高达50%（Milsom et al.，2013），此外，尿失禁是一种影响着全球数百万人的健康问题的盆底疾病，给社会经济带来了巨大负担，因此这部分内容在新版图中更新较多（Milsom et al.，2014）。

该书第一次出版时，距离世界物理治疗联盟（WCPT）通过其关于"循证实践"的第一份原则宣言仅仅过去了4年。出版后，我们曾两次修改声明，我们始终相信物理治疗师有责任利用证据来指导实践，并确保对患者、护理人员和社区的管理是基于目前最佳的循证依据。同时，物理治疗师亦有责任淘汰已被证明无效或不安全的技术和器械。因此，我们需将循证依据与临床经验相结合，兼顾信仰、价值观和当地环境的文化背景，以及患者的个人偏好。

本版进一步细化和扩大了用于评估和管理盆底功能障碍的检查测试、措施，以及管理各种患者的循证干预措施。本书的基本思想是，回到证据，使从业者反思并选择合适的检查测试和措施，根据检查结果更好地设计和选择干预策略。本书不仅展示了保持循证支持实践的重要性，同时亦显示了随机试验和系统综述在指导实践方面的重要性。

本书收集了科研与临床实践所需的信息，内容跨越了从儿童到育龄期到老年期的各个年龄段。本版内容包括：功能解剖学，神经解剖学和神经生理学，盆底肌肉功能、肌力和盆腔器官脱垂的评测，盆底运动处方的科学研究；女性盆底功能障碍、男性盆底功能障碍和同时影响男性和女性的盆底功能障碍的循证物理治疗，以及神经功能障碍患者和优秀运动员盆底功能障碍的物理治疗管理等。综上，本书广泛印证了物理治疗在各种临床情况中的有效性。

本书编委会汇集了盆底功能障碍和管理领域的所有领军人物，从物理治疗、生物力学、流行病学、运动机能学、临床医学、护理学、运动科学和外科学的角度分享了他们的经验。这种跨学科的实践模式为患者提供了更为高效的医疗服务。

毫无疑问，最新版本的《盆底物理治疗：从基础到实践》将成为从事盆底管理的医学生、临床医师和教师获取有关检查和干预循证证据的首选书籍。

玛丽莲·莫法特（Marilyn Moffat）

PT, DPT, PhD, DSc (hon), GCS, CSCS, CEEAA, FAPTA

纽约大学教授，世界物理治疗联盟主席

参考文献

Milsom, I., Altman, D., Cartwright, R., et al., 2013. Epidemiology of urinary incontinence (UI) and other lower urinary tract symptoms (LUTS), pelvic organ prolapse (POP) and anal incontinence (AI). In: Abrams, Cardozo, Kouhry, Wein (Eds.), Incontinence, fifth ed. Health Publications Ltd, Paris France, pp. 15–107.

Milsom, I., Coyne, K.S., Nicholson, S., et al., 2014. Global prevalence and economic burden of urgency urinary incontinence: a systematic review. Eur. Urol. 65 (1), 79–95. http://www.wcpt.org/policy/ps-EBP (accessed 25.10.14.).

前言

值此新版《盆底物理治疗：从基础到实践》付梓之际，我们万分兴奋，并由衷希望，对盆底功能障碍及其康复治疗这一广阔领域感兴趣的所有物理治疗师都能看到这本书。本书的作者们在预防和治疗盆底功能障碍的研究和临床实践方面，均拥有超过 25 年的经验，其专业范围涵盖了盆底物理治疗的大多数领域，患者包括儿童、女性、男性及特殊人群（例如，孕妇、产后女性、运动员、老年人以及有特殊健康问题的患者）。此外，我们在物理治疗所涉及的其他领域（如运动物理治疗、神经病学、康复医学、肌肉骨骼学、人体工程学、运动科学、健康促进学、临床流行病学、生物力学、运动控制学，以及相关指南的学习和实施）也具有深厚的知识储备。

盆底功能障碍的预防和治疗是一个涉及多学科的领域。每个学科都应发挥自己的循证作用，以帮助患者最大限度地获益。让我们引以为傲的是，许多来自不同行业的国际知名临床医师、研究人员和权威专家都参与了本书的编写。我们衷心感谢他们所做的贡献，以及为把本书打造成为前沿的循证著作所付出的时间和精力。

我们真诚地希望能够为盆底功能障碍物理治疗领域编写一本特别而重要的书。值得欣慰的是，正如我们所料，这本书对物理治疗教学很有用，并且被世界各地的科学图书馆收藏。此外，这本书也已经成为盆底物理治疗专业研究生学习的基础教材。我们希望，本书的多学科性可以在读者群中体现，并服务于在保守治疗、盆底肌训练及物理治疗等领域工作的护士、妇产科医师、泌尿外科医师、全科医师和其他医疗卫生专业人员。

与临床医学一样，盆底物理治疗的临床实践也是建立在临床经验的基础上，需要经历从小型实验研究到临床试验的过程。如今，越来越多的临床医师可以在高质量随机对照试验（randomized clinical trial，RCT）的基础上制订治疗方案，这些临床试验显示了足够的效应量（干预组变化与对照组变化之间的差异）。在物理治疗证据数据库（PEDro，澳大利亚·悉尼，www.pedro.org. au）中进行的快速搜索显示，物理治疗正迅速从非科学领域转变为具有强大科学背景的专业领域。2013年11月，该数据库中列出了不同物理治疗领域的21000多项RCT、4369篇系统综述和473篇循证临床实践指南。虽然许多盆底疾病的防治还需要更多研究，但已经有超过65项RCT评估了盆底肌训练对压力性尿失禁和混合性尿失禁的效果。因此，在良好的临床实践中，物理治疗师应根据这些研究结果去调整患者的个体化训练方案，而不是使用没有临床数据支持的理论或模型；良好的临床实践应始终坚持个体化，要把临床经验、高质量RCT的研究结果和患者意愿相结合；此外，良好的临床实践应始终建立在尊重、同理心和强有力的伦理基础之上。

2001年，女性泌尿外科学教授Lewis Wall在《国际泌尿妇科杂志》（*International Urogynecology Journal*）上发表了一篇文章，描述了医疗创新的7个阶段：

（1）有前景的报告、临床观察、病例报告及简短的临床系列报道；

（2）创新被专业领域和组织采用；

（3）公众接受创新——国家或第三方为创新付费；

（4）标准程序——纳入教科书（没有经过严格的评估）；

（5）RCT；

（6）业内谴责；

（7）业内支持减弱，信誉受损。

他说，到第7阶段结束时，或者在第5阶段开始之前，该医疗创新项目可能已经被新的程序或方法替代。医师在没有告知患者疗效、危险因素或并发症的情况下，依旧对患者使用这些新方法，从而继续上述的医疗创新项目。还需要注意的是，在大多数情况下，患者并没有意识到，医师提出的治疗方案是没有科学依据的。Wall对上述创新项目阶段的描述不仅适用于医疗创新领域，还适用于物理治疗领域（Wall，2001）*。

与外科手术相比，物理治疗很少产生严重的副作用或并发症，但我们认为Wall的上述观点也能很好地以不同的视角来看待物理治疗疗效的影响。我们敏锐地意识到，从长远来看，这种不科学的做法会损害患者、物理治疗专业本身和负责赔偿的各方的利益。特别是当实际上已经存在其他已证明有效的治疗策略时，以未经测试的模型和理论为基础实施新的干预措施会被视为不良临床实践，甚至是不道德的临床实践。我们希望本书能够使盆底功能障碍的所有方

---

* Wall, L., 2001. Innovation in surgery: caveat emptor. Int Urogynecol J. 12, 353-354.

面朝循证实践迈出一大步。

对于一些疾病，没有或很少有（很弱）对照研究支持它们的临床实践，但这并不意味着我们不该治疗这些疾病。我们真诚地认为，对于那些 RCT 和高质量研究之外的知识，如综述、观点、临床经验、研究设计，所有的物理治疗师都应该清晰地认识到它们不同的层次和价值。我们有责任向患者和其他各方公开说明，所提出的治疗方法不是基于高质量的研究，而只是基于当时可获得的最佳知识。专业人员切勿将综述、临床经验和观点与来自高质量 RCT 的研究结果相混淆，并且最好不要在常规临床实践中使用新方法，除非 RCT 证明它们确实有效。在本书中，我们将尽力区分不同层次的知识和证据。虽然研究是提出实践建议的依据，但本书也非常清楚地指出了研究的局限性。与此一致的是，我们也忽略了那些因缺乏证据而无法令人信服的领域，这些领域包括以下几个。

- 在预防和治疗腰背与骨盆带疼痛方面，盆底肌训练（pelvic floor muscle training，PFMT）对核心稳定性的作用或影响。
- "功能性训练"的效果。
- 运动控制训练是盆底功能障碍的唯一治疗方法。
- 高张力盆底（hypertone pelvic floor）的定义、评估和治疗。
- 身体姿势对盆底的影响。

2013 年，Bo 和 Herbet 对这些领域进行了系统综述，认为在女性压力性尿失禁的 PFMT 领域，目前尚无证据支持存在其他替代性锻炼方案。我们的目标是继续更新所有盆底物理治疗研究领域的证据。由于高质量研究数量的持续增长，在此版本中我们涵盖了更多领域，并希望下一版将包含更多领域。

本书中提供的证据来自 Cochrane 图书馆的评论、5 次国际尿失禁共识会议、其他系统综述及最新的 RCT。这些高质量系统综述的结论可能有所不同，这是因为作者在如何提出研究问题、进行什么样的研究、选择哪种测量方法及如何进行研究归类等方面的思路不同，所以，本书中的所有结论并非完全一致。本书旨在评估仅与临床相关的研究问题。此外，对本书的读者来说，我们纳入和排除研究的程序和策略清晰易懂。

主动运动是物理治疗干预的核心。被动疗法可用于刺激无功能的肌肉、抑制过度活跃的逼尿肌、缓解疼痛，从而使主动运动成为可能。以下是希波克拉底（约公元前 450 年）关于物理治疗精髓的、富含哲理的一句名言：

"身体器官，常用常动，不衰不病；不用不动，早衰多病。"

物理治疗师的作用是鼓励患者在整个生命周期内加强锻炼和活动。

我们希望刚刚进入盆底功能障碍康复治疗领域的从业人员能够从本书中得

到足够的指导，以便开始有效地预防、评估和治疗其患者的盆底功能障碍，同时也应该学会批判地看待那些尚未经过充分检验的新理论和新方法。对于有经验的物理治疗师，我们希望，本书能够通过提供支持或不支持临床实践的当代科学证据来改变实践方式，并推动更多高质量的临床研究项目。读者开卷有益，著者余味不绝。在本书的写作过程中，我们已经意识到许多未解决的问题，并确定了许多具有挑战性的研究领域。我们鼓励感兴趣的读者继续进行研究方法学（硕士和博士项目）的正规教育，并与我们一起努力进行高质量的临床研究。我们衷心希望能够得到读者的宝贵意见，并将在下一版中修改或增加相关章节。

卡里·伯（Kari Bø）教授

巴里·贝里曼（Bary Berghmans）博士

西夫·莫克韦（Siv Mørkved）博士

马里克·范坎彭（Marijke Van Kampen）教授

目录

第1章　盆底功能障碍的物理治疗概述 ……………………………………………… 1

第2章　盆底物理治疗干预效果：关于随机试验和系统综述的严谨评估 ……… 11

第3章　女性盆底的功能解剖 ……………………………………………………… 22

第4章　盆底肌的神经解剖和神经生理 …………………………………………… 39

第5章　PFM 的功能和肌力及 POP 的评测 …………………………………… 50

5.1　概述 ……………………………………………………………………… 50

5.2　视觉观察及触诊 ………………………………………………………… 53

5.3　EMG ……………………………………………………………………… 62

5.4　阴道挤压力测量 ………………………………………………………… 71

5.5　盆底测力计 ……………………………………………………………… 77

5.6　尿道压测量 ……………………………………………………………… 91

5.7　超声在 PFM 和 POP 评估中的作用 ………………………………… 98

5.8　正常与损伤的女性盆底肌的 MRI ……………………………………… 114

第6章　盆底与运动科学 …………………………………………………………… 128

6.1　运动学习 ………………………………………………………………… 128

6.2　力量训练 ………………………………………………………………… 135

第7章　女性特异性盆底功能障碍及循证物理治疗 …………………………… 152

7.1　女性 SUI ………………………………………………………………… 152

7.2　女性膀胱过度活动症 …………………………………………………… 225

7.3　与围生期有关的尿失禁 ………………………………………………… 245

7.4　盆腔器官脱垂 …………………………………………………………… 266

7.5　女性性功能障碍 ………………………………………………………… 286

第8章 男性特异性盆底功能障碍及循证物理治疗 ················ 320

    8.1 男性尿失禁和其他下尿路症状 ················ 320

    8.2 男性性功能障碍 ················ 347

第9章 成人盆底功能障碍的循证物理治疗 ················ 365

    9.1 肛门失禁 ················ 365

    9.2 盆底疼痛和盆底过度活跃症 ················ 390

第10章 儿童盆底功能障碍的循证物理治疗 ················ 415

第11章 老年人盆底功能障碍的循证物理治疗 ················ 430

第12章 神经系统疾病导致的盆底功能障碍的循证物理治疗 ················ 450

第13章 精英运动员盆底功能障碍的预防和治疗 ················ 461

第14章 临床实践指南的制定 ················ 474

第 1 章

盆底功能障碍的物理治疗概述

Kari Bø

盆底功能障碍

本书的框架是基于 Wall 等（1991）所描述的女性盆底疾病的治疗方法。Wall 等指出，"盆底功能障碍，特别是以生殖器官脱垂和大小便失禁为临床表现的盆底功能障碍，仍然是当今女性保健中较大的、尚未解决的问题之一"。他们认为，盆底功能障碍患者的治疗失败是由于盆底的专业"分隔"所致。

骨盆有 3 个"出口"，分别归属各自的医学领域。尿道和膀胱归属于泌尿外科，阴道和女性生殖器官归属于妇科，结肠和直肠归属于胃肠科和结直肠外科（图 1.1）。

Wall 等（1991）提出，与其关注骨盆的 3 个"孔"，不如关注"整个骨盆"，即由盆底肌（pelvic floor muscle，PFM）、韧带和筋膜构成的所有盆腔脏器的共同支持系统。

后来 DeLancey（1993）和 Norton（1993）将 PFM 和支持韧带之间的相互作用阐述为"干船坞中的船理论"，船喻指盆腔器官，绳索喻指韧带和筋膜，水喻指 PFM 组成的

支持层（图 1.2）。DeLancey（1993）认为只有 PFM 或肛提肌功能正常，盆底获得有力支撑，韧带和筋膜才能处于正常的张力状态。当 PFM 松弛或受损时，盆腔器官的稳定则更多地依靠韧带和筋膜。如果 PFM 不能有效支持盆腔器官，久而久之结缔组织就会因过度拉伸而损伤。

Bump 和 Norton（1998）在盆底功能障碍的流行病学和自然发展过程的综述中也使用了上述理论框架。他们认为盆底功能障碍可能会导致以下几种情况。

- 尿失禁（压力性尿失禁、急迫性尿失禁和混合性尿失禁）。
- 大便失禁。
- 盆腔器官脱垂（pelvic organ prolapse，POP）。
- 下尿路感觉异常和排空异常。
- 排便功能障碍。
- 性功能障碍。
- 慢性疼痛综合征。

Bump 和 Norton（1998）也描述了盆底功能障碍发展的 3 个阶段。

第一阶段：盆底完美，即盆底在解剖

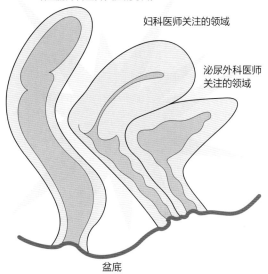

图 1.1 妇科医师、泌尿外科医师和结直肠外科医师都专注于他们各自的专业领域，往往忽略这些领域共有的结构——盆底

学、神经学和功能上都是正常的。

第二阶段：患者无症状，其盆底虽不正常，但代偿功能良好。

第三阶段：疾病晚期患者，盆底功能失代偿，伴有尿失禁、大便失禁或 POP。

目前研究者们已建立了一个模型，用以描述可能导致或引起女性盆底功能障碍的病因，并将这些因素分为以下几种。

- 诱发因素（如性别、遗传、神经、解剖、胶原蛋白、肌肉、文化和环境）。

- 刺激因素（如分娩、神经损伤、肌肉损伤、放疗、组织破坏、根治性手术）。

- 促进因素（如便秘、职业、娱乐、肥胖、手术、肺部疾病、吸烟、月经周期、感染、药物、更年期）。

- 失代偿因素（如衰老、痴呆、虚弱、疾病、环境、药物）。

2008 年，DeLancey 等将这一模型进一步完善，并称之为生命周期模型（lifespan model）。他们应用一种图形工具，将与盆底疾病相关的盆底功能分为 3 个主要阶段。①个体生长过程中功能储备的发展阶段。②阴道在分娩期间和分娩后出现的不同程度的损伤和恢复潜力。③随年龄增长出现的功能退化。笔者建议，使用生命周期模型时应侧重于对不同女性的盆底功能障碍风险制订更精细的预防策略，而不是提出对所有女性的一般性建议（DeLancey et al.，2008）。

Wall 和 DeLancey（1991）认为，如果建立一种统一的、跨学科的、与盆底功能障碍疾病相关的治疗方法，女性盆底功能障碍的治疗进展将会更快。Wall 等（1991）仅仅提到了作为多学科团队一部分的不同的临床医学专业，但在本书中笔者将对物理治疗进行讨论，肌肉骨骼系统的评估和治疗是物

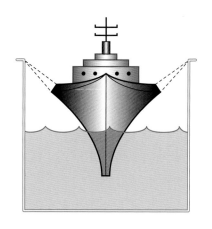

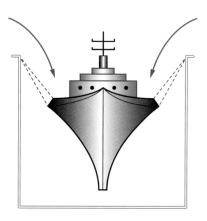

图 1.2 用"干船坞中的船"做的类比（1993 年，经诺顿公司许可转载）

理治疗师的专业，他们应成为盆底功能障碍多学科治疗团队中的核心专业人员。

盆底物理治疗

物理治疗的本质

1999年5月，在世界物理治疗联盟（World Confederation for Physical Therapy，WCPT）第14次全体会议上，一份描述物理治疗性质和过程的立场声明获得了所有成员国的认可。笔者将以这一文件作为基础和框架，对盆底功能障碍领域的物理治疗进行概述。按照WCPT指南，本书通篇将使用术语"物理治疗"。

WCPT将物理治疗定义为"为人们整个生命周期提供服务，帮助其发展、维持和恢复最大限度的运动能力和功能"。物理治疗师的主要实践领域为肌肉骨骼疼痛和功能障碍。然而，许多物理治疗师也专攻其他领域，如心肺疾病、神经疾病和冠状动脉疾病。无论在哪个领域，物理治疗师的工作目标都是提高患者的功能水平，以及提高患者维持或增加体力活动水平的能力。

PFM并不单独负责大肌肉运动，而是与其他躯干肌协同工作。因此，盆底功能障碍可能会导致运动期间出现症状，并导致身体活动能力受到限制（Bø et al.，1989；Nygaardet al.，1990）。有研究表明，尿失禁可能会给患者带来一系列问题，例如，不得不改变体育活动期间的运动模式（Bø et al.，1989；Nygaardet al.，1990）、无法继续参加常规健身活动，以及在活动时可能遇到令人苦恼的麻烦（Brown and Miller，2001；Nygaard et al.，1990）。

终身参与规律、适度的体育锻炼既是预防多种疾病的重要方式，同时也是预防骨质疏松症、肥胖症、糖尿病、高血压、冠心病、乳腺癌、结肠癌、抑郁症和焦虑症的独立因素（Bouchard et al.，1993）。

此外，由于年龄因素或受伤造成的日常生活活动能力和活动行为的受限也可能导致其他问题，如继发性尿失禁。因此，盆底功能障碍的物理治疗也包括可以提高整体功能和体质水平的体育活动。

> 物理治疗也包括为由衰老、受伤或疾病造成运动或者功能障碍的患者提供服务。
>
> WCPT

希波克拉底（约公元前450年）曾说过这么一段关于物理治疗的名言："身体器官，常用常动，不衰不病；不用不动，早衰多病。"

PFM在整个生命周期中都承受着持续的压力，特别是在妊娠和分娩期间，女性盆底持续受到巨大的压力（Mørkved，2003；DeLancey et al.，2008）。此外，激素的变化可能会影响盆底和盆腔器官，并且随着衰老，肌肉力量也会下降。因此，PFM需要通过定期训练来保持一生的健康。

> 物理治疗在涉及健康促进、预防、治疗和康复的领域内，可以最大限度地发挥运动潜力。
>
> WCPT

物理治疗师可以通过在报纸和女性杂志

上发表关于该问题的文章来宣传盆底肌训练（pelvic floor muscle training，PFMT），并向患者介绍 PFMT，将 PFMT 运用在常规运动课程中，特别是在产前和产后训练中，以及在男性和女性盆腔手术前后。治疗盆底功能障碍的物理治疗师应充分接受本专业的培训，或建议相关经验更丰富的同事按照循证物理治疗的原则来治疗患者。

> 物理治疗是卫生服务系统的重要组成部分。
>
> WCPT

> 物理治疗师独立于其他医疗服务提供者开展业务，并在跨学科康复和康复训练项目中开展工作，帮助失去运动能力和存在运动障碍的个体恢复其最佳功能和生活质量。
>
> WCPT

在大多数国家，物理治疗师接诊的患者需要由医师转诊。然而，最近几十年里，这种情况在澳大利亚、新西兰等国家发生了变化。2006 年，在荷兰，物理治疗师也成为主要的首诊医疗人员。这两种体系（首诊和转诊）均需要医学专业和物理治疗专业之间的良好合作。

在转诊体系里，医师必须要知道物理治疗师可以提供什么，并且可以联系到相关的物理治疗师。这一体系的缺点之一是，由于医师缺乏积极性或者对不同物理治疗干预措施的证据了解不足，可能不会将合适的患者转诊至物理治疗师处，从而使患者接受传统的临床治疗，如药物或手术治疗。这些疗法可能有副作用，而且比运动疗法花费更高

（Black and Downs，1996；Smith et al.，2002）。此外，因为涉及额外的咨询，转诊体系费用高昂。

那些反对将物理治疗师作为首诊医疗人员的观点是，物理治疗师没有接受过足够的教育来进行鉴别诊断，因此可能无法发现更严重的疾病，比如隐藏在症状背后的癌症或神经疾病。

本书的编写者并不代表任何一种物理治疗服务体系的立场，而是认为盆底功能障碍的预防和治疗需要多学科协作，并鼓励医师和物理治疗师在所有级别的评估和治疗之间密切合作。

> 物理治疗包括……应用物理治疗师特有的知识和技能，并且，仅由（笔者强调）物理治疗师提供服务，或在物理治疗师的指导和监督下提供服务。
>
> WCPT

世界各国物理治疗师的教育水平不同。在美国，物理治疗师具备硕士学位，而在欧洲、亚洲和非洲大多数国家要求三年制学士学位，在澳大利亚和新西兰是四年制学士学位。但现在在大多数国家，物理治疗师可以继续攻读硕士和博士学位。

许多国家都开设了物理治疗专科学校，但也有一些国家的物理治疗专业是在理工专科学校或综合类大学下面的学院开设的。

在一个国家和不同的国家之间，进入本科课程可能有不同的教育要求。然而，在大多数国家，物理治疗是一种专业教育，物理治疗专业本科学习的入门要求很高，在有些国家甚至与医学专业水平要求相当。在盆底

功能障碍领域，有多位物理治疗学教授，其理论水平往往很高，另外还有许多具有硕士和博士学位的从业者和研究人员。

在物理治疗课程中，关于盆底功能障碍的内容在不同国家的本科和研究生教育中的侧重点各不相同。物理治疗师学习掌握的解剖学、生理学、医学、临床评估和治疗模式的知识都可以应用于盆底物理治疗中。一些国家还设有专门针对女性健康或骨盆/盆底物理治疗的研究生教育项目，其教育水平和内容因国家而异。

> 物理治疗包括评估、诊断、计划、干预和评价。
>
> WCPT

评估

> 评估包括对现有的或者潜在的损伤、功能受限、残疾及（通过病史采集、筛查、应用特定测试和措施发现的）其他健康问题的检查，以及在临床推理过程中通过分析和总结对检查结果进行评价的过程。
>
> WCPT

对于盆底功能障碍患者，在对完整病史进行采集后，物理治疗师可以通过观察、阴道触诊和（或）测量肌肉活动［阴道或尿道收缩压，肌电图（electromyography，EMG）和超声检查］（Bø and Sherburn，2005）对盆底功能进行评估。

诊断

> 在进行诊断的过程中，物理治疗师

> 可能需要从其他专业人士那里获得更多的信息。
>
> WCPT

大多数私人诊所的物理治疗师是从全科医师那里获得转诊患者的，而这些全科医师自己很少有机会接触尿流动力学检查、EMG检查、磁共振成像（magnetic resonance imaging，MRI）检查或超声检查。

国际尿控协会（International Continence Society，ICS）标准化小组委员会的报告指出，对于压力性尿失禁、急迫性尿失禁或盆腔疼痛综合征，不能仅靠病史做出诊断（Abrams et al.，2002）。因此，笔者强烈推荐物理治疗师与其他专业人士进行跨学科合作。然而，现实状况是，大多数私人诊所的由物理治疗师治疗的患者并没有经过全面的诊断。

DeLancey（1996）认为，如果对每位患者的病理生理有更详细的了解，那么PFMT对压力性尿失禁（stress urinary incontinence，SUI）的治愈率和改善率将会更高。

计划

> 干预计划包括与患者及其委托人、家庭成员或护理人员共同商定的可测量的目标。另外，如果不适合物理治疗，可以帮助将患者转诊到另一个机构。
>
> WCPT

患者确定其治疗的最终目标是极其重要的。例如，并不是所有的女性都是以在跳跃时完全不漏尿为目标的，因为很多人可能永远不会做这项运动。

老年女性的治疗目标之一可能是在抱起她的孙子时不会因为 POP 出现漏尿、盆腔沉重感或发出声音。如果她能够用一定的力量收缩 PFM，那么在抱起孙子之前和抱起的过程中正确指导她提前收缩 PFM，则很容易实现这个治疗目标。

另外一些女性的目标可能是在打网球时能保持不漏尿或保持盆腔器官有良好的支持状态（Bø，2004a）。为达到这一目标，可能需要更集中地加强 PFMT 以增加 PFM 的容积和强度，并且保证在腹压增加或者地面反作用力上升时 PFM 可以出现自动化肌肉活动（Bø，2004b）。

由于大多数患者在未得到完整诊断的情况下就接受了盆底功能障碍的治疗，如果物理治疗师发现治疗效果与预期目标之间存在差异，或者存在其他导致患者不满的情况，那么与其他专业医疗人员及时沟通是至关重要的。比如，尿急和急迫性尿失禁可能是多发性硬化的早期症状。

干预

一般来说，物理治疗干预措施的实施和改进是为了达到商定的治疗目标。常用的干预措施包括：手法操作；运动增强；物理治疗、电刺激治疗和器械治疗；功能性训练（肌力和耐力、协调性、运动控制、身体意识、柔韧性、放松技术、心肺适能）；提供辅助器具；对患者及其委托人的指导和问询；文档记录、协调和沟通。

WCPT

盆底功能障碍物理治疗的主要内容是功能障碍的健康教育、生活方式的干预、手法治疗技术和 PFMT。

PFMT 可以在使用或不使用生物反馈及其他辅助治疗方法（如电刺激治疗或器械治疗）的情况下进行训练。训练内容包括教授正确的收缩、肌肉和身体意识、协调和运动控制、肌肉力量和耐力以及放松的技巧。

物理治疗师需要根据不同的情况和不同的患者选择不同的治疗方案。某些情况下物理治疗师还需要为患者提供预防性设备，并教会他们如何使用。物理治疗的干预措施旨在预防损伤、功能限制、残疾和伤害，提高和维持所有年龄段人群的健康水平、生活质量和体适能。为预防尿失禁，在妊娠期和产后进行 PFMT 是必不可少的。

干预措施的选择应始终基于现有最高水平的证据进行。理想情况下，物理治疗师应从 RCT 已经证明有效的干预措施中进行选择，并根据患者的需要和实际需求进行调整（Bø and Herbert，2009）。

在 SUI 领域，有足够的 RCT 用以选择有效的治疗方案。然而，对于其他由盆底功能障碍造成的疾病，目前尚没有相关 RCT 的有力支持。这种情况下，物理治疗师必须根据临床经验（自己或其他专家的经验）、小型实验研究或相关理论来制订治疗方案。另外，重要的是，要由经验丰富的研究人员尽快将这些经验或理论发展为研究假设，并在 RCT 中验证其临床价值（Bø and Herbert，2009）。

在规划临床研究时，经验丰富的临床医师和研究人员之间的合作是非常重要的。有经验的临床医师不会轻易接受新的理论和观点，也不会仅仅基于理论和小型实验研究而改变他们的实践。一般情况下，导致临床实践发生重大变化的唯一原因是 RCT 的结果（阳性或者阴性）(Bø and Herbert, 2009)。

在开展研究和决定是否进行物理治疗干预时，物理治疗师必须意识到"干预的质量"，尤其是物理治疗干预的强度将会影响到治疗结果。无效（低剂量）甚至有害的治疗可以用于高质量的 RCT 中。在开展包括手术和 PFMT 在内的 RCT 时，这些研究挑战是相同的，而手术和 PFMT 研究的方法学质量并不相同 (Hay-Smith et al., 2011; Dmochowski et al., 2013; Moore et al., 2013)。

当参与由其他专业人员主持的研究时，物理治疗干预必须符合质量标准。正如没有一家制药公司会用非最佳剂量的药物进行研究。在目前已发表的 RCT 中，有一些应用低剂量 PFMT 方案的研究显示疗效甚微或无效 (Hay-Smith et al., 2011)。

评价

　　评价需要多次进行，以更好地判断治疗效果。

WCPT

为更好地评价临床实践的效果，必须在治疗前后使用相同的测量方法。

在盆底功能障碍的治疗中，物理治疗师会采用不同形式的 PFMT（实验研究中的自变量）以改善病情（实验研究中的因变量，如不同分期的 POP、盆腔疼痛或 SUI）。

根据相关要求，物理治疗师必须使用《国际残损、残疾和残障分类》(International Classification of Impairment, Disability and Handicap, ICIDH) 的概念 (1997)，后来改为使用《国际功能、残疾和健康分类（ICF）》(2002) 的概念来评估干预效果。ICF 是世界卫生组织 (World Health Organization, WHO) 批准的一个旨在对健康和与健康有关的状态进行分类的系统。根据该系统（见第5章），不同的健康要素与特定的疾病和条件有关。

- 身体功能：身体系统的生理和心理功能（如 PFM 支配神经的运动潜伏期延迟）。
- 身体结构：解剖部位（如 PFM 断裂或萎缩）。
- 损伤：身体功能或结构方面的问题，如明显偏差或丧失（例如，PFM 薄弱或不协调）。
- 活动：个体执行一项任务或一次行动（如在腹压增加时保持自我控制）。
- 参与：参与生活情境（能够参与各种社交场合，如打网球、跳有氧舞蹈时不担心漏尿）。
- 环境（如可以方便使用洗手间）。

物理治疗的目的是改善以上所有涉及的要素，因此需要为不同的要素选择不同的结果测量方法，例如，PFMT 可以改善咳嗽时同步收缩的时机（ICF：身体功能，神经生理学），其效果可以通过线性或针极 EMG 来测量。

PFMT 治疗 POP 的目的之一是改变 PFM 的长度或刚度，使其位于骨盆内较高的解剖位置（ICF：身体结构，解剖学）。其效果可以用 MRI 检查或超声检查来测量。

PFM 的损伤可能是由于其无法产生最佳肌力（力量）造成的。可以在尝试最大收缩期间用压力计或测力计来测量肌肉力量。

在体育活动期间对尿道压力进行动态尿

流动力学检查可以作为一种测量方法，将来用于测量运动过程中 PFM 的压力。

漏尿在 ICIDH 中被归类为"残疾"，在新的 ICF 系统中被归类为"活动"。实际漏尿量可以通过漏尿发生的次数（自我报告）或尿垫试验来评估。

此外，物理治疗的目的还有减少漏尿，使患者参与社会活动时不再受到限制（ICF：参与），这可以通过生活质量问卷来评估结果。物理治疗师还可以倡导用其他手段来改善环境，比如在公共建筑中设立便捷厕所。

理想情况下，物理治疗师在评价物理治疗干预对上述要素的效果时，应使用具有如下特征的结果测量工具：高反应性（可以检测小的差异）、高信度（测试者内部和测试者间的可重复性）和高效度（指测量工具能够准确测出患者内心想测量的程度）。WCPT 声明，物理治疗师应该"使用被广泛理解和充分定义的术语"，并"认可国际公认的模型和定义"。

幸运的是，在盆底功能障碍领域，有国际委员会致力于标准化和术语研究。国际尿控协会（ICS）一直在不断修订其术语的标准（Abrams et al., 2002），其临床评估小组也提交了一份标准化文件（www.icsoffice.org）。最近，来自国际妇科泌尿协会（International Urogynecological Association，IUGA）和 ICS 联合工作组的文件已经发布，其他标准化和术语研究联合工作组的工作目前也正在进行中（Haylen et al., 2010）。

物理治疗师必须参考 WHO、WCPT 的定义和术语，以及运动科学和运动学习与控制领域制定的定义和标准，以便与其他专业医疗人员有效沟通。

研究与实践相结合

需要强调的是，不论何时，实践都需要以证据为基础……（并）认识到在专业领域中，实践、研究和教育之间的相互依存关系。

WCPT

Sackett 等（2000）将循证医学定义为"谨慎、明确、合理地应用现有的最佳证据做出患者的个体化治疗决策"。无论是可用的最佳外部临床证据（RCT）还是临床专业知识，单独应用时都不足以使医师或物理治疗师在临床实践中据其做出决策。没有临床经验，证据可能会忽视个体的需求和境况；而没有证据，经验可能会过时。

以证据为基础的物理治疗实践具有一套理论知识体系，在临床决策中使用现有的最佳科学证据，并使用标准化的结果测量来评估所提供的医疗服务（Herbert et al., 2005）。

Herbert 等（2005）指出，作为常规临床实践的一部分而开展的研究可能容易产生偏倚，因为其结果常常缺乏与随机对照结果的比较。在这些研究中，可能很难区分效果到底来自干预措施还是自然恢复或统计回归效应。此外，患者的自我报告的结果可能是片面的，因为患者可能认为自己只能接受治疗师的方案。那些中途退出者可能缺少记录或随访，评估人员对干预措施的期望也可能会扭曲结果指标。此外，目前对训练方案的依从性方面鲜有报道，并且往往很难获得长期结果。干预效果的最佳证据来自随机试验，因为这些试验有充分的随访数据，且对评估者采用盲法处理，如果条件允许，对患者也会采用盲法处理。

研究者们对治疗机制的理解往往是不全面的，同时对于一些物理治疗的干预效果是否显著到值得去做（效应量）仍未可知。

只有高质量的临床研究（RCT）才有可能对效应量提供无偏倚估计（Herbert，2000a、b），这给临床实践带来了一些挑战。

为提高临床实践知识水平，物理治疗师需要做到以下几点。

- 不断学习病理生理学知识。
- 使用在剂量 – 反应方面具有证据支持的干预措施。
- 如果可以，使用的干预措施或方案应来自具有阳性结果（临床相关效应量）的高质量 RCT。
- 使用反应灵敏、可靠和有效的治疗前后测试工具。
- 衡量依从性和不良反应。

物理治疗师在盆底功能障碍中的作用

- 与其他专业医疗人员合作（如全科医师、泌尿外科医师、妇科医师、放射科医师）。
- 评估盆底功能障碍症状及整体情况的程度，涵盖 ICF 的所有要素。
- 全面评估 PFM 的功能，包括收缩能力、静息状态和肌肉力量。
- 与患者合作制订个体化治疗目标和治疗计划。
- 实施个体化治疗和（或）开展 PFMT 课程。
- 在女性孕期和产后单独或在课堂上教授预防性 PFMT。

- 没有研究背景的临床医师可以作为高质量物理治疗的提供者参与高水平的研究，并对干预措施进行评估。但是，他们应拒绝参与低质量方法学和（或）低质量干预措施（如治疗量不足）的研究。
- 研究型物理治疗师应该做到以下几点。
  - 对不同治疗方式的组织适应性开展基础研究。
  - 参与开发敏感、可靠、有效的测量工具以评估 PFM 的功能、力量和结果指标。
  - 开展高质量的方法学和干预性 RCT 以评估不同物理治疗干预措施的效果。

参考文献

Abrams, P., Cardozo, L., Fall, M., et al., 2002. The standardization of terminology of lower urinary tract function: report from the standardization sub-committee of the International Continence Society. Neurourol. Urodyn. 21, 167–178.

Black, N.A., Downs, S.H., 1996. The effectiveness of surgery for stress urinary incontinence in women: a systematic review. Br. J. Urol. 78, 487–510.

Bø, K., 2004a. Urinary incontinence, pelvic floor dysfunction, exercise and sport. Sports Med. 34 (7), 451–464.

Bø, K., 2004b. Pelvic floor muscle training is effective in treatment of stress urinary incontinence, but how does it work? Int. Urogynecol. J. Pelvic Floor Dysfunct. 15, 76–84.

Bø, K., Herbert, R., 2009. When and how should new therapies become routine clinical practice? Physiotherapy 95, 51–57.

Bø, K., Sherburn, M., 2005. Evaluation of female pelvic-floor muscle function and strength. Phys. Ther. 85 (3), 269–282.

Bø, K., Mæhlum, S., Oseid, S., et al., 1989. Prevalence of stress urinary incontinence among physically active and sedentary female students. Scandinavian Journal of Sports Sciences 11 (3), 113–116.

Bouchard, C., Shephard, R.J., Stephens, T., 1993. Physical activity, fitness, and health. Consensus statement. Human Kinetics Publishers, Champaign, IL.

Brown, W., Miller, Y., 2001. Too wet to exercise? Leaking urine as a barrier to physical activity in women. J. Sci. Med. Sport 4 (4), 373–378.

Bump, R.C., Norton, P.A., 1998. Epidemiology and natural history of pelvic floor dysfunction. Obstet. Gynecol. Clin. North Am. 25 (4), 723–746.

DeLancey, J.O.L., 1993. Anatomy and biomechanics of genital prolapse. Clin. Obstet. Gynecol. 36 (4), 897–909.

DeLancey, J., 1996. Stress urinary incontinence: where are we now, where should we go? Am. J. Obstet. Gynecol. 175,

311–319.

DeLancey, J.O.L., Low, L.K., Miller, J.M., et al., 2008. Graphic integration of causal factors of pelvic floor disorders: an integrated life span model. Am. J. Obstet. Gynecol. 199 (6), 610.

Dmochowski, R., Athanasiou, S., Reid, F., et al., 2013. Committee 14. Surgery for urinary incontinence in women. In: Abrams, P., Cardozo, L., Khoury, S., et al. (Eds.), Incontinence: Fifth International Consultation on Incontinence. Arnhem, European Association of Urology, pp. 1307–1376. www. uroweb.org.

Haylen, B.T., de Ridder, D., Freeman, R.M., et al., 2010. An International Urogynecological Association (IUGA)/ International Continence Society (ICS) joint report on terminology for female pelvic floor dysfunction. Int. Urogynecol. J. Pelvic Floor Dysfunct. 21, 5–26.

Hay-Smith, E.J.C., Herderschee, R., Dumoulin, C., et al., 2011. Comparisons of approaches to pelvic floor muscle training for urinary incontinence in women. Cochrane Database Syst. Rev. (12), Art. No. CD009508.

Herbert, R.D., 2000a. Critical appraisal of clinical trials. I: estimating the magnitude of treatment effects when outcomes are measured on a continuous scale. Australian Journal of Physiotherapy 46, 229–235.

Herbert, R.D., 2000b. Critical appraisal of clinical trials. II: estimating the magnitude of treatment effects when outcomes are measured on a dichotomous scale. Australian Journal of Physiotherapy 46, 309–313.

Herbert, R.D., Jamtvedt, G., Mead, J., et al., 2005. Practical evidence-based physiotherapy. Elsevier, Oxford.

International Classification of Functioning, Disability and Health (ICF). 2002. WHO, Marketing and Dissemination, Geneva.

International Classification of Impairment, Disability, and Handicap (ICIDH). 1997. WHO, Zeist.

Moore, K., Dumoulin, C., Bradley, C., et al., 2013. Committee 12: Adult conservative management. In: Abrams, P., Cardozo, L., Khoury, S., et al. (Eds.), Incontinence: Fifth International Consultation on Incontinence. European Association of Urology. European Association of Urology, Arnhem, pp. 1101–1227. www.uroweb.org.

Mørkved, S., 2003. Urinary incontinence during pregnancy and after childbirth. Effect of pelvic floor muscle training in prevention and treatment. Doctoral thesis. NTNU, Trondheim, Norway.

Norton, P., 1993. Pelvic floor disorders: the role of fascia and ligaments. Clin. Obstet. Gynecol. 36 (4), 926–938.

Nygaard, I., DeLancey, J.O.L., Arnsdorf, L., et al., 1990. Exercise and incontinence. Obstetrics & Gynecology 75, 848–851.

Sackett, D., Straus, S., Richardson, W., et al., 2000. Evidence based medicine. How to practise and teach EBM, second ed. Churchill Livingstone, London.

Smith, T., Daneshgari, F., Dmochowski, R., et al., 2002. Surgical treatment of incontinence in women. In: Abrams, P., Cardozo, L., Khoury, S., et al. (Eds.), Incontinence: Second International Consultation on Incontinence. Health Publication/Plymbridge Distributors, Plymouth, pp. 823–863.

Wall, L., DeLancey, J., 1991. The politics of prolapse: a revisionist approach to disorders of the pelvic floor in women. Perspectives of Biological Medicine 34 (4), 486–496.

WCPT (World Conference of Physical Therapy), 1999. Description of Physical Therapy. 14th General Meeting, Yokohama, World Confederation of Physical Therapy.

| 第2章 |

盆底物理治疗干预效果：关于随机试验和系统综述的严谨评估

Rob Herbert

在前面的章节中，Kari Bø 描绘了她对盆底物理治疗的愿景，这一愿景的核心是实践应以高质量的临床研究证据为指导。本章将延续这一主题，重点关注有关干预效果的证据。章节开始部分首先明确干预效果的证据种类，然后探讨阅读文献的读者如何区分高质量和低质量证据，最后简要介绍如何利用高质量的干预效果证据来协助临床决策。

随机试验和系统综述

随机试验

随机试验（也称为随机对照试验或随机临床试验）可用于评估各种干预措施的效果，这些试验均需从临床抽取样本（试验对象或参与者），抽取的样本人群为患者（用于治疗性研究）或有患病风险的易感人群（用于预防性研究）。随机试验的关键特征是试验中的每位参与者都是被随机分配入组的，所接受的干预措施并不一定是自己希望得到的。未接受自己期望的干预措施的那组参与者常被称为"对照组"，最终的试验结果将通过试验组效果和对照组效果的比较得出。

随机试验是一种范围比较宽泛的研究方法，有许多类型（Herbert et al., 2005）。在最简单的版本中，每位参与者都被随机分配入组，一组接受干预，另一组不接受相应干预；或者两组参与者都能得到标准化治疗，但其中一组参与者还可以得到自己期望的干预措施；还有一种情况是，一组给予一种干预，而另一组给予其他不同的干预。以上这些都可以称为随机试验。

随机试验与其他类型的干预效果研究相比有两个特征：一是随机试验有对干预组和对照组的组间结果进行比较；二是参与者通过随机方式分配到不同组。这些做法有助于将干预效果与其他影响临床结局的因素［如疾病的自然演变或统计现象（如统计回归效应）］区分开，这是因为随机化产生的不同分组之间很有可能具有相似的特征，尤其是在大型试验中。因此，当研究者给予其中一组希望得到的干预措施而不给另一组时，两组结果的差异不能归因于两组特征的差异，而必须归因于干预措施。但是，有时也会出现特殊情况，因为随机化产生的仅是相似而非具备完全相同特征的两个组，所以结果的差异也可能是由于这些组间基线水平的小差异造成的，此时可以应用统计方法来判断其合理性。总体而言，随机试验中两组结果的差异是可以用来评估干预效果的。

随机化是产生具有可比性（相似特征）的两个组的唯一完全令人满意的方法，没有其他方法能够保证干预组和对照组之间的"公平比较"。也有经验证据表明，良好实施的非随机试验可以产生与随机试验相似的结果（Benson and Hartz, 2000；Concato et al., 2000；Kunz and Oxman, 1998），但这并不是研究者所期望的最佳试验。因此，随机试验可以说是对干预效果进行无偏估计的唯一方法。

系统综述

许多物理治疗实践都经过了多次随机试验，包括盆底功能障碍康复治疗的一些干预措施。如果有多种试验验证了同一干预措施的效果，那么研究者从仔细检验所有相关随机试验提供的全部证据的过程中学到的东西会比从任何单一试验中学到的更多。与单个的研究相比，研究者从文献综述中可以获得更多关于干预效果的信息。

直到几十年前，对文献的综述还是以一种非系统化的方式进行的。综述的作者会查阅他们认为具有相关性的试验，仔细阅读，然后总结这些试验的结果并成稿。优秀的综述作者能够区分高质量和低质量的试验，并均衡这些试验结果，公正地反映现有试验对

干预效果的评价。

尽管如此，传统（叙述性）的综述存在一个很大的缺点，即研究者无从获知综述作者所采用的方法。对于这类综述的读者而言，很难知道综述是否是以最佳方式总结撰写的。如果读者对查阅的综述文献没有具体了解，则无法确定综述作者是否对所有相关的试验进行了鉴别，或者是否正确地权衡了高质量和低质量试验的结果。此外，读者通常也不知道作者是如何将相关试验的结果综合在一起从而得出结论的。研究者始终存在这样一种担忧，由于作者仅仅是对相关研究进行选择性报道，并未对试验质量进行谨慎权衡，甚至可能没有完全诠释出试验的核心意图，因此，叙述性综述所提供的证据是有偏倚的。

系统综述的方法是在 20 世纪 70 年代末发展起来的，目的是克服叙述性综述的一些缺点（Hunt, 1997）。系统综述最重要的特征是明确地描述了综述采用的方法。典型的系统综述都会在正文的方法学部分对文献检索、选择试验、提取数据及利用数据得出结论的方法进行描述和说明。因此，在系统综述中，方法是透明的，这就意味着读者可以对综述的实施情况进行判断。大多数系统综述都试图通过寻找所有相关试验或至少相关试验的一个代表性子集，将偏倚最小化。此外，系统综述还会使用预先确定的标准来评估试验的质量，并将单个试验的结果进行汇总分析，最终得出一个总体结论（专栏2.1）。

专栏2.1

可以从随机试验或包含一个以上随机试验的系统综述中获得有关盆底物理治疗干预效果的最佳信息

随机试验和系统综述不能告诉我们什么？

理论上，随机试验有助于研究者估计每种物理治疗干预及每个组成部分的效果。然而，事实上，研究者距离这种理想状态还有很长一段路要走，而且很可能永远也达不到。

随机试验是一种非常复杂而烦琐的研究方法，尽管可以提供对干预措施效果的无偏估计，但这是要付出很大代价的。许多试验招募了数百名甚至数千名参与者，并对他们进行了数月或数年的跟踪研究。这项工作的规模之大意味着，研究者不可能对每组患者进行的每项干预措施的每个组成部分的每种排列组合都进行效果检验。

在实践中，随机试验可以为研究者提供的最好帮助是，指导研究者对一个小的样本以合理的方式集中应用于典型人群的经典干预措施的效果进行估计。尽管研究者知道，当在临床环境中应用干预措施时，其效果将根据干预措施的精确实施方式和对象的不同而有所不同。

另外，虽然随机试验结果可以为治疗方法提供建议，但干预措施的实施细节必须始终依靠我们的临床经验、对干预措施作用的理解以及其他常识共同制订。

随机试验和关于随机试验的系统综述适合回答有关干预效果的问题，但不能回答其他类型的问题，比如那些需要不同种类的设计才能回答的、关于特定疾病的预后或诊断试验诠释的问题（Herbert et al.，2005）。

随机试验的一个主要不足是，用于分析随机试验的方法只能应用于结果的定量测量，但是，定量的方法无法完全量化人们复杂的思想和情感（Herbert and Higgs，2004）。如果研究者想了解人们体验一项干预措施的感觉，则需要采用定性研究方法，比如焦点小组座谈法或深度访谈法，而不是随机试验。一般来说，定性研究方法并不能告诉研究者干预的效果，但可以告诉研究者患者对干预的感受，因此，有助于做出是否以特定的方式进行干预的决策。

如何查找证据？有多少证据？

以下数据库可用以查阅有关干预效果的随机试验和系统综述。

PubMed 数据库将一般的医疗卫生文献都编入了索引，可以通过 www.pubmed.gov 网站免费获取。

CENTRAL 数据库是 Cochrane 图书馆（www.thecochranelibrary.com/）的一部分，专门用以检索随机试验，在许多国家都是免费的（如需查看可以免费访问 CENTRAL 的国家列表，请访问 Cochrane 图书馆的网页，单击"ACCESS"并跟随链接找到访问选项）。

PEDro 数据库是唯一一个专门用于检索有关物理治疗干预的随机试验和系统综述的数据库，可以通过 www.pedro.org.au 网站免费获取。2014 年 7 月，在 PEDro 数据库中快速检索与会阴或泌尿生殖系统相关的记录，可查询到 870 项随机试验和 167 项系统性综述。

随机试验和系统综述的质量维度

不同的随机试验和系统综述在质量上差别很大，其中有经过精心设计、精心执行和严格分析的高质量研究，也有缺乏上述特质的低质量研究。如果物理治疗师希望能够辨别干预的真正效果，那么他们必须学会区分高质量和低质量的研究。

高质量随机试验和系统综述的一个主要特征是相对无偏倚，换言之，高质量随机试验不会系统性地低估或高估干预的效果。当然，高质量的试验和综述也必须与临床实践相结合。也就是说，当对合适的患者进行合适的干预时，高质量随机试验必须能够告诉研究者干预的效果及干预对重要结果的影响。另外，高质量的试验和综述也为研究者提供了对治疗效果的精确估计。估计值的精确度主要取决于样本量（试验中受试者的数量或综述纳入的所有研究中的受试者总数）。因此，那些能够支持临床决策的、质量很高的试验和综述，通常都是大型的、无偏倚的、相关性强的研究。

下面的章节将介绍阅读试验报告和综述的读者如何评估研究的质量。

去伪存真：检测试验和综述中的偏倚

检测随机试验中的偏倚

当研究者阅读随机试验文献时，需要了解这些试验是否有偏倚，换言之，需要评估试验的效度（或"内在效度"）。

评估内在效度的一个方法是评估试验设计得如何。在过去的50年里，方法学家已经改进了用于开展随机试验的方法，至少在试验设计的主要特征方面，目前对于组成临床试验设计的最佳方法已经达成了共识（Pocock，1984；Moher et al.，2001）。这就意味着，研究者可以通过衡量试验方法与试验设计中的最佳方法的符合程度来评估个体试验的内在效度。

此外，研究者也可以根据偏倚的经验证据来判断试验的有效性。有几项研究表明，在其他条件相同的情况下，某些试验的设计特征与干预效果的较小估计值相关（Chalmers et al.，1983；Colditz et al.，1989；Moher et al.，1998；Schulz et al.，1995），这些设计特征被认为是偏倚的标志。

实践过程中，研究者可以根据专家意见或经验证据中的任意一项来评估试验的效度。至于到底哪一项是评估效度的最佳方法，目前仍有很多争论。但这两种方法都认为，应该通过寻找试验设计中存在的相似特征来评估试验的效度（专栏2.2）。

随机分配

大多数方法学家都认为，真正的随机分配可以减少偏倚的可能性，一些经验证据也支持这一观点（Kunz and Oxman，1998）。为确保分配是真正随机的，随机的设计及实施过程非常重要。近年来，临床试验者多使用计算机来生成随机分配序列，但以前的试验都是使用随机数字表。还有一个更关键的问题，那就是招募患者参加试验的研究人员在决定是否让患者参加试验时，应该对患者随后被分配到哪组并不知情。同样重要的是，患者在选择参加试验之前，也并不知道参加试验的自己将被分配到哪个组。这就是随机分配方案的隐藏性。

随机分配方案如果未能隐藏可能会使随

专栏2.2 临床试验效度的关键特征
• 参与者真正被随机分配到各组
• 参与者与评估者均采用盲法
• 有足够的随访

机化失真。因为试验者如果知道有严重症状的患者将被分配到对照组，那么他们可能不同意让这些患者进行试验；并且如果患者知道自己随后将被分配到对照组，他们也可能不会同意参加试验。这将造成疾病严重程度的基线值在组间不具有可比性，从而可能导致严重偏倚。因此，在随机试验中，隐藏分配被认为可以防止偏倚。事实上，经验证据表明，未能隐藏分配可能是最重要的偏倚指标之一（Chalmers et al., 1983；Schulz et al., 1995）。

在 PEDro 数据库中列出的盆底物理治疗试验中，只有 30% 的试验明确地对随机分配方案实施了隐藏。

盲法

随机试验关键设计特性之一是盲法。使用盲法意味着每位参与者（无论是干预组还是对照组）都是隐藏分配的，试验相关人员（如试验参与者、实施干预措施的物理治疗师或结果评估者）对此都不知情。

对试验参与者设盲是通过对对照组受试者进行假干预实现的。假干预与试验干预措施类似，但不会产生治疗效果。例如，在盆底试验中，Sand 等（1995）应用假干预比较了经阴道有效电刺激和假刺激的干预效果。

通过实施假干预，所有试验参与者看似都进行了相应干预，但事实上只有干预组接受了有效的干预。参与者对于他们是否获得了有效干预全然不知。

对试验参与者设盲通常是为了确定干预措施是否具有比安慰剂更好的效果。至于安慰剂效应，在干预组和对照组中的发生程度被认为是相同的，因此干预组和对照组间结果的估计值（组间差异）不会受安慰剂效应

影响。

另一个更重要的理由是，在有自我报告结果的试验中，对参与者进行隐藏，可以消除因患者误报结果而产生偏倚的可能性。在非盲法试验中，干预组患者可能会夸大结果的改善程度，而对照组患者可能会低估结果的改善程度，这可能是因为他们认为这是评估人员想要听到的结果。对参与者实施隐藏后（即他们不知道自己是否接受了干预），两组的报告倾向应该不再有差异，因此，对干预效果的估计（组间差异）就不会因为报告的差异而产生偏倚。

在大多数盆底物理治疗干预试验中，很难实施既可靠又无效的假干预措施。例如，很难实施盆底肌训练的假干预。此时，最好的选择是向对照组提供无效的干预措施，尽管它与有效的干预并不完全一样。例如，Dumoulin 等（2004）将盆底康复治疗（盆底肌电刺激联合盆底肌训练）与生物反馈治疗进行了比较，他们给予了对照组背部和四肢放松按摩，认为这在一定程度上可以控制安慰剂效应和对结果的误报。这类试验虽然对安慰剂的混淆效应和结果误报进行了一些控制，但并不能完全控制。

在大多数盆底物理治疗干预试验中，由于很难提供合理的假干预措施，因此妨碍了对参与者实施隐藏，只有 11% 的试验能真正做到对参与者隐藏。

随机试验中还需要对评估试验结果的研究人员实施隐藏，以确保结果不会因评估人员对干预效果的预期而产生偏倚。当使用客观的结果测量方法时，如果评估人员没有参与研究，也不知晓患者到底属于干预组还是对照组，那么对评估人员的隐藏就很容易实

现。然而，当需要自我报告试验结果时（如在观察女性是否"漏尿"的研究中），对评估人员的隐藏就比较困难。在这种情况下，评估人员实际上就是参与者，因此只有当参与者不知情时，评估人员才不知情。

随访

试验设计的第3个可能决定试验效度的特征是随访的完整性。

在大多数试验中，参与者被随机分组，但由于各种原因可能导致测量结果并不是从所有参与者中获得的。例如，当受试者病情严重到无法测量，或受试者死亡、度假、接受大手术，再或者研究人员与受试者失去联系时，就会出现"失访"，失访可能会"非随机化"分配，并可能在两组特征上产生系统性差异，从而导致对干预效果的估计产生偏倚。

随机试验中有多少失访是可以接受的？什么程度的失访会导致严重的偏倚？这些问题没有简单而普遍适用的答案。方法学家将随访中的失访临界值界定为10%~20%，随机受试者失访率小于10%通常被认为不太可能产生严重的偏倚，而失访率大于20%被认为是严重偏倚的潜在来源。

目前大多数针对盆底的物理治疗干预试验都有足够的随访，数据显示，61%的相关试验失访率小于15%。

另外一个相关且更偏技术性的问题是试验方案的偏倚问题。例如，当试验方案的偏倚发生在参与者未按照分配方式获得干预时（如运动组的参与者没有进行相应的运动训练），或者结果测量未在分配的时间内完成时，数据分析人员就会面临一个难题：是否应该排除这些受试者的数据？没有获得干预的受试者数据是否应该参照对照组进行分析？两个问题的答案都是否定的。

大多数方法学家认为，处理违规方案的最好方法是像没有违规一样分析数据，这种方法被称为"意向性治疗分析"（Hollis and Campbell，1999）。所有受试者的数据都会被分析，无论他们是否获得了分配到的干预，并且他们的数据必须在分配的相应组别中分析。意向性治疗分析被认为是在存在违规方案的情况下分析试验数据的最不具偏倚的方法。在PEDro的相关试验中，有24%的试验明确应用了意向性治疗分析。

检测系统综述中的偏倚

检索策略

系统综述的作者是抱着希望对相关试验结果进行公正总结的想法写作的。理想情况下，系统综述应该对所有曾经进行的相关试验结果进行总结，以达到两个目的：一是确保作者能从所有现存试验中充分利用所有可用的信息；二是确保对试验结果的总结不会因为选择性地检索那些对干预效果做出非典型估计的试验而产生偏倚。

然而，通常来说，找到所有相关试验的完整报告是不可能的，因为有些试验报告发表在鲜为人知的期刊上，有些试验报告的语言晦涩难懂，有些试验报告仅以摘要的形式发表，还有一部分试验根本就没有公开发表。因此，即使是最勤奋的综述作者也无法找到全部试验报告。

鉴于上述原因，一个更好的方法是让综述作者尽可能地获得几乎所有的试验报告。在此基础上撰写的综述可以告诉读者关于干预有效性的尽可能多的信息。对试验报告的不完全检索常可导致另一个问题，即如果综述作者没有获得所有试验报告，那么他们有可能仅检索到对干预效果得出过于乐观或悲观估计的那一部分试验。当研究者阅读系统综述时，都希望确定作者已经找到了所有代表性试验。换言之，研究者希望作者不会选择性地报道那些对干预效果得出过于乐观或悲观估计的试验。研究者总是希望综述作者尽可能找到所有无偏倚的相关试验。

为此，大多数综述作者都会进行相当彻底的文献检索。为撰写女性尿失禁盆底肌训练的 Cochrane 系统综述，Hay-Smith 等（2000）检索了 Cochrane 尿失禁试验注册库、Medline、Embase、荷兰国家联合卫生专业研究所（the Dutch National Institute of Allied Health Professions）数据库、CENTRAL、物理治疗索引及相关文章的参考文献，另外还逐页检索了国际尿控协会的论文集。但有些综述作者仅纳入以摘要形式发表的试验，还有一些作者仅纳入完整发表的论文，后者的理由是大多数摘要没有经过同行评审，而且往往包含的有用信息太少。

个别情况下，系统综述的作者仅进行有限的检索，比如仅检索 Medline。这样做是存在问题的，尽管 Medline 是最大的医学文献数据库，但这样的检索很可能会遗漏很多相关文献。据估计，Medline 仅收录了 17%~82% 的相关试验（Dickersin et al.，1994）。

在阅读系统综述时，还需要关注的很重要的一点是，综述所引用的文献应该是近期发表的。如果一个系统综述发表已有几年的时间，那么很可能在作者检索之后又进行了部分试验，而且该综述可能提供的是过时了的文献总结。

试验质量评估

系统综述的作者可能会找到许多有关特定干预效果的试验，而且这些试验的质量通常有高有低。在不考虑试验质量的情况下对所有试验结果进行权衡是不合适的。研究者应该特别关注高质量的试验，因为这些试验可能是偏倚最小的，忽略那些质量差的试验。系统综述应评估所引用文献的质量，并在得出结论时考虑质量评估。

在系统综述中，已有一系列方法可以用来评估试验的质量。最常见的方法是使用质量量表评估，然后忽略低质量评分的试验结果。常用的量表包括 Maastricht 量表（Verhagen et al.，1998）、PEDro 量表（Maher et al.，2003）（专栏 2.3）和 Cochrane 偏倚风险工具。这些量表根据影响效度的设计特征存在与否来评估质量，设计特征包括做到真正隐藏的随机化分配、对参与者和评估者均设盲、足够的随访率和意向性治疗分析。

这种评估方法听起来很合理，但也有观点认为它可能会对不同试验做出不恰当的区分。现有的证据表明，不同质量量表的评分之间只有中等程度的一致性（Colle et al.，2002）。尽管如此，目前仍没有更好的质量评估方法，所以这些基本方法必须满足目前的需要。就眼下而言，研究者希望系统综述能考虑到试验质量，但是也不能对评估质量的方法过于挑剔（专栏 2.4）。

评估试验和系统综述的相关性

并非所有有效的试验都是有用的。有些试验虽然是有效测试，但干预措施实施不到

专栏 2.3　PEDro 量表

1– 受试者的纳入条件有具体标准

2– 受试者被随机分配到各组（在交叉研究中，受试者的治疗顺序是随机安排的）

3– 分配方式是隐藏的

4– 就最重要的预后指标而言，各组的基准线都是相似的

5– 对受试者全部设盲

6– 对实施治疗的治疗师全部设盲

7– 对至少测量一项主要结果的评估者全部设盲

8– 在最初分配到各组的受试者中，85% 以上的受试者至少有一项主要结果的测量结果

9– 凡是有测量结果的受试者，都必须按照分配方案接受治疗或者对照治疗。假如不是这样，那么至少应对一项主要结果进行"意向性治疗分析"

10– 至少报告一项主要结果的组间比较统计结果

11– 至少提供一项主要结果的点测量值和变异量值

总分是通过计算满足条件的项数来确定的，注意"受试者的纳入条件有具体标准"这一项的分数不计入总分

总分不超过 10 分，更多详情请访问：

http://www.pedro.org.au/english/faq/#question_five

专栏 2.4　系统综述效度的关键特征

• 充足的检索策略（找到几乎所有无偏倚的相关试验）

• 该综述在得出干预效果结论时，要考虑试验质量

位；有些有效试验选择的干预对象并不合适；还有些试验的干预结果没有实际意义。下文将讨论干预的质量、患者的选择和结果是如何影响随机试验和系统综述相关性的。

干预的质量

随机试验最常用于药物干预。从某种意义上说，药物干预相对简单，它们仅涉及向患者提供药物，因此几乎所有试验都以非常相似的方式实施（尽管药物剂量并不相同，但毒理学研究、药代动力学研究和剂量探索研究往往会在最终试验实施之前限制剂量范围，因此剂量这一参数在所有研究中往往也是一致的）。然而，许多物理治疗干预都是

非常复杂的，在物理治疗干预试验中，常常根据特定的检查结果针对个别患者进行调整。有时干预由多个组成部分组成，可能由一系列卫生专业人员在一系列环境中实施。因此，即使是一个单一干预（如盆底肌训练）也可能在不同的试验中以不同的方式实施。

无论是否存在用一系列不同的方式实施干预措施的可能，研究者都需要考虑干预措施在一个特定的试验中是否被很好地实施（Herbert and Bø，2005）。研究者有理由对那些干预实施方式并不理想的试验结果表示怀疑。

人们之所以对一些试验提出批评，是因为有些干预是由不熟练的物理治疗师实施的（Brock et al.，2002），或者是因为实施干预的方式与常规方式背道而驰（Clare et al.，2004），也有可能是因为实施了强度不够的无效干预（Ada，2002；Herbert and Bø，2005）。然而，这种批评也并非都是合理的。

在第一次知道干预的有效性之前，研究者是不可能确切地知道应该如何实施干预的。因此，为获得如何实施干预的良好信息，必须进行试验。应该给临床试验人员留有一定操作空间，尽管这些试验所采用的干预措施并不一定是研究者需要的，但只要干预措施不是明显不合适，研究者就应该相信试验的结果。

患者的选择

一种执行特定干预措施的试验可能会在完全不同的患者群体中进行。读者需要知道的是，该试验选择的是一组合适的患者。如果对一组人们通常认为不合适的患者实施干预，那么研究者有理由忽略试验结果。有实

例表明盆底肌训练可以逆转完全性盆腔脏器脱垂女性患者的症状，然而大多数治疗师之前都认为，完全脱垂不适合保守治疗，必须进行手术干预。

同样，在进行试验时也不可能确切地知道干预对个体的有效性。研究者必须给试验人员一些选择空间，尽管这些试验所选择的患者并不是可能会选择的，但只要患者不是明显不合适，研究者就应该相信试验的结果。

结果

临床试验相关性的最后一个重要方面与所测量的结果有关。如果盆底干预是有用的，那么它必定可以改善患者的生活质量。如果不能同时提高生活质量，那么实施增加盆底肌力量的干预就是毫无价值的。

对肌肉力量等变量的研究可以帮助研究者理解干预的作用机制，但不能提示研究者干预是否值得实施。最能帮助研究者决定是否实施干预的是那些研究干预对生活质量影响的试验。

许多试验并不能直接评估生活质量，而是通过测量那些被认为与生活质量密切相关的变量。例如，Bø 等（2000）的试验明确了盆底肌训练对 SUI 女性与尿失禁相关的社交生活、性生活和体力活动等问题的影响。这些问题直接影响了生活质量，因此，研究者有理由认为此试验为 SUI 患者是否需要实施盆底肌训练提供了有用的信息。

总之，那些测量与生活质量密切相关的变量的试验，是可以帮助研究者做出干预决策的。

应用对干预效果的估计做出干预决策

临床试验能给研究者提供的最有用的信息是对干预效果的估计。研究者可以利用干预效果的估计值来确定一种干预措施是否足够好，值得患者去付出努力、承担风险和不便（Herbert，2000a、b）。

从随机试验和系统综述中获得对干预效果的估计

在任何干预过程中，大多数参与者的状况都会或多或少有所改善，但这种改善的幅度只是反映了干预的部分效果。参与者的病情逐渐改善，通常部分源于干预。但是也因为疾病的自然过程是逐步改善的，或因为病情严重程度的明显随机波动往往是朝着病情改善的方向转变的（后者称为统计回归，有关解释请参见 Herbert et al.，2005）。此外，部分恢复还可能是因为安慰剂效应，或患者礼貌地夸大了病情改善的程度。

鉴于病情随时间的改善取决于数个因素，因此，患者病情的改善并不能衡量干预的效果。评估干预效果的一个更好的方法是观察干预组和对照组之间结果的差异，这在应用可以连续测量的量表评估时最明显。举例来说，结果可连续测量的变量有尿垫重量、患者对干预效果的整体感知或劳动持续时间等。因为对于每个试验对象来说，变量都是可以连续测量的，所以这些变量可视为连续变量。

通过将干预组和对照组的平均结果进行比较，可以简单地估计干预对连续变量的平均影响。例如，Bø 等（1999）在一项研究中纳入了SUI女性，并将其随机分为盆底肌训练组与无训练对照组，主要测量结果是漏尿，使用压力尿垫试验测量。在6个月的干预期内，对照组女性的平均漏尿量减少了13 g，而盆底肌训练组女性的平均漏尿量减少了30 g。因此，与对照组相比，盆底肌训练组的平均效果是漏尿量减少了约17 g（或约为初始漏尿量的50%）。

也有一些结果是二分变量，此时结果不能用量表来量化，它们是要么发生要么不发生的事件。比如，Chiarelli和Cockburn（2002）对预防产后尿失禁的干预方案进行了试验。研究对象为产妇，干预3个月后，结果分为无失禁和失禁两种，这属于二分变量，因为结果只能为两者中的一个（失禁或无失禁）。当用二分变量来测量结果时，研究者通常不会讨论平均结果，而是讨论结果风险（或概率），对干预在多大程度上改变了结果风险更感兴趣。

在上述试验中，Chiarelli及其同事发现，对照组的328名女性中有125名在产后3个月时有尿失禁，而干预组的348名女性中有108名；对照组女性在产后3个月尿失禁的风险为125/328（38.1%），而干预组的这一风险降低到108/348（31.0%）。因此，干预的效果是产妇在产后3个月尿失禁的风险降低了7.1%（从38.1%下降至31.0%）。这个数字（代表风险的差异）有时也被称为绝对风险降低。绝对风险降低7.1%，相当于每14名接受干预治疗的女性中就有1名有效预防了尿失禁的发生。

干预效果估计的应用

对干预效果的估计值可用于指导一个最重要的临床决策，即是否为特定的患者应用特定的干预。

在决定是否实施干预时，需要权衡干预的潜在好处及其所有负面影响。例如，当决定是否实施盆底肌训练计划时，患有SUI的女性必须明确是否值得为这一干预的效果（包括预期漏尿量减少约50%）付出每日锻炼所带来的不便等代价。在决定是否参与预防产后尿失禁的项目时，这些女性需要明确自己是否已经准备好了为获得1/14可控制尿失禁的机会而接受该项目。

参考文献

Ada, L., 2002. Commentary on Green J, Forster A, Bogle S et al 2002 Physiotherapy for patients with mobility problems more than 1 year after stroke: a randomized controlled trial. (Lancet 359:199–203). Aust. J. Physiother. 48, 318.

Benson, K., Hartz, A.J., 2000. A comparison of observational studies and randomized, controlled trials. N. Engl. J. Med. 342, 1878–1886.

Bø, K., Talseth, T., Holme, I., 1999. Single blind, randomized controlled trial of pelvic floor exercises, electrical stimulation, vaginal cones, and no treatment in management of genuine stress incontinence in women. BMJ 318, 487–493.

Bø, K., Talseth, T., Vinsnes, A., 2000. Randomized controlled trial on the effect of pelvic floor muscle training on quality of life and sexual problems in genuine stress incontinent women. Acta Obstet. Gynecol. Scand. 79, 598–603.

Brock, K., Jennings, K., Stevens, J., Picard, S., 2002. The Bobath concept has changed [Comment on Critically Appraised Paper, Australian Journal of Physiotherapy 48:59]. Aust. J. Physiother. 48 (2), 156.

Chalmers, T.C., Celano, P., Sacks, H.S., et al., 1983. Bias in treatment assignment in controlled clinical trials. N. Engl. J. Med. 309, 1358–1361.

Chiarelli, P., Cockburn, J., 2002. Promoting urinary continence in women after delivery: randomized controlled trial. BMJ 324, 1241.

Clare, H.A., Adams, R., Maher, C.G., 2004. A systematic review of efficacy of McKenzie therapy for spinal pain. Aust. J. Physiother. 50, 209–216.

Colditz, G.A., Miller, J.N., Mosteller, F., 1989. How study design affects outcomes in comparisons of therapy. I: Medical. Stat. Med. 8, 441–454.

Colle, F., Rannou, F., Revel, M., et al., 2002. Impact of quality scales on levels of evidence inferred from a systematic review of exercise therapy and low back pain. Arch. Phys. Med. Rehabil. 83, 1745–1752.

Concato, J., Shah, N., Horwitz, R.I., 2000. Randomized controlled trials, observational studies, and the hierarchy of research designs. N. Engl. J. Med. 342, 1887–1892.

Dickersin, K., Scherer, R., Lefebvre, C., 1994. Systematic reviews: identifying relevant studies for systematic reviews. BMJ 309, 1286–1291.

Dumoulin, C., Gravel, D., Bourbonnais, D., et al., 2004. Reliability of dynamometric measurements of the pelvic floor musculature. Neurourol. Urodyn. 23 (2), 134–142.

Glass, G.V., McGaw, B., Smith, M.L., 1981. Meta-analysis in social research. Sage, Beverly Hills.

Hay-Smith, E.J.C., Bø, K., Berghmans, L.C.M., et al., 2000. Pelvic floor muscle training for urinary incontinence in women. The Cochrane Database of Systematic Reviews.

Herbert, R.D., 2000a. Critical appraisal of clinical trials. I: estimating the magnitude of treatment effects when outcomes are measured on a continuous scale. Aust. J. Physiother. 46, 229–235.

Herbert, R.D., 2000b. Critical appraisal of clinical trials. II: estimating the magnitude of treatment effects when outcomes are measured on a dichotomous scale. Aust. J. Physiother. 46, 309–313.

Herbert, R.D., Bø, K., 2005. Analysing effects of quality of interventions in systematic reviews. BMJ 331, 507–509.

Herbert, R.D., Higgs, J., 2004. Complementary research paradigms. Aust. J. Physiother. 50, 63–64.

Herbert, R.D., Jamtvedt, G., Mead, J., et al., 2005. Practical evidence-based physiotherapy. Elsevier, Oxford.

Hollis, S., Campbell, F., 1999. What is meant by intention to treat analysis? Survey of published randomized trials. BMJ 319, 670–674.

Hunt, M.M., 1997. How science takes stock: the story of meta-analysis. Sage, New York.

Kunz, R., Oxman, A.D., 1998. The unpredictability paradox: review of empirical comparisons of randomized and non-randomized clinical trials. BMJ 317, 1185–1190.

Maher, C.G., Sherrington, C., Herbert, R.D., et al., 2003. Reliability of the PEDro scale for rating quality of randomized controlled trials. Phys. Ther. 83, 713–721.

Moher, D., Pham, B., Cook, D., et al., 1998. Does quality of reports of randomized trials affect estimates of intervention efficacy reported in meta-analyses? Lancet 352, 609–613.

Moher, D., Schulz, K.F., Altman, D.G., 2001. The CONSORT statement: revised recommendations for improving the quality of reports of parallel group randomized trials. BMC Med. Res. Methodol. 1, 2.

Pocock, S.J., 1984. Clinical trials: a practical approach. Wiley, New York.

Sand, P.K., Richardson, D.A., Staskin, D.R., et al., 1995. Pelvic floor electrical stimulation in the treatment of genuine stress incontinence: a multicenter, placebo-controlled trial. Am. J. Obstet. Gynecol. 173, 72–79.

Schulz, K., Chalmers, I., Hayes, R., et al., 1995. Empirical evidence of bias: dimensions of methodological quality associated with estimates of treatment effects in controlled trials. JAMA 273, 408–412.

Verhagen, A.P., de Vet, H.C., de Bie, R.A., et al., 1998. Balneotherapy and quality assessment: interobserver reliability of the Maastricht criteria list and the need for blinded quality assessment. J. Clin. Epidemiol. 51, 335–341.

第 3 章

女性盆底的功能解剖

James A. Ashton-Miller, John O.L. DeLancey

简介

括约肌是在腹压升高时防止尿失禁的主要解剖结构，其次是肌肉筋膜支持系统。以尿道为例，膀胱颈和尿道括约肌的作用是在静止状态下使尿道腔收缩，并保持尿道闭合压高于膀胱压。泌尿生殖道的横纹括约肌、膀胱颈的平滑括约肌以及尿道的环形和纵行平滑肌共同形成了尿道闭合压。此外，在尿道壁结缔组织的辅助下，环绕尿道管腔的黏膜和血管组织通过相互包合形成密封结构。横纹括约肌纤维的数量随着年龄和产次的增加而减少，其他组织的变化尚不清楚。

尿道和膀胱颈下的悬吊支持结构为尿道提供了坚实的支撑，在腹部压力增加时，尿道会被挤压，以保持尿道闭合压高于迅速增加的膀胱压。这一支持结构由阴道前壁和结缔组织组成，通过肛提肌的耻骨阴道部以及由子宫骶韧带和子宫主韧带组成的盆筋膜腱弓连接到骨盆上。

在静止状态下，肛提肌的作用是维持泌尿生殖裂孔闭合，以应对重力和轻微腹压引起的静水压。在日常活动时，肛提肌会进一步收缩以继续维持泌尿生殖裂孔闭合，从而应对与不得不减慢的内脏尾向运动有关的惯性负荷，以及横膈膜和腹壁肌肉组织激活所致腹压增加产生的额外负荷。

尿失禁是一种女性常见病，发病率为8.5%~38%，这取决于年龄、胎次和相关定义（Thomas et al.，1980；Herzog et al.，1990）。大多数女性的尿失禁为压力性尿失禁（stress urinary incontinence，SUI），而不是急迫性尿失禁（Diokno et al.，1987）。这两种类型的尿失禁的主要病因是尿道括约肌功能失调，尿道闭合压过小，从而造成漏尿（DeLancey et al.，2008、2010）。一般来说，治疗尿失禁通常首选保守治疗，如治疗无效，则行手术治疗。尽管 SUI 非常普遍，但在过去的 40 年中研究人员对 SUI 病因的认识却鲜有进展。大多数缓解 SUI 症状的手术原则都是改善膀胱颈支撑（Colombo et al.，1994；Bergman and Elia，1995），医师根据不同情况下涉及的肌肉、神经和（或）结缔组织具体的解剖异常来选择相应的治疗方案。

了解盆底结构或功能的相互关系以及为膀胱颈提供支撑的方法，有助于指导选择治疗方案及观察治疗效果。例如，如果女性在阴道分娩时盆底肌部分撕裂，会影响其排尿控制能力，那么对其进行盆底肌训练可能是有效的。

如果这些肌肉中的一部分因完全和永久的失神经支配等原因造成功能永久性丧失，那么再多的训练也不能使其恢复。盆底肌训练很可能导致主动肌肥大，但这是否有助于恢复排尿控制将取决于主动肌是否能够代偿丧失的肌肉功能。

本章将详细讲解盆底的功能解剖，以及增龄对尿道支持系统和尿道括约肌的影响，并阐述与 SUI 相关的盆底作用机制。这一机制可能有助于指导有关 SUI 的病理生理学、治疗选择和预防的相关研究。此外，鉴于阴道分娩使 POP 的风险大大增加（增加 4~11 倍），本章将同时讲解防止生殖器官脱垂的相关结构（Mant et al., 1997）。

排尿的有效控制是如何实现的

无论是在静息状态下还是在腹压增加时，尿道闭合压都必须高于膀胱压，从而使尿保留在膀胱内并防止漏尿。当尿道闭合压超过膀胱压时，尿道肌肉的静息张力有助于保持其相对于膀胱的合适压力。尿道括约肌产生的最大尿道闭合压是决定排尿控制能力的主要因素（DeLancey et al., 2008、2010）。

在咳嗽等活动中，当膀胱压增加并高于尿道压数倍时，尿道闭合压将呈动态增加，以加强尿道闭合并维持对排尿的控制（Enhorning，1961）。静态尿道闭合压的大

小和咳嗽时产生的腹压增加决定了漏尿发生的压力（Kim et al., 1997）。

虽然目前对静态尿道闭合压和压力传递的分析为研究人员提供了有用的理论见解，但它并没有说明个别组成结构的特殊损伤是如何主动或被动影响尿道闭合的。为了解其机制，需要对括约肌闭合情况和尿道支持系统（图 3.1）进行详细检查。

尿道括约肌主要由泌尿生殖道的横纹括约肌组成，包括尿道中段的环形横纹肌和远端的带状肌。在尿道括约肌部，泌尿生殖系统的括约肌包绕着两层相互垂直排列的平滑肌层和一个血管丛，有助于保持尿道腔的闭合。

尿道括约肌闭合系统

尿道括约肌闭合系统通常是由泌尿生殖

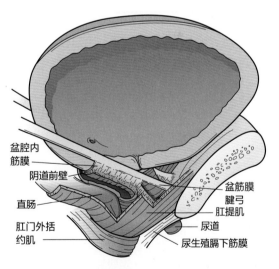

盆腔内筋膜
阴道前壁
直肠
肛门外括约肌
盆筋膜腱弓
肛提肌
尿道
尿生殖膈下筋膜

图 3.1 尿道支持系统的组成（侧面观）。注意肛提肌是如何支持直肠、阴道和尿道膀胱颈的。还要注意尿道旁的盆腔内筋膜是如何与肛提肌相连的。肛提肌收缩可以导致尿道膀胱颈抬高。为使结构清晰可见，图中去掉了耻骨直肠肌（1994 年，获得 C V Mosby 公司许可。©DeLancey 2005）

道横纹肌、尿道平滑肌和黏膜下血管构成的（图3.2，3.3）（Strohbehn et al.，1996；Strohbehn and DeLancey，1997）。所有结构都对维持静态尿道闭合压有同等的贡献（Rud et al.，1980）。

在解剖学中，尿道可纵向以百分位点表示，尿道内口代表0点，尿道外口代表第100百分位点（表3.1）。尿道在膀胱颈水平穿过膀胱壁，膀胱颈部的逼尿肌纤维向下延伸至尿道内口下方第15百分位点。

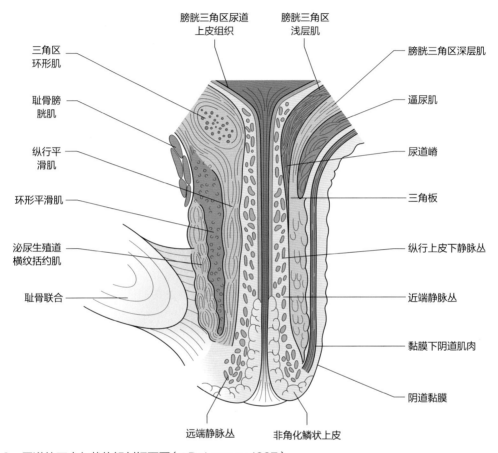

图3.2　尿道的正中矢状位解剖切面图（©DeLancey 1997）

图3.3　21岁女性尿道中段横断面组织学切片。A. 使用α- 肌动蛋白平滑肌染色法显示的结构，其中显示了耻骨膀胱肌（PVM）、环形平滑肌（CMU）层和纵行平滑肌（LMU）层。B. 对侧用石蜡切片胶原纤维三色染色法，显示了盆筋膜腱弓（ATFP）、泌尿生殖道横纹括约肌（SUG）、肛提肌（LA）、阴道前壁（AV）、尿道黏膜下层（SM）（引自 Strohbehn et al.，1996，经 Lippincott Williams & Wilkins, Baltimore, MD 授权使用）

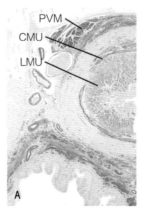

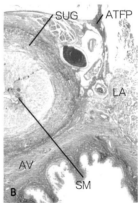

表3.1　尿道分区和尿道及尿道旁结构

尿道纵向百分位点	尿道分区	结构
0~20	尿道壁内段	尿道内口 逼尿肌环
20~60	尿道中段	尿道横纹括约肌 平滑肌
60~80	尿生殖膈	尿道逼尿肌 尿道阴道括约肌 平滑肌
80~100	尿道远端	球海绵体肌

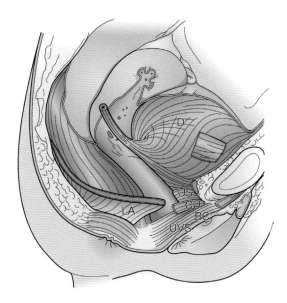

图3.4　尿道和盆底肌解剖（侧面观）。BC，球海绵体肌；CU，尿道逼尿肌；D，逼尿肌；LA，肛提肌；US，尿道括约肌；UVS，尿道阴道括约肌。为使结构清晰可见，图中去掉了耻骨直肠肌（© DeLancey 2004）

尿道横纹括约肌起于逼尿肌纤维的末端，并延伸至第64百分位点。它呈环形，完全包绕尿道壁的平滑肌。

从第54百分位点开始，可以看到泌尿生殖膈的横纹肌、尿道逼尿肌和尿道阴道括约肌。它们与尿道横纹括约肌相连，并延伸至第76百分位点，其纤维方向不再是环形的。尿道逼尿肌的纤维穿过尿道止于耻骨支附近的泌尿生殖膈。

尿道阴道括约肌包绕着尿道和阴道（图3.4）。尿道的远端与球海绵体肌相邻，但不相连（DeLancey，1986）。

从功能上来说，尿道肌肉以各种方式维持排尿控制。逼尿肌、平滑肌的"U"形环包绕着尿道近端，通过收紧尿道腔帮助其闭合。

尿道横纹括约肌主要由Ⅰ型（慢肌纤维）肌纤维组成，这种纤维非常适合保持恒定的张力，并允许自主增加张力以提供额外的排尿控制保护（Gosling et al.，1981）。在尿道远端，尿道阴道括约肌和尿道逼尿肌的收缩可以协助压迫尿道腔。

尿道平滑肌也可能在压力控制中起作用。尿道腔被突出的血管丛包围，并通过黏膜表面的包裹形成不透水密封垫，以帮助控制排尿。环绕血管丛的是内层纵行的平滑肌层，后者被位于最外层横纹肌之内的环形肌层包绕。

平滑肌层遍及尿道的上4/5，环形平滑肌层和外层横纹肌的圆形结构表明这些肌层的收缩会起到压迫尿道腔的作用。内层纵行平滑肌层的力学作用目前尚不清楚，该纵行肌层的收缩可能会有助于打开尿道腔以发起排尿。

尿道解剖与增龄影响的临床相关性

尿道肌肉解剖有几个重要的临床相关因素。SUI是由尿道括约肌机制异常以及尿道支持问题引起的。虽然这是一个相对较新的观点，但有强有力的科学证据支持。

尿道支持结构在SUI中发挥着重要作

用，其常见论据是尿道支持手术可以在不改变尿道功能的情况下治疗SUI。然而这一逻辑是存在缺陷的，就像因为胃吻合术使胃减小可以减轻肥胖，所以认为肥胖是由胃增大引起的观点一样。尿道支持手术治疗SUI的事实并不意味着尿道过度活动是导致SUI的原因。

多项研究表明，正常女性静态尿道闭合压与SUI患者相比存在显著差异，且SUI的严重程度与静态尿道闭合压有较高的相关性。

尿道闭合压的减小可能是由于与年龄增长因素相关的尿道肌肉组织退化以及神经损伤所致（Hilton and Stanton，1983；Snooks et al.，1986；Smith et al.，1989a、1989b）。例如，当女性从15岁长到80岁，尿道腹侧壁横纹肌纤维总数减少至15岁时的1/7，平均每年减少2%（图3.5）（Perucchini et al.，2002a）。

随着年龄增长，肌纤维平均直径变化并不明显，而腹侧壁横纹肌横截面积显著减小。未生育过的女性似乎相对受到了保护（Perucchini et al.，2002b）。体外研究发现，与年龄相关的横纹肌肌纤维数量减少了65%，这与Rud等（1980）在体内研究发现的与年龄相关的尿道闭合压减少54%相一致，说明年龄可能是一个影响因素。然而，目前仍需要进行前瞻性研究直接将横纹肌纤维数量的减少与体内尿道闭合压的减少联系起来。

值得注意的是，在体外研究中，老年女性膀胱颈近端和尿道背侧壁的横纹肌层变薄尤为明显（Perucchini et al.，2002b）。与此同时，在泌尿生殖道的横纹括约肌中，随着年龄增长，神经纤维减少至原来的1/7（图3.6），这与相同组织中的横纹肌纤维减少直接相关（图3.7）（Pandit et al.，2000）。这种相关性支持了SUI的神经源性假说，并有助于解释为什么神经支配缺陷会影响对排尿的控制。

笔者认为，在某些情况下，盆底肌训练弥补与增龄相关的横纹括约肌功能下降的能力是有限的。健康的横纹肌经过8~12周的渐进式抗阻训练后，肌力可增加30%左右（Skelton et al.，1995）。假设一名老

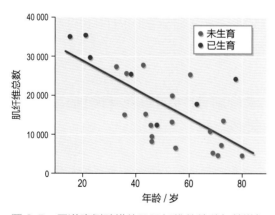

图3.5 尿道腹侧壁横纹肌肌纤维总数随年龄增长而减少（引自Perucchini et al., 2002a，经Lippincott Williams & Wilkins, Baltimore, MD授权使用）

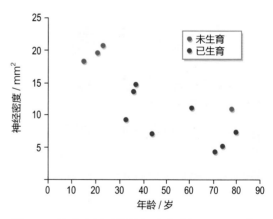

图3.6 尿道腹侧壁的神经密度（每平方毫米）随年龄增长而减少。这是图3.5中数据的一个亚组（引自Perucchini et al., 2002a，经Lippincott Williams & Wilkins, Baltimore, MD授权使用）

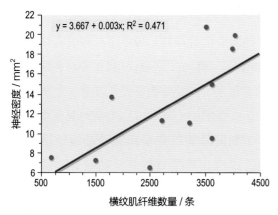

$y = 3.667 + 0.003x; R^2 = 0.471$

图 3.7 尿道腹侧壁的神经密度与横纹肌纤维数量的相关性。未生育过和已生育过的女性之间无显著差异（Perucchini et al., 2002）。回归方程中，y 为纵坐标，x 为横坐标，R^2 为变异系数（引自 Perucchini et al., 2002a，经 Lippincott Williams & Wilkins, Baltimore, MD 授权使用）

年女性在年轻时最大静态尿道闭合压可达 100 cmH_2O，由于横纹括约肌肌纤维随年龄增长而不断损失，目前压力为 30 cmH_2O，如果经过训练后成功将尿道横纹肌肌力提高 30%，并且尿道肌力和静态闭合压之间存在对应关系，那她只能增加 30% 的静态闭合压，即从 30 cmH_2O 增加至 39 cmH_2O，增量不到剧烈咳嗽期间膀胱内压增量（100 cmH_2O）的 1/10。在静态尿道压较低的女性中，盆底肌训练能否像在高静态尿道压的女性中一样能有效地缓解 SUI 还有待验证，特别是那些经常做腹压瞬间增强性活动的女性。

尿道（和阴道前壁）支持系统

尿道和膀胱颈的支持作用是由阴道前壁的盆腔内筋膜通过与盆筋膜腱弓和肛提肌的中间部分相连来实现的。

笔者认为尿道收缩和尿道支持结构都有助于排尿控制。尿道括约肌的主动收缩可以使膀胱内的尿液保持静止。当腹压升高时，尿道周围腹压超过尿道腔内液体压，膀胱颈和尿道被压缩至闭合位置（图 3.1），此时膀胱颈下支持结构的硬度为对抗腹压压迫尿道提供了支撑。这种解剖学上的划分反映了盆底功能与 SUI 有关的两个方面：静态尿道闭合压以及腹压引起的尿道闭合压的增加。

尿道支持结构与阴道壁末端紧密相连。尿道的大部分与阴道壁融合，决定尿道位置和阴道前壁末段位置的结构是相同的。

阴道前壁和尿道支持系统由尿道外部的所有结构组成，主要包括阴道壁、盆腔内筋膜、盆筋膜腱弓和肛提肌等（图 3.1），这些结构为近段尿道和中段尿道提供了支持（DeLancey，1994）。

盆腔内筋膜是一层致密的纤维结缔组织，包绕着阴道并将其附着于两侧的盆筋膜腱弓。每侧的盆筋膜腱弓依次附着于耻骨腹侧和坐骨棘背侧。

盆筋膜腱弓是位于尿道和阴道两侧的张力结构，就像悬索桥上的悬链状缆绳，为悬吊在阴道前壁上的尿道提供所需的支持。通常认为其在耻骨处起点附近为一条纤维带，但在背侧至坐骨棘这一段，盆筋膜腱弓变为一宽阔的腱膜结构。因此当它和盆内筋膜融合时，看起来更像一张筋膜，且在融合的位置与肛提肌融合（图 3.1）。

肛提肌

肛提肌在支持盆腔器官方面也起着关键作用（Halban and Tandler，1907；Berglas and Rubin，1953；Porges et al.，1960）。在磁共振扫描中可以看到这方面的证据（Kirschner-

Hermanns et al.，1993；Tunn et al.，1998），肌肉损伤的组织学证据也已证实这一点（Koelbl et al.，1998），并且研究人员认为损伤与手术失败有关（Hanzal et al.，1993）。

肛提肌包括3个基本组成部分（Kearney et al.，2004）（图3.8，3.9）。

- 第一部分为髂骨尾骨肌，其形成一个相对平坦的水平板，横跨两侧盆腔侧壁之间的间隙。
- 第二部分为耻骨内脏肌，其从两侧耻骨发出，附着在盆腔器官壁和会阴中心腱上。
- 第三部分为耻骨直肠肌，在直肠周围和后方形成悬吊带，头侧朝向肛门外括约肌。

覆盖在肛提肌上、下表面的结缔组织被称为肛提肌上、下筋膜，二者共同构成了盆膈。

肛提肌中尿道和阴道的开口（脱垂发生处）被称为肛提肌的泌尿生殖裂孔。直肠在肛提肌中也有开口，但由于肛提肌直接与肛门相连，所以它不包括在裂孔中。裂孔的腹侧（前方）由耻骨和肛提肌支撑，背侧（后方）由会阴中心腱和肛门外括约肌支撑。

肛提肌的正常基础活动是通过挤压阴道、尿道、直肠等使其紧贴耻骨、盆底及上方的器官来保持泌尿生殖裂孔关闭的（Taverner，1959）。这种活动类似脊柱的姿势肌的活动，肛提肌的持续收缩也类似肛门外括约肌的持续活动，并以类似肛门括约肌关闭肛门的方式关闭阴道腔。肛提肌的持续活动可以关闭盆底的所有开口，以防止发生器官脱垂。

当肛提肌最大限度地自主收缩时，耻骨内脏肌和耻骨直肠肌将进一步压缩尿道中段、阴道末端和直肠，以对抗远端的耻骨和较近端的腹部静水压。当经阴道触诊盆底肌

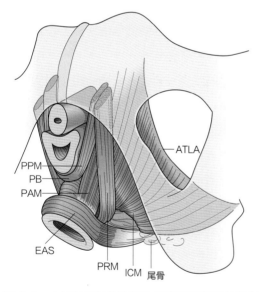

图3.8 去掉外阴结构和尿生殖膈下筋膜后的肛提肌下方结构示意图，可见肛提肌腱弓（ATLA）、肛门外括约肌（EAS）、耻骨肛门肌（PAM）、连接两端耻骨会阴肌（PPM）的会阴中心腱（PB）、髂骨尾骨肌（ICM）、耻骨直肠肌（PRM）。注意，尿道和阴道已经在处女膜环上方被切断（©DeLancey 2003）

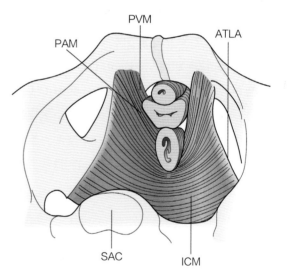

图3.9 从骶岬（SAC）上方观察肛提肌，可显示耻骨阴道肌（PVM）。尿道、阴道和直肠在盆底上方被横断。PAM，耻骨肛门肌；ATLA，肛提肌腱弓；ICM，髂骨尾骨肌。为使肛提肌起点清晰可见，图中去掉了闭孔内肌（引自 Kearney et al.，2004，经 Elsevier North Holland, New York 授权使用，© DeLancey 2003）

收缩时，可以感觉到这种紧缩力和压力。球海绵体肌和髂骨尾骨肌腹侧纤维的收缩只会略微增加由耻骨内脏肌和耻骨直肠肌产生的紧缩力，因为前者产生的力很小，而后者位于背侧且距离阴道太远，以至于在阴道内作用不大。

另外，髂骨尾骨肌中部和背部最大限度的收缩可以抬高盆底后方的中央部，但这些肌肉并不在阴道周围起作用，所以其收缩对经阴道测量肛提肌的肌力或压力影响很小。

肛提肌损伤通常是由阴道分娩引起的（DeLancey et al.，2003）。计算机生物力学模拟显示，这种损伤最可能发生在第二产程结束、距离耻骨最高点最近的肌肉拉伸和紧张时（Jing et al.，2012）。肛提肌的损伤与生殖器官脱垂有关（DeLancey et al.，2007），其原因详见第四章。

盆底肌与盆腔内筋膜的相互作用

肛提肌在保护盆底结缔组织免受过度负荷方面起着重要作用。人体的所有结缔组织都可能受到张力，从而被拉伸。在整形手术中使用的皮肤扩张器可以将致密而有抵抗力的真皮拉伸至相当大的程度，舞者和运动员进行的柔韧性练习可以拉长腿部韧带。这两点都很好地说明了结缔组织在长期受到反复拉伸时的适应性。

如果骨盆内的韧带和筋膜持续受到施加于盆底的巨大腹压，那么它们也可能会被拉伸，但正常情况下这种拉伸并不会发生，这是因为盆底肌的持续紧张性活动（Parks et al.，1962）关闭了泌尿生殖裂孔，并承载了腹部和盆腔器官的重量，防止了骨盆内韧带和筋膜的持续拉伸。

盆底肌与支持韧带之间的相互作用是支撑盆腔器官的关键。只要肛提肌能正常维持泌尿生殖裂孔闭合，支持盆腔器官的韧带和筋膜结构就会处于最小张力状态。筋膜的作用仅仅是稳定盆腔器官在肛提肌上方的位置。

当盆底肌放松或受到损伤时，盆底就会打开，从而将阴道远端置于高腹压和体外低气压之间的区域，由此产生的压差可以作用于远端阴道壁，就像航行中的风一样，导致阴道壁呈杯状，从而增加阴道壁的张力。这种张力将子宫颈向后拉，使子宫悬韧带紧张，从而使阴道远端前壁进一步呈杯状（Chen et al.，2009）。尽管韧带可以在短时间内承受这些负荷，但如果盆底肌不闭合盆底，结缔组织最终将不能维持紧张状态，导致POP。

与子宫相关支撑结构就像一艘漂浮在水面上的船，两侧由绳索系在码头上（Paramore，1918）。船类似于子宫，绳索类似于韧带，水类似于盆底肌形成的支撑层。当船（子宫）停在水面（盆底肌）上时，绳索的作用是保持船在水面的中央停泊。但是如果水位下降很多，绳索在没有水支撑的情况下继续维持船的位置，那么绳索终将会断裂。

类似的情景也可以发生在盆底，子宫和阴道由盆底肌支持，并由韧带和筋膜稳定。一旦盆底肌受损，器官的位置将不能维持，起支撑作用的结缔组织就会被拉伸，直至松弛并失去作用。

附着于会阴中心腱的肛提肌是非常重要的，分娩可以造成肛提肌腹侧耻骨起点的单侧或双侧损伤，这是盆底不可修复的损伤之一。最近的研究应用MRI生动描述了这一损伤，且同时发现，多达20%的初产妇在 MRI 上有明显的肛提肌损伤（DeLancey et al.，2003），并伴有肛提肌肌力的下降（DeLancey et al.，2007）。

这种肌肉损伤可能是 POP 术后复发的重要因素。此外，这些损伤在 SUI 患者中发生得更为频繁（DeLancey et al.，2003）。肌肉功能不正常的患者是无法通过手术得到矫正的。

盆底功能与 SUI 的相关性

从功能上讲，负责维持排尿控制能力的主要结构是尿道括约肌。此外，肛提肌和盆腔内筋膜之间的相互作用也可以协助维持排尿控制并提供盆底支撑。但这些结构在受到压力时容易损伤。

其中一种压力源是剧烈咳嗽，在膈肌和腹肌的剧烈收缩下，腹压可以瞬间增加 150 cmH$_2$O 或更多。这种短暂的压力增加可致近端尿道在正中矢状面向下（尾背侧）移位约 10 mm，这种移位是下腹部内容物在咳嗽时被迫向尾侧移动的证据，可以从超声检查中看到（Howard et al.，2000a）。

腹部内容物本质上是不可压缩的，因此在腹部静水压短暂增加时，盆底和（或）腹壁会被轻微拉伸，这取决于神经兴奋的程度。超声检查可见膀胱颈的腹尾侧运动，提示膀胱颈及其周围被动组织在此方向获得了动力，而盆底的作用是减缓这些腹部组织所获得的动力。

由此产生的惯性力可形成腹内容物尾侧 – 头侧的压力梯度，最大的压力产生于盆底附近。当腹内容物下降的动力因盆底组织的拉伸阻力而有所减缓时，增加的压力就会

压迫尿道近段的腹内部，对抗其下方的盆腔内筋膜、阴道和肛提肌等支持结构。

尿道支持结构对这一位移的大概阻力可以通过估算得出。特定方向的结构位移与特定情况引起的压力增量的比值被称为结构的顺应性。

如果将咳嗽时膀胱颈产生的向下的位移 12.5 mm（超声检查测得）除以咳嗽引起的腹压短暂升高的 150 cmH$_2$O（12.5 mm ÷ 150 cmH$_2$O），得到的比值就是健康未生育女性的平均顺应性，其值为 0.083 mm/cmH$_2$O（Howard et al.，2000a）。换言之，咳嗽使腹压每增加 12 cmH$_2$O，健康完整的盆底将会移位 1 mm（实际上，软组织力学告诉我们，随着腹压增量逐渐接近最大值，位移会越来越小）。

增加的腹压横穿尿道时，可以改变尿道壁的应力，使前壁贴近后壁，侧壁彼此靠近，从而有助于关闭尿道腔，防止因同时增加的膀胱内压力而造成漏尿。

如果盆底肌训练造成盆底肌肥厚，那么尿道支持结构中横纹肌部分的阻力也会增加。这是因为主动肌的纵向刚度和阻尼与肌肉产生的张力呈线性关系（Blandpied and Smidt，1993）。在肌张力相同的情况下，肥厚肌肉的横截面中包含更多的横桥，这为主动肌的拉伸提供了更大的阻力。

如果盆腔内筋膜的连续性中断（Richardson et al.，1981），或者肛提肌受损，尿道下支持结构将更容易变形，很小的压力增量就可使尿道产生同等的位移。

有研究表明，健康初产妇的顺应性比产前增加了近 50%，可达 0.167 mm/cmH$_2$O，而 SUI 初产妇的顺应性可以在此基础上进一步

增加 40%，达到了 0.263 mm/cmH$_2$O（Howard et al., 2000a）。因此，与健康女性相比，尿失禁患者的支持结构更容易变形；在腹压瞬间增加时，尿失禁患者的抗变形能力更差，不能保证尿道腔的闭合，导致尿失禁。

关于上述的现象，有研究人员曾经做过一个比喻，即试图通过踩在水管上使水流停止（DeLancey, 1990）。如果软管被平放在不易变形的蹦床上，那么踩在上面会改变软管壁的压力，导致软管横截面被压扁，管腔关闭，水流停止，而蹦床几乎没有凹陷或弯曲。反之，如果软管放在容易变形的蹦床上，踩在软管上会加速软管和下方的蹦床向下移动，对这种移位的抵抗（或反作用力）最初可以忽略不计，所以当蹦床开始拉伸时，软管几乎不会被压扁。当软管和蹦床一起向下移动时，水会在软管里不受抑制地流动。随着蹦床对向下移动的抵抗力越来越强，脚和软管的向下移动就会减慢，水流将逐渐停止。因此，支持结构顺应性的增加实质上延迟了腹压对尿道腔横向关闭的影响，从而导致延迟期间漏尿的发生。

另外，盆底肌保持恒定张力可以减轻盆腔内筋膜的张力。如果肛提肌神经受损（如分娩时）（Allen et al., 1990），失神经支配的肌肉就会萎缩，支撑盆腔器官的任务就会转移到盆腔内筋膜。随着时间的推移，由于韧带组织的黏弹性，其在恒定负荷下会逐渐拉伸，这就导致了脱垂的发生。

在临床上，当这种问题发生时，医师首先要关注的是尿道支持系统可能的损伤类型。阴道旁缺损就是一个例子，它可以导致连接阴道与盆腔侧壁的盆腔内筋膜分离，从而使支撑尿道的筋膜层顺应性增大。此时，腹压的增加不能有效地将尿道压迫到支撑的盆腔内筋膜上并使其关闭。这种情况可以通过手术修复阴道旁缺损并恢复正常解剖结构得到改善。

尿道支持系统正常功能的维持离不开肛提肌的收缩，肛提肌通过盆腔内筋膜支撑尿道。咳嗽时，肛提肌与膈肌、腹壁肌肉同时收缩产生腹压，这有助于收紧尿道下筋膜层，从而增加对尿道的压迫，正如超声检查显示膀胱颈运动减少所证实的一样（Miller et al., 2001）。它也可以保护结缔组织免受过度的压力。有研究人员在用窥器（Ashton-Miller et al., 2002）测量肛提肌等长收缩力量时（Sampselle et al., 1998）发现，用于关闭阴道远端的肛提肌最大肌力在仰卧位和站立位时存在差异（Morgan et al., 2005），而且肛提肌在收缩特性方面也存在种族差异（Howard et al., 2000b）。

对于老年人来说，如果要使横纹肌产生相同的力量，需要比青年人多花费约 35% 的时间，而且其最大力量也会减少 35% 左右（Thelen et al., 1996a）。这些变化并非来自神经反应模式的改变，而是与增龄相关的快缩型肌纤维丧失（Claflin et al., 2011）所导致的横纹肌收缩力下降有关（Thelen et al., 1996b）。好在与相邻的闭孔内肌不同，随着年龄的增长，肛提肌横截面积或体积减小并不显著（Morris et al., 2012），这可能是因为肛提肌多由慢缩型肌纤维组成。如果肛提肌的横纹肌受损或神经支配受损，产生相同的力量将需要更长的收缩时间。反之，肛提肌强度的下降又与肌肉本身硬度的下降有关，因为横纹肌的强度和硬度是呈直接线性相关的（Sinkjaer et al., 1988）。

如果肌肉和筋膜之间的连接断裂（Klutke et al.，1990），那么在咳嗽时，肛提肌的正常机械功能就会丧失。这一现象对临床管理具有重要意义。近期设盲的 MRI 扫描证据表明，某些患者的肛提肌可以为单侧或双侧受损（DeLancey et al.，2003）。这种损伤最常发生在耻骨内脏肌的耻骨起止点附近（Kim et al.，2011），已被证明与阴道分娩有关（Miller et al.，2010）。肛提肌损伤也可能与尿道括约肌功能障碍有关（Miller et al.，2004）。

尿道膀胱压力动力学

括约肌与支持结构的解剖分离可以在尿道闭合压与压力传递的功能分离上得到体现。理解静态尿道压力、压力传递与引起漏尿的压力之间的关系是理解排尿控制的关键。Kim 等（1997）用"压力图"描述了这些关系。尿道括约肌的收缩作用可以使尿道壁变形，从而保持尿道压高于膀胱压，而这种压差可以使尿液在膀胱内潴留。举例来说，如果膀胱压为 10 cmH_2O，而尿道压为 60 cmH_2O，则有 50 cmH_2O 的闭合压阻止尿液从膀胱通过尿道排出（表 3.2，示例 1）。

咳嗽时膀胱压常会增加 200 cmH_2O 或更多，除非尿道压也增加，否则就会发生漏尿。这种压力传递的效率可以用百分比表示，例如，100% 的压力传递意味着在膀胱压增加 200 cmH_2O（从 10 cmH_2O 增加到 210 cmH_2O）时，尿道压也会增加 200 cmH_2O（从 60 cmH_2O 增加到 260 cmH_2O）（表 3.2，示例 1）。

尿失禁女性的压力传递小于 100%。例如，尿失禁女性腹压增加 200 cmH_2O 时，

其尿道压可能仅增加 140 cmH_2O，即仅有 70% 的压力传递（表 3.2，示例 2）。

如果一个女性的初始尿道压为 30 cmH_2O，静态膀胱压为 10 cmH_2O，压力传递率为 70%，那么当咳嗽压为 100 cmH_2O 时，其膀胱压将增加至 110 cmH_2O，而尿道压仅增加至 100 cmH_2O，此时就会出现漏尿（表 3.2，示例 3）。

在表 3.2 中，示例 4 显示了同样的原理，但尿道闭合压更高；同样的，示例 5 显示了轻微咳嗽时发生的情况。

根据这一概念，静态尿道压和压力传递是两个关键的排尿控制变量。是什么因素决定了这两种现象？它们发生什么改变时会导致尿失禁？虽然压力图的概念有助于理解静态压和压力传递的作用，但由于咳嗽时尿道相对于尿流动力学传感器的移动更快，所以无法进行可靠的测量。

肛提肌功能解剖的临床意义

对大多数女性来说，进行盆底肌训练可有效缓解 SUI，但这并不适用于所有女性（Bø and Talseth，1996）。一种非常简单的测量漏尿的方法是在患者膀胱充盈时让其咳嗽（Miller et al.，1998a）。如果肌肉有正常神经支配，并充分附着于盆腔内筋膜，那么女性在咳嗽前和咳嗽时盆底肌会收缩，这可以减少漏尿（Miller et al.，1998b）（图 3.10），因此学习何时以及如何使用盆底肌可能是一种改善漏尿的有效方法。尤其是在短时间内增加腹压的活动中，掌握这一技能对于受试者来说并不容易。

如果盆底肌由于严重神经损伤而失去神

表 3.2 咳嗽时压力和压力传递率的变化对尿道闭合压和潜在漏尿的影响

示例	Pves$_R$	Pura$_R$	UCP$_R$（Pura-Pves）	咳嗽压	PTR（%）	ΔPura$_c$	Pves$_c$	Pura$_c$	UCP$_c$	状态
1	10	60	+50	200	100	200	210	260	+50	C
2	10	60	+50	200	70	140	210	200	-10	I
3	10	30	+20	100	70	70	110	100	-10	I
4	10	60	+50	100	70	70	110	130	+20	C
5	10	30	+20	50	70	35	60	55	-5	I

注：改变的参数用斜体表示，以显示特定参数的变化是如何改变排尿控制状态的。所有压力单位均为 cmH_2O。C，控尿；I，尿失禁；PTR，压力传递率；Pura$_c$，咳嗽时的尿道压；Pura$_R$，静态尿道压；UCP$_c$，咳嗽时的尿道闭合压；UCP$_R$，静态尿道闭合压；Pves$_c$，咳嗽时的膀胱压；Pves$_R$，静态膀胱压；ΔPura，尿道压的变化。

图 3.10　在观察练习"小窍门"（咳嗽前预收缩盆底肌）对漏尿总量影响的研究中，研究人员分别在 3 次中度咳嗽（左侧）和 3 次深度咳嗽（右侧）时测量了女性在学习该技能 1 周后的漏尿总量。图中每条线的两个连接点分别为使用和不使用该技能时的漏尿量。27 名女性在没有使用"小窍门"的情况下咳嗽时（用"没有"表示），每人都需用一条 3 层的纸巾；而在使用"小窍门"的情况下咳嗽时（用"有"表示）仅需一条 2 层的纸巾（Miller et al., 1998b）。关于纵坐标的单位，校正试验表明每平方厘米潮湿区域由 0.039 ml 的漏尿引起（引自 Miller et al., 1998b，经 Blackwell Science, Malden, MA 授权使用）

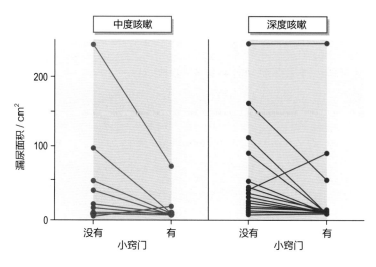

经支配，那么肌肉功能将无法完全恢复，此时盆底肌训练并不是一种有效的治疗手段。为更好地利用残存的肌肉功能，医师需要告知女性何时收缩肌肉来防止漏尿，并且需要学习如何加强盆底肌。

如果咳嗽时没有激活更强壮的肌肉，就不能防止 SUI。因此，作为训练的行为干预的一部分，有必要教导患者盆底肌训练的合适时机。这种干预措施的效果目前正在一些随机对照试验中进行验证。此外，如果肌肉与筋膜组织完全分离，那么尽管肌肉有收缩能力，其收缩能力可能也不会有效地提升尿道或在压力下维持尿道的位置。

阴道后壁支持组织的解剖及其对直肠前突的意义

阴道后壁由阴道、骨盆和肛提肌之间的连接组织支持（Smith et al., 1989b）。阴道的下 1/3 与会阴中心腱融合（图 3.11）。会

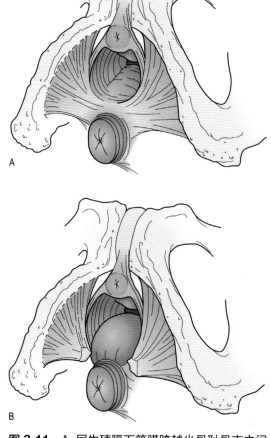

图 3.11　A. 尿生殖膈下筋膜跨越坐骨耻骨支之间的弓，两侧坐骨耻骨支通过尿生殖膈下筋膜在会阴中心腱处的连接相连。B. 会阴中心腱连接处的纤维分离使直肠失去支撑，导致直肠低位后脱垂（©DeLancey 1999）

阴中心腱是两侧尿生殖膈下筋膜的附着体。这种连接可以防止直肠在此区域下降。

如果连接两侧坐骨耻骨支的纤维在会阴中心腱连接处断裂，那么直肠可能向下突出，导致阴道后壁脱垂（图 3.12）。

阴道的中后壁通过片状的盆腔内筋膜与肛提肌内侧相连（图 3.13）。这些连接在腹压增加时有助于防止阴道的腹侧运动。这些成对的片状筋膜的中间部分被称为肛柱。

在阴道的上 1/3 处，阴道壁通过阴道旁组织与侧方相连。这是阴道在此区域独有的附属结构，此结构的存在避免了阴道前壁和后壁游离于盆腔中。因此，当腹压迫使阴道壁向下朝向阴道口运动时，阴道后方与肛提肌之间的附着组织会阻止这种向下的运动。

阴道后方的最上段是游离的，此区域的下降通常与子宫和（或）顶端脱垂等临床问

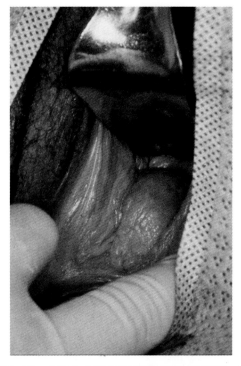

图 3.12 会阴中心腱分离导致阴道后壁脱垂。注意处女膜环的末端位于阴道的侧面，不再与阴道的另一侧相连（© DeLancey 2004）

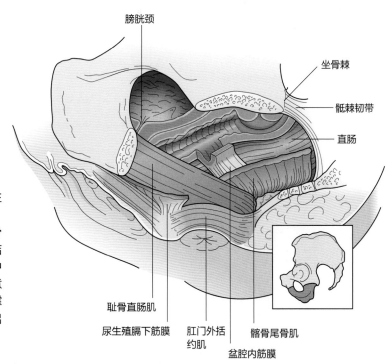

图 3.13 骨盆侧位图，在脊柱和骶棘韧带（肛门外括约肌）的下方去除坐骨，显示出耻骨直肠肌、髂骨尾骨肌及盆底结构的关系。膀胱和阴道被从中线切开，但直肠完整。请注意盆腔内筋膜"柱"是如何支撑阴道壁背侧，防止其向下突出的（© DeLancey 1999）

膀胱颈

坐骨棘

骶棘韧带

直肠

耻骨直肠肌

尿生殖膈下筋膜

肛门外括约肌

盆腔内筋膜

髂骨尾骨肌

题有关。阴道中段的侧方连接将此部分阴道固定在适当的位置，并防止其向后脱垂（图3.14）。会阴中心腱与肛提肌和盆腔侧壁的多重连接（图3.15，3.16）可以防止阴道后壁通过阴道口（泌尿生殖裂孔和肛提肌）向下移动而致的低位后脱垂。会阴中心腱层面的支撑问题最常发生于阴道分娩过程中，是最常见的阴道后壁支撑问题。

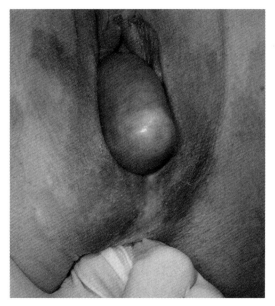

图 3.14 会阴中心腱支撑正常，但阴道中段仍通过阴道口发生后脱垂（© DeLancey 2004）

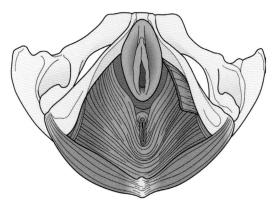

图 3.15 左侧尿生殖膈下筋膜（泌尿生殖膈）边缘下方可见肛提肌（© DeLancey 1999）

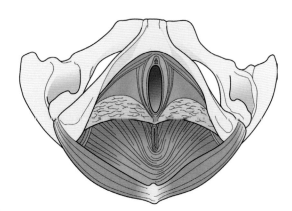

图 3.16 尿生殖膈下筋膜及与其相关的泌尿生殖横纹括约肌、尿道逼尿肌和尿道阴道括约肌（©DeLancey 1999）

参考文献

Allen, R.E., Hosker, G.L., Smith, A.R.B., et al., 1990. Pelvic floor damage and childbirth: a neurophysiological study. Br. J. Obstet. Gynaecol. 97 (9), 770–779.

Ashton-Miller, J.A., DeLancey, J.O.L.,Warwick,D.N. 2002. Method and apparatus for measuring properties of the pelvic floor muscles. US Patent # 6,468,232 B1.

Berglas, B., Rubin, I.C., 1953. Study of the supportive structures of the uterus by levator myography. Surg. Gynecol. Obstet. 97, 677–692.

Bergman, A., Elia, G., 1995. Three surgical procedures for genuine stress incontinence: five-year follow-up of a prospective randomized study. Am. J. Obstet. Gynecol. 173 (1), 66–71.

Blandpied, P., Smidt, G.L., 1993. The difference in stiffness of the active plantarflexors between young and elderly human females. J. Gerontol. 48 (2), M58–M63.

Bø, K., Talseth, T., 1996. Long-term effect of pelvic floor muscle exercise 5 years after cessation of organized training. Obstet. Gynecol. 87 (2), 261–265.

Chen, L.C., Ashton-Miller, J.A., DeLancey, J.O., 2009. A 3-D finite element model of anterior vaginal wall support to evaluate mechanisms underlying cystocele formation. J. Biomech. 42, 1371–1377.

Claflin, D.S., Larkin, L.M., Cederna, P.S., et al., 2011. Effects of high- and low-velocity resistance training on the contractile properties of skeletal muscle fibers from young and older humans. J. Appl. Physiol. 111 (4), 1021–1030.

Colombo, M., Scalambrino, S., Maggioni, A., et al., 1994. Burch colposuspension versus modified Marshal–Marchetti–Krantz urethropexy for primary genuine stress urinary incontinence: a prospective, randomized clinical trial. Am. J. Obstet. Gynecol. 171 (6), 1573–1579.

DeLancey, J.O.L., 1986. Correlative study of paraurethral anatomy. Obstet. Gynecol. 68 (1), 91–97.

DeLancey, J.O.L., 1990. Anatomy and physiology of urinary continence. Clin. Obstet. Gynecol. 33 (2), 298–307.

DeLancey, J.O.L., 1994. Structural support of the urethra as it relates to stress urinary incontinence: the hammock hypothesis. Am. J. Obstet. Gynecol. 170 (6), 1713–1723.

DeLancey, J.O.L., 1999. Structural anatomy of the posterior

pelvic compartment as it relates to rectocele [Comment]. Am. J. Obstet. Gynecol. 180 (4), 815–823.

DeLancey, J.O.L., Kearney, R., Chou, Q., et al., 2003. The appearance of levator ani muscle abnormalities in magnetic resonance images after vaginal delivery. Obstet. Gynecol. 101 (1), 46–53.

DeLancey, J.O.L., Morgan, D.M., Fenner, D.E., et al., 2007. Comparison of levator ani muscle defects and function in women with and without pelvic organ prolapse. Obstet. Gynecol. 109 (2 Pt 1), 295–302.

DeLancey, J.O.L., Trowbridge, E.R., Miller, J.M., et al., 2008. Stress urinary incontinence: relative importance of urethral support and urethral closure pressure. J. Urol. 179 (6), 2286–2290.

DeLancey, J.O.L., Fenner, D.E., Guire, K., et al., 2010. Differences in continence system between community-dwelling black and white women with and without urinary incontinence in the EPI study. Am. J. Obstet. Gynecol. 202 (6), 584.e1–584.e12.

Diokno, A.C., Wells, T.J., Brink, C.A., 1987. Urinary incontinence in elderly women: urodynamic evaluation. J. Am. Geriatr. Soc. 35 (10), 940–946.

Enhörning, G., 1961. Simultaneous recording of intravesical and intraurethral pressure. Acta Chir. Scand. 276 (Suppl), 1–68.

Gosling, J.A., Dixon, J.S., Critchley, H.O.D., et al., 1981. A comparative study of the human external sphincter and periurethral levator ani muscles. Br. J. Urol. 53 (1), 35–41.

Halban, J., Tandler, I., 1907. Anatomie und Aetiologie der Genitalprolapse beim Weibe. Vienna.

Hanzal, E., Berger, E., Koelbl, H., 1993. Levator ani muscle morphology and recurrent genuine stress incontinence. Obstet. Gynecol. 81 (3), 426–429.

Herzog, A.R., Diokno, A.C., Brown, M.B., et al., 1990. Two-year incidence, remission, and change patterns of urinary incontinence in noninstitutionalized older adults. J. Gerontol. 45 (2), M67–M74.

Hilton, P., Stanton, S.L., 1983. Urethral pressure measurement by microtransducer: the results in symptom-free women and in those with genuine stress incontinence. Br. J. Obstet. Gynaecol. 90 (10), 919–933.

Howard, D., Miller, J.M., DeLancey, J.O.L., et al., 2000a. Differential effects of cough, valsalva, and continence status on vesical neck movement. Obstet. Gynecol. 95 (4), 535–540.

Howard, D., DeLancey, J.O.L., Tunn, R., et al., 2000b. Racial differences in the structure and function of the stress urinary continence mechanism in women. Obstet. Gynecol. 95 (5), 713–717.

Jing, D., Ashton-Miller, J.A., DeLancey, J.O.L., 2012. A subject-specific anisotropic visco-hyperelastic finite element model of female pelvic floor stress and strain during the second stage of labor. J. Biomech. 45 (3), 455–460.

Kearney, R., Sawhney, R., DeLancey, J.O.L., 2004. Levator ani muscle anatomy evaluated by origin–insertion pairs. Obstet. Gynecol. 104 (1), 168–173.

Kim, K.-J., Ashton-Miller, J.A., Strohbehn, K., et al., 1997. The vesicourethral pressuregram analysis of urethral function under stress. J. Biomech. 30 (1), 19–25.

Kim, J., Ramanah, R., DeLancey, J.O.L., et al., 2011. On the anatomy and histology of the pubovisceral muscle enthesis in women. Neurourol.Urodyn. 30 (7), 1366–1370.

Kirschner-Hermanns, R., Wein, B., Niehaus, S., et al., 1993. The contribution of magnetic resonance imaging of the pelvic floor to the understanding of urinary incontinence. Br. J. Urol. 72 (5 Pt 2), 715–718.

Klutke, G.C., Golomb, J., Barbaric, Z., et al., 1990. The anatomy of stress incontinence: magnetic resonance imaging of the female bladder neck and urethra. J. Urol. 43 (3), 563–566.

Koelbl, H., Saz, V., Doerfler, D., et al., 1998. Transurethral injection of silicone microimplants for intrinsic urethral sphincter deficiency. Obstet. Gynecol. 92 (3), 332–336.

Mant, J., Painter, R., Vessey, M., 1997. Epidemiology of genital prolapse: observations from the Oxford Planning Association Study. Br. J. Obstet. Gynaecol. 104 (5), 579–585.

Miller, J.M., Ashton-Miller, J.A., DeLancey, J.O.L., 1998a. Quantification of cough-related urine loss using the paper towel test. Obstet. Gynecol. 91 (5 Pt 1), 705–709.

Miller, J.M., Ashton-Miller, J.A., DeLancey, J.O.L., 1998b. A pelvic muscle precontraction can reduce cough-related urine loss in selected women with mild SUI. J. Am. Geriatr. Soc. 46 (7), 870–874.

Miller, J.M., Perucchini, D., Carchidi, L.T., et al., 2001. Pelvic floor muscle contraction during a cough and decreased vesical neck mobility. Obstet. Gynecol. 97 (2), 255–260.

Miller, J.M., Umek, W.H., DeLancey, J.O.L., et al., 2004. Can women without visible pubococcygeal muscle in MR images still increase urethral closure pressures? Am. J. Obstet. Gynecol. 191 (1), 171–175.

Miller, J.M., Brandon, C., Jacobson, J.A., et al., 2010. MRI findings in patients considered high risk for pelvic floor injury studied serially after vaginal childbirth. Am. J. Roentgenol. 195 (3), 786–791.

Morgan, D.M., Kaur, G., Hsu, Y., et al., 2005. Does vaginal closure force differ in the supine and standing positions. Am. J. Obstet. Gynecol. 192, 1722–1728.

Morris, V.C., Murray, M.P., DeLancey, J.O.L., et al., 2012. A comparison of the effect of age on levator ani and obturator internus muscle cross-sectional areas and volumes in nulliparous women. Neurourol.Urodyn. 31 (4), 481–486.

Pandit, M., DeLancey, J.O.L., Ashton-Miller, J.A., et al., 2000. Quantification of intramuscular nerves within the female striated urogenital sphincter muscle. Obstet. Gynecol. 95 (6 Pt 1), 797–800.

Paramore, R.H., 1918. The uterus as a floating organ. In: The Statics of the Female Pelvic Viscera. HK Lewis and Company, London, p. 12.

Parks, A.G., Porter, N.H., Melzak, J., 1962. Experimental study of the reflex mechanism controlling the muscle of the pelvic floor. Dis. Colon Rectum 5, 407–414.

Perucchini, D., DeLancey, J.O.L., Ashton-Miller, J.A., et al., 2002a. Age effects on urethral striated muscle: I. changes in number and diameter of striated muscle fibers in the ventral urethra. Am. J. Obstet. Gynecol. 186 (3), 351–355.

Perucchini, D., DeLancey, J.O.L., Ashton-Miller, J.A., et al., 2002b. Age effects on urethral striated muscle: II. Anatomic location of muscle loss. Am. J. Obstet. Gynecol. 186 (3), 356–360.

Porges, R.F., Porges, J.C., Blinick, G., 1960. Mechanisms of uterine support and the pathogenesis of uterine prolapse. Obstet. Gynecol. 15, 711–726.

Richardson, A.C., Edmonds, P.B., Williams, N.L., 1981. Treatment of stress urinary incontinence due to paravaginal fascial defect. Obstet. Gynecol. 57 (3), 357–362.

Rud, T., Andersson, K.E., Asmussen, M., et al., 1980. Factors maintaining the intraurethral pressure in women. Invest. Urol. 17 (4), 343–347.

Sampselle, C.M., Miller, J.M., Mims, B., et al., 1998. Effect of pelvic muscle exercise on transient incontinence during pregnancy and after birth. Obstet. Gynecol. 91 (3), 406–412.

Sinkjaer, T., Toft, E., Andreassen, S., et al., 1988. Muscle stiffness in human ankle dorsiflexors: intrinsic and reflex components. J. Neurophysiol. 60 (3), 1110–1121.

Skelton, D.A., Young, A., Greig, C.A., et al., 1995. Effects of resistance training on strength, power, and selected functional abilities of women aged 75 and older. J. Am. Geriatr. Soc. 43 (10), 1081–1087.

Smith, A.R.B., Hosker, G.L., Warrell, D.W., 1989a. The role of partial denervation of the pelvic floor in the aetiology of genitourinary prolapse and stress incontinence of urine: a neurophysiological study. Br. J. Obstet. Gynaecol. 96 (1), 24–28.

Smith, A.R.B., Hosker, G.L., Warrell, D.W., 1989b. The role of pudendal nerve damage in the aetiology of genuine stress incontinence in women. Br. J. Obstet. Gynaecol. 96 (1), 29–32.

Snooks, S.J., Swash, M., Henry, M.M., et al., 1986. Risk factors in childbirth causing damage to the pelvic floor innervation. Int. J. Colorectal Dis. 1 (1), 20–24.

Strohbehn, K., DeLancey, J.O.L., 1997. The anatomy of stress incontinence. Oper. Tech. Gynecol. Surg. 2, 15–16.

Strohbehn, K., Quint, L.E., Prince, M.R., et al., 1996. Magnetic resonance imaging anatomy of the female urethra: a direct histologic comparison. Obstet. Gynecol. 88 (5), 750–756.

Taverner, D., 1959. An electromyographic study of the normal function of the external anal sphincter and pelvic diaphragm. Dis. Colon Rectum 2, 153–160.

Thelen, D.G., Ashton-Miller, J.A., Schultz, A.B., et al., 1996a. Do neural factors underlie age differences in rapid ankle torque development? J. Am. Geriatr. Soc. 44 (7), 804–808.

Thelen, D.G., Schultz, A.B., Alexander, N.B., et al., 1996b. Effects of age on rapid ankle torque development. J. Gerontol. A Biol. Sci. Med. Sci. 51 (5), M226–M232.

Thomas, T.M., Plymat, K.R., Blannin, J., et al., 1980. Prevalence of urinary incontinence. Br. Med. J. 281 (6250), 1243–1245.

Tunn, R., Paris, S., Fischer, W., et al., 1998. Static magnetic resonance imaging of the pelvic floor muscle morphology in women with stress urinary incontinence and pelvic prolapse. Neurourol. Urodyn. 17 (6), 579–589.

第 4 章

盆底肌的神经解剖和神经生理

David B Vodušek

简介

　　PFM 是盆腔器官的支持组织，能够维持盆腔器官的功能，可能是导致某些功能障碍的主要原因。常见的例子是 SUI，它可能是 PFM 无力和（或）肌肉激活和协调障碍所致。PFM 的所有活动都是由神经系统调节（控制）的。

盆底肌的神经支配

躯体运动通路

　　支配尿道外括约肌和肛门括约肌的运动神经元起源于骶髓的被称为 Onuf 核的局部细胞柱（Mannen et al.，1982），多位于人体（S2~S3）节段，偶尔也可位于 S1 节段（Schroder，1985）。在 Onuf 核中，支配尿道和肛门括约肌的运动神经元之间存在一定的空间分离。肛提肌群的脊髓运动神经元起源于 S3~S5 节段，并有部分重叠（Barber et al.，2002）。

　　支配括约肌的运动神经元大小均匀，比其他运动神经元要小。与支配四肢肌肉、膀胱和 PFM 的神经元不同，支配括约肌的神经元的末梢中含有高浓度的氨基酸、神经肽、去甲肾上腺素、5- 羟色胺和多巴胺，这些物质是其独特的神经药理学反应的底物。

　　支配盆底肌的躯体运动纤维在前根处离开脊髓，与后根融合形成脊神经。脊神经穿出椎间孔后分为前支和后支（Bannister，1995）。来自前支的躯体纤维（也称为骶神经丛）形成了阴部神经。

　　一般认为阴部神经来自 S2~S4 神经根前支，但也有观点认为阴部神经部分来自 S1 神经根，而很少来自或不含 S4 神经根的分支（Marani et al.，1993）。

　　阴部神经继续走行，穿出坐骨大孔后，沿外侧方向通过坐骨小孔进入坐骨直肠窝［阿尔科克管（Alcock's canal）］。在阿尔科克管的后部，阴部神经发出直肠下神经，然后分支为会阴神经和阴茎 / 阴蒂背神经。

　　尽管仍存在争议，但目前普遍认为阴部神经不仅支配肛门括约肌，还支配尿道括约肌。另外，人们普遍认为，PFM 的主要神经支配来自骶神经丛的直接分支（"从上方"），而不是来自阴部神经的分支（"从下方"）（图4.1）。

正常人体神经解剖中存在的显著变异可能是现存争议的根源，这些争议源自对骨盆周围神经支配的解剖学研究，而到目前为止，这些研究只在少数病例中进行过。

人体中的高级神经系统通过下行通路控制脊髓运动核，对于PFM运动神经元，这些输入是多方面的，而且大多是"间接的"（通过几个中间神经元）。与Onuf核更直接的连接来自脑干的运动核（中缝核或其他不明确的核团）和下丘脑室旁核。

脑功能成像是一种新的研究人脑功能解剖的有力工具，有助于研究者理解下尿路（lower urinary tract，LUT）的神经控制。脑功能成像技术的原理是在对人大脑中的血流变化进行直接或间接记录的基础上分析神经功能活动。在具体的操作过程（如盆底收缩）中，那些控制具体活动的大脑区域比其他"不活动"的大脑区域代谢更活跃。对某个特定区域而言，新陈代谢的增加往往伴随着血流量的增加，而血流的变化是可以被记录下来的。

记录实质器官血流量的常用方法是核医学技术，通过向血液注入放射性同位素使血流"可见"。正电子发射断层显像（positron emission tomography，PET）正是基于这一原理，它能够提供足够的解剖细节，也可用于功能解剖学研究。

尽管功能磁共振（functional magnetic resonance tomography，fMR）的成像原理与上述方法不同，但都是基于相似的生理学原理，而且可以更好地提供详细的功能解剖数据（这些技术还可以显示大脑中"活动较少"的区域，比如处于"休息状态"的区域，从而表明在执行某些动作时大脑的某些区域受到了抑制）。

PET研究显示，人类受试者在憋尿时，右侧脑桥腹侧被盖区被激活（Blok et al.，1997）。这一发现与猫的"L区"位置一致，因此，研究者认为这一区域可以控制PFM核。这些联系有助于将PFM协调纳入"骶部"功能（LUT、肛门直肠和性功能）。对个体来说，PFM和括约肌不仅需要在特定功能（如膀胱活动）中有良好的神经协调，而且需要在不同功能之间有良好的相互协调（如排尿和排便、排尿和勃起）。

一般认为，骶部功能控制系统是来自大脑或脑干结构的"情绪运动系统"的一部分。情绪运动系统属于边缘系统，由内侧和外侧部分组成（Holstege，1998）。内侧部分代表了起源于脑干尾侧的弥漫性通路，以5-羟色胺为其神经递质，末梢（几乎全部）终止于脊髓灰质。这一系统被认为是为整体肌肉活动变化设定阈值的部分，例如，为不同的生理条件（如睡眠）进行肌肉张力的

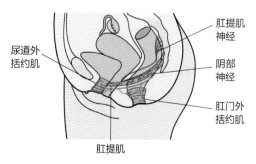

尿道外括约肌　肛提肌神经　阴部神经　肛门外括约肌　肛提肌

图4.1 阴部神经来源于S1~S4神经根的前支，穿过坐骨大孔并从外侧进入坐骨直肠窝，肌支支配肛门外括约肌和尿道外括约肌。也可能分出肌支支配肛提肌，但后者一般是由来自骶神经丛的直接分支（从上方）——肛提肌神经支配的

调节。

情绪运动系统的外侧部分由大脑半球和脑干中负责特定活动（如排尿和交配）的散在区域组成。外侧系统通路利用脊髓运动前区中间神经元来影响脊髓躯体和自主运动神经元，从而允许各种输入信息通过相互整合来改变运动神经元的活动。

PFM 核也接受来自大脑皮层下行的皮质脊髓输入。PET 研究显示，在 PFM 自主收缩时中央前回上内侧被激活；在 PFM 持续紧张时，右侧扣带前回被激活（Blok et al.，1997）。因此，对运动皮层实施电刺激或经颅磁刺激会诱发 PFM 收缩，这也是意料之内的（Vodušek，1996；Brostrom，2003）。

传入通路

鉴于 PFM 与盆腔器官功能密切相关，因此有理由认为，所有来自盆腔区域的感觉信息都与 PFM 神经控制有关。

感觉神经元为双极神经元，其胞体位于脊神经节内，从胞体发出的神经纤维分别向远端和中枢传递。向远端传递的通过较长的纤维走行到达神经末梢；向中枢传递的传入纤维首先进入脊髓，并终止于脊髓不同节段，也有一部分纤维经过反射连接后上升并到达脑干（Bannister，1995）。

从肛门生殖区和骨盆区域向中枢的传入通路分为躯体感觉传入和内脏感觉传入两种。躯体感觉传入通路起源于皮肤和黏膜的触觉、痛觉和温度感受器，以及肌肉和肌腱的本体感受器（本体感觉传入起源于肌梭和腱器官）。内脏感觉传入纤维与副交感神经和交感神经的传出纤维伴行。躯体感觉传入神经包括阴部神经、肛提肌神经和骶神经丛

的直接分支。不同种类的传入纤维有着不同的反射联系，至少在一定程度上传递着不同的传入信息。

阴部神经传入纤维在进入脊髓后角时既向同侧传入，也向对侧传入，但同侧传入占优势（Ueyama et al.，1984）。

本体感觉传入纤维在脊髓中形成突触连接，并发出侧支（初级传入侧支），侧支在同侧脊柱后柱向上走行，并与脑干薄束核（背侧柱）形成突触。这一通路主要传导来自 PFM 的非伤害性感觉信息。

脊髓外侧柱主要传递来自会阴部皮肤的痛觉和性感觉信息。在人体，这条通路位于脊髓中央腹侧的浅层，可能属于脊髓丘脑束（Torrens and Morrison，1987）。

在脊髓背侧柱、外侧柱和腹侧柱中，存在着更多的传导通路，这些通路将来自内脏传入纤维的感觉信息从脊髓继续向中枢传递。

骶部功能的神经控制

自主排尿的神经控制

在静息状态下，自主排尿控制是由良好的括约肌机制来实现的，这一机制不仅包括纹状括约肌和平滑括约肌，还包括 PFM 和适当的膀胱储尿能力。

正常的括约肌运动 EMG 记录显示，静止状态下运动单位存在持续活动（定义为运动单位的持续放电），且随着膀胱充盈程度的增加而增加。调节括约肌兴奋性输出的反射是在脊髓水平实现的（保护性反射）。

脑干的 L 区也被称为"存储中心"（Blok et al.，1997）。在对那些不能排空但存在 PFM

收缩的受试者进行的 PET 研究中，这一区域非常活跃。一般认为 L 区对 Onuf 核具有持续的兴奋作用，从而在储尿期刺激尿道横纹括约肌。对人类来说，这可能是一组复杂的"神经冲动模式发生器"的一部分，用于调节呼吸、咳嗽、紧张等不同的协调性活动。

在身体所受的压力发生变化时（如咳嗽、打喷嚏），尿道和肛门括约肌可能不足以被动地抑制腹压的增加，从而无法抑制膀胱和直肠下部压力的增加，因此，PFM 必须被强制性激活，这一激活过程是由两种激活方式分两步完成的。

通常认为，咳嗽和打喷嚏是由脑干中的个别模式发生器产生的，因此，PFM 的激活是腹压增加的一种预设的协同激活，而不是反射性激活。而腹压增加时 PFM 中肌梭扩张产生的反射性反应可能是 PFM 激活的另外一种方式。

此外，在腹压增加前，PFM 也可以预先自动激活。这种有时限性的自发活动是可以通过学习获得的"小窍门"（Miller et al., 1998）。

排尿的神经控制

排尿中枢位于脑桥，但脑桥上方的结构（下丘脑和包括额叶皮质在内的大脑其他部分）决定排尿开始的时间。脑桥排尿中枢（pontine micturition centre，PMC）可以协调膀胱和尿道括约肌的运动神经元（均位于骶髓）的活动，通过导水管周围灰质接收传入信息。LUT 的中枢控制类似一个开关电路（更确切地说是一组电路），在膀胱和尿道出口之间维持着一种相互关系。

如果没有 PMC 及其与脊髓的连接，膀胱和括约肌的系统活动是不可能实现的。因此，PMC 及其与脊髓的连接受损的患者会表现为膀胱和括约肌协同失调。脑桥上方结构病变的患者无逼尿肌 - 括约肌协同失调，但会出现急迫性尿失禁（由于膀胱过度活动），并表现为不受抑制的括约肌松弛及适当延迟排尿的能力下降。

自主排尿是一种起始于尿道横纹括约肌和 PFM 放松的行为模式。在排尿过程中 PFM 的主动收缩可以使排尿停止，这可能是其与逼尿肌控制核的侧支连接所致。已有研究证实了逼尿肌的下行抑制通路（de Groat et al., 2001）。膀胱收缩也可被反射抑制，并被来自 PFM、会阴部皮肤和肛门直肠的输入信号激活（Sato et al., 2000）。

肛门直肠功能的神经控制

储存在结肠中的粪便可以通过直肠 - 乙状结肠的"生理括约肌"被输送到正常排空的直肠。排空的直肠可以储存 300 ml 的内容物。受固有神经丛（肠肌丛）影响，直肠扩张可引起直肠壁有规律的收缩，并引起排便的欲望（Bartolo and Macdonald, 2002）。

粪便进入直肠时，可以刺激直肠壁和 PFM 的牵张感受器，其放电也会引起排便的冲动。这种冲动刚开始时是一种间歇性的感觉，之后会变得越来越稳定。PFM 的收缩可以中断这一过程，这可能是由于排便神经的"模式发生器"同时受到抑制，也可能是由于括约肌的持续"机械性"收缩推动粪便回到乙状结肠（Bartolo and Macdonald, 2002）。

PFM 与肛门直肠功能密切相关。除了 PFM 的"感觉"作用和肛门外括约肌的功能外，耻骨直肠肌还可以维持肛门直肠角度，以更好地控制排便，当排便发生时，耻骨直肠肌必须放松。目前的观点认为，排便时需要增加直肠压力，同时肛门括约肌和 PFM 应该放松。

当盆底放松时，肛门直肠角开放、会阴下降，可以促进粪便排出。排便过程中耻骨直肠肌和肛门外括约肌活动受到抑制。然而，EMG 和排便造影检查表明，健康受试者的耻骨直肠肌在排便期间可能并不是一直放松的（Fucini et al.，2001）。

性反应的神经控制

PFM 在性反应过程中也起到了积极的作用。男性的 PFM 激活主要发生在射精过程中，此时 PFM（尤其是球海绵体肌）可以在几秒间隔内重复激活，从而将精液从尿道排出（Petersen et al.，1955）。目前，对于人类性反应周期的其他部分的 PFM 的活动模式仍知之甚少。

一般认为，除了情绪运动系统对肌肉张力变化的调节和设定外，骶神经反射回路在性反应周期中控制着 PFM 的大部分活动。正如从研究（Vodušek，2002）中了解到的，由于前庭球反射的存在，生殖器受刺激时 PFM 可以反射性激活。推测球海绵体肌反射所致的肌肉反射性紧张可以阻碍阴茎 / 阴蒂的静脉血液流出，从而帮助勃起。可以想象，PFM 的反射性收缩有助于达到性高潮（肛提肌和女性阴道周围肌肉的收缩）。人类及实验动物的性高潮会引起 PFM 和会阴肌肉的节律性收缩，男性的这种收缩辅以膀胱颈部协调性的关闭，可以推动精液从尿道排出。

盆底肌的神经生理

肌肉活动完全依赖于神经控制。失神经支配的肌肉会逐渐萎缩，变成纤维组织。肌肉是由肌细胞（肌纤维）组成的，但横纹肌的功能单位并不是单个肌细胞，而是单个运动单位。运动单位由一个来自脊髓运动核的 α 运动神经元（或"下运动神经元"）和所有由该运动神经元支配的肌细胞组成。换言之，运动单位是躯体运动系统的基本功能单位，对肌肉的控制也就意味着对其运动单位的控制。因此，在讨论肌肉的神经控制时，仅需要考虑脊髓中的运动神经元以及它们所受到的全部影响即可。

盆底运动神经元和括约肌下运动神经元的功能与其他运动神经元群相比，有很大不同。不同于肢体肌肉常见的交互神经支配，支配 PFM 两侧的神经元必须协调一致地工作。事实上，括约肌在形态学上可以被认为是由"一整块"肌肉构成的，但这块肌肉由两条神经（左右侧神经）分别支配。

从功能上来说，PFM 兼任大小便排泄通道的"关闭单元"、盆腔脏器的"支持单元"和性反应中的"效应单元"等角色。一般来说，身体两侧参与这些功能的肌肉是以严格统一的方式作为一整块肌肉来发挥作用的，这一点已在耻骨尾骨肌的相关研究中得到了证实，但对于全部 PFM 和括约肌群来说还需进一步验证（Deindl et al.，1993）。此外，骨盆中的每一块肌肉都有自己的单侧外周神经支配，因此，肌肉也有可能以分离激活模式工作，这一观点目前已在两块耻骨尾骨肌之间（Deindl et al.，1994）以及肛提肌与尿道括约肌之间（Kenton and Brubaker，2002）

得到了证实。

括约肌和肛提肌在进化起源上的差异进一步提示我们，对于 PFM，单侧激活的可能性要小于括约肌。可以推测，括约肌和支持盆腔器官的肌肉的神经控制机制可能并不一致。目前尚不清楚 PFM 的正常激活模式中存在多大的变异性，但单个 PFM 之间的协调肯定会受到疾病或创伤的影响。

盆底肌的张力性和相位性活动

运动 EMG 显示，正常横纹括约肌在休息时会表现出一定的持续性运动单位活动（图 4.2）。这一现象在个体之间存在一定的差异，并且在受试者入睡后依然存在（Chantraine，1973）。这一生理性自发活动被称为张力性活动，是张力性运动单位持续激活的结果（Vodušek，1982）。

对于张力性运动单位活动的"量"，原

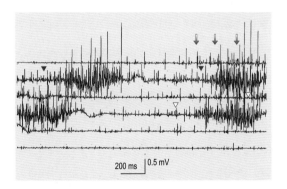

200 ms 0.5 mV

图 4.2 肛门括约肌运动 EMG。受试者为一名 40 岁的女性，使用同心针电极进行记录。图中可见运动单位电位稀疏放电，这被称为"张力性活动"（如图中最上面的那条线所示，此时运动单位电位——PME 只是细细的垂直线，位于表示反射性兴奋开始的细箭之前）。一般来说，张力性运动单位的振幅很小（很小的细垂直线）。张力性活动也可以在自主收缩后见到（最后的两条线）。在反射性活动（细箭－针刺入肛门；实心箭头－用力咳嗽）和按指令收缩时（空心箭头）可以见到更多的运动单位募集。更多运动单位募集时可以出现更大的 PME

则上可以通过计算活动的运动单位电位数或分析 EMG 干扰模式来评估。但到目前为止，这方面的研究还不多。因此，我们对正常受试者张力活动的变化和正常范围以及结果的再现性仍知之甚少，这使得在进行有效性评估时，对少数有关 LUT、肛门直肠或性功能障碍伴随的活动性改变的研究很难得出结论。

一般来说，张力性运动单位的活动程度随着膀胱充盈而增加，其增加程度取决于充盈的速度。所有的反射性或自主性激活首先会反映在这些运动单位放电频率的增加上。反之，在排尿开始时，放电的抑制也是非常明显的。

任何较强的、短时间的激活动作（如收缩、咳嗽）都会有新的运动单位募集（如图 4.2），这些运动单位被称为"相位性"运动单位。一般来说，它们具有较高的电位振幅，放电速率高且不规则。此外，还可以见到一小部分运动单位的"中间"激活模式（Vodušek，1982）。需要强调的是，这种运动单元的分型是以电生理为依据的，到目前为止还没有与肌纤维组织化学分型直接相关的证据。

在张力性活动方面，括约肌不同于某些会阴肌。肛提肌中有许多（但并非全部）检测点都存在张力性活动（Vodušek，1982；Deindl et al.，1993），而在球海绵体肌中几乎从未见到这种活动（Vodušek，1982）。在正常女性受试者身上可观察到，膀胱充血期间耻骨尾骨肌的张力性活动有所增加，受试者进行激活性活动（如说话、深呼吸、咳嗽）时，张力性活动也会反射性增加。

在排尿时，尿道外括约肌以及 PFM 的

张力性活动受到抑制，肌肉得以放松。在EMG上可以看到所有肌电活动消失，这是逼尿肌收缩的前兆。同样的，肛门横纹括约肌也会随着排便和排尿而放松（Read，1990）。

盆底肌的反射性活动

人体尿道和肛门横纹括约肌内没有肌梭，因此，它们的反射活性与肛提肌复合体不同，后者已被证实含有肌梭和高尔基腱器（Borghi et al.，1991）。因此，PFM存在内在的本体感受"伺服机制（servo-mechanism）"，以调节肌肉的长度和张力，而括约肌的调节依赖于皮肤和黏膜的传入信息。这两组肌肉群在反射性活动中相互整合，从而共同维持骨盆器官的功能。

通过诱发前庭球反射和肛门反射，可以从临床和电生理两方面评估PFM的反射活动。前庭球反射可以通过对龟头进行非疼痛性刺激（或对阴茎/阴蒂背侧神经进行电刺激）诱发。正如EMG所记录的，前庭球反射是一个复杂的反应，分为两部分，第一部分被认为是单突触反射，而后一部分为多突触反射（Vodušek and Janko，1990）。肛门反射为多突触反射，可以通过对肛周进行疼痛（针刺）刺激诱发。

目前认为，括约肌持续的张力性活动是由于其"低阈值"运动神经元特性和持续的"输入"（节段性或超节段性反射）所致，可以由皮肤刺激、盆腔器官扩张和腹压变化引起。

腹压的突然增加通常会导致PFM的快速（反射性）活动，研究者称之为"保护性反射"，这是在脊髓水平上完成的。需要考虑的是，如果腹压的突然增加是由内在驱动（如咳嗽）引起的，那么在复杂的肌肉激活模式中就包括PFM的前馈激活。因此，在正常受试者中观察到的PFM激活（如咳嗽时）是一种包含前馈激活和反射性激活的复合性肌肉激活。

疼痛是导致PFM活动增加的另一种常见刺激。肛门反射是一种典型的对伤害性刺激的相位反射。一般认为，盆腔器官的长期疼痛伴随着反射性PFM活动的增加，也可以称为张力性运动单位活动的增加。到目前为止，这方面还没有得到太多的正式研究。那么，这种慢性PFM过度活动本身是否也可能会造成慢性疼痛，甚至其他功能障碍？这仅是一种推测，迄今尚未得到很好的证实。

PFM承担着骨盆器官支持结构（如咳嗽、打喷嚏时）、LUT和肛门直肠的"括约肌"，以及性兴奋反应、性高潮和射精效应器的角色，为与上述功能相对应，PFM必须参与到非常复杂的非自主活动中，以协调骨盆器官（平滑肌）和其他不同的横纹肌群之间的行为。目前认为这种复杂的非自主活动起源于中枢神经系统内（尤其是脑干内的）所谓的模式发生器，这些模式发生器（反射中心）是遗传固有的。

肌肉意识

"本体感觉"是指人对自身位置和运动（大多数情况下主要依赖于肌肉活动）的感知，其存在对感受肢体位置（静态本体感觉）和肢体运动（运动本体感觉）尤为重要。

本体感觉依赖于肌腱和关节囊中特殊的

机械感受器。在肌肉中有专门的牵张感受器（肌梭），在肌腱中有可以感知肌肉收缩的高尔基腱器。此外，皮肤中也存在可以传递姿势信息的牵张敏感性感受器，这种皮肤本体感觉对于无骨性附着肌肉（如嘴唇、肛门括约肌）的运动的神经控制尤为重要。通过这些传入、输入，横纹肌（或者更确切地说是某种运动）的功能状态得以在大脑中得到体现。事实上，肌肉意识反映了来自不同部位的感觉输入量。一般来说，对肢体肌肉功能（在关节处起作用）的感知反馈不仅来自肌梭和肌腱感受器的输入，还来自皮肤和视觉等其他感觉输入机制。因此，"肌肉意识"的概念实际上与肌肉所具备的主动改变自身状态的能力是相似的（见下文）。

与四肢肌肉相比，PFM（包括括约肌）缺乏上述几种感觉输入机制，因此大脑对它们的状态没有"充分了解"。此外，也可能存在性别差异，总体而言，女性的 PFM 意识似乎不如男性（作者是在长期进行两性 PFM EMG 研究的基础上得出这一结论的。除射精外，目前似乎还没有关于男性 PFM 激活模式的正式研究）。

健康男性可以自如地控制 PFM 的自主收缩，但对于同样的动作，高达 30% 的健康女性不能按指令轻松完成。排尿结束后"挤压"尿道的需要、阴茎勃起及射精与 PFM 收缩的密切关系可能是导致这种性别差异的根源。阴道分娩似乎进一步损害了女性对 PFM 较为薄弱的肌肉感知。

盆底肌的自主活动

对个体而言，四肢远端肌肉的熟练运动需要由初级运动皮层以高度集中的方式激活相应的运动单位。相比之下，随意肌的激活（维持姿势等所必需的）虽然同样需要自主控制，但更依赖于前庭核和网状结构，以预先确定其"运动模式"。

严格来说，PFM 并不是随意肌，但它在神经控制方面与随意肌有一些相似之处。PFM 在任何情况下都处于自主控制状态（即可以自主激活或抑制其运动单位的放电），EMG 研究表明，即使没有开始排尿，在膀胱低容量和高容量两种情况下，尿道括约肌运动单位的活动都可以随意停止（Sundin and Petersen，1975；Vodušek，1994）。

为自主激活横纹肌，大脑必须对特定的运动有适当的概念，这种概念在特定的复杂运动模式中起着规则的作用。这种概念化可以通过反复执行命令来发展，并代表着某种"行为"。

本体感觉信息对横纹肌的运动控制至关重要，无论是在某一特定动作的"学习"阶段，还是对之前习得的运动行为的执行阶段。这些信息通过快速传导的大直径有髓传入纤维传递到脊髓，它不仅受肌肉当前状态的影响，而且也受中枢神经系统通过 γ 传出纤维向肌梭传出放电的影响。为计算出肌肉当前的状态，大脑必须考虑这些传出放电信号，并将其通过 γ 传出纤维向肌梭发出的信号与其从初级传入纤维接收的信号进行比较。

这一过程的基本原理是，大脑将来自肌梭的信号与其运动指令（称为"关联放电"或"传出复制"）相比较，后者是由中枢神经系统通过 γ 传出纤维传送到肌梭内肌纤维的，并通过这两种信号之间的差异来判断肌肉的状态。该实验是在肢体肌肉中进行的（McCloskey，1981），但也有研究者（Morrison，1987）认为膀胱的神经控制原理与其类似。

阴道分娩所致盆底神经肌肉损伤

许多研究使用不同的技术证实了阴道分娩会导致神经源性和结构性 PFM 及括约肌损伤（Vodušek，2002b）。其他损伤机制，如肌肉缺血，也可能在分娩过程中出现。其结果是使 PFM 变弱，这种肌肉的弱化已经被研究证实（Verelst and Leivseth，2004）。PFM 弱化会造成括约肌机制和盆腔器官支持功能受损，从而导致 SUI 和器官脱垂。

虽然分娩损伤常可造成肌肉弱化，但PFM 的功能障碍也可能还有其他病理生理机制存在，因为仅仅有肌肉收缩的力量并不能代表其功能的完整性。

神经系统对肌肉活动的良好控制可引起协调和及时的反应，确保适当的肌肉功能的前提条件。已有研究者应用运动 EMG 对肌肉的"行为"模式进行了研究（Deindl et al.，1993）。肌肉行为的改变可能源于轻微的、可修复的盆底神经肌肉损伤（Deindl et al.，1994）。

在未生育的健康女性中，可发现两种肌肉行为模式，分别称为张力模式和相位模式。

- 张力模式包括一种渐强－渐弱型活动（可能来自慢运动单位群），这种活动可能是与呼吸模式平行的持续性（张力性）反射输入的表现。
- 相位模式可能与快缩型运动单位激活有关，是一种仅在激活动作（如自主收缩或

咳嗽）中出现的运动单位活动。

患有 SUI 的孕妇，其肌肉活动模式可能会出现一系列变化，如运动单位募集时间显著下降，耻骨尾骨肌反射性反应的单侧募集，以及咳嗽时 PFM 激活过程中运动单位持续放电的矛盾抑制（Deindl et al.，1994）。

目前对这种持续异常的原因尚不清楚，很难仅通过肌肉失神经（这方面已经有充分的研究）做出解释。虽然没有直接在研究中证实，但研究人员有理由认为 PFM 的运动性失神经改变往往伴随感觉性失神经改变。除了失神经损伤外，可能还存在一些暂时性抑制 PFM 活动的因素，如处于产后的疼痛和不适期（如存在会阴撕裂、会阴切开）时，而且试图收缩 PFM 时可能会更严重。

上述所有因素均可能导致产后 PFM 激活模式的暂时紊乱，而且盆底神经控制本来就特别脆弱（这种控制是人类在获得直立姿势后，才在其复杂的系统进化中形成的），即使最初导致问题的原因已经去除了，这种异常仍可能会持续存在。

结论

PFM 是一组深层肌肉群，其神经控制机制与随意肌有部分相似之处，以反射性控制为主，自主控制相对较弱，感觉信息的传入途径也较少，从而影响肌肉意识的形成。此外，由于系统进化时间相对较晚，其神经控制较为脆弱，加上其涉及的解剖结构非常广泛（从前额叶皮质到脊髓末端，以及广泛的周围神经，包括躯体神经和自主神经），从而更容易受到创伤和疾病的影响。

阴道分娩可能会导致 PFM 出现结构性

改变和失神经性改变，此外，也可能引起其激活模式的继发性变化。由创伤、疾病或单纯功能原因引起的神经控制障碍可能表现为肌肉活动过度或活动不足，以及（或）PFM间活动的不协调。一般来说，这些干扰不是直接的神经系统损害（硬件问题），而是神经控制"软件"的问题（可以"重新编程"）。因此，对于多数患者，物理治疗可以作为适当的、甚至最好的治疗选择。

参考文献

Bannister, L.H. (Ed.), 1995. Gray's anatomy. The Anatomical Basis of Medicine and Surgery, 38th ed. New York, Churchill Livingstone.

Barber, M.D., Bremer, R.E., Thor, K.B., et al., 2002. Innervation of the female levator ani muscles. Am. J. Obstet. Gynecol. 187, 64–71.

Bartolo, D.C.C., Macdonald, A.D.H., 2002. Fecal continence and defecation. In: Pemberton, J.H., Swash, M., Henry, M.M. (Eds.), The Pelvic floor. Its Function and Disorders. W B Saunders, London, pp. 77–83.

Blok, B.F.M., Sturms, L.M., Holstege, G., 1997. A PET study on cortical and subcortical control of pelvic floor musculature in women. J. Comp. Neurol. 389, 535–544.

Borghi, F., Di Molfetta, L., Garavoglia, M., et al., 1991. Questions about the uncertain presence of muscle spindles in the human external anal sphincter. Panminerva Med. 33, 170–172.

Brostrom, S., 2003. Motor evoked potentials from the pelvic floor. Neurourol. Urodyn. 22, 620–637.

Chantraine, A., 1973. Examination of the anal and urethral sphincters. In: Desmedt, J.E. (Ed.), New Developments in Electromyography and Clinical Neurophysiology, vol. 2. Karger, Basel, pp. 421–432.

de Groat, W.C., Fraser, M.O., Yoshiyama, M., et al., 2001. Neural Control of the Urethra. Scand. J. Urol. Nephrol. Suppl. 207, 35–43, discussion 106–125.

Deindl, F.M., Vodušek, D.B., Hesse, U., et al., 1993. Activity patterns of pubococcygeal muscles in nulliparous continent women. Br. J. Urol. 72, 46–51.

Deindl, F.M., Vodušek, D.B., Hesse, U., et al., 1994. Pelvic floor activity patterns: comparison of nulliparous continent and parous urinary stress incontinent women. A kinesiological EMG study. Br. J. Urol. 73, 413–417.

Fucini, C., Ronchi, O., Elbetti, C., 2001. Electromyography of the pelvic floor musculature in the assessment of obstructed defecation symptoms. Dis. Colon Rectum 44, 1168–1175.

Holstege, G., 1998. The emotional motor system in relation to the supraspinal control of micturition and mating behavior. Behav. Brain Res. 92, 103–109.

Kenton, K., Brubaker, L., 2002. Relationship between levator ani contraction and motor unit activation in the urethral sphincter. Am. J. Obstet. Gynecol. 187, 403–406.

Mannen, T., Iwata, M., Toyokura, Y., et al., 1982. The Onuf's nucleus and the external anal sphincter muscles in amyotrophic lateral sclerosis and Shy–Drager syndrome. Acta Neuropathol. 58, 255–260.

Marani, E., Pijl, M.E., Kraan, M.C., et al., 1993. Interconnections of the upper ventral rami of the human sacral plexus: a reappraisal for dorsal rhizotomy in neurostimulation operations. Neurourol. Urodyn. 12, 585–598.

McCloskey, D.I., 1981. Corollary changes: motor commands and perception. In: Brookhart, J.M., Mountcastle, V.B. (Eds.), Handbook of Physiology, Section I: The Nervous System, vol. 2 (part 2). American Physiological Society, Bethesda, MD, pp. 1415–1447.

Miller, J.M., Ashton-Miller, J.A., DeLancey, J.O., 1998. A pelvic muscle precontraction can reduce cough-related urine loss in selected women with mild SUI. J. Am. Geriatr. Soc. 46, 870–874.

Morrison, J.F.B., 1987. Reflex control of the lower urinary tract. In: Torrens, M., Morrison, J.F. (Eds.), The Physiology of the Lower Urinary Tract. Springer Verlag, London, pp. 193–235.

Petersen, I., Franksson, C., Danielson, C.O., 1955. Electromyographic study of the muscles of the pelvic floor and urethra in normal females. Acta Obstet. Gynecol. Scand. 34, 273–285.

Read, N.W., 1990. Functional assessment of the anorectum in fecal incontinence. Neurobiology of incontinence (Ciba Foundation Symposium 151). John Wiley, Chichester, p 119–138.

Sato, A., Sato, Y., Schmidt, R.F., 2000. Reflex bladder activity induced by electrical stimulation of hind limb somatic afferents in the cat. J. Auton. Nerv. Syst. 1, 229–241.

Schroder, H.D., 1985. Anatomical and pathoanatomical studies on the spinal efferent systems innervating pelvic structures. 1. Organization of spinal nuclei in animals. 2: The nucleus X-pelvic motor system in man. J. Auton. Nerv. Syst. 14, 23–48.

Sundin, T., Petersen, I., 1975. Cystometry and simultaneous electromyography from the striated urethral and anal sphincters and from levator ani. Invest. Urol. 13, 40–46.

Torrens, M., Morrison, J.F.B. (Eds.), 1987. The Physiology of the Lower Urinary Tract. Springer Verlag, London.

Ueyama, T., Mizuno, N., Nomura, S., et al., 1984. Central distribution of afferent and efferent components of the pudendal nerve in cat. J. Comp. Neurol. 222, 38–46.

Verelst, M., Leivseth, G., 2004. Are fatigue and disturbances in preprogrammed activity of pelvic floor muscles associated with female stress urinary incontinence? Neurourol. Urodyn. 23, 143–147.

Vodušek, D.B., 1982. Neurophysiological study of sacral reflexes in man [in Slovene]. Institute of Clinical Neurophysiology. University E Kardelj in Ljubljana, Ljubljana, p 55.

Vodušek, D.B., 1994. Electrophysiology. In: Schuessler, B., Laycock, J., Norton, P., et al. (Eds.), Pelvic Floor Re-education, Principles and Practice. Springer Verlag, London, pp. 83–97.

Vodušek, D.B., 1996. Evoked potential testing. Urol. Clin. North Am. 23, 427–446.

Vodušek, D.B., 2002a. Sacral reflexes. In: Pemberton, J.H.,

Swash, M., Henry, M.M. (Eds.), Pelvic floor: Its Functions and Disorders. Saunders, London, pp. 237–247.

Vodušek, D.B., 2002b. The role of electrophysiology in the evaluation of incontinence and prolapse. Curr. Opin. Obstet. Gynecol. 14, 509–514.

Vodušek, D.B., Janko, M., 1990. The bulbocavernosus reflex. A single motor neuron study. Brain 113 (Pt 3), 813–820.

第 5 章

PFM 的功能和肌力及 POP 的评测

5.1 概述

Kari Bø

分类及定义

ICIDH（1997）已逐渐被 ICF（2002）所替代。ICF 是 WHO 认可的用于康复科学中健康及与健康相关状态分类的系统。根据 ICF 的分类，盆底功能下降的原因（如顺产后的肌肉和神经损伤）可被归类为病理生理学范畴，无功能的 PFM（力弱、不适当收缩或协调障碍）可被归类为残损范畴，盆底功能障碍（如漏尿、大便失禁、POP）可被归类为残疾范畴。而症状及环境对女性的生活质量和健身活动参与度的影响则被归类为活动 / 参与范畴。

物理治疗师致力于预防或治疗盆底功能障碍，通过提高 PFM 功能改善残疾和活动 /参与。因此，对 ICF 中所有组成部分进行评测非常重要。本章仅讨论病理生理学和残损的相关部分，重点评估 PFM 的收缩能力、力量、静息活动和放松能力。

物理治疗师需要对 PFM 的收缩能力及其他方面进行高质量评估的主要原因如下。

（1）没有恰当的指导，许多女性无法根据需要有意识地收缩 PFM。这可能是由于 PFM 位于骨盆底部，无法从外部观察；此外，大部分人很少有意识地使用这组肌肉。有研究发现，即使教授了详细的个体指导，仍有超过 30% 的女性在第一次就诊时不能正确地收缩 PFM（Kegel, 1948；Benvenuti et al., 1987；Bø et al., 1988；Bump et al., 1991）。最常见的错误是收缩臀肌、髋内收肌或腹肌，而非 PFM（Bø et al., 1988）。有些女性还会屏住呼吸，或尝试以增加吸气来替代 PFM 的收缩。研究表明许多女性因为反向用力导致 PFM 下降，而不是主动收缩并上提 PFM（Bø et al., 1990；Bump et al., 1991）。为了促进 PFM 适当收缩，女性患者应接受正确的培训及恰当的监测和反馈。Hay-Smith 等（2001）的一项纳入 43 项 RCT 研究的综述发现，只有 15 项实验在训练前进行了 PFM 正确收缩的检测。

（2）在评价 PFM 训练效果的干预研究中，将训练当作自变量，观察因变量（如 SUI 或 POP）的变化（Thomas et al., 2005）。因此，评估训练前后的 PFM 功能和肌力对于确定干预效果非常重要。对于存在组织病理改变（如神经病变）的组织，如果进行针对性训练后 PFM 功能或力量没有改变，那么很可能是训练剂量（强度、频率或持续时间）不足，或参与者依从性差（Bouchard et al., 1994）。这些项目很可能没有遵循肌肉训练的原则。

本章介绍了多种 PFM 的评估方法，如临床观察、阴道触诊、EMG 检查、阴道挤压压力测量、静 / 动态尿道压力测量、肌力测定、超声检查和 MRI 检查。这些方法既可以评估腹压增加时 PFM 无意识的协同收缩，也可以评估有意识的正确收缩。文献中把正确的随意收缩描述为骨盆开口周围组织的上抬和挤压（Kegel，1948）。

肌力包括 3 类。第 1 类为静力性肌力或等长肌力，是指对固定物体施加的最大力量；第 2 类为动态肌力，是指能举起或放下的最大重量；第 3 类为等速肌力，是指应用器械以预先设定的速度运动时所能产生的最大力矩（Frontera and Meredith，1989）。最大肌力通常是指一个人能举起的最大重量，也可以称为一次可重复最大值或 1RM（Wilmore and Costill，1999）。

最大肌力可以通过最大随意收缩来测量。最大随意收缩时肌肉中的肌纤维被最大限度地募集（Knuttgen and Kraemer，1987）。输出的力量取决于肌肉的横截面积和支配肌肉的相关神经功能（如运动单位的激活数量和激发频率）（Wilmore and Costill，1999）。因此，规律的肌力训练可以通过改变相关影响因素从而提高 PFM 力量。

肌肉爆发力是指肌肉收缩在最短时间内能输出的最大功率，是力量与速度的综合体现［功率 =（力 × 距离）/ 时间］（Wilmore and Costill，1999）。力量随着收缩速度的下降而减弱，功率是肌肉力量的功能性体现。然而，肌肉收缩的速度几乎不会随着训练而改变，因此功率的改变多是通过力量的增长来实现的（Wilmore and Costill，1999）。

肌肉耐力分为以下两类。

（1）承受接近最大力量或最大力量的能力，可以通过其维持最大静态或等长收缩的时间来评估。

（2）接近最大力量或最大力量重复收缩的能力，可以通过其在设定的 1RM 百分比下所能完成的最大重复次数来评估（Wilmore and Costill，1999）。

PFM 的力量可以间接通过现实活动中的功能表现来评估。无漏尿的女性在咳嗽或跳跃之前不会有意识地收缩 PFM，正常的 PFM 收缩是在完整的神经系统快速、有效地激活时发生的自动协同收缩。其他影响 PFM 快速、有效收缩的因素还包括：盆底在盆腔内的位置、肌容量、盆底硬度、盆底弹性及结缔组织的完整性。

与经过良好训练或未损伤的盆底相比，拉长且力弱的盆底可能位于盆腔内较低的位置（Bø，2004）。拉长的肌肉收缩至最佳状态的时间过长，不能有效防止腹压突然增加（如打喷嚏）所致的盆底下降，从而导致漏尿。

一般来说，在进行肌力测试时，许多受试者很难分离出测试的目标肌肉，为顺利完成测试，他们需要足够的时间接受与测试相关的指导。此外，单一的测试情境并不能反映肌肉的全部功能，因此必须建立从测试情境到现实情境（外部效度）的普适性测试（Thomas et al., 2005）。因此，在报告肌肉测试结果时，必须详细说明使用的设备、测试过程中的姿势、测试程序、测试中所给出的指令和激励，以及测试的参数（如收缩能力、最大力量、耐力）。测试 PFM 的另一个难题是很难观察到肌肉的动作和位置。

测量工具更适合应用于临床还是研究取决于它的反应性、信度和效度。下列术语在不同的研究领域使用时略有不同，在不同的研究方法学教科书中也有不同的定义。以下为本书对这些术语的定义（Currier，1990；Altman，1997；Thomas et al.，2005）。

- 反应性：指设备能够测量的变化程度或数量，或工具检测微小差异或变化的能力（Currier，1990）。
- 信度：指一项测量工具的一致性或可重复性。检验测试稳定性最常见的方法是执行重复测试。评估者内部信度是由一名研究人员对同一受试者进行两次相同程序的一致性或可重复性程度；评估者间信度是两名或两名以上的临床医师或研究人员对同一受试者进行测量的一致性或可重复性程度（Currier，1990）。
- 效度：指测量工具或测量手段能够准确测出所需测量事物的程度。
- 逻辑（表面）效度：研究者的问题与表现

之间的相关性（例如，通过阴道触诊可以感受到 PFM 的挤压和抬高）。
- 内容效度：研究者的问题是否能够完整覆盖研究范围（很少有方法能同时测量 PFM 的挤压力和抬高程度）。
- 标准效度：测试分数与公认标准或某些客观标准的相关性（例如，尝试收缩 PFM 时会阴向内运动的临床观察与超声检查的相关性）。
- 同时效度：测量工具与现有标准之间的相关程度（例如，在用压力计和测力计测量 PFM 力量时，同时观察会阴的向内运动）。
- 预测效度：预测变量的得分能够准确预测标准得分的程度。
- 诊断效度：检测有无诊断 / 问题 / 状况 / 症状的能力。
- 灵敏度：通过测试正确识别的阳性率。
- 特异性：通过测试正确识别的阴性率。

对于那些治疗盆底功能障碍患者的物理治疗师，了解测量工具的质量和局限性是很重要的（Bø and Sherburn，2005）。本章将提供物理治疗师所需的信息，以帮助他们理解各种工具在 PFM 评测中的应用情况。很多时候在开始使用新设备之前，物理治疗师可能需要相关专业人员的全面指导。大多数情况下，物理治疗师都是从其他专业人员（如放射科医师）处获得 PFM 评估的结果。

参考文献

Altman, D.G., 1997. Practical statistics for medical research, nineth ed. Chapman & Hall, London.

Benvenuti, F., Caputo, G.M., Bandinelli, S., et al., 1987. Reeducative treatment of female genuine stress incontinence. Am. J. Phys. Med. 66, 155–168.

Bø, K., 2004. Pelvic floor muscle training is effective in treatment of stress urinary incontinence, but how does it work? Int. Urogynecol. J. Pelvic Floor Dysfunct. 15, 76–84.

Bø, K., Sherburn, M., 2005. Evaluation of female pelvic floor muscle function and strength. Physiotherapy 85 (3), 269–282.

Bø, K., Larsen, S., Oseid, S., et al., 1988. Knowledge about and ability to correct pelvic floor muscle exercises in women with urinary stress incontinence. Neurourol. Urodyn. 7, 261–262.

Bø, K., Kvarstein, B., Hagen, R., et al., 1990. Pelvic floor muscle exercise for the treatment of female stress urinary incontinence. II: validity of vaginal pressure measurements of pelvic floor muscle strength and the necessity of supplementary methods for control of correct contraction. Neurourol. Urodyn. 9, 479–487.

Bouchard, C., Shephard, R.J., Stephens, T., 1994. Physical activity, fitness, and health: international proceedings and consensus statement. Human Kinetics, Champaign, IL.

Bump, R., Hurt, W.G., Fantl, J.A., et al., 1991. Assessment of Kegel exercise performance after brief verbal instruction. Am. J. Obstet. Gynecol. 165, 322–329.

Currier, D.P., 1990. Elements of research in physiotherapy, third ed. Williams & Wilkins, Baltimore, MD.

Frontera, W.R., Meredith, C.N., 1989. Strength training in the elderly. In: Harris, R., Harris, S. (Eds.), Physical Activity, Aging and Sport. Vol 1: Scientific and Medical Research. Center for the Study of Aging, Albany, NY, pp. 319–331.

Hay-Smith, E., Bø, K., Berghmans, L., et al., 2001. Pelvic floor muscle training for urinary incontinence in women. The Cochrane Library (Issue 4)3.

International classification of functioning (ICF), disability, and health. 2002. World Health Organization, Geneva.

International Classification of Impairments, Disabilities, and Handicaps (ICIDH), 1997. ICIDH-2 Beta-1 Draft. World Health Organization, Zeist.

Kegel, A.H., 1948. Progressive resistance exercise in the functional restoration of the perineal muscles. Am. J. Obstet. Gynecol. 56, 238–249.

Knuttgen, H.G., Kraemer, W.J., 1987. Terminology and measurement of exercise performance. Journal of Applied Sports Science Research 1 (1), 1–10.

Thomas, J.R., Nelson, J.K., Silverman, S.J., 2005. Research methods in physical activity, fifth ed. Human Kinetics, Champaign, IL.

Wilmore, J., Costill, D., 1999. Physiology of sport and exercise, second ed. Human Kinetics, Champaign, IL.

5.2　视觉观察及触诊

Kari Bø

视觉观察法

通过超声检查（Beco et al., 1987；Dietz et al., 2002；Petri et al., 1999）或动态 MRI 检查（Bø et al., 2001；Stoker et al., 2001），研究者可以在临床上观察到正确的 PFM 收缩（Kegel，1948）。

1948 年，Kegel 描述了一种正确的 PFM 收缩方式，即可以对尿道、阴道和肛门周围形成挤压，同时观察到会阴向内提升（Kegel，1948、1952）。他估算出在仰卧位时 PFM 可向内提升 3~4 cm（Kegel，1952）。然而，通过 MRI 检查和超声检查从体内观察 PFM 向内运动距离的最新研究并没有对基于视觉观察法的估算给予客观支持。Bø 等（2001）对 16 名女性进行坐位动态 MRI 测量

显示，PFM 收缩时平均向内提升 10.8 mm［标准差（SD）= 6.0］。这与仰卧位耻骨上超声测量的向内提升 11.2 mm［95% 可信区间（CI）：7.2~15.3］的结果相一致（Bø et al., 2003）。

大多数物理治疗师将视觉观察法作为评测 PFM 收缩能力的出发点。尽管如此，目前对该方法的反应性、信度和效度的研究却很少。

Bø 等（1990）通过对阴道内壁的运动观察、阴道触诊和阴道挤压压力测量对 PFM 功能和肌力进行了评测。研究人员通过视觉观察法得到的阴道内壁收缩能力记录如下。

- 正确收缩（阴道内壁向内运动）。
- 无收缩（阴道内壁无运动）。
- 反向用力（阴道内壁向外运动）。

在正确收缩或无收缩的女性中，视觉观

察法与阴道触诊结果完全一致。有 6 例视觉观察法认为存在反向用力的患者触诊结果为阴性。因此，观察反向用力时和做 Valsalva 动作时使用视觉观察法可能比触诊更敏感。

反应性

目前暂无评价观察法反应性的研究。

评估者内部信度和评估者间信度

Devreese 等（2004）制定了一套适用于在俯卧位、坐位和站立姿势下 PFM 和腹肌检查的量表，用以检查肌肉的随意收缩及咳嗽所致的反射性收缩。他们将 PFM 的收缩形式分为"协调收缩"（会阴向内移动 1 cm，可见深层腹肌收缩）和"不协调收缩"［盆底向下运动和（或）腹壁向外运动］两类。评估者间信度的 Kappa 系数为 0.94~0.97。Slieker 等（2009）测试了观察者内部和观察者间信度，发现在咳嗽时，评估者间 K_w 值加权 Kappa 值仅为 0.33，而在反向用力时为 0.013。对于可见的协同收缩而言，评估者间信度 K_w 值为 0.52，而观察者内部和观察者间信度的 K_w 值分别为 0.48 和 0.52。在 PFM 收缩期间观察尿失禁、阴道松弛和阴道内壁向内运动时，观察者内部和观察者间具有较高的信度。

效度

Shull 等（2002）指出，观察法通常用于观察会阴浅层肌肉。根据观察结果，研究人员推测肛提肌的反应与会阴浅层肌肉类似。然而，情况可能并非如此。

观察 PFM 正确收缩时的向内运动是 PFM 功能评测的起点，具有简单、无创的优点。但会阴部向内提升可能仅由浅层肌肉的收缩产生，对尿道闭合机制并无影响。相反，也可能触诊到明显的 PFM 收缩，但并无肉眼可见的运动。很难从外部观察到正确的向内提升会阴部的动作，尤其是在肥胖的女性中。从身体外部对会阴向内移动距离进行分级的可行性同样值得怀疑。未来，超声检查可能会取代观察法，并作为生物反馈和教学工具使用。

尿道闭合压的增加是否足以闭合尿道无法通过肉眼或超声观察到的肌肉运动判断，只能通过尿道和膀胱尿流动力学检查评估来测量。然而，Bump 等（1991）发现，即使可以进行正确的 PFM 收缩，也只有 50% 的无尿失禁和尿失禁女性能够随意收缩 PFM 并产生能够增加尿道压力的力量。

灵敏度和特异性

Devreese 等（2004）应用盲法，比较了无失禁女性和失禁女性的 PFM 收缩及咳嗽期间协调收缩的观察评分。结果显示，在 3 种不同的咳嗽姿势（仰卧屈膝位、坐位和站立位）中，无尿失禁女性 PFM 和下腹部肌肉之间的协调性明显优于尿失禁女性（无尿失禁组）。Amaro 等（2005）对 50 名 SUI 女性（SUI 组）与 50 名无尿失禁女性应用观察法进行了比较，发现 SUI 组中 25.5% 的患者 PFM 无收缩能力，而无失禁组这一数据为 0。

结论

视觉观察法能使研究者对肌肉收缩能力建立初步印象，可以应用在临床实践中。但不建议用此方法进一步评测会阴的向内运动。视觉观察法并不适用于科研评估，因为应用 MRI 和超声来评估收缩、反向用力和体力消耗期间的 PFM 运动更灵敏、可靠和有效。

临床建议

应用观察法进行 PFM 评估

- 告知患者操作步骤并对其进行解释。
- 通过展示模型、解剖图和图像等方式教会患者如何收缩 PFM。
- 在患者脱下衣服后，指导患者屈髋屈膝仰卧于检查床上，臀、膝打开与肩同宽（仰卧屈膝位）。在骨盆区域盖上毛巾，支撑患者双下肢（让患者一侧下肢靠着墙，检查者用一只手支撑患者另一侧下肢）。
- 在观察收缩之前，给患者一些时间来练习。
- 指导患者正常呼吸，然后向内提起会阴并挤压阴道口，在收缩期间要求骨盆保持不动。避免臀肌或臀内收肌的协同收缩，允许 PFM 收缩伴随轻微的下腹肌收缩。观察并记录患者的收缩形式（正常收缩、无收缩、不确定、反向用力）。
- 如果有明显的收缩，检查者可给出肯定的反馈，并向患者解释接下来将通过阴道触诊来记录深层肌肉收缩的协调性和肌力。如果不能观察到会阴向内运动，应向患者解释，这在第一次进行收缩尝试时是很常见的，而且从外部进行评估本身并不容易，故需通过阴道触诊来进一步确定是否存在收缩。

阴道触诊

阴道触诊（图 5.1）用于以下几种情况。

（1）评估患者正确收缩和放松 PFM 的能力。

（2）评估会阴部最大阻断力和提升力（最大随意收缩），维持收缩的能力 / 耐力或多次反复收缩的能力 / 耐力。

（3）评估 PFM 的其他要素。例如，静息紧张度 / 肌肉活动，收缩后完全放松的能力，与下腹部肌肉的协调功能，左、右侧 PFM 收缩的对称性，瘢痕和粘连，疼痛，PFM 损伤，肛提肌与会阴部肌肉募集的速度和顺序，泌尿生殖道的横径和前后径。

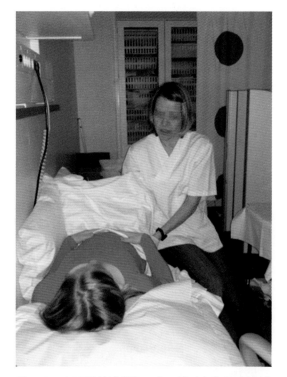

图 5.1 在阴道触诊期间，物理治疗师指导患者进行正确的收缩，口头提示患者："挤压我的手指，试着向内提起我的手指"。并告诉患者她能达到什么水平，同时需要对她的协调技巧和力量运用进行指导。在这种鼓励下，大多数患者会更努力地进行收缩

ICS 临床评估组（见 www.icsoffice.org）提出了一些参数的定性测量标准（缺失、部分保留、完整）。Slieker 等（2009）发现在一般情况下，评估者内部信度比评估者间信度要高得多。在触诊疼痛、提肌闭合和随意收缩时，评估者间信度为中等到相当高的水平。耐力、快速收缩和随意放松的 K_w 值分别为 0.37、0.47 和 0.17。触诊咳嗽期间的不随意收缩和会阴部运动时，评估者间信度值分别为 0.33 和 0.03，而反向用力状态下触诊 PFM 非随意放松的 K_w 值仅为 0.15。

Kegel 认为阴道触诊是一种评估 PFM 正确收缩能力的方法（Kegel，1948、1952）。他将一根手指放在受试者的阴道远端 1/3 处，并要求受试者向内提升会阴部和用阴道内壁挤压手指。Kegel 没有使用这种方法测量 PFM 的力量，他把检查结果定性为"正确"或"错误"两种。此外，他还发明了"会阴收缩力计（perineometer）"，这是一种压力计，通过测量阴道内挤压压力来评估 PFM 力量。

根据 Van Kampen 等（1996）的研究，继 Kegel 首次报道阴道触诊可以作为评估 PFM 功能的一种方法后，研究者后续又设计了超过 25 种触诊方法。部分检查者使用一根手指进行触诊，也有检查者使用两根手指。

Worth 等（1986）和 Brink 等（1989）在一个特定的评分系统中评估了压力、持续时间、肌肉"走行（ribbing）"和检查者手指的移动情况。在美国，这个评分系统主要由护士使用。目前还没有系统的研究来确定用以评估收缩能力的最佳触诊方法，或肌力、耐力和功率的任何参数。

Laycock 设计的改良牛津分级量表（专栏 5.1）可用来测量 PFM 的力量（British Medical Research Council，1943；Laycock，1994），这是物理治疗师在临床实践中评估 PFM 力量常用的方法。

反应性

牛津评分系统是从医学研究委员会的量表（1943）中改良而来的，该量表存在反应性差和非线性相关的问题（Beasley，1961）。

使用改良牛津分级量表进行评估的困难之一是需要在一个量表中评估两个要素（阻断和提升）且仅得出一个分值。手指触诊可能不够敏感，无法区分阻断和提升的比例。为了将这两种要素分开测量，可以用压力计或测力计来评估阻断的程度，用超声来测量提升的幅度。当将此量表的反应性与阴道挤压力进行比较时，仅能比较阻断这一个要素。

Bø 等（2001）对原始改良牛津分级量表（没有"+"和"–"）的反应性提出质疑，因为他们在将其与阴道挤压力测量比较时，发现此量表不能区分弱、中等、良好或强。Morin 等（2004）将尿失禁和无尿失禁女性的阴道触诊和测力计结果进行了比较，并证实了这一点。他们发现每一种阴道触诊之间

专栏 5.1　改良牛津分级量表

改良牛津分级量表为 6 级量表，当评估在两级之间的收缩水平时，可以用"+"和"–"表示上下浮动，因此当"+"和"–"被使用时，此量表可扩展为 15 级量表

0= 无收缩
1= 微弱收缩
2= 弱收缩
3= 中等收缩（伴提升）
4= 良好收缩（伴提升）
5= 强收缩（伴提升）

都有明显的重叠部分。在触诊评估中，平均力值仅在非相邻水平之间存在显著差异（如 1 与 3、1 与 4、1 与 5、2 与 4、2 与 5，$P < 0.05$）。

Frawley 等（2006）在评估者内部信度测试中，发现使用含有 "+" 和 "−" 的牛津分级量表时 Kappa 值较低，建议在研究中使用原始 6 级量表。

评估者内部信度和评估者间信度

在通过阴道触诊进行肌力测量时，评估者内部信度和评估者间信度的研究结果是不一致的（McKey and Dougherty，1986；Hahn et al.，1996；Isherwood and Rane，2000；Bø and Finckenhagen，2001；Jeyaseelan et al.，2001；Laycock and Jerwood，2001；Frawley et al.，2006；Jean-Michel et al.，2010）。

Isherwood 等（2000）发现评估者间信度较高，而 Jeyaseelan 等（2001）认为评估者间信度不应被假定，如有两名或两名以上临床医师参与治疗前后评估时，应对评估者间信度进行测试。

Bø 等（2001）发现 6 级量表的评估者间的一致性为 45%，而 Laycock 等（2001）发现 15 级量表的一致性为 46.7%。后者得到了 Jean-Michel 等（2010）研究者的支持，同时发现牛津分级量表的重测值无论在评估者内部还是评估者间都很差。然而，他们的研究并未给出任何数据。

Devreese 等（2004）开发了一套新的阴道触诊评估系统，可以对表层和深层的 PFM 的肌肉 "张力"、耐力、收缩速度、力量、提升（会阴部向内运动）和协调性进行评估。他们发现在肌肉 "张力" 的测量上，

评估者内部的信度高度一致（95%~100% 的一致性），而其他测量参数的信度系数为 0.75~1.00。该评估系统虽为定性评估，且对结果的解读是开放性的，但这是向标准化观察和触诊测量系统迈出的第一步。

Frawley 等（2006）分别在仰卧屈膝位和平卧位对 6 级量表和 15 级量表进行了评估，结果发现前者的一致性为 79%，后者为 53% 和 58%。他们还对阴道触诊的评估者内部信度进行了研究，发现仰卧屈膝位、仰卧位、坐位和站立位的 Kappa 值分别为 0.69、0.69、0.86 和 0.79。此外，他们将阴道触诊和使用 Peritron 测试仪获得的阴道挤压力测量结果进行比较，发现 Peritron 测试仪比阴道触诊更可靠（Frawley et al., 2006）。

研究者若要建立一个可靠的评估系统，需要给予 "张力（tone）" 一个可被普遍接受的定义，并将其与 "僵硬" "挛缩" 和 "痉挛" 区分开来。Simons 等（1998）提出，针对某一肌肉的 "肌张力"，而不是广义的张力，可以定义为 "无运动单位活动时肌肉的弹性和黏弹性刚度"。弹性成分或 "弹性刚度" 是通过压迫或挤压肌肉来定性测量的。然而，黏弹性成分的测量更加复杂，需要使用摆动、振荡和共振频率对肌肉运动的速度进行测量。但是这种黏弹性测试方法并不适用于 PFM，因为 PFM 并未跨越关节进行伸长和缩短。如果使用阴道触诊的方法拉长 PFM 肌肉纤维来进行黏弹性检查，那么实际上仍是在挤压肌肉的肌腹，测试的依然是肌肉的弹性。因此，对于 PFM，"肌紧张（tension）" 一词可能比 "肌张力（tone）" 更合适。

目前，对于如何对无运动单位活动进

行评估存在争议。至少对于 PFM 来说，除了排尿前和排尿期间，应始终存在肌电活动（Fowler et al.，2002）。Dietz 等（2008）提出了一种用于测量静息张力的新量表，分级从 0 级（触摸不到肌肉）到 5 级（阴道痉挛，孔径很窄，无扩张可能，"木质"感，可能伴有疼痛），K_w 值为 0.55（CI: 0.44~0.66）。低静息张力与 POP 有关。

PFM 的损伤常用 MRI 检查和超声检查进行评估。Dietz 等（2006、2012）对比了阴道触诊和 4D 盆底超声，认为耻骨内脏肌触诊与 3D/4D 超声检测肛提肌损伤之间的相关性较低。另一项研究将阴道触诊与使用渲染或多层成像分析法的 3D/4D 超声进行比较，发现二者之间的 Kappa 值在 0.35~0.56（Dietz et al.，2012）。Kruger 等（2013）对 72 名超过 60 岁的女性进行阴道触诊评估，发现阴道触诊评估的预测能力从较差到一般不等，其中变量"指间宽度"的预测能力是最好的。但阴道触诊并不能很好地区分单侧和双侧损伤。

效度

有研究者通过比较阴道触诊和阴道挤压压力对阴道触诊的标准效度进行了研究（McKey and Dougherty，1986；Hahn et al.，1996；Isherwood and Rane，2000；Bø and Finckenhagen，2001；Jarvis et al.，2001；Kerschan-Schindel et al.，2002）。

Isherwood 等（2000）将阴道触诊的牛津分级量表结果与会阴收缩力计（1~12 级）上的对应等级进行比较，发现二者之间 Kappa 值较高，为 0.73。而 Bø 等（2001）在比较牛津分级量表和阴道挤压力时发现

Kappa 值为 0.37。Heitner（2000）认为阴道触诊是评测 PFM 提升能力最可靠的方法，而 PFM 的其他功能更适合应用 EMG 评估。

Hahn 等（1996）发现，与无尿失禁女性患者相比，尿失禁女性患者的阴道触诊与压力测量之间的相关性更高（相关系数 r 值分别为 0.86 和 0.75）。这一发现得到了 Morin 等（2004）的支持，后者将阴道触诊与会阴收缩力计的结果进行了比较，发现尿失禁女性患者与无尿失禁女性的 r 值分别为 0.73 和 0.45。

卧位、坐位或站立位

尽管由于重力作用，漏尿在站立位更为常见，但 PFM 的功能和肌力通常是在仰卧位进行评估的。很少有研究涉及不同体位的测量。

Devreese 等（2004）对仰卧屈膝位、坐位和站立位的临床观察和阴道触诊进行了信度研究，发现在所有体位下，评估者间信度都很高，但没有指出在不同体位下测量值间是否存在差异。

Frawley 等（2006）发现，在仰卧屈膝位、平卧和坐立位下，阴道触诊 PFM 收缩时有中度至高度的评估者内部信度。Bø 等（2003）和 Frawley 等（2006）发现，物理治疗师在对患者进行阴道触诊和阴道挤压力测量时更习惯采用仰卧位。Bø 等（2003）认为患者在仰卧位测量时，测量程序更趋近于标准化，因此建议将仰卧位测量应用到临床实践中。

笔者建议，应根据所研究的问题选择合适的测试体位。

用一指还是两指检查

阴道触诊时选择用一指还是两指检查（Shull et al.，2002；Bø et al.，2005），取决于以下因素，如患者是否生育，阴道口和泌尿生殖道孔径是否有狭窄，阴道口是否有不适或疼痛。

据 Hoyte 等（2001）报道，从无症状的产妇到有 POP 的产妇，阴道口直径会有所增加。在难产的产妇中，阴道分娩可能会牵拉 PFM 及其筋膜。然而，对许多女性而言，随着时间推移和 PFMT，这种情况可能会趋于正常。

触诊时，手指应始终与阴道前壁及后壁接触并平行，阴道侧壁在阴道上段穹隆处和肛提肌上方出现扩张。泌尿生殖道孔径的外径标志着肛提肌的内侧边界，这一边界可以通过触诊阴道黏膜进行判断。

Ghetti 等（2005）认为需要对阴道触诊测量孔径直径的评估者内部信度和评估者间信度进行检测。此外，也需要对 MRI、超声和阴道触诊之间的标准校度进行评估。

肌肉处于拉长状态时，最大收缩能力下降（Frontera and Meredith，1989）。因此，触诊时应在不拉伸肌肉的情况下获得最大的触诊感觉。但这与快速拉伸促进伸展反射不能相混淆。如果患者无法自主收缩，快速拉伸是物理治疗师常用的一种促进 PFM 正确收缩的方法（Brown，2001）。

灵敏度与特异性

很少有研究使用阴道触诊来比较尿失禁女性和无尿失禁女性的 PFM 的功能和力量。

Hahn 等（1996）应用阴道触诊将 30 例尿失禁女性（尿失禁组）和 30 例无尿失禁女性（无尿失禁组）进行比较，发现失禁组触诊得分（1.0 ± 0.1）低于无失禁组（1.9 ± 0.1）（$P < 0.001$）。

Devreese 等（2004）通过阴道触诊发现，与尿失禁女性相比无尿失禁女性的收缩速度、浅层和深层 PFM 的最大收缩力量和协调性，以及浅层（而非深层）PFM 的向内运动均存在显著差异。Amaro 等（2005）应用阴道触诊对 PFM 功能进行了研究，发现尿失禁女性中 PFM 功能正常者占 18%，而无尿失禁女性的这一数据为 90%。Thompson 等（2006a、2006b）的研究也证实了与尿失禁女性相比，无尿失禁女性的 PFM 功能更强。

结论

尽管辨别度较差，但目前大多数物理治疗师仍使用阴道触诊来评估患者 PFM 功能，这是因为阴道触诊可以同时对挤压力和提升力进行测量，而且，这种方法成本较低，操作简便。

对于物理治疗师，阴道触诊 PFM 是一项很好的技术，有助于指导患者如何收缩及给予其正确的反馈。触诊时患者的体位、给予的指导和检查方式都必须标准化，检查结束后应给出评估报告。然而，目前仍无法确定触诊是否能科学地检测肌力，以及是否应该将触诊作为一种检测形态学异常的方法。

临床建议

触诊步骤

医师对会阴部进行观察后，患者采取仰卧屈膝位。

- 向患者解释触诊步骤并取得患者同意。
- 准备检查手套、凝胶和清洁用纸，并检查患者对乳胶和凝胶有无过敏。首选乙烯基类手套。
- 洗手，戴上手套，在触诊的手指上涂一点凝胶。
- 一只手轻轻分开阴唇，将另一只手涂抹好凝胶的其中一根手指插入阴道外 1/3 处。
- 询问患者的感觉舒适度。
- 在合适的情况下，插入第 2 根手指。
- 要求患者向内提升阴道并挤压手指，同时观察或控制动作，保持盆腔不动或髋内收肌 / 臀肌不收缩。
- 及时对正确收缩、表现和力量进行反馈。
- 记录 PFM 收缩是否为：
  - 正确收缩；
  - 只有在其他肌肉明显协同收缩时才出现收缩；
  - 无收缩；
  - 方向相反（反向用力或 Valsalva 动作）。
- 为记录最大自主收缩，先进行 1~2 次亚极量"练习"，然后 PFM 进行持续 3~5 秒的最大收缩。如没有敏感、可靠和有效的肌力测量工具，可使用牛津分级量表来记录最大自主收缩。需要单独记录 PFM 提升力（缺失、部分或完全）。
- 注意收缩后是否可以有意识地放松（缺失、部分或完全）。
- 如果没有进一步的阴道检查，将检查手套丢弃于适当的医疗废物处理处，为保护患者隐私，允许患者自行更衣。

参考文献

Amaro, J.L., Moreira, E.C.H.M., Gameiro, M.O.O., et al., 2005. Pelvic floor muscle evaluation in incontinent patients. Int. Urogynecol. J. Pelvic Floor Dysfunct. 16, 352–354.

Beasley, W.C., 1961. Quantitative muscle testing: principles and applications to research and clinical services. Arch. Phys. Med. Rehabil. 42, 398–425.

Beco, J., Sulu, M., Schaaps, J.P., et al., 1987. A new approach to urinary continence disorders in women: urodynamic ultrasonic examination by the vaginal route [French]. J. Gynecol. Obstet. Biol. Reprod. 16, 987–998.

Bø, K., Finckenhagen, H.B., 2001. Vaginal palpation of pelvic floor muscle strength: inter-test reproducibility and the comparison between palpation and vaginal squeeze pressure. Acta Obstet. Gynecol. Scand. 80, 883–887.

Bø, K., Finckenhagen, H.B., 2003. Is there any difference in measurement of pelvic floor muscle strength in supine and standing position? Acta Obstet. Gynecol. Scand. 82, 1120–1124.

Bø, K., Kvarstein, B., Hagen, R., et al., 1990. Pelvic floor muscle exercise for the treatment of female stress urinary incontinence. II: validity of vaginal pressure measurements of pelvic floor muscle strength and the necessity of supplementary methods for control of correct contraction. Neurourol. Urodyn. 9, 479–487.

Bø, K., Lilleås, F., Talseth, T., et al., 2001. Dynamic MRI of pelvic floor muscles in an upright sitting position. Neurourol. Urodyn. 20, 167–174.

Bø, K., Sherburn, M., Allen, T., 2003. Transabdominal ultrasound measurement of pelvic floor muscle activity when activated directly or via transversus abdominis muscle contraction. Neurourol. Urodyn. 22, 582–588.

Bø, K., Raastad, R., Finckenhagen, H.B., 2005. Does the size of the vaginal probe affect measurement of pelvic floor muscle strength? Acta Obstet. Gynecol. Scand. 84, 129–133.

Brink, C., Sampselle, C.M., Wells, T., et al., 1989. A digital test for pelvic muscle strength in older women with urinary incontinence. Nurs. Res. 38 (4), 196–199.

British Medical Research Council, 1943. Aid to the investigation of peripheral nerve injuries. War Memorandum, Her Majesty's Stationery Office, London, p 11–46.

Brown, C., 2001. Pelvic floor re-education: a practical approach. In: Corcos, J., Schick, E. (Eds.), The Urinary Sphincter. Marcel Dekker, New York, pp. 459–473.

Bump, R., Hurt, W.G., Fantl, J.A., et al., 1991. Assessment of Kegel exercise performance after brief verbal instruction. Am. J. Obstet. Gynecol. 165, 322–329.

Devreese, A., Staes, F., De Weerdt, W., et al., 2004. Clinical evaluation of pelvic floor muscle function in continent and incontinent women. Neurourol. Urodyn. 23, 190–197.

Dietz, H.P., Shek, K.L., 2008. The quantification of levator muscle resting tone by digital assessment. Int. Urogynecol. J. Pelvic Floor Dysfunct. 19 (11), 1489–1493.

Dietz, H., Jarvis, S., Vancaillie, T., 2002. The assessment of levator muscle strength: a validation of three ultrasound techniques. Int. Urogynecol. J. Pelvic Floor Dysfunct. 13, 156–159.

Dietz, H.P., Hyland, G., Hay-Smith, J., 2006. The assessment of levator trauma: a comparison between palpation and 4D pelvic floor ultrasound. Neurourol. Urodyn. 25, 424–427.

Dietz, H.P., Moegni, H., Shek, K.L., 2012. Diagnosis of levator avulsion injury: a comparison of three methods. Ultrasound Obstet. Gynecol. 40 (6), 693–698.

Fowler, C.J., Benson, J.T., Craggs, M.D., et al., 2002. Clinical neurophysiology. In: Abrams, P., Cardozo, L., Khourhy, S., et al. (Eds.), Incontinence: Second International Consultation on Incontinence. Health Publication/Plymbridge Distributors, Plymouth, pp. 389–424.

Frawley, H.C., Galea, M.P., Philips, B.A., et al., 2006. Reliability of pelvic floor muscle strength assessment using different test positions and tools. Neurourol.Urodyn. 25 (3), 236–242.

Frontera, W., Meredith, C., 1989. Strength training in the elderly. In: Harris, R., Harris, S. (Eds.), Physical Activity, Aging and Sports. Vol 1: Scientific and Medical Research. Center for the Study of Aging, Albany, NY, pp. 319–331.

Ghetti, C., Gregory, W.T., Edwards, S.R., et al., 2005. Severity of pelvic organ prolapse associated with measurements of pelvic floor function. Int. Urogynecol. J. Pelvic Floor Dysfunct. 16 (6), 432–436.

Hahn, I., Milsom, I., Ohlson, B.L., et al., 1996. Comparative assessment of pelvic floor function using vaginal cones, vaginal digital palpation and vaginal pressure measurement. Gynecol. Obstet. Invest. 41, 269–274.

Heitner, C., 2000. Valideringsonderzoek naar palpatie en myofeedback bij vrouwen met symptomen van stress urineincontinentie. University of Maastricht, The Netherlands, Master Thesis.

Hoyte, L., Schierlitz, L., Zou, K., et al., 2001. Two- and 3-dimensional MRI comparison of levator ani structure, volume, and integrity in women with stress incontinence and prolapse. Am. J. Obstet. Gynecol. 185 (1), 11–19.

Isherwood, P., Rane, A., 2000. Comparative assessment of pelvic floor strength using a perineometer and digital examination. Br. J. Obstet. Gynaecol. 107, 1007–1011.

Jarvis, S., Dietz, H., Vancaillie, T., 2001. A comparison between vaginal palpation, perineometry and ultrasound in the assessment of levator function. International Urogynecolgy Journal and Pelvic Floor Dysfunction 12 (Suppl. 3), 31.

Jean-Michel, M., Biller, D.H., Bena, J.F., et al., 2010. Measurement of pelvic floor muscular strength with the Colpexin pull test: a comparative study. Int. Urogynecol. J. Pelvic Floor Dysfunct. 21, 1011–1017.

Jeyaseelan, S., Haslam, J., Winstanley, J., et al., 2001. Digital vaginal assessment: an inter-tester reliability study. Physiotherapy 87 (5), 243–250.

Kegel, A.H., 1948. Progressive resistance exercise in the functional restoration of the perineal muscles. Am. J. Obstet. Gynecol. 56, 238–249.

Kegel, A.H., 1952. Stress incontinence and genital relaxation. Ciba Clin. Symp. 2, 35–51.

Kerschan-Schindel, K., Uher, E., Wiesinger, G., et al., 2002. Reliability of pelvic floor muscle strength measurement in elderly incontinent women. Neurourol. Urodyn. 21, 42–47.

Kruger, J.A., Dietz, H.P., Budgett, S.C., et al., 2013 Feb 22. 2013 Comparison between transperineal ultrasound and digital detection of levator ani trauma. Can we improve the odds? Neurourol. Urodyn. http://dx.doi.org/10.1002/nau.22386 (epub ahead of print).

Laycock, J., 1994. Clinical evaluation of the pelvic floor. In: Schussler, B., Laycock, J., Norton, P., et al. (Eds.), Pelvic Floor Re-education. Springer Verlag, London, pp. 42–48.

Laycock, J., Jerwood, D., 2001. Pelvic floor muscle assessment: the PERFECT scheme. Physiotherapy 87 (12), 631–642.

McKey, P.L., Dougherty, M.C., 1986. The circumvaginal musculature: correlation between pressure and physical assessment. Nurs. Res. 35 (5), 307–309.

Morin, M., Dumoulin, C., Bourbonnais, D., et al., 2004. Pelvic floor maximal strength using vaginal digital assessment compared to dynamometric measurements. Neurourol. Urodyn. 23, 336–341.

Petri, E., Koelbl, H., Schaer, G., 1999. What is the place of ultrasound in urogynecology? A written panel. Int. Urogynecol. J. Pelvic Floor Dysfunct. 10, 262–273.

Shull, B., Hurt, G., Laycock, J., et al., 2002. Physical examination. In: Abrams, P., Cardozo, L., Khoury, S., et al. (Eds.), Incontinence: Second International Consultation on Incontinence. Health Publication Ltd/Plymbridge Distributors, Plymouth, pp. 373–388.

Simons, D.G., Mense, S., 1998. Understanding and measurement of muscle tone as related to clinical muscle pain. Pain 75, 1–17.

Slieker-ten Hove, M.C., Pool-Goudzwaard, A.L., Eijkemans, M.J., et al., 2009. Face validity and reliability of the first digital assessment scheme of pelvic floor muscle function confirm the new standardized terminology of the International Continence Society. Neurourol. Urodyn. 28 (4), 295–300.

Stoker, J., Halligan, S., Bartram, C., 2001. Pelvic floor imaging. Radiology 218, 621–641.

Thompson, J.A., O'Sullivan, P., Briffa, N.K., et al., 2006a. Altered muscle activation patterns in symptomatic women during pelvic floor muscle contraction and Valsalva manoeuvre. Neurourol. Urodyn. 25, 268–276.

Thompson, J.A., O'Sullivan, P.B., Briffa, N.K., et al., 2006b. Assessment of voluntary pelvic floor muscle contraction in continent and incontinent women using transperineal ultrasound, manual muscle testing and vaginal squeeze pressure. Int. Urogynecol. J. Pelvic Floor Dysfunct. 17, 624–630.

Van Kampen, M., De Weerdt, W., Feys, H., et al., 1996. Reliability and validity of a digital test for pelvic muscle strength in women. Neurourol. Urodyn. 15, 338–339.

Worth, A., Dougherty, M., McKey, P., 1986. Development and testing of the circumvaginal muscles rating scale. Nurs. Res. 35 (3), 166–168.

5.3 EMG

David B Vodušek

概述

EMG 是肌纤维产生的生物电活动的细胞外记录。这一术语实际上代表了至少两种不同的临床应用方法，这些方法通常在不同的环境（实验室）中实施，可达到不同的目的。EMG 既可以揭示特定肌肉的"行为"（即活动模式），也可用于检测肌肉是否正常、是否存在肌源性疾病、肌肉失神经支配/神经支配再恢复等。前者侧重于将肌肉作为一个整体，可以称为"运动 EMG"。后者侧重于肌肉成分（肌纤维和运动单位），可称为"运动单位 EMG"。本书没有大量使用这些既定术语，但为了清晰表述相关内容，部分章节将使用这些术语。这种 EMG 信号使用的划分已经得到专家认可，只是通常不会特意去强调，因此，上述两种类型的 EMG 都可简称为 EMG，这可能导致有些不熟悉该领域的读者在阅读有关 EMG 的文献时感到困惑。

在临床神经生理学中，EMG 与神经传导测试相结合，可用于评估创伤或疾病对神经肌肉系统的影响（Aminoff，2012）。

肌纤维、运动单位和肌肉

单个肌纤维（细胞）不会自主收缩，而是与同一运动单位（即由相同的运动神经元支配）的其他肌纤维协同收缩。神经元的轴突通过运动神经到达肌肉。在肌肉内部，轴突逐渐变细，然后分支支配散布于肌肉各处的肌纤维，同一运动单位的部分肌纤维可能彼此并不相邻。一个运动单位内的肌纤维同时激活产生的生物电活动被记录电极"累加"后成为"运动单位动作电位"（motor unit action potential，MUAP）。由于一次肌肉收缩可以同时激活多个运动单位，并且 EMG 记录电极表面可能与数个运动单位的肌纤维相邻，所以电极可以同时记录下多个 MUAP，这样在给定时间间隔内就会产生 MUAP 的"干扰相"。如果正常肌肉强烈收缩，那么多数运动单位都会被激活，从而产生完全的干扰相（Vodušek and Fowler，2004；Podnar and Vodušek，2012）。

运动 EMG

对肌肉生物电活动的长时间记录可以为肌肉随时间的活动变化提供定性和定量评估，从而描述肌肉在特定动作中的"行为"（见第 4 章，图 4.2）。需要注意的是，运动 EMG 并不能提供肌肉"状态"的信息（即其运动单位是否因神经病变或肌肉病变而改变）。为获得这些信息，必须对 EMG 信号进行特殊分析。当然，有意义的运动 EMG 只能从受神经支配的肌肉中获得。

如果仅关注单一肌肉的活动模式，理想情况下 EMG 应该可以进行选择性记录，一方面不受邻近肌肉的影响，另一方面可以真实检测目标肌肉的所有活动。但事实上这两个目标很难同时实现。对肌肉的整体检测需要借助非选择性电极,而对小肌肉的选择性记录只能使用表面积较小的肌内电极。非选择性记录可能会受到其他肌肉活动的影响,而选择性记录可能无法检测到目标肌肉的全部活动。有意义的深部肌肉记录只能通过侵入性技术来完成。

综上所述,括约肌的真正选择性记录只能借助肌内电极来实现。临床常规检查通常使用同心针电极。然而,针电极在运动时可能会使患者产生疼痛,并且会随运动脱落。研究者可以采用套管将两根独立 / 裸露的细导线末端(尾部有钩)插入肌肉,然后将套管拔出,使导线维持在原位(Deindl et al.,1993)。这种记录方式的优点是良好的位置稳定性和插入导线后不会产生疼痛,缺点是不能对导线位置进行过多调整。

为减少 EMG 的侵入性,目前已经设计出各种类型的表面电极,其中也包括适合会阴部检查的电极。这种小巧的皮肤表面电极可以放置于会阴部皮肤进行记录。另外也设计出了一些特殊的阴道内、直肠内或导管内记录电极。表面电极记录更容易受人为影响,而且这种人为影响不易被识别。

使用运动 EMG 检测时,必须对"EMG 信号质量"进行实时评估,这种评估需要对原始信号进行听觉或示波器检测。现代化的记录系统软件可以集成高质量的 EMG 信号,有助于对结果进行量化。应注意,运动 EMG 需要同时标记伴随事件,以便有效记录与特定动作或其他生理事件(如逼尿肌压力)相关的肌肉活动。

用 EMG 鉴别正常肌肉与病变肌肉

EMG 有助于区分正常肌、失神经肌、神经再生肌和肌源性病变。在 PFM 和括约肌中,神经源性改变是一个标准,因为只有疑似失神经损伤的患者才会被例行转诊进行评估。根据患者的临床问题,可以对一块或多块肌肉进行检查。其中,肛提肌、肛门和尿道括约肌以及前庭球是需要常规检查的肌肉,但如果怀疑 PFM 中不同肌肉受累程度相似,可以仅检查肛门外括约肌(单侧或双侧)(Podnar et al.,1999)。

同心针 EMG

一次性的同心针肌电图(concentric needle EMG,CNEMG)电极通常用于诊断横纹肌失神经支配 / 神经再生。CNEMG 电极可以记录其斜针尖附近约 20 个肌纤维的电位峰值(或"附近")变化(Vodušek and Fowler,2004)。电极记录的运动单位数量既取决于运动单位内肌纤维的局部排列,也取决于肌肉的收缩程度。

CNEMG 可以提供关于插入电活动、异常自发活动、MUAP 和干扰相的信息(Podnar and Vodušek,2012)。

在健康的骨骼肌中,针电极刚刚插入时(以及针尖的任何移动)会引起短暂的"插入电活动",这是可兴奋的细胞膜受到机械性刺激造成的。缺少针电极的"插入电活动"常提示被检查的肌肉完全失神经萎缩(Podnar and Vodušek,2012)。肌肉静息状态时,肌紧张引起的 MUAP 是能被记录到的仅存的正常生物电活动。

根据定义，部分失神经支配的括约肌存在运动单位缺失，但具体程度难以估计。正常情况下，在肌肉剧烈收缩和剧烈咳嗽期间，MUAP应该混合在一起，在示波器上产生干扰相。通过计数持续放电的低阈值MUAP，可以估算出放松时持续活动的MUAP数量（Podnar et al.，2002a）。

周围神经损伤的患者放松时持续放电的MUAP数量较少。除了持续放电的低阈值运动单位（张力性），新的运动单位（相位性）可以自发性和反射性募集。研究表明，这两个运动单位群体的特征不同，反射性或自发性激活的高阈值MUAP多于持续激活的低阈值MUAP（Podnar and Vodušek，1999）。

利用现代EMG设备的标准记录设施，研究者可以捕获单个MUAP并确定其特征（图5.2）。通常是对MUAP的幅度和持续时间进行测量。

为识别MUAP，并明确复杂MUAP的"迟发"部分并非来自多个MUAP的叠加，有必要重复捕获相同的电位。正常尿道和肛门括约肌的MUAP多在1 mV以下，绝对低于2 mV，多数持续时间少于7 ms，少数（不到15%）超过10 ms；多为双相和三相电位，但15%~33%可能为多相电位。正常MUAP是稳定的，在重复记录时形状不会发生改变（图5.3）（Vodušek and Light，1983；Fowler et al.，1984；Rodi et al.，1996）。

有两种方法可以定量分析运动单位的生物电活动，一种是分析单个MUAP（Podnar et al.，2002a；Podnar et al.，2002b）；另一种是分析混合MUAP的整体活动（干扰相）（图5.3）（Aanestad et al.，1989；Podnar et al.，2002a；Podnar et al.，2002b）。

一般来说，在先进的EMG系统中，有3种MUAP分析技术（"手动MUAP分析""单一MUAP分析"和"多MUAP分析"）和1种干扰相分析技术（转向/振幅）。无论采用哪种方法，都需要对相关的肌肉生物电活动样本进行分析，才能使测试更有效。

在一小部分括约肌中，收集10个不同的MUAP已被认为是应用单一MUAP分析的最低要求。使用手动MUAP分析和多

图 5.2 MUAP 示意图，图中标注了 MUAP 的不同组成部分及分析参数（改编自 Podnar et al., 2002a 和 Podnar et al., 2002b）

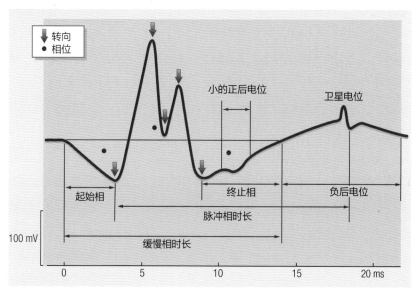

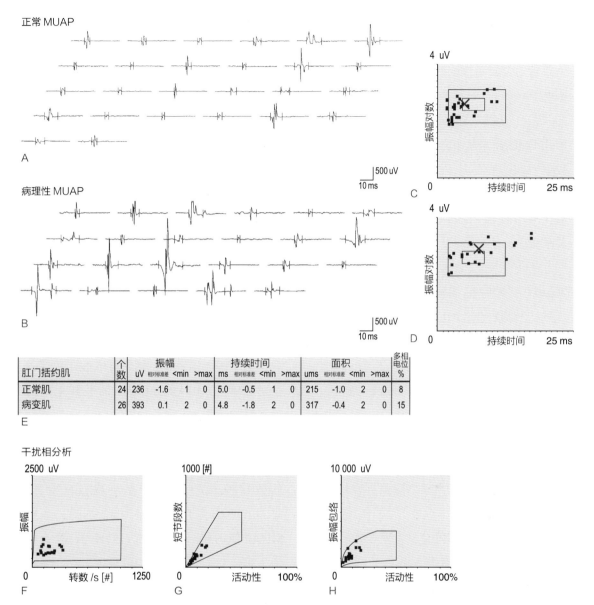

图 5.3 A、B. 通过对右半侧肛门外括约肌皮下部分进行多 MUAP 分析，比较正常和病理性 MUAP 之间的差异。C、D. MUAP 的振幅对数与持续时间关系图，图中位于内部的矩形代表平均值的标准范围，外部的矩形代表离群值。E. MUAP 的相关参数值。F~H. 一名马尾病变患者的干扰相转向 / 振幅分析，图中划定的区域（云状图）代表标准范围，而小方点表示单个干扰相样本。图中正常样本来自一名 45 岁女性，MUAP 和干扰相分析结果均正常。病理样本来自一名 36 岁男性，检查前 13 个月因椎间盘中央突出导致马尾病变，肛门周围感觉丧失，其 MUAP 振幅和面积的平均值均高于标准范围，多相波增多。此外，对于病变样本，图中所示的所有 MUAP 参数中有 2 个以上的参数数值超出了离群值范围。请注意，尽管存在明显的 MUAP 异常，但患者的干扰相分析仍在正常范围内

MUAP 分析时，需要从每个肛门外括约肌收集 20 个 MUAP（四肢肌肉标准数量），这一要求对健康对照组和大多数患者来说并无困难（Podnar et al.，2000b；Podnar et al.，2002b）。应用上述 3 种 MUAP 分析通过标准化 EMG 技术从肛门外括约肌获得的规范数据目前已被发表（Podnar et al.，2002b）。这些研究采用的方法在技术上有不同之处，其中基于模板的多 MUAP 分析快速简便、易于操作，且不易产生检查者偏倚（图 5.3）。

研究者可以将标准值（Podnar et al.，2002b）引入 EMG 系统软件中，便于记录肛门外括约肌的定量 MUAP 和干扰相分析。研究表明，年龄、性别（Podnar et al.，2002a）、单纯阴道分娩次数（Podnar et al.，2000a）、轻度慢性便秘（Podnar and Vodušek，2000），以及所检查的肛门外括约肌部分（皮下或深层）对标准值无影响（Podnar et al.，2002a；Podnar et al.，2002b）。这使得定量分析变得简单，不同实验室的结果之间也更容易进行比较。

目前尚无应用标准化技术对其他盆底和会阴部肌肉进行类似深入分析的标准化数据，但每个实验室都有自己的标准化数据。

失神经支配和神经再生的 CNEMG 表现

PFM 和会阴肌在神经损伤后可出现完全或部分失神经支配。失神经支配后人体各部位横纹肌的变化原则上是相似的。完全失神经支配后，所有运动单位活动停止，可能会出现持续数天的电静息；失神经损伤 10~20 天后，插入电活动时间延长，出现短双相波、纤颤电位、明显的双相电位正偏转和正锐波等异常自发活动。轴突再生后 MUAP 可以再次出现，首先是短暂的双相波和三相波，很快变为多相波，波形呈锯齿状，持续时间延长（Vodušek and Fowler，2004；Podnar and Vodušek，2012）。在部分失神经支配的肌肉中，仍会有一部分 MUAP 存在，并与异常自发活动混合出现。部分长期失神经支配的肌肉会出现一种特殊的异常插入电活动，即所谓的"重复放电"。这种活动也可以在无神经肌肉疾病证据的尿道横纹括约肌中观察到（Podnan and Vodušek，2012）。

在部分失神经支配的肌肉中可以出现侧支神经再生，再生的运动神经无轴突发芽生长后会重新支配失神经的肌纤维，这将导致运动单位内肌纤维排列的改变。神经再支配后，属于同一运动单位的肌纤维彼此相邻，这可以通过 MUAP 的变化（时长和振幅增加）反映出来。

在神经再生后期，随着神经再支配的完成，CNEMG 通常会检测到剩余运动单位的数量减少（即 MUAP 的干扰相减少），MUAP 振幅更高，持续时间更长，多相 MUAP 所占比例增加。这一发现可以作为先前失神经支配和神经再生的证据。对于恢复神经支配的肌肉而言，其功能将取决于剩余运动单位的数量（和大小）。目前剩余运动单位的相对数量只能通过估算得出（Podnar et al.，2002a；Podnar et al.，2002b；Vodušek and Fowler，2004）。

单纤维肌电图

单纤维肌电图（Single fiber electromyography，SFEMG）的电极具有与 CNEMG 电极相似的外观，但其记录位置不在针尖，而是在针尖上方的一侧，并且其表面积要比 CNEMG 电极小得多。受正常运动单位中肌纤维排列方式的影响，一个 SFEMG 针电极只能记录到来自同一运动单位的 1~3 根肌纤维。反映运动单位形态的主要 SFEMG 参数为纤维密度（fiber density，FD），FD 指每个检测部位记录的单个运动单位中肌纤维的平均数量。为测量 FD，需要从被检测肌肉内的 20 个不同检测点进行记录，同时记录并计算每个运动单位中成分电位的平均数。肛门括约肌的正常 FD 小于 2.0（Neill and Swash，1980；Vodušek and Janko，1981）。

由于其技术特性，SFEMG 电极能够记录神经再生引起的运动单位变化，但不太适用于检测失神经支配本身引起的变化（即异常插入电活动和异常自发活动）。SFEMG 电极还适用于记录运动单位电位的不稳定性，即"颤抖"（Stalberg and Trontelj，1994），但此参数在 PFM 中应用不多。

SFEMG 已被应用于研究中，但其应用并不广泛。在常规的临床神经生理学实验室中，SFEMG 在诊断学中的应用仅限于对神经肌肉传递的病理研究。SFEMG 记录用的针电极价格昂贵，且没有一次性针电极。为此，目前多将 SFEMG 记录的原理应用于同心针电极记录中（应用滤波器滤除 EMG 的低频信号可以使 EMG 记录的选择性更高）。

EMG 在临床实践和研究中的应用

不同的 EMG 检查可以提供不同的特定生理信息，加之 EMG 检测技术、记录类型多样，不同的 EMG 技术应用范围也不同，因

此应分别对不同类型 EMG 的效度、信度、反应性和灵敏度 / 特异性进行研究。EMG 经常被错误地理解为"一种方法"，或作为一种精确测量肌肉"功能"的技术。然而，肌肉功能是非常复杂的，不同的 EMG 技术仅能检测其不同方面，并不能真正涵盖全部。例如，运动单位 EMG 技术在诊断失神经支配和神经再生（即协助诊断神经损伤）方面明显优于诊断功能障碍（即量化运动单位的数量，从而提供与功能直接相关的数据）。

因此，在临床使用 EMG 时首先应该区分出是用以检测肌肉活动模式还是诊断肌肉失神经支配 / 神经再生。EMG 对于诊断肌肉失神经支配 / 神经再生相当可靠，可重复性、灵敏度及特异性高，但这一论断主要来自专家意见，是在综合考虑临床和 EMG 结果的长期相关性后得出的。但对于个体而言，EMG 结果与肌肉功能（肌力、爆发力和耐力）的相关性并非一成不变（排除轻微、严重或完全失神经支配的情况）。

EMG 信号的效度

运动 EMG 具有良好的逻辑效度（即能够测量横纹肌活动的存在与否），但其技术要求较高。应将 EMG 记录与其他干扰信号区分开，这对于肌肉内记录非常简单（特别是放大为音频信号时）。但使用表面电极记录时，这种区分就相对困难，因为表面电极可能存在接触质量改变的问题，尤其是在长时间记录时，会产生记录质量的变化。有研究认为表面 EMG 检测与肛门内 EMG 检测相比，具有较好的信度和临床预测效度（Glazer et al.，1999）。

运动 EMG 记录的内容效度评价需要有

来自相同目标肌肉的连续记录，但针电极有可能出现脱落，因此，对于长期记录来说肌内金属丝电极记录更可靠。表面电极记录的内容效度取决于电极类型及其移位的可能性。还有一个特殊问题是重复 EMG 记录时的内容效度，需要对同一目标肌肉进行采样，此时使用选择性较少的表面电极更适合。但假如需要的 EMG 来源仅是电极附近的几块肌肉之一，那么表面电极记录的内容效度可能会受到质疑。既然骨盆区域 EMG 信号的解剖学目标并不容易确定，那么表面电极记录的 EMG 真的仅源自我们希望测量的肌肉吗？此外，还有一个关于 EMG 代表性的问题，即肌电信号是否真正代表了它所代表的肌肉或肌群？换句话说，无论使用哪种电极类型进行记录，我们都需要根据 EMG 信号与特定目标之间的生理相关性确定内容效度。例如，肛门括约肌记录并不能反映尿道括约肌的行为。

目前，运动 EMG（在多导尿流动力学记录中获得）已成为诊断逼尿肌 / 横纹括约肌协同失调的有效方法，但目前仍缺少正规研究支持，尤其是对于尿道括约肌的肌内记录。另外，该测试至今尚未标准化，其灵敏度和特异性也不明确，远未达到理想状态。

CNEMG 诊断肌肉神经再生的逻辑效度和内容效度良好，但临床上通常不以这些术语进行讨论。目前，CNEMG 对横纹肌失神经支配和神经再生的诊断效度已被普遍认可，对中度至重度失神经支配和神经再生的诊断灵敏度和特异性也不错。这些观点得到了大量关于神经和肌肉病变的临床、电生理学和组织病理学经验的支持（Aminoff，2012）。不同类型的 CNEMG 信号诊断神经

再生变化的灵敏度和特异性可能会有所不同（Podnar et al.，2002b）。

SFEMG 具有较好的逻辑效度、内容效度和诊断效度，可用于检测神经再生引起的各种变化，但目前临床上尚未应用于 PFM 的检测。

反应性

规范、专业的 EMG 记录能够显示无活性肌肉中电活动的缺失（"电静息"），以及能够对肌肉激活增加产生逐级反应。如果技术良好（可靠），可以轻松检测到目标中 EMG 活动的微小差异。

信度

如果由经验丰富的测试人员操作（Aminoff，2012），EMG（同心针电极和单纤维针电极定量检测技术）诊断结果将具有很好的一致性和可重复性（Engstrom and Olney，1992）。临床上使用这两种方法检测时都需要丰富的经验，CNEMG 更是如此。

与 CNEMG 相比，表面 EMG 的记录参数更为直接（存在或不存在肌肉激活），因此也更容易解释，同时表面 EMG 记录（如果解决了技术问题）也具有很好的一致性和可重复性。作为一种生理学研究工具，运动 EMG 结果的整体一致性和可重复性更多取决于所评估"生理现象"的可重复性（即肌肉"行为"的可重复性）。

运动 EMG 和 CNEMG 在特定患者群体中的应用

括约肌和 PFM 的运动 EMG 记录既可

以用于科学研究，也可用于诊断排尿功能障碍，确定膀胱充盈和排尿期间的横纹肌行为，以及诊断肛门直肠功能障碍。但该方法目前尚未标准化。

PFM 的随意性和反射性激活间接证明了神经通路（中央和周围）的完整性。正常 PFM 行为模式（即排尿期间横纹括约肌不激活）间接证明了下尿路神经控制相关中枢的完整性。

运动 EMG 作为一种工具（如果使用合理的技术）是没有争议的，但关于 PFM 在健康状态下和疾病状态下的行为模式，研究者能够从 EMG 中获得的知识很少。因此，在特定患者中，EMG 出现的短时间间隔可能会被误解为具有显著的病理意义，但实际上也许仅是正常肌肉的行为变异或对实验环境的某些非特异性肌肉反应而已。运动 EMG 也可作为生物反馈治疗工具使用。

临床上，CNEMG 更适用于有（疑似）圆锥、马尾、骶神经丛或阴部神经损伤的神经科、神经外科和骨科患者，在有（疑似）神经源性泌尿 – 肛门 – 生殖功能障碍的泌尿外科、泌尿妇科和肛肠科患者中应用较少（Vodušek，2011）。

PFM 的失神经支配与真性 SUI（Snooks et al.，1984）和泌尿生殖器官脱垂（Smith et al.，1989）有关。研究中已使用不同的 EMG 技术来确定阴道分娩后括约肌的损伤程度。然而，CNEMG 很少用于女性阴道分娩和（或）尿失禁后的常规检查，临床上仅用于严重骶神经丛受累的罕见病例（Vodušek，2002）。

通常认为，年轻女性的孤立性尿潴留是多发性硬化或心理因素造成的（Siroky and

Krane，1991）。然而，此类患者的 CNEMG 检查显示，尿道括约肌中出现大量复杂的重复放电和"减速爆发活动"（Fowler et al.，1988）。有研究者认为，这种病理性的自发活动可导致排尿过程中括约肌的持续收缩，从而造成尿流阻断（Deindl et al.，1994）。目前认为该综合征与多囊卵巢有关（Fowler and Kirby，1986），称为 Fowler 综合征。基于 CNEMG 可以检测马尾神经损伤后的失神经支配和神经再生变化以及异常的自发活动，有研究者认为尿潴留女性患者应该常规进行 CNEMG 检测（Fowler et al.，1988）。然而，CNEMG 检测在女性尿潴留病理改变中的特异性仍倍受质疑。

研究认为，PFM 失神经支配与肛肠功能障碍有关，但目前 EMG 常规检查仅选择性应用于部分有肛门直肠功能障碍的患者（Vodušek and Enck，2006）。

CNEMG 电极可以记录运动的诱发反应和（或）反射反应以协助诊断，并有助于对神经系统进行更全面的评估（Vodušek and Fowler，2004；Podnar and Vodušek，2012）。

综上所述，运动 EMG 和运动单位 EMG 有助于研究者更好地理解盆底、下尿路、肛门直肠和性功能在健康状况下和疾病中的作用，但目前在这一领域仍需开展更多的研究。

EMG 可以显示逼尿肌 – 括约肌协调功能障碍（运动 EMG），也可以发现横纹肌 – 括约肌的失神经支配和神经再生，因此有助于诊断疑似神经源性 PFM 功能障碍的病例。对于轻度至中度部分失神经支配，EMG 在提供肌肉力量（由于失神经支配而受损）的相关数据方面作用非常有限。

临床建议

- 一般来说，EMG 操作需由经过规范培训的检查者来执行。即使是进行表面 EMG 记录（无创且操作方便），检查者也需要经过培训并具有一定经验。技术上往往存在很多误区，对于那些缺乏经验和未经培训的检查者，并非所有问题都是显而易见的。因此，建议物理治疗师、神经科医师和临床神经生理学家之间进行密切的合作。

- 目前，在盆底领域，运动 EMG 唯一被广泛接受的用途是协助诊断逼尿肌 – 横纹肌协同障碍。在考虑运动 EMG 的其他用途之前，应首先确定 EMG 记录方案的效度和信度，并制订相应操作规程。发表相关著作时，应将所使用的技术内容进行详细描述。EMG 在不同环境下使用时的标准化流程将是今后的研究方向。

- CNEMG 是疑似失神经支配和神经再生的骨骼肌常规的电生理检查方法。对于怀疑周围神经受累的尿失禁患者，可以选择对 PFM 和括约肌行 CNEMG 检查。但从 EMG 数据中推断肌肉力量、爆发力和耐力时应谨慎。

- CNEMG 应仅由获得相关机构许可的、经过规范培训的检查人员执行。

参考文献

Aanestad, O., Flink, R., Norlen, B.J., 1989. Interference pattern in perineal muscles: I. A quantitative electromyographic study in normal subjects. Neurourol. Urodyn. 8, 1–9.

Aminoff, M.J., 2012. Clinical electromyography. In: Aminoff, M.J. (Ed.), Electrodiagnosis in Clinical Neurology, sixth ed. Churchill Livingstone, Philadelphia, PA, pp. 233–259.

Deindl, F.M., Vodušek, D.B., Hesse, U., et al., 1993. Activity patterns of pubococcygeal muscles in nulliparous continent women. Br. J. Urol. 72 (1), 46–51.

Deindl, F.M., Vodušek, D.B., Hesse, U., et al., 1994. Pelvic floor activity patterns: comparison of nulliparous continent and parous urinary stress incontinent women. A kinesiological EMG study. Br. J. Urol. 73 (4), 413–417.

Engstrom, J.W., Olney, R.K., 1992. Quantitative motor unit analysis: the effect of sample size. Muscle Nerve 15, 277–281.

Fowler, C.J., Kirby, R.S., 1986. Electromyography of urethral sphincter in women with urinary retention. Lancet 1, 1455–1457.

Fowler, C.J., Kirby, R.S., Harrison, M.J., et al., 1984. Individual motor unit analysis in the diagnosis of disorders of urethral sphincter innervation. J. Neurol. Neurosurg. Psychiatry 47 (6), 637–641.

Fowler, C.J., Christmas, T.J., Chapple, C.R., et al., 1988. Abnormal electromyographic activity of the urethral sphincter, voiding dysfunction, and polycystic ovaries: a new syndrome? Br. Med. J. 297, 1436–1438.

Glazer, H.I., Romanzi, L., Polaneczky, M., 1999. Pelvic floor muscle surface electromyography: reliability and clinical predictive validity. J. Reprod. Med. 44, 779–782.

Neill, M.E., Swash, M., 1980. Increased motor unit fibre density in the external anal sphincter muscle in ano-rectal incontinence: a single fibre EMG study. J. Neurol. Neurosurg. Psychiatry 43 (4), 343–347.

Podnar, S., Vodušek, D.B., 1999. Standardisation of anal sphincter EMG: high and low threshold motor units. Clin. Neurophysiol. 110 (8), 1488–1491.

Podnar, S., Vodušek, D.B., 2000. Standardization of anal sphincter electromyography: effect of chronic constipation. Muscle Nerve 23 (11), 1748–1751.

Podnar, S., Vodušek, D.B., 2012. Electrophysiologic evaluation of sacral functions. In: Aminoff, M.J. (Ed.), Aminoff's Electrodiagnosis in Clinical Neurology, sixth ed. Churchill Livingstone, Philadelphia, PA, pp. 673–695.

Podnar, S., Rodi, Z., Lukanovic, A., et al., 1999. Standardization of anal sphincter EMG: technique of needle examination. Muscle Nerve 22 (3), 400–403.

Podnar, S., Lukanovic, A., Vodušek, D.B., 2000a. Anal sphincter electromyography after vaginal delivery: neuropathic insufficiency or normal wear and tear? Neurourol.Urodyn. 19 (3), 249–257.

Podnar, S., Vodušek, D.B., Stalberg, E., 2000b. Standardization of anal sphincter electromyography: normative data. Clin. Neurophysiol. 111 (12), 2200–2207.

Podnar, S., Mrkaic, M., Vodušek, D.B., 2002a. Standardization of anal sphincter electromyography: quantification of continuous activity during relaxation. Neurourol. Urodyn. 21 (6), 540–545.

Podnar, S., Vodušek, D.B., Stalberg, E., 2002b. Comparison of quantitative techniques in anal sphincter electromyography. Muscle Nerve 25 (1), 83–92.

Rodi, Z., Vodušek, D.B., Denišlič, M., et al., 1996. Clinical uroneurophysiological investigation in multiple sclerosis. Eur. J. Neurol. 3, 574–580.

Siroky, M.B., Krane, R.J., 1991. Functional voiding disorders in women. In: Krane, R., Siroky, M.B. (Eds.), Clinical Neuro-urology. Little Brown & Company, Boston, MA, pp. 445–457.

Smith, A.R., Hosker, G.L., Warrell, D.W., 1989. The role of pudendal nerve damage in the aetiology of genuine stress incontinence in women. Br. J. Obstet. Gynaecol. 96 (1),

29–32.

Snooks, S.J., Barnes, P.R., Swash, M., 1984. Damage to the innervation of the voluntary anal and periurethral sphincter musculature in incontinence: an electrophysiological study. J. Neurol. Neurosurg. Psychiatry 47 (12), 1269–1273.

Stalberg, E., Trontelj, J.V., 1994. Single fiber electromyography: studies in healthy and diseased muscle, second ed. Raven Press, New York.

Vodušek, D.B., 2002. The role of electrophysiology in the evaluation of incontinence and prolapse. Curr. Opin. Obstet. Gynecol. 14 (5), 509–514.

Vodušek, D.B., 2011. The role of clinical neurophysiology in urogynecology. Int. Urogynecol. J. Pelvic Floor Dysfunct. 22 (12), 1473–1477.

Vodušek, D.B., Enck, P., 2006. Neural control of pelvic floor muscles. In: Johnson, L.R. (Ed.), Physiology of the Gastrointestinal Tract, fourth ed. Elsevier Academic Press, London, pp. 995–1008. ch 40.

Vodušek, D.B., Fowler, C.J., 2004. Pelvic floor clinical neurophysiology. In: Binnie, C., Cooper, R., Mauguiere, F., et al. (Eds.), Clinical Neurophysiology, vol. 1: EMG, Nerve Conduction and Evoked Potentials. Elsevier, Amsterdam, pp. 281–307.

Vodušek, D.B., Janko, M., 1981. SFEMG in striated sphincter muscles [abstract]. Muscle Nerve 4, 252.

Vodušek, D.B., Light, J.K., 1983. The motor nerve supply of the external urethral sphincter muscles. Neurourol. Urodyn. 2, 193–200.

5.4　阴道挤压力测量

Kari Bø

阴道挤压力测量是测量 PFM 最大肌力和耐力最常用的方法。测试 MVC 或最大肌力时要求患者尽可能地收缩 PFM；测试耐力时要求患者尽可能地维持收缩或尽可能多地重复收缩。测试可经尿道、阴道或直肠进行。

Kegel（1948）开发了一种阴道压力测试装置，该装置需要与一个压力计（称为会阴收缩力计）相连，压力单位为毫米汞柱，可用于测量 PFM 力量。但没有报告有关该方法的反应性、信度或效度的数据。"会阴收缩力计"这个词有点误导人，因为压力计探头的压力敏感区域并不是放置在会阴部，而是放置在阴道内肛提肌的水平。目前，有几种类型的阴道压力设备可用于测量阴道挤压力，但这些设备的尺寸和技术参数各不相同（Dougherty et al.，1986；Bø et al.，1990a；Laycock and Jerwood，1994；Sigurdardottir et al.，2009）（图 5.4~5.6），压力单位为毫米汞柱、厘米水柱或百帕。

反应性

在大多数描述测量工具的研究中，缺少关于反应性的报告。然而，研究发现，一种新型的连接光纤微针尖和应变计压力传感器的专用球囊导管设备具有较高的反应性（Kvarstein et al.，1983；Abrams et al.，1986；Dougherty et al.，1986；Svenningsen and Jensen，1986；Bø et al.，1990a）。在 Bø 等（1990a）（Camtech AS，桑维卡，挪威）发明的装置中，传感器测量范围为 0~400 cmH$_2$O，线性度为 0.5%~1%，滞后小于 0.5%，热基线漂移小于 0.5%（一般为 0.2 cmH$_2$O/℃），热敏度每摄氏度漂移小于 0.1%（Kvarstein et al.，1983；Svenningsen and Jensen，1986）。

评估者内部信度和评估者间信度

多项研究发现阴道挤压力测量具有良好的信度（Dougherty et al.，1986；McKey and Dougherty，1986；Bø et al.，1990a；Wilson et

71

al.，1991；Frawley et al.，2006；Sigurdardottir et al.，2009）。然而，Dougherty 等（1991）在 19~61 岁的健康受试者中发现，受试者内平均值为 15.5 mmHg（SD=3.9），受试者间平均值为 132.4 mmHg（SD=11.5）。Bø 等（1990a）的研究也证实了这一显著改变，他发现在第一次测量时，有些女性需要一定的时间来募集运动单位，而另一些女性则极易疲劳，仅尝试几次就会出现力量的大幅度下降。但是，间隔 14 天后，经过对两组女性在两种不同情况下的测试结果进行比较，发现结果是可重复的。Wilson 等（1991）也发现了第一次和最后一次收缩之间的显著差异，但未发现在膀胱充盈、膀胱排空或月经期间的测量结果之间的显著性差异。Dougherty 等（1991）在不同日期、一天中的不同时间点或不同压力情况下进行了 PFM 力量测量，未发现上述不同情况下测量间存在显著差异。

Kerschan-Schindl 等（2002）测试了会阴收缩力计 –Peritron 的评估者内部信度，发现 5 秒内最大收缩力和平均收缩力的绝对差分别小于 5.3 mmHg 和 4.5 mmHg。Frawley 等（2006）同样对该设备的内部信

度进行了研究，发现仰卧屈膝位、仰卧位、坐位和站立位的阴道挤压力读数组内相关系数（intra-class correlation，ICC 值）分别为 0.95、0.91、0.96 和 0.92，静息压力 ICC 分别为 0.74、0.77、0.47 和 0.29。相同体位耐力测试的 ICC 远低于阴道挤压力，分别为 0.05、0.42、0.13 和 0.35。研究结果表明，应用会阴收缩力计 -Peritron 测量时，MVC 的信度较高，耐力测试信度较差，坐位和站立位静息压力信度也较差。肌力测量

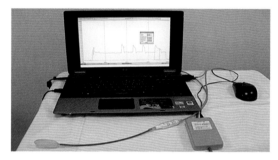

图 5.5 阴道挤压力由连接在微型压力传感器上的阴道球囊测得（Camtech AS，桑维卡，挪威）

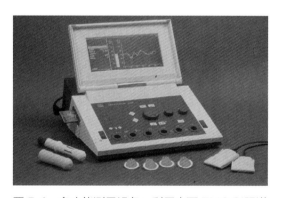

图 5.4 多功能测量设备：利用表面 EMG 和阴道及直肠挤压力测量评估 PFM 功能（Enraf nonius international, 2600 AV delft, 荷兰）

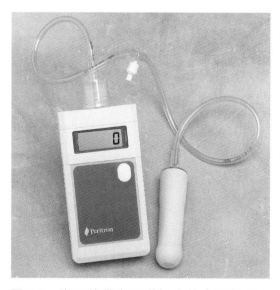

图 5.6 常用的带有阴道探头的会阴收缩力计 -Peritron（Cardio design Pty Ltd, Oakleigh VIC3166, 澳大利亚）

的高信度也得到了 Chehrehrazi 等（2009）的证实。Rahmani 等（2011）发现，会阴收缩力计 -Peritron 的肌力和耐力测试内部信度均较高，ICC 分别为 0.95 和 0.94，不同日期间测量值的信度略低，分别为 0.88 和 0.83。Sigurdardottir 等（2009）应用 Myomed 932 测试 MVC，发现评估者间信度 ICC 为 0.97，$P<0.001$，CV（变异系数）为 11.1%。

效度

在 3 种盆腔通道测试中，尿道内测试法对于测量尿道闭合压具有最佳表面效度和内容效度。所谓尿道闭合压，是由 PFM 收缩所致的尿道压力的增加，可以预防漏尿。然而，由于存在感染风险，加之大多数物理治疗诊所缺乏相应设备，这种方法在研究中应用率更高（Benvenuti et al., 1987；Lose, 1992）。直肠压力测量由于同时合并肛门括约肌的收缩，并不是一种评估 PFM 与尿失禁的相关性的有效方法。然而，在男性中，直肠压力测量是唯一实用的测量选择。与男性相比，大多数女性对尿道的位置几乎没有感觉，而阴道内 PFM 的收缩感较好，所以阴道挤压力测量是测量女性 PFM 的最佳选择。

设备的放置

不同设备的阴道探头大小不同。有些设备可以覆盖阴道全长，因此探头的放置不是问题。使用较小的设备时（Dougherty et al., 1986；Bø et al., 1990a），由于球囊可能位于

PFM 的解剖位置之外，且探头在阴道中位置的不同会导致信度和效度问题，因此球囊或传导器必须放置在相同的解剖水平和 PFM 所在位置。Kegel（1948、1952）认为 PFM 位于阴道的远端 1/3 处，而 Bø（1992）发现，当球囊放置于距阴道入口 3.5 cm 处时，大多数女性压力值上升至最高且压力值存在个体差异。

设备的尺寸和形状

由于阴道设备直径的差异，无法直接将不同阴道挤压力测量值和 EMG 结果进行比较。有研究者对阴道设备的最佳直径进行了探讨（Schull et al., 2002）。大直径阴道设备是否会通过拉伸 PFM 抑制其活性？使用较硬的本体感觉反馈装置是否可以提高 PFM 活性？目前的研究对这两个问题尚未得出结论。Bø 等（2005）对两种常用的、具有不同直径阴道探头的设备进行了比较，发现二者在测试 PFM 最大肌力时具有显著差异，因此认为不同方法获得的测量结果间不能进行比较。

腹压升高的影响

由于腹压升高会增加测量压力，所以此时从 3 种通道测试获得的挤压力测量值可能并无实际意义。PFM 参与构成腹壁、盆腔壁，因此，所有腹部压力的上升都会增加尿道、阴道和直肠的压力。

Bø 等（1988）和 Bump 等（1991）已经证实，当女性试图收缩 PFM 时，一个常见的错误是出现反向用力，因此，记录的测

量数据可能是错误的。然而，由于正确收缩时可观察到会阴或设备的向内运动，而反向用力会产生向下的运动，有研究者认为（Bø et al.，1990b；Bump et al.，1996），在测量时观察会阴向内运动可以保证测量的有效性。

有研究者（Cammu and Van Nylen，1998）尝试通过在腹直肌上使用表面 EMG 来训练受试者放松腹肌，或通过同时测量腹压来避免腹肌共同收缩干扰 PFM 力量的测定。为达到最佳训练效果，PFM 应该尽力达到最大程度的收缩（Komi，1992；Wilmore and Costill，1999）。然而，有研究者（Bø et al.，1990b；Dougherty et al.，1991；Sapsford et al.，2001；Neumann and Gill，2002）已证实，在尝试进行 PFM 正确的最大收缩时，深层腹肌（腹横肌和腹内斜肌）会同时收缩。Neumann 等（2002）发现，在 PFM 最大收缩期间，平均腹压为 9 mmHg（正常范围为 2~19 mmHg）。PFM 收缩时，如果将头部和下肢从仰卧位抬起，则腹压平均上升至 27 mmHg（范围为 11~34 mmHg），在仰卧位进行用力呼气和 PFM 收缩这两种活动时，腹压为 36 mmHg（范围为 33~52 mmHg），二者均需要膈肌和外层腹肌（腹外斜肌和腹直肌）参与。因此，正常的下腹壁协同收缩是允许的，因为出现这种协同收缩时腹压上升很小。

Dougherty 等（1991）认为，腹压增加 5 mmHg 以内是允许的，这样可以将腹压对测量结果的干扰降至最低。Bø 等（1990b）在测量期间不允许骨盆产生任何运动，从而使测试标准化。将来仍需要进一步的研究评估姿势活动的微小变化对 PFM 压力测量的影响。

髋内收肌、外旋肌和臀肌等肌肉的收缩也会对 PFM 压力测量造成影响（Bø et al.，1990b；Peschers et al.，2001）。Bø 等（1994）应用 CNEMG 记录发现，无尿失禁女性在进行髋内收肌、外旋肌和臀肌等肌肉的收缩时，尿道横纹肌和 PFM 活动增强。然而，对整个女性群体的分析显示，其他盆腔肌肉的收缩并不会比 PFM 单独收缩产生的压力反应更高。但也并不尽然，对于某些个体，也可能会发生相反的情况。由于臀肌和髋内收肌的粗大运动模式并不属于 PFM 和腹横肌协同的正常神经肌肉活动，因此在测量 PFM 动作和力量时，不鼓励骨盆外肌的协同收缩。

Jean-Michel 等（2010）开发了一个有趣的新设备，并称之为 Colpexin 拔出试验测力计。该设备可测量 PFM 主动收缩时从阴道拔出测试球时的阻力，该阻力代表 PFM 的力量。这是一种不受腹压影响且很有前景的测量 PFM 的新设备。然而，有关该设备的反应性、信度和效度仍需进一步研究。

灵敏度和特异性

有研究比较了无失禁和失禁女性的阴道挤压力和 PFM 力量，结果表明，无失禁女性的 PFM 力量优于失禁女性（Hahn et al.，1996；Mørkved et al.，2004；Amaro et al.，2005；Thompson et al.，2006），肌肉功能或力量的改善与尿失禁减少之间存在必然联系（Bø，2003）。然而，也有研究报道未发现 PFM 力量增加与尿失禁改善之间的联系（Elser et al.，1999），这可能是低剂量运动方案并没有改善肌肉力量造成的。

结论

腹压增加可影响尿道、阴道和直肠压力，因此，不能单独使用阴道挤压压力测量。在测量同时观察会阴向内运动，可以提高测试 PFM 收缩力量的准确性。另外，测试人员也应对患者进行详细指导，给予患者的指令和鼓励要尽量规范，患者的测试姿势和表现也同样需要规范。如果想测试尿道闭合能力，可以选择尿道压力测量；如果想测试 PFM 力量，应首选阴道挤压压力测量（测压法或测力法），这种方法的侵入性最小，感染风险也较低。

临床建议

阴道挤压力测量相对比较困难，有效和可靠的测试结果依赖于检查者高超的临床技能和丰富的经验，使用时应谨慎。如果能够依照常规标准完成规范测试，所获得的 PFM 收缩结果可以为患者和治疗师提供重要的信息和反馈（图 5.7）。

● 告知患者详细的测试流程，并取得患者同意。

● 患者脱衣物时，注意保护患者隐私，检查椅上应铺上治疗巾。

● 在观察和触诊 PFM 收缩时应给予患者指导。

● 需注意的是，当患者无法收缩、反向用力或使用其他肌肉代偿收缩而不是收缩 PFM 时，压力测试无法完成。

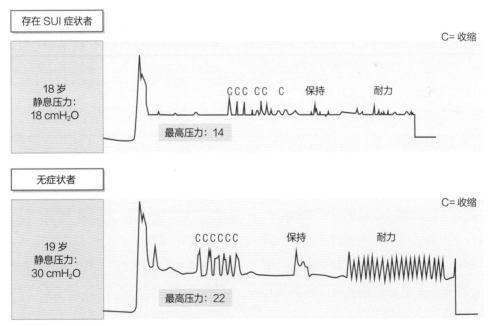

图 5.7　两名首次就诊的体育专业未生育女学生的 PFM 静息压力、PFM 最大力量、耐力和重复收缩次数的测量结果。阴道触诊发现两名受试者均能够收缩 PFM。第 1 例受试者经尿流动力学检查证实存在 SUI，经动态尿流动力学检查漏尿量为 43 g。第 2 例无盆底功能障碍的表现

- 患者可取平卧位、仰卧屈膝位、坐位或站立位进行测试。但每次评估时采用的体位应相同。

- 物理治疗师应位于能够观察会阴部的位置。

- 检查前应准备好测试设备，洗手，并戴手套。

- 遵循所在地区感染控制指南，使用探头套或一次性配件。

- 评估者将探头轻柔地插入阴道内，或让患者自己完成。

- 探头置入合适的位置后，指导患者在PFM收缩前放松，并保持正常呼吸。

- 测试时需要将探头保持在阴道内相同的位置。

- 指导患者尽可能用力收缩PFM，注意不应出现可察觉的髋内收肌、臀肌或腹直肌收缩（骨盆倾斜），然后放松，不要向下压迫会阴部。

- 允许利用深层腹肌的最大收缩使腹部小幅度向内运动或"凹陷"，但不应出现骨盆倾斜。

- 如果设备允许，还可以记录静息压力、保持时间和重复收缩次数。

- 只有在测量时同时观察到会阴部向内运动，PFM力量测试方为有效。

- 至少记录3次收缩，取最大值或平均值。

- 如果设备允许，也可以测试其他的肌肉特性，例如，保持时间、重复收缩次数（耐力）、收缩起始点、曲线下斜率和面积，以及静息压力（放松）。

- 轻轻取出探头，处理阴道内分泌物或按照相关指南清洁，然后进行消毒。

- 请患者在更衣室穿好衣物，然后与患者讨论检查结果。

参考文献

Abrams, R., Batich, C., Dougherty, M., et al., 1986. Custom-made vaginal balloons for strengthening circumvaginal musculature. Biomater. Med. Devices Artif. Organs 14 (3–4), 239–248.

Amaro, J.L., Moreira, E.C.H.M., Gameiro, M.O.O., et al., 2005. Pelvic floor muscle evaluation in incontinent patients. Int. Urogynecol. J. Pelvic Floor Dysfunct. 16, 352–354.

Benvenuti, F., Caputo, G.M., Bandinelli, S., et al., 1987. Reeducative treatment of female genuine stress incontinence. Am. J. Phys. Med. 66, 155–168.

Bø, K., 1992. Pressure measurements during pelvic floor muscle contractions: the effect of different positions of the vaginal measuring device. Neurourol. Urodyn. 11, 107–113.

Bø, K., 2003. Pelvic floor muscle strength and response to pelvic floor muscle training for stress urinary incontinence. Neurourol. Urodyn. 22, 654–658.

Bø, K., Stien, R., 1994. Needle EMG registration of striated urethral wall and pelvic floor muscle activity patterns during cough, Valsalva, abdominal, hip adductor, and gluteal muscle contractions in nulliparous healthy females. Neurourol. Urodyn. 13, 35–41.

Bø, K., Larsen, S., Oseid, S., et al., 1988. Knowledge about and ability to correct pelvic floor muscle exercises in women with urinary stress incontinence. Neurourol. Urodyn. 7, 261–262.

Bø, K., Kvarstein, B., Hagen, R., et al., 1990a. Pelvic floor muscle exercise for the treatment of female stress urinary incontinence. I: reliability of vaginal pressure measurements of pelvic floor muscle strength. Neurourol. Urodyn. 9, 471–477.

Bø, K., Kvarstein, B., Hagen, R., et al., 1990b. Pelvic floor muscle exercise for the treatment of female stress urinary incontinence. II: validity of vaginal pressure measurements of pelvic floor muscle strength and the necessity of supplementary methods for control of correct contraction. Neurourol. Urodyn. 9, 479–487.

Bø, K., Raastad, R., Finckenhagen, H.B., 2005. Does the size of the vaginal probe affect measurement of pelvic floor muscle strength? Acta Obstet. Gynecol. Scand. 84, 129–133.

Bump, R., Hurt, W.G., Fantl, J.A., et al., 1991. Assessment of Kegel exercise performance after brief verbal instruction. Am. J. Obstet. Gynecol. 165, 322–329.

Bump, R., Mattiasson, A., Bø, K., et al., 1996. The standardization of terminology of female pelvic organ prolapse and pelvic floor dysfunction. Am. J. Obstet. Gynecol. 175, 10–17.

Cammu, H., Van Nylen, M., 1998. Pelvic floor exercises versus vaginal weight cones in genuine stress incontinence. Eur. J. Obstet. Gynecol. Reprod. Biol. 77, 89–93.

Chehrehrazi, M., Arab, A.M., Karimi, N., et al., 2009. Assessment of pelvic floor muscle contraction in stress urinary incontinent women: comparison between transabdominal ultrasound and perineometry. Int. Urogynecol. J. Pelvic Floor Dysfunct. 20, 1491–1496.

Dougherty, M.C., Abrams, R., McKey, P.L., 1986. An instrument to assess the dynamic characteristics of the circumvaginal musculature. Nurs. Res. 35, 202–206.

Dougherty, M., Bishop, K., Mooney, R., et al., 1991. Variation in intravaginal pressure measurement. Nurs. Res. 40, 282–285.

Elser, D., Wyman, J., McClish, D., et al., 1999. The effect of bladder training, pelvic floor muscle training, or combination training on urodynamic parameters in women with urinary incontinence. Neurourol. Urodyn. 18, 427–436.

Frawley, H.C., Galea, M.P., Phillips, B.A., et al., 2006. Reliability of pelvic floor muscle strength assessment using different test positions and tools. Neurourol. Urodyn. 25 (3), 236–242.

Hahn, I., Milsom, I., Ohlson, B.L., et al., 1996. Comparative assessment of pelvic floor function using vaginal cones, vaginal digital palpation and vaginal pressure measurement. Gynecol. Obstet. Investig. 41, 269–274.

Jean-Michel, M., Biller, D.H., Bena, J.F., et al., 2010. Measurement of pelvic floor muscular strength with the Colpexin pull test: a comparative study. Int. Urogynecol. J. Pelvic Floor Dysfunct. 21, 1011–1017.

Kegel, A.H., 1948. Progressive resistance exercise in the functional restoration of the perineal muscles. Am. J. Obstet. Gynecol. 56, 238–249.

Kegel, A.H., 1952. Stress incontinence and genital relaxation; a nonsurgical method of increasing the tone of sphincters and their supporting structures. Ciba Clin. Symp. 4 (2), 35–51.

Kerschan–Schindl, K., Uher, E., Wiesinger, G., et al., 2002. Reliability of pelvic floor muscle strength measurement in elderly incontinent women. Neurourol. Urodyn. 21, 42–47.

Komi, P.V., 1992. Strength and power in sport. The encyclopaedia of sports medicine. An IOC Medical Commission Publication in collaboration with the International Federation of Sports Medicine, Blackwell Science, Oxford.

Kvarstein, B., Aase, O., Hansen, T., et al., 1983. A new method with fiberoptic transducers used for simultaneous recording of intravesical and urethral pressure during physiological filling and voiding phases. J. Urol. 130, 504–506.

Laycock, J., Jerwood, D., 1994. Development of the Bradford perineometer. Physiotherapy 80, 139–142.

Lose, G., 1992. Simultaneous recording of pressure and cross-sectional area in the female urethra: a study of urethral closure function in healthy and stress incontinent women. Neurourol. Urodyn. 11, 54–89.

McKey, P.L., Dougherty, M.C., 1986. The circumvaginal musculature: correlation between pressure and physical assessment. Nurs. Res. 35, 307–309.

Mørkved, S., Salvesen, K.Å., Bø, K., et al., 2004. Pelvic floor muscle strength and thickness in continent and incontinent nulliparous pregnant women. Int. Urogynecol. J. Pelvic Floor Dysfunct. 15, 384–390.

Neumann, P., Gill, V., 2002. Pelvic floor and abdominal muscle interaction: EMG activity and intra-abdominal pressure. Int. Urogynecol. J. Pelvic Floor Dysfunct. 13, 125–132.

Peschers, U., Gingelmaier, A., Jundt, K., et al., 2001. Evaluation of pelvic floor muscle strength using four different techniques. Int. Urogynecol. J. Pelvic Floor Dysfunct. 12, 27–30.

Rahmani, N., Mohseni-Bandpei, M.A., 2011. Application of perineometer in assessment of pelvic floor muscle strength and endurance: a reliability study. J. Bodywork Movement Ther. 15, 209–214.

Sapsford, R., Hodges, P., Richardson, C., et al., 2001. Co-activation of the abdominal and pelvic floor muscles during voluntary exercises. Neurourol. Urodyn. 20, 31–42.

Schull, B., Hurt, G., Laycock, J., et al., 2002. Physical examination. In: Abrams, P., Cardozo, L., Khoury, S., et al. (Eds.), Incontinence: Second International Consultation on Incontinence. Health Publication/Plymbridge Distributors, Plymouth, pp. 373–388.

Sigurdardottir, T., Steingrimsdottir, T., Arnason, A., et al., 2009. Test–retest intra-rater reliability of vaginal measurement of pelvic floor muscle strength using MYOMED 932. Acta Obstet. Gynecol. Scand. 88, 939–943.

Svenningsen, L., Jensen, Ø., 1986. Application of fiberoptics to the clinical measurement of intra-uterine pressure in labour. Acta Obstet. Gynecol. Scand. 65, 551–555.

Thompson, J.A., O'Sullivan, P.B., Briffa, N.K., et al., 2006. Assessment of voluntary pelvic floor muscle contraction in continent and incontinent women using transperineal ultrasound, manual muscle testing and vaginal squeeze pressure. Int. Urogynecol. J. Pelvic Floor Dysfunct. 17, 624–630.

Wilmore, J., Costill, D., 1999. Physiology of sport and exercise, second ed. Human Kinetics, Champaign, IL.

Wilson, P., Herbison, G., Heer, K., 1991. Reproducibility of perineometry measurements. Neurourol. Urodyn. 10, 399–400.

5.5　盆底测力计

Chantale Dumoulin, Melanie Morin

概述

　　精确、定量的力量测试对于确定神经肌肉无力的临床进展与评估旨在增强力量的干预措施的疗效都至关重要。测力计能准确测试肌肉功能（肌力、耐力、收缩速度和肌张力），且不受评估者主观判断影响。50 多年来，运动测量技术被物理治疗师广泛应用于躯干和上下肢肌肉的评价（Bohannon，1990），但在最近 20 年才开始应用于 PFM 的评估。迄今为止，文献中已记载了超过 12 种不同形状和技术特性的测力计。

Caufriez 和 Rowe 均对使用测力计评估 PFM 功能进行了报道。然而，这些报道仅出现于非同行评议的稿件（Caufriez，1993、1998）和简短的会议摘要（Rowe，1995）中。Caufriez 使用的测力计 ⌊ 称为"压力钳（pince tonimétrique）"⌋ 最初设计时是用于评估 PFM 的肌张力的，它由两个可以打开的分支窥镜组成，通过按压两个手柄，以改变角度的方式增加阴道孔径。Rowe 使用的测力计包括一个带有可移动的刚性窗口的探头，PFM 收缩时可以对窗口进行挤压。Sampselle 等（1998）和 Howard 等（2000）在临床试验中使用了 Michigan 盆底测力计。2002 年发表的一份专利文件更详细地描述了这些在临床试验中使用的双支窥镜测力计（Ashton-Miller et al.，2002）。

2003 年，Dumoulin 设计并研发了 Montreal 测力窥镜用于测量前后向 PFM 力量。该窥镜包括两个铝制分支（图 5.8），上支是固定的，下支可以通过转动螺丝钉缓慢调节。PFM 力量可以通过两个成对的应变计测量，这两个应变计分别固定于测力计下支两侧。自首次设计研发至今，测力窥镜的特性也得到了改进，如：①支撑窥镜的底座现在可以根据阴道的自然角度插入（Morin et al.，2008b；Morin et al.，2010b）；②对阴道口扩大机制进行了改进，使开口更顺畅，同时增设了数字线性位置传感器，可以在动态拉伸期间实时测量两个分支间的距离（Morin et al.，2008b；Morin et al.，2010b）；③增加第 3 个分支，位于阴道远端，用于验证所记录的 PFM 力量是否受到腹压影响（Morin et al.，2006）；④窥镜分支减小至儿科检查所需尺寸，便于对阴道萎缩和外阴疼痛女性进行测评（Morin et al.，2010a）（图 5.9）。

Montreal 测力窥镜可以对 PFM 功能进行全面的评估，包括 PFM 静态和动态拉伸过程中的参数，如肌力、耐力、收缩速度和肌张力（即被动特性）。

Verelst 等（2004b）研发了另一种盆底测力计，这种测力计的独特之处在于，它能够测量泌尿生殖道裂口 PFM 的横向肌力。该测力计包括两个半圆形的平行分支，其中一个分支包含一块金属板，该金属板上安装有应变计。在 PFM 收缩过程中，金属板会变形（凹陷），仪器对由此产生的力进行测量。此外，两个分支都可以打开，可以对

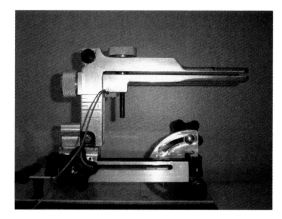

图 5.8 测力窥镜

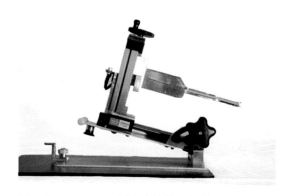

图 5.9 Montreal 测力窥镜的最新款

30~50 mm 的横向开口进行测量。其传感器同时被连接到信号处理系统。

Kolpexin 拔出试验测力计由 Guerette 等（2004）研发，在形状和使用方法上与其他测力计不同，它包括一个直径 36 mm 的 Kolpexin 球（也称为测力球），该球与数字张力计连接，可插入阴道。在 PFM 放松和最大收缩时，分别记录从阴道中拔出球体所需的力。

2007 年，Constantinou 及其同事设计了一款四传感器探头。所有传感器都安装在一个弹簧片上，当探头插入阴道时，弹簧片可以弹起，与阴道壁接触，然后缩回，以便取出。在 PFM 收缩时，这种构造能够评估压力的空间分布以及传感器在每个象限（前、后、左、右）的位置。另外，探头手柄上增加了一个定位系统，在 PFM 评估期间可用于跟踪探头的方向和角度（Peng et al., 2007）。

Saleme 等（2009）设计研发了一种多方向 PFM 测量工具，可用于评测 PFM 力量的空间分布。但是，与前述设备的不同之处在于传感器并没有安装在可抽出的弹簧片上，而是直接安装在探头上。

近年来，有 3 种类型的测力计面世，它们均使用传统的妇科双支窥镜，将应变计固定于窥镜上，并连接至电脑（Parezanovic-Ilic et al., 2009；Nunes et al., 2011；Romero-Culleres et al., 2013）。Nunes 窥镜的支撑系统可以调节，以评估前后向和横向的 PFM 力量。关于另外两种类型测力计的信息有限，Parezanovic-Ilic 窥镜仅在一篇塞尔维亚语的文章中有所描述，Romero-Culleres 窥镜仅在会议摘要中出现过（Romero-Culleres et al., 2013）。

Kruger 等（2013）开发了一种弹力计，该设备可用于评测 PFM 的被动特性，以研究其在预测分娩相关创伤中的作用。设备由一个手持装置组成，该手持装置由两个具有可拆卸乙酰塑料镜头的铝制分支组成（图 5.10），设备的负荷传感放大器和位移传感器已集成到手机中，可向中央计算机单元提供力学数据和独立的分支测量结果。该弹力计的创新之处在于只需按下按钮便可将两个分支分开，从而激活安装在窥镜内的电机，这使得评估者能够以恒定的速度对 PFM 进行横向牵伸，从而评估 PFM 的被动特性。

体外校准研究

5 名研究者分别对他们的 PFM 测力计（Rowe、Michigan、Montreal、Verelst 和 Saleme 测力计）进行了体外校准研究（Rowe, 1995；Dumoulin et al., 2003；Verelst and Leivseth, 2004b；Miller et al., 2007；Saleme et al., 2009）。

Rowe 的研究显示，其测力计具有良好的线性度，其定量精度为 0.07 N，最大实验

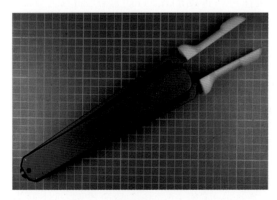

图 5.10 弹力计（版权所有：Courtesy J Kruger, P Nielsen and A Taberner）

误差为 0.3 N，最小迟滞（即延长和缩短曲线之间的区域）为（–5）N~（+5）N，连续工作 2 小时以内时，输出漂移小于 0.14 N。在同一日期内和不同日期间，以及在室温或体温范围内都可以重复测试（Rowe，1995）。

Miller 等（2007）报道了 Michigan 盆底测力计的校准方法。在支路的两点分别施加 5 种不同的载荷时，灵敏度为 0.401 V/N。输出电压与输入力的线性回归系数（R^2）为 0.99，表明线性度良好。当测力传感器从环境温度下加热至体温 5 分钟后，其输出的热漂移率为 þ0.14 N/min。

有研究者对 Montreal 测力计的线性度、重复性、独立于窥镜分支施力点的测力能力及滞后性进行了评估（Dumoulin et al.，2003）。研究结果显示，其在 0~15 N 的范围内线性度非常好，回归系数接近于 1（R^2=0.999）。为评估重复性，研究者使用了相同的加载技术对测力计加载两次，两次加载试验间回归线的斜率和截距均无显著差异，表明这种体外测量具有较高的信度。为验证测力计所测力值与窥镜下支上的准确施力位置无关，分别在距窥镜下支尖端 2.5 cm、3.5 cm 和 4.5 cm 处使用相同的加载技术进行连续加载。3 次加载试验后，回归线的斜率和截距没有显著差异，证实力的测量与施力位置无关。最后，通过将两种加载条件下输出电压的最大差值除以最高负载时记录的最大输出值，可计算出迟滞程度，该仪器的最小迟滞为 0.00006%。此外，在环境温度下连续工作 1 小时后，应变计的输出漂移小于 0.003 N（Dumoulin et al.，2003）。

Verelst 等（2004b）的研究显示其测力计具有很好的线性度，最高可达 60 N，在 15~50℃ 范围内、分辨率为 0.06 N 时，其非线性量化输出率为（±2）%。

Saleme 等（2009）对测力计探头的校准过程是通过施加 6 个负荷循环（负荷 2~45 N）来完成的。研究者采用二阶回归分析其电压电阻和力之间的关系，结果显示回归系数为 0.98。

关于其他测力计，目前现有的刊物上没有提供有关其校准技术的详细信息。

重测信度研究

研究者对 6 台测力计（Verelst、Michigan、Montreal、Nunes 和 Romero Culleres 测力计以及弹力计）的重测信度进行了测试。PFM 的最大收缩力是被研究最多的参数（Dumoulin et al.，2004；Verelst and Leivseth，2004b；Miller et al.，2007；Nunes et al.，2011；Romero-Culleres et al.，2013）。有两项研究使用 Montreal 测力计对 PFM 功能进行了评估，同时也测试了其他参数，如被动特性、收缩速度和耐力（Morin et al.，2007b；Morin et al.，2008b）。目前对弹力计的信度研究仅侧重于弹力计对 PFM 被动特性的评估，这也是弹力计研发的主要目的（Kruger et al.，2013）。

在一项针对 12 名无失禁未生育女性进行的研究中，研究人员对 Michigan 测力计的重测信度进行了评测（Miller et al.，2007）。研究对象每隔 1 周就诊 1 次，每次就诊时进行 2 次 PFM 收缩试验，评估其最大收缩力，共随访 3 次。应用重复系数（coefficient of repeatability，CR）评估其信度，CR 定义为标准差的（±2）倍。每次就诊时内部 CR

（即两次收缩之间）变化范围为（±3.8）~（±4.2）N；第 3 次就诊时 CR 值最高（表5.1）。为便于与其他研究比较，作者同时应用其他统计数据计算了该参数的信度。结果显示，组内 ICC 值为 0.83，平均标准差（standard error of mean，SEM）为 0.86，CV 值为 13.9%。在组间信度方面，第 2 次和第 3 次就诊间信度最好，其 CR 值为 5.5 N。计算信度时所取数值为每次就诊时两次测试的最佳值。

有研究者对 Montreal 测力计进行了 3 次研究，评测了其对 SUI 女性 PFM 收缩力、收缩速度、耐力和被动特性的重测信度（Dumoulin et al.，2004；Morin et al.，2007b；Morin et al.，2008a）。在 Dumoulin 等的研究中，共纳入了 29 名 23~42 岁的初产或经产女性，所有研究对象均表现为不同程度的 SUI（Dumoulin et al.，2004）。研究对象每间隔 4 周就诊 1 次，共就诊 3 次，每次就诊时均测试 PFM 收缩力量。测试

表 5.1　采用不同测力计进行 PFM 最大力量测试的信度

测力计	样本	方法	结果
Michigan（Miller et al.,2007）	12 名无失禁、未生育的女性	就诊 3 次，每隔 1 周 1 次，每次就诊进行 2 次测试	**就诊内部变异** CR:3.8 ~4.2 N 对应最低 CR 的 ICC:0.83 SEM:0.86（CV:13.9%） **就诊间变异（重复测试）** CR:5.5 ~8.2 N
Montreal（Dumoulin et al., 2004）	29 名 SUI、经产女性	分别在阴道孔径（前后径）19、24 和 29 mm 处测量 就诊 3 次，每隔 4 周 1 次，每次就诊在同一孔径处进行 3 次测试	**就诊间变异（重复测试）** 19 mm:0.71，SEM 值为 1.22 N（CV 值为 30%） 24 mm:0.88，SEM 值为 1.49 N（CV 值为 21%） 29 mm:0.76，SEM 值为 2.11 N（CV 值为 24%）
Verelst（Verelet and leivseth,2004b）	20 名无失禁、经产女性	分别在阴道孔径（横径）30、35、40、45 和 50 mm 处测量 每隔 2~4 天重复 1 次操作	每天的组内变异无显著差异 最佳孔径：40 mm 30 mm：CV 值为 22%；35 mm：CV 值为 15%； 40 mm：CV 值为 11%；45 mm：CV 值为 10%； 50 mm：CV 值为 8%；
Nunes（Nunes et al., 2011）	17 名无失禁、未生育女性	在孔径处测量的被动力为 4.9 N，就诊 3 次，每次间隔（±3）周，每次就诊进行 3 次测试	**就诊间变异（重复测试）** 前后径 ICC：0.71~0.89，SEM：1.96 N（CV 值为 70.2%） 横径 ICC：0.46~0.72，SEM：1.86 N（CV 值为 44.29%）
Romero-Culleres（Romero-Culleres et al., 2013）	122 名 SUI 患者	就诊 2 次（第 2 次就诊时为两个不同的评估者），每次就诊进行 2 次测试	**就诊内部变异（评估者内部信度）** ICC：0.93 **评估者间信度** ICC：0.92

注：CR，重复系数；CV，变异系数；ICC，组内相关系数；SEM，平均标准差；SUI，压力性尿失禁。

时要求研究对象在 10 秒内尽可能用力收缩 PFM，将测力计分支之间的距离分别调整为 0.5 cm、1 cm 和 1.5 cm，对应的 3 个阴道前后径分别为 19 mm、24 mm 和 29 mm。每次测试时受试者均需进行 3 次最大限度的 PFM 收缩。测试信度的评估采用概化理论（Shavelson，1988），通过可靠性指数（Φ）（与 ICC 2 型类似的统计指标）、每次试验中 3 次力量测量值的平均标准差（SEM）、CV 等对信度进行量化（表 5.1）。在阴道孔径 24 mm 处可靠性系数最大，为 0.88，相应的 SEM 为 1.49 N（CV 值为 21%）（Dumoulin et al.，2004）。

Morin 等的研究纳入了 19 名 23~41 岁伴有 SUI 的初产或经产女性，受试者均需参加两个疗程的测试，间隔时间为 8 周（Morin et al.，2007b）。由同一名评估者对其 PFM 的收缩速度和耐力进行评估。耐力测试时，要求受试者做 PFM 最大收缩，并保持 90 秒；将受力曲线下的归一化面积作为耐力参数，其计算公式为（曲线下面积／最大强度）×100。测量收缩速度时，要求受试者做 PFM 最大收缩，然后放松，在 15 秒内尽可能快地重复该组动作。收缩速度通过第一次收缩的发力速度和 15 秒内完成的收缩次数来量化。与 Dumoulin 等的研究（2004 年）类似，该研究也采用概化理论评估数据信度。研究结果显示，受力曲线下的归一化面积具有良好的信度，可靠性系数（Φ 值）为 0.81，SEM 为 298%.s，CV 为 11%。收缩速度的可靠性系数范围为 0.79~0.92，显示出非常高的重测信度。发力速度相关 SEMs 为 1.39 N/s（CV 值为 22%）和 1.4 次收缩（CV 值为 11%）。

Morin 等（2008b）对 Montreal 测力计测量 PFM 被动特性的重测信度进行了研究。受试者为 32 名伴有 SUI 的绝经后女性。测试分两次进行，时间间隔为两周。分别在 4 种情况下对 PFM 的前后向被动特性进行了评价。①关闭窥镜，记录阴道最小开口状态的 PFM 力量（即阴道最小孔径的被动阻力）。②记录阴道最大开口状态的 PFM 力量（即阴道最大孔径的被动阻力）；最大拉伸幅度需要根据受试者的耐受极限或窥镜下支电极记录的 EMG 活动的增加来确定。③为评估 PFM 被动特性，以恒定速度在 5 个伸缩周期中拉伸 PFM 和周围组织。在不同阴道孔径处计算被动张力和被动弹性刚度（passive elastic stiffness，PES）（ΔF/Δ 孔径），以及延长曲线和缩短曲线之间的面积（迟滞）。④计算持续拉伸 1 分钟后被动阻力下降的百分比，使用两次测试的平均值对每个参数进行分析。表 5.2 所示信度指数、SEM 和 CV 结果表明，PFM 的被动特性测试显示出好至非常好的信度，但阴道最小孔径处测量结果的信度较低。

Verelst 等（2004b）就测力计在泌尿生殖道裂孔处测量 PFM 横向收缩力的重测信度进行了研究。共纳入 20 例无 SUI 病史的健康女性，分别在开口 30 mm、35 mm、40 mm、45 mm 和 50 mm 时进行横断面收缩力测定，每隔 2~4 天重复测量 1 次。不同开口尺寸所测结果的受试者内部差异无显著意义，提示测力计重测信度较好。基于 Bland-Altman 图，测力计开口 40 mm 时最有利于测试。表 5.2 所示 CV 值表明信度良好。有趣的是，Dumoulin 等（2004）和 Verelst 等（2004b）的研究都观察到阴道开

表 5.2 采用不同测力计测试 PFM 被动特性的重测信度

测力计	样本	方法	结果
Montreal（Morin et al.,2008b）	32 名患有 SUI 的绝经后女性	就诊 2 次，间隔 2 周，每次就诊时测试 2 次	**就诊间变异（重复测试）**①最小孔径被动阻力为 0.51，SEM 值为 0.22 N（CV 值为 87%）②最大孔径被动阻力为 0.82，SEM 值为 0.57 N（CV 值为 24%）③5 个延长和缩短的周期最大孔径力值为 0.85，SEM 值为 0.67 N（CV 值为 20%）最小孔径 PES 为 0.75，SEM 值为 0.10 N/mm（CV 值为 20%）中位孔径力值为 0.86，SEM 值为 0.05 N（CV 值为 15%）一般孔径（20 mm）PES 为 0.93，SEM 值为 0.03 N（CV 值为 13%）迟滞：0.88，SEM 值为 2.20 N/mm（CV 值为 28%）④拉伸 1 分钟后被动阻力消耗百分比为 0.66，SEM 值为 6.37%（CV 值为 20%）
弹力计（Kruger et al.,2013）	12 名无失禁女性	就诊 2 次，间隔 3~4 天，每次就诊时测试 3 次	**就诊间变异（重复测试）**测试 2（就诊 1 和就诊 2）ICC:0.92测试 3（就诊 1 和就诊 2）ICC:0.86

注：PES，被动弹性刚度；SUI，压力性尿失禁。

口程度会影响 PFM 收缩力量的评估。二者均发现了 PFM 的力量 – 长度关系，即阴道直径（长度）增加时 PFM 收缩力增强。

有研究者测试了 Nunes 测力计的重测信度，受试者为 17 名无失禁的未生育女性，共进行 3 次试验，每次间隔 7 天。每次试验时，受试者需要做 3 次 PFM 的最大收缩，评估其前后向和横向的最大收缩力。当受试者收缩力达 4.9 N 时，记录窥镜开口尺寸。3 次试验的窥镜平均开口直径为 20.60 mm（SD = 1.78）。采用 ICC 和 SEM 对信度进行评价，发现与 Miller 等的研究（2007）结果相似，第 2 次和第 3 次试验间信度更高，ICC 为 0.49~0.89，表明其信度是可以接受的，并且前后向测试的信度最高（表 5.1）。

也有研究以 122 例伴有 SUI 的女性为受试者，对 Romero-Culleres 测力计进行了信度评估。为评估组内差异，受试者需进行 2 次 PFM 最大收缩，评估其盆底收缩力量。在第 2 次就诊时，由 2 名评估人员分别进行评估，以测试评估者间有效信度，ICC 结果显示出具有良好的组间信度（表 5.2）。

Kruger 等（2013）最近报道了弹力计测试 PFM 被动特性的信度评价结果，方法与上文相似，共纳入 12 名无失禁女性进行 2 次测试，测试间隔 3~5 天。鼓励受试者放松，弹力计在 60 秒内将阴道孔径从 30 mm 扩大至 50 mm，对 PFM 进行动态拉伸以产生被动张力，并自动采集数据。共进行 3 次测试，第 1 次为预处理，让受试者熟悉测试过程。第 2 次和第 3 次测试的 ICC 分别为 0.92 和 0.86（表 5.2），表明就诊间信度很高。

综上所述，近年来研究者在不同 PFM 功能和不同人群中对测力计的重测信度进行了广泛研究，结果表明，其信度是可接受的。因此，下一步可以继续研究测力计在 PFM 康复方案中的作用。然而，需要注意的是，到目前为止，仅有一项研究观察了测力计的评估者间信度（Romero Culleres et al.，2013），因此在这方面仍需进一步的研究。

接受度

有两项研究（Dumoulin et al.，2004；Morin et al.，2010b）针对受试者对测量过程的接受度进行了评估。Dumoulin 等（2004）评估了在重测信度研究过程中年轻女性和中年女性对 PFM 被动张力测量和主动肌力测量的接受情况。受试者对 Montreal 测力计的一致好评可以证实这种测量方法的接受度较高，测量过程无痛苦（Dumoulin et al.，2004）。Morin 等（2010b）对无失禁的年轻女性和中年女性的研究发现，她们对测量过程的接受度与 PFM 被动特性评估过程有关，包括 PFM 动态拉伸（伸缩周期）。

效度研究

在上述所有种类的测力计中，目前仅对 7 种测力计进行了 PFM 功能评价的效度研究。它们分别是 Montreal 测力计（Dunulin et al.，2003）、Kolpexin 球（Guerette et al.，2004）、Saleme 多向盆底功能测量工具（Saleme et al.，2009）、Verelst 阴道内探头（Verelst and Leivseth，2004b）、Constantinou 四传感器探头（Constantinou and Omata，2007）、Nunes 窥镜（Nunes et al.，2011）和 Miller 窥镜（Ashton-Miller et al.，2002）。

效度标准

迄今为止，尚无公认的评价 PFM 功能的金标准，无法对单个测力计的有效性进行评价。因此，PFM 测力计有效性的验证必须依赖于结构效度，Dunn（1989）将结构效度定义为一个测试能够证实所假设的结构的程度，此处的假设结构即 PFM 功能（Dunn，1989）。为明确其结构效度，需要开展多种研究，特别是聚合效度（即与另一种工具的相关性）研究和已知分组法研究（Nunnally and Bernstein，1994；Portney and Watkins，2000）。

聚合效度

目前有两项关于 Montreal 测力计的聚合效度研究（Morin et al.，2004b；Morin et al.，2006）。第一项研究分析了力量测试法与盆底数字评估的相关性（Morin et al.，2004b）。研究纳入了年龄在 21~44 岁的 30 名无失禁女性和 59 名 SUI 女性，应用 Spearman 秩相关系数评估测力计和改良牛津分级量表之间的相关性（Laycock，1992），结果表明，两种评测方法在失禁女性、无失禁女性和全部受试者中的相关系数分别为 $r=0.727$、$r=0.450$ 和 $r=0.564$（$P<0.01$）。

此外，在同一研究者的另一项研究中，记录了在 Montreal 测力计的下支上施加最大力的点，并通过放置在测力计上的一系列电极记录了与最高 PFM 肌电活动位置的相关性（Morin et al.，2006）。10 名无尿失禁症状的女性（擅长盆底治疗的物理治疗师）被要求完成一个 10 秒的最大收缩任务，之所以特别选定这个参与组，是考虑到此类人群知道如何收缩和分离 PFM。结果发现，产生 PFM 力量的位置与测力计下支上一对位置紧密的电极所记录的最高肌电振幅相对应，这表明 Montreal 测力计记录的力来自 PFM（Morin et al.，2006）。

另外，在这项 2006 年的研究中，也对 Montreal 测力计的平行聚合效度进行了评估，测试了在最大收缩和 Valsalva 动作（深吸气后在屏气状态下用力做呼气动作 10~15 秒）期间，腹内压是否会影响测力计及其影响程度，同样有 10 名女性物理治疗师参加。参与者取仰卧位，将测力计探头插入阴道，直肠内球囊放置于直肠内，以监测腹内压（intra-abdominal pressure，IAP）的变化。要求受试者完成 10 秒的最大收缩任务，即在 50 cmH$_2$O 和 100 cmH$_2$O 的压强（用直肠球囊测量）下分别进行 10 秒的 Valsalva 动作。为明确在 PFM 自主收缩和 Valsalva 动作期间，IAP 对 PFM 力量测试的影响，研究者将测力计记录的力与用直肠内球囊记录的压力所预测的力进行了比较。当最大收缩力为 11.35 N 时，IAP 为 0.54 N，仅占总收缩力的 6.8%；在 Valsalva 动作期间，测力计记录的力中多达 14.2% 可归因于 IAP。因此，在 PFM 自主收缩和 Valsalva 动作期间，整体 IAP 对 PFM 力量测试的影响较小，这一结果也再次验证了 Montreal 测力计的有效性（Morin et al.，2006）。综上所述，数字评估法和测力计评估以及 EMG 和压力之间存在的显著相关性，均从多个方面验证了 Montreal 测力计的结构效度。

有研究者通过将 Kolpexin 球的 PFM 力量测试值与使用 Brink 量表的指诊评估值进行比较，评估了 Kolpexin 球的聚合效度（Guel et al.，2004）。21名年龄在36~85岁的患有尿失禁或伴有POP症状的女性参与了这项研究。测试时，将一个36 mm的Kolpexin球插入到阴道内肛提肌上方，并连接至数字张力计或测力计。在3次静息试验和3次PFM最大收缩过程中，记录了拔出球体所需的力，然后用Brink量表进行指诊评估。Kolpexin球测量的PFM最大收缩力与指诊评估呈正相关（调整后 $R^2=0.52$；$P<0.001$）；Kolpexin球测得的最大收缩力减去静息力得到的值，与PFM的指诊评估也呈正相关（调整后 $R^2 = 0.54$；$P<0.001$），提示具有良好的聚合效度（Guerette et al.，2004）。

一项对Saleme多向PFM力量测量工具的研究（Saleme et al.，2009）探讨了探头传感器在PFM肌群水平上的定位。这项研究是在一名受试者身上进行的，并通过核磁共振成像实现了可视化。研究时将测量工具的探头聚合物模型插至研究对象的阴道内，核磁共振成像显示，在阴道探头的传感器周围存在一个重要的肌群，这表明测量PFM力量的设备的尺寸和传感器位置是正确的，从而有助于研究聚合效度（Saleme et al.，2009）。

已知分组法

这一结构效度的研究方法关注的是一种新工具区分不同群体的能力（Dunn，1989；Portney and Watkins，1993）。换言之，如果一个测力计被证明能够区分普通无失禁女性和SUI女性或有无POP女性的PFM功能，那么这种能力便可证实其结构效度。以下内容概述了已知的SUI女性与无失禁女性、POP女性与对照组、有诱发性阴道前庭痛的女性与无痛对照组的分组法研究。

无失禁女性与失禁女性PFM功能的差异

有4个研究小组提供了关于无失禁女性和失禁女性的数据。Morin的研究招募了年龄在21~44岁的30名无失禁女性和59名SUI女性，所有受试者均进行20分钟的尿垫试验，以确认无症状女性无尿失禁，并确定报告有漏尿症状的女性的尿失禁严重程度（Morin et al.，2004a）。用Montreal测力计评估以下静态PFM参数：①被动张力；②主动最大力量；③15秒快速重复的收缩过程中的发力速度（收缩速度）和收缩次数；④在持续最大收缩过程中，记录90秒的绝对耐力。采用协方差分析控制年龄和产次等混杂变量，以比较无失禁女性和失禁女性的PFM功能。研究结果表明，失禁女性的被动张力和绝对耐力均低于无失禁女性（$P<0.05$）。在快速重复收缩的过程中，SUI女性的收缩速度和收缩次数均较低（$P=0.01$）（Morin et al.，2004a）。

此外，在另一项研究中，Morin等（2007a）将Montreal测力计探头插入阴道，以观察31名无失禁女性和30名SUI女性在咳嗽时的非自主PFM反应，并要求受试者进行两次最大强度的咳嗽。结果发现无失禁女性的最大发力速度（咳嗽前收缩速度）（$P=0.032$）和咳嗽前PFM峰值力量增强趋势间有显著差异。

最后，Morin比较了34名绝经后和34名SUI女性的PFM被动特性（Morin et al.，2008a）。使用Montreal测力计评估的PFM被动特性包括：①阴道开口15 mm时的静息力；②阴道最大孔径下的静息力；③阴道开口25 mm时的被动阻力；④在伸缩周期期间的 PES。SUI 女性在最小、平均和最大孔径下表现出较低的被动张力（$P<0.05$），最大孔径下的 PES 较低（$P=0.038$）。在失禁女性中，较低的初始被动阻力和较高的被动张力对总自主收缩力的贡献，确定了 PFM 的被动特性在控尿能力中的作用（Morin et al.，2008a）。

总之，这 3 项 Montreal 测力计的研究表明，在女性休息、最大自主收缩和咳嗽时，PFM 测力计的参数在无失禁和失禁女性之间存在差异。

Verelst 等（2004b）使用阴道探头检测研究了无失禁女性和 SUI 女性在以下方面是否存在差异：① PFM 疲劳状态；②咳嗽前盆底和腹部肌肉的预激活时间；③ PFM 的最大收缩力。该研究对 26 名无失禁（无失禁组）和 20 名 SUI 经产妇（失禁组）进行了检查。使用阴道内装置测量疲劳程度。在研究中，将疲劳时间定义为初始最大参考力下降 10% 所需的时间，同时记录肛提肌的发力情况和腹外斜肌的肌电活动，以确定咳嗽时 PFM 是否先于腹肌收缩。两组的疲劳时间相同（无失禁组为 10.5 秒，失禁组为 11.5 秒）。两组间仅标准化力有显著性差异，且 SUI 组较低（$P=0.013$）。Verelst 等的研究表明，失禁组标准化力的降低可能是导致尿失禁的一个重要因素。

Verelst 等的另一项研究（2007）比较了无失禁和患有 SUI 的经产妇的 PFM 被动和主动肌力。该研究使用阴道内装置对 24 名无失禁女性（无失禁组）和 21 名 SUI 经产妇（失禁组）进行了测试。通过扩大阴道横径，测量 PFM 的被动和主动肌力 / 刚度。为了使两组之间的比较更为准确，将测量的力相对于体重进行标准化。两组之间的 PFM 被动张力没有差异，但当进行标准化后，无失禁组的 PFM 主动肌力显著偏高（$P=0.030$）。此外，尿失禁组的标准化主动刚度显著降低（$P=0.021$）。SUI 女性 PFM 的主动发力程度和主动刚度均显著降低。

Peng 利用 Constantinou 四传感器探针研究了 23 名无失禁女性（无失禁组）和 10 名患有 SUI 的女性（SUI 组）的沿阴道壁的阴道压力分布（Vaginal pressure profile，VPP）（Peng et al.，2007；Shishido et al.，2008）。在静息状态下［前者为（3.4 ± 0.3）N/cm²，后者为（2.01 ± 0.36）N/cm²］和 PFM 收缩时［前者为（4.18 ± 0.26）N/cm²，后者为（2.25 ± 0.41）N/cm²］，无失禁组的最大压力明显高于 SUI 组。PFM 收缩时，无失禁组阴道后壁和前壁的活动压差显著高于静息状态［前者为（3.29 ± 0.21）N/cm²，后者为（2.45 ± 0.26）N/cm²］。然而，SUI 组的变化并不显著［前者为（1.85 ± 0.38）N/cm²，后者为［（1.35 ± 0.27）N/cm²］。在无失禁组 PFM 自主收缩时，阴道壁上产生明显闭合力，但在 SUI 组中这一表现并没有被发现，并且这两组之间存在差别。

Chamochumbi 等（2012）利用 Nunes 窥镜研究了 16 名无失禁中年女性和 16 名 SUI 中年女性的主动和被动 PFM 力量。在阴道前后向和左右向完成被动张力和主动力量的评估。无失禁女性的前后向力量［（0.3 ± 0.2）N］显著高于 SUI 组女性［（0.1 ± 0.1）N］。无失禁女性和 SUI 女性之间其他所有的参数没有差异。这一结果表明压力性 SUI 女性的前后向力量低于无失禁女性。

综上所述，Montreal 测力计、Verelst

的阴道内探头、Constantinou 四传感器探针和 Nunes 窥镜具备区分 SUI 和无失禁女性 PFM 不同功能的能力，这也进一步证实了它们的结构效度。

有无诱发性阴道前庭痛女性 PFM 功能的差异

一项研究使用测力计将 56 名无症状（无症状组）和 56 名有症状（有症状组）的诱发性阴道前庭痛患者进行比较（Morin et al., 2010b）。用 Montreal 测力计评估 PFM 功能的 5 个参数：①最小孔径处的被动张力；②最大孔径处的被动张力；③最大力量；④最大自主收缩速度；⑤耐力。诱发性阴道前庭痛患者在最小开口处可以表现出较高的被动力（也称为紧张性 / 张力）（$P<0.05$）。无症状组与有症状组相比，在最大孔径处的阻力较高（$P<0.009$）。阴道前庭痛患者的力量和耐力明显较低（$P<0.018$）。此外，收缩速度也较慢（$P<0.001$）。这些结果表明，与无症状的女性相比，阴道前庭痛的女性表现出多种 PFM 功能障碍，从而进一步证实了结构效度。

有无 POP 的女性的 PFM 功能差异

一项病例对照研究（DeLancey et al., 2007）对比了 151 例伴有脱垂的女性（病例组）和 135 例正常女性（对照组）的 PFM 功能，并根据年龄、种族和子宫切除情况进行了分组。实验使用阴道镜（Ashton-Miller et al., 2002）分别测量了静息时和 PFM 收缩时的阴道闭合力。病例组在 PFM 收缩过程中产生的阴道闭合力（2.0 N）小于对照组（3.2 N）（$P<0.001$）。这些结果说明，伴有 POP 的女性存在 PFM 功能障碍，并证实

了该工具的结构效度。

PFM 测力计在盆底康复中的应用

在笔者编写本章节之前，研究者们已经在不同的患病人群（存在 SUI、POP、与诱发性前庭痛相关的 PFM 疼痛的女性）中证实了 PFM 测力计可以用来确定 PFM 的功能障碍。PFM 测力计最近也被应用于预测 PFM 的治疗结果。一项研究（Dumoulin et al., 2010）使用多因素 logistic 回归分析对与年轻产后女性 PFM 康复相关的 RCT 进行了二次分析，评估了物理治疗前的 PFM 功能（利用 PFM 测力计评估）与治疗结果的相关性。其中有 42 名（74%）女性治疗成功，15 名（26%）治疗失败。治疗成功与治疗前的 PFM 被动力较低和 PFM 耐力较高显著相关（$P<0.05$），尽管与后者的联系几乎没有统计学意义。但这一首次使用测力计、针对持续性产后 SUI 女性的研究结果，为 8 周的 PFM 物理治疗结果的预测提供了新的证据。未来在这一领域还需要更多的研究，可以使用测力计在治疗前进行筛查，预测物理治疗对不同 PFM 功能障碍（尿失禁、POP 或疼痛）的疗效。

结论

PFM 测力计是一种可靠、有效、客观的仪器，可以直接测量 PFM 的被动张力、主动张力和用力（如 Valsalva 动作或咳嗽时所用的力）过程。不同的测力装置可以评估不同方向（前后向和横向）、不同阴道孔径、不同状态（休息时、PFM 最大收缩时

和用力时）的力，并且可同时从多个方面（肌力、耐力、收缩速度等）进行评估。此外，测试可以在仰卧位进行，某些仪器也可在坐位或站立位进行测量。

测力计的临床应用非常广泛。首先，它可以为临床医师提供关于患者特定 PFM 功能障碍类型的信息，包括被动力、最大力量、收缩速度、协调性以及耐力。这些 PFM 功能障碍都需要在物理治疗中解决，并需要对其进展情况进行监测。其次，尽管属于新开展的项目，且迄今为止仅有一项研究报道，但测力计目前已经用于治疗结果的预测。

作为一种极具发展前景的 PFM 功能评估工具，测力计目前尚未商品化。此外，尽管心理评估在过去十年中取得了很大进展，但在某些情况下（有些设备）仍需进行验证研究。更重要的是，研究人员用来测量 PFM 参数和评估 PFM 功能的任务过程必须标准化，以增进研究者对具有不同 PFM 功能障碍人群的理解。此外，关于 PFM 功能的规范性数据目前仍未可知，还需要进行进一步研究。未来，测力计将使物理治疗师根据个人的特定需求量身定制 PFM 训练计划并监测治疗进度。最后，进一步的测力计研究可能会有助于开发和验证 PFM 物理治疗临床预测指南。由于并非所有女性都会对治疗产生反应，所以若能够预测对物理治疗的反应性，可使医师确定最适合进行 PFM 物理治疗的人群，从而提高 PFM 康复的疗效。全面的临床预测指南将使女性患者们获得最有效的治疗选择（物理治疗、药物治疗或手术治疗），从而节省了时间和治疗费用。

临床建议（以 Montreal 测力计为例）

- 向患者解释所用的检查工具和检查程序。
- 患者脱去衣物，取仰卧位，屈髋屈膝，双足平放在治疗台上。
- 在插入测力计探头或窥镜之前，可以使用解剖模型、图片或阴道触诊等方法，向患者说明如何收缩 PFM。
- 用被低敏凝胶润滑的避孕套覆盖测力计探头或窥镜的每个分支。
- 将测量设备的两个分支调至最小孔径，然后将测力计沿前后轴方向轻轻插入阴道，深度约 5 cm。
- 轻轻分开两个分支，以获得适当的孔径。
- 给受试者一段时间，让其适应阴道内探头或窥镜的感觉；记录任务之前，可以让受试者先练习几次所要进行的动作（如进行 PFM 最大收缩）。
- 进行 PFM 最大收缩时，要求受试者保持正常呼吸，然后做类似憋尿的动作，挤压、抬高 PFM，并记录测量结果。
- 测量主动张力（例如，力量、耐力和协调性等）时，评估者需要给出积极反馈；测量被动张力时，应鼓励患者持续放松。
- 评估后，将避孕套丢弃，并对测力计进行消毒。

参考文献

Ashton-Miller, J.A., DeLancey, J.O., Warwick, D.N., et al., 2002. Method and apparatus for measuring properties of the pelvic floor muscles. US Patent 6 (232), B1.

Bohannon, R.W., 1990. Testing isometric limb muscle strength with dynamometers. Rev. Phys. Rehabil. Med. 2 (2), 75–86.

Caufriez, M., 1993. Postpartum: Rééducation urodynamique.

Approche globale et technique analytique. Collection Maïte, Brussels, vol III, p 36-44.

Caufriez, M., 1998. Thérapies manuelles et instrumentales en uro-gynécologie. Collection Maïte, Brussels, vol II.

Chamochumbi, C., Nunes, F., Guirro, R.R., et al., 2012. Comparison of active and passive forces of the pelvic floor muscles in women with and without stress urinary incontinence. Rev. Bras. Fisioter. 16 (4), 314–319.

Constantinou, C.E., Omata, S., 2007. Direction sensitive sensor probe for the evaluation of voluntary and reflex pelvic floor contractions. Neurourol.Urodyn. 26 (3), 386–391.

Constantinou, C.E., Omata, S., Yoshimura, Y., et al., 2007. Evaluation of the dynamic responses of female pelvic floor using a novel vaginal probe. Ann. N. Y. Acad. Sci. 1101, 297–315.

DeLancey, J.O., Morgan, D.M., Fenner, D.E., et al., 2007. Comparison of levator ani muscle defects and function in women with and without pelvic organ prolapse. Obstet. Gynecol. 109, 295–302.

Dumoulin, C., Bourbonnais, D., Lemieux, M.C., 2003. Development of a dynamometer for measuring the isometric force of the pelvic floor musculature. Neurourol. Urodyn. 22 (7), 648–653.

Dumoulin, C., Gravel, D., Bourbonnais, D., et al., 2004. Reliability of dynamometric measurements of the pelvic floor musculature. Neurourol. Urodyn. 23 (2), 134–142.

Dumoulin, C., Bourbonnais, D., Morin, M., et al., 2010. Predictors of success for physiotherapy treatment in women with persistent postpartum stress urinary incontinence. Arch. Phys. Med. Rehabil. 91, 1059–1063.

Dunn, W., 1989. Reliability and validity. In: Miller, L.J. (Ed.), Developing norm-referenced standardized tests. Haworth Press, New York, pp. 149–168.

Guerette, N., Neimark, M., Kopka, S.L., et al., 2004. Initial experience with a new method for the dynamic assessment of pelvic floor function in women: the Kolpexin Pull Test. Int. Urogynecol. J. Pelvic Floor Dysfunct. 15 (1), 39–43, discussion 43.

Howard, D., DeLancey, J.O., Tunn, R., et al., 2000. Racial differences in the structure and function of the stress urinary continence mechanism. Obstet. Gynecol. 95 (5), 713–717.

Kruger, J., Nielsen, P., Budgett, S., et al., 2013. An automated hand-held elastometer for quantifying the passive stiffness of the levator ani muscle in women. Neurourol. Urodyn, in press.

Laycock, J., 1992. Assessment and treatment of pelvic floor dysfunction [Doctoral thesis]. Bradford University.

Miller, J.M., Ashton-Miller, J.A., Perruchini, D., et al., 2007. Test–retest reliability of an instrumented speculum for measuring vaginal closure force. Neurourol. Urodyn. 26 (6), 858–863.

Morin, M., Bourbonnais, D., Gravel, D., et al., 2004a. Pelvic floor muscle function in continent and stress urinary incontinent women using dynamometric measurements. Neurourol. Urodyn. 23 (7), 668–674.

Morin, M., Dumoulin, C., Bourbonnais, D., et al., 2004b. Pelvic floor maximal strength using vaginal digital assessment compared to dynamometric measurements. Neurourol. Urodyn. 23 (4), 336–341.

Morin, M., Gravel, D., Ouellet, S., et al., 2006. Influence of intra-abdominal pressure on the validity of pelvic floor dynamometric measurements. Neurourol. Urodyn. 25 (6), 530–531.

Morin, M., Bourbonnais, D., Dumoulin, C., et al., 2007a. Pelvic floor involuntary response during coughing in continent and stress urinary incontinent post menopausal women. Proceedings of the 37th International Continence Society meeting, Rotterdam, Netherland, abstract #234.

Morin, M., Dumoulin, C., Gravel, D., et al., 2007b. Reliability of speed of contraction and endurance dynamometric measurements of the pelvic floor musculature in stress incontinent parous women. Neurourol. Urodyn. 26 (3), 397–403, discussion 404.

Morin, M., Gravel, D., Bourbonnais, D., et al., 2008a. Comparing pelvic floor muscle tone in postmenopausal continent and stress urinary incontinent women. Neurourol. Urodyn. 27 (7), 610–611.

Morin, M., Gravel, D., Bourbonnais, D., et al., 2008b. Reliability of dynamometric passive properties of the pelvic floor muscles in postmenopausal women with stress urinary incontinence. Neurourol.Urodyn. 27 (8), 819–825.

Morin, M., Bergeron, S., Khalifé, S., et al., 2010a. Dynamometric assessment of the pelvic floor muscle function in women with and without provoked vestibulodynia. Neurourol. Urodyn. 29, 1140–1141.

Morin, M., Gravel, D., Bourbonnais, D., et al., 2010b. Application of a new method in the study of pelvic floor muscle passive properties in continent women. J. Electromyogr. Kinesiol. 20 (5), 795–803.

Nunes, F.R., Martins, C.C., Guirro, E.C., et al., 2011. Reliability of bidirectional and variable-opening equipment for the measurement of pelvic floor muscle strength. PM&R 3 (1), 21–26.

Nunnally, J.C., Bernstein, I.H., 1994. Psychometric theory, third ed. McGraw Hill, New York, p 83–113.

Parezanovic-Ilic, K., Jevtic, M., Jeremic, B., et al., 2009. Muscle strength measurement of pelvic floor in women by vaginal dynamometer. Srpski arhiv za celokupno lekarstvo 137 (9–10), 511–517.

Peng, Q., Jones, R., Shishido, K., et al., 2007. Spatial distribution of vaginal closure pressures of continent and stress urinary incontinent women. Physiol. Meas. 28 (11), 1429–1450.

Portney, L.G., Watkins, M.P., 1993. Foundations of clinical research. Applications to practice, 3rd edn. Prentice Hall, Boston, MA.

Portney, L.G., Watkins, M.P., 2000. Foundations of clinical research. Applications to practice. Prentice Hall, Boston, MA, p 79–110.

Romero-Culleres, G., Peña Pitarch, E., Jane Feixas, C., et al., 2013. Reliability and validity of a new vaginal dynamometer to measure pelvic floor muscle strength in women with urinary incontinence. Neurourol. Urodyn. 32, 658–659.

Rowe, P., 1995. A new system for the measurement of pelvic floor muscle strength in urinary incontinence. In 12th International Congress of the World Confederation for Physical Therapy Abstract book.

Saleme, C.S., Rocha, D.N., Del Vecchio, S., et al., 2009. Multidirectional pelvic floor muscle strength measurement. Ann. Biomed. Eng. 37 (8), 1594–1600.

Sampselle, C.M., Miller, J.M., Mims, B.L., et al., 1998. Effect of pelvic muscle exercise on transient incontinence during pregnancy and after birth. Obstet. Gynecol. 91 (3), 406–412.

Shavelson, R., 1988. Generalizability theory: a primer. Sage Publications, Newbury Park, CA.

Shishido, K., Peng, Q., Jones, J., et al., 2008. Influence of pelvic floor muscle contraction on the profile of vaginal closure pressure in continent and stress urinary incontinent women. J. Urol. 179, 1917–1922.

Verelst, M., Leivseth, G., 2004a. Are fatigue and disturbances in pre-programmed activity of pelvic floor muscles associated with female stress urinary incontinence? Neurourol. Urodyn. 23 (2), 143–147.

Verelst, M., Leivseth, G., 2004b. Force-length relationship in the pelvic floor muscles under transverse vaginal

distension: a method study in healthy women. Neurourol. Urodyn. 23 (7), 662–667.

Verelst, M., Leivseth, G., 2007. Force and stiffness of the pelvic floor as function of muscle length: a comparison between women with and without stress urinary incontinence. Neurourol. Urodyn. 26 (6), 852–857.

5.6 尿道压测量

Mohammed Belal, Paul Abrams

控尿能力取决于在膀胱充盈时维持尿道闭合的壁内压力和壁外压力。如果腹压超过尿道阻力则会造成压力性漏尿，进而导致膀胱压高于尿道压（Barnes，1961）。因此，了解尿道功能对治疗尿失禁至关重要。

尿道压测量是评价尿道功能的一种常用方法，评估尿道功能有助于预防尿失禁。该方法可以在尿道的单个点或尿道的全程［尿道压描记（urethral pressure profilometry，UPP）］测量尿道压力。本小节从定义尿道压力参数开始，然后介绍测量尿道压的不同方法和技术，并对各种方法和技术的优缺点进行讨论。

定义

尿道压力是指开放或闭合（收缩）尿道所需的液体压力阈值（Griffiths，1985）。这一定义提示，尿道压力与普通的液体压力类似，均为无方向的标量，在尿道全程的任意点上都可被准确测量（Lose et al.，2002）。

根据这一定义可知，置入导尿管明显改变了闭合尿道的特性，但对所测尿道压数值的影响较小（Griffiths，1985）。尿道压测量的是使尿道闭合的壁内压力和壁外压力，相

关定义如下文所描述（图 5.11）。

- UPP：显示尿道全程中的腔内压力的图表。
- 尿道闭合压描记（urethral closure pressure profile，UCPP）：根据尿道压力减去膀胱内压得出的差值绘制的图表。
- 最大尿道压力（maximum urethral pressure，MUP）：是指 UPP 显示的最大压力。
- 最大尿道闭合压（maximum urethral closure pressure，MUCP）：指尿道压力与膀胱压的最大差值。MUCP 是预防漏尿的储备压力。计算 MUCP（P_{ucp}）需要同时记录尿道内压力（P_{ura}）和膀胱内压力（P_{ves}）。计算方法如下：$P_{ucp} = P_{ura} - P_{ves}$。
- 功能尿道长度（functional urethral length，FUL）：指女性尿道压超过膀胱压的尿道长度。

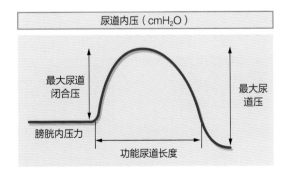

图 5.11 尿道压测量参数

UPP 的测量方法

目前常用的尿道压轮廓测量包括以下 3 种。

- 液体灌注技术或 Brown Wickham 技术（Brown and Wickham, 1969）。
- 微端 / 光纤导管。
- 球囊导管。

不同方法的优点和缺点总结如表 5.3 所示。

液体灌注技术

液体灌注技术测量的是灌注导管所需的压力，在测试中需要以恒定的速度和节律抽出导管。通常应用恒速注射泵进行恒速灌注。在尿道高度扩张的情况下，测量值能够非常接近局部尿道压（Griffiths，1980）。该技术的几个影响因素如下文所述。

导管尺寸

使用液体灌注技术时，通常选择尺寸为 4~10 的导管（法式规格）（Harrison，1976）。使用大尺寸导尿管会同时记录尿道弹性和尿道闭合压，导致所记录的读数较高，从而产生误差（Lose，1992）。

导管孔

在距导管尖端 5 cm 处设计两个相对的侧孔就足以满足测量要求（Abrams et al., 1978）。增加导管孔的数量并不能提高精确度，导管孔的方向也不影响精确度。

灌注速率

2~10 ml/min 的灌注速率可以准确测量闭合压（Abrams et al., 1978）。注射泵的灌注效果优于蠕动泵。

拔出导管的速度

拔出导管时中间最好不要出现停顿，并且拔管速度尽量不超过 7 mm/s（Hilton，1982）。通常，拔管速度在 1~5 mm/s。

反应时间

反应时间取决于灌注速率和导管拔出速度。灌注法能够记录 34~50 cmH$_2$O/s 的最大变化率。

微端 / 光纤导管

微型传感器的优点是可以测量压力的快速变化，但它也有以下几个缺点。首先，它存在极高的位置依赖性（Hilton and Stanton，1983a）。例如，与将导管的微型传感器面朝后方放置相比，将它朝向后方放置的 MUP 数值更大且 FUL 数值更小（Abrams et al.，1978）。其次，弯曲的尿道壁可能导致局部尿道组织相互重叠，同时造成传感器与尿道压的相互影响，这就要求导管具有良好的弹性。如需使用传感器，建议传感器面朝外侧放置（Anderson et al.，1983）。

表 5.3　不同的尿道压测量方法的优点和缺点

项目	液体灌注技术	微端 / 光纤导管	球囊导管
优点	不易移动 价格低廉	可以测量压力的快速变化	不受摆放方向影响
缺点	对压力变化反应慢	受传感器形状及方向影响 导管弹性较差时会造成测量结果误差较大，故需要弹性较好的导管 价格昂贵、易碎	易受尿道扩张影响 价格昂贵

球囊导管

应用球囊导管测量尿道压的优点是可以避免测试实验装置摆放方向影响测试结果。然而，既往的测量技术中存在球囊过大造成的尿道扩张，从而测得尿道压偏高等问题。此外，球囊的长度也很重要。如果球囊过长，就会使不同尿道长度所测的压力值之间的变化趋于平均。但近些年随着技术的发展，球囊导管的这些难题已被攻克（Pollak et al., 2004）。

最大尿道闭合压的影响因素

可以在休息、咳嗽、紧张及排尿时在不同的膀胱容量和（或）不同的体位下进行尿道压测量。

膀胱容量

女性尿道闭合压的测量取决于膀胱容量。无失禁女性的尿道闭合压随容量的增大而增大。然而，对于患有 SUI 的女性，尿道闭合压会随着膀胱容量的增加而降低（Awad et al., 1978）。

体位

体位也会影响到尿道闭合压：无失禁的女性在站立时尿道闭合压会升高，而患有 SUI 的女性在站立时尿道闭合压会降低（Henriksson et al., 1977; Hendriksson et al., 1979）。然而，站立位时尿道闭合压重复测量的准确性较差，因此限制了其临床应用（Dorflinger et al., 2002）。

盆底活动

除了排尿前和排尿期间，PFM 活动一直是活跃的。然而，如果 PFM 自主收缩后不能放松，则会增加尿道闭合压。研究者通常采取多次进行尿道压分布测量或直至再现之前的模式来解决这个问题，若有必要可延长测量时间。在测量尿道压时，也可以评估盆底活动对尿道的影响。将导尿管放置在 MUP 点上，要求患者主动收缩盆底，就像试图阻止自己排尿一样。正常女性盆底收缩时，MUCP 较无收缩时明显增加，例如，使用液体灌注技术测量的 MUCP 增量小于 $10\ cmH_2O$ 提示 PFM 收缩能力较差（表 5.4）。

尿道闭合压的变化取决于测量方法和位置，为了便于记录，ICS 尿道压力测量标准化委员会对尿道压测量的标准化提出了建议，以下是部分建议内容（Lose et al., 2002）。

标准化尿道压测量

要求研究者具体说明以下几点。

①测量类型（点测量 –UPP 描记 – 动态测量）。

②记录测量的时间段。

③固定的（由探头给出）或可变的（例如，球囊的扩张）尿道横截面积。

④体位。

⑤膀胱容量。

⑥动作（例如，咳嗽、Valsalva 动作）。

⑦撤回速度（用于 UPP）。

⑧输注载体和输注速率（用于液体灌注的导管）。

表 5.4　经验丰富的临床医师进行的 PFM 肌力评估与尿道压测量（液体灌注技术）的比较

由泌尿科医师或泌尿妇科医师进行的 PFM 力量评估	正常	下降	缺失
患者数量	2757	3399	485
尿道压测量（cmH$_2$O）	18.1	8.8	3.6
SD	15.5	11.1	7.5

注：数据来自 Bristol 泌尿学研究所历时 15 年的大型系列研究。PFM，盆底肌；SD，标准差。

⑨ 导管类型。

⑩ 导管尺寸。

⑪ 导管材质——柔韧性。

⑫ 方向传感器的定位。

⑬ 传感器固定的位置（用于点压力或咳嗽 / 紧张期间的压力测量）。

⑭ 压力传感器归零。

　– 将外部传感器（和充满液体的导管）置于耻骨联合上缘，作为测压计测量时的压力基准高度；为校正导管内部的黏滞性压力损失，应将液体流动时大气中的读数设置为压力零点（参考零点为大气压）。

　– 将微端传感器校准至大气压，但对于安装导管的传感器无须参考压力基准高度；当使用多传感器微端计算闭合压时，应考虑"膀胱"传感器和尿道传感器的垂直高度有无差异。

⑮ 记录设备。

　– 描述记录设备的类型，并注明整个系统的频率响应；采样频率为 18 Hz 的设备可以较好地记录咳嗽引起的尿道压变化（Thind et al., 1994）。

正常 UPP

尿道压的正常值范围存在性别差异。

男性的 MUP 不会随着年龄增长显著下降（Abrams，1997），而女性在绝经后，MUP 值会随之降低。男性前列腺长度随年龄增长而增加，而女性的尿道长度则随年龄增长而缩短。根据液体灌注技术测出的数值，女性的 MUP 值（cmH$_2$O）大约为 92 减去年龄（Edwards and Malvern，1974）。

尿道压分布形态

男性

在男性 UPP 中可以看到某些特征：有两个峰值，先是前括约肌峰值，其次是前列腺平台期，最后是括约肌峰值（图 5.12）。前列腺平台期的异常可能是膀胱颈肥大或前列腺肥大所致。某些患有神经疾病的男性患者的括约肌峰值可能过高，而患有医源性（如前列腺手术后）SUI 的患者峰值可能过低。

女性

如图 5.11 所示，女性尿道压分布形态较为对称。

女性正常和异常尿道压测量情况分别如图 5.13 和图 5.14 所示。与男性尿道压相似，女性尿道压也会呈现过低或过高的情况。高尿道压有时提示 Fowler 综合征［因特发性括约肌过度活动而导致排尿困难（Fowler et al.，1988）］。低尿道压提示可能

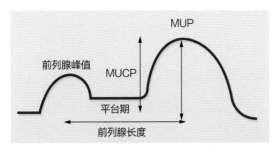

图 5.12 男性尿道压力分布测量，可见前列腺峰值、平台期和前列腺长度。MUP，最大尿道压；MUCP，最大尿道闭合压

存在内在括约肌无力，这一问题通常由分娩引起，进而造成 SUI。双相压力波提示出现尿道憩室。

静息 UPP 的测量在临床上具有多种用途。

- 评估前列腺切除术后尿失禁；括约肌的损伤与 MUCP 减少关系密切（Hammerer and Huland，1997）。
- 有证据表明，低 MUCP 与女性 SUI 手术的不良预后有一定相关性（Hilton and Stanton，1983b）。
- 对于明确女性因不明原因造成的尿失禁，尿道压测量有助于明确诊断。
- 当考虑对患者进行尿道改流术时，MUCP 可以帮助决策是否需要人工括约肌。如果 MUCP 大于 50 cmH$_2$O，且膀胱容积较大、压力较低，则不需要额外的人工括约肌（Abrams，1997）。

UPP 及尿失禁手术

多项研究表明，尿道闭合压低、尿道短的女性患者尿失禁术后的预后较差（Bhatia and Ostergard，1982；Hilton Stanton，1983b；Hilton，1989）。有些则没有显示出任何差异（Sand et al.，2000；Harris et al.，2011）。

静息尿道压分布

反应度

微端导管的高频响应超过 2000 Hz 时，就足以记录下尿路的生理活动。相比之下，液体灌注技术的反应性较低。

信度

液体灌注技术和微端导管的再现性和可重复性已被证实（Abrams et al.，1978；Hilton，1982；Wang and Chen，2002）。单次使用液体灌注技术和微端导管测量的标准偏差分别约为 5 cmH$_2$O 和 3 cmH$_2$O（Abrams et al.，1978；Hilton and Stanton，1983a）。不同研究测量结果显示，考虑月经期影响，标准偏差为 3.5~5 cmH$_2$O（van Geelen et al.，1981；Hilton，1982）。近期研究显示球囊导管的测量结果与微端导管的测量结果具有一定的相关性（Pollak et al.，2004）。

效度

静息尿道压分布的有效性取决于所使用的技术。在使用液体灌注技术的情况下，如果尿道高度扩张，测量的结果可以非常接近局部尿道压（Griffiths，1980）。

微端导管测量的是尿道壁的应力，而不是压力。尿道压测量在评估 PFM 力量中的有效性较高。

敏感度和特异性

女性 SUI 患者的 MUP 均值常明显低于无尿失禁女性（Hilton and Stanton，1983a）。进行性加重的 SUI 患者的 MUP 最低。然而，无失禁和失禁患者的 MUP 分布存在较大重

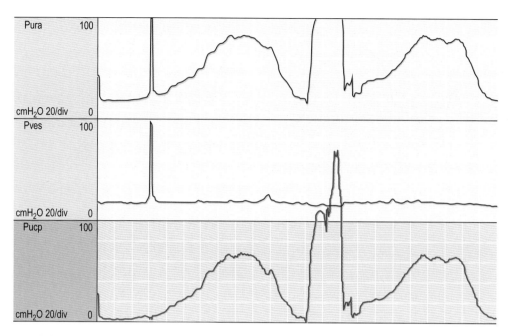

图 5.13　女性正常尿道压：图示为两次 UPP 的曲线图，右侧短且高的峰值记录的是导管通过括约肌区域进行第 2 次 UPP 时的伪影。Pucp，尿道闭合压；Pura，尿道内压；Pves，膀胱内压

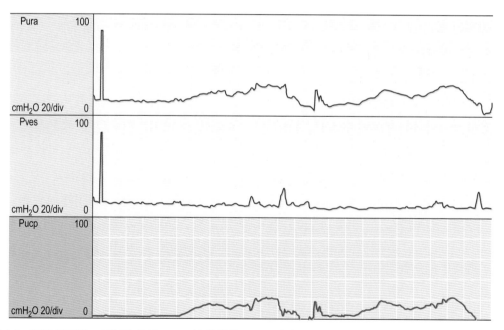

图 5.14　尿道压下降：图示为两次 UPP 的曲线图，两段中有一段短促的伪影（图 15.3）。Pucp，尿道闭合压；Pura，尿道内压；Pves，膀胱内压

叠。因此，对 SUI 患者单独应用尿道压分布法进行诊断的准确度较低（Versi，1990）。

应力性尿道压分布测量

这种方法能够评估从腹腔传递到尿道近端的压力。腹压传导降低与 SUI 有关。进行 UPP 测量时，通常倾向于使用微端导管并要求患者进行咳嗽。如果在咳嗽时尿道闭合压变为负值，则有可能在压力变为正值时发生漏尿。理想情况下，应力性 UPP 应在直立位膀胱充盈时进行，但这也带来了一些实际问题。由于该检查的特异性较差，从而限制了其临床应用（Versi，1990）。目前在临床实践中，应力性 UPP 已不再作为常规检查。

尿道反射仪

有研究者对尿道反射仪进行了一定的研究。使用该技术时，首先在尿道中放置一个薄薄的聚氨酯袋（塑料泡沫袋），然后使用气泵将预设压力逐步施加到袋子上，每次增加压力时都采用声波反射法测量截面面积，充气及放气期间均可以进行测量（Klarskov and Lose，2007a）。研究显示其测量结果与尿道压分布测量结果类似（Klarskov and Lose，2007b）。然而，迄今为止所有关于该技术的研究著作都来自同一个研究中心。

结论

静息尿道压的测量可以通过多种技术进行，其结果受所用技术和生物因素影响。这种尿道压测量是在静息状态下进行的，故不能反映漏尿时的尿道压力。腹压升高会压迫尿道，导致尿道周围的肌肉被反射性激活，但这种情况无法使用静息尿道压测量进行评估。

临床建议

- 尿道压测量应在泌尿外科医师或泌尿妇科医师的监督下进行。
- 泌尿外科医师或泌尿妇科医师应参阅 ICS 中关于尿道压测量的标准化报告。
- 在开始研究之前，需要了解不同的尿道压力测量方法的局限性。
- 当物理治疗师在该领域进行研究时，需要与为患者提供尿道压测量的泌尿外科医师或泌尿妇科医师开展多学科合作。
- 如果操作规范准确，尿道压测量可以作为评估 PFM 功能的有效方法。

参考文献

Abrams, P., 1997. Urodynamics, second ed. Springer, London.

Abrams, P.H., Martin, S., Griffiths, D.J., 1978. The measurement and interpretation of urethral pressures obtained by the method of Brown and Wickham. Br. J. Urol. 50 (1), 33–38.

Anderson, R.S., Shepherd, A.M., Feneley, R.C., 1983. Microtransducer urethral profile methodology: variations caused by transducer orientation. J. Urol. 130 (4), 727–728.

Awad, S.A., Bryniak, S.R., Lowe, P.J., et al., 1978. Urethral pressure profile in female stress incontinence. J. Urol. 120 (4), 475–479.

Barnes, A., 1961. The method of evaluating the stress of urinary incontinence. Obstet. Gynecol. 81, 108.

Bhatia, N.N., Ostergard, D.R., 1982. Urodynamics in women with stress urinary incontinence. Obstet. Gynecol. 60 (5), 552–559.

Brown, M., Wickham, J.E., 1969. The urethral pressure profile. Br. J. Urol. 41 (2), 211–217.

Dorflinger, A., Gorton, E., Stanton, S., et al., 2002. Urethral pressure profile: is it affected by position? Neurourol. Urodyn. 21 (6), 553–557.

Edwards, L., Malvern, J., 1974. The urethral pressure profile:

theoretical considerations and clinical application. Br. J. Urol. 46 (3), 325–335.

Fowler, C.J., Christmas, T.J., Chapple, C.R., et al., 1988. Abnormal electromyographic activity of the urethral sphincter, voiding dysfunction, and polycystic ovaries: a new syndrome? Br. Med. J. 297, 1436–1438.

Griffiths, D.S., 1980. Urodynamics. Adam Hilger, Bristol.

Griffiths, D., 1985. The pressure within a collapsed tube, with special reference to urethral pressure. Phys. Med. Biol. 30 (9), 951–963.

Hammerer, P., Huland, H., 1997. Urodynamic evaluation of changes in urinary control after radical retropubic prostatectomy. J. Urol. 157 (1), 233–236.

Harris, N., Swithinbank, L., Hayek, S.A., et al., 2011. Can mMaximum urethral closure pressure (MUCP) be used to predict outcome of surgical treatment of stress urinary incontinence? Neurourol. Urodyn. 39 (8), 1609–1612.

Harrison, N.W., 1976. The urethral pressure profile. Urol. Res. 4 (3), 95–100.

Hendriksson, L., Andersson, K.E., Ulmsten, U., 1979. The urethral pressure profiles in continent and stress-incontinent women. Scand. J. Urol. Nephrol. 13 (1), 5–10.

Henriksson, L., Ulmsten, U., Andersson, K.E., 1977. The effect of changes of posture on the urethral closure pressure in healthy women. Scand. J. Urol. Nephrol. 11 (3), 201–206.

Hilton, P., 1982. Urethral pressure measurements at rest: an analysis of variance. Neurourol. Urodyn. 1, 303.

Hilton, P., 1989. A clinical and urodynamic study comparing the Stamey bladder neck suspension and suburethral sling procedures in the treatment of genuine stress incontinence. Br. J. Obstet. Gynaecol. 96 (2), 213–220.

Hilton, P., Stanton, S.L., 1983a. Urethral pressure measurement by microtransducer: the results in symptom-free women and in those with genuine stress incontinence. Br. J. Obstet. Gynaecol. 90 (10), 919–933.

Hilton, P., Stanton, S.L., 1983b. A clinical and urodynamic assessment of the Burch colposuspension for genuine stress incontinence. Br. J. Obstet. Gynaecol. 90 (10), 934–939.

Klarskov, N., Lose, G., 2007a. Urethral pressure reflectometry; a novel technique for simultaneous recording of pressure and cross-sectional area in the female urethra. Neurourol.Urodyn. 26 (2), 254–261.

Klarskov, N., Lose, G., 2007. Urethral pressure reflectometry vs urethral pressure profilometry in women: a comparative study of reproducibility and accuracy. BJU Int. 100 (2), 351–356.

Lose, G., 1992. Simultaneous recording of pressure and cross sectional area in the female urethra: a study of urethral closure function in healthy and stress incontinent women. Neurourol. 11, 55.

Lose, G., Griffiths, D., Hosker, G., et al., 2002. Standardisation of urethral pressure measurement: report from the Standardisation Sub-Committee of the International Continence Society. Neurourol. Urodyn. 21 (3), 258–260.

Pollak, J.T., Neimark, M., Connor, J.T., et al., 2004. Air-charged and microtransducer urodynamic catheters in the evaluation of urethral function. Int. Urogynecol. J. Pelvic Floor Dysfunct. 15 (2), 124–128.

Sand, P.K., Winkler, H., Blackhurst, D.W., et al., 2000. A prospective randomized study comparing modified Burch retropubic urethropexy and suburethral sling for treatment of genuine stress incontinence with low-pressure urethra. Am. J. Obstet. Gynecol. 182 (1 Pt 1), 30–34.

Thind, P., Bagi, P., Lose, G., et al., 1994. Characterization of pressure changes in the lower urinary tract during coughing with special reference to the demands on the pressure recording equipment. Neurourol. Urodyn. 13 (3), 219–225.

van Geelen, J.M., Doesburg, W.H., Thomas, C.M., et al., 1981. Urodynamic studies in the normal menstrual cycle: the relationship between hormonal changes during the menstrual cycle and the urethral pressure profile. Am. J. Obstet. Gynecol. 141 (4), 384–392.

Versi, E., 1990. Discriminant analysis of urethral pressure profilometry data for the diagnosis of genuine stress incontinence. Br. J. Obstet. Gynaecol. 97 (3), 251–259.

Wang, A.C., Chen, M.C., 2002. A comparison of urethral pressure profilometry using microtip and double-lumen perfusion catheters in women with genuine stress incontinence. Br. J. Obstet. Gynaecol. 109 (3), 322–326.

5.7 超声在 PFM 和 POP 评估中的作用

Hans Peter Dietz

概述

在盆底肌的形态学和功能评估中，超声的利用率越来越高。现代科学技术的发展大大简化了通过超声直观观察肛提肌下段形态的过程。3D 超声的出现使研究者能够使用非侵入性技术获得盆底肌水平面形态学改变。4D 超声可以获得盆底肌任意平面上的特定动作［如咳嗽、Valsalva 动作和盆底肌收缩（PFMC）等］的实时成像（Dietz，2004b）。目前，无论是联网还是脱轨处理，现代图像处理技术在 3 种维度上均可达到与 MRI 相同的分辨率，同时时间分辨率远超 MRI。

本章仅讨论唯一可以直接评估肛提肌结构和功能的超声检查方法，即经会阴 / 阴唇的超声检查。虽然经腹部超声检查已被应用于肛提肌活动的检查（Thompson and O'Sullivan，2003），但这种评估只能间接反映肛提肌活动，作用有限。而阴道内成像可以显示肛提肌静态解剖结构和其他生物测量指标，但由于仪器放置在阴道内，严重限制了通过 Valsalva 动作和 PFMC 等动作对功能的评估。

技术

在进行经会阴 / 阴唇的超声检查时（Koelbl and Hanzal，1995；Schaer，1997；Dietz，2004a），首先在会阴部放置一个传感器（通常是 3.5~5、4~8 或 6~9 MHz 的曲线阵列）（图 5.15），操作前用手套或薄膜覆盖仪器表面。注意，带滑石粉的手套会明显损害成像质量，应避免使用。检查时，患者取截石位，髋部屈曲并轻微外展，也可以采用立位。检查前通常需要使膀胱充盈，但有时需事先排空膀胱。直肠充盈可能会影响诊断准确性，因此有时需在排便后重复检查。分开阴唇可以改善图像质量。除非有明显的结构萎缩，传感器一般可以很牢固地放置在耻骨联合和会阴处，不会引起明显不适。图像中可以看到前方的耻骨联合、尿道、膀胱颈、阴道、子宫颈、直肠和肛管（图 5.16）。直肠与肛管连接处后方的高回声区为肛提肌的中央部分，即耻骨直肠肌 / 耻骨尾骨肌或耻骨内脏肌。图像中还可见直肠子宫陷凹，内有少量液体、回声性脂肪或蠕动的小肠。侧位或横位成像还可提供更多信息，如可以评估耻骨直肠肌及其耻骨下支的止点。

膀胱颈位置和移动度

膀胱颈的位置和移动度的评估具有很高的信度。有研究者对评估者内部和评估者间差异性进行了研究，对 50 名年轻的无分娩史的女性进行了至少间隔 4 周的重复测试，结果显示组内相关系数为 0.77（Dietz et

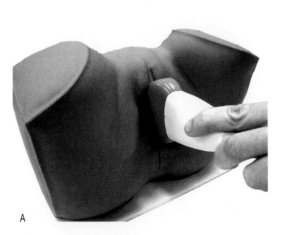

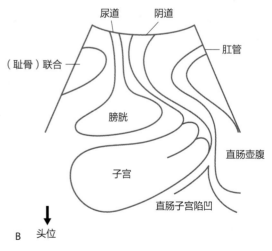

图 5.15 经会阴 / 阴唇超声检查的正中矢状面，图中示传感器放置（A）和视野范围（B）（经许可引自 Dietz, H., 2010）

al.，2005a）。为获得有效和可重复的结果，研究时必须确保 Valsalva 动作在测试过程中的充分性，动作应至少持续 5 秒（Orejuela et al.，2012）。患者必须接受吸气、屏气、"像把婴儿分娩出子宫一样推"或"必须用力重推"等指导，以达到所需腹压。同时，测试过程中应确保患者不会产生肛提肌同步收缩，以免人为减少所测的盆腔器官下降值。前述现象在盆底肌功能良好的年轻女性中十分常见（Oerno and Dietz，2007），可以明显减少肛提肌裂孔前后径，并使耻骨前皮下组织明显后移。由于会阴浅表肌肉的收缩，还可见到耻骨前皮下组织向耻骨联合下缘方向移位。为使盆腔器官完全下降，在做 Valsalva 动作时须避免对传感器施加压力。

超声检查膀胱颈位置及移动度时，参考点为耻骨联合中轴（Schaer，1997）或其后下缘（Dietz，2004c）。前者可能更准确，

因为这种测量方式与传感器的位置或运动无关。然而，由于耻骨间盘钙化，在老年女性中往往难以获得中水平位置，测量准确性较低。迄今为止还没有关于该测量方法的重复性的比较性研究。

通常在静息时和做最大 Valsalva 动作时进行膀胱颈位置测量，二者之间的差值为膀胱颈下降值（图 5.16）。在 Valsalva 动作中，近端尿道常向后下方旋转，旋转程度可以通过比较尿道近端与其他固定轴之间的倾斜角来测量。另外，做 Valsalva 动作时常伴有膀胱后角的打开（图 5.16），但这些功能解剖学上的改变并不能作为尿流动力学确诊的 SUI 的诊断依据（Nazemian et al.，2013）。图 5.17 显示了盆底超声检查不仅可用于量化膀胱颈和尿道下降，还可用于与量化膀胱脱垂最密切相关的结构（即盆腔中腔室和后腔室）的下降（Dietz et al.，2001a）。膀胱颈

图 5.16　超声检查可以确定膀胱颈下降程度和膀胱后角大小。图示静息时（A、C）和做 Valsalva 动作时（B、D）的正中矢状位图像。S，耻骨联合；U，尿道；B，膀胱；Ut，子宫；V，阴道；A，肛管；R，直肠壶腹；L，肛提肌。图 C 和 D 测量了耻骨联合下缘和膀胱颈之间的距离（x，垂直；y，水平）及静息时（rva-r）和做 Valsalva 动作时（rva-s）的膀胱后角

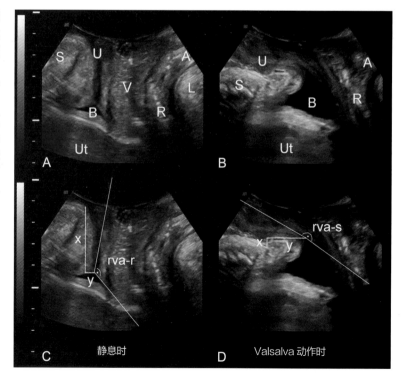

下降程度的增加受多种因素影响，所测数值在年轻无分娩史的女性中差异较大，这提示先天因素在一定程度上影响膀胱颈的位置。同时，一项双胞胎研究也证实阴道前壁移动度具有高度遗传性（Dietz et al., 2005a）。阴道分娩（Peschers et al., 1996；Meyer et al., 1998；Dietz and Bennett, 2003）可能是膀胱颈下降最重要的环境因素，研究证明第二产程时间过长和阴道手术分娩与产后盆腔器官下降程度的增加有关（Dietz and Bennett, 2003）。在有盆底功能障碍症状的老年女性中，膀胱下降程度的增加与产次显著相关（Dietz et al., 2002a）。很明显，盆底功能会受到妊娠和分娩的影响，同时分娩也受到盆底特征的影响。做 Valsalva 动作时的阴道前壁移动度已被证明是分娩方式的一个潜在预测因素（Balmforth et al., 2003；Dietz et al., 2003）。

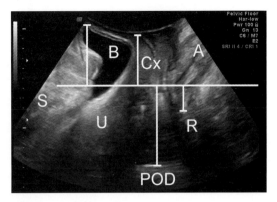

图 5.17　通过经会阴超声检查评估 POP，图中所示为正中矢状位影像。耻骨联合下方约 3.5 cm 处可见膀胱脱垂，约 3 cm 处可见子宫脱垂。S，耻骨联合；B，膀胱；U，子宫；Cx，子宫颈；POD，直肠子宫陷凹；R，直肠；A，肛管

肛提肌活动

经会阴超声检查已被广泛应用于量化 SUI 和无尿失禁（Wijma et al., 1991）女性的 PFM 活动及分娩前后的女性的 PFM 活动（Peschers et al., 1997；Dietz, 2004c）。肛提肌收缩时，在超声影像学的矢状位中线可见盆腔器官向头位、腹侧移位（Dietz, 2004c）。由此引起的尿道内口移位可以通过其相对于耻骨联合后下缘的距离计算得出（图 5.18）。量化肛提肌活动的另一种方法是测量正中矢状位肛提肌裂孔的缩小程度或裂孔轴相对于耻骨联合中轴的角度变化（图 5.18）。除了用于评估，超声检查还可在 PFM 运动教学中提供视觉生物反馈（Miller

et al., 1996）。这项技术也帮助验证了"小窍门"的概念，如腹压增加（如咳嗽）前的肛提肌反射性收缩（Miller et al., 1996）。膀胱颈的头腹侧移位与触诊 / 阴道压力仪之间已被证明具有良好的相关性（Dietz et al., 2002）。在 2D 超声上使用倾斜的旁矢状面可以直接显示肛提肌收缩和肌纤维缩短的情况（图 5.19），结果可用于辅助诊断肛提肌损伤（Dietz and Shek, 2009）。

此外，使用超声检查还可以观察到肛提肌和球海绵体肌的反射性激活，表现为前后孔径的缩小和阴蒂区域向背侧移位。虽然分娩对这种反射似乎有一定影响（Dietz et al., 2012a），但实际临床意义不大（Dietz et al., 2012b）。

脱垂程度的量化

经会阴超声检查可以显示子宫阴道脱垂（Dietz et al., 2001a）。以耻骨联合下缘为参考线，可测量膀胱、子宫、直肠子宫陷凹和

图 5.18 在正中矢状面使用 2D 经会阴超声检查确定 PFMC 效果的 3 种方法。每一排的左侧图像（A、C、E）代表静息状态，右侧图像代表 PFMC 效果。图 A、B 提供了提肌平面角度（正中矢状面耻骨联合中轴与提肌裂孔轴的夹角）的测量方法。图 C、D 显示了提肌裂孔前后径的缩小程度［LH（ap）］。图 E、F 为在 PFMC 时膀胱颈部的位移测量方法，类似于在 Valsalva 动作时测量膀胱颈部下降的方法（经许可引自 Dietz, H.P., 2011a）

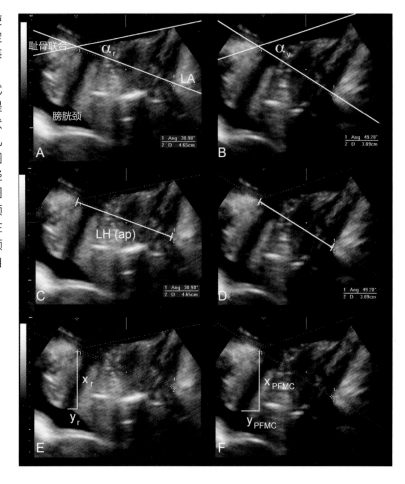

直肠壶腹在做 Valsalva 动作时的最大下降程度（图 5.17）。基于国际尿控协会制订的脱垂标准进行的临床分期和标准化评估证实了超声量化评估的有效性，同时，研究者发现，在盆腔前腔室和中腔室脱垂中，超声量化与临床评估间具有良好的相关性（Dietz et al., 2001a；Dietz and Lekskulchai，2007）。尽管在后腔室脱垂中超声影像学结果与临床评估的相关性较差，但超声仍能区分"真""假"直肠膨出，即真正的直肠阴道隔筋膜缺损与无筋膜缺损的会阴过度活动（Dietz and Steensma，2005）。研究者希望借助其区分后腔室不同形式下降的能力，尤其是可以轻松区分肠疝与直肠膨出的能力，为制订外科

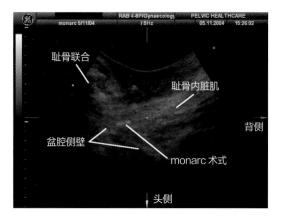

图 5.19 通过斜位旁矢状面成像显示耻骨尾骨肌 / 耻骨直肠肌复合体。图中有一经闭孔吊带（monarc 术式）穿过肌肉的最下内侧，靠近其在肛提肌腱弓处的止点。该定位可以直接观察到耻骨内脏肌的收缩情况

手术方案提供更好的思路。目前的技术可用于补充（甚至在某些情况下取代）直肠造影（Beer-Gabel，2002；Perniola et al.，2008；Steensma et al.，2010），也可用于评估肛门内、外括约肌的情况（Dietz，2012）。

但该方法也存在不足，当患者伴有明显直肠前突时，膀胱颈、子宫颈和穹隆成像可能不完整，同时由于探头压力问题，使用该方法可能会低估严重脱垂的程度。尤其是在无法复位的阴道脱垂或完全性外翻时，经会阴超声检查更加困难。有时，阴道前壁明显脱垂可能是由尿道憩室、阴道囊肿［如 Gartner 管囊肿（来源于中肾管或 Wolffian 管的囊性残余）］、修复术后上皮倒置所致的囊肿或阴道纤维瘤引起的。

3D/4D 盆底成像

目前使用的 3D/4D 盆底超声系统针对传感器进行了改进，使该系统可以完成图像自动采集。这种自动探头于 1974 年首次被开发使用，1987 年开始商品化并应用于临床（Gritzky and Brandl，1998）。第一台超声基于"扇形扫描"探头开发的成像系统被称为 Kretz Voluson，其传感器是通过组件的快速振荡来实现图像自动采集的。

3D 盆底成像

3D 超声技术在产科和妇科中的广泛应用很大程度上得益于传感器的发展进步，它们在采集过程中不需要相对于所研究的组织进行任何移动。在静息位下以 70° 或更大的角度进行采集时，所得到的单个图像容积包括完整的提肌裂孔、耻骨联合、尿道、阴道旁组织、阴道，以及肛门直肠肌和耻骨内脏肌（从盆腔侧壁到肛提肌腱弓区域的后侧，再到肛门直肠交界处后侧部分的组织）（图 5.20）。经会阴部位的 3D/4D 超声检查或 MRI 上观察到的提肌裂孔是指前方的耻骨联合 / 耻骨支与侧方和后方的耻骨内脏肌或耻骨直肠肌之间的最小尺寸。裂孔的大小可以在水平面成像（Dietz et al.，2005b）及容积成像中进行测量（Dietz et al.，2011c）。考虑到裂孔平面的非欧几里得（弯曲）性质，容积成像法更易实现，并且重复性良好（Kruger et al.，2010）。

容积成像在盆底超声检查中的主要优势是可以完成提肌裂孔水平或横截面的成像。到目前为止，盆底超声检查大多仅限于正中矢状位成像。尽管支持证据不足，但有时旁矢状位（图 5.19）和冠状位成像（图 5.20B）也可能为诊断提供帮助。为更好地显示目标解剖结构，无论是在成像过程中还是在线下分析时，3D 超声成像平面都可以进行自由调整。3 个正交图像（即彼此垂直的 3 个平面——矢状位、冠状位和轴位平面）可由"渲染图像"［即用任意定义的"框"中的所有体积像素（体素）进行半透明化表示］进行补充完善。图 5.20 的右下角图像为提肌裂孔的标准表面渲染图像，渲染方向从足位到头位的设置最适合于肛提肌的成像。其余图像分别为提肌裂孔的正中矢状位、水平位和冠状位图像。

4D 盆底成像

4D 成像意味着可以实时采集容积超声数据，该数据可以在正交平面成像或渲染容积成像中显示。现代超声系统通常能够存储

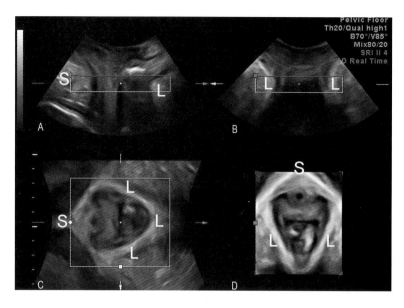

图5.20　提肌裂孔的3个正交平面成像：正中矢状面（A）、冠状面（B）、水平面（C）。D.容积成像。图中所示为正常解剖结构。L，肛提肌；S，耻骨联合

影像并进行回放，这一功能在盆底成像中非常重要，因为它可以更好地记录功能解剖学的情况。影像学结果表明，在耻骨下支处发生的提肌撕脱通常在Valsalva动作或肛提肌收缩时更明显，但在仰卧位静息状态下即使是最显著的POP也无法被识别。筋膜缺损（如真性直肠膨出）通常仅见于Valsalva动作时（Dietz，2004a）。

　　与MRI相比，4D成像的优势在于可以对盆底结构进行实时3D（或4D）评估。由于MRI缺乏对动作的实时观察，因此很难验证患者在MRI检查过程中对指令的依从性。在评估器官脱垂程度方面，尤其是在判断筋膜或肌肉缺损及肛提肌功能解剖时，超声更具有潜在的应用优势。

3D／4D盆底超声的临床研究

　　在过去的10年中，大量文献报道了3D/4D经会阴超声检查的研究成果。研究者了解了无分娩史的年轻女性的正常盆底形态

及功能（Dietz et al.，2005b；Yang et al.，2006；Kruger et al.，2008），并且认识到盆底形态及功能在个体之间存在明显差异（Svabik et al.，2009）。其中有几项是关于妊娠晚期和首次分娩后盆底的情况的研究（Dietz and Lanzarone，2005；Dietz et al.，2005b；Valsky et al.，2009；Cassado Garriga et al.，2011；Albrich et al.，2012；Chan et al.，2012）。

　　研究发现，裂孔的深度和面积测量（图5.21）具有很高的重复性（Dietz et al.，2005b；Hoff Braekken et al.，2008）。在静息状态下和Valsalva动作时，裂孔的深度、宽度和面积与盆腔器官下降程度密切相关（Dietz et al.，2008）。虽然Valsalva动作下的裂孔面积与盆腔器官下降之间存在相关性不足为奇（因为器官向下移位可能会使提肌向侧方移动），但更有趣的是，静息状态下的提肌裂孔面积与Valsalva动作时盆腔器官的下降也具有相关性。这些数据首次证实了即使没有肛提肌损伤，肛提肌的功能状态对盆腔器官的支持依然十分重要这一假

设（DeLancey，2001）。当进行最大 Valsalva 动作时的提肌裂孔面积不小于 25 cm² 时，可判定为提肌裂孔过度扩张或"膨胀"（图 5.26），这也是 ROC 统计的最佳界限值（Dietz et al.，2008），对于未孕的年轻女性而言，提肌裂孔过度扩张的界限值应为平均值加 2 个标准差（Dietz et al.，2005b）。

典型的肛提肌损伤通常是指肛提肌在盆腔侧壁发生单侧撕脱，这一损伤与分娩过程显著相关，可在肌肉的前内侧部分触及不对称的缺损（图 5.22~5.25）。肌肉形态异常的指检（图 5.23，5.24）需要操作者具有丰富的操作经验，这也是每个关注女性盆底疾病的医师都应具备的能力（Dietz and Shek，2008b）。基于断层（多层）成像的数学建模结果显示，在形成提肌裂孔的肛提肌成分中，止于耻骨下支的分支最为关键（Dietz，2007；Dietz et al.，2011a）（图 5.22）。因此，如果医师不能触及附着在耻骨下支的肌肉收缩，就可以认为存在撕脱。与完全性撕脱不同，局部肌肉损伤多表现为广泛或不规则的肌肉变薄，或在耻骨下支肌肉止点处可以触及裂缝或凹陷（Dietz et al.，2011a）。

一般来说，存在撕脱的肌肉所产生的力量较小，整体肌力下降（Dietz and Shek，2008a），但有时肛提肌的头侧部分会表现为代偿性肥大，从而部分代偿损伤导致的肌力下降。撕脱还会导致提肌裂孔的扩大和不对称（Abdool et al.，2009；Dietz et al.，2011b），这两种情况可以通过简单地观察 Valsalva 动作中的外阴和阴道口发现。裂孔扩大（"膨胀"）通常在水平面成像（图 5.26）中进行测量，但最近有研究表明，生殖器裂孔（genital hiatus，GH）和会阴中心腱（perineal body，PB）的简易临床测量结果（图 5.27）[如国际尿控协会的脱垂量化评估系统（ICS POP-Q）] 也与裂孔区及脱垂的症状和体征密切相关（Gerges et al.，2012；Khunda et al.，2012）。文献中将裂孔直径扩大不小于 7 cm 定义为有临床意义的裂孔扩大（Gerges et al.，2012）。

近年来对撕脱伤的危险因素和临床后果也有了明确的认识。婴儿的出生体重、第二产程时长、胎头大小以及使用产钳分娩等因素都可能增加撕脱伤的概率（Dietz and Lanzarone，2005；Krofta et al.，2009；Valsky et al.，2009；Kearney et al.，2010；Shek and Dietz，2010；Blasi et al.，2011；Cassado Garriga et al.，2011；Albrich et al.，2012；Chan et al.，2012）。分娩过程中产钳的使用

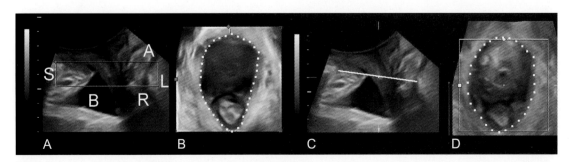

图 5.21　在 Valsalva 动作时最小裂孔尺寸平面的测量。A、B. 裂孔可以在位于耻骨联合角（L）后的耻骨联合（S）和肛提肌之间最小距离处进行渲染容积成像（Dietz et al.,2011c）。C、D. 测量裂孔尺寸的原始方法，两图分别为正中矢状位及水平位的最小尺寸图像的位置（Dietz et al.,2005b）

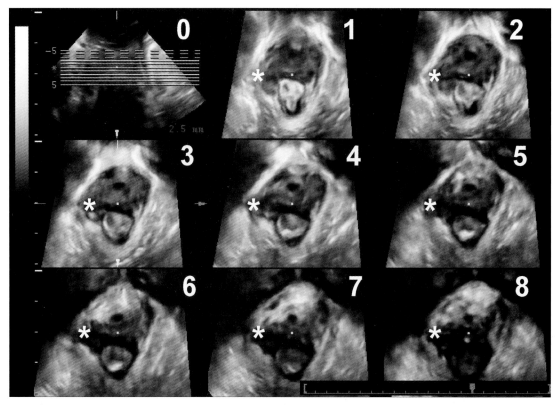

图 5.22　耻骨直肠肌的断层成像。该成像经由 PFM 收缩的断层容积成像获得，以最小裂孔尺寸平面为参考，在其下 5 mm 到其上 12.5 mm 的范围内进行分层扫描，层间隔为 2.5 mm，图中可见患者右侧（在断层扫描图像中为左侧）耻骨直肠肌完全缺损，已用"*"标记（引自 Dietz，2007，已获得授权）

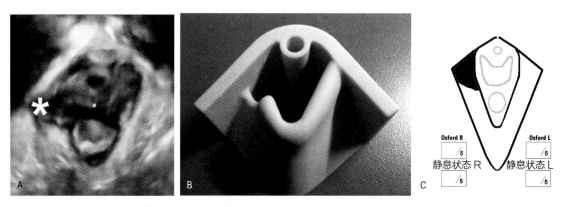

图 5.23　A. 超声断层扫描中典型的右侧提肌撕脱表现（*）。B. 相应的触诊模型。C. 手绘图（修改自 Dietz et al., 2011c）

与肌肉撕裂之间的明确相关性表明，除非胎儿面临死亡威胁，否则不应在助产过程中使用产钳。然而，由于无法在分娩前获知这些因素，目前多数所谓"创伤预测因素"的用途非常有限。因此，为预防提肌撕裂的发生，医师需要一些在孕期有所表现的预测因素。耻骨直肠肌止点处的损伤风险可能不仅取决于分娩时所需的扩张程度，还取

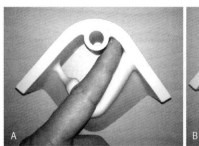
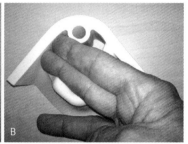

图 5.24 肛提肌撕脱伤的触诊诊断演示。A. 无撕脱侧阴道穹隆（指内侧的尿道与上方的耻骨下支和外侧的耻骨直肠肌之间的间隙）触诊演示，仅能容纳 1 根手指。B. 撕脱侧阴道穹隆的触诊演示，可触及间隙增大，并且在耻骨下支上触及不到收缩组织

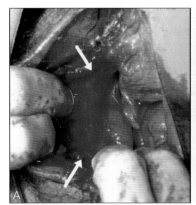
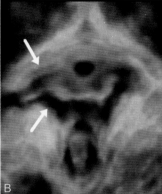
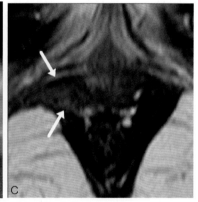

图 5.25 A. 可见正常的经阴道足月分娩后在严重阴道撕裂后方可见较大的提肌撕裂。 手术修复 3 个月后，在 US（B）和 MRI（C）中，提肌撕裂仍可见清晰

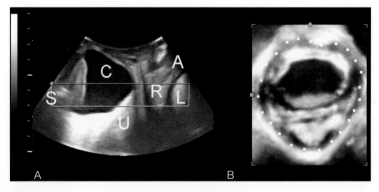

图 5.26 明显膀胱膨出患者的正中矢状面（A）和水平面（B）最小裂孔直径的尺寸测量。虚线示最大 Valsalva 动作下的裂孔范围。S，耻骨联合；C，膀胱膨出；U，子宫；R，直肠壶腹；A，肛管；L，肛提肌

决于目前尚未明确的肌肉和肌-骨连接处的生物力学特性。也有研究表明，肌肉撕裂可能与产妇头胎分娩的年龄有关（Dietz and Lanzarone，2005；Kearney et al.，2006；Dietz and Simpson，2007），这意味着即使在生育期，年龄增长也会对盆底生物力学产生影响。最后，有证据表明，初次经阴道分娩引起的形态和功能改变是最显著的，包括肌肉撕裂实际发生率、提肌扩张程度及盆腔器官支持结构的改变（Dietz et al.，2002a；Dickie et al.，2010；Horak et al.，2012；Kamisan Atan et al.，2012）。

肌肉撕裂通常可带来严重的中长期后果。耻骨直肠肌是阴道内压力的主要决定因素（Jung et al.，2007），在大众媒体上被称为"爱情肌"。近来，女性开始关注肌肉撕裂对盆底肌（Dietz et al.，2012e）和性功能造成的影响，后者主要表现为张力降低和阴道松弛（Thibault Gagnon et al.，2012）。加之旨在"收紧"阴道的阴道整形术的流行，未来对盆底肌的关注将日趋增加。

女性POP，尤其是前盆腔和中盆腔器官脱垂，是提肌损伤最严重的长期后果（Dietz and Simpson，2008）。随着缺损的宽度和深度的增加，脱垂出现症状和（或）体征的可能性增加（Dietz，2007）。尽管提肌裂孔的膨胀或异常扩张与器官脱垂有关（Dietz et al.，2008），但肌肉撕脱对器官脱垂的影响在很大程度上与之无关（Dietz et al.，2012c）。最近，一项更有趣的研究发现了直肠套叠（直肠脱垂的早期形式）与撕脱和膨胀之间存在联系（Rodrigo et al.，2011）。对于外科医师，最重要的问题是，超声检查（Dietz et al.，2010；Model et al.，2010；Wong et al.，2011；Weemhoff et al.，2012）和MRI检查（Morgan et al.，2011）发现的撕裂和膨胀似乎都是脱垂复发的危险因素。这意味着这些发现可能成为手术指征。

肌肉撕裂对大小便失禁的影响尚不清楚。研究者通常认为尿失禁是盆底肌无力的表现，但这可能是一种误解。有证据表明，严重的提肌撕裂缺损可能与SUI和尿流动力学确诊的压力性尿失禁（urodynamic stress incontinence，USI）呈负相关（Dietz et al.，2009；Morgan et al.，2010）。但是PFMT又是治疗SUI的有效手段（Wilson et al.，2005），这一点该如何解释呢？如果耻骨直肠肌是尿控机制的一部分，那么如果该肌与耻骨下支

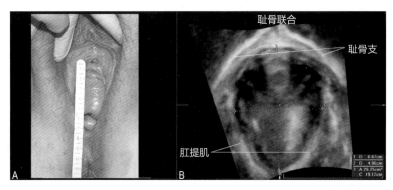

图 5.27 A. 使用 POPStix ™一次性木尺（A）测定 GH（生殖器裂孔）+ PB（会阴体）。B. 超声下裂孔尺寸的测量

完全离断，是否会产生重大影响？有研究者指出，PFMT 治疗的成功并不能证明肛提肌在 SUI 中的作用。因为该干预不仅训练提肌，还可能训练了所有由 S2~S4 发出的阴部神经和相关的盆腔神经支配的肌肉。当然，分娩对尿失禁的影响还可能存在其他机制。例如，去神经支配（Allen et al.，1990）、尿道横纹括约肌或尿道纵向平滑肌损伤，以及压力传递的问题。压力的传递可能是由耻骨尿道韧带和（或）尿道下组织介导的。至于肛门或大小便失禁，研究已经明确其与提肌损伤并无显著关联（van de Geest and Steensma，2010；Chantarasorn et al.，2011），但也有研究认为提肌撕脱是产科肛门括约肌撕裂修补术后大便失禁的独立危险因素（Shek et al.，2012）。

展望

水平面成像的出现或许对盆底疾病的保守治疗和外科治疗模式都会产生重大影响。自 19 世纪以来，妇科医师和外科医师一直致力于通过阴道入路将脱垂器官向头侧移位，以治疗脱垂和失禁。20 世纪中叶后，更为普遍的手术方式是通过缝合和（或）网状悬挂的方式治疗器官脱垂，代表术式有 Burch 阴道悬吊术、经阴道骶棘韧带固定术和骶骨阴道固定术。20 世纪 70 年代中期以来，缺损理论（defect-specific approach）将所有器官脱垂都归咎于严重的筋膜缺损，并认为需要着手修复这些离散、缺损的组织。但上述两种治疗理念都没有得到普遍认同，最近网格技术的发展就证明了这一点。

澳大利亚墨尔本的 Zacharin 在 20 世纪 60 至 70 年代开发了一种截然不同的脱垂手术方法，但现在很大程度上被人们遗忘了。早在现代横断面成像出现之前，他就意识到肛提肌对盆腔器官的重要支持作用，并建议将肛提肌成形术作为治疗 POP 的主要手段（Zacharin，1980）。然而，Zacharin 的方法侵入性和损伤性较强，这限制了该方法的临床推广和普及。但是，对于在 Valsalva 动作状态下会出现严重的提肌"膨胀"的患者来说，提肌处于静息状态时张力低下并且扩张明显，很难通过 Burch 阴道悬吊术或经腹穹隆悬吊术解决。这种情况下器官脱垂复发率较高，但脱垂复发可能发生在其他位置。对这类患者而言，手术结果并不理想，接受过经阴道子宫切除术并进行修补的患者术后可能会出现尿失禁；进行 Burch 阴道悬吊术的患者术后可能出现直肠膨出；进行骶骨阴道固定术或经阴道骶棘韧带固定术术后可能会出现较大的高位膀胱膨出或直肠前突；进行前壁网格修补术后可能会出现慢性疼痛。最终结果要么是患者放弃手术，要么是医师放弃治疗。

关注并了解肛提肌的功能解剖可能会改善这种状况。对于部分女性，至少在辅助治疗的层面上，肛提肌应作为治疗工作的重点。正如后面几章所讨论的，保守治疗很可能可以独立发挥治疗作用，因此不必考虑损伤性和技术难度较大的 Zacharin 手术。保守治疗的目标是增加肛提肌的静息状态张力和体积，减少盆腔器官向下的位移，改善尿道的压力传导。为达到这一目标，医师可以采取传统的物理疗法，也可以选择其他方法，如电生理检查或药物手段。此外，通过瘢痕化或注入填充物质来增加肌肉静息状态张力或僵硬度、减小裂孔直径也是可行的。超声水平面成像技术有望优化此治疗方案并协助实现这些目标。

外科治疗方面，已有研究者进行过直接修复撕裂的手术尝试。虽然产后立即进行该修复手术仍存在失败风险（Dietz et al.，2007），但这对于器官脱垂来说仍然是一种可行且中等有效的治疗方式（Dietz et al.，2013）。许多女性的盆腔中存在局部损伤和（或）微损伤，即没有肉眼可见的撕裂的创伤性裂孔过度扩张（Shek and Dietz，2010）。对于这些女性，可能还需要采用其他治疗方法，如坐骨直肠窝入路的微创提肌成形术（Dietz et al.，2012d）。

相当数量的女性在分娩过程中会遭受严重的盆底创伤，包括肛提肌的过度扩张、撕裂、失神经支配，以及肛门内、外括约肌创伤。未来，医师可能能够识别出那些最有可能受到上述损伤的女性，并在第一时间进行干预，预防损伤的发生。例如，产前使用阴道气囊装置可以改变盆底生物力学特性，降低提肌损伤的可能性（Shek et al.，2011）。硬膜外镇痛可能由于肌肉部分麻痹而提供了一定的保护（Shek and Dietz，2010）。与此同时，日益普及的真空吸引技术和不断上升的剖宫产率也可以在一定程度上抵消产程过长所致的严重盆底创伤的可能性。

结论

超声成像，特别是经会阴超声成像，已成为评价肛提肌功能的重要研究工具，对临床检查技能的发展产生了积极的影响，特别是在肛提肌形态异常（撕裂）和该肌肉过度

膨胀的触诊方面。二者的诊断最初都是借助影像学来确定的，但现在医师可以通过在 PFMC 和 Valsalva 动作时进行简单的临床检查中获得。

使用 2D 超声系统可以轻松、廉价地获取许多有关 PFM 形态和功能的信息。然而，通过水平面成像，即 3D/4D 超声，可以大大简化提肌下部形态的直接成像过程。这项技术目前已广泛应用于临床，相关设备已在全球安装数十万台。发达国家（以及越来越多的发展中国家）的大多数三级医疗机构的产科和妇科都已配备了 3D 超声成像系统，可以极低的成本完成对 PFM 的功能和形态评估，并将患者的不适程度降至最低。目前，物理治疗师、泌尿外科医师和妇科医师们正在开展这一系统的临床应用研究。盆底超声成像作为一种出色的临床研究和评估的工具将有助于改变研究者对盆底疾病发病率的认识，并有望提高盆底疾病的治疗水平。

目前尚无明确证据证明现代成像技术对改善患者预后的作用。这种诊断技术对预后改善的局限性在许多类似的临床辅助诊断技术中都是真实存在的。由于方法学问题，这种现状不太可能很快得到改善。同时，研究者必须认识到，任何诊断技术的准确性在很大程度上都取决于操作者的水平，并且超声诊断对操作者的要求更高。因此对操作者进行规范培训是保证准确、有效地使用超声成像技术的关键。

临床建议

尽管超声盆底成像不太可能作为提供给所有进行盆底再教育的临床医师的常规干预

措施，但它已经成为一种非常有用的研究工具，并且是目前最便捷的成像方法。下文列出了使用超声设备经会阴评估盆底功能的临床应用建议。

设备

- 实时 B 型超声诊断系统。
- 影像回放功能。
- 3.5–5–6Mhz 可弯曲阵列式传感器，其宽度（footprint）至少为 6 cm。
- B/W 视频打印机或其他记录设备。
- 无滑石粉的手套。
- 超声检查用凝胶。
- 用于患者间探头消毒的酒精湿巾。
- 3D/4D 功能（可选）、断层 / 多层成像、相干斑抑制。

检查

- 患者仰卧（截石位），足靠近臀部，用床单遮盖小腹和腿以保护隐私。
- 检查前排尿（如果可能也需排便）。
- 探头表面涂抹凝胶，然后用手套或传感器盖覆盖，同时可以避免传感器和覆盖物之间留存气泡。
- 分离阴唇后将传感器放置在正中矢状面（如有必要）。
- 让患者咳嗽以清除气泡或碎屑。
- 要求患者每次至少执行 3 个动作（Valsalva 动作、PFMC），并观察不正确的操作（例如，进行 Valsalva 动作时激活肛提肌），反之亦然。
- 观察是否存在"小窍门"，如反射性肌肉激活（咳嗽时，耻骨前脂肪垫的背尾向移位和肛提肌后侧的腹向移位）。

- 提供反馈指导。
- 比较静息状态和动作时的图像和测量结果。
- 测量静息状态时和 Valsalva 动作时的裂孔尺寸（水平面）。

PFMC 评估记录

- 静息状态和 PFMC 时的膀胱颈的位置或正中矢状面裂孔直径。
- 是否需要指导 / 反馈，以及指导是否成功。
- 咳嗽时是否出现反射性收缩（小窍门）。
- 使用水平面断层成像进行提肌完整性的评估。
- 使用水平面渲染容积成像或单平面测量进行最大 Valsalva 动作时裂孔直径扩张程度的评估。

参考文献

Abdool, Z., Shek, K., et al., 2009. The effect of levator avulsion on hiatal dimensions and function. Am. J. Obstet. Gynecol. 201, 89.e1–89.e5.

Albrich, S., Laterza, R., et al., 2012. Impact of mode of delivery on levator morphology: a prospective observational study with 3D ultrasound early in the postpartum period. Br. J. Obstet. Gynaecol. 119 (1), 51–61.

Allen, R.E., Hosker, G.L., et al., 1990. Pelvic floor damage and childbirth: a neurophysiological study. Br. J. Obstet. Gynaecol. 97 (9), 770–779.

Balmforth, J., Toosz-Hobson, P., et al., 2003. Ask not what childbirth can do to your pelvic floor but what your pelvic floor can do in childbirth. Neurourol. Urodyn. 22 (5), 540–542.

Beer-Gabel, M.M.D., 2002. Dynamic transperineal ultrasound in the diagnosis of pelvic floor disorders: pilot study. Dis. Colon Rectum 45 (2), 239–248.

Blasi, I., Fuchs, I., et al., 2011. Intrapartum translabial three-dimensional ultrasound visualization of levator trauma. Ultrasound Obstet. Gynecol. 37 (1), 88–92.

Cassado Garriga, J., Pessarodona Isern, A., et al., 2011. Tridimensional sonographic anatomical changes on pelvic floor muscle according to the type of delivery. Int. Urogynecol. J. Pelvic Floor Dysfunct. 22, 1011–1018.

Chan, S., Cheung, R., et al., 2012. Prevalence of levator ani muscle injury in Chinese primiparous women after first delivery. Ultrasound Obstet. Gynecol. 39 (6), 704–709.

Chantarasorn, V., Shek, K., et al., 2011. Sonographic detection of puborectalis muscle avulsion is not associated with anal incontinence. Aust. New Zeal. J. Obstet. Gynaecol. 51 (2),

130–135.

DeLancey, J.O., 2001. Anatomy. In: Cardozo, L., Staskin, D. (Eds.), Textbook of Female Urology and Urogynaecology. Isis Medical Media, London, pp. 112–124.

Dickie, K., Shek, K., et al., 2010. The relationship between urethral mobility and parity. Br. J. Obstet. Gynaecol. 117 (10), 1220–1224.

Dietz, H.P., 2004a. Ultrasound imaging of the pelvic floor. Part I: two-dimensional aspects [Review] [86 refs]. Ultrasound Obstet. Gynecol. 23 (1), 80–92.

Dietz, H., 2004b. Ultrasound imaging of the pelvic floor: 3D aspects. Ultrasound Obstet. Gynecol. 23 (6), 615–625.

Dietz, H., 2004c. Levator function before and after childbirth. Aust. New Zeal. J. Obstet. Gynaecol. 44 (1), 19–23.

Dietz, H., 2007. Quantification of major morphological abnormalities of the levator ani. Ultrasound Obstet. Gynecol. 29, 329–334.

Dietz, H., 2010. Pelvic floor ultrasound: a review. Am. J. Obstet. Gynecol. 202, 321–334.

Dietz, H.P., 2011a. Pelvic floor ultrasound in incontinence: what's in it for the surgeon? Int. Urogynecol. J. Pelvic Floor Dysfunct. 22 (9), 1085–1097.

Dietz, H.P., 2011b. Pelvic floor ultrasound in prolapse: what's in it for the surgeon? Int. Urogynecol. J. Pelvic Floor Dysfunct. 22, 1221–1232.

Dietz, H., 2012. Female pelvic floor dysfunction – an imaging perspective. Nat. Rev. Gastroenterol. Hepatol. 9, 113–121.

Dietz, H.P., Bennett, M.J., 2003. The effect of childbirth on pelvic organ mobility [Comment]. Obstet. Gynecol. 102 (2), 223–228.

Dietz, H., Lanzarone, V., 2005. Levator trauma after vaginal delivery. Obstet. Gynecol. 106, 707–712.

Dietz, H.P., Lekskulchai, O., 2007. Ultrasound assessment of prolapse: the relationship between prolapse severity and symptoms. Ultrasound Obstet. Gynecol. 29, 688–691.

Dietz, H.P., Shek, C., 2008a. Levator avulsion and grading of pelvic floor muscle strength. Int. Urogynecol. J. Pelvic Floor Dysfunct. 19 (5), 633–636.

Dietz, H.P., Shek, K.L., 2008b. Validity and reproducibility of the digital detection of levator trauma. Int. Urogynecol. J. Pelvic Floor Dysfunct. 19, 1097–1101.

Dietz, H.P., Shek, K.L., 2009. Levator trauma can be diagnosed by 2D translabial ultrasound. Int. Urogynecol. J. 20, 807–811.

Dietz, H., Simpson, J., 2007. Does delayed childbearing increase the risk of levator injury in labour? Aust. New Zeal. J. Obstet. Gynaecol. 47, 491–495.

Dietz, H., Simpson, J., 2008. Levator trauma is associated with pelvic organ prolapse. Br. J. Obstet. Gynaecol. 115, 979–984.

Dietz, H.P., Steensma, A.B., 2005. Posterior compartment prolapse on 2D and 3D pelvic floor ultrasound: the distinction between true rectocele, perineal hypermobility and enterocele. Ultrasound Obstet. Gynaecol. 26 (1), 73–77.

Dietz, H.P., Haylen, B.T., et al., 2001a. Ultrasound in the quantification of female pelvic organ prolapse. Ultrasound Obstet. Gynecol. 18 (5), 511–514.

Dietz, H., Wilson, P.D., et al., 2001b. The use of perineal ultrasound to quantify levator activity and teach pelvic floor muscle exercises. Int. Urogynecol. J. Pelvic Floor Dysfunct. 12 (3), 166–168, discussion 168–169.

Dietz, H.P., Clarke, B., et al., 2002a. Vaginal childbirth and bladder neck mobility. Aust. New Zeal. J. Obstet. Gynaecol. 42 (5), 522–525.

Dietz, H.P., Jarvis, S.K., et al., 2002b. The assessment of levator muscle strength: a validation of three ultrasound techniques. Int. Urogynecol. J. Pelvic Floor Dysfunct. 13 (3), 156–159.

Dietz, H.P., Moore, K.H., et al., 2003. Antenatal pelvic organ mobility is associated with delivery mode. Aust. New Zeal. J. Obstet. Gynaecol. 43 (1), 70–74.

Dietz, H., Hansell, N., et al., 2005a. Bladder neck mobility is a heritable trait. Br. J. Obstet. Gynaecol. 112, 334–339.

Dietz, H., Shek, K.L., Clarke, B., 2005b. Biometry of the pubovisceral muscle and levator hiatus by three-dimensional pelvic floor ultrasound. Ultrasound Obstet. Gynecol. 25, 580–585.

Dietz, H., Gillespie, A., et al., 2007. Avulsion of the pubovisceral muscle associated with large vaginal tear after normal vaginal delivery at term. Aust. New Zeal. J. Obstet. Gynaecol. 47, 341–344.

Dietz, H., De Leon, J., et al., 2008. Ballooning of the levator hiatus. Ultrasound Obstet. Gynecol. 31, 676–680.

Dietz, H., Kirby, A., et al., 2009. Does avulsion of the puborectalis muscle affect bladder function? Int. Urogynecol. J. 20, 967–972.

Dietz, H.P., Chantarasorn, V., et al., 2010. Levator avulsion is a risk factor for cystocele recurrence. Ultrasound Obstet. Gynecol. 36, 76–80.

Dietz, H., Bernardo, M., et al., 2011a. Minimal criteria for the diagnosis of avulsion of the puborectalis muscle by tomographic ultrasound. Int. Urogynecol. J. Pelvic Floor Dysfunct. 22 (6), 699–704.

Dietz, H., Bhalla, R., et al., 2011b. Avulsion of the puborectalis muscle causes asymmetry of the levator hiatus. Ultrasound Obstet. Gynecol. 37 (6), 723–726.

Dietz, H., Wong, V., et al., 2011c. A simplified method for determining hiatal biometry. Aust. New Zeal. J. Obstet. Gynaecol. 51, 540–543.

Dietz, H., Bond, V., et al., 2012a. Does childbirth alter the reflex pelvic floor response to sudden increases in intra-abdominal pressure? Ultrasound Obstet. Gynecol. 39, 569–573.

Dietz, H., Erdmann, M., et al., 2012b. Reflex contraction of the levator ani in women symptomatic for pelvic floor disorders. Ultrasound Obstet. Gynecol. 40 (2), 215–218.

Dietz, H., Franco, A., et al., 2012c. Avulsion injury and levator hiatal ballooning: two independent risk factors for prolapse? An observational study. Acta Obstet. Gynecol. Scand. 91 (2), 211–214.

Dietz, H., Korda, A., et al., 2012d. Surgical reduction of the levator hiatus. Neurourol. Urodyn. 31 (6), 872–873.

Dietz, H., Shek, K.L., Chantarasorn, V., et al., 2012e. Do women notice the effect of childbirth-related pelvic floor trauma? Aust. New Zeal. J. Obstet. Gynaecol. 52 (3), 277–281.

Dietz, H., Shek, K.L., Daly, O., et al., 2013. Can levator avulsion be repaired surgically? Int. Urogynecol. J. Pelvic Floor Dysfunct. 24, 1011–1015.

Gerges, B., Kamisan Atan, I., et al., 2013. How to determine 'ballooning' of the levator hiatus on clinical examination. Int. Urogynecol. J. 24, 1933–1937.

Gritzky, A., Brandl, H., 1998. The Voluson (Kretz) technique. In: Merz, E. (Ed.), 3-D ultrasound in obstetrics and gynecology. Lippincott Williams & Wilkins Healthcare, Philadelphia, PA, pp. 9–15.

Hoff Braekken, I., Majida, M., et al., 2008. Test–retest and intra-observer repeatability of two-, three- and four-dimensional perineal ultrasound of pelvic floor muscle anatomy and function. Int. Urogynecol. J. Pelvic Floor Dysfunct. 19, 227–235.

Horak, A., Guzman Rojas, R., et al., 2014. Pelvic floor trauma: does the second baby matter? Ultrasound Obstet. Gynecol. http://dx.doi.org/10.1002/uog.13252.

Jung, S., Pretorius, D., et al., 2007. Vaginal high-pressure zone assessed by dynamic 3-dimensional ultrasound images of the pelvic floor. Am. J. Obstet. Gynecol. 197 (1), 52. e1–52.e7.

Kamisan Atan, I., Shek, K., et al., 2014. Vaginal parity and hiatal dimensions. Br. J. Obstet. Gynaecol. http://dx.doi.org/10.1111/1471-0528.12920.

Kearney, R., Miller, J., et al., 2006. Obstetric factors associated with levator ani muscle injury after vaginal birth. Obstet. Gynecol. 107 (1), 144–149.

Kearney, R., Fitzpatrick, M., et al., 2010. Levator ani injury in primiparous women with forceps delivery for fetal distress, forceps for second stage arrest, and spontaneous delivery. Int. J. Gynaecol. Obstet. 111 (1), 19–22.

Khunda, A., Shek, K., et al., 2012. Can ballooning of the levator hiatus be determined clinically? Am. J. Obstet. Gynecol. 206 (3), 246.e1–246.e4.

Koelbl, H., Hanzal, E., 1995. Imaging of the lower urinary tract. Curr. Opin. Obstet. Gynecol. 7 (5), 382–385.

Krofta, L., Otcenasek, M., et al., 2009. Pubococcygeus-puborectalis trauma after forceps delivery: evaluation of the levator ani muscle with 3D/4D ultrasound. Int. Urogynecol. J. 20, 1175–1181.

Kruger, J., Heap, S.W., et al., 2008. Pelvic floor function in nulliparous women using 3-dimensional ultrasound and magnetic resonance imaging. Obstet. Gynecol. 111, 631–638.

Kruger, J.A., Heap, S.W., et al., 2010. How best to measure the levator hiatus: evidence for the non-Euclidean nature of the 'plane of minimal dimensions'. Ultrasound Obstet. Gynecol. 36, 755–758.

Meyer, S., Schreyer, A., et al., 1998. The effects of birth on urinary continence mechanisms and other pelvic-floor characteristics. Obstet. Gynecol. 92 (4 Pt 1), 613–618.

Miller, J., Ashton- Miller, J., et al., 1996. The Knack: use of precisely timed pelvic floor muscle contraction can reduce leakage in SUI. Neurourol.Urodyn. 15 (4), 392–393.

Model, A., Shek, K.L., et al., 2010. Levator defects are associated with prolapse after pelvic floor surgery. Eur. J. Obstet. Gynecol. Reprod. Biol. 153, 220–223.

Morgan, D., Cardoza, P., et al., 2010. Levator ani defect status and lower urinary tract symptoms in women with pelvic organ prolapse. Int. Urogynecol. J. 21 (1), 47–52.

Morgan, D., Larson, K., et al., 2011. Vaginal support as determined by levator ani defect status 6 weeks after primary surgery for pelvic organ prolapse. Int. J. Gynaecol. Obstet. 114 (2), 141–144.

Nazemian, K., Shek, K., et al., 2013. Can urodynamic stress incontinence be diagnosed by ultrasound? Int. Urogynecol. J. 24 (8), 1399–1403.

Oerno, A., Dietz, H., 2007. Levator co-activation is a significant confounder of pelvic organ descent on Valsalva maneuver. Ultrasound Obstet. Gynecol. 30, 346–350.

Orejuela, F., Shek, K., et al., 2012. The time factor in the assessment of prolapse and levator ballooning. Int. Urogynecol. J. 23, 175–178.

Perniola, G., Shek, K., et al., 2008. Defecation proctography and translabial ultrasound in the investigation of defecatory disorders. Ultrasound Obstet. Gynecol. 31, 567–571.

Peschers, U., Schaer, G., et al., 1996. Changes in vesical neck mobility following vaginal delivery. Obstet. Gynecol. 88 (6), 1001–1006.

Peschers, U.M., Schaer, G.N., et al., 1997. Levator ani function before and after childbirth. Br. J. Obstet. Gynaecol. 104 (9), 1004–1008.

Rodrigo, N., Shek, K., et al., 2011. Rectal intussusception is associated with abnormal levator structure and morphometry. Tech. Coloproctol. 15, 39–43.

Schaer, G.N., 1997. Ultrasonography of the lower urinary tract. Curr. Opin. Obstet. Gynecol. 9, 313–316.

Shek, K., Dietz, H., 2010. Intrapartum risk factors of levator trauma. Br. J. Obstet. Gynaecol. 117, 1485–1492.

Shek, K., Langer, S., et al., 2011. Does the Epi-No device prevent levator trauma? A randomised controlled trial. Int. Urogynecol. J. Pelvic Floor Dysfunct. 22 (12), 1521–1528.

Shek, K.L., Guzman Rojas, R., et al., 2014. Significant defects of the external anal sphincter: an observational study using transperineal ultrasound at a perineal clinic. UOG, http://dx.doi.org/10.1002/uog.13368.

Steensma, A.B., Oom, D.M.J., et al., 2010. Assessment of posterior compartment prolapse: a comparison of evacuation proctography and 3D transperineal ultrasound. Colorectal Dis. 12 (6), 533–539.

Svabik, K., Shek, K., et al., 2009. How much does the levator hiatus have to stretch during childbirth? Br. J. Obstet. Gynaecol. 116, 1657–1662.

Thibault-Gagnon, S., Yusuf, S., et al., 2014. Do women notice the impact of childbirth-related levator trauma on pelvic floor and sexual function? Results of an observational ultrasound study. Int. Urogynecol. J. Epub ahead of print 23 May.

Thompson, J.A., O'Sullivan, P.B., 2003. Levator plate movement during voluntary pelvic floor muscle contraction in subjects with incontinence and prolapse: a cross-sectional study and review. Int. Urogynecol. J. 14 (2), 84–88.

Valsky, D.V., Lipschuetz, M., et al., 2009. Fetal head circumference and length of second stage of labor are risk factors for levator ani muscle injury, diagnosed by 3-dimensional transperineal ultrasound in primiparous women. Am. J. Obstet. Gynecol. 201, 91.e1–91.e7.

van de Geest, L., Steensma, A.B., 2010. Three-dimensional transperineal ultrasound imaging of anal sphincter injuries after surgical primary repair. Ultrasound Obstet. Gynecol. 36 (S1), 270.

Weemhoff, M., Vergeldt, T., et al., 2012. Avulsion of puborectalis muscle and other risk factors for cystocele recurrence: a 2-year follow-up study. Int. Urogynecol. J. 23 (1), 65–71.

Wijma, J., Tinga, D.J., et al., 1991. Perineal ultrasonography in women with stress incontinence and controls: the role of the pelvic floor muscles. Gynecol. Obstet. Invest. 32 (3), 176–179.

Wilson, P.D., Hay Smith, E.J., et al., 2005. Adult conservative management. In: Abrams, P., Cardozo, L., Khoury, S., et al. (Eds.), Incontinence: Third International Consultation on Incontinence. Paris, Health Publications, vol, 2, pp. 855–964.

Wong, V., Shek, K.L., et al., 2013. Is levator avulsion a predictor of recurrence after anterior compartment mesh? UOG 42 (2), 230–234.

Yang, J., Yang, S., et al., 2006. Biometry of the pubovisceral muscle and levator hiatus in nulliparous Chinese women. Ultrasound Obstet. Gynecol. 26, 710–716.

Zacharin, R.F., 1980. Pulsion enterocele: review of functional anatomy of the pelvic floor. Obstet. Gynecol. 55 (2), 135–140.

5.8　正常与损伤的女性盆底肌的 MRI

John O.L. DeLancey, James A. Ashton-Miller

概述

　　盆底横纹肌活动对控尿和盆腔器官支持至关重要。如第 4 章所述，肛提肌的 3 个部分可以支撑盆腔器官。在日常活动中，这些肌肉必须不断地适应盆底所承受的各种压力，包括坐着看书、跳蹦床、打喷嚏等。本章将着重讨论阴道分娩所致的肛提肌损伤及其对肌肉康复的影响。

　　身体的每一块肌肉都有自己的特定动作。了解肌肉受伤时可能丧失的功能对于理解肌肉损伤引起的功能障碍非常重要。例如，当其中一个肛提肌单元受损时，明确受损肌肉是如何影响盆底肌训练对临床治疗具有很大意义。例如，如果肩部的一块肌肉受损就会产生一种特征性的损伤症状。胸肌的损伤只限制手臂向前的动作，而不限制手臂向后的动作。目前，MRI 能提供局部肌肉损伤的证据，有助于更好地理解肌肉特定部位损伤与特定的女性盆底问题之间的关系。

　　明确肌肉损伤的机制也会影响其康复方案的制订。如果肌肉无力，则可以加强力量训练。如果部分肌肉失神经支配，则可以募集其余肌肉来代偿损伤部分。但如果肌肉由于骨附着处撕脱导致功能完全丧失，继而发生萎缩或完全失神经支配，此时肌肉的功能可能无法恢复。过去，由于无法可视化和定位损伤，难以了解特定类型的盆底肌损伤会对治疗产生何种反应。现在，随着现代影像技术的出现，医师可以直接看到盆底肌及其损伤情况。因此可以根据个体情况选择更合适的治疗方案，从而降低肌肉训练的失败率。

正常肛提肌结构的 MRI 解剖

　　肛提肌由多部分组成。每一部分都有自己的起点和止点。表 5.5 参考解剖学文献综述列出了这几部分的术语及其起点 / 止点和功能（Kearney et al., 2004），如图 5.28 和图 5.29 所示。尽管这部分内容相对简单，但诚如 Kearney 等（2004）所述，过去应用于该领域的大量相互矛盾的术语使得文献的理解相对困难，因此本文中所有术语均由作者亲自研究后进行了统一描述。

　　髂骨尾骨肌是一块薄肌，从肛提肌腱弓到髂尾中缝跨过盆腔，在此处与另一侧的肌肉交叉并与骶骨和尾骨上表面相连。

　　耻骨内脏肌起自耻骨，走行于盆腔器官旁。该肌肉以前被称为耻骨尾骨肌，但研究者倾向于使用 Lawson（1974）提出的术语“耻骨内脏肌”，因为它从人体解剖学角度准确描述了肌肉的起止点，而旧的术语是基于进化的考量。耻骨内脏肌包括附着于会阴中心腱的部分（耻骨会阴肌），以及止于肛管和皮肤的部分（耻骨肛门肌）。阴道壁通过部分纤维与该肌肉相连，这些纤维属于耻骨内脏肌的耻骨阴道部分（耻骨阴道肌）。耻骨直肠肌是独立于耻骨内脏肌的一块肌肉，起

表 5.5　肛提肌术语和功能解剖概述

解剖学术语		起点	止点	功能
耻骨内脏肌	耻骨会阴肌	耻骨	会阴中心腱	肌肉紧张时可将会阴中心腱拉向腹侧耻骨方向
	耻骨阴道肌	耻骨	尿道中段水平的阴道壁	升高尿道中段水平的阴道
	耻骨肛门肌	耻骨	肛门内、外括约肌间沟至肛门末端皮肤处	止于括约肌间沟可以抬高肛门及其附着的肛膜
耻骨直肠肌		耻骨	直肠后吊带	在直肠后参与组成吊带，形成肛门直肠角，并闭合盆底
髂骨尾骨肌		肛提肌腱弓	双侧在髂尾缝处融合	两侧形成横跨盆腔的支撑隔膜

于尿生殖膈下筋膜附近，向肛提肌其余部分的外侧走行，在直肠后面形成一个悬带。耻骨直肠肌与直肠形成一定角度，而耻骨内脏肌可提高肛门、会阴中心腱和阴道（Lawson 将耻骨直肠肌包括在耻骨内脏肌复合体中，但笔者更倾向于将其独立出来，因为它的肌

纤维走向与耻骨内脏肌明显不同）。上述肌肉的不同的起止点均具有独特的力学作用，一个部分的损伤可能与另一部分的损伤具有不同的力学效应。例如，耻骨阴道肌功能缺失后将无法升高阴道前壁（和尿道），而耻骨直肠肌功能缺失将影响肛门后方直肠角度

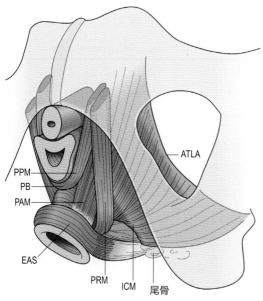

图 5.28　去除外阴结构和尿生殖膈下筋膜后的肛提肌示意图（下面观），图示为肛提肌腱弓（ATLA），肛门外括约肌（EAS），耻骨肛门肌（PAM），会阴中心腱（PB）连接着耻骨会阴肌（PPM）两侧，髂骨尾骨肌（ICM），耻骨直肠肌（PRM）。注意尿道和阴道在处女膜环正上方处被横断（引自 Kearney et al., 2004。© DeLancey, 2003）

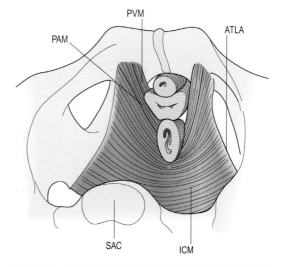

图 5.29　越过骶岬（SAC）的肛提肌示意图（上面观），可见耻骨阴道肌（PVM）。尿道、阴道和直肠已在盆底正上方被切断。PAM，耻骨肛门肌；ATLA，肛提肌腱弓；ICM，髂骨尾骨肌（为清晰显示提肌的起点，已去除闭孔内肌）（引自 Kearney et al., 2004。© DeLancey, 2003）

的形成。因此，了解肌肉的不同分支是非常有意义的。

MRI 是一种新颖的研究工具，可提供盆底的解剖细节。它是首个能够对肛提肌进行详细解剖和完整性检查的工具。MRI 不仅提供了正常盆底解剖的重要信息，而且允许研究人员在研究肌肉损伤时对肌肉形态学进行永久记录，方便研究者使用盲法评估受试者的临床状态，从而最大限度地减少潜在的评估者偏倚。关于这些技术的重复性、效度和对变化的响应度仍有待进一步的系统研究。然而，从 MRI 中获取的详细解剖信息已经确定了它们在研究中的用途，有关 MRI 性能的数据也将在未来逐渐获得。

肛提肌的 MRI 表现

早在 100 多年前，就有研究者在伴有 POP 的尸体标本中描述了肛提肌的损伤（Halban and Tandler，1907）。尸体的骨盆横截面标本和相应的 MRI 图像共同提供了肛提肌解剖结构的横断面成像（Strohbehn et al.，1996）。随着 MRI 和 3D 超声技术的发展，目前已经能够完成肌肉的连续 2D 成像（图 5.30）和 3D 重建（图 5.31）（Margulies et al.，2006；Shobeiri et al.，2009）。这些扫描显示的肌肉正常厚度和形态在个体之间存在很大的差异（Tunn et al.，2003）（图 5.32）。与身体其他部位相似，盆底肌体积的变化可能是遗传、日常需求和运动等因素共同作用的结果。个体所拥有的肌肉量与盆底功能和损伤程度相关。先天肌肉发达的女性可能会因为受伤或肌肉萎缩而导致肌肉体积下降过半，但和天生肌肉薄弱的女性相

比，仍无明显差别。因此，个体间的肌肉差异和损伤造成的后果仍有待确定。

分娩是引起盆底功能障碍的主要原因

阴道分娩增加了女性盆底功能障碍的可能性（Mant et al.，1997；Rortveit et al.，2003），且阴道分娩已被确定为肌肉损伤的原因之一（DeLancey et al.，2003）。在第二产程中，肛提肌和盆底会发生显著变化，通过充分扩张使胎儿头部顺利娩出。理解损伤是如何发生的，以及恢复是如何进行的，对于理解康复的作用至关重要。

阴道分娩后的恢复

PFMT 是在经阴道分娩后促进恢复的主要手段，与间断性训练相比，能更快地减少尿失禁并改善肌肉功能（Sampselle et al.，1998；Mørkved et al.，2003）。影像学有助于我们研究正常恢复的过程，并深入了解肌肉恢复到正常健康状态所必须经历的变化。

分娩后，通常会出现盆底松弛和泌尿生殖道裂孔较正常变宽（图 5.33）（Tunn et al.，1999；Krofta et al.，2009）。大多数女性的盆底肌会在产后 6 个月左右恢复到接近正常，此时盆底肌力也恢复至正常（Sampselle et al.，1998）。在恢复的早期，部分盆底肌会出现水肿，这是肌肉愈合过程中的正常变化（图 5.34）。

阴道分娩损伤

据报道，阴道分娩所致的女性肛提肌损伤发病率为 13%~36%（Shek and Dietz，

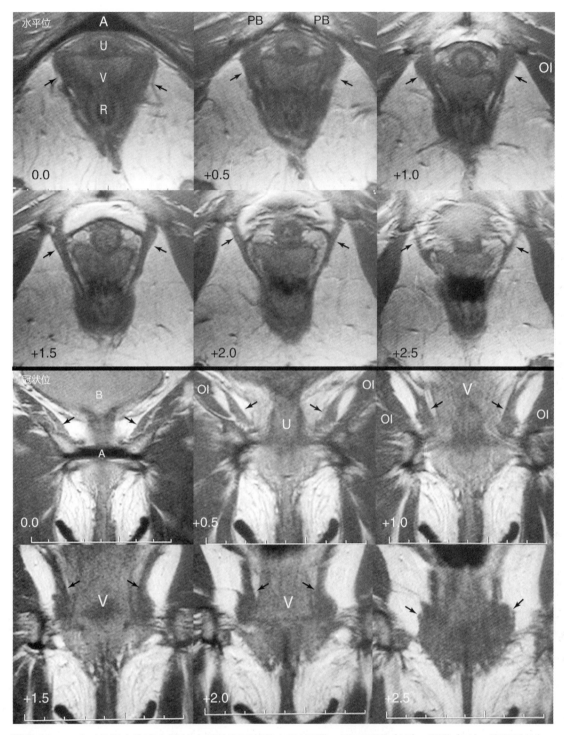

图 5.30　一名 45 岁未生育女性的水平位和冠状位 MRI 图像。图示尿道（U）、阴道（V）、直肠（R）、耻骨弓状韧带（A）、耻骨（PB）和膀胱（B）。黑色箭头所示为肛提肌。以耻骨弓状韧带为参考点（零点），每一图像与该参考面的距离显示在左下角。在 1.0、1.5、2.0 这 3 个水平面中都可见肛提肌连接至耻骨。冠状位成像可见尿道、阴道、肛提肌和闭孔内膜（OI）（引自 Kearney et al.,2004。©DeLancey 2002）

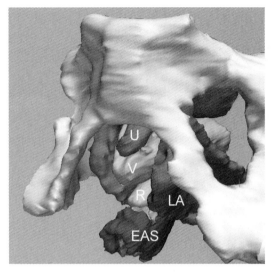

图 5.31 一名 34 岁，解剖结构正常的女性进行 MRI 扫描得出的 3D 模型图，图示结构分别为尿道（U）、阴道（V）、肛门括约肌（AS）、直肠（R）和肛提肌（LA）（©DeLancey 2005）

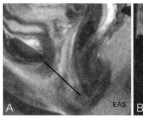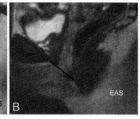

图 5.33 一位 18 岁女性，第 2 次阴道自然分娩后第 1 天（A）和产后 6 个月（B）的 T2 加权矢状面成像。分娩后第 1 天肛门外括约肌（EAS）及其腹侧的会阴中心腱位置明显低于产后 6 个月，泌尿生殖道裂孔也较大（见图中黑线）（引自 Tunn et al., 1999。© DeLancey 2005）

2010；Dietz and Lanzarone，2005）。这类损伤多累及耻骨内脏肌，偶尔累及髂骨尾骨肌（DeLancey et al., 2003）（图 5.35）。有研究使用 3D 超声对阴道分娩前后的女性进行检查，证实了这类损伤发生于阴道分娩期间（Dietz and Lanzarone，2005），而非妊娠本身。部分难产因素如使用产钳、第二产程延长及胎儿头围增加也与损伤风险增加有关。分娩中使用产钳的事件与损伤相关的概率为 63%（Krofta et al., 2009），肌肉撕裂的比值比（odd ratio，OR）为 3.8，第二产程延长与提肌裂孔面积增加有关（Shek and Dietz，2010）。因第二产程延长而使用产钳的女性（63%）与因胎儿窘迫而使用产钳的女性（42%）相比有更高的提肌损伤率，这一发现提示，在第二产程过程中及以后，产钳是独立的风险因子（Kearney et al., 2010b）。胎儿头围超过 35.5 cm 也与肛提肌损伤相关，其 OR 为 3.3（Valsky et al., 2009）。真空辅助阴道分娩和硬膜外麻醉与肛提肌损伤风险的增加无明显相关性。

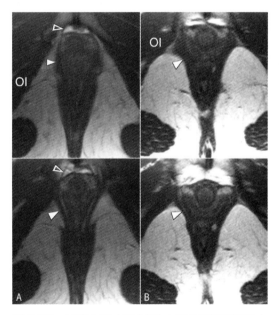

图 5.32 尿道中段水平 MRI 水平位扫描图不同个体间肛提肌厚度和形态的差异。图中左、右侧图像来自两个不同个体，左侧（A）为一肌肉较薄弱的 31 岁未产妇纤细的肌肉，右侧（B）为一肌肉较发达的 36 岁未产妇的肌肉。A. 肌肉形态类似"V"形。B. 肌肉形态类似"U"形。实心箭头所示为右侧肛提肌；空心箭头所示为盆筋膜腱弓（即肛提肌腱弓）在耻骨上的止点（B）（引自 Tunn et al., 2003。© DeLancey 2002）

在耻骨内脏肌损伤的女性中，肌肉损伤的程度因人而异。部分人群表现为双侧耻

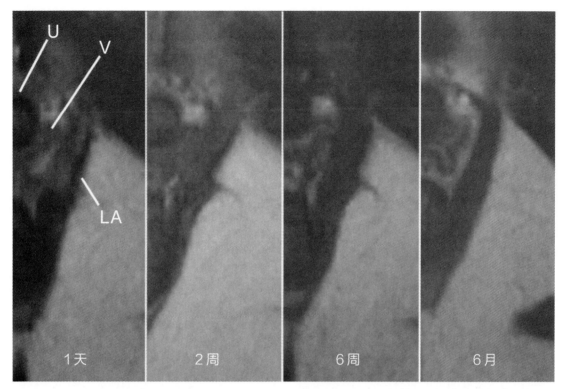

图 5.34 阴道分娩后肌肉外观的变化，图示分娩后不同时间点的左侧盆底情况。可见尿道（U）、阴道（V）、肛提肌（LA）。图中可以看到产后随时间延长，结构越来越清晰，尤其是靠近阴道的肛提肌内侧部分，在分娩后第 1 天呈灰白色，6 个月后信号恢复正常（©DeLancey 2005）

骨内脏肌功能完全缺失（图 5.35），另一部分表现为仅有单侧功能丧失（图 5.36）。有时也可表现为结构异常的数量变化。一些个体表现出明显的结构变化（图 5.37），而另一些个体则保持了完整的空间结构关系（图 5.38）。这是否提示肌肉撕裂所致的形态结构改变与失神经支配所致的功能缺失（无结构异常）之间的不同？这一观点仍有待证实。

肛提肌损伤的机制

目前认为神经病变、肌肉撕裂、拉伸，以及压迫都有可能造成肛提肌损伤。最早研究肌肉损伤时，使用的是电诊断技术，发现经阴道分娩后 6 个月 29% 的女性平均运动单位持续时间会发生改变（Allen et al.，

1990），同时伴有 EMG 检查转向（译者注：波形极化方向转变次数）或振幅超出正常范围等神经病理改变（Weidner et al.，2006）。在患有 POP 和 SUI 的女性中也出现了电诊断结果异常的情况（Weidner et al.，2000）。从解剖学来说，尿道括约肌和肛门括约肌是由阴部神经支配的，而肛提肌由来自骶神经丛的神经支配（Barber et al.，2002）。尽管电诊断技术可以识别上述异常成像，但无法区分神经和肌肉表现的具体致病机制。

近年来，可以明确损伤机制的肌肉骨骼 MRI 逐渐应用于经阴道分娩后的肛提肌损伤高危女性的检查中（Miller et al.，2010）。有研究者分别在分娩后早期（7 周）和分娩后期（7 个月）使用液体敏感序列和解剖序列

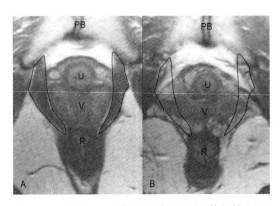

图5.35　图A示正常耻骨会阴肌尿道段的MRI质子密度（水平位）。图B示耻骨会阴肌完全缺失的女性MRI（图中轮廓线为耻骨尾骨肌原本的位置）。PB，耻骨；R，直肠；U，尿道，V，阴道（引自DeLancey，2005）

评估了肛提肌损伤机制。结果发现19名女性中有7名存在肛提肌损伤。所有的病例于肛提肌耻骨止点处处均可见局部撕裂，未见迟发性萎缩（即早期肌肉相对正常，晚期表现为肌肉萎缩）。所有受试者均存在肛提肌水肿，但闭孔肌无水肿表现。从理论上讲，压迫或肌肉拉伸均可引起水肿。如果水肿是压迫所致，则会累及闭孔内肌，从而占据胎儿头部与耻骨之间的空间。本研究中的受试者无闭孔肌水肿，这表明水肿是由肌肉拉伸引起的而非压迫。

可用计算机造模来研究肛提肌被拉伸情况，一般将肌肉拉伸程度最大的部分视为受损部分（Lien et al.，2004）。如图5.39所示，该研究使用的是基于正常女性解剖学的肛提肌计算机模型，此模型可以对单个肌束的拉伸程度进行研究。研究发现，最常受伤的肌肉部分，即耻骨内脏肌（耻骨尾骨肌），是拉伸程度最大的部分；其次为髂骨尾骨肌，这也是继耻骨内脏肌之后拉伸程度最大的肌肉。此外，如果在计算机模型中与MRI水平扫描方向相同的横切面上

识别出有损伤风险的肌肉部分时，则表示预测的损伤模式与MRI中看到的损伤相匹配（图5.40）。关于肌肉黏弹性的进一步研究表明，耻骨内脏肌的起止点和会阴体附近的肌肉是承受应力最大的区域，也是拉伸相关损伤风险最高的区域。会阴中心腱的组织柔韧度的改善可以显著降低相应区域的组织压力和应力，从而降低损伤风险（Jing et al.，2012）。

肛提肌损伤的临床意义

肛提肌的可见损伤与POP高度相关。一项关于严重肛提肌缺损（超过50%的耻骨内脏肌缺失）的发生率的病例研究发现，在盆底支持结构正常的女性和存在器官脱垂的女性中，严重肛提肌缺损的发生率分别为16%和55%（DeLancey et al.，2007）。在因泌尿妇科问题就诊的女性中，存在和不存在肌肉撕裂的器官脱垂的发生率分别为83%（150/181）和44%（265/600）（Dietz and Simpson，2008）。也有证据表明提肌缺损与大便失禁有关。一项对分娩时发生肛门括约肌撕裂的女性进行的研究发现，与括约肌撕裂但肛提肌完整的女性（16.7%，$P=0.10$）相比，合并肛提肌撕裂的女性更容易出现大便失禁（35.3%）（Heilbrun et al.，2010）。但是，并非所有的盆底功能障碍都与肛提肌损伤相关。如本章前文所述，在阴道分娩后9个月内出现SUI的女性中，肛提肌的可见损伤更为常见。然而，对于患有SUI的中年女性来说情况并非如此，其中13%的SUI中年女性存在肛提肌损伤，而在无失禁女性中这一比例为18%（DeLancey

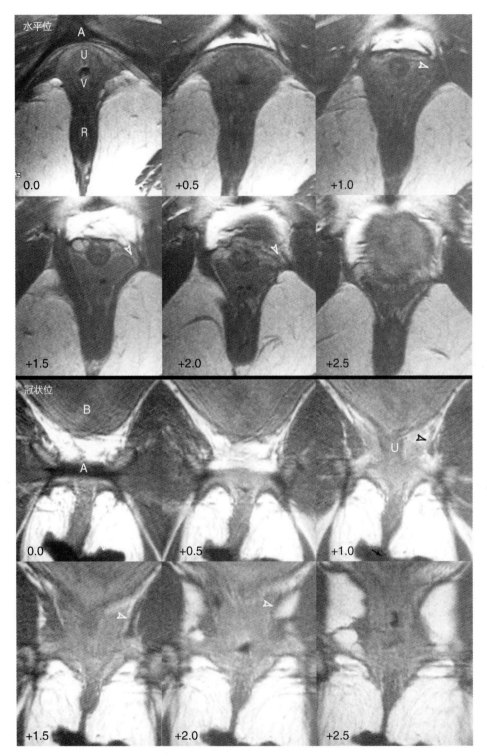

图 5.36　一名 34 岁尿失禁初产妇的水平位和冠状位 MRI 图像。图示左侧耻骨内脏肌单侧缺损。A. 耻骨弓状韧带；U，尿道；V，阴道；R，直肠；B，膀胱。在水平位和冠状位图像的 1.0、1.5 和 2.0 水平面中，空心箭头所示为耻骨内脏肌本应存在的位置（引自 DeLancey et al., 2003。©DeLancey 2002）

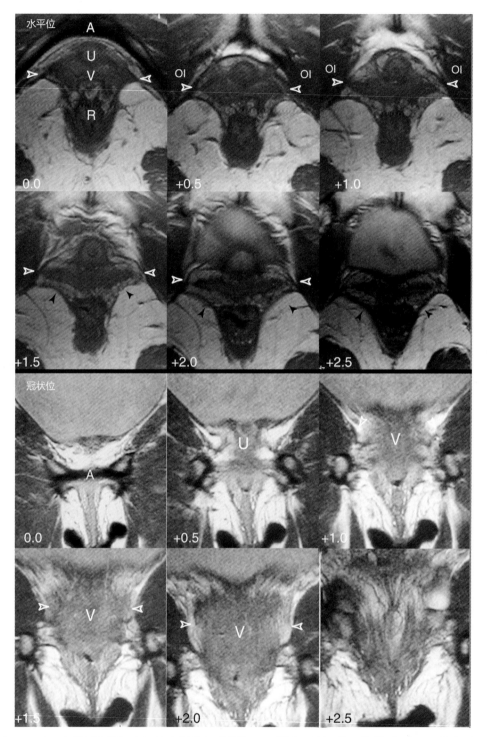

图5.37 一名38岁尿失禁初产妇的水平位和冠状位MRI图像。图示位于尿道（U）、阴道（V）、直肠（R）和闭孔内肌（OI）之间的耻骨内脏肌部分缺失（空心箭头所示）。阴道向侧方突出进入缺损处，紧临闭孔内肌。A，耻骨弓状韧带（引自DeLancey et al., 2003。©DeLancey 2002）

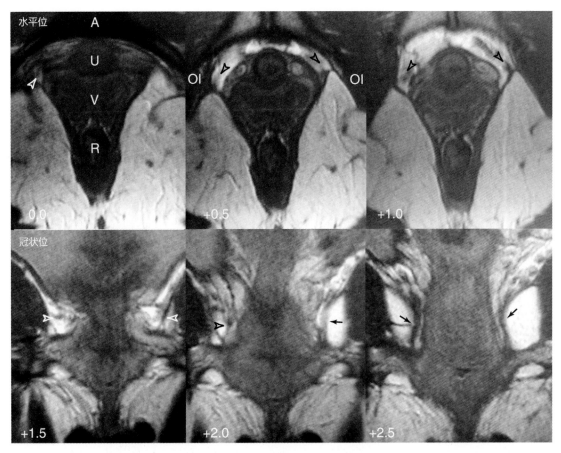

图 5.38　一名 30 岁尿失禁初产妇的 MRI 图像，患者肛提肌肌肉量减少但盆底结构完整。水平位图像和冠状位图像的 1.5 和 2.0 水平面中无法观察到肛提肌的存在（空心箭头示肛提肌原本应存在的位置）。注意本图与图 5.30 的不同，图 5.30 中的阴道位于闭孔内肌（OI）附近，形状正常。在冠状位图像的 2.0 和 2.5 水平面中肛提肌正常显现（细箭所示）。A，耻骨弓状韧带；R，直肠；U，尿道；V，阴道（引自 DeLancey et al.,2003。©DeLancey 2002）

et al.，2008）。

　　阴道分娩引起的肛提肌损伤可能通过直接或间接的方式影响盆底功能。肛提肌和盆腔内筋膜的联合作用为盆腔器官提供了支持。肛提肌通过产生高压区来关闭阴道，这一高压区与尿道和肛门括约肌产生的高压区相似（Guaderrama et al.，2005）。与无肛提肌损伤的女性（3.1 N，P<0.001）的阴道闭合力相比，存在肛提肌缺陷的女性的（2.0 N）更低（DeLancey et al.，2007），前者的提肌裂孔面积增加了 28% 而后者增加

了 6%（Shek and Dietz，2009）。肌肉和韧带必须能够抵抗上腹部器官施加在盆底的向下的压力，以及在咳嗽、打喷嚏时突然升高的腹压，或从跳跃着陆时施加在其上的惯性负荷所产生的力。肌肉的适应性活动与静态结缔组织能量节省之间的正常负荷分配是盆底承重精妙设计的一部分。当这两个成分之一发生损伤时，另一部分就必须承担更高的负荷。当肌肉受损时，结缔组织承受的负荷增加。如果负荷超出可承受的强度，盆底组织可能会被拉伸或发生断裂，从而导

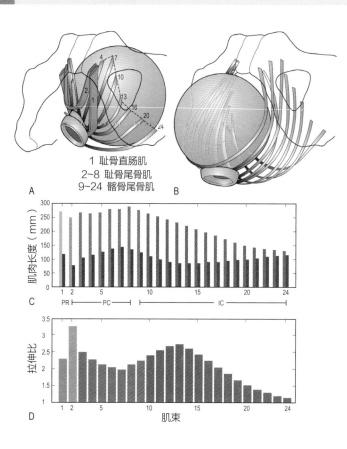

1 耻骨直肠肌
2~8 耻骨尾骨肌
9~24 髂骨尾骨肌

图 5.39 A. 阴道分娩前选定的肛提肌肌束的计算机模型，图中对肌束进行编号并确定其所在肌群。B. 第二产程结束时相应肌束被拉伸的情况。C. 初始和终末肌肉长度对比图，图中 PC2 代表的耻骨尾骨肌束拉伸最大，最易因拉伸造成损伤。D. 拉伸比示意图，提示肌束在分娩过程中必须延长至一定程度以容纳正常胎儿头部（引自 Lien et al., 2004，已授权。生物力学研究实验室，2003 ）

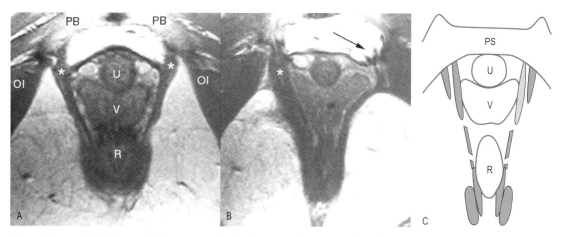

图 5.40　A. 尿道中段质子密度 MRI 示耻骨内脏肌的正常解剖结构（＊）（下面观，与图 5.28 相同）。B. 图示左侧（根据标准医学成像惯例，在图像的右侧显示）耻骨内脏肌部分缺失，箭头示肌肉缺失位置，图中阴道横向移位至此区域。双侧耻骨直肠肌完整。OI，闭孔内肌；PB，耻骨；R，直肠；U，尿道；V，阴道。C. 同一患者的肛提肌经耻骨弓尿道中段横切面模型［图中顶部为耻骨联合（PS）］。图中完整的肌肉以深色表示。模拟的 PC2 肌肉（已萎缩）在左侧以较浅的颜色表示。该位置与图 5.33 中所示的肌肉萎缩位置相对应（引自 Lien et al., 2004，已授权。生物力学研究实验室，2003 ）

致器官脱垂。这就在盆底肌的损伤与盆底器官脱垂 / 尿失禁的发生之间形成了一条因果链。此外，有越来越多的证据表明，通过活检（Hanzal et al.，1993）、肌肉功能检查（Vakili et al.，2005）及超声探查（Dietz et al.，2010）发现存在肛提肌损伤的女性，POP 或尿失禁的手术失败率高于肌肉正常的女性。盆腔器官支持的早期差异取决于是否存在肛提肌损伤（Morgan et al.，2011）。与无肌肉撕裂的女性相比，存在肌肉撕裂的女性更容易在术后 2 年内出现结构性复发（Weemhoff et al.，2012）。

分娩过程中除了肛提肌损伤外，也可能发生其他组织（如结缔组织）的损伤。这一观点在对肛提肌损伤的女性和肌肉正常的女性进行的尿道括约肌功能观察性研究中得到了证实（Miller et al.，2004）。该研究共纳入了 28 名肌肉正常的女性和 17 名双侧耻骨内脏肌完全缺失的女性。在进行盆底肌最大收缩时，肌肉正常的女性尿道压［（14±11）cmH$_2$O］比耻骨内脏肌缺失的女性［（6±9）cmH$_2$O）］升高得更多（表 5.6）。与肌肉缺失的女性（41%）相比，更多的女性受试者（86%）表现为尿道闭合压可呈测量性增加（超过 5 cmH$_2$O），这可能造成二者间尿道闭合压增加的差异。在表现为尿道闭合压增加的女性中，尿道闭合压的增加程度没有差异。肛提肌功能完全缺失的女性在耻骨内脏肌缺失的情况下，可能由于尿道横纹括约肌仍然完整，从而自主提高尿道压力。但该研究中能够做到这一点的女性较少，这提示该组受试者也可能同时伴有括约肌损伤。这表明，部分女性由于肌肉（或神经）损伤导致肛提肌无法收缩，从而避免了尿道括约肌

（或阴部神经）的损伤，而另一些女性则不然。这种现象在存在肌肉问题的女性中更为常见。

康复中的问题

从始至终，患者对损伤均具有知情权，包括损伤情况、需要治疗方案及预后（Committee on Trauma，ACS 1961: 16）。患者的预后在很大程度上取决于损伤后最初接受的治疗方案，合适的治疗可以在某些严重损伤中尽可能多地保留功能；反之，如果治疗不当，那么即使是微不足道的损伤也可能造成严重后果（Committee on Trauma，ACS 1961: 1）。

上述声明发表于 40 多年前，它阐明了损伤管理的一个永恒真理，即了解损伤类型才是正确治疗的重要指南。影像学现在已经可以显示局部肌肉缺失的具体证据，其结果展示了不同女性的各种损伤模式。目前，在没有具体检查提供证据的情况下，尚不清楚分娩引起的肌肉损伤是由神经损伤还是由肌肉撕裂引起的。关于这两种类型的损伤是否应该采取同样的治疗，目前尚无统一结论，未来应开展进一步的研究，以便制订更为有效的策略来解决这一问题。

此外，随着年龄增长，女性发生损伤的性质也可能会影响所选择的治疗类型。PFMT 可以提高女性使用肌肉的能力及盆底肌收缩力。例如，如果在咳嗽时神经支配正常的盆底肌收缩能力丧失，那么可以指导这些女性有目的地收缩肌肉。但目前尚不清楚运动是否会改变尿道静息功能。另外，肌肉也可以通过锻炼变得更加强壮。因此，如果

表5.6　28例耻骨内脏肌完整女性和17例耻骨内脏肌缺失女性的尿道闭合压数据

	耻骨内脏肌完整	耻骨内脏肌缺失
压力增加 > 5 cmH₂O（%）	86	41
平均 MUCP（SD）	58（21）	55（19）
平均自主 MUCP 压增加（SD）	14（11）	6（9）

注：MUCP，最大尿道闭合压力；SD，标准差。（改自 Miller et al., 2004）

肌肉存在正常收缩，但不够有力，可以通过训练增强肌力，从而改善尿控能力。对个体而言，生活中的大部分时间并非花在咳嗽或跳跃上。因此，大多数时候，肌肉只需保持正常的张力。这种紧张性活动与背部姿势肌的活动类似，可以自动调整以适应所施加的负荷。但这一点能否得到改善尚不得而知。

目前，对不同类型肛提肌损伤的女性进行肌肉训练的成功率尚不清楚。如果耻骨内脏肌缺失，那么耻骨与阴道或会阴体之间的连接也就消失了，尽管髂骨尾骨肌和耻骨直肠肌仍然保留，但目前尚无确切证据证实PFMT在有肌肉损伤和无肌肉损伤的女性中的效果是否相似。随着新的成像技术的出现，肌肉损伤的检测已逐渐成为常规，这一领域的研究也将变得越来越深入。

参考文献

Allen, R.E., Hosker, G.L., Smith, A.R.B., et al., 1990. Pelvic floor damage and childbirth: a neurophysiological study. Br. J. Obstet. Gynaecol. 97, 770–779.

Barber, M.D., Bremer, R.E., Thor, K.B., et al., 2002. Innervation of the female levator ani muscles. Am. J. Obstet. Gynecol. 187, 64–71.

Committee on Trauma, ACS (American College of Surgeons), 1961. Early care of acute soft tissue injuries, second ed. W B Saunders, Philadelphia, PA.

DeLancey, J.O., 2005. The hidden epidemic of pelvic floor dysfunction: achievable goals for improved prevention and treatment. Am. J. Obstet. Gynecol. 192, 1488–1495.

DeLancey, J.O., Kearney, R., Chou, Q., et al., 2003. The appearance of levator ani muscle abnormalities in magnetic resonance images after vaginal delivery. Obstet. Gynecol. 101, 46–53.

DeLancey, J.O., Morgan, D.M., Fenner, D.E., et al., 2007. Comparison of levator ani muscle defects and function in women with and without pelvic organ prolapse. Obstet. Gynecol. 109 (2 Pt 1), 295–302.

DeLancey, J.O., Trowbridge, E.R., Miller, J.M., et al., 2008. Stress urinary incontinence: relative importance of urethral support and urethral closure pressure. J. Urol. 179 (6), 2286–2290.

Dietz, H.P., Lanzarone, V., 2005. Levator trauma after vaginal delivery. Obstet. Gynecol. 106 (4), 707–712.

Dietz, H.P., Simpson, J.M., 2008b. Levator trauma is associated with pelvic organ prolapse. Br. J. Obstet. Gynaecol. 115 (8), 979–984.

Dietz, H.P., Chantarasorn, V., Shek, K.L., 2010. Levator avulsion is a risk factor for cystocele recurrence. Ultrasound Obstet Gynecol. 36, 76–80.

Guaderrama, N.M., Nager, C.W., Uu, J., et al., 2005. The vaginal pressure profile. Neurourol. Urodyn. 24, 243–247.

Halban, J., Tandler, J., 1907. Anatomie und Aetiologie der Genitalprolapse beim Weihe. Wilhelm Braumueller, Vienna.

Hanzal, E., Berger, E., Koelbl, H., 1993. Levator ani muscle morphology and recurrent genuine stress incontinence. Obstet. Gynecol. 81, 426–429.

Heilbrun, M.E., Nygaard, I.E., Lockhart, M.E., et al., 2010. Correlation between levator ani muscle injuries on magnetic resonance imaging and fecal incontinence, pelvic organ prolapse, and urinary incontinence in primiparous women. Am. J. Obstet. Gynecol. 202 (5), 488.e1–488.e6.

Jing, D., Ashton-Miller, J.A., DeLancey, J.O., 2012. A subject-specific anisotropic visco-hyperelastic finite element model of female pelvic floor stress and strain during the second stage of labor. J. Biomech. 45 (3), 455–460.

Kearney, R., Sawhney, R., DeLancey, J.O., 2004. Levator ani muscle anatomy evaluated by origin-insertion pairs. Obstet. Gynecol. 104, 168–173.

Kearney, R., Fitzpatrick, M., Brennan, S., et al., 2010. Levator ani injury in primiparous women with forceps delivery for fetal distress, forceps for second stage arrest, and spontaneous delivery. Int. J. Gynaecol. Obstet. 111 (1), 19–22.

Krofta, L., Otcenásek, M., Kasíková, E., et al., 2009. Pubococcygeus-puborectalis trauma after forceps delivery: evaluation of the levator ani muscle with 3D/4D ultrasound. Int. Urogynecol. J. Pelvic Floor Dysfunct. 20 (10), 1175–1181.

Lawson, J.O., 1974. Pelvic anatomy. I. Pelvic floor muscles. Ann. R. Coll. Surg. Engl. 54, 244–252.

Lien, K.C., Mooney, B., DeLancey, J.O., et al., 2004. Levator ani muscle stretch induced by simulated vaginal birth.

Obstet. Gynecol. 103, 31–40.

Mant, J., Painter, R., Vessey, M., 1997. Epidemiology of genital prolapse: observations from the Oxford Family Planning Association study. Br. J. Obstet. Gynaecol. 104, 579–585.

Margulies, R.U., Hsu, Y., Kearney, R., et al., 2006. Appearance of the levator ani muscle subdivisions in magnetic resonance images. Obstet. Gynecol. 107 (5), 1064–1069.

Miller, J.M., Umek, W.H., DeLancey, J.O., et al., 2004. Can women without visible pubococcygeal muscle in MR images still increase urethral closure pressures? Am. J. Obstet. Gynecol. 191, 171–175.

Miller, J.M., Brandon, C., Jacobson, J.A., et al., 2010. MRI findings in patients considered high risk for pelvic floor injury studied serially after vaginal childbirth. AJR Am. J. Roentgenol. 195 (3), 786–791.

Morgan, D.M., Larson, K., Lewicky-Gaupp, C., et al., 2011. Vaginal support as determined by levator ani defect status 6 weeks after primary surgery for pelvic organ prolapse. Int. J. Gynaecol. Obstet. 114 (2), 141–144.

Mørkved, S., Bø, K., Schei, B., et al., 2003. Pelvic floor muscle training during pregnancy to prevent urinary incontinence: a single-blind randomized controlled trial. Obstet. Gynecol. 101, 313–319.

Rortveit, G., Daltveit, A.K., Hannestad, Y.S., et al., 2003. Norwegian EPINCONT Study. Urinary incontinence after vaginal delivery or cesarean section. N. Engl. J. Med. 348, 900–907.

Sampselle, C.M., Miller, J.M., Mims, B.L., et al., 1998. Effect of pelvic muscle exercise on transient incontinence during pregnancy and after birth. Obstet. Gynecol. 91, 406–412.

Shek, K.L., Dietz, H.P., 2009. The effect of childbirth on hiatal dimensions. Obstet. Gynecol. 113 (6), 1272–1278.

Shek, K.L., Dietz, H.P., 2010. Intrapartum risk factors for levator trauma. Br. J. Obstet. Gynaecol. 117 (12), 1485–1492.

Shobeiri, S.A., Leclaire, E., Nihira, M.A., et al., 2009. Appearance of the levator ani muscle subdivisions in endovaginal three-dimensional ultrasonography. Obstet. Gynecol. 114 (1), 66–72.

Strohbehn, K., Ellis, J.H., Storhbehn, I.A., et al., 1996. Magnetic resonance imaging of the levator ani with anatomic correlation. Obstet. Gynecol. 87, 277–285.

Tunn, R., DeLancey, J.O., Howard, D., et al., 1999. MR imaging of levator ani muscle recovery following vaginal delivery. Int. Urogynecol. J. Pelvic Floor Dysfunct. 10, 300–307.

Tunn, R., DeLancey, J.O., Howard, D., et al., 2003. Anatomic variations in the levator ani muscle, endopelvic fascia and urethra in nulliparas evaluated by magnetic resonance imaging. Am. J. Obstet. Gynecol. 188, 116–121.

Vakili, B., Zheng, Y.T., Loesch, H., et al., 2005. Levator contraction strength and genital hiatus as risk factors for recurrent pelvic organ prolapse. Am. J. Obstet. Gynecol. 194, 1592–1598.

Valsky, D.V., Lipschuetz, M., Bord, A., et al., 2009. Fetal head circumference and length of second stage of labor are risk factors for levator ani muscle injury, diagnosed by 3-dimensional transperineal ultrasound in primiparous women. Am. J. Obstet. Gynecol. 201 (1), 91.e1–91.e7.

Weemhoff, M., Vergeldt, T.F., Notten, K., et al., 2012. Avulsion of puborectalis muscle and other risk factors for cystocele recurrence: a 2-year follow-up study. Int. Urogynecol. J. 23 (1), 65–71.

Weidner, A.C., Barber, M.D., Visco, A.G., et al., 2000. Pelvic muscle electromyography of levator ani and external anal sphincter in nulliparous women and women with pelvic floor dysfunction. Am. J. Obstet. Gynecol. 183, 1390–1399.

Weidner, A.C., Jamison, M.G., Branham, V., et al., 2006. Neuropathic injury to the levator ani occurs in 1 in 4 primiparous women. Am. J. Obstet. Gynecol. 195 (6), 1851–1856.

第 6 章

盆底与运动科学

Kari Bø, Siv Mørkved

收缩盆底肌群的能力

在开始 PFMT 方案前，医师必须确认患者有能力进行正确的 PFM 收缩。正确的 PFM 收缩包含两个部分：收缩盆底开口处和向上（颅向）提升（Kegel，1952）。很多研究表明，女性在第一次就诊时，即使接受了详细的一对一指导，依然有超过 30% 的人无法自主收缩 PFM（Kegel，1952；Benvenuti et al.，1987；Bø et al.，1988；Bump et al.，1991）。一项研究发现，在 343 名 18~79 岁、需要常规妇科检查的奥地利受访女性中，有 44.9% 的女性不能收缩 PFM。有研究报告显示，只有 26.5% 的参与者在腹压增加前出现自然收缩（通过触诊评估）（Talasz et al.，2008）。表 6.1 中列举了进行 PFM 收缩时的常见错误。Bø 等发现很多女性在收缩 PFM 时会同时收缩其他肌群，而 25 位受访者中

有 9 位出现反向用力而不是上提 PFM（Bø et al.，1988；Bø et al.，1990a）。Bump 等（1991）在美国的研究也发现了相同的结果，有多达 25% 的女性出现过快、过猛的反向用力，而不是收缩和上提 PFM。后来 Thompson 等（2003）在澳大利亚的研究也有相似的发现。

自主收缩 PFM 困难的原因大致有以下几种。

- 在骨盆中，PFM 位置不可见。
- 不论是男性还是女性，都没有学习过收缩 PFM，绝大多数人没有意识到如何自主收缩该肌群。
- 从神经生理学的角度分析，PFM 很小，因此很难自主地进行收缩。
- 通常人们对于骨盆和身体会阴处的认识来自排尿和排便，已经习惯于排泄时的反向用力，对正常收缩相对陌生。

Tries（1990）提出有些女性在进行 PFMT

表6.1 尝试收缩 PFM 时的常见错误

错误	视诊
收缩外层腹部肌群而非 PFM	患者拱起背部，或收缩时开始尝试向内凹陷 / 向下收紧腹部（注：在正确收缩 PFM 时，由于同时收缩腹横肌，可以观察到轻微的腹部凹陷）
收缩髋关节内收肌群而非 PFM	可以观察到大腿内侧肌群收缩
收缩臀部肌群而非 PFM	患者将臀部夹紧，并向上抬离台面
闭气	患者屏住呼吸
吸气加重	患者经常在收缩腹部肌肉时进行深呼吸，错误地通过吸气来"提升"盆底
反向用力	患者向下用力。当患者脱去衣物时，可以观察到会阴向尾侧移动。如果该患者有 POP，脱垂部分可能会鼓出

时，可能缺少感觉反馈，这样会导致以下几种问题。

- 正确的肌肉反馈受影响，因为在使用的是其他肌肉而非 PFM。
- 肌力弱的 PFM 收缩强度低，导致运动感觉反馈不足。
- 感觉缺失或下降，会导致产生运动反应或调节漏尿反射的感觉刺激受限。

运动再学习依赖于感觉反馈（Tries，1990）。根据 Gentile（1987）的理论，在大多数情况下，反馈可以辅助学习，物理治疗师在治疗过程中需要提供外部反馈作为"结果反馈（knowledge of results，KR）"。KR 也许可以替代患者由于中枢神经或者周围神经损伤缺失的内部反馈（Winstein，1991）。即使很多女性盆底的神经支配减少了（例如，在经历与怀孕和分娩相关的损伤之后），KR 仍可以帮助女性学习如何正确

收缩 PFM。

虽然身体的所有肌肉都是协同工作而非孤立工作的，但当训练肌肉时，要努力从盆腔外部肌肉中孤立出 PFM 进行训练（Bø et al., 1990a；Bø et al., 1999；Mørkved and Bø, 1997；Mørkved et al., 2002；Mørkved et al., 2003；Overgård et al., 2008；Stafne et al., 2012）。然而，盆底外部的、更常用的骨盆外大肌群的同时收缩可能会影响 PFM 收缩的自主意识和强度，使得患者误以为自己正在进行强有力的 PFM 收缩，但其实 PFM 并没有发力。需要注意的是，如果训练目标是增加一块肌肉或一组肌群的力量及体积时，就必须对目标肌肉进行针对性训练。

与在收缩 PFM 的同时收缩骨盆外肌群相比，肌肉反向收缩更令人担心。如果患者在训练中反向用力而不是进行正确的收缩，则训练可能会永久性地拉伸 PFM，从而减弱及破坏其收缩能力。除此之外，反向收缩可能会牵拉筋膜和韧带的结缔组织，导致增加 POP 的潜在风险。因此，在训练前，需要精确评估患者收缩 PFM 的能力，并在患者收缩时提供恰当的反馈。

正确收缩 PFM 的实践教学

正确收缩 PFM 的实践教学可以分为 5 个阶段。

①理解——患者需要理解 PFM 的位置以及 PFM 是如何工作的（认知功能）。

②探索——患者需要时间来把这份理解应用在自己的躯体上，认识到自己盆底的位置。

③找寻——患者必须要找到PFM的位置，但是他们找到的位置常常需要物理治疗师的确认。

④学习——在找到PFM之后，患者需要学习如何正确收缩PFM。此时，来自物理治疗师的反馈很重要。

⑤控制——在学会收缩后，大多数受试者仍需要一段时间的努力才能掌握可控和协调的收缩，并在每次收缩期间募集尽可能多的运动单位。大多数人在第一次尝试收缩时通常无法保持收缩，无法进行重复收缩、高速度或高强度的收缩。

有4种教学工具有助于学习这项技能（Gentile，1972）：治疗师可以尝试用语言去讲述训练或动作的关键部分；可以提供辅助的视觉信息；可以采用与学习者直接身体接触的方法；可以设计进行训练时所处的环境条件。

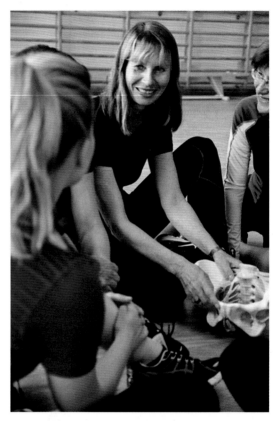

图6.1 利用解剖模型或插图来讲解盆底的解剖和生理。将骨盆解剖模型放置在患者的骨盆前，这样患者就可以直观地看到器官在其身体里的正确位置

教学工具

物理治疗师可以采用不同的教学工具来促进正确的PFM收缩。

语言指令应当基于对PFM功能的了解：PFM功能即形成一个结构支撑，确保在腹压突然增加时有一个快速且有力的收缩。如可以给出"收紧并上提"的训练指令。

为了教育患者，物理治疗师可以使用盆底的绘图和解剖模型，来向患者展示肌群的解剖学位置（图6.1）。笔者也建议物理治疗师在站立位演示一次正确的PFM收缩，以帮助患者了解。但在正确收缩PFM时，外部应该是看不到骨盆或者大腿的活动的。因此，患者可以通过触摸治疗师的臀部，以此来感受臀肌收缩与PFM收缩时臀肌放松

状态之间的区别。允许患者提出问题，并允许患者自行练习几次收缩。

使用比喻，可以帮助患者理解PFM活动，例如，一种方法是把收缩过程描述成一部电梯的移动过程，从关闭电梯门（收紧）开始，电梯向上移动（上提）。另外一种方法是把PFM的动作形容成像"吃意大利面"或"吸尘器上吸"一样的动作。许多患者的身体觉察意识较差，有时医师有必要把注意力先集中在骨盆区域，让患者利用骨盆外部肌群使骨盆在不同方向上活动（图6.2）。当患者熟悉了骨盆区域，就可以开始练习骨盆内部肌群的运动了（即PFM）。

有一种方法可以直观地看到PFM的位

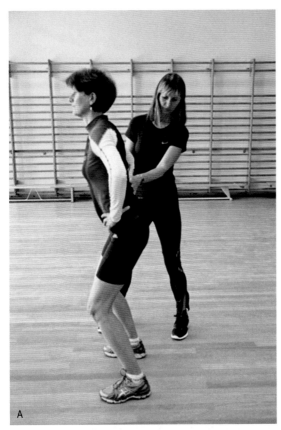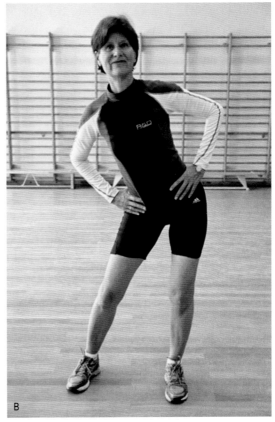

图6.2 首先，通过练习骨盆前后向的活动（A）和侧向的活动（B）教会患者识别骨盆的位置

置以及它们是如何工作的，那就是利用一副骨骼模型。将患者的手放在骨盆内，就好像手是PFM一样。然后物理治疗师将手压向"盆底"，让患者了解PFM的功能，即为所有盆腔器官提供结构性的支持，以及让患者了解PFM是如何对抗腹压增加的（图6.3）。

直接的身体接触可以增强感觉刺激并促进本体感觉。指导PFM正确收缩的一个有效姿势是让患者两腿外展坐在椅子扶手或桌子边缘，双足置于地面，腰部挺直，屈曲髋部。在这种姿势下，患者可以在会阴/PFM处获得外部刺激，而对于有些患者，这也可能是一种本体感觉刺激。然后，物理治疗师指导患者收紧阴道口，并在不从椅子上起身的情况下向上提起盆底，然后再次放松（图

6.4）。在这次指导后，允许患者去厕所排空膀胱。最后进行视诊及阴道触诊。图6.5展示了尝试收缩PFM的过程中，物理治疗师和接受阴道触诊的患者之间的位置关系。在训练收缩时，物理治疗师和患者都需要互相提供口头反馈。另外，在进行阴道触诊时，可以使用本体感觉促进技术来增强PFM的收缩。触诊（对男性而言是直肠触诊）时，物理治疗师提供有关收缩力度的反馈也很重要，要让患者知道，尽管他或她在进行正确的收缩，但他们仍可以加大收缩力度。Gentile（1978）认为，一般来说，指导者重要的责任之一是让患者保持高度的积极性，因为实践与训练是学习的前提。注意，旨在提供表现或结果的信息反馈和旨在激励患者

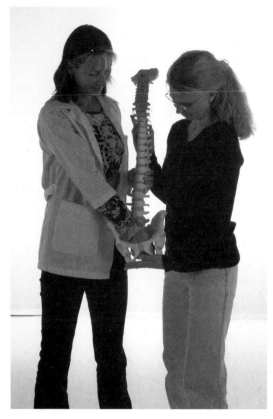

图 6.3　教会患者识别 PFM 的位置，并且使其认识到 PFM 是内脏器官的结构性支撑，以及它们可以通过向上提升来对抗向下的活动及腹压升高。物理治疗师在模型上施加向下的压力，患者则通过对抗下压的力来模拟 PFM 的功能

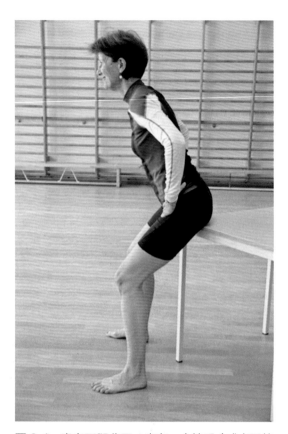

图 6.4　患者双腿分开，坐在一个扶手（或桌子的边缘）上，双足置于地面，髋部屈曲的同时腰背部挺直，会阴部放松并与扶手接触。给患者的指令是在不起身且在双足不施加任何压力的前提下，骨盆开口处收紧，将使会阴部皮肤向上抬离扶手 / 桌缘

坚持训练的口头指导之间是有区别的，指导者应该能够区分二者的不同。

　　物理治疗师可以向男性解释，如果他们进行一次正确的 PFM 收缩，他们会感到以及看到阴囊的上提。在适当的情况下，男性和女性都可以使用镜子观察向上提升的动作。但是，有些人被观察他们的生殖器时会感觉不舒服，因此物理治疗师在向患者提出这方面建议时必须注意表现得体。

　　促进学习的一种方法是构建训练的环境条件。在进行 PFMT 时，不管是居家训练还是团体训练，构建一个让患者完全集中注意力的环境非常重要。例如，在团体训练课上，物理治疗师指导 PFM 收缩时不会播放音乐。

　　尽管 30% 的患者在第一次就诊时可能无法正确地收缩 PFM，但研究者们的经验是如果给予了正确的建议，让患者自己居家训练 1 周，大多数女性可以学会收缩 PFM。如果患者不能收缩 PFM，那么很重要的一点是，在第一次就诊时不要让她反向用力。让患者在家中的扶手上练习，也可以让患者在排尿结束时尝试中断尿滴。但是，训练方案中并不推荐使用中断排尿的方法，因为这种方法可能会干扰排尿过程中膀胱及尿道压力间的神经平衡。在即将排尿（打开尿道）及排尿

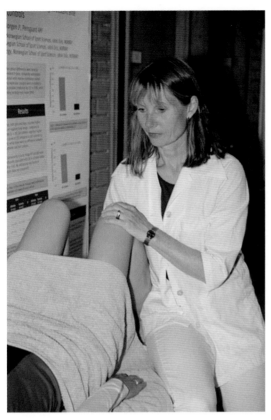

图6.5　尝试收缩PFM时，为了提供关于收缩准确度的及时反馈，必须进行阴道触诊

过程中，都不应该出现 PFM 收缩。在排尿结束时中断尿滴只被推荐作为一种 PFM 收缩能力的测试，很多患者自述他们通过这种方法学会了收缩 PFM。增加对正确 PFM 收缩的感知方法是收缩其他环状肌（例如，嘴唇周围的肌群）（Liebergall-Wischnitzer et al.，2005）。有两项试验研究评估了环状肌收缩对 PFM 收缩的影响，但使用表面 EMG（表面肌电图）和会阴超声进行检查的试验结果并不支持上述观点，即环状肌收缩并不能促进或增强 PFM 自主收缩（Bø et al.，2011；Resende et al.，2011）。以上推荐的所有指导 PFM 收缩的方法仅以临床经验为依据。目前尚无对比不同评估或指导方法效果的随机对照试验。

如果患者在自行练习1周后仍不能收缩 PFM，那么物理治疗师可以尝试通过常规的神经肌肉促进技术来激发患者对 PFM 的感知，如快速拉伸 PFM，轻拍会阴或会阴部肌群，使用加压/按摩技术或电刺激等方法（Brown，2001）。然而，目前还没有任何试验评估这些技术在提升 PFM 感知或收缩能力方面的效果。因此，这些推荐的方法仅以临床经验为依据。

在尿道括约肌和 PFM 中使用同心针状 EMG 的研究表明，健康志愿者在使用骨盆外肌（臀肌、髋内收肌和腹直肌）时存在 PFM 的共同收缩（Bø and Stien，1994）。此外，Sapsford 等（2001）通过使用表面 EMG，发现健康志愿者的腹横肌（transversus abdominis，TrA）在收缩时，存在 PFM 的共同收缩。因此，如果患者不能进行正确的 PFM 收缩，很多物理治疗师会建议患者进行骨盆外肌的收缩，期望看到 PFM 与之共同收缩。但是，研究者并不知道在盆底功能紊乱的人群中是否存在这种共同收缩，并且目前还没有研究显示使用 PFM 以外的其他肌肉收缩对盆底功能障碍的各种症状的干预效果。如果一定要使用骨盆外肌而非 PFM 的话，建议使用髋内收肌和臀肌，而不是 TrA 或其他腹肌，因为所有腹肌的收缩都可能会使腹压升高（Hodges and Gandevia，2000）。此外，Bø 等（2003）发现在接受过训练的女性物理治疗师中，当收缩 TrA 时，有 30% 出现 PFM 收缩减弱。一项使用会阴超声检查的研究显示，在减少提肌裂孔面积方面，收缩 PFM 明显比收缩 TrA 更有效，并且对于有些女性，收缩 TrA 时提肌裂孔反而会打开（Bø et al.，2009）。因此，如果在腹肌收缩时没有 PFM 的共同收缩，则可能会拉伤并弱化 PFM。

综上所述，在今后的研究中应大力倡导并高度优先开展提升 PFM 自主意识和运动学习领域的高质量研究。然而，有一点很重要，那就是物理治疗师必须意识到，有些患者可能永远都无法自主进行 PFM 收缩。Bø 等通过研究发现，在 6 个月的 PFMT 之后，52 名患者中有 4 名患者仍然无法收缩 PFM（Bø et al.，1990a）。无法收缩 PFM 可能是由于严重的肌肉、神经和结缔组织损伤，也可能是由于身体、肌肉、运动意识普遍较低而无法掌握这一特殊的训练。这类患者不应该花太多的时间和金钱在物理治疗上，而应该尽快被转诊回主管他们的全科医师、泌尿外科医师或妇科医师那里以寻求其他治疗方案。

参考文献

Benvenuti, F., Caputo, G.M., Bandinelli, S., et al., 1987. Reeducative treatment of female genuine stress incontinence. Am. J. Phys. Med. 66, 155–168.

Bø, K., Stien, R., 1994. Needle EMG registration of striated urethral wall and pelvic floor muscle activity patterns during cough, Valsalva, abdominal, hip adductor, and gluteal muscle contractions in nulliparous healthy females. Neurourol. Urodyn. 13, 35–41.

Bø, K., Larsen, S., Oseid, S., et al., 1988. Knowledge about and ability to correct pelvic floor muscle exercises in women with urinary stress incontinence. Neurourol. Urodyn. 7, 261–262.

Bø, K., Hagen, R.H., Kvarstein, B., et al., 1990a. Pelvic floor muscle exercise for the treatment of female stress urinary incontinence, III: effects of two different degrees of pelvic floor muscle exercise. Neurourol. Urodyn. 9, 489–502.

Bø, K., Kvarstein, B., Hagen, R., et al., 1990b. Pelvic floor muscle exercise for the treatment of female stress urinary incontinence, II: validity of vaginal pressure measurements of pelvic floor muscle strength and the necessity of supplementary methods for control of correct contraction. Neurourol. Urodyn. 9, 479–487.

Bø, K., Talseth, T., Holme, I., 1999. Single blind, randomised controlled trial of pelvic floor exercises, electrical stimulation, vaginal cones, and no treatment in management of genuine stress incontinence in women. Br. Med. J. 318, 487–493.

Bø, K., Sherburn, M., Allen, T., 2003. Transabdominal ultrasound measurement of pelvic floor muscle activity when activated directly or via a transversus abdominal muscle contraction. Neurourol. Urodyn. 22 (6), 582–588.

Bø, K., Brækken, I.H., Majida, M., et al., 2009. Constriction of the levator hiatus during instruction of pelvic floor or transversus abdominis contraction: a 4D ultrasound study. Int. Urogynecol. J. Pelvic Floor Dysfunct. 20, 27–32.

Bø, K., Hilde, G., Stær Jensen, J., et al., 2011. Can the Paula method facilitate co-contraction of the pelvic floor muscles? A 4D ultrasound study. Int. Urogynecol. J. Pelvic Floor Dysfunct. 22 (6), 671–676.

Brown, C., 2001. Pelvic floor reeducation: a practical approach. In: Corcos, J., Shick, E. (Eds.), The Urinary Sphincter. Marcel Dekker, New York, pp. 459–473.

Bump, R., Hurt, W.G., Fantl, J.A., et al., 1991. Assessment of Kegel exercise performance after brief verbal instruction. Am. J. Obstet. Gynecol. 165, 322–329.

Gentile, A.M., 1972. A working model of skill acquisition with applications to teaching. Quest 17, 3–23.

Gentile, A.M., 1987. Skill acquisition: action, movement, and neuromotor processes. In: Carr, J.H., Shepherd, P.B., Gordon, J., et al. (Eds.), Movement Science. Foundations for physiotherapy in rehabilitation. Heinemann Physio Therapy, London, pp. 93–154.

Hodges, P.W., Gandevia, S.C., 2000. Changes in intra-abdominal pressure during postal and respiratory activation of the human diaphragm. J. Appl. Physiol. 89, 967–976.

Kegel, A.H., 1952. Stress incontinence and genital relaxation. Clin. Symp. 4 (2), 35–51.

Liebergall-Wischnitzer, M., Hochner-Celnikier, D., Lavy, Y., et al., 2005. Paula method of circular muscle exercises for urinary stress incontinence – a clinical trial. Int. Urogynecol. J. Pelvic Floor Dysfunct. 16, 345–351.

Mørkved, S., Bø, K., 1997. The effect of post partum pelvic floor muscle exercise in prevention and treatment of urinary incontinence. Int. Urogynecol. J. Pelvic Floor Dysfunct. 8, 217–222.

Mørkved, S., Bø, K., Fjørtoft, T., 2002. Is there any effect of adding biofeedback to pelvic floor muscle training for stress urinary incontinence? A single blind randomized controlled trial. Obstet. Gynecol. 100 (4), 730–739.

Mørkved, S., Bø, K., Schei, B., Salvesen, K.A., 2003. Pelvic floor muscle training during pregnancy to prevent urinary incontinence: a single-blind randomized controlled trial. Obstet. Gynecol. 101 (2), 313–319.

Overgård, M., Angelsen, A., Lydersen, S., et al., 2008. Does physiotherapist-guided pelvic floor muscle training reduce urinary incontinence after radical prostatectomy? A randomized controlled trial. Eur. Urol. 54 (2), 438–448.

Resende, A.P., Zanetti, M.R.D., Petricelli, C.D., et al., 2011. Effects of the Paula method in electromyographic activity of the pelvic floor: a comparative study. Int. Urogynecol. J. Pelvic Floor Dysfunct. 22, 677–680.

Sapsford, R., Hodges, P., 2001. Contraction of the pelvic floor muscles during abdominal maneuvers. Arch. Phys. Med. Rehabil. 82, 1081–1088.

Stafne, S.N., Salvesen, K.Å., Romundstad, P.R., et al., 2012. Does regular exercise including pelvic floor muscle training prevent urinary and anal incontinence during pregnancy? A randomized controlled trial. British Journal of Obstetrics and Gynecology 119 (10), 1270–1280.

Talasz, H., Himmer-Perschak, G., Marth, E., et al., 2008.

Evaluation of pelvic floor muscle function in a random group of adult women in Austria. Int. Urogynecol. J. Pelvic Floor Dysfunct. 19, 131–135.

Thompson, J.A., O'Sullivan, P.B., 2003. Levator plate movement during voluntary pelvic floor muscle contraction in subjects with incontinence and prolapse: a cross-sectional study and review. Int. Urogynecol. J. Pelvic Floor

Dysfunct. 14 (2), 84–88.

Tries, J., 1990. Kegel exercises enhanced by biofeedback. J. Enterostomal Ther. 17, 67–76.

Winstein, C.J., 1991. Knowledge of results and motor learning – implications for physiotherapy. In: Movement Science. American Physiotherapy Association, Alexandria, VA, pp. 181–189.

6.2 力量训练

Kari Bø, Arve Aschehoug

盆底肌群力量训练的概念

PFM 是常规的骨骼肌，因此与其他骨骼肌一样，也可以进行力量训练（图 6.6）。力量训练的目的是通过增加横截面积来增强力量和改变肌肉形态，通过增加被激活的运动神经元数量及提高其兴奋的频率来改善神经系统，并改善肌肉的"张力"或刚度（DiNbuile，1991）（图 6.7）。

具体的变化取决于练习的类型和所采用的训练方案，但患者对具体训练方案的反应取决于遗传学因素（Haskel，1994）。然而，不论从何时开始激活体内任意一块肌肉，在被激活的肌肉内都会随之产生生理变化。表 6.2 列出了肌纤维在经过常规力量训练后发生的一些生理适应性改变。

所有骨骼肌的周围都有丰富的结缔组织，包括肌外膜、肌束膜和肌内膜。这些结缔组织鞘为肌肉提供抗张强度和黏弹特性（"刚度"），并为肌肉负荷提供支持（Fleck and Kraemer，2004）。有证据表明，力量训练可以增加结缔组织的质量，改变其力学性能，训练强度和负荷是影响力量训练有效性的主要因素（Arampatzis et al.，2007）。Magnusson 等（2007）在他们的研究中发现，男性和女性的肌腱对负荷的适应性有所不同。女性的肌腱新组织形成率可能较低、对机械负荷的反应较差、机械强度较低。雌二醇水平升高可能会减慢胶原蛋白的合成速度。因此，与男性相比，女性的损伤风险会增加，这是物理治疗师在训练过程中需要考

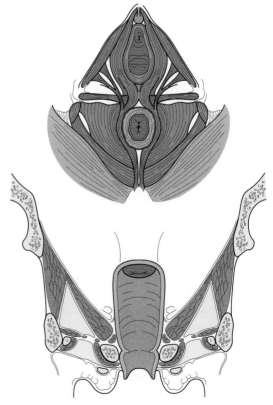

图 6.6　PFM 由 2 层肌肉组成：盆膈（颅向）和尿生殖膈（尾向，也被称为会阴肌群）

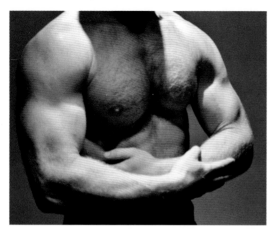

图 6.7　有规律的力量训练会使肌肥大，PFM 肌群亦然

表 6.2　肌纤维对抗阻训练的适应性改变

变量	肌肉的适应性反应
肌纤维的肌原纤维蛋白含量	↑
毛细血管密度	↔↓
线粒体体积密度	↓
肌红蛋白	↓
琥珀酸脱氢酶	↔↓
苹果酸脱氢酶	↔↓
柠檬酸合酶	↔↓
3- 羟酰基辅酶 A 脱氢酶	↔↓
肌酸激酶	↑
肌激酶	↑
磷酸果糖激酶	↔↓
乳酸脱氢酶	↔↑
ATP 储备	↑
PC 储备	↑
糖原储备	↑
甘油三酯储备	↑?
肌球蛋白重链组成	慢速至快速

注：ATP，腺苷三磷酸；PC，磷酸肌酸。（引自 Kraemer et al.，1995）

虑的问题。

针对 PFM 进行高强度力量训练的理论基础是，力量训练可以永久性升高提肌板在骨盆内的位置，增加 PFM 及结缔组织的围度及增强其刚度，从而建立骨盆的结构支撑。这将促进更加有效的 PFM 共同收缩，并防止 PFM 收缩力在腹压增加时下降。Brækken 等（2010）设计了一个为期 6 个月的评估者设盲随机对照试验，观察 PFMT 预防和治疗 POP 的临床效果，结果发现，与对照组相比，干预组 PFM 显著增厚 15.6%，提肌裂孔面积减少 6.3%，肌肉长度减少 6.3%，膀胱颈及直肠壶腹的位置分别上升 4.3 mm 和 6.7 mm。此外，在做 Valsalva 动作时，提肌裂孔面积和肌肉长度减少，说明 PFM 刚度增加，主动功能改善。可以将骨盆中的盆底看作一个蹦床。如果这个蹦床被拉伸并下垂，那么很难在这个蹦床上进行跳跃。然而，一个坚实的蹦床会给予一个更快的反应和一个有效的向上推动（图 6.8）。对于所有需要快速产生力量的运动，结缔组织和肌腱刚度的增加很重要。Arampatzis 等

（2007）发现为了增加跟腱的刚度和体积，力量训练方案中应使用较高的负重 / 压力［最大随意收缩（maximum voluntary contraction，MVC）的 90%］。

由于大多数初次进行 PFMT 的个体都是缺乏训练经验的，因此无论采用何种训练方案，他们的情况都可能会有所改善（Kraemer and Ratamess，2004）。因为所有关于 PFMT 的研究采用的是不同的训练剂量和不同的结果测量方法，所以无法对比训练效果并得出哪个训练方案最有效的结论。与减少漏尿或促进肌肥大相比，提高生活质量可能是更容易实现的训练目标。

一方面，除了实际的训练计划，其他因

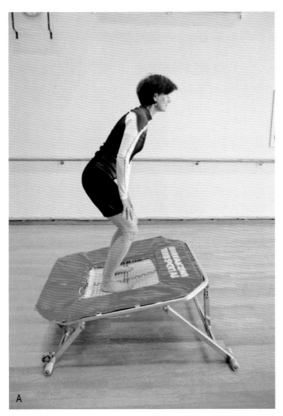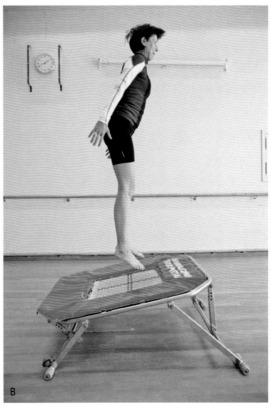

图6.8 根据盆底在骨盆中的位置,可以将盆底看作是一个蹦床。一个坚实的蹦床会提供快速的反应和向上的推动

素(例如,患者了解到病情可以被改善或治愈,获得关爱、支持、安慰和激励)也可能会提高一般的或与疾病相关的生活质量指标。另一方面,肌肉形态方面的变化一定是来自实际训练。此外,患者自述"感觉比之前好"与通过膀胱容量标准化尿垫试验得出的治愈率有很大区别。笔者认为,适当的训练会使肌肉形态发生可测量的变化,并消除盆底功能障碍(Braekken et al.,2010)。

术语及定义

肌肉力量

肌肉力量指肌肉或肌群在特定运动模式下以特定运动速度产生的最大力量或扭矩(Knuttgen and Kraemer,1987;Knuttgen and Komi,2003)。为了涵盖不同的肌肉活动,肌肉力量也被定义为施加在不移动物体上的最大力量(静止/等长力量),或者是被提升或降低的最大重量(向心和离心动态力量),还可以是对抗预设速度限制装置的最大扭矩(等速力量)(Frontera and Meredith,1989)。

"一次"(repetition)是指一个完整的训练动作(例如,收缩一次PFM)。它通常包括两个阶段:肌肉向心运动阶段和肌肉离心运动阶段(Fleck and Kraemer,2004)。

"一组"(set)是指不间断、不休息的连续重复动作。一组通常包含1~15次动作(Fleck and Kraemer,2004)。

最大自主收缩

Knuttgen 等（1987）将最大自主收缩描述为了产生力量，一个人试图尽可能多地募集肌纤维的状态。他们强调"自主"这个词的重要性，因为中枢神经系统的抑制机制可以抑制运动单位的募集，以及限制产生力量的肌纤维总数。力量训练的一个重要部分是在最大发力过程中降低抑制机制，从而使个体尽可能地募集到全部运动单位。受试者能且只能举起一次的自由重量（动态收缩）被称为最大肌肉力量（one repetition maximum，1RM）（Bompa and Carrera，2005）。对于等长收缩，最大力量通常被称为最大随意收缩（MVC）（Tan，1999）。受试者能且只能重复 10 次的自由重量被称为 10RM（Knuttgen and Kraemer，1987）。进行自主最强肌肉动作意味着参与的肌肉必须在当前疲劳水平允许的最大阻力下收缩，这通常被称为肌肉超负荷。

局部肌肉耐力

局部肌肉耐力通常被定义为重复的次数，或 1 次收缩的持续时长。重复次数与 1RM 的百分比成反比，并随着训练状态、性别及训练所需肌肉量而变化（Hoeger et al.，1990）。疲劳是局部肌肉耐力训练的必要组成部分（Kraemer and Ratamess，2004），增加最大力量通常会增加局部肌肉耐力，而肌肉耐力训练并不能提高最大力量。为了增加肌肉耐力，患者需要进行高频次的重复训练，同时减少训练组间的休息。

肌肉爆发力

肌肉爆发力是指肌力的爆发能力，是力量和运动速度的乘积（力 × 距离 / 时间）（Wilmore and Costill，1999）。爆发力是力量和速度（距离 / 时间）的功能性应用，是大多数运动表现的关键组成部分。Knuttgen 等（1987）解释了爆发力与力量之间的相互关系，强调产生高爆发力意味着当前力量低于最大力量，而产生最大力量则意味着低爆发力。最大力量是机体在慢速收缩或等长收缩时所能产生的最大力度，而爆发力则是在快速收缩时产生较大力量的能力。

运动单位的募集顺序遵循大小原则（size principle）且相对固定。这意味着当进行低强度的轻运动时，较小的运动单位（低阈值）及支配 I 型慢缩型肌纤维的运动神经元总是首先被激活。随着负荷的增加，肌肉需要更多的力量，更高阈值的运动单位（II 型肌纤维）逐步被募集（Fleck and Kraemer，2004）。当负重恒定、收缩速度增加时，上述募集顺序的规律同样适用。在较快的收缩速度下，亚极量可能是能达到的最大的或至少接近最大力量的力量（Åstrand et al.，2003）。募集顺序的特例出现在爆发性的肌肉动作中，在这种情况下，所有运动单位被同时激活；同时在纯粹的离心肌肉动作中，研究者可以看到体积较大的 II 型肌纤维活动，但较小的 I 型肌纤维无活动（Christova and Kossev，2000）。

训练增强肌肉爆发力需要以下两种常规的负重策略。

①为了募集高阈值的快缩型运动单位产生力量，需要采用中度至高强度的训练

负荷，但这意味着将以中等至缓慢的速度收缩。

②在向心性爆发力训练中使用轻至中度负荷。

Bø 等（1990）提出的 PFMT 方案，使用了这两种负重策略。要求患者尽最大可能收缩，同时尽量保持收缩，然后在保持收缩状态的基础上再进行 3~4 次快速收缩（图6.9）。

肌肉力量决定因素

肌肉力量有以下几个决定因素。

- 解剖位置。不同肌肉的关节角度和力臂存在个体差异。力臂越长，肌肉的做功越多（功 = 力 × 力臂）。在 PFM 中，很难确定最优的力臂。下垂的盆底可能很难自主提升，同时在腹压增加时笔者期望出现的盆底自主收缩可能太过缓慢，因此无法阻止过度的向下运动。同样，肌肉的肌纤维总数、横截面积、Ⅰ型和Ⅱ型肌纤维的占比（特别是在快速动态收缩时）以及肌肉内部结构都是肌肉力量的决定因素（Åstrand et al.，2003）。这些因素在个体之间是不同的。

- 长度 – 张力关系。肌纤维在其最佳长度可以产生最大力量。可产生的总力量取决于肌球蛋白与肌动蛋白上活性位点间相互作用的横桥总量。如果肌节或肌肉被拉伸至超过最佳长度或极度缩短，那么肌肉将无法产生足够的力量（Fleck and Kraemer，2004）。

- 力量 – 速度关系。随着运动速度的增加，肌肉所能产生的最大向心力会逐步减少，而肌肉产生的离心力会逐步增大（Fleck and Kraemer，2004）。

- 肌肉体积。横截面积与最大力量呈显著正相关，这尤其适用于高水平运动员（Brechue and Abe，2002）。如果没有任何训练经验，或是正在进行的是较复杂的训练，那么这种关联性便不那么明显，此时专项技术会在很大程度上影响肌肉横截面积与力量之间的关系（Carroll et al.，2001）。

- 神经控制（运动单位募集和放电频率）是肌肉力量的重要组成部分，也是形成肌肥大的前提条件（Fleck and Kraemer，2004）。

- 代谢成分（肌球蛋白分裂 ATP 的速率）（Fleck and Kraemer，2004）。

两个最重要的、可以被力量训练所影响的因素分别是神经适应性和肌肉体积（肌肥大）（Fleck and Kraemer，2004）。

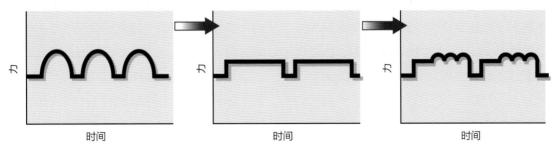

图 6.9 PFM 收缩进阶。第一阶段，患者要学会尽全力收缩；第 2 阶段是需要保持收缩；第 3 阶段是尽全力收缩，在保持收缩的基础上再增加 3~4 次快速收缩（最左边图）

神经适应性

神经因素包括肌肉的神经驱动（募集和放电频率）、提高运动单位的同步性、增加协同肌的激活、减少拮抗肌的激活、协调所有参与运动的运动单位及肌群并抑制肌肉的保护机制（例如，高尔基腱器）（Fleck and Kraemer，2004）。当个体试图产生最大收缩时，所有可用的运动单位都会被激活。可以通过募集更多的运动单位和增加运动单位的放电频率来提高力量。有研究表明，无训练经验的人群无法自主募集最高阈值的运动单位或最大限度地激活肌肉（Kraemer et al.，1996）。

因此，训练神经适应性中的一个重要部分是培养在指定训练中募集所有运动单位的能力。这对于PFMT来说尤其重要，因为很少有人知道PFM，或者曾经尝试过主动收缩PFM。训练可以带来的另一个重要的神经适应性改变是拮抗肌激活减少。对于PFM，很难说哪些肌肉可以被视为拮抗肌。然而，没有伴随PFM收缩的腹肌收缩可能可以视作一种拮抗收缩。训练的目标之一是形成自主PFM协同收缩，以抵消任何腹压或地面反作用力增加所带来的影响。

力量训练最初阶段的肌力快速增长，大多是由神经适应性改变引发的（Sale，1988）。肌肉力量在短短几周内增加50%是很常见的。这种肌力增加远多于肌肥大所能解释的肌力增加（Fleck and Kraemer，2004）。特别是对于年轻人来说，经过大约8周的常规训练后，肌肉围度的增加成为力量增加的主要因素。然而，肌肉围度的增加也会达到一个峰值和一个平台期。此后，受

训者需要重新在神经因素方面努力，以增加最大力量。在举重运动员的长期训练中，尽管肌纤维的尺寸变化很小，但研究者还是发现了力量和爆发力的增加（Kraemer et al.，1996）。

当一个人的训练从中阶水平进阶到高阶水平时，他需要更大的负荷来提升最大力量；在高阶抗阻训练中，需要超过85%的1RM负荷来提高神经适应性（Kraemer and Ratamess，2004）。这一点非常重要，因为只有当最大数量的运动单位被募集时，才能实现力量、爆发力和肌肥大的最大化。

有些力量训练所需的协调性很强，同时对神经系统的要求也很高。因此，在这类训练中，神经适应性影响结果的可能性更大（Chilibeck et al.，1998）。与协调性要求较低的高难度屈臂运动相比，更复杂的卧推和腿部蹬踏运动可能会延缓躯干和腿部的肌肥大（Chilibeck et al.，1998）。

根据Shield等（2004）的研究，在健康人群中，全面激活肌肉通常只有很小的进步空间。进步的程度根据收缩类型（等长、动态）、肌群、损伤、退化和运动的复杂程度而不同。但人们在肌肉激活的数量和力量训练的效果方面仍存在分歧。在多数研究中，应用早期随意收缩叠加技术发现大部分肌肉可以被完全激活，但更新颖且敏感度更高的技术显示，即使是健康的成年人尽了最大的努力，不同的肌肉也不能同时被完全激活（Shield and Zhou，2004）。其他只能用神经因素来解释的情况包括单侧训练中的交叉教育效应（Munn et al.，2004）及想象收缩使力量增加的效应（Åstrand et al.，2003）。

肌肥大

肌肉围度的增大是肌肉对力量训练最突出的适应性改变之一。主要是由单个肌纤维尺寸的增加造成的（Fleck and Kraemer，2004）。根据 Fleck 等（2004）的研究，人类肌肉有增生的潜力，但这种情况不会大面积发生，也不是导致肌肥大的主要原因。已有研究证实，鸟类和哺乳动物的肌纤维数量是可以增加的，但在人类身上证明这一现象的研究证据非常有限。

肌肉横截面积的增加可归因于收缩蛋白（肌动蛋白和肌球蛋白）尺寸的增大和数量的增加，以及现有肌纤维中肌节的增加。该研究同时发现了非收缩蛋白的增加。

卫星细胞和肌细胞核的出现提示训练后的细胞修复和新的肌细胞的形成，而抗阻训练会导致形态上活跃的卫星细胞的占比增加（Fleck and Kraemer，2004）。

经过力量训练后，在 I 型和 II 型肌纤维中都发现了肌纤维肥大。然而，大多数研究显示更多的肥大出现在 II 型（特别是 IIa 型）肌纤维中（Kraemer et al.，1995；Green et al.，1999）。遗传因素决定一个人是否主要拥有 I 型或 II 型肌纤维；尽管已经发现 IIb 型肌纤维（现被称为 IIx 型肌纤维）可以转化为 IIa 型肌纤维（Adams et al.，1993；Green et al.，1999；Campos et al.，2002），但此类变化似乎只发生于同类型肌纤维（例如，不能从 II 型肌纤维转化成 I 型肌纤维）（Fleck and Kraemer，2004）。停止训练会导致肌纤维从 IIa 型转化回 IIb 型。对于 I 型肌纤维，大多数试验研究未发现其数量变化，但也有一些力量和短跑试验发现了该变化。

Kadi 等（1999）发现，在力量组女性的斜方肌中，MyHC IIa 型蛋白的数量显著增加，而 MyHC I 型和 IIb 型蛋白的数量显著减少。

不同的肌肉有不同的肌纤维类型比率，不同个体之间的肌纤维总量也不同。肌纤维的数量和比率并不是导致肌肥大的主要因素，而且如果不进行活检就无法评估个体肌纤维的数量和比率，因此在进行 PFMT 时，应忽略肌纤维类型这一因素。训练的目标是在每次收缩中使用尽可能多的运动单位。

与低运动量的训练方案相比，显著的肌肥大与高运动量的训练方案有关（Kraemer and Ratamess，2004）。有研究显示，短暂的休息间隔对促进肌肥大和提高局部肌肉耐力有益（Kraemer and Ratamess，2004）。即使目前尚不清楚具体机制，但是有研究表明，伴有代谢疲劳应激的训练对最佳力量的产生和肌肉生长有影响。Rooney 等（1994）发现，每次举重之间休息 30 秒的训练方案，与具有相同重复次数和负荷但无休息间隔的训练方案相比，前者的力量增长明显低于后者。联合应用力量训练和肌肥大训练有助于达到肌肥大最大化。有研究显示，当训练被分成一天两次而不是一天一次时，肌肉的横截面积和力量都有更显著的增长（Kraemer and Ratamess，2004）。

随着力量训练的展开，肌肉蛋白类型在几次锻炼后就会发生变化。这是由于蛋白质合成的增加、蛋白质降解的减少，或两者兼而有之。训练后 48 小时内，蛋白质的合成显著提高（Fleck and Kraemer，2004）。然而，为了产生更显著的肌纤维肥大，我们需要更长的训练周期（超过 8 周）（Fleck and

Kraemer，2004）。有研究表明，在一次力量训练后，肌肉蛋白合成水平出现即时性升高（Biolo et al.，1995；MacDougall et al.，1995；Phillips et al.，1997），在力量训练初期，力量增加和肌肉生长之间的差异大都是由肌肉横截面积测量方法的微小差异造成的，而不是受传统意义上认为的神经适应性的影响。有关力量训练项目开始时神经适应性的作用可能被高估的一种解释是，肌纤维周长的增加占用了细胞外空间（Åstrand et al.，2003）。在大多数关于训练的研究中，肌纤维横截面积的增加范围为 20%~40%（Fleck and Kraemer，2004）。

在一个无对照组的 PFMT 试验中，Bernstein（1996）发现静止状态下的肛提肌厚度可以增加 7.6%，收缩状态下的肛提肌厚度可以增加 9.3%；而 Brækken 等（2010）在随机对照试验中发现，肛提肌厚度增加了 15.6%。那么，PFM 的主动收缩到底是向心的还是离心的肌肉活动？MRI 研究表明，PFM 收缩时伴随尾骨的活动，因此，PFM 的收缩是向心性的（Bø et al.，2001）。然而，这种活动幅度很小，因此这里面一定有 PFMT 等长收缩的成分。笔者建议，为了达到最大的收缩状态，收缩时间持续 6 秒是有必要的。然而，对于等长收缩，持续时间应为 3~10 秒（Fleck and Kraemer，2004）。每日进行等长训练的效果优于频率较低的训练，但每周 3 次的训练将显著增强最大力量。在没有外部重量的情况下单独进行等长训练，已被证明可使 Ⅰ 型和 Ⅱ 型肌纤维的蛋白合成增加 49%，同时使 Ⅰ 型和 Ⅱ 型肌纤维产生肌肥大。12 周的训练会使伸膝肌群横截面积增加 8%，肌肉等长收缩强度增加

41%（Fleck and Kraemer，2004）。当腹压升高时，PFM 的活动是离心的。

剂量－反应

剂量－反应是指需要进行多少训练才能产生可测量的训练性反应（Bouchard et al.，1994；Bouchard，2001）。剂量可被分为训练方式、频率、强度、体积和持续时间。训练性反应是一种功能或结构上的渐进变化，这种变化是由反复的训练引起的，通常认为与单次训练无关。然而，越来越多的证据表明，单次运动可以即刻引起生物反应（Bouchard et al.，1994）。

训练方式

训练方式指的是训练的类型（例如，力量训练、柔韧性训练、心肺功能训练，以及针对不同肌群的各种特定训练）。只有一种训练方式可以进行 PFM 收缩，即收紧骨盆开口并向内或向前提升。然而，PFMT 可以在不同的姿势下进行，同时患者还可以进行等长收缩、向心收缩和离心收缩的训练（图6.10）。

频率

训练频率通常被定义为每周进行某一肌群训练或某一种特定运动的次数（Fleck

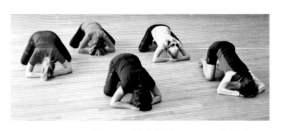

图 6.10 可以利用不同的姿势使 PFMT 多样化

and Kraemer，2004）。负重训练会使后续训练前的恢复时间延长。在没有训练经验的人群中，大多数针对抗阻训练的研究使用的训练频率为每周间歇训练 2~3 天。举重运动员一般每周训练 4~6 天（Kraemer and Ratamess，2004）。

强度

训练的强度通常被定义为最大强度的百分比（例如，任何给定的最大强度的百分比或不同 RM 的抗阻训练）（Fleck and Kraemer，2004）。训练强度是目前在力量训练中获得有效和快速反馈的最重要因素（Fatouros et al.，2005；美国运动医学学院，2009）。此外，训练强度也是维持抗阻训练效果的重要因素之一（Fatouros et al.，2005）。

传统意义上，训练强度是训练负荷的同义词，但在力量训练中，决定训练强度的可能并不是训练阻力本身，而是肌肉激活的程度（Burd et al.，2012）。

研究者发现能够促进年轻健康人群力量增加的最低力量是 60%~65% 的 1RM。然而，50%~60% 的 1RM 可以增加特殊人群（如老龄女性）的肌肉力量（美国运动医学学院，2009）。Garber 等（2011）提出了以下几个训练强度建议。

肌肉耐力：小于 50% 的 1RM，重复 15~20 次。

爆发力：20%~50% 的 1RM，重复 8~12 次。

力量：对于老年人群和久坐人群中的初阶训练者，可选择 40%~50% 的 1RM（或 10~15RM）可以增加力量；对于初阶训练者 / 中

阶训练者，可选择 60%~70% 的 1RM，重复 8~12 次；对于有经验的力量训练者，可选择不小于 80% 的 1RM，重复 8~12 次。

值得注意的是，所有这些建议都是基于对四肢肌肉的研究，而不是对腹部、背部或 PFM 的研究。建议新手和有经验的老年人先从单组训练开始；使用两组训练来增加力量和爆发力，使用不超过两组的训练来增加肌肉耐力。建议每组训练间休息 2~3 分钟。

在极小的阻力的情况下，即使重复训练很多次，也不会使力量增加多少。这与 Kegel（1956）的建议相矛盾。虽然 Kegel 强调要进行抗阻训练，但他建议每天至少进行 500 次肌肉收缩，长期以来，这一直是 PFMT 中的主导建议。然而，在今天，使用现代循证训练原则来获得最佳训练效果是很重要的。减少肌肉收缩次数就会减少需要消耗的时间，患者也可能更有动力进行训练，从而增加患者对训练的依从性。

训练周期

训练周期的长短（如 3 周或 6 个月）会影响训练结果。根据美国运动医学学院（1998）的推荐，为期几周的短期运动研究有一定的局限性。多项研究表明，增加训练周期可以显著改善肌肉力量。

一项使用 PFM 力量训练来治疗女性 SUI 的 RCT 中，Bø 等（1990）发现在为期 6 个月的训练中，密集训练组 PFM 的力量有所提升（图 6.11）。因此，为期较短的训练可能不会产生真正的训练效果。美国运动医学学院（1998）建议，如果要评估各种训练强度、频率和时间对健康指标的效果，那么在试验中采用 15~20 周的训练周期是获

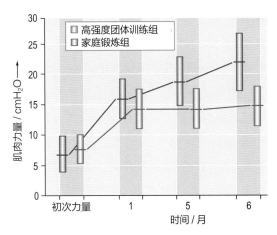

图 6.11　采用两种不同的 PFMT 方案后，6 个月内的力量发展趋势图。在开始运动的第 1 个月，肌肉力量增加了 100%。初次力量增加后，有监督的高强度团体训练组的肌肉力量进一步提高，而家庭锻炼组的肌肉力量无进一步改善

得治疗效果的最低标准。

训练量是指在一节训练课、一个星期、一个月或其他一段时间内完成的总做功量（J）（Fleck and Kraemer，2004）。最简单的估算训练量的方法是将特定时间段内完成训练的重复次数或举起的总重量相加。更精确地说，训练量可以通过计算所做的功来确定（例如，在一次动作中的总做功量是阻力乘以举起重物的垂直距离）。

训练周期化是对训练量和强度的有计划的调整（Fleck and Kraemer，2004）。对于持续增加力量和获得其他训练效果，训练多样化的调整是极其重要的。为了获得进步，训练方案需要进行系统性的调整才能使身体适应多变的刺激。物理治疗师可以通过调整肌肉活动（等长、向心、离心）、姿势、重复次数、负重、休息时间和训练类型来达到训练的多样化。

依从性指的是个人对训练方案的完成程度。依从性是影响训练结果的最重要的因素，所有的训练方案都应报道患者的依从性。关于依从性的理论和提升依从性的策略，请参见第 7 章。

如何增加肌肉力量及其相关内容

为了在力量训练及其相关方面取得明显的效果，这 4 个原则很重要：特异性原则、超负荷原则、渐进性原则以及维持原则。

特异性原则

训练的效果是针对被训练的身体部位而言的（美国运动医学学院，1998；Fleck and Kraemer，2004）。因此，手臂的力量训练对下肢的影响很小或几乎没有，反之亦然。当涉及 PFM 时，这个理论极其重要。有一些建议指出常规的体育活动可以增加 PFM 的力量（Bø，2004）。然而，这样做的前提是 PFM 可以产生一个足够的反作用力，来对抗因腹压或地面反作用力的增加而增加在盆底上的负重。对于有盆底功能障碍的女性，其无法产生及时或足够的力量去平衡增加的负重。在这种情况下，非但没有训练到 PFM，反而会造成过度负荷和 PFM 被拉伸。因此，负重的程度和 PFM 的反作用力之间需要一个平衡。一位体操运动员在咳嗽和轻度运动时可能有足够的 PFM 反应。然而，如果运动员从单杠上翻跟斗落地，则可能造成过度的负重和增加漏尿的风险。因此，轻度的腹压升高对于协同收缩来说可能是一个足够有效的刺激，是有"训练效果"的，然而一次过大的腹压升高可能造成 PFM 下垂、被拉伸和弱化。

尽管试验中显示，健康人群中 PFM 与

髋内收肌群、臀肌和不同腹肌间存在协同收缩（Bø and Stien，1994；Sapsford and Hodges，2001；Neumann and Gill，2002），但此类协同收缩并不存在于有 PFM 功能障碍的人群中，同时此类协同收缩的力度也会低于 PFM 独立收缩的力度。因此，研究者应该聚焦于有针对性的 PFMT。此外，Graves 等（1988）已证实，如果想要使有效性最大化，应该在全角度范围内完成抗阻训练。

超负荷原则

肌肉的力量和耐力是由渐进超负荷原理发展而来的（例如，通过增加多于正常负荷的阻力、训练频率和训练持续时间）（美国运动医学学院，2009）。训练肌肉力量的最佳方式是通过使用较重的重量或阻力（这就需要产生最大或接近最大的张力），配合较少的重复次数；而训练肌肉耐力的最佳方式是通过使用较轻的重量，配合较多的重复次数（美国运动医学学院，2009）。要使肌肉或肌群超负荷有以下几种方式。

- 增加重量或阻力。
- 保持收缩状态。
- 缩短收缩间的休息间歇。
- 加快收缩的速度。
- 增加训练重复的次数。
- 增加训练频率和延长训练周期。
- 缩短每次训练之间的恢复周期。
- 转变训练方式。
- 调整被训练肌肉的活动范围。

在进行 PFMT 时，物理治疗师可以熟练地使用上述所有方式。然而，一些重要的因素却很难应用在 PFMT 上（例如，增

加重量和阻力）。Plevnik（1985）发明了阴道哑铃，用来逐步增加 PFM 上的负荷（图6.12）。阴道哑铃有不同的形状和重量，训练时把它们放置在肛提肌平面上方。要求患者从她能够在站立位保持 1 分钟的重量开始使用。正式的训练是尝试保持在一个直立的姿势下，使用哑铃 20 分钟。当女性可以在使用哑铃的情况下步行 20 分钟时，则需要使用更重的哑铃替换现有哑铃来实现进阶。虽然从运动科学理论的观点来看这种训练方式是正确的，但是从实践的角度来看，这种方法是有问题的（Bø，1995）。此外，保持收缩太久可能会减少血液供应，导致疼痛和耗氧量的降低（Bø，1995）。很多女性自述，其无法将哑铃保持在适当的位置，因此对训练的依从性可能很低（Cammu and Van Nylen，1998；Bø et al.，1999）。

任何程度的超负荷都会引起力量的增强，但是更重的阻力产生最大或次大的负荷时，会产生更显著的训练效果（美国运动医学学院，2009）。大重量的抗阻训练可能会引起收缩压和舒张压的急速升高，特别是进行 Valsalva 动作时（美国运动医学学院，2009）。这对 PFMT 来说很重要，因为许多

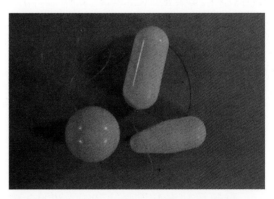

图 6.12 用于 PFMT 进阶的阴道哑铃有着不同的形状和重量。它们是由 Plevnik 在 1985 年发明的

女性在尝试进行 PFM 收缩时，往往会错误地进行 Valsalva 动作。Ferreira 等（2013）检测了孕妇在 PFMT 期间的心率和每次训练前后的血压。虽然在训练时心率有明显升高，但持续时间较短，且血压和心率的升高都在正常范围内。一些女性在她们第一次接受 PFMT 治疗期间自述有轻微的头痛、头晕和不适，这可能是由血压升高或呼吸不足造成的。在尝试进行最大程度的收缩时，正常呼吸几乎是不可能的。因此，在每次 PFM 收缩之间进行正常呼吸很重要。

离心训练（使肌肉变长）对于增加肌肉力量很有效（Fleck and Kraemer，2004）。然而，与向心收缩（缩短）或等长收缩相比，离心训练会增加骨骼肌疼痛和肌肉损伤的可能性，尤其是在无训练经验的人群中（Fleck and Kraemer，2004；美国运动医学学院，2009）。离心收缩也比向心收缩和等长收缩更难进行（需要更多的运动技能和肌肉意识），因此不建议在 PFMT 的初始阶段使用。

渐进性原则

渐进性原则的三要素分别是：超负荷、多样化和特异性。

渐进性超负荷的定义是持续增加肌肉上的压力，使它变得能够产生更大的力量或更强的耐力（Fleck and Kraemer，2004）。有关力量训练渐进性原则的早期记载之一来自古希腊，在那里，奥运会摔跤运动员米洛每天都会举起同一头小牛犊，直到它完全长大（DiNubule，1991）。

美国运动医学学院（2002、2009）建议向心训练、离心训练和一些等长肌肉训练都可以应用于力量训练中。在训练的初始阶段，建议使用相当于重复 8~12 次（60%~70% 的 1RM）的负荷来进行新手训练。针对中阶至高阶训练，建议以周期化的方式，使用更宽泛的重复次数 1~12 次的（80%~100% 的 1RM）；最终，中阶至高阶训练的重点是大负荷（1~6RM），组间休息时间至少 2~3 分钟，使用中等至快速的收缩速度。关于最大化肌肥大的训练，建议使用更大的训练量并着重使用 6~12RM 的负重训练。

在实践中，渐进性超负荷原理是 PFMT 中最难克服的部分。我们很难把重量放在盆底，因此需要通过其他方法来实现。在绝大多数情况下，物理治疗师需要尝试鼓励女性，让其最大限度地收缩 PFM。物理治疗师可以在患者收缩 PFM 的同时进行阴道触诊（反馈）以及配合使用任何放置在阴道内的测量工具（生物反馈）。从运动科学的角度来看，利用生物反馈技术来达到最大程度的收缩是很重要的。为了帮助患者使用最大的力气，积极的口头鼓励和精神鼓舞是非常重要的。然而，物理治疗师应该始终确保患者正在进行的是正确的收缩，没有牵涉其他肌肉或过度增加腹压。让患者独自训练很可能会导致超负荷和进阶的欠缺，因为只有少数人能够激励自己做出最大的努力。对后续训练的随访，无论是与物理治疗师进行单独训练还是团体训练，都是有效训练的先决条件。

针对 PFMT 的进阶，Bø 等（1990）已经研究出了一种方法（图 6.9）。首先，患者需要学会尽全力收缩，这一阶段的收缩不需要保持；之后，鼓励患者进行收缩，并且尽可能长时间地保持收缩状态；最后，在上一步持续收缩的同时，再增加 3~4 次的快速收缩。在这 3 步完成之后，物理治疗师应鼓励患者在进行每次 PFM 收缩时，尽全力收缩。

产生进阶效果的一种方法是要求患者进行收缩，以对抗逐步增加的重力，从卧位逐步到立位（图 6.13）。大多数女性发现在蹲姿状态下更难进行 PFM 收缩（图 6.14）。患者既要选择一个她们能够感觉到 PFM 收缩的姿势，同时这个姿势属于她们在训练时感到有一定困难的姿势。通过这种方式，她们可以刺激中枢神经系统，以此募集到更多的运动单位。在小组训练情境下，设置不同姿势也可用于训练方式的变换（Bø et al.,

1990、1999）。到目前为止，还没有研究比较不同姿势对 PFM 发力的影响。

另一种 PFM 收缩的进阶方法是使用阴道或直肠装置，在物理治疗师或患者自己尝试拔出装置时，要求患者对抗使仪器不被拔出。这个过程包含了离心的肌肉收缩，可能是一个非常有效的增加力量的方法。然而，到目前为止，还没有研究将这种训练方案与不训练或其他训练方案进行比较；同时应该注意到这种方法会使未训练人群受伤和增加其肌肉酸痛的风险。目前尚需进行更多的研究来评估在 PFMT 中加入渐进性超负荷训练的不同方法。

初始训练状态在影响力量训练的进阶速度中扮演着重要角色。有研究证明，经常训

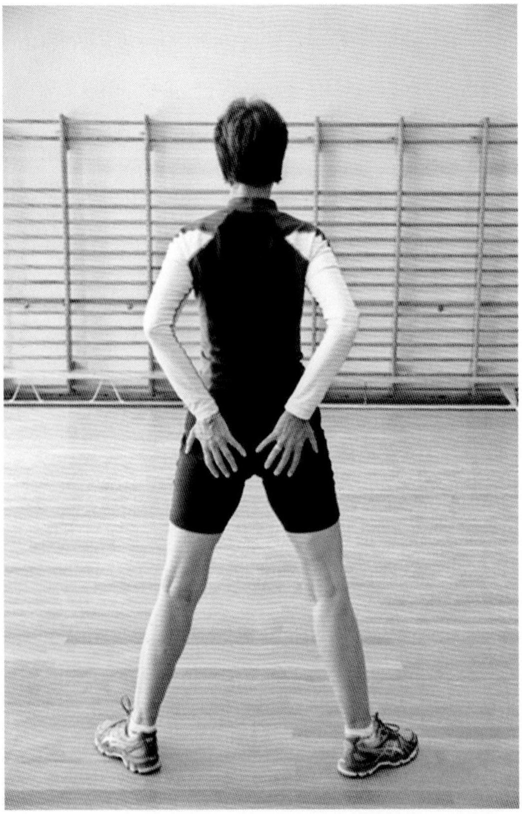

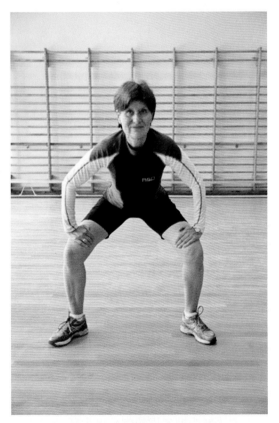

图 6.13 立位时，PFM 必须在对抗重力的情况下收缩，这比处于仰卧位或处于俯卧位时更难

图 6.14 研究发现，蹲姿状态下很难收缩 PFM，因此蹲姿可以作为一种负重的进阶

练的人群的肌肉力量改善速度比未经训练的人群慢很多。Kraemer 等（2004）发现在 4 周~2 年的时间中，无训练经验人群中肌肉力量增加接近 40%，中阶训练者增加 20%，训练经验丰富者增加 16%，高阶训练者增加 10%，精英训练者增加 2%。唯一一项研究 PFM 力量变化的试验发现，PFM 力量经过一个月的训练，增幅为 100%（图 6.11）。这个结果可以被解释为 PFM 是未经训练的，因此有巨大的改善潜力。Rea 等（2003）在一项荟萃分析中证实，从统计学的角度看，针对训练强度、频率和训练量的进阶，未经训练的人群比接受过抗阻训练的人群有更大的有效区间。当一个人逐步接近他或她的遗传极限，即使是产生很小的力量变化也需要很长的训练时间。

维持原则

维持训练是旨在保持现有的肌肉状态的训练。中止训练通常被定义为"停训"。Fleck 等（2004）将停训描述为由于生理功能下降而影响运动表现的脱锻炼过程。从肌肉强化训练中停训将减少肌肉维度、肌纤维尺寸、短期耐力和力量 / 爆发力，而毛细血管密度、脂肪百分比、有氧酶和线粒体密度将增加（Fleck and Kraemer，2004）。然而，短时间的停训后，大多数训练者的上述指标仍高于未经训练者；停训阶段结束，重新恢复训练时，生理功能可以很快恢复。在爆发型运动员中，停训后力量最多可以维持 2 周，而在非专业训练人群中，力量的流失则需要长达 6 周的时间。然而，离心力和爆发力似乎对为期几周的停训更为敏感（Fleck and Kraemer，2004）。

一般情况下，由于训练的原因，已获得的力量的流失比力量的增长慢。有几项实验对维持训练效果所需的最小训练剂量进行了研究。实验发现，在停止训练后，肌肉力量以每周 5%~10% 的速度流失（Fleck and Kraemer，2004）。老年人（65~75 岁）的肌肉力量流失速度比青年人（20~30 岁）的肌肉力量流失速度快得多，对于老年人和青年人，肌肉力量流失最明显的时间段是中止训练后的 12~31 周。

肌肉力量流失的速度依赖于停训前的训练周期、训练强度、力量测试方法及被检测的肌肉类型。Graves 等（1988）发现当力量训练从每周 2~3 天减少至每周 1 天后，肌肉力量可以维持 12 周。因此，只要训练强度可以保持与之前一致，减少训练频率不会对肌肉力量产生负面影响（Fleck and Kraemer，2004；Fatourus et al.，2005）。

一项研究显示，每周 3 次，一共 24 周的大重量抗阻训练能使纵跳能力增加 13%。停训 12 周会降低纵跳能力，但依然比训练前高 2%（Fleck and Kraemer，2004）。如果训练方案中没有力量训练，那么进行有力量成分的复杂技能的能力可能会降低（Fleck and Kraemer，2004）。有肌电图研究发现，停训后运动单位触发率和运动单位协同作用发生了改变，这些改变可能引起停训后最初阶段的肌肉力量流失。短暂的停训周期后，II 型肌纤维比 I 型肌纤维萎缩得更严重，这对男性和女性群体都适用（Fleck and Kraemer，2004）。

Fleck 等（2004）总结指出，理论研究领域还没有发现维持训练成果所需力量训练的确切阻力、训练量、训练频率或训练方案。然而，有研究表明，为了维持力量的增长或减缓力量流失，训练强度应该保持不变，但训练量和频率可以减少。对于那些已经进行抗阻训练的人来说，一周训练1~2 天是一个可以维持训练效果的有效频率（Kraemer and Ratamess，2004）。

只有一项随访试验评估了停止 PFMT 后PFM 的力量。Bø 等（1996）发现，RCT 结束 5 年后，密集训练组女性的 PFM 力量没有下降，在这个组里 70% 的女性自述至少 1周进行 1 次 PFM 力量训练。

关于 PFM 有效训练剂量的建议

美国运动医学学院对成年人（新手）的常规力量训练提出了以下建议（美国运动医学学院，2009）。

- 将主要肌群设为训练目标。
- 进行 8~12 次慢速和中速的、接近最大力度的收缩（减少重复次数可以更好地优化力量和爆发力）。

- 每个训练进行 1~3 组。
- 每周应当训练 2~3 天。
- 如果不对训练方案内的变量进行调整，就很难长期（例如，超过 6 个月）以相同的速度提升力量。

表 6.3 列出了更为具体的有效改善肌肉力量、爆发力和肌肥大的力量训练建议（Kraemer and Ratamess，2004）。从未经训练发展到中阶和高阶训练者，进阶的目的是取得更接近最大力度的收缩和增加每周的训练频率。

临床建议

- 确保患者能够进行一次正确的收缩。
- 进阶至持续收缩，并增加更快速的收缩。
- 保持收缩 3~10 秒。
- 建议每天进行 PFMT。
- 鼓励患者尽最大可能收缩。
- 如果可以，进阶至离心收缩训练（目前尚缺乏有关 PFM 离心训练效果的证据）。

表 6.3 关于初阶训练者力量、爆发力、肌肥大渐进性训练的建议

	力量	爆发力	肌肥大
肌肉活动	向心和离心	向心和离心	向心和离心
训练选择	单一和多个关节	多个关节	单一和多个关节
训练顺序	先高强度再低强度	先高强度再低强度	先高强度再低强度
负重	60%~70% 的 1RM	增加力量：60%~70% 的 1RM 提升速度 / 专项技能：30%~60% 的 1RM	60%~70% 的 1RM
训练量	8~12 次 / 组，1~3 组	8~12 次 / 组，1~3 组	8~12 次 / 组，1~3 组
休息间隔	1~2 分钟	核心训练休息 2~3 分钟；其他训练休息 1~2 分钟	1~2 分钟
速度	慢速至中速	中速	慢速至中速
频率	每周 2~3 天	每周 2~3 天	每周 2~3 天

（引自 Kraemer 和 Ratamess，2004）

- 告知患者力量训练是分步骤进行的，最大的改善发生在训练初始阶段。在那之后，患者需要更加努力地训练以获得进一步的改善。

参考文献

Adams, G.R., Hather, B.M., Baldwin, K.M., et al., 1993. Skeletal muscle myosin heavy chain composition and resistance training. J. Appl. Physiol. 74 (2), 911–915.

American College of Sports Medicine, 1998. The recommended quantity and quality of exercise for developing and maintaining cardiorespiratory and muscular fitness, and flexibility in healthy adults. Med. Sci. Sports Exerc. 30, 975–991.

American College of Sports Medicine, 2002. Position stand. Progression models in resistance training for healthy adults. Med. Sci. Sports Exerc. 34, 364–380.

American College of Sports Medicine, 2009. Position stand. Progression models in resistance training for healthy adults. Med. Sci. Sports Exerc. 41 (3), 687–708.

American College of Sports Medicine, 2011. Quantity and quality of exercise for developing and maintaining cardiorespiratory, musculoskeletal, and neuromotor fitness in apparently healthy adults: guidance for prescribing exercise. Med. Sci. Sports Exerc. 43 (7), 1334–1359.

Arampatzis, A., Karamanidis, K., Albracht, K., 2007. Adaptational responses of the human Achilles tendon by modulation of the applied cyclic strain magnitude. J. Exp. Biol. 210, 2743–2753.

Åstrand, P.O., Rodahl, K., Dahl, H.A., et al., 2003. Textbook of work physiology; physiological basis of exercise. Human Kinetics, Champaign, IL.

Bernstein, I.T., 1996. The pelvic floor muscles. Doctoral Thesis, Hvidovre Hospital, Department of Urology, University of Copenhagen.

Biolo, G., Maggi, S.P., Williams, B.D., et al., 1995. Increased rates of muscle protein turnover and amino acid transport after resistance exercise in humans. Am. J. Physiol. 268 (3 Pt 1), E514–E520.

Bø, K., 1995. Vaginal weight cones. Theoretical framework, effect on pelvic floor muscle strength and female stress urinary incontinence. Acta Obstet. Gynecol. Scand. 74, 87–92.

Bø, K., 2004. Urinary incontinence, pelvic floor dysfunction, exercise and sport. Sports Med. 34 (7), 451–464.

Bø, K., Stien, R., 1994. Needle EMG registration of striated urethral wall and pelvic floor muscle activity patterns during cough, Valsalva, abdominal, hip adductor, and gluteal muscles contractions in nulliparous healthy females. Neurourol. Urodyn. 13, 35–41.

Bø, K., Talseth, T., 1996. Long-term effect of pelvic floor muscle exercise 5 years after cessation of organized training. Obstet. Gynecol. 87, 261–265.

Bø, K., Hagen, R.H., Kvarstein, B., et al., 1990. Pelvic floor muscle exercise for the treatment of female stress urinary incontinence: III. Effects of two different degrees of pelvic floor muscle exercise. Neurourol. Urodyn. 9, 489–502.

Bø, K., Talseth, T., Holme, I., 1999. Single blind, randomised controlled trial of pelvic floor exercises, electrical stimulation, vaginal cones, and no treatment in management of genuine stress incontinence in women. Br. Med. J. 318, 487–493.

Bø, K., Lilleås, F., Talseth, T., et al., 2001. Dynamic MRI of pelvic floor muscles in an upright sitting position. Neurourol. Urodyn. 20, 167–174.

Bompa, T.O., Carrera, M.C., 2005. Periodization training for sports, second ed. Human Kinetics, Champaign, IL.

Bouchard, C., 2001. Physical activity and health: introduction to the dose–response symposium. Med. Sci. Sports Exerc. 33 (6 Suppl), S347–S350.

Bouchard, C., Shephard, R.J., Stephens, T., 1994. Physical activity, fitness and health. Consensus Statement. Human Kinetics, Champaign, IL.

Brækken, I.H., Majida, M., Engh, M.E., et al., 2010. Morphological changes after pelvic floor muscle training measured by 3D ultrasound. Obstet. Gynecol. 115 (2, Part 1), 317–324.

Brechue, W.F., Abe, T., 2002. The role of FFM accumulation and skeletal muscle architecture in powerlifting performance. Eur. J. Appl. Physiol. 86 (4), 327–336.

Burd, N.A., Mitchell, C.J., Churchward-Venne, T.A., et al., 2012. Bigger weights may not beget bigger muscles: evidence from acute muscle protein synthetic responses after resistance exercise. Appl. Physiol. Nutr. Metab. 37, 551–554.

Cammu, H., Van Nylen, M., 1998. Pelvic floor exercises versus vaginal weight cones in genuine stress incontinence. Eur. J. Obstet. Gynecol. Reprod. Biol. 77, 89–93.

Campos, G.E., Luecke, T.J., Wendeln, H.K., et al., 2002. Muscular adaptations in response to three different resistance-training regimens: specificity of repetition maximum training zones. Eur. J. Appl. Physiol. 88 (1–2), 50–60.

Carroll, T.J., Riek, S., Carson, R.G., 2001. Neural adaptations to resistance training: implications for movement control. Sports Med. 31 (12), 829–840.

Chilibeck, P.D., Calder, A.W., Sale, D.G., et al., 1998. A comparison of strength and muscle mass increases during resistance training in young women. Eur. J. Appl. Physiol. Occup. Physiol. 77 (1–2), 70–175.

Christova, P., Kossev, A., 2000. Human motor unit activity during concentric and eccentric movements. Electromyogr. Clin. Neurophysiol. 40 (6), 331–338.

DiNubile, N.A., 1991. Strength training. Clin. Sports Med. 10 (1), 33–62.

Fatouros, I.G., Kambas, A., Katrabasas, I., et al., 2005. Strength training and detraining effects on muscular strength, anaerobic power, and mobility of inactive older men are intensity dependent. Br. J. Sports Med. 39, 776–780.

Ferreira, C.H.J., Dias, L.A.R., Meirelles, M.C.C.C., et al., 2013. Maternal blood pressure and heart rate response to pelvic floor muscle training during pregnancy. Int. Urogynecol. J. (submitted).

Fleck, S.J., Kraemer, W.J., 2004. Designing resistance training programs, third ed. Human Kinetics, Champaign, IL.

Frontera, W.R., Meredith, C.N., 1989. Strength training in the elderly. In: Harris, R., Harris, S. (Eds.), Physical Activity, Aging and Sports, 1: Scientific and Medical Research. Center for the Study of Aging, Albany, NY, pp. 319–331.

Garber, C.E., Blissmer, B., Deschenes, M.R., et al., 2011.

Quantity and quality of exercise for developing and maintaining cardiorespiratory, musculoskeletal, and neuromotor fitness in apparently healthy adults: guidance for prescribing exercise. MSSE. www.acsm-msse.org.

Graves, J.E., Pollock, M.L., Leggett, S.H., et al., 1988. Effect of reduced frequency on muscular strength. Int. J. Sports Med. 9, 316–319.

Green, H., Goreham, C., Ouyang, J., et al., 1999. Regulation of fiber size, oxidative potential, and capillarization in human muscle by resistance exercise. Am. J. Physiol. 276 (2 Pt 2), 591–596.

Haskel, W.L., 1994. Dose–response issues from a biological perspective. In: Bouchard, C., Blair, S.N., Haskell, W. L. (Eds.), Physical Activity, Fitness and Health. Human Kinetics, Champaign, IL, pp. 1030–1039.

Hoeger, W.W.K., Hopkins, D.R., Barette, S.L., et al., 1990. Relationship between repetitions and selected percentages of one repetition maximum: a comparison between untrained and trained males and females. J. Strength Cond. Res. 4 (2), 47–54.

Kadi, F., Thornell, L.E., 1999. Training affects myosin heavy chain phenotype in the trapezius muscle of women. Histochem. Cell Biol. 112 (1), 73–78.

Kegel, A.H., 1956. Early genital relaxation. Obstet. Gynecol. 8 (5), 545–550.

Knuttgen, H.G., Komi, P.V., 2003. Basic considerations for exercise. In: Komi, P.V. (Ed.), Strength and Power in Sport, second ed. Blackwell Scientific, Oxford, pp. 3–7.

Knuttgen, H.G., Kraemer, W.J., 1987. Terminology and measurement in exercise performance. J. Appl. Sport Sci. Res. 1, 1–10.

Kraemer, W.J., Fry, A.C., 1995. Strength testing: development and evaluation of methodology. In: Maud, P.J., Foster, C. (Eds.), Physiological Assessment of Human Fitness. Human Kinetics, Champaign, IL, pp. 115–138.

Kraemer, W.J., Ratamess, N.A., 2004. Fundamentals of resistance training: progression and exercise prescription. Med. Sci. Sports Exerc. 36 (4), 674–688.

Kraemer, W.J., Patton, J.F., Gordon, S.E., et al., 1995. Compatibility of high-intensity strength and endurance training on hormonal and skeletal muscle adaptations. J. Appl. Physiol. 78 (3), 976–989.

Kraemer, W.J., Fleck, S.J., Evans, W.J., 1996. Strength and power training: physiological mechanisms of adaptation. Exerc. Sport Sci. Rev. 24, 363–397.

MacDougall, J.D., Gibala, M.J., Tarnopolsky, M.A., et al., 1995. The time course for elevated muscle protein synthesis following heavy resistance exercise. Can. J. Appl. Physiol. 20 (4), 480–486.

Magnusson, S.P., Hansen, M., Langberg, H., et al., 2007. The adaptability of tendon to loading differs in men and women. Int. J. Exp. Pathol. 88, 237–240.

Munn, J., Herbert, R.D., Gandevia, S.C., 2004. Contralateral effects of unilateral resistance training: a meta-analysis. J. Appl. Physiol. 96 (5), 1861–1866.

Neumann, P., Gill, V., 2002. Pelvic floor and abdominal muscle interaction: EMG activity and intra–abdominal pressure. Int. Urogynecol. J. Pelvic Floor Dysfunct. 13, 125–132.

Phillips, S.M., Tipton, K.D., Aarsland, A., et al., 1997. Mixed muscle protein synthesis and breakdown after resistance exercise in humans. Am. J. Physiol. 273 (1 Pt 1), E99–E107.

Plevnik, S., 1985. A new method for testing and strengthening pelvic floor muscles. In: Proceedings of the International Continence Society, pp. 267–268.

Rea, M.R., Alvar, B.A., Burkett, L.N., et al., 2003. A meta-analysis to determine the dose response for strength development. Med. Sci. Sports Exerc. 35 (3), 456–464.

Rooney, K.J., Herbert, R.D., Balnave, R.J., 1994. Fatigue contributes to the strength training stimulus. Med. Sci. Sports Exerc. 26 (9), 1160–1164.

Sale, D., 1988. Neural adaptation to resistance training. Med. Sci. Sports Exerc. 20 (5 Suppl), 135–145.

Sapsford, R., Hodges, P., 2001. Contraction of the pelvic floor muscles during abdominal maneuvers. Arch. Phys. Med. Rehabil. 82, 1081–1088.

Shield, A., Zhou, S., 2004. Assessing voluntary muscle activation with the twitch interpolation technique. Sports Med. 34 (4), 253–267.

Tan, B., 1999. Manipulating resistance training program variables to optimize maximum strength in men: a review. J. Strength Cond. Res. 13 (3), 289–304.

Wilmore, J.H., Costill, D.L., 1999. Physiology of sport and exercise, second ed. Human Kinetics, Champaign, IL

第7章

女性特异性盆底功能障碍及循证物理治疗

7.1 女性 SUI

发病率、病因和病理生理学

Jacques Corcos

　　医学最吸引人的地方在于它会随着时间的推移不断演变，医学新进展主要源于实验室的新发现、临床研究的新数据、影像学新技术，以及新的观点和理论。回顾 25 年来泌尿学科的病理生理学研究进程，多数与泌尿学科相关的疾病并没有取得重大进展，比如结石、癌症、性功能和排尿功能障碍、不孕不育、良性前列腺增生和鞘膜积液等。然而，由于一些先进治疗技术（如体外冲击波碎石术、机器人手术、放射治疗、精子的精准提取和利用、激光治疗、尿道中段悬吊术等）和一些新药物的出现，这些疾病的临床治疗已经有了明显的改变。根据世界卫生组织的观点，新的治疗方法（结合更好的营养、预防意识和卫生条件）的出现，使西方国家人口的预期寿命在过去的 25 年里有了

显著延长。但是，研究者对于疾病本身并没有取得更深入地了解，而是提高了对患者的护理能力。尽管研究者还没有完全掌握这些疾病的病理生理学基础，但至少消除了一些陈旧的观念，尤其是那些未经过真正的动物实验和人体实验验证、没有可靠依据的观念，在女性尿失禁的研究领域也是如此。因此，研究者应以长期研究人员及临床医师的身份用批判的眼光回顾关于女性尿失禁的经典病理生理学研究，善于倾听并汇总、分析目前已知和未知的研究领域，聚焦本领域未来 10 年的研究重点。

SUI 的发病率

　　大部分已发表的关于尿失禁发病率的文章将其作为一个整体进行了评估。欧洲和美国的两项重要研究指出，在过去 30 天内发生过漏尿即可诊断为尿失禁（UI）（Kinchen et al.，2003；Hunskaar et al.，2004）。这两项

研究的结果是一致的，UI 的总体发病率分别为 35% 和 37%。其中，作为最常见的 UI 类型，SUI 的发病率分别为 37% 和 42%，混合性尿失禁（MUI）的发病率分别为 33% 和 46%（Yarnell et al.，1981；Burgio et al.，1991；Hannestad et al.，2000）。然而，Hampel 等（1997）在一篇纳入了 48 项研究的荟萃分析中，发现 SUI 的发病率略高，为 49%，而 MUI 的发病率仅为 29%。在关于发病率、病情严重性、疾病带来的"困扰"，以及其他变量的研究中，年龄是一个重要的影响因素。SUI 主要发生在青年和围绝经期女性中（Hunskaar et al.，2004），而 MUI 的发病率在更年期后逐渐增加，是 70 岁以上老年人最常见的 UI 类型。

大多数与流行病学有关的研究是通过电话或面对面访谈的形式开展的，并没有进行尿流动力学检查，且 UI 的诊断不够完整，从而导致区分 UI 类型存在困难。事实上，这些研究中大多数接受采访的患者对 UI 的分型了解甚少。

目前，研究者面临的主要问题是，对于临床医师来说到底应该关注什么？临床医师是否需要将 UI 进行分类？如果需要，分类能否使患者更容易理解疾病？如果研究者一致认为临床医师做出正确的诊断并提供最好的治疗是最重要的，那么相对于保险付费人和制药行业而言，了解每种 UI 类型的实际发病率对临床医师来说并没有实际意义，换句话说，只要简单估计一下 UI 的人数就可以了。然而，对护理人员来说，了解尿失禁的"困扰"是非常重要的，Sandvik 等（2000）证实，仅有 20% 的 UI 患者正在被严重的尿失禁症状所困扰。

事实上，医务人员最希望了解的是实际寻求治疗的患者数量，尽管这个数字可能根据所提供的治疗类型而有所不同，但这仍然是提高对治疗模式的认知水平的一个很好的论据。另外，UI 患者可能更倾向于接受非侵入性治疗方法，如 PFMT 或注射治疗，而不是外科手术，并且寻求治疗的患者人数可能取决于干预方法是否具有侵入性。未来关于 UI 的流行病学研究应该将这些重要因素纳入考虑范围，因为它们解释了为什么大量 UI 患者不向医师咨询。

SUI 的病因和病理生理学

理论上，当膀胱压高于尿道压时会出现尿失禁。但从生理学上讲，这并不可能发生，因为一方面膀胱存在顺应性，另一方面由于尿道压对膀胱压升高也存在适应性。因此，临床上尿失禁常继发于尿道压低于膀胱压，或由于尿道压达到生理极限以至于无法抵抗膀胱压等情况，当然，PFM 肌力太弱也是引起 UI 的一个可能原因。

患 UI 的女性比男性更多见（Hunskaar et al.，2004）。造成这种性别差异的原因有很多，例如，男性和女性支撑膀胱及周围括约肌的 PFM 和韧带的解剖结构不同，分娩和产伤会对女性盆腔结构及括约肌产生很大影响，以及影响膀胱、括约肌和阴道区域功能的激素及受体存在差异。另外，目前尚无充分的研究结论证实遗传因素能够解释种族性和家族性 UI 的发生。

一般病因和特殊病因

继发性 SUI 的病理生理学通常较容易

理解。

先天性异常。 主要累及中枢神经系统（如脊髓脊膜膨出、骶骨发育不全、严重的脊柱侧弯）。这些疾病大多数会造成神经源性膀胱过度活动症。涉及脊髓最底部节段的损伤可能会引起马尾综合征，从而伴发盆底肌无力和（或）反射性神经源性膀胱。其他先天性异常（如膀胱外翻）会影响膀胱本身结构及其括约肌机制，但这种影响通常只是部分性的（Koelbl et al., 2002）。

神经系统损伤和疾病。 包括多发性硬化、脂肪瘤、良性或恶性肿瘤。这些疾病造成的 UI 主要是因为神经源性膀胱过度活跃，但较低节段的病变，如椎间盘压迫、骶骨肿瘤、骶骨损伤和神经病变（如受糖尿病或毒素影响），可能与盆底肌无力和膀胱功能减退相关。以上这些病变造成的尿失禁多与逼尿肌过度活动有关，如果 SUI 是由于逼尿肌收缩力下降或盆底功能差所致，那么还会引起急迫性尿失禁和漏尿。

逼尿肌异常和神经支配。 结缔组织不是正常逼尿肌的主要组成部分，逼尿肌是由平滑肌细胞紧密地排列在一起组成的（Gosling, 1997）。膀胱中的胶原蛋白并不会随着年龄的增长而明显转化，膀胱梗阻时结缔组织的增加表明有些平滑肌纤维从收缩型胶原蛋白转变为合成型胶原蛋白。这两种情况下均观察到了失神经支配现象，但年龄增长带来的膀胱失神经支配的程度要小得多。除了因年龄增长带来的一般继发性变化，仅 SUI 本身并不会造成膀胱壁结构的改变。

妊娠和分娩对下尿路的影响。 目前对分娩、盆底改变和 SUI 之间相关性的研究较少。普遍的观点认为，SUI 可能是由于妊娠或分娩所致，并且妊娠可以使已有的 SUI 情况恶化（Hojberg et al., 1999）。暂时性 SUI 在正常阴道分娩后的几周内比较常见。

根据 Koelbl 等（2002）的研究结果，阴道分娩造成 SUI 主要有以下 4 种机制。

① 阴道分娩过程中损伤了膀胱结缔组织。

② 分娩时胎儿压迫骨盆结构导致血管损伤。

③ 分娩时造成骨盆神经和（或）肌肉损伤。

④ 分娩过程对尿路的直接损害。妊娠过程中伴随的生理变化可能使女性对这些病理生理学过程更敏感。

有研究者认为产后盆底肌力下降可以在几周后恢复到正常范围（Peschers et al., 1997），也有研究者认为，PFM 无力会持续存在（Dumoulin et al., 2004）。产后 UI 似乎与几个因素有关，例如，分娩过程中是否使用产钳、分娩时间、分娩次数、怀孕前膀胱颈活动度等。此外，分娩过程中硬膜外麻醉与盆底肌损伤的严重程度之间也存在密切的关系（Francis, 1960; Cutner and Cardozo, 1992）。据报道，分娩时采取的会阴侧切会加重产后盆底功能障碍，但目前关于这方面的证据很少，其与 SUI 的关系也无研究证实（Hong et al., 1988）。

衰老。 UI 在老年人中更常见，随着 MUI 的增加，SUI 的发病率相对降低。衰老会使盆底肌发生质的改变，Koelbl 等（1989）对老年女性 UI 患者进行盆底活检发现，慢缩型肌纤维和快缩型肌纤维的比例会随着年龄增长而改变。另外，随着年龄的增长，老年女性盆底对电刺激的反应降低，EMG 也会发生变化（Smith et al.，1989）。这些发现与引发 UI 的两个经典原因 [固有括约肌功能障碍（intrinsic sphincter deficiency，ISD）和膀胱颈 / 尿道过度活动] 是一致的。笔者坚持认为，患有 SUI 的女性通常伴有括约肌缺陷。引发不同程度器官脱垂的盆底肌松弛并不是导致括约肌功能障碍的唯一原因，血管性、神经源性和肌源性因素也应该被纳入考虑范围。这个观点与 Chaikin 等（1998）和 Kayigil 等（1999）的观点相同。很多 POP 和（或）膀胱颈过度活动的女性并不伴有 UI，其括约肌功能也正常，这一事实也支持了上述观点。

膀胱颈和尿道的过度活动

为了充分发挥功能，尿道必须有一个"非弹性"结构的支撑，尿道盆腔韧带可以提供一个"挡板（backboard）"来防止腹部压力的增加压迫尿道，这也是 DeLancey（1994）推广的"吊床理论"的基础。这种支撑结构的缺失会导致尿道的过度活动或耻骨周围尿道的旋转性下降，长期以来，这种缺陷被认为是 SUI 的主要原因，这也是压力传递理论（pressure transmission theory）（Enhorning，1960；Athanassopoulos et al.，1994）及治疗 SUI 女性的"悬吊术"的理论基础。尿道松弛可归因于诸多因素，包括分娩、剧烈运动、手术或外伤后盆底的失神经支配，以及尚待证实的遗传因素。

尿道过度活动从理论上很容易理解，并且可以用来衡量 SUI 手术治疗是否成功。然而，SUI 也可能不伴有尿道过度活动，手术失败并不总是与尿道过度活动的复发相关，这为 ISD 留下了足够的研究空间。

固有括约肌功能障碍

女性尿道是一个短而复杂的器官，与膀胱和盆底结构紧密相连。从解剖结构来看，它可以被独立出来进行精确描述（DeLancey et al.，2002），但其功能并不独立（Corcos and Schick，2001）。

尿道壁除了近端平滑括约肌和尿道中段横纹肌之外，还包括与膀胱尿道上皮相连的外肌层和内层上皮。外层的平滑肌覆盖整个尿道，大部分由纵向纤维组成，环形纤维很少。支配该层肌肉的神经主要为副交感神经，其主要功能是排尿时缩短及打开尿道（Ek et al.，1977）。

尿道固有层覆盖整个尿道，由尿道上皮平行排列构成，位于一层丰富的血管丛和黏液腺上，将其与平滑肌层分离。血管丛对女性正常控制排尿十分重要，现已证实其对激素水平高度敏感（Dokita et al.，1991；Persson and Andersson，1992）。固有括约肌功能障碍可引起尿道括约肌闭合不良及 SUI。另外，括约肌肌肉减少可以通过不同的影像学手段进行证明，例如，EMG 检查、超声检查和 MRI 检查（Yang et al.，1991；Schaer et al.，1995；Masata et al.，2000）。

然而，尿道括约肌机制会随着年龄的增长而自发性下降，增龄会造成神经和血管的"损伤"，使括约肌功能越来越弱（Koelbl et al.，1989）。由激素水平下降（更年期）、盆腔手术、放射治疗、神经病变（如糖尿病、毒素）引起的神经和血管的损伤，都是导致尿道括约肌无力的常见原因。此外，过度活动和 ISD 之间也可能存在一定的关系，括约肌及周围组织（包括神经）的反复拉伸都可能造成括约肌损伤。

MUI

MUI 的机制相对较难理解，目前只能用"纸－铅笔"理论解释膀胱过度活动伴发括约肌功能缺陷。尤其是当患者在回答一些有助于区分 SUI 和急迫性尿失禁的问题非常含糊时，判定 MUI 会更加困难。我们已经注意到 PFMT 可以成功治疗 SUI、急迫性尿失禁以及 MUI，另外也已发现，有 2/3 的 MUI 患者在单纯接收压力性成分手术后失禁症状消失。此外，SUI 比 MUI 和急迫性尿失禁在年轻女性中更常见（Hannestad et al.，2000）。如果同时考虑到 SUI 越明显、急迫性尿失禁存在的可能性越大这一事实（Bump et al.，2003；Teleman et al.，2004），那么这一切似乎变得更容易解释了，但至于引发 MUI 的确切原因我们仍没办法给出具体的答案。

结论

综上所述，SUI 的病理生理学模型主要基于以下两种作用机制：膀胱颈过度活动性和 ISD。笔者认为 ISD 是其中更为重要的机制，这也可为括约肌神经支配完整的 SUI 的物理治疗提供理论基础。括约肌无力是由几个因素引起的，其中最主要的因素是怀孕/分娩和衰老。尽管这一理论并不完善，但其优点是清晰易懂。然而，仍有太多因素目前尚未明确，这也为进一步研究肌肉生理学、衰老及其他导致 SUI 的影响因素留下了更多空间。

参考文献

Athanassopoulos, A., Melekos, M.D., Speakman, M., et al., 1994. Endoscopic vesical neck suspension in female urinary stress incontinence: results and changes in various urodynamic parameters. Int. Urol. Nephrol. 26 (3), 293–299.

Bump, R.C., Norton, P.A., Zinner, N.R., et al., Duloxetine Urinary Incontinence Study Group, 2003. Mixed urinary incontinence symptoms: urodynamic findings, incontinence severity, and treatment response. Obstet. Gynecol. 102 (1), 76–83.

Burgio, K.L., Matthews, K.A., Engel, B.T., 1991. Prevalence, incidence and correlates of urinary incontinence in healthy, middle-aged women. J. Urol. 146 (5), 1255–1259.

Chaikin, D., Rosenthal, J., Blaivas, J., 1998. Pubovaginal fascial sling for all types of stress urinary incontinence: long-term analysis. J. Urol. 160 (4), 1312–1316.

Corcos, J., Schick, E. (Eds.), 2001. The Urinary Sphincter. Marcel Dekker, New York. [Online.] Available: www.dekker.com.

Cutner, A., Cardozo, L.D., 1992. The lower urinary tract in pregnancy and the puerperium. Int. Urogynecol. J. Pelvic Floor Dysfunct. 3, 312–323.

DeLancey, J.O., 1994. Structural support of the urethra as it relates to stress urinary incontinence: the hammock hypothesis. Am. J. Obstet. Gynecol. 170 (6), 1713–1720.

DeLancey, J.O., Gosling, J., Creed, K., et al., 2002. Gross anatomy and cell biology of the lower urinary tract. In: Abrams, P., Cardozo, L., Khoury, S., et al. (Eds.), Incontinence: Second International Consultation on Incontinence. Health Publication Ltd/Plymbridge Distributors, Plymouth, pp. 17–82.

Dokita, S., Morgan, W.R., Wheeler, M.A., et al., 1991. NG-nitro-L-arginine inhibits non-adrenergic, non-cholinergic relaxation in rabbit urethral smooth muscle. Life Sci. 48 (25), 2429–2436.

Dumoulin, C., Lemieux, M.C., Bourbonnais, D., et al., 2004. Physiotherapy for persistent postnatal stress urinary incontinence: a randomized controlled trial. Obstet. Gynecol. 104 (3), 504–510.

Ek, A., Alm, P., Andersson, K.E., et al., 1977. Adrenergic and cholingeric nerves of the human urethra and urinary bladder. A histochemical study. Acta Physiol. Scand. 99 (3), 345–352.

Enhorning, G., 1960. Functional sphincterometry – a test for stress incontinence. Urol. Int. 10, 129–136.

Francis, W.J.A., 1960. The onset of stress incontinence. J. Obstet. Gynaecol. Br. Emp. 67, 899–903.

Gosling, J.A., 1997. Modification of bladder structure in response to outflow obstruction and ageing. Eur. Urol. 32 (Supplement 1), 9–14.

Hampel, C., Wienhold, D., Benken, N., et al., 1997. Prevalence and natural history of female incontinence. Eur. Urol. 32 (Suppl. 2), 3–12.

Hannestad, Y.S., Rortveit, G., Sandvik, H., et al. Norwegian EPINCONT study, 2000. A community-based epidemiological survey of female urinary incontinence: the Norwegian EPINCONT study. Epidemiology of incontinence in the county of Nord-Trondelag. J. Clin. Epidemiol. 53 (11), 1150–1157.

Hojberg, K.E., Salvig, J.D., Winslow, N.A., et al., 1999. Urinary incontinence: prevalence and risk factors at

16 weeks of gestation. Br. J. Obstet. Gynaecol. 106 (8), 842–850.

Hong, P.L., Leong, M., Selzer, V., 1988. Uroflowmetric observation in pregnancy. Neurourol. Urodyn. 7, 61–70.

Hunskaar, S., Lose, G., Sykes, D., et al., 2004. The prevalence of urinary incontinence in women in four European countries. BJU Int. 93 (3), 324–330.

Kayigil, O., Iftekhar, A.S., Metin, A., 1999. The coexistence of intrinsic sphincter deficiency with type II stress incontinence. J. Urol. 162 (4), 1365–1366.

Kinchen, K.S., Burgio, K., Diokno, A.C., et al., 2003. Factors associated with women's decision to seek treatment for urinary incontinence. J. Womens Health 12 (7), 687–698.

Koelbl, H., Strassegger, H., Riss, P.A., et al., 1989. Morphologic and functional aspects of pelvic floor muscles in patients with pelvic relaxation and genuine stress incontinence. Obstet. Gynecol. 74 (5), 789–795.

Koelbl, H., Mostwin, J., Boiteux, J.P., et al., 2002. Pathophysiology. In: Abrams, P., Cardozo, L., Khoury, S., et al. (Eds.), Incontinence: Second International Consultation on Incontinence. Health Publication Ltd/ Plymbridge Distributors, Plymouth, pp. 203–242.

Masata, J., Martan, A., Halaska, M., et al., 2000. Ultrasonography of the funneling of the urethra. Ceská Gynekologie/Ceská Lékarská Spolecnost J. Ev. Purkyne 65 (2), 87–90.

Persson, K., Andersson, K.E., 1992. Nitric oxide and relaxation of pig lower urinary tract. Br. J. Pharmacol. 106 (2), 416–422.

Peschers, U.M., Schaer, G.N., DeLancey, J.O., et al., 1997. Levator ani function before and after childbirth. Br. J. Obstet. Gynaecol. 104, 1004–1008.

Sandvik, H., Seim, A., Vanvik, A., et al., 2000. A severity index for epidemiological surveys of female urinary incontinence: comparison with 48-hour pad-weighing tests. Neurourol. Urodyn. 19 (2), 137–145.

Schaer, G.N., Koechli, O.R., Schuessler, B., et al., 1995. Improvement of perineal sonographic bladder neck imaging with ultrasound contrast medium. Obstet. Gynecol. 86 (6), 950–954.

Smith, A.R., Hosker, G.L., Warrell, D.W., 1989. The role of partial denervation of the pelvic floor in the aetiology of genitourinary prolapse and stress incontinence of urine. A neurophysiological study. Br. J. Obstet. Gynaecol. 96 (1), 24–28.

Teleman, P.M., Lidfeldt, J., Nerbrand, C., et al. WHILA study group, 2004. Overactive bladder: prevalence, risk factors and relation to stress incontinence in middle-aged women. Br. J. Obstet. Gynaecol. 111 (6), 600–604.

Yang, A., Mostwin, J.L., Rosenshein, N.B., et al., 1991. Pelvic floor descent in women: dynamic evaluation with fast MR imaging and cinematic display. Radiology 179 (1), 25–33.

Yarnell, J.W.G., Voyle, G.J., Richards, C.J., et al., 1981. The prevalence and severity of urinary incontinence in women. J. Epidemiol. Community Health 35, 71–74.

生活方式干预

Pauline Chiarelli

UI 的可调节因素

在研究生活方式因素与盆底功能障碍之间的关系时，现有证据多集中于生活方式与 UI 之间的关系。然而，笔者有理由认为生活方式因素除了与 UI 密切相关，也可能与影响盆底功能障碍的其他症状有关。

流行病学研究表明，UI 与很多生活方式因素或风险因素密切相关，例如，肥胖（Chiarelli and Brown，1999；Hunskaar，2008；Townsend et al.，2008a）、体育活动（Nygaard et al.，1994；Bø and Borgen，2001；Maserejian et al.，2012）、吸烟（Tampakoudis et al.，1995；Hannestad et al.，2003；Tahtinen et al.，2011）和饮食（Brown et al.，1999；Dallosso et al.，2004；Gleason et al.，2013），其中一部分被认为是可以改变的。针对减轻盆底功能障碍进行行为干预时，医务人员应该重视这些可改变的因素。国际上许多专业组织都强调了将旨在改变生活方式的行为干预措施纳入 UI 干预措施的重要性（NICE，2006；Landefeld et al.，2008；Abrams et al.，2009）。

本节探讨了一些生活方式因素与盆底疾病之间的关联程度，以及目前支持将改变生活方式纳入 UI 干预措施的证据。本文还列出了一些行为改变/健康促进的原则，以及如何将这些原则更好地运用到 UI 的干预措施中的方法，以帮助患者采取相关的行为，最大限度地改变患者的生活方式。

生活方式干预改善盆底功能障碍症状的循证证据

第四届国际尿失禁咨询委员会（International Consultation on Incontinence，ICI）（Abrams et al.，2009）研究了对女性 UI 进行保守治疗的相关证据，其中包括生活方式的干预（Hay-Smith et al.，2009）。系统综述中提到的与生活方式干预相关的因素包括：肥胖、体育活动、工作、吸烟和饮食因素（咖啡因、酒精摄入）及便秘。在多数研究中，尚没有强有力的证据支持改变健康行为或生活方式能够减少盆底肌肉功能障碍。最近，已完成换届的第 5 届 ICI（Abrams et al.，2013）于第 12 次委员会会议再次审查了生活方式干预与 UI 相关性的证据（Moore et al.，2013），其中仅有很少研究与本章结论不同。

本书将 ICI 调研的几项生活方式干预措施及其对 UI 产生的影响结果总结如下（Hay-Smith et al.，2009）。这些研究结果使用了与最初的综述撰写人相同的检索方法、纳入和排除标准，并补充更新了 2005 年以来关于生活方式干预措施的相关文献（表 7.1）。在整理系统综述时，笔者也对每种生活方式因素的证据和推荐水平进行了等级划分。

证据级别

ICI 建议使用的证据级别和建议级别分级如下。

- 1 级：通常包括一项设计较好的 RCT。
- 2 级：至少包括一项高质量的前瞻性队列研究。
- 3 级：高质量的回顾性病例对照研究。
- 4 级：包括高质量的病例分析。

RCT 的评级

使用 PEDro 量表进一步评估 RCT 的方法学质量（Maher and Sherrington，2003）（表 7.2）。

表 7.1 生活方式因素和 UI 相关性综述中纳入的试验研究

作者和生活方式因素	LUTS、生活方式及临床因素之间的关系（Litman et al.，2007）
试验设计	基于人口数量随机分层样本的流行病学调查研究：按年龄、性别和种族划分组别
样本量和纳入标准	随机挑选 5506 名年龄在 30~79 岁的成年社区居民
响应度 / 脱落率	未见报道
测评指标	AUA-LUTS 协变量：年龄、BMI、吸烟情况、体育活动、饮酒、抑郁症状和其他自述并发症
结果	LUTS 随年龄增长显著增加（$P<0.001$） 年龄在 50~59 岁的人群 LUTS 的发生率更高 BMI > 30 kg/m² 的女性发生率更高（$P=0.009$），男性发病率与 BMI 无关 增加体育活动会让 LUTS 的发生率显著降低（$P=0.003$） 在不同性别和不同种族人群下，抑郁症状是唯一与 LUTS 发生率显著相关的因素，OR 2.4（95%CI：1.9~3.2）
证据级别	2 级

作者和生活方式因素	减重（Auwad et al., 2008）
试验设计	预实验；前瞻性队列研究
样本量和纳入标准	n=64；BMI ≥ 30 kg/m^2；经尿流动力学检查证实的 UI
响应度 / 脱落率	65% 响应度 42 名女性减重超过 5%；5 名女性未达到减重 5% 的目标；17 名女性退出试验
测评指标	减重不低于 5%；腰围；人体成分分析；2 小时尿垫试验；KHQ；3 天 FVC；失禁的严重程度；膀胱颈活动度
结果	平均体重减轻 8.8 kg（SD=5.5） 其他参数中位差（CI）： 　身体成分分析 4.7（4.05~5.55） 　腰围缩小 4 cm（3.0~4.75） 　尿垫重 19 g（13~28） 　膀胱颈活动度 2.44 cm（1.66~3.34） 其他评估方法： 　KHQ：9 个参数均有明显变化 　失禁严重程度：威尔科克森符号秩检验显著改善 $P < 0.001$ 　3 天 FVC：夜尿明显减少，但频率没有改善 　尿垫试验的改善与腰围缩小及膀胱颈活动度降低显著相关 　膀胱颈活动度降低与腰围缩小无关
证据级别	2 级
作者和生活方式因素	减重手术（Wasserberg et al., 2009）
试验设计	前瞻性队列设计
样本量和纳入标准	82 名女性在接受减重手术前行术前问卷调查，术后均成功减重 50% 以上
响应度 / 脱落率	46 名（56%）女性接受术后问卷随访
测评指标	盆底功能障碍问卷；盆底功能影响问卷
结果	术前盆底功能障碍（主要为泌尿系统症状）的发病率为 87%，而术后降至 65%（$P = 0.02$） POP 和结直肠症状的发病率下降，但无统计学意义
证据级别	2 级
作者和生活方式因素	BMI 和腰围（Townsend et al., 2008）
试验设计	人群纵向研究
样本量和纳入标准	近两年来自大洋洲的 35754 名女性样本中随机抽选 6790 名尿失禁的女性。再从这 6790 名女性中随机选择 1939 名作为随机子集，最终选出 1634 名女性纳入试验数据库进行分析
响应度 / 脱落率	84.3% 响应度
测评指标	失禁的类型、严重程度和漏尿频率；BMI；腰围
结果	随着 BMI 和腰围的增加，频繁且严重的尿失禁风险会呈线性增高（趋势 $P \leq 0.001$） 对照组（BMI 为 21~22.9 kg/m^2 的女性）每周至少出现 1 次尿失禁的风险下降了 19%（CI：0.04~0.32） BMI 不低于 35 kg/m^2 的女性患病风险提高 125%（CI：0.83~1.75） 极端腰围（不低于 95.3 cm 和不超过 73.7 cm）的多变量 RR 五分位数在频繁 UI 和严重 UI 患者中分别为 2.00（CI：1.65~2.44）和 2.09（CI：1.51~2.89）
证据级别	2 级

作者和生活方式因素	减重（Subak et al., 2009）
试验设计	干预组和对照组分配比为 2∶1 的 RCT，以减重作为干预方法进行为期 6 个月的强化减重项目，计划在前 6 个月内体重减轻 7%~9%
样本量和纳入标准	338 名年龄在 30 岁以上的超重及肥胖的女性，BMI 为 25~50，能不间断地独立步行 4~270 m，7 天的排尿记录报告每周发生 10 次及以上的 UI
响应度 / 脱落率	进行减重干预的人数为 226 人，5 人退出；对照组人数为 112 人，15 人退出
测评指标	BMI；7 天排尿记录（明确 UI 类型为压力性、急迫性或其他类型）
结果	经过 6 个月的随访，与对照组相比，减重组： 平均体重明显下降 8%（$P < 0.001$） 每周尿失禁发作总次数平均减少 47.4% 和 28.1%（$P = 0.01$） 压力性尿失禁发作减少（$P = 0.009$） 急迫性尿失禁发作减少（$P = 0.04$）
证据级别	1 级
作者和生活方式因素	体育活动（Danforth et al., 2007）
试验设计	一项为期两年的纵向研究
样本量和纳入标准	共纳入 2355 名年长者（54~79 岁）或女性，无失禁者纳入调查组 1；失禁者纳入调查组 2
响应度 / 脱落率	84% 的人提交了调查结果；80% 的女性提供了关于 UI 的额外信息
测评指标	UI 及其类型；体育活动（根据活动的每小时代谢当量分类）
结果	调整了其他影响因素后，体育活动的增加与尿失禁发生率下降显著相关（趋势性检验 $P \leq 0.01$） 进行高水平运动的女性 UI 的发生风险比低水平运动者低 15%~20%
证据级别	2 级
作者和生活方式因素	体育活动（Townsend et al., 2008）
试验设计	人群纵向研究 子研究：在研究期间发生频繁性 UI 的女性
样本量和纳入标准	于 2001 年和 2003 年参与未删减版 NHS Ⅱ 调查问卷的 70712 名女性，年龄为 37~54 岁
响应度 / 脱落率	向 1058 名报告有频繁性 UI 的女性发送了补充问卷调查，响应度为 79.6%
测评指标	计算长期活动的等级；UI 和漏尿量
结果	女性平均年龄 45.9 岁。每周中等量的体育活动 17.0 MET/h，约等于每周平均匀速行走 5.7 小时；高质量的体育活动中，尿失禁的发病率 RR=0.80（95% CI: 0.7~0.89）。高级别体育活动的增加与 SUI 风险降低 25%~30% 相关。
证据级别	2 级

续表

作者和生活方式因素	体育活动、吸烟和酒精摄入（Maserejian et al., 2012）
试验设计	纵向观察研究，随机选择可面对面接受访谈并随访五年的受试者
样本量和纳入标准	3 种人种 / 族裔的 2301 名男性和 3201 名女性，年龄为 30~79 岁
响应度 / 脱落率	完成了 1610 名男性和 2535 名女性的随访，响应度为 80.5%
测评指标	AUA 症状指数（AUA-SI）；BMI 和腰围；老年人的体育活动；吸烟状况；酒精摄入量
结果	7.7% 的男性和 12.7% 的女性起初无 LUTS，在随访中发现 LUTS。女性群体中，低水平的体育活动与 LUTS 发生风险的相关性增高 2~3 倍，LUTS 和体育活动在男性群体间没有明显关联 吸烟的女性尿失禁症状的发生率是不吸烟的 2 倍（OR 2.15。95% CI: 1.30~3.56。相对于不吸烟人群，$P = 0.003$），男性吸烟和 LUTS 并无关联 男性或女性酒精摄入和 LUTS 无明显关联
证据级别	2 级
作者和生活方式因素	女性吸烟（Tahtinen et al., 2011）
试验设计	一项邮寄调查，随机选择 2002 年芬兰人口注册中的女性
样本量和纳入标准	2002 名年龄在 18~79 岁的女性
响应度 / 脱落率	67% 响应度
测评指标	SUI、尿急和 UUI 是"经常"还是"总是"发生是根据报告中 UI 的发生频率（从未、很少、经常、总是）来确定的。尿频定义为最长排尿间隔小于 2 小时，而夜尿定义为每晚至少排尿 2 次 当前的吸烟状况
结果	报告结果分别为尿频 7.1%，夜尿 12.6%，SUI 11.2%，尿急 9.7% 和 UUI 3.1% 当前吸烟状况与以下因素显著相关 尿急：与从未吸烟的人相比，仍在吸烟的人 OR 2.7（95%CI：1.7~4.24），有吸烟史的人 OR 1.8（95%CI：1.2~2.9） 尿频：与从未吸烟的人相比，仍在吸烟的人 OR 3.0（95%CI：1.8~5.0），有吸烟史的人 OR 1.7（95%CI：1.0~3.1） 吸烟与夜尿之间无相关性。相比轻度吸烟者，目前重度吸烟者尿急（OR 2.1，95%CI：1.1~3.9）和尿频（OR 2.2，95%CI：1.2~4.3）风险增加 有明显的剂量 - 效应关系
证据级别	2 级
作者和生活方式因素	咖啡和茶的摄入（Tettamanti et al., 2011）
试验设计	一项以瑞典双胞胎为调查对象的网络调查
样本量和纳入标准	1959 年至 1985 年出生的 42852 名女性双胞胎中选取 14094 人，她们有泌尿系统症状并且摄入茶和咖啡
响应度 / 脱落率	66% 响应度，$n = 14094$
测评指标	根据 ICS 的推荐记录下尿路的状况。将摄入咖啡和茶的人群分为 3 组数据记录： 不饮用，每日饮 1 或 2 杯，每日饮 3 杯及以上 相关协变量为年龄、吸烟、产次、BMI
结果	整体的 SUI、UUI 和 MUI 的发病率与年龄增长和 BMI 增加之间有明显的剂量 - 效应关系。所有类型的 UI 中，大量摄入咖啡的女性发病率更高。除了夜间遗尿症和膀胱过度活动症之外，咖啡摄入量和所有失禁亚型之间都存在显著关联。每日饮茶的最大摄入量与夜间遗尿症（$P = 0.05$）和膀胱过度活动症（$P = 0.04$）之间也显著相关 与非吸烟者相比，吸烟者的泌尿功能障碍发生率较低 夜尿除外
证据级别	2 级

续表

作者和生活方式因素	咖啡因摄入量（Jura, Townsend et al., 2011） 液体摄入量（Townsend, Jura et al., 2011）
试验设计	一项随访 4 年的前瞻性队列研究
样本量和纳入标准	65176 名 37~79 岁初始状况无尿失禁症状的女性
响应度 / 脱落率	初始时回答了 UI 问题的人中 93% 接受了至少 1 次的 UI 调查问卷随访
测评指标	UI 和尿液流失量 日常饮食信息：咖啡因摄入量和液体摄入总量
结果	每日咖啡因摄入量和频繁 UI 的发生风险增高显著相关，在咖啡因摄入量最高组与最低组中，频发性 UI RR=1.19（95%CI：1.06~1.34）。随着咖啡因摄入的增加，风险因素显著上升（趋势 $P = 0.01$） 对于每天摄入 ≥ 450 mg 咖啡因的女性，通过将咖啡因摄入量减少到 0~149 mg 后，16% 的频发性 UI 和 25% 的 UUI 可以避免。女性大量摄入液体与 UI 无明显相关
证据级别	2 级
作者和生活方式因素	咖啡因摄入量超过 1 年（Townsend et al., 2012）
试验设计	对两年以上的人群进行回顾性纵向分析
样本量和纳入标准	21564 名调查开始时已患有中度 UI 的女性
响应度 / 脱落率	无相关报道
测评指标	UI 的发生频率、数量和类型 UI 的发生频率从每月 1 次增加到每月 3 次 使用有效的食物频率问卷调查收集咖啡因饮料摄入情况
结果	咖啡因初始摄入水平与随后两年里任何类型的 UI 进展（无论是在咖啡因摄入量最高或最低的女性中）均无关联
证据级别	3 级

注：AUA，美国泌尿协会；FVC，频率 – 尿量表；KHQ，皇家健康调查问卷；LUTS，下尿路症状；MET，动机强化疗法；CI，置信区间；OR，比值比；RR，相对风险；SD，标准差；UUI，急迫性尿失禁。其他缩写见正文。

表 7.2　生活方式因素和尿失禁相关系统性综述中 RCT 的 PEDro 质量评分

E– 受试者的纳入条件有具体标准
1– 受试者被随机分配到各组（在交叉研究中，受试者的治疗顺序是随机安排的）
2– 分配方式是隐藏的
3– 就最重要的预后指标而言，各组的基准线都是相似的
4– 对受试者全部设盲
5– 对实施治疗的治疗师全部设盲
6– 对测量至少一项主要结果的评估者全部设盲
7– 在最初分配到各组的受试者中，85% 以上的受试者至少有一项主要结果的测量结果
8– 凡是有测量结果的受试者，都必须按照分配方案接受治疗或者对照治疗，假如不是这样，那么至少应对一项主要结果进行"意向性治疗分析"
9– 至少报告一项主要结果的组间比较统计结果
10– 至少提供一项主要结果的点测量值和变异量值

研究	E	1	2	3	4	5	6	7	8	9	10	总分
Subak et al.，2009	+	+	+	+	–	–	+	+	–	+	+	7

注：+，完全符合标准；–，不符合标准。通过统计完全符合标准的项数来计算总分，E 项分数不用于生成总分，共计不超过 10 分。

推荐等级

推荐等级如下（Abrams et al., 2002）。

- A 级：1 级证据，强烈推荐应用于临床护理路径中。
- B 级：基于 2 级研究、3 级研究或 RCT 的"多数"证据。
- C 级：基于 4 级研究或 2 级、3 级研究的大多数证据。
- D 级：证据有争议、具有不确定性或不存在。

肥胖

肥胖作为 UI 风险因素的综述证据

研究者可以合理推测，BMI 的增加必然会增加作用于膀胱及盆底的腹压。但是与 BMI 增加相比，腰围的增加与膀胱内压增高的相关性更明显，这说明减重后 UI 改善的原因可能是腹部脂肪量的减少，而不是 BMI 的减少（Auwad et al., 2008）。UI、超重或肥胖女性的尿流动力学特征也支持这一结论。腰围增加与腹压增加和膀胱内压增高都显著相关，但 BMI 增加仅与腹压增加显著相关（Richter et al., 2008）。

由 Hunskaar（2008）进行的一项系统综述高度支持这一观点，即适度减重应被视为治疗女性 UI 的一线治疗方法。该综述强调了 BMI 增加和腰臀比增加的剂量 - 反应效应，并且认为这一效应主要会导致 SUI（包括 MUI）症状，而不会导致产生急迫性尿失禁（UUI）或膀胱过度活动症。

一项综述探讨了基于社区的流行病学研究，采用双变量或多变量分析来讨论 UI 与 BMI 增加之间的关系，这一研究认为体重对 UI 有明显的剂量 - 反应效应，并且 BMI 每增加 5 个单位，尿失禁风险增加 20%~70%（Subak et al., 2009a）。

BMI 的增加也与 POP 程度相关。与 BMI 正常的女性相比，BMI 增加的女性需要接受脱垂手术的概率更大（Jelovsek et al., 2007）。

ICI 总结和建议

ICI 认为肥胖是 UI 的一个独立危险因素，并建议患有 UI 的肥胖女性进行减重，以缓解 UI 的症状（证据级别：2 级），并发现有 1 级证据支持减重同样适用于中度肥胖的女性 UI 患者。鉴于有证据显示女性肥胖率增加，ICI 还建议将减重纳入 UI 的干预措施中，预防体重增加具有较高研究价值（Hay-Smith et al., 2009）（推荐等级：A 级）。

支持证据：将减重作为一种管理策略

笔者检索了降低 BMI 或腰围对盆底疾病影响的相关文献，其中有很多文献描述了降低 BMI 可以改善 UI 的研究。

其中一项文献研究了性别和生活方式因素与下尿路症状之间的关系，研究发现与 BMI 小于 25 kg/m^2 的女性相比，BMI 大于 30 kg/m^2 女性尿失禁患者的症状更加明显，但是 BMI 对男性下尿路症状的发生率几乎没有影响（Litman et al., 2007）（证据级别：2 级）。

Auwad 等（2008）对 64 名通过尿流动力学检查诊断为 UI 的肥胖女性进行了研究。该研究最初设计为 RCT，但是当对照组很多女性也开始节食和减重时，该研究不得不改为纵向队列研究，用来研究减重对女性尿失禁症状的影响。该试验统计了受试者的 BMI 和腰围，并通过尿垫试验测量漏尿量。其中 42 名女性（65%）至少减重 5%，结果显示漏尿量减少、BMI 降低及腰围减小和膀胱颈活动度之间虽具有统计学意义但相关性较小，而 BMI 的降低与漏尿量之间无相关性（Auwad et al.，2008）（证据级别：2 级）。

在一项针对美国 54~79 岁女性的大型纵向研究中，受试者提供了身高、体重和腰围等数据，在两年后的随访研究中，女性受试者再次提供了同样的数据以及与 UI 相关的信息。在这项纳入 35754 名女性的研究中，有 34% 的女性为超重、17% 的女性为肥胖，经多变量分析显示，随着 BMI 和腰围的增大，任何类型的 UI（包括频发性 UI）及严重 UI 的风险都呈线性增加的趋势。当将 BMI 和腰围也纳入该分析模型时，只有腰围仍然是 SUI 的显著预测参数（Townsend et al.，2008a）（证据级别：2 级）。

Wasserberg 等（2009）探讨了手术减重对女性肥胖患者盆底疾病的影响，该研究中 178 名女性接受了减重手术，其中 82 名女性至少减重 50%，46 名（56%）女性提供了随访数据，数据显示随着体重的降低泌尿系统的症状明显减轻。另外，女性受试者 POP 的发病率和结直肠症状发生率并没有明显下降的趋势（Wasserberg et al.，2009）（证据级别：2 级）。

在一项精心设计的随机对照试验中，研究对象为 338 名超重和肥胖女性，她们的 UI 发作次数每周为至少 10 次，研究内容为减重对 UI 症状的影响。试验组进行 6 个月的减重后，平均每周 UI 发生的次数减少了 47%，与膀胱过度活动症（Overactive bladder，OAB）相关的症状相比，进行减重的女性 SUI 的症状减轻程度更为明显（Subak et al.，2009b）（证据级别：1 级）。

体力活动

体力活动作为 UI 风险因素的综述证据

BMI 的增加必然会导致作用于盆底和膀胱的腹压增加，因此可以认为，某些运动或工作活动本身所带来的腹压增加也可能会导致盆底功能障碍和 UI。

一项对在妇科门诊进行治疗的 82 名 28~80 岁女性 UI 患者的研究中，经过对其活动、运动和健身水平的调查得出结论：寻求 UI 治疗的女性的体力活动水平与无 UI 女性相当。此外，该研究发现，从长期来看，经保守治疗和手术治疗成功的 UI 患者的运动水平并没有提升（Stach-Lempinen et al.，2004）。

ICI 的总结和建议

第四届 ICI 经研究得出结论，剧烈运动可能会暴露潜在的 UI 症状，中度的规律性的体力活动与症状较轻的 UI 有关。没有证据证明举重运动员重复举重对盆底功能障碍有任何负面的影响。ICI 建议进行更多的研究来证明反复的剧烈活动会导致 UI，降低活动强度能够降低女性 UI 和 POP 的风险（Hay-Smith et al.，2009）。

支持证据：将改变体力活动作为一种治疗策略

在一项针对 54~79 岁女性护士健康情况的纵向分析研究中，探讨了女性活动水平与发生 UI 风险和类型的关系（Danforth et al.，2007）。该试验将从问卷中调查的活动水平取平均值，并换算成"以代谢当量为单位的每周任务小时数"，将实验对象分为 5 组。结果显示，体力活动和步行的总量与 SUI 症状显著改善有关，但与 UUI 症状的发生没有明显关系（Danforth et al.，2007；Townsend et al.，2008b）。通过这些研究我们可以认为，体力活动在维持健康体重方面所起的作用可能对这些研究的发现做出了重要的贡献（证据级别：2级）。

Litman 等（2007）也发现了类似的结果，他们研究了体力活动与下尿路症状之间的关系。该研究对象为2301名男性和3205名女性，研究发现体力活动降低了下尿路症状的发生率，特别是将体力活动水平高和水平低的女性直接进行对比时，效果更加显著（Litman et al.，2007），这项研究结果得到了其他关于 UI 致病因素的前瞻性研究的支持（Townsend et al.，2008b）（证据级别：2级）。

美国一项针对纳入3201名女性和2301名男性的纵向研究发现，低水平体力活动人群患有下尿路症状的概率是高水平体力活动人群的2~3倍，与进行低水平体力活动的女性相比，高水平体力活动的女性患下尿路症状的可能性低68%（Maserejian et al.，2012）。

目前暂无停止剧烈活动对 UI 影响的相关研究报道，因此推荐等级仍为 C 级。

吸烟

吸烟作为 UI 风险因素的综述证据

通常认为，吸烟和有吸烟史的人相对于无吸烟史的人更容易患有慢性咳嗽，而由于咳嗽会使腹压增加，所以吸烟可能会导致下尿路功能障碍，吸烟可能与 SUI 有一定相关性（Bump and McLish，1994；Hannestad et al.，2003）。有动物研究也发现了尼古丁对胆碱能逼尿肌通路的影响（Koley et al.，

1984），并且许多研究已将吸烟者和有吸烟史的人与 SUI 及 OAB 症状进行了相关性研究（Nuotio et al.，2001；Danforth et al.，2006）。

ICI 的总结和建议

与吸烟有关的生活方式干预研究方面的综述认为，吸烟可能会加重 UI 的症状（证据级别：3级），暂无研究表明戒烟可以解决或减少 UI 的发生。ICI 在 2009 年提议，需进行前瞻性研究来确定戒烟对 UI 的发生和改善的影响（Hay-Smith et al.，2009）（推荐等级：C 级）。

支持证据：将戒烟作为一种管理策略

一项严谨的前瞻性纵向研究对多种生活方式与一年内 SUI 和 OAB 的发生率进行了相关性分析，该研究为吸烟对 SUI 和 OAB 发展的影响提供了更高水平的证据支持。一项大样本纵向研究的数据分析结论显示，吸烟可能会导致女性 UI 的发生，而在男性中并未发现类似结果（Maserejian et al.，2012）（证据级别：2级）。

为进一步探讨吸烟状况、吸烟强度和膀胱症状之间的关系，研究人员在一项纳入3000名芬兰女性的试验中发现，吸烟者中尿急和尿频的发生率是从不吸烟者的3倍，受试者症状的严重程度与吸烟强度之间存在剂量-效应关系。该研究未发现吸烟与 SUI 之间的相关性（Tahtinen et al.，2011）（证据级别：2级）。

目前无研究发现戒烟与 UI 症状之间的关系。因此推荐等级仍为 C 级。

饮食

饮食作为 UI 风险因素的综述证据

在 UI 管理方面，许多饮食因素也很重

要，包括咖啡因、每日摄入液体量（如酒精）和整体饮食情况。2009年ICI对这些涉及女性UI保守治疗的每一个影响因素都进行了讨论。

咖啡因

咖啡因是世界上使用最广泛的兴奋剂，以利尿和兴奋作用而闻名（Creighton and Stanton，1990）。饮料中咖啡因成分的含量差异很大，高咖啡因含量饮料的每日消费量呈上升趋势（Arya et al.，2000）。

一项随机双盲安慰剂对照试验研究了摄入咖啡因对无下尿路症状的健康人的影响，该试验包括80名健康的受试者，他们接受每日两次标准剂量的咖啡因摄入（相当于200 mg/70kg），虽然咖啡因对受试者具有利尿作用，但并未对下尿路产生其他显著或持续的影响（Bird et al.，2005）。

在探究咖啡因含量减少对UI的影响方面，Bryant等（2000）进行了早期的RCT研究，与不改变咖啡因摄入量的膀胱训练方案相比，每天减少100 mg咖啡因摄入量的受试者24小时排尿次数显著减少，24小时尿急次数减少，但24小时漏尿次数无显著减少（Bryant et al.，2000）（证据级别：2级）。

ICI的总结和建议

咖啡因摄入量和UI之间关系的研究结果仍存在争议。大型横断面研究显示，咖啡因摄入与UI无关（证据级别：3级）；而小型临床试验表明，限制咖啡因摄入量可改善尿急的症状（证据级别：2级）。委员会建议将减少咖啡因摄入纳入膀胱症状的干预措施（Hay-Smith et al.，2009）（推荐等级：B级）。

支持证据：将限制咖啡因摄入作为一种治疗策略

咖啡因摄入量和下尿路症状之间关系的人群研究结果仍存在争议。

一项针对14031名瑞典双胞胎的人群研究探讨了咖啡和茶的摄入量与UI症状之间的关系。与不喝咖啡的女性相比，大量摄入咖啡的女性患UI的风险较低。但目前尚未发现咖啡摄入与UI的特定类型有关。然而，大量饮茶与OAB症状及夜间遗尿症风险显著相关（Tettamanti et al.，2011）（证据级别：2级）。

在一项为期4年的长期纵向前瞻性队列研究中，受试者为65176名年龄在37~79岁的女护士，该研究对咖啡因的摄入量与UI症状之间的关系进行了分析，发现咖啡因摄入量高的女性（每天超过450 mg）与咖啡因摄入量较少的女性相比（每天少于150 mg），UI患病风险中度但显著相关。据估计，与高咖啡因摄入量相关的UUI归因危险率为25%，即如果能减少高咖啡因摄入量，则可以避免25%的UI发生率。（Jura et al.，2011）（证据级别：2级）。

来自以上研究的纵向数据还被用以估计21564名轻度UI的女性长期摄入咖啡因和UI症状之间的关系。调查的基线资料包括咖啡因摄入量、4年内咖啡因摄入的变化及UI的症状表现。根据咖啡因的摄入水平将这些女性进行分组，患有进行性UI的女性所占的比例在各组中是相似的。因此可以得到这样的结论，即长期摄入咖啡因（超过2年）与女性UI症状的发展无显著相关性（Townsend et al.，2012）（证据级别：2级）。

另外，目前暂无研究发现减少咖啡因摄入与UI之间存在直接关系。

虽然在尿急、尿频和UUI的管理方面，很多支持减少咖啡因摄入量的证据水平正在加强，但目前推荐等级仍为B级。

液体摄入

在温和的气候环境中，久坐不动的健康人每人每天摄入的液体量为约1220 ml（Valtin，2001）。UI患者为预防漏尿事件的发生常减少液体摄入。液体摄入不仅与UI有关，与肠道健康也有很重要的关系，是预防便秘的重要手段。

ICI的总结和建议

通过系统综述可知液体摄入在UI的发病机制中起着次要的作用，但由于液体摄入量减少会造成脱水、尿路感染和便秘，因此，笔者建议液体摄入量较大的UI患者可以将限制摄入总量作为干预措施。所属的证据级别为2~3级，推荐等级为B级（Hay-Smith et al.，2009）。

支持证据：将控制液体摄入量作为一种治疗策略

美国学者进行了一项前瞻性队列研究，对65167名女护士进行了为期4年的调查，研究液体摄入量与UI（包括SUI、UUI及MUI）的症状之间的关系。该研究发现与液体摄入量低的女性相比，液体摄入量较高的女性中，UI发生风险并无显著增高，研究提示不应为了预防各种类型的UI而限制女性的液体摄入量（Townsend et al.，2011）。推荐等级为B级。

酒精

ICI的总结和建议

在对未校准和已经进行校准分析的研究进行系统综述后发现，饮酒和UI之间似乎没有关联（Hay-Smith et al.，2009）。对于该研究结果，ICI尚未划分证据级别和推荐等级。

支持证据：将减少酒精摄入量作为一种治疗策略

一项为期4.8年的纵向研究纳入了1610名男性和2535名女性作为研究对象，对下尿路症状和多种生活方式之间的关系进行了分析，其中包括酒精摄入量对UI症状的影响。该研究通过统计研究对象近30天内所喝饮料的种类和数量进行评估。除夜尿外，饮酒的女性中未发现酒精摄入量与下尿路症状之间的关系（Maserejian et al.，2012）（证据级别：2级）。相比之下，适量饮酒（即每天喝不到1杯酒）的男性出现下尿路储尿症状的可能性为不饮酒男性的2倍。超过适量饮酒量的男性下尿路储尿症状的风险未见增加。与男性及下尿路储尿症状相关的推荐等级为B级。

饮食

尽管肥胖和便秘可能是由饮食造成的，但目前无证据支持控制饮食能治疗UI。一项荟萃分析对蔓越莓和蓝莓对预防症状性尿路感染的有效性研究进行了评估，结果发现其中有4项RCT证实，在12个月内饮用蔓越莓汁可以减少尿路感染症状的次数，特别是对于那些反复出现尿路感染的女性（Jepson and Craig，2007）（证据级别：1级）。

ICI的总结和建议

在基线测量时，总脂肪、饱和脂肪酸、单一不饱和脂肪酸、碳酸饮料、锌或维生素B_{12}摄入较多的女性，SUI的发病率及一年后随访的发病率均较高；而平时吃蔬菜、面包和鸡肉较多的女性，SUI 的发病率较低。维生素 D、蛋白质和钾的摄入量增加也与女性膀胱过度活动症的发病率下降有关（Hay-Smith et al.，2009）。对于上述研究结果 ICI 尚未划分证据级别或推荐等级。

支持证据：将控制饮食作为一种治疗策略

目前，尚无研究发现将控制饮食作为治疗策略来预防和治疗下尿路症状的相关证据。

便秘

流行病学研究表明便秘与 UI 之间存在一定的关联（Chiarelli et al.，2000），早期研究发现，排便困难与盆底功能障碍之间存在明显的联系（Snooks et al.，1985；Lubowsi et al.，1988）。事实证明通过医疗手段缓解便秘能够显著改善老年人下尿路症状（Charach et al.，2001）。

ICI 的总结和建议

尽管有证据支持慢性排便困难是 UI 和 POP 的危险因素，但从干预试验中并没有证据支持减少便秘次数可以降低 UI 发病率（证据级别：3 级）。ICI 建议有必要进行进一步研究，证实便秘在 UI 发病中的作用（Hay-Smith et al.，2009）。

支持证据：将减轻便秘作为一种治疗策略

目前尚无研究支持将减轻便秘作为一种预防或减轻下尿路症状的治疗策略。

UI 和生活方式因素之间关联的总结

现有的证据表明，通过改善与生活方式

相关的风险因素来干预下尿路症状是合理的。这些风险因素包括腰围大、便秘和咖啡因摄入，同时鼓励女性 UI 患者加强体育活动，建议男性 UI 患者减少酒精摄入。

鼓励患者改变生活方式

正如有一些模型和理论用于预测和改善人们对健康行为的依从性那样，还有一些模型和理论用于改变行为的过程。理论的常用定义是将知识系统地组织起来并应用到相对广泛的环境中，旨在分析、预测或使用其他方式解释可以作为行动基础的一组特定现象的行为本质（VanRyn and Heaney，1992）。

单纯了解问题并不足以产生改变问题的动机。常有医护人员认为，仅仅向患者讲解病情并做好健康行为宣教就足以使患者产生改变他们不健康行为的动机。

但证据显示，医护人员促进患者进行行为改变的方式并没有产生实际作用。众所周知，与健康风险有关的知识并不足以激励人们采取健康行为。如果仅仅了解健康知识就足够的话，那么发达国家的吸烟率应该是最低的，与 BMI 升高导致的健康风险也应该是最低的。

在信息高速发展的时代，人类受到大量信息冲击，但这些信息被人们过去的经历、背景，以及个人的信仰、价值观和人生态度所过滤。人类的行为是复杂的，而知道如何激励别人改变行为则更为复杂。为了理解和促进不健康行为的改变，人们设想了很多理论。所有的理论都来源于一个事实，那就是健康是由某些行为调节的，不健康行为也是可以改变的。

大多数行为改变的理论源于行为科学和社会科学，而行为科学和社会科学又借鉴了社会学、心理学、管理学和市场营销学等学科的理论。从不同学科中衍生的理论可以提供一些框架或模型来支持健康行为的规划、实施和评估。

尽管有一些策略会重合，但表 7.3 中描述的模型与健康促进（采用特定的健康行为）有明确的关系。物理治疗师应该参考上述提高尿控能力的证据，并与患者讨论那些可以改变的健康行为，包括限制咖啡因摄入、增加体育活动、保持身材或减少腰围。对 BMI 和腰围问题的关注必须包括控制饮食和增加运动。但是，简单地告诉患者减轻体重有可能会改善膀胱症状是没有实际作用的，除非实施行为改变的策略。

行为改变的策略基于一系列不断发展的理论模型。在已建立的理论模型中，有些是为了提高人们对问题的理解，而有些是为了有针对性地开发更有效的干预方法。那些最常用于在个人层面上制订使用策略的模型包括健康理念模型、理性行动力和计划行为理论、跨理论模型（阶段式行为改变模型）及社会认知理论。

表 7.3 阐明了健康行为理论的具体内容及实施这些理论来优化尿控能力、行为改变或生活方式干预。从表格中可以清楚地看出上述理论的观点有很多重叠之处，而且总的来说，相同点多于不同点（Nutbeam and Harris，2004）。

总而言之，笔者从收集到的理论中总结出以下几条需要强调的重点内容。

- 关于健康的知识和理念。在倡导健康教育的同时，所有理论都在强调个性化的作用——根据个体相关的个人信息给予针对性治疗。

- 患者相信自己有能力执行所要求的事情。关注患者对行为的执行能力，并鼓励患者在良好的监督下不断练习，以提高他们的自我肯定和自尊心。

- 由于患者所接触的社会群体的影响和价值观不同，让患者理解所谓"正常"是至关重要的。需要考虑患者所接触的社会群体中的榜样的影响，以及家人和朋友的影响。

- 患者的状态可能由于连续不断的变化或为变化做出准备而出现反复。

- 社会经济和环境因素会影响患者采取特定行为的能力。

- 当患者的治疗进程受到影响时，改变患者所处的环境和对环境的感知是至关重要的（Nutbeam and Harris，2004）。

在临床实践中如何鼓励患者改变其生活方式

目前，有许多医疗机构可以帮助患者进行健康管理，改变患者的生活方式或行为会对管理结果产生极大影响。然而，专业的医护人员往往会对患者及其行为改变做出不恰当的假设。例如，患者"应该……"，因此"想要改变……"，"现在"是患者改变的最佳时间，医护人员是"专家"并且知道什么对患者最好，等等。这些不恰当的假设可能会对咨询结果产生负面影响。（Emmons and Rollnick，2001）

为了改善医护人员在行为改变方面与患者之间的互动，Rollnick 等（1992）提出了

表 7.3　健康行为改变的理论模型和实践应用

理论和作者	健康理念模型（health belief model, HBM）（Becker, 1974）
描述	HBM 是较早被提出的解释健康行为的模型之一 HBM 通过描述人们对自身健康的主观看法或理念，扩展了使用社会心理因素来解释预防性健康行为的范围 许多关于 HBM 的研究为其在健康教育规划中的应用所产生的作用方面提供了大量实证支持 在提高尿控能力的方案设计中，已有证据支持此模型的有效性
重要概念	HBM 模型的建立基于以下 3 个因素： 　个体是否为避免疾病或降低健康风险做好行为改变的准备 　个体环境中是否存在促使行为改变发生（行为暗示）并且能够实现行为改变的驱动力 　行为本身 HBM 认为若想使个体采取预防性的健康措施，必须使他们认识到自身容易患上 UI 或现在已存在比较严重的 UI，甚至可能恶化；UI 及其后遗症是非常严重的；采取措施是有益的；而且收益高于成本 阻碍行为改变的因素 行为暗示 自我效能——对开展行为改变有信心
实践应用	应与患者讨论以下概念并提供相关信息 　患者对疾病的易感性、严重性和对病情进展的认知如与现实不符应及时纠正 　患者是否理解健康行为对其病情可能产生的影响 　患者应认可健康行为是有益且有价值的 应主动发现患者在开展健康行为时遇到的阻碍，并且允许患者提出克服阻碍的建议 需要时时提醒患者，来鼓励他们改变行为 患者必须证明其已完成行为改变 必须反复练习直到熟练掌握 要鼓励患者在一开始就要设立能够实现的、与行为相关的目标
理论和作者	理性行动力和计划行为理论（Ajzen and Fishbein, 1980）
描述	一种证明行为能够改变的理论模型 该模型假设人在特定情境下能够做出合理并可预测的决定 该模型还假设行为的意图是行动最重要的决定因素，并且最初的意图会对所有和特定行为有关的因素进行筛选 如果个体的信念和来自社会的压力足够强大，那么意图很可能会转化为行为 如果个体对自身行为有足够的自控力，那么他的意图会更强烈
重要概念	对行为的态度 预期结果 预期结果的价值 他人的理念 遵从他人的动机 个人对行为的自控力
实践应用	应与患者探讨以下几点： 　患者对所要求的行为的态度 　患者认为行为的预期结果 预期结果对患者的重要性 行为会对他人造成怎样的影响（例如，家庭对多吃蔬菜的态度） 患者认为别人怎样想 患者对行为的自控力

续表

理论和作者	跨理论模型（阶段式行为改变模型）（Prochaska and DiClemente, 1984）
描述	整合了其他模型的一些原则和行为 该模型的建立基于行动（或行为）意图会先于行动或行为产生的假设 仔细观察与行为意图相关的因素，而非行为本身 评估患者所处阶段，并给出他们对干预要求依从性的提示 大多数寻求帮助的患者都经历了预先思考阶段，正处于思考或准备阶段
重要概念	行为改变包括以下几个阶段 　预先思考阶段：增强意识 　思考阶段：认识到改变的益处 　准备阶段：明确行为改变的阻碍 　行动阶段：行为改变方案或干预 　维持阶段：认识到复发的可能性很大
实践应用	与患者讨论行为改变的益处 如果不进行改变，与患者讨论可能产生的后果和后续进展 让患者认识到行为改变可能遇到的阻碍，以及询问患者能否提供解决方案来克服阻碍 制订有针对性的干预措施 为了确保患者能够真正理解，让患者用自己的语言来复述方案的内容 检查自我效能 密切监控进展情况 对于大多数变量的评估，使用患者手写的记录（例如，写日记），而不是自评报告
理论和作者	社会认知理论（Bandura, 1977；Banclura, 1982）
描述	明确健康行为的根本决定因素及改变方法 关注个体、环境和行为之间的持续性相互影响 更加注重相互关系的感知 将行为改变中的认知和行为要素进行有机结合 认识到行为强化是外在的、内在的、直接的、观察性的或自我的 医护人员应作为行为改变的推动者来培养患者的个人能力，而不是作为干预的施加者
重要概念	预期指标 　自我控制：目标指向性行为 　观察性学习：观察特定行为的益处 　自我效能：相信自己有能力成功地做到某种行为
实践应用	询问患者认为行为改变后能出现什么样的结果 强调短期、切实的益处以激发自控力 探索结果的价值，尤其是被同伴所认同的价值 无论环境如何，患者必须对其自控力有信心 讨论在自控力较低时的应对策略

一种适合在临床应用的使患者行为改变的访谈方法。经过仔细的测评，这种以患者为中心的访谈方法得到了之前描述的许多理论模型的支持。这一方法来源于与药物滥用相关的动机性访谈（motivational interviewing，MI），适用于任何与生活方式改变相关的行为干预。据家庭医师反映，患者对此接受度较高（Rollnick et al., 1997）。目前该方法已成功应用于酗酒者、糖尿病患者及吸烟者等人群（Rollnick et al., 1999；Sellman et al., 2001）。并且，关于该方法有效性的系统综述表明其效果优于其他访谈方法（Dunn et al.，2001）。

上述方法需要基于患者有做出转变的思想准备和改变实际行动的决心，然而患者的决心很可能在这个过程中左右摇摆（Prochaska and DiClemente，1984；表7.3），这种举棋不定是限制其临床效果的主要原因之一。而 MI 方法有助于建立融洽的医患关系，并可以使患者亲眼所见并证实行为改变的重要性，必要时可以为其提供信息，帮助他们建立改变行为的信心（自我效能感）。

MI 需要有一定的访谈技巧，例如，主动聆听和同理心，这也是专业的医护人员常用的技巧。开放式和封闭式提问也是 MI 的重要组成部分（Emmons and Rollnick，2001）。

上述访谈策略的理论基础重点体现在一些相关概念上，如准备阶段（与变化模型的阶段相关）、行为的重要性（与健康理念模型相关）、患者自身的信念和对结果的期望（与计划行为理论相关），以及患者对他们做出改变的能力的信心（与自我效能相关）。

总体来说，MI 已被证实比"常规"或"传统"治疗更好。系统综述表明 MI 在饮食和运动、糖尿病、高血压、哮喘及口腔健康等多个领域均有效（Knight et al.，2006；Martins and McNeil，2009），这些疾病可能会被视为慢性病。此外，膀胱和肠道控制问题也被认为是一种慢性疾病。虽然迄今为止尚无研究提供有效证据支持将 MI 纳入干预措施可以改善 UI 的观点，但接受 MI 规范培训的专业医护人员仍可以将其纳入尿失禁干预方案中并开展临床使用。

Alewijnse 等的研究强调了一点，即提高治疗师的咨询技巧可以显著提高女性对盆底肌训练计划的依从性（Alewijnse et al.，2003）。这也证实了当医护人员有意识地使用经过专业培训的咨询技巧来服务患者时，很可能会增强患者遵循治疗方案的依从性。

尽管 MI 所需的技巧很简单，但使用该方法的人往往低估了 MI 的复杂性和培训的必要性（Mesters，2009）。要想熟练使用 MI，不仅需要进行规范的使用培训，还需要在实践中不断进行反馈和改进（Miller and Mount，2001）。

虽然 MI 的实际效果更多在于患者本身，但这并不意味着专业的医护人员的责任就减少了（Mesters，2009）。使用 MI 可以帮助患者和医护人员尽量减少以对抗性的方式讨论行为改变，因为对抗性可能会刺激患者产生其他的行为改变。

熟练而有效的 MI 方法需要经过实践与磨合。医护人员应该认识到接受 MI 培训仅仅只是开始，掌握任何新的方法都需要反复不断的实践，即熟能生巧。

是否存在证据证实行为模型在尿失禁改善中的应用

临床实践中，医护人员每天会无意识地对患者进行行为干预，定期以"从上到下"的方式来告知患者治疗方案，并想当然地认为患者获得了这些信息，就会了解改变行为的重要性，且愿意做出改变。但事实并非如此（Rollnick and Heather，1992）。

行为疗法已经以特定的方式被纳入尿失禁治疗的项目中，但目前重要的是要检测其在尿失禁改善方案中的作用。

Chiarelli 等（1999）使用健康理念模型作为框架，为成功开展改善产后尿失禁项目奠定基础。此外，他们在研究方案的素材组织中采用了社会营销策略。该研究发现与对照组相比，试验组的女性坚持盆底肌运动训练方案的比例呈显著增高趋势（$P = 0.001$，Mantel Haenzel 卡方检验）。

然而，几乎没有证据表明，其他干预措施是建立在行为改变的任何一种模型之上的。

当制订改善尿失禁的新方案时，无论是采用物理治疗的个性化治疗方案，还是采用改善产后女性或老年尿失禁情况的护理项目，都是合理地以某种已证实的模型作为基础。在制订以行为改变为目标的治疗方案时，有必要对构成态度、动机和行为基础的理念和观点进行进一步的探索。一旦实现了这个目标，就可以实施更有效的健康护理方案或尿失禁治疗方案。

临床推荐

推荐将以下列出的策略作为访谈的框架应用于改善尿失禁的治疗方案（Rollnick and Heather，1992；Emmons and Rollnick，2001；Rollnick et al.，2008）。

- **建立融洽关系，引入主题。**这样可以理解患者对行为改变的担忧，并且可以设身处地地理解他们的行为。使用开放式的话题，向患者表示自己对他们的"故事"的担心，了解他们个人对自己的行为的认知程度。

- **提出话题。**重要的是，确认患者是否乐于谈论相关的话题。

- **评估患者想做出改变的意愿。**物理治疗师可以直接询问患者对行为改变的看法。可以通过与"我们从 1 到 10 按等级划分，其中 1 是完全不愿意，而 10 是已经准备好，现在就开始尝试吧"类似的话来询问，这样可以简单地评估患者是否愿意改变。

- **提供反馈并提高他们对行为后果的认识。**此时，物理治疗师既可以引入客观的数据，了解患者对于更多信息的需求，也可以就患者所担忧的事情及他们对自我效能的感受进行讨论。当患者想要改变现状，却对自己改变现状的能力感到缺乏自信时，我们应提供更多的支持。如果患者没有做好改变的准备，物理治疗师也应该接受这一点，并提出诸如"您所担心……'行为'……的问题是什么?"此类的问题。

- **当患者犹豫不决时。**可以讲述其他患者在相同情况下是如何应对的，但要注意患者是最了解自己的，因此，对患者做出的任何决定都应加以支持。在某些情况下，话题最好要慢慢展开，直到患者表明自己有更多思想准备去改变。

上述关于访谈策略的简短解释，说明了如何通过使用最常用的行为改变理论鼓励患者进行积极的合作以此来改变他们的健康行为。

另外，专业医护人员必须知道在何种情况下需要转诊给其他专家，这一点非常重要。例如，一开始患者想来咨询关于改善尿失禁的问题，随着访谈的进行和对患者行为动机的理解，物理治疗师可能会发现患者最终需要的治疗方式是减重，这时将患者转诊给营养师可能更令他们受益。

MI 现已成功应用于健康促进的众多领域，作为一个强有力的工具，可以提高医患沟通技巧，并指导患者如何从减重、运动、戒烟和坚持用药这些手段中做出正确的选择，改善他们的健康状况。

参考文献

Abrams, P., The Committee, 2002. Levels of evidence and grades of recommendation. In: Abrams, P., Cardozo, L., Khoury, S., et al. (Eds.), Incontinence: Second International Consultation on Incontinence. Health Publication Ltd/Plymbridge Distributors, Plymouth, pp. 8.

Abrams, P., Cardozo, L., Khoury, S., et al. (Eds.), 2009. Incontinence: Fourth International Consultation on Incontinence. Health Publication Ltd/Editions 21, Paris.

Abrams, P., Cardozo, L., Khoury, S., et al. (Eds.), 2013. Incontinence: Fifth International Consultation on Incontinence. European Association of Urology, Arnhem (www.uroweb.org).

Ajzen, I., Fishbein, M., 1980. Understanding attitudes and predicting behaviour. Prentice-Hall, Englewood Cliffs, NJ.

Alewijnse, D., Metsemakers, J., et al., 2003. The effectiveness of pelvic floor muscle exercise therapy supplemented with a health education program to promote long-term adherents among women with urinary incontinence. Neurourol. Urodyn. 22, 284–295.

Arya, L.A., Myers, D.L., et al., 2000. Dietary caffeine intake and the risk for detrusor instability: a case–control study. Obstet. Gynecol. 96 (1), 85–89.

Auwad, W., Steggles, P., et al., 2008. Moderate weight loss in obese women with urinary incontinence: a prospective longitudinal study. Int. Urogynecol. J. 19 (9), 1251–1259.

Bandura, A., 1977. Social Learning Theory. Prentice-Hall, NJ, Englewood Cliffs NJ.

Bandura, A., 1982. Self-efficacy mechanism in human agency. Am. Psychol. 37 (2), 122–147.

Becker, M., 1974. The health belief model and personal health behaviour. Health Educ. Monogr. 2, 324–508.

Bird, E.T., Parker, B.D., et al., 2005. Caffeine ingestion and lower urinary tract symptoms in healthy volunteers. Neurourol. Urodyn. 24 (7), 611–615.

Bø, K., Borgen, J., 2001. Prevalence of stress and urge urinary incontinence in elite athletes and controls. Med. Sci. Sports Exerc. 33 (11), 1797–1802.

Brown, J., Grady, D., et al., 1999. Prevalence of urinary incontinence and associated risk factors in postmenopausal women. Obstet. Gynecol. 94 (1), 66–70.

Bryant, C., Dowell, C., et al., 2000. A randomised trial of the effects of caffeine upon frequency, urgency and urge incontinence. Neurourol.Urodyn. 19 (4), 96–96.

Bump, R., McLish, D., 1994. Cigarette smoking and pure genuine stress incontinence of urine: a comparison of risk factors and determinants between smokers and non-smokers. Am. J. Obstet. Gynecol. 170, 579–582.

Charach, G., Greenstein, A., et al., 2001. Alleviating constipation in the elderly improves lower urinary tract symptoms. Gerontology 47, 72–76.

Chiarelli, P., Brown, W., 1999. Urinary incontinence in Australian women: prevalence and associated conditions. Women Health 29 (1), 1–14.

Chiarelli, P., Cockburn, J., 1999. The development of a physiotherapy continence promotion program using a customer focus. Aust J Physiother. 45 (2), 111–119.

Chiarelli, P., Brown, W., et al., 2000. Constipation in Australian women: prevalence and associated factors. Int. Urogynecol. J. Pelvic Floor Dysfunct. 11, 71–78.

Creighton, S., Stanton, S., 1990. Caffeine: does it affect your bladder? Br. J. Urol. 66 (6), 613–614.

Dallosso, H., Matthews, R., et al., 2004. Diet as a risk factor for the development of stress urinary incontinence: a longitudinal study in women. Eur. J. Clin. Nutr. 58 (6), 920–926.

Danforth, K.N., Townsend, M.K., et al., 2006. Risk factors for urinary incontinence among middle-aged women. Am. J. Obstet. Gynecol. 194 (2), 339–345.

Danforth, K.N., Shah, A.D., et al., 2007. Physical activity and urinary incontinence among healthy, older women. Obstet. Gynecol. 109 (3), 721–727.

Dunn, C., Deroo, L., et al., 2001. The use of brief interventions adapted from motivational interviewing across behavioral domains: a systematic review. Addiction 96 (12), 1725–1742.

Emmons, K., Rollnick, S., 2001. Motivational interviewing in health care settings: opportunities and limitations. Am. J. Prev. Med. 20 (1), 68–74.

Gleason, J.L., Richter, H.E., et al., 2013. Caffeine and urinary incontinence in US women. Int. Urogynecol. J. Pelvic Floor Dysfunct. 24 (2), 295–302.

Hannestad, Y., Rortveit, G., et al., 2003. Are smoking and other lifestyle factors associated with female urinary incontinence? The Norwegian EPINCONT Study. BJOG 110 (3), 247–254.

Hay-Smith, J., Berghmans, B., Burgio, K., et al., 2009. Committee 12: Adult conservative management. In: Abrams, P., Cardozo, L., Khoury, S., et al. (Eds.), Incontinence: Fourth International Consultation on Incontinence. Health Publication Ltd/Editions 21, Paris, pp. 1025–1120.

Hunskaar, S., 2008. A systematic review of overweight and obesity as risk factors and targets for clinical intervention for urinary incontinence in women. Neurourol. Urodyn. 27 (8), 749–757.

Jelovsek, J.E., Maher, C., Barber, M.D., 2007. Pelvic organ prolapse. Lancet 369, 1027–1038.

Jepson, R.G., Craig, J.C., 2007. A systematic review of the evidence for cranberries and blueberries in UTI prevention. Mol. Nutr. Food Res. 51 (6), 738–745.

Jura, Y.H., Townsend, M.K., et al., 2011. Caffeine intake, and the risk of stress, urgency and mixed urinary incontinence. J. Urol. 185 (5), 1775–1780.

Knight, K.M., McGowan, L., et al., 2006. A systematic review of motivational interviewing in physical health care settings. Br. J. Health Psychol. 11 (2), 319–332.

Koley, B., Koley, J., et al., 1984. The effects of nicotine on spontaneous contractions of cat urinary bladder in situ. Br. J. Pharmacol. 83 (2), 347–355.

Landefeld, C.S., Bowers, B.J., et al., 2008. National Institutes of Health State-of-the-Science Conference Statement:

prevention of fecal and urinary incontinence in adults. Ann. Intern. Med. 148 (6), 449–458.

Litman, H.J., Steers, W., et al., 2007. Relationship of lifestyle and clinical factors with lower urinary tract symptoms (LUTS): results from the Boston Area Community Health (BACH) Survey. Urology 70 (5), 916–921.

Lubowsi, D., Swash, M., et al., 1988. Increases in pudendal nerve terminal motor latency with defaecation straining. Br. J. Surg. 75, 1095–1097.

Maher, C., Sherrington, C., 2003. Reliability of the PEDro scale for rating quality of randomized controlled trials. Phys. Ther. 83, 713–721.

Martins, R.K., McNeil, D.W., 2009. Review of Motivational Interviewing in promoting health behaviors. Clin. Psychol. Rev. 29 (4), 283–293.

Maserejian, N.N., Kupelian, V., Miyasato, G., et al., 2012. Are physical activity, smoking and alcohol consumption associated with lower urinary tract symptoms in men or women? Results from a population based observational study. [Miscellaneous Article]. J. Urol. 188 (2), 490–495.

Mesters, A., 2009. Motivational interviewing: hype or hope? Chronic Illn. 5 (3), 3–6.

Miller, W., Mount, K., 2001. A small study of training in motivational interviewing: does one workshop change clinician and client behaviour?" Behav. Cogn. Psychother. 29, 457–471.

Moore, K., Dumoulin, C., Bradley, C., et al., 2013. Committee 12: Adult conservative management. In: Abrams, P., Cardozo, L., Khoury, S., et al. (Eds.), Incontinence: Fifth International Consultation on Incontinence. European Association of Urology, Arnhem, pp. 1101–1227. www.uroweb.org.

NICE, 2006. Urinary incontinence: the management of urinary incontinence in women. National Institute for Health and Clinical Excellence Guideline 40. NICE, London.

Nuotio, M., Jylhä, M., et al., 2001. Association of smoking with urgency in older people. Eur. Urol. 40, 206–212.

Nutbeam, D., Harris, E., 2004. Theory in a nutshell. McGraw–Hill, Sydney.

Nygaard, I.E., Thompson, F.L., et al., 1994. Urinary incontinence in elite nulliparous athletes. Obstet. Gynecol. 84 (2), 183–187.

Prochaska, J., DiClemente, C., 1984. The transtheoretical approach: crossing traditional foundations of change. Don Jones/Irwin, Homewood, IL.

Richter, H.E., Creasman, J.M., et al., 2008. Urodynamic characterization of obese women with urinary incontinence undergoing a weight loss program: the Program to Reduce Incontinence by Diet and Exercise (PRIDE) trial. Int. Urogynecol. J. Pelvic Floor Dysfunct. 19 (12), 1653–1658.

Rollnick, S., Heather, N., 1992. Negotiating behaviour change in medical settings. J. Ment. Health 1 (1), 25–38.

Rollnick, S., Butler, C., et al., 1997. Helping smokers make decisions: the enhancement of brief intervention for general medical practice. Patient Educ. Counsel. 31, 191–203.

Rollnick, S., Mason, P., et al., 1999. Health behaviour change. A guide for practitioners. Churchill Livingstone, Edinburgh.

Rollnick, S., Miller, W., et al., 2008. Motivational interviewing in health care. Guilford Press, New York.

Sellman, J.D., Sullivan, P.F., et al., 2001. A randomized controlled trial of motivational enhancement therapy (MET) for mild to moderate alcohol dependence. J. Stud. Alcohol Drugs 62 (3), 389.

Snooks, S.J., Barnes, P.R.H., et al., 1985. Damage to the pelvic floor musculature in chronic constipation. Gastroenterology 89, 977–981.

Stach-Lempinen, B., Nygard, C., et al., 2004. Is physical activity influenced by urinary incontinence? Br. J. Obstet. Gynaecol. 11, 475–480.

Subak, L., Richter, H., et al., 2009a. Obesity and urinary incontinence: epidemiology and clinical research update. J. Urol. 182, S2–S7.

Subak, L.L., Wing, R., et al., 2009b. Weight loss to treat urinary incontinence in overweight and obese women. N. Engl. J. Med. 360 (5), 481–490.

Tahtinen, R.M., Auvinen, A., et al., 2011. Smoking and bladder symptoms in women. Obstet. Gynecol. 118 (3), 643–648.

Tampakoudis, P., Tantanassis, T., et al., 1995. Cigarette smoking and urinary incontinence in women – a new calculative method of measuring exposure to smoke. Eur. J. Obstet. Gynecol. Reprod. Biol. 63, 27–30.

Tettamanti, G., Altman, D., et al., 2011. Effects of coffee and tea consumption on urinary incontinence in female twins. BJOG 118 (7), 806–813.

Townsend, M.K., Curhan, G.C., et al., 2008a. BMI, waist circumference, and incident urinary incontinence in older women. Obesity 16 (4), 881–886.

Townsend, M.K., Danforth, K.N., et al., 2008b. Physical activity and incident urinary incontinence in middle-aged women. J. Urol. 179 (3), 1012–1016 discussion 1016–1017.

Townsend, M.K., Jura, Y.H., et al., 2011. Fluid intake and risk of stress, urgency, and mixed urinary incontinence. Am. J. Obstet. Gynecol. 205 (1), 73.e71–73.e76.

Townsend, M.K., Resnick, N.M., et al., 2012. Caffeine intake and risk of urinary incontinence progression among women. Obstet. Gynecol. 119 (5), 950–957.

Valtin, H., 2001. Drink at least eight glasses of water a day? Really? Is there scientific evidence for 8x8 per day? Am. J. Physiol. Regul. Integr. Comp. Physiol. 283 (5), R993–R1004.

VanRyn, M., Heaney, C., 1992. What's the use of theory? Health Educ. Q. 19 (3), 315–330.

Wasserberg, N., Petrone, P., et al., 2009. Effect of surgically induced weight loss on pelvic floor disorders in morbidly obese women. Ann. Surg. 249 (1), 72–76.

膀胱训练

Jean F. Wyman

概述

自 20 世纪 60 年代以来，膀胱训练一直被提倡用以治疗膀胱过度活动症（OAB）相关症状（如尿急、尿频、UUI 和夜尿）（Jeffcoate and Francis，1966）、女性 MUI 和 SUI（Fantl et al.，1996；Moore et al.，2013）。膀胱训练同样适用于无认知障碍和结构损伤的治疗积极性较高的成年人（Hadley，1986；Wallace et al.，2009）。膀胱训练的目的是，通过对患者进行教育，让患者能采用强制性或自我调节的排尿方式，逐渐延长排尿时间间隔，恢复膀胱正常功能。膀胱训练改善下尿路症状的机制尚不清楚。一种假说认为，它能通过改善膀胱感觉和尿道闭合能力增强大脑对排尿的控制能力（Fantl et al.，1981、1991）。另一种假说则认为，随着人们对漏尿原因的进一步了解，他们会主动改变自己的行为以增加下尿路系统的"储备能力"（Fantl et al.，1991；Wyman et al.，1998）。

膀胱训练有很多优点，例如，简单、成本低且无明显副作用（Wyman and Fantl，1991），因此，在老年群体中较为适用，尤其适用于那些有多种并发症和由于服用抗胆碱能特性的 OAB 药物而面临更高的药物副作用风险的老年患者（Rovner et al.，2011）。膀胱训练可以单独进行，也可以与药物或非手术方式（如 PFMT）联合使用。

本章将介绍使用膀胱训练来预防和治疗成年人 OAB 的证据基础，并对膀胱训练相关的系统综述以及个别的方法学质量进行点评，为患有 OAB 的成年人提供进行膀胱训练的临床建议。

膀胱训练方案

膀胱训练包括以下 3 个主要的组成部分。①对患者进行膀胱控制的宣教，告诉患者如何控制排尿和抑制尿急的策略。②设计排尿时间方案，逐渐延长排尿时间间隔。③由专业的医护人员提供正向强化（Fantl et al.，1996）。在临床实践中，对这些组成部分的应用存在很大差异。在早期的膀胱训练方案中，应在住院期间进行 5~13 天膀胱训练（也称为膀胱训导、膀胱练习、膀胱再教育或膀胱再训练），以确保强制执行严格的排尿计划；即使出现尿失禁的情况，也不允许进行排尿（Jeffcoate and Francis，1966；Jarvis and Millar，1980；Ramsey et al.，1996）。严重的尿急情况应同时给予抗胆碱药物或镇静剂。我们在改良这种方法的过程中发现，症状较轻的患者可以通过为期 3 个月的门诊治疗改善症状。

近几十年以来，随着医疗技术的发展，膀胱训练方案也有了很大进步。目前推荐的标准治疗方案为门诊治疗，治疗时间从 6 周到 12 周不等。排尿时间间隔的设定是根据患者个人排尿日记中的排尿习惯确定的，通常为 1 小时。如果患者感觉即将发生尿失禁，可以允许其自我调节排尿时间方案

（Wyman and Fantl，1991）。为控制尿急症状，可以对患者进行有关抑制尿急策略的教育，如分散注意力、放松技术和（或）PFM收缩等方法。推荐使用排尿日记或日志来记录患者的排尿情况，这是一种常用的排尿行为自我监督方法。同时还要建议患者调整液体和咖啡因的摄入量（Ramsey et al.，1996；Bryant et al.，2002）；然而在检验膀胱训练作为唯一干预手段的临床疗效观察中通常应避免调整液体和咖啡因摄入量。除此之外，还可以提供预防便秘的建议（Dougherty et al.，2002），例如，高膳食纤维饮食或适当的减重餐（Ramsey et al.，1996）。在临床实践或试验中也可以通过传真或电话的方式每周收集患者的排尿日记（Visco et al.，1999）。在临床教学中，应使用简要的书面说明来简化教学方法（Mattiasson et al.，2003），使用程序化定时排尿电子设备（Davila and Primozich，1998），以及以小组为单位进行教学（Sampselle et al.，2005）。

预防

目前尚无将膀胱训练作为预防成年人OAB独立临床干预措施的研究证据。因此，也暂时无法支持将膀胱训练纳入预防或延缓OAB的临床实践决策中。

治疗

概述

本节介绍了膀胱训练作为成年人OAB治疗的证据基础。在这些有关膀胱训练的研究中，研究者对单一治疗与不治疗、单一治疗与另一种治疗（非手术或药物治疗）、单一治疗与联合治疗（联合非手术或药物）分别进行了比较。我们将对证据库中的研究所使用的搜索策略、选择标准和膀胱训练的系统综述，以及以PEDro质量量表（PEDro Quality Scale）为参照的研究的方法学质量进行评价（www.pedro.fhs.edu.au）。

下述内容改良自Berghmans等（2000）提出的标准，用于区分证据级别。

- 为得出支持或反对对OAB患者进行膀胱训练的强证据结论，至少需要3项高质量研究（PEDro评分不小于6分）。
- 为得出支持膀胱训练相关的弱证据结论，至少需要3项结果不一致的高质量研究（如阳性率25%~75%），或者至少3项认为其有助于膀胱治疗的结果一致的低质量研究（PEDro评分小于6）。
- 为得出反对膀胱训练的弱证据结论，至少需要3项低质量研究并且其中至少1项测量指标（如尿急、尿频、夜尿或急迫性尿失禁）结果一致。
- 为得出证据不足的结论，可基于结果不一致的低质量研究，或者少于3项的任何质量的研究。

我们对下列数据库进行了搜索（1980—2013）：OVID MEDLINE数据库、CINAHL数据库、PSYCHInfo数据库和Cochrane协作网。使用关键词：尿失禁、急迫性尿失禁、膀胱过度活动症、逼尿肌过度活动、逼尿肌高活动性、逼尿肌不稳定、尿急、尿频、夜尿、保守治疗、非手术治疗、膀胱训练、行为疗法、行为技术、成年人、老年人、随机对照试验和临床试验。

我们将检索得到的符合以下标准的随机

对照试验纳入研究。纳入标准为：至少有一组（臂）仅进行膀胱训练；一组（臂）为膀胱训练联合其他治疗，对照组（臂）为仅进行其他治疗；纳入研究的急迫性尿失禁、经尿流动力学检查诊断为逼尿肌过度活动（既往诊断为逼尿肌功能失调）、伴或不伴 UI 的 OAB 受试者的研究应被单独报道，或者与 MUI 的受试者的结果分开报道；研究已全文发表；试验报告以英文刊出。

系统综述

有已发表的系统综述为膀胱训练治疗 UI 或 UUI 提供了包括证据分级的定性综合评价（Berghmans et al.，2000；Wallace et al.，2009；Moore et al.，2013）。近期，ICI 更新了以前的评论（Moore et al.，2013）。Cochrane 协作网（Wallace et al.，2009）及美国医疗保健研究与质量局（the agency for healthcare research and quality，AHRQ）（Shamilyan et al.，2007，2012）也发表了对 RCT 数据的定量分析。每份系统综述的目的、方法及所包含的研究的数量和类型都各不相同。这些差异导致所回顾的研究数量及有关膀胱训练效果的研究结论有所不同。

Berghmans 等（2000）对包括膀胱训练在内的物理疗法以及其他用于治疗 UUI 的保守疗法的 RCT 进行了评估及分析。他们发现有 9 项膀胱训练试验符合入选标准，从中得出的结论仅有弱证据证实进行膀胱训练比不治疗效果好，并且膀胱训练比药物治疗效果更好。

Cochrane 协作网（Wallace et al.，2009）以 2004 年的综述为基础，更新发表了一篇综述，其中包括 12 项 RCT（1473 名受试者），

并对以下 5 个预先明确的主要结果进行了定量分析。①受试者对 UI 治愈的看法；②受试者对 UI 改善的看法；③尿失禁发作的次数；④排尿次数；⑤生活质量。该研究对不良事件也进行了报道。他们的回顾对象仅局限于参与 RCT 的 UI 患者；排除了以不能确定是否患有 UI 的 OAB 为受试者的研究。另外，将 UUI 作为一个变量进行了亚组分析。综述的重点在于验证以下 3 个假设。

- 对于 UI 治疗而言，进行膀胱训练优于无膀胱训练。
- 膀胱训练优于其他治疗方法（如保守治疗或药物治疗）。
- 将膀胱训练与另一种疗法相结合比单独使用另一种疗法更好。

Cochrane 的研究小组发现，目前尚无结论性证据可以判断短期和长期膀胱训练的效果。系统综述的结果倾向于在尿失禁的治疗中采用膀胱训练，然而，这些试验变量不一且样本量较小。研究没有发现关于膀胱训练产生副作用的证据。同时也没有证据表明膀胱训练或抗胆碱能药物可以作为 UI 的一线治疗，或可以将膀胱训练作为另一种疗法的辅助治疗。

ICI（Moore et al.，2013）最近更新了以前的系统综述，该系统综述比 Cochrane 的综述提出的问题范围更广。

- 最适宜的膀胱训练方案是什么？
- 膀胱训练是否优于其他治疗方法？
- 可以在膀胱训练中增加其他治疗方法来促进治疗效果吗？
- 在其他治疗方法中增加膀胱训练是否会更好？
- 膀胱训练对其他下尿路症状有什么影响？

不同于 Cochrane 的综述，ICI 综述中纳入的 RCT 包括患有 UI（UUI、SUI 及 MUI）受试者以及患有 OAB 而无 UI 的受试者的研究。ICI 还对女性和男性分别进行了综述，其中包括来自系统综述、全文论文以及会议摘要（如果可获得足够信息）的证据。其中 17 项试验受试者为 2462 名女性，5 项试验受试者为 142 名男性。ICI 的结论是，尚无证据表明某种膀胱训练方法或以特定的参数进行膀胱训练是最有效的。他们从有关 UUI、SUI 和 MUI 女性的为数不多的研究中得出结论，与不进行治疗相比，进行膀胱训练更有效，但没有足够的证据证明膀胱训练对男性 UI 患者的影响。他们还发现，对逼尿肌过度活动或 UUI 的女性，没有足够的证据证实膀胱训练和药物治疗哪项更有效。尽管两者都可能有效，但他们认为临床医师和女性可能更愿意接受膀胱训练，因为它不会产生与药物治疗相关的不良反应。ICI 还发现，没有充分的证据证明膀胱训练与现有药物治疗的相对有效性以及将药物治疗与膀胱训练联合治疗的额外疗效，反之亦然。

AHRQ 最近发表了两篇有关 UI 的综述，其中包括对膀胱训练效果的荟萃分析（Shamilyan et al.，2007、2012）。第一篇综述对支持使用特定临床干预（如膀胱训练）降低社区居住和需要长期陪护的成年人 UI 发生风险的证据进行了检验（Shamilyan et al.，2007），暂未发现针对单独进行膀胱训练的预防性研究，并且关于社区成年人膀胱训练有效性的证据也很有限。

AHRQ 的第二篇综述重点关注了女性 UI 的非手术治疗（Shamilyan et al.，2012），并讨论了与膀胱训练相关的非药物治疗的几个问题。例如，非药物治疗单独应用和（或）联合药物治疗会如何影响 UI 的发生、严重程度、频率以及患者生活质量？与其他疗法相比，非药物治疗的优点和缺点是什么？患者的哪些特征会改变治疗结果和 UI 伤害的影响？这项荟萃分析采用了以下几个结果测量指标：UI、UI 的改善（在 3~7 天的日记记录中 UI 发作次数减少 50% 以上、生活质量量表评分提高 70%、整体改善量表得分提高 60%）。

这篇综述的结论是，与 UUI 的常规治疗相比，低等级的证据支持膀胱训练能够改善 UI。高等级的证据支持膀胱训练联合 PFMT 能够明显改善 MUI。然而，支持膀胱训练减少 UI 困扰和改善生活质量方面的证据目前尚且不足。

AHRQ 的综述（Shamilyan et al.，2012）发现，将膀胱训练和其他形式的治疗进行比较时，单独进行膀胱训练和膀胱训练联合 PFMT 对于提高尿控能力和整体功能改善方面无显著差异。膀胱训练组和 PFMT 组相比，尿控能力及当前 UI 现状的满意度之间没有差异，且 UI 对生活质量无影响这一主观感受在二者间也无差异。另外，患者膀胱训练的不良反应也很少见。女性患者对膀胱训练受益更多和依从性更好的特征尚不明确。

纳入对比评价的试验

在 14 项有关膀胱训练的 RCT 中；其中仅有 13 项（$n = 1518$；主要为女性）符合本综述的纳入标准。表 7.4 列出了这些试验，并使用表 7.5 中的 PEDro 量表对试验质量进行了评价。总体来说，这些研究的 PEDro 评分范围为 2~7。但仅有 4 项试验的样本量超过 50 人（Fantl et al., 1991；Wyman et al., 1998；Dougherty et al., 2002；Mattiasson et al., 2003）。

膀胱训练组与未治疗组或对照组

有 3 项具有高方法学质量（PEDro 得分不低于 6）的 RCT 将膀胱训练组与未治疗组的效果进行了对比（Dougherty et al., 2002；Fantl et al., 1991；Yoon et al., 2003）。两组试验的结果都支持膀胱训练能够改善 UI 的发生和 UUI、尿频、尿急以及夜尿的症状（Fantl et al., 1991；Yoon et al., 2003）。其中一项研究还发现，膀胱训练会增加排尿量（Yoon et al., 2003）。但有一项实验因未报告清晰的结果而无法判定证据级别（Dougherty

et al., 2002）。总体来说，仅有弱证据支持，与未治疗组（对照组）相比，膀胱训练组在减少 UI 发生和改善 OAB 症状方面更为有效。

膀胱训练与其他治疗

6 组试验将膀胱训练和其他治疗进行比较，包括两项高质量 PFMT 试验（Wyman et al., 1998；Yoon et al., 2003）、两项具有较高质量的药物实验（Wiseman et al., 1991；Szonyi et al., 1995），以及两项低质量的研究（Jarvis, 1981；Columbo et al., 1995）。截至本书出版前，尚无有关膀胱训练与电刺激、治疗失禁的设备或手术管理相关的试验发表。

膀胱训练与膀胱训练联合其他治疗

在一项为期 12 周的干预试验中，每个

表 7.4　膀胱训练（BT）治疗 OAB 和（或）UUI 的 RCT 汇总

作者	Bryant et al., 2002
试验设计	双臂 RCT：BT 组；BT+ 减少咖啡因摄入组
样本量与年龄（岁）	有尿路症状的 95 名女性和男性患者，平均年龄 57 岁（SD=17）
诊断	临床评估：将次数、排尿量、咖啡因摄入量绘成图表，以此评估是否存在尿急、尿频，伴有或不伴 UUI 以及 24 小时摄入咖啡因不少于 100 mg
训练方案	每周 1 次，为期 4 周的门诊 BT；延长排尿时间间隔，保持或增加 24 小时液体摄入量至 2 L，排尿控制技能，避免尿失禁的发生
脱落率	未进行评估
结果	两组在减少 24 小时内的 UI 次数方面没有差异（$P = 0.219$） BT+ 减少咖啡因摄入组比单纯的 BT 组在减少尿频（$P = 0.037$）和尿急（$P < 0.002$）方面效果更明显
作者	Columbo et al., 1995
试验设计	双臂 RCT：BT 组；服用奥昔布宁组
样本量与年龄（岁）	81 名年龄小于 65 岁的 UUI 女性患者（24~65 岁），平均年龄 48.5 岁
诊断	临床评估；膀胱测压；膀胱镜检查；残余尿量测定；排尿日记
训练方案	为期 6 周的门诊计划，初始间隔根据最大排尿时间间隔而定，鼓励在初始排尿间隔后控制 30 分钟再排尿，每隔 4~5 天逐渐增加排尿间隔，以达到 3~4 小时排尿时间间隔的目标；每隔两周可进行一次会诊，为患者提供鼓励和 BT 建议

脱落率	BT 组，2/39（5.1%）；药物组，4/42（9.5%）
依从性	未报道
结果	临床治愈率（如无 UUI 或不使用护垫）：经 6 周的治疗，BT 组为 27/37（73%），药物组为 28/38（74%） 复发率：在第 6 个月时，BT 组为 1/27，药物组为 12/28 BT 组的临床治愈率在逼尿肌过度活动的患者中为 8/13（62%），在膀胱顺应性低的患者中为 6/8（75%），在患 OAB 但不伴逼尿肌过度活动的患者中占 13/16（81%）；与之相对应的药物组临床治愈率分别为 13/14（93%），6/9（67%）和 9/15（60%） 首次排空欲望大大增加 BT 明显解决了日间尿频［降至 20/29（69%）］以及夜尿［降至 11/18（61%）］ 逼尿肌过度活动的患者恢复膀胱稳定的临床治愈率：BT 组为 17/27（63%），药物组为 16/28（57%）
作者	Dougherty et al., 2002
试验设计	分 3 期进行双臂 RCT：BT 组，无治疗组
样本量与年龄（岁）	218 名女性，平均年龄 67.7 岁（SD=8.3）
诊断	临床评估；尿液分析；排尿日记
训练方案	6~8 周训练方案（Fantl et al., 1991），逐渐延长排尿时间间隔，但不设定次数，若存在相关问题，必要时给予预防便秘的宣教和关于液体和咖啡因摄入量的建议。在训练开始时，即应给予正性强化尿控能力目标
脱落率	BT 组为 21%；无治疗组为 15%
依从性	未报道
结果	接受 BT 治疗的 89 名女性中，24 小时尿垫试验中漏尿量减少了 48%，UI 发生的次数减少了 57%；无法确定和无治疗组比较的结果
作者	Fantl et al., 1991
试验设计	双臂 RCT：BT 组，6 周延迟治疗组（OAB 组）
样本量与年龄（岁）	131 名患有逼尿肌过度活动伴或不伴真性 SUI 的女性或单纯 SUI 的女性，年龄不小于 55 岁，平均年龄 67 岁（SD=8.5）
诊断	临床评估；尿流动力学检查；排尿日记中记录有每周不少于 1 次失禁
训练方案	在为期 6 周的门诊方案中，根据患者之前的排尿日记制订开始训练时的排尿计划表，清醒时通常设定排尿时间间隔为 1 小时；根据对方案的耐受程度逐次递增 30 分钟；指导患者控制尿急的策略；鼓励患者尽量遵循排尿计划但并非绝对；指导患者保持平时液体摄入的方式并坚持记录；在每周的预约面诊中，对患者的进步给予正性强化、支持和乐观鼓励
脱落率	第 6 周时为 8/131（6%） 第 6 个月时为 20/131（15.3%）
依从性	未报道
结果	第 6 周随访时，根据排尿日记，12% 的患者能够控制排尿，75% 的患者失禁减少不低于 50% 甚至更好；第 6 个月随访时，患者的改善可以维持 OAB 组：尿频 – 每周排尿次数不少于 57 次的患者症状有所改善；夜尿 – 无变化；IIQ 评分 – 在第 6 周改善并持续到第 6 个月

作者	Jarvis, 1981
试验设计	双臂 RCT：住院 BT 组，黄酮哌酯 + 丙咪嗪组
样本量与年龄（岁）	50 名逼尿肌过度活动的女性，年龄为 17~78 岁，平均年龄为 46.5 岁（SD=13.6）
诊断	临床评估；膀胱测压；膀胱镜检查
训练方案	住院 BT 方案（详情未提供）
脱落率	仅药物治疗组为 5/25（20%）
依从性	未报道
结果	BT 组较药物治疗组改善更为明显：84% 的患者能够控制排尿，76% 的患者症状消失；药物治疗组中 56% 的患者能够控制排尿，48% 的患者症状消失 BT 组症状改善程度：尿频 78%，夜尿 81%，尿急 84%，尿失禁 84%
作者	Jarvis and Millar, 1980
试验设计	双臂 RCT：住院 BT 组，对照组（如能憋尿 4 小时、能控制排尿即使居家治疗也可纳入对照组）
样本量与年龄（岁）	60 名逼尿肌过度活动的女性，年龄为 27~79 岁
诊断	临床评估；膀胱镜检查；尿道扩张
训练方案	住院 BT 方案：初始排尿计划通常设置为清醒时 1.5 小时；根据计划每天延长 30 分钟，直至达到 4 小时间隔；指导患者在指定时间排尿；鼓励患者保持平时的液体摄入习惯并坚持记录液体摄入量；将通过 BT 治疗有效的患者介绍给受试者
退出率	未报道
依从性	未报道
结果	住院 BT 组 27/30（90%）患者 能够控制排尿和 25/30（83.3%）患者症状消失 与对照组相比，住院 BT 组症状明显改善：尿频 83.3%，夜尿 88.8%，尿急 86.7%，以及 UI 80%（$P < 0.01$）
作者	Mattiasson et al., 2003
试验设计	多中心双臂 RCT：BT+ 托特罗定组，托特罗定组
样本量与年龄（岁）	505 名伴或不伴尿失禁的 OAB 受试者（女性占 75%），年龄不低于 18 岁，平均年龄 63 岁
诊断	临床评估；排尿日记
训练方案	BT 的简短书面指导，强调通过憋尿进行膀胱牵伸，目的是减少尿频次数至每 24 小时 5~7 次；尿急抑制技术；每隔 1 周通过排尿日记记录进展，受试者不再接受其他训练或随访
脱落率	391/505（23%）；ITT 分析
依从性	BT 组的子样本中（$n = 95$），68% 的受试者坚持记录了 1 天排尿日记，72% 在第 11 周时记录了排尿日记，在 23 周时未记录。在托特罗定组，60% 的受试者在第 1 周记录了 7 天，62% 在第 11 周进行了每周 7 天的记录，在第 23 周的记录人数为 46/56（82%）。
结果	BT 使 24 小时内排尿次数（$P < 0.001$）和排尿量（$P < 0.0001$）显著减少 与单独使用托特罗定组相比，24 小时内 BT+ 托特罗定组的尿急、失禁发作次数和患者对症状的感知没有差异

续表

作者	Szonyi et al., 1995
试验设计	双臂双盲 RCT：奥昔布宁 +BT 组，安慰剂 +BT 组
样本量与年龄（岁）	60 名 OAB 患者，年龄不低于 70 岁（平均年龄 82.2 岁）
诊断	临床评估；膀胱测压；实验室研究；尿液培养；排尿日记
训练方案	未详细说明
脱落率	BT + 药物组为 8/30（26.7%）；安慰剂 + BT 组为 5/30（16.7%）
依从性	两个组中，BT 情况均未详细说明，药物依从性为 80%，安慰剂依从性为 80%
结果	日间尿频明显降低（$P = 0.003$）并且奥昔布宁 + BT 组的主观获益更大（与安慰剂 + BT 组相比为 86% vs 55%; $P = 0.02$）；夜尿和尿失禁的发生无差异
作者	Wiseman et al., 1991
试验设计	双臂双盲 RCT：特罗地林 +BT 组，安慰剂 +BT 组
样本量与年龄（岁）	37 名逼尿肌过度活动致 OAB 的成年患者，年龄不低于 70 岁（平均年龄 80.4 岁）
诊断	临床评估；膀胱测压；实验室研究；尿培养；排尿日记
训练方案	在需要排尿的情况下，尽可能地要求患者延迟排尿时间
脱落率	特罗地林 + BT 组 1 人；安慰剂 + BT 组 2 人
依从性	未报道
结果	两组方案对尿频和 UI 均略有改善，但无差异
作者	Wyman et al., 1998
试验设计	3 臂，双中心 RCT：BT 组，PFMT 组，BT+PFMT 组
样本量与年龄（岁）	204 名逼尿肌过度活动伴或不伴真性 SUI 的女性或单纯 SUI 的女性，年龄不低于 55 岁（平均年龄 61 岁，SD=9.7）
诊断	临床评估；尿流动力学检查；排尿日记中记录有每周不少于 1 次失禁
训练方案	为期 12 周的门诊 BT 项目：前 6 周面谈，后 6 周使用邮件指导。使用与上述 Fantl 等（1991）制订的相同的训练方案
脱落率	第 12 周时 11/204（5.4%），第 24 周时 16/204（7.8%）
依从性	就诊的受试者依从性为 57%，85% 的受试者在治疗期间坚持遵守排尿计划，且 44% 的受试者在第 24 周时仍坚持遵守排尿计划
结果	第 12 周时，BT+PFMT 组失禁次数少于 BT 组（$P = 0.004$），但第 24 周时两组之间无差异。尿流动力学检查发现两组治疗结果无差异 第 12 周时，逼尿肌过度活动的患者比 SUI 患者症状困扰程度更低（$P = 0.054$），疾病对生活的影响改善更大（$P = 0.03$）；第 24 周时二者间无差异

注：BT，膀胱训练；ITT，意向性治疗；IIQ，尿失禁影响问卷；UUI，急迫性尿失禁；OAB，膀胱过度活动症。其他缩写见正文。

试验组有超过 50 名受试者，其中 48.5% 的受试者有 OAB 的症状，而实际患有逼尿肌过度活动的女性人数（24.5%）少于样本量的 1/4（Wyman et al.，1998）。尽管很多受试者表示 PFMT 比膀胱训练效果更好，但这两者的治疗后或 3 个月后疗效并无统计学差异。而且，尽管 PFMT 组女性每天发生 UI 的次数少于膀胱训练组女性，但在治疗后 3 个月或 6 个月，二者间的疗效差异无统计学意义（Wyman et al.，1998）。

在一项为期 8 周的高质量 RCT 中，研究者比较了门诊的膀胱训练计划、生物反馈

表 7.5　系统综述中利用膀胱训练治疗膀胱过度活动和（或）UUI 的 RCT 的 PEDro 质量评分

E – 受试者的纳入条件有具体标准
1 – 受试者被随机分配到各组（在交叉研究中，受试者的治疗顺序是随机安排的）
2 – 分配方式是隐藏的
3 – 就最重要的预后指标而言，各组的基准线都是相似的
4 – 对受试者全部设盲
5 – 对实施治疗的治疗师全部设盲
6 – 对至少测量一项主要结果的评估者全部设盲
7 – 在最初分配到各组的受试者中，85% 以上的受试者至少有一项主要结果的测量结果
8 – 凡是有测量结果的受试者，都必须按照分配方案接受治疗或者对照治疗，假如不是这样，那么应对至少有一项主要结果进行"意向性治疗分析"
9 – 至少报告一项主要结果的组间比较统计结果
10 – 至少提供一项主要结果的点测量值和变异量值

研究	E	1	2	3[a]	4	5	6[b]	7	8	9	10[b]	总分
Bryant et al., 2002	+	+	−	+	−	−	−	−	−	−	+	3
Castleden et al., 1986	−	+	+					+		+		4
Columbo et al., 1995	+	+	?	?				+		+		2
Dougherty et al., 2002	+	+	?	+				+	+	+	+	6
Fantl et al., 1991	+	+	?	+				+		+	+	5
Jarvis and Millar, 1980	−	+	−		+			+	?	+		4
Jarvis, 1981	−	+	−		+			+	?	+	+	5
Mattiasson et al., 2003	+	+	?	+				+		+	+	5
Szonyi et al., 1995	+	+	+		+			+		+		5
Yoon et al., 2003	+	+	?	+			+	+		+	+	6
Wiseman et al., 1991	+	+	−	?	+	+	+	+	+	+	−	7
Wyman et al., 1998	+	+	+	−				+	+	+	+	6

注：+，完全符合标准；−，不符合标准；？，不确定是否符合标准。通过统计完全符合标准的项数来计算总分，E 项分数不用于生成总分，共计不超过 10 分。

a，膀胱过度活动症的症状（如尿频、夜尿、尿失禁）。

b，对有药物对比研究设盲（如活性药物与安慰剂）；应用膀胱训练的方案中无法设盲。

辅助下的 PFMT 和无治疗的对照组（Yoon et al.，2003），不过由于其统计功效较低以及尿失禁发生次数和治疗组之间的差别报道不清，因此结果有些难以解释。治疗后通过尿垫试验发现组间漏尿量没有明显差异，膀胱训练组排尿和夜尿次数明显减少，排尿量明显增加；其他两组没有明显变化。由于仅有两项研究，样本量小并且患有 OAB 的受试者人数有限，因此仅有较弱的证据表明膀胱训练比 PFMT 对治疗 UUI 和 OAB 更有效。

有 4 项试验对单独进行膀胱训练与联合其他治疗（包括安慰剂）的膀胱训练进行了比较（Wiseman et al.，1991；Szonyi et al.，1995；Wyman et al.，1998；Bryant et al.，2002）。有两组 RCT 具有较高质量（Wiseman et al.，1991；Wyman et al.，1998），而一组

RCT 的质量较低（Bryant et al.，2002）。

其中一项试验纳入了患有 OAB 的受试者，为他们分别进行独立的膀胱训练和膀胱训练联合降低咖啡因摄入量治疗，结果发现联合治疗在减少尿急发作方面比膀胱训练更为有效（Bryant et al.，2002）。联合治疗组中 UI 发作次数也有所减少，但并无显著统计学差异，可能是由于统计学功效较低。总而言之，对于每天摄入 100 mg 以上咖啡因的人来说，没有足够的证据证实膀胱训练配合减少咖啡因摄入的联合治疗优于单独进行膀胱训练。

在一项样本量相对较大的高质量 RCT 中，Wyman 等（1998）将膀胱训练与膀胱训练联合生物反馈辅助的 PFMT 进行了比较。尽管有 94 名受试者在基线测试时就有 UUI，但通过尿流动力学检查诊断出逼尿肌过度活动（$n = 38$）的实际人数要少得多。与膀胱训练组相比，联合治疗组在第 12 周时，UI 发作和生活质量得分都得到了显著的改善。但在第 24 周时两组间没有差异。由于试验中单独患有 OAB 症状的受试者样本量相对较小，因此没有足够的证据体现出膀胱训练在 OAB 人群中的优势，尤其是在 24 周以后。长期来看，膀胱训练联合 PFMT 可能更具优势，但尚需进一步的研究证实。

膀胱训练联合药物治疗与药物治疗或安慰剂治疗

有两项试验对膀胱训练合并药物奥昔布宁与进行膀胱训练联合安慰剂或仅安慰剂治疗进行了比较。在一项低质量的试验中，Columbo 等（1995）发现，为期 6 周每日 3 次服用 5 mg（单次）奥昔布宁氯化物［即

释制剂（immediate release，IR）］和膀胱训练具有相似的临床治愈率（患者报告 UUI 症状完全消失，没有使用尿垫或进一步治疗）。但药物组在第 6 个月时复发率较高，而膀胱训练组疗效持续时间更长。在对老年人进行的高质量 RCT 中，膀胱训练联合奥昔布宁（每日两次，每次 2.5 mg，IR）治疗在降低白天排尿频率和患者主观感受方面优于安慰剂组（Szonyi et al.，1995）。然而，两组在减少失禁发作或夜尿方面并无差异。

在一项高质量的大型 RCT 中，将膀胱训练联合托特罗定（每日两次，每次 2 mg）治疗与单独托特罗定治疗应用于患有 OAB 伴或不伴有 UUI 的成年人（Mattiasson et al.，2003）。在该试验中，与单独使用药物相比，膀胱训练显著增强了药物治疗的效果，减少了排尿频率，增加了单次排尿量。但是，两组在减少 UI 发作和尿急方面并无差异。

综上所述，弱证据支持膀胱训练结合 OAB 药物治疗可能有助于改善 OAB 症状。其结果更倾向于支持膀胱训练能改善尿频症状，然而，对于其改善 UUI 或夜间遗尿症的效果尚无定论。

结论

总而言之，膀胱训练的证据研究较少且研究样本量较小，方法学质量中等至良好。目前暂无证据支持膀胱训练是预防 OAB 的唯一干预措施，仅有较弱的证据支持膀胱训练在治疗 OAB 中有效。且膀胱训练可能会在短期内改善女性 OAB 症状，但关于其长期作用目前尚无定论；也没有足够的证据将膀胱训练与其他非手术治疗和现有药物治疗

进行比较。几乎没有试验报告不良事件，仅有一项报告了患者依从性。目前仅有较弱的证据来支持在膀胱训练、其他非手术治疗和当前药物治疗之间做出选择。虽然膀胱训练联合减少咖啡因摄入量和 PFMT 治疗对 OAB 患者可能是有益的，但关于膀胱训练联合其他治疗所产生的额外疗效的研究结果并不一致。并非所有的膀胱训练联合 OAB 新药疗法对于 OAB 症状都是有益的。

临床推荐

目前，暂未发现膀胱训练的不良反应，可以安全地作为一线方法治疗患有 OAB 的女性。对尿急和每天摄入 100 mg 以上咖啡因的患者，减少咖啡因摄入会增强膀胱训练的效果。

膀胱训练计划便于在门诊开展。ICI 建议根据基线测量的排尿频率制订初始排尿时间间隔来开始膀胱训练（Moore et al., 2013）。通常可将其设置为在清醒时以 1 小时为间隔，必要时可以缩短间隔（例如 30 分钟或更短）。根据训练方案的耐受程度（即患者与前一周相比，失禁的发生次数减少了，时间表变动的次数下降了，并且对尿急的控制能力改善了），时间间隔可每周增加 15~30 分钟。理想情况下，医护人员应在培训期间每周监控患者的进度。

治疗期间，应向患者提供有关正常膀胱控制和控制尿急方法的教育，如分散注意力和使用放松技术（包括 PFM 收缩）。使用排尿日记对排尿行为进行自我监测也是一种有效的辅助治疗手段，可以帮助患者和临床医师评估患者对排尿计划的依从性、评估进

展情况并确定是否应改变排尿计划。

临床医师应监测计划进展，确定排尿间隔的调整，并在训练期间对患者提供正强化。如果 3 周的膀胱训练没有改善患者的疾患表现，则应该对患者重新评估，并考虑其他治疗方案。

参考文献

Berghmans, K.C.M., Hendriks, H.J.M., de Bie, R.A., et al., 2000. Conservative treatment of urge urinary incontinence in women: a systematic review of randomized clinical trials. BJU Int. 85, 254–263.

Bryant, C., Dowell, C.J., Fairbrother, G., 2002. Caffeine reduction education to improve urinary symptoms. Br. J. Nurs. 11, 560–565.

Columbo, M., Zanetta, G., Scalambrino, S., et al., 1995. Oxybutynin and bladder training in the management of female urinary urge incontinence: a randomized study. Int. Urogynecol. J. Pelvic Floor Dysfunct. 6 (1), 63–67.

Davila, G.W., Primozich, J., 1998. Prospective randomized trial of bladder retraining using an electronic voiding device versus self administered bladder drills in women with detrusor instability [abstract]. Neurourol. Urodyn. 17 (4), 324–325.

Dougherty, M.C., Dwyer, J.W., Pendergast, J.F., et al., 2002. A randomized trial of behavioral management for continence with older rural women. Res. Nurs. Health 25, 3–13.

Fantl, J.A., Hurt, W.G., Dunn, L.J., 1981. Detrusor instability syndrome: the use of bladder retraining drills with and without anticholinergics. Am. J. Obstet. Gynecol. 140 (8), 885–890.

Fantl, J.A., Newman, D.K., Colling, J., et al., 1996. Urinary incontinence in adults: acute and chronic management. Clinical Practice Guideline No. 2. 1996 Update, US Department of Health and Human Services. Public Health Service, Agency for Health Care Policy and Research, Rockville, MD.

Fantl, J.A., Wyman, J.F., McClish, D.K., et al., 1991. Efficacy of bladder training in older women with urinary incontinence. JAMA 265 (5), 609–613.

Frewen, W.K., 1979. Role of bladder training in the treatment of the unstable bladder in the female. Urol. Clin. North Am. 6 (1), 273–277.

Frewen, W.K., 1980. The management of urgency and frequency of micturition. Br. J. Urol. 52, 367–369.

Hadley, E.D., 1986. Bladder training and related therapies for urinary incontinence in older people. JAMA 256 (3), 372–379.

Jarvis, G.J., 1981. A controlled trial of bladder drill and drug therapy in the management of detrusor instability. Br. J. Urol. 53 (6), 565–566.

Jarvis, G.J., Millar, D.R., 1980. Controlled trial of bladder drill for detrusor instability. Br. Med. J. 281, 1322–1323.

Jeffcoate, T.N.A., Francis, W.J., 1966. Urgency incontinence in the female. Am. J. Obstet. Gynecol. 94, 604–618.

Mattiasson, A., Blaakaer, J., Hoye, K., et al., 2003. Simplified bladder training augments the effectiveness of tolterodine in patients with an overactive bladder. BJU Int. 91 (1), 54–60.

Moore, K., Dumoulin, C., Bradley, C., et al., 2013. Committee 12: Adult conservative management. In: Abrams, P., Cardozo, L., Khoury, S., et al. (Eds.), Incontinence: Fifth International Consultation on Incontinence. European Association of Urology, Arnhem, pp. 1101–1227. www.uroweb.org.

PEDro, Physiotherapy Evidence Database [Online.] Available: www.pedrofhs.edu.au.

Ramsey, I.N., Ali, H.M., Hunger, M., et al., 1996. A prospective randomized controlled trial of inpatient versus outpatient continence programs in the treatment of urinary incontinence in the female. Int. Urogynecol. J. 7, 260–263.

Rovner, E.S., Wyman, J., Lackner, T., et al., 2011. Urinary incontinence. In: DiPiro, J.T., Talbert, R.L., Yee, G.C., et al. (Eds.), Pharmacotherapy: A Physiologic Approach, eighth ed. McGraw–Hill, New York, pp. 1467–1486.

Sampselle, C.M., Messer, K.L., Seng, J.S., et al., 2005. Learning outcomes of a group behavioral modification program to prevent urinary incontinence. Int. Urogynecol. J. 16, 441–446.

Shamilyan, T., Wyman, J., Bliss, D.Z., et al., 2007. Prevention of urinary and fecal incontinence. Prepared by the Minnesota Evidence-based Practice Center under Contract 290-02-0009. Publication No. 08-E003, Agency for Healthcare Policy and Research, Rockville, MD.

Shamilyan, T., Wyman, J., Kane, R.L., 2012. Nonsurgical treatments for urinary incontinence in adult women: diagnosis and comparative effectiveness. Prepared by the Minnesota Evidence-based Practice Center under Contract No. HHSA 290 2007 10064 1, Agency for Healthcare Research and Quality, Rockville, MD.

Szonyi, G., Collas, D.M., Ding, Y.Y., et al., 1995. Oxybutynin with bladder retraining for detrusor instability in elderly people: a randomized controlled trial. Age Ageing 24 (4), 287–291.

Visco, A.G., Weidner, A.C., Cundiff, G., et al., 1999. Observed patient compliance with a structured outpatient bladder retraining program. Am. J. Obstet. Gynecol. 181 (6), 1392–1394.

Wallace, S.A., Roe, B., Williams, K., et al., 2009. Bladder training for urinary incontinence in adults. Cochrane Database Syst. Rev. (Issue 1), Art. No. CD001308.

Wiseman, P.A., Malone-Lee, J., Rai, G.S., 1991. Terodiline with bladder training for treating detrusor instability in elderly people. BMJ 302, 994–996.

Wyman, J.F., Fantl, J.A., 1991. Bladder training in ambulatory care management of urinary incontinence. Urol. Nurs. 11 (3), 11–17.

Wyman, J.F., Fantl, J.A., McClish, D.K., et al., 1998. Comparative efficacy of behavioral interventions in the management of female urinary incontinence. Am. J. Obstet. Gynecol. 179 (4), 999–1007.

Yoon, J.S., Song, J.J., Ro, Y.J., 2003. A comparison of effectiveness of bladder training and pelvic muscle exercise on female urinary incontinence. Int. J. Nurs. Stud. 40, 45–50.

SUI 的 PFMT

Kari Bø

概述

1948 年，Kegel 首次报告了 PFMT 可以有效治疗女性 SUI。尽管其治愈率超过 84%，但手术依然是当时治疗 SUI 的首选，直到 20 世纪 80 年代，人们才开始重新关注保守治疗。这种关注可能与女性对 UI 与健康和体育活动的关系、手术费用、发病率、并发症以及外科术后复发情况的认知提高有关（Fantl et al.，1996）。

尽管一些基于系统荟萃分析的共识声明都已经建议采用保守治疗，尤其是建议将 PFMT 作为尿失禁治疗的首选（Fantl et al.，1996；Hay-Smith et al.，2009；Dumoulin and Hay-Smith，2010；Immamura et al.，2010；Hay-Smith et al.，2011；Herderschee et al.，2011；Moore et al.，2013），但许多外科医师仍然认为微创手术是比 PFMT 更好的一线治疗方法，这可能是由于外科医师对运动科学和物理治疗的理解偏差造成的。他们认为，没有足够的证据可以证明 PFMT 的效果，且缺乏长期疗效证据或证据质量差，同时患者定期进行 PFMT 的行动力不足。本节的目的是介绍与 PFMT 治疗 SUI 相关的循证医学证据。

使用 PFMT 治疗 SUI 的循证证据

到目前为止，关于 PFMT 如何有效预防和治疗 SUI 的机制主要有 2 种理论（Bø，2004）。

①学会在腹压增加之前和期间有意识地收缩 PFM，并且保持收缩，以防止盆底下降。

②教导患者定期进行力量训练，以建立盆底的"刚度"和结构支撑。

并且已有基础研究、病例对照研究和 RCT 来支持这 2 种理论。

除了以上 2 种主要理论，研究者还提出了第 3 种理论：Sapsford（2001，2004）认为可以通过腹肌（特别是 TrA）的收缩间接有效地进行 PFMT。

此外，许多物理治疗师认为还有第 4 种理论，并将其称为"功能性训练"。即患者在日常生活的不同任务中进行 PFM 收缩（Carriere，2002）。

理论 1 的证据

通过在腹压增加之前和期间有意识地收缩 PFM，将盆底向前、向上抬起，挤压尿道、阴道和直肠周围组织（Kegel，1948；DeLancey，1990、1994a、1994b、1997）。超声检查和 MRI 研究证实了这种抬起运动是颅向的，同时尾骨前倾、前移、向上（颅向）（Bø et al.，2001；Thompsen and O'Sullivan，2003）。Miller 等（1998）将这种自主收缩命名为"小窍门"，并且在单盲 RCT 中证实，中度和剧烈咳嗽期间应用"小窍门"分别使漏尿量减少了 98.2% 和 73.3%。但"现实生活中"的治愈率暂无报告。此外，基础和功能解剖学研究的结果也支持"小窍门"可以作为稳定盆底的有效运动（Miller et al.，2001；Peschers et al.，2001c）。然而，到目前为止还没有研究阐明在咳嗽和强体力活动中为防止盆底下降需要多大力量，以及在日常活动中经常性地进行抗阻运动是否足以增加肌肉力量或引起 PFM 的形态学变化。

理论 2 的证据

Kegel（1948）最初将 PFMT 描述为盆底的生理训练或"收紧"。PFM 强化训练（运动）治疗 SUI 的理论基础是，力量训练可以将提肌板永久性地提升到骨盆内更高的位置，并通过增强 PFM 及结缔组织的体积和刚度来建立骨盆的结构支撑。这将更有助于激活自主运动单元（神经适应），防止腹压增加期间盆底下降。在腹压升高期间，只有在骨盆打开的同时提肌裂孔变窄，才可使盆腔器官保持在适当位置。此外，若盆底在骨盆内处于较高水平，则可以对腹压的增加产生更快、更协调的反应，通过增加尿道压力来关闭尿道（Constantinou and Govan，1981；Howard et al.，2000）。

超声检查研究表明，与未产妇相比，经产妇的盆底位置更接近尾部（Peschers et al.，1997）。无 UI 和患有 UI 女性的 PFM 解剖学位置也存在显著差异（Miller et al.，2001；Pescherset al.，2001a）。

在 Bernstein（1997）的一项无对照组的研究中，超声检查显示 PFM 在训练后体积显著增加。然而，因为缺乏对照组，所以需要更多的研究来提供 PFMT 后肌肉体积增大的确凿证据。

目前关于 SUI 力量训练的 RCT 中，暂无 PFMT 对 PFM 张力或结缔组织刚度、盆腔内肌肉位置、横截面积或神经生理功能影响的研究。然而，在一项关于 SUI 的 PFMT 无对照试验中，Balmforth 等（2004）发现，经过 14 周有指导的 PFMT 训练和行为调整，超声检查观察到膀胱颈位置在静息状态下、Valsalva 动作进行时和挤压过程中显著增高。在一项关于 PFMT 对 POP 女性的设盲 RCT 研究中，Brækken 等（2010）发现与对照组相比，PFMT 组在 PFM 强度、厚度、肌肉长度、提肌裂孔面积、直肠壶腹及膀胱颈位置方面均具有显著统计学差异。由于上述结果是在 POP 女性中发现的，因此也需要对患有 SUI 的女性进行类似的研究。鉴于研究结果一致认为在这种更复杂情况（POP）下，PFMT 对形态学的改变结果都是一致的，我们可以假设在仅患有 SUI 的组中进行 PFMT 的结果可能会更好。

有一些研究在体育活动中对患者进行了主观和客观的测试，发现训练之后的患者即使在剧烈测试期间也没有发生 UI（Bø et al.，1990a；Bø et al.，1999；Mørkved et al.，2002）。推测其原因是肌肉自主功能得到了改善，而不仅仅是肌肉在腹压增高前的自主收缩能力得到了提高。Brækken 等（2010）发现，与对照组相比，PFMT 组中在进行 Valsalva 动作时提肌裂孔面积的增加较少，这一现象支持了 PFM 自主功能改善的假设。

理论 3 的证据

Sapsford（2001、2004）基于 PFM 是参与构成围绕腹部和盆腔器官的腹囊（abdominal capsule）这一理论提出可以通过训练 TrA 间接训练 PFM。他认为腹囊中的结构（通常称为"核心"）包括腰椎、深层多裂肌、膈肌、TrA 和 PFM。

有研究表明，不同的腹肌在 PFM 收缩期间可产生共同收缩（Bø et al.，1990b；Bø and Stien，1994；Neumann and Gill，2002；Peschers et al.，2001b；Sapsford et al.，2001）。此外，还有研究认为，健康志愿者在进行各种腹肌收缩时，PFM 存在共同收缩。Bø 等（1994）使用 CN EMG 发现，不伴 UI 的女性在腹直肌收缩期间，其 PFM 存在共同收缩。Sapsford 等（2001）对 6 名健康女性进行表面 EMG 检查发现 PFM 随着 TrA 的收缩而增加，这一结果与 Neumann 等（2002）对 4 名无尿失禁女性的研究一致。在无尿失禁女性中，Sapsford 等（1998）发现持续的腹肌等长收缩（也被称为凹陷），可以同时引起 TrA 和腹内斜肌收缩，从而提高尿道压力，其增幅相当于 PFM 最大收缩，然而需要注意的是，本试验中受试女性腹肌收缩的同时 PFM 也进行了收缩。基于这些发现，Sapsford（2001、2004）建议，UI 的治疗应首先从训练 TrA 开始，而非只针对 PFM。

迄今为止，暂无 RCT 研究 SUI 患者通过 TrA 间接训练 PFM 与未经治疗的对照组、PFM 的有意识预收缩或力量训练之间对比。Dumoulin 等（2004）将 PFMT 与 PFMT 联合 TrA 训练进行了比较，并没有发现联合 TrA 训练的任何额外受益。在一项系统综述中，Bø 等（2013）分析了替代运动方案对 PFM 的影响，其中包括 3 项关于腹部训练的 RCT，2 项关于普拉提的 RCT 和 2 项关于 Paula 法的 RCT。结果发现，没有证据支持以上这些替代练习优于 PFMT 或有额外获益。目前缺少应用瑜伽、太极拳、平衡、姿势或呼吸运动对预防或治疗女性 SUI 的 RCT 研究。

理论 4 的证据

在一些物理治疗实践中，PFMT 方案似乎仅包括教导患者在所有日常活动和运动期间以低负荷进行 PFM 的共同收缩（Carriere，2002），并没有采取具体的力量训练方案或后续训练，这可以用与有意识的预收缩或"小窍门"相同的理论来理解。然而，与有意识的收缩不同，PFMT 是通过长时间的主动收缩训练，使之逐渐成为一种自主功能，从而防止 SUI 的发生。因此，可以通过"功能性训练"帮助患者在所有可能出现漏尿情况的日常活动中进一步有意识地收缩 PFM，如抬起重物、做家务、打网球等。

正如可以在咳嗽前和咳嗽期间用手捂住嘴一样，患者也可以学习在进行简单和单一任务（如咳嗽、举重和腹肌锻炼前或过程中）时有意识地提前收缩 PFM。然而，在多任务活动和重复性动作中，例如，跑步、打网球、参加舞蹈和有氧运动，很可能无法有意识地进行 PFM 的共同收缩。迄今为止，还没有基础研究、病例对照研究、无对照研究或 RCT 的证据来支持使用功能性 PFMT。

方法

该部分仅包括 RCT 的结果。使用计算机在 PubMed 数据库搜索，检索范围包括

来自临床实践指南（AHCPR，美国）（Fantl et al.，1996）、第五届 ICI（Moore et al.，2013）、Cochrane 图书馆及其他系统综述（Herbison and Dean，2009；Dumoulin and Hay-Smith，2010；Immamura et al.，2010；Herderschee et al.，2011；Hay-Smith et al.，2011）的研究数据和结论。这些研究中使用的 SUI 的物理治疗技术包括使用或不使用生物反馈、电刺激和阴道哑铃的 PFMT。由于 SUI 和 UUI 症状不同，需要不同的治疗方法，因此本章仅提供有关女性 SUI 的研究。RCT 的方法学质量可通过 PEDro 评定量表来评价，治愈率可通过尿垫试验进行评价（Herbert and Gabriel，2002）。

PFMT 治疗 SUI 的证据

在 Cochrane 图书馆中可以找到关于 PFMT 治疗 SUI 的最新、最全面的系统综述和详细的表格（Herbison and Dean，2009；Dumoulin and Hay-Smith，2010；Herderschee et al.，2011；Hay-Smith et al.，2011），以及 ICI 共识（Moore et al.，2013），因此，本书对每个 RCT 的表格不再赘述。尽管本书中引用了搜索中发现的相似和更新后的研究，但我们仍建议读者通过 Cochrane 图书馆和 PEDro 数据库了解研究的最新进展。

由于研究之间存在很大的异质性，因此很难对该领域的研究以及研究组之间进行有意义的比较。这种异质性与不同的研究纳入标准（例如，有些研究的受试者群体包括 SUI、UUI 和 MUI 女性）、不同的结果测量方法以及具有多种训练量的不同训练方案有关。此外，许多研究中采用的联合干预措施

（例如，同时使用电刺激和力量训练，或同时使用膀胱训练和力量训练）也是造成异质性的原因之一。

与多数 Cochrane 系统综述内容不同的是，在本书中我们根据纳入标准、排除标准和数据内容的呈现做了区分。

- 首先，Cochrane 协作组纳入的研究包括 SUI、UUI 和 MUI 3 种诊断，而我们选择的是具有单独的诊断的研究数据。

- 其次，Cochrane 协作组未通过尿垫试验评估漏尿量来进行数据分析（Dumoulin et al.，2010）。我们认为这会造成很多高质量的研究结果被排除在外，并且不利于在 ICF 的层次上探讨治愈率（WHO，2001）。

- 最后，Cochrane 的综述没有对干预质量进行评估。考虑到运动疗法中存在的剂量 – 反应关系，我们认为有必要对干预的质量进行深入讨论，这样才能从研究 PFMT 的 RCT 中阐明已发现或未发现的正确因果关系。

PFMT 研究的缺陷之一是无法对受试者的 PFM 的收缩能力进行评价。一些研究发现，超过 30% 的女性即使经过指导，也无法在第一次咨询时主动完成 PFM 收缩（Kegel，1952；Benvenuti et al.，1987；Bø et al.，1988；Bump et al. 1991）。Hay-Smith 等（2001）研究了 43 项 RCT，其中只有 15 项在 PFMT 对 SUI、UUI 和 MUI 的治疗效果前对受试者 PFM 的收缩能力进行了评估。其中常见的错误是收缩其他肌肉，如腹肌、臀肌和髋内收肌，而不是 PFM（Bø et al.，1988；Bø et al.，1990b）。此外，Bump 等（1991）认为，多达 25% 的患者可能表现为

反向用力而不是挤压和提升盆底肌。若出现这一情况，训练不仅不能改善 PFM 功能还可能会产生负面影响。因此，必须正确评估 PFM 的收缩能力（图 7.1，详见第 5 章中的"阴道触诊"）。

Kegel 的大量研究报道 PFMT 治愈率超过 80%，但这些研究均未设对照组，涵盖多种类型的 UI，治疗前后未测量漏尿量。此后，后续的一些 RCT 也证实了在 SUI 中，PFM 运动与不进行治疗相比更有效（Henalla et al.，1989、1990；Hofbauer et al.，1990；Wong et al.，1997；Miller et al.，1998；Bø et al.，1999）。此外，许多 RCT 将单独使用 PFMT 与联合使用阴道阻力装置、生物反馈或阴道哑铃进行了比较（Herbison and

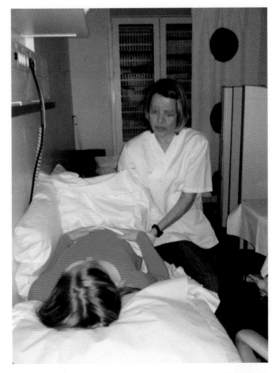

图 7.1 在阴道触诊期间，物理治疗师指导患者收缩 PFM："挤压我的手指并试着向内抬起手指"，同时给予患者积极的正反馈，以及指导患者如何使用协调技巧和力量。在治疗师的鼓励下，大多数患者能够产生更加用力的收缩

Dean，2009；Herderschee et al.，2011；Hay-Smith et al.，2011；Moore et al.，2013）。在所有 RCT 中，仅有一项结果显示 PFMT 对 UI 无显著影响（Ramsey and Thou，1990）。有趣的是，在这项研究中，并没有评估受试者 PFM 的收缩能力，且受试者对训练方案的依从性很差，此外，安慰剂组出现臀肌收缩和髋关节外旋，研究也没有排除其他可能产生 PFM 共同收缩的运动（Bø et al.，1990b；Peschers et al.，2001b）。

改善与治愈率

在手术（Dmochowski et al.，2013）和药理学研究（Andersson et al.，2013）中，经常联合疾病的改善与治愈率进行评估。但到目前为止，选择哪种方法作为治疗的金标准尚未达成共识［如 SUI 的尿流动力学表现、尿失禁频率、尿垫试验漏尿量不超过 2 g（膀胱容量标准化测试，1 小时、24 小时、48 小时），受试女性主观报告等］（Blaivas et al.，1997；Hilton and Robinson，2011）。在对 SUI 和 MUI 的研究中，PFMT 的 RCT 主 观 治 愈 和 改 善 率 为 56%~70%（Moore et al.，2013）。

SUI 的治愈率

据报道，PFMT 的效果更多在于改善症状，而非完全治愈。然而，研究报道经过 PFMT 的 SUI 短期治愈率为 44%~70%（短期治愈指在不同的尿垫试验中漏尿量不超过 2 g）（Henalla et al.，1990；Wong et al.，1997；Bø et al.，1999；Mørkved et al.，2002；Dumoulin et al.，2004；Zanetti et al.，2007）。表 7.6 描述了这些研究，表 7.7 给

出了相似研究的方法学质量。在两项质量较高的单盲 RCT 中，SUI 治愈率是最高的。研究方案为，由受过专业培训的物理治疗师对受试者进行一对一指导，同时结合生物反馈（biofeedback，BF）或电刺激（electrical stimulation，ES）训练，每隔一周或两周对受试者进行密切随访。总体来说，受试者的依从性很高，脱落率很低（Dumoulin et al.，2004；Mørkved et al.，2002）。RCT 和系统综述的研究结果发现，生物反馈和电刺激对 PFMT 均未产生额外疗效（由于训练剂量的差异，有关生物反馈干预的 RCT 是存在缺陷的）（Herderschee et al.，2011；Moore et al.，2013），因此，我们推断对 SUI 治疗有效的关键因素可能是密切的随访和更大的训练量。

干预质量：剂量 - 效应问题

由于不同的研究使用不同的测量手段和仪器来评估 PFM 功能和强度，因此无法将不同的研究结果直接结合起来分析，也很难知道哪种训练方案更有效。此外，不同的研究之间运动剂量（运动类型、频率、持续时间和强度）也存在显著差异（Moore et al.，2013）。在 Cochrane 对 SUI 患者的系统综述中，干预的持续时间在 6 周到 6 个月之间不等，强度（以保持时间计算）在 3 秒到 40 秒之间不等，每天重复的次数在 36 到 200 不等。但一致的是，所有 RCT 中的训练频率都是按天计算的（Hay-Smith et al.，2001）。

Bø 等（1990b）证明了有监督跟进的训练比家庭训练更有效。此研究将自我评估和正确肌肉收缩的相关教学与 6 个月的训练计

表 7.6　PFMT 治疗 SUI 的研究（治愈率的标准以各种尿垫试验不超过 2 g 评估）

作者	Henalla et al., 1989
试验设计	将受试者随机分配到 PFMT 组、干扰电组、雌激素组或对照组
样本量和年龄（岁）	104 名女性；未报告平均年龄及方差
诊断	尿流动力学检查诊断为 SUI
训练方案	PFMT 组：阴道触诊，每小时收缩 PFM 5 次，每次收缩保持 5 秒；每周接受 1 次物理治疗师指导，共 10 周 干扰电组：0~100 Hz，20 分钟，由物理治疗师完成治疗，每周 1 次，共 10 周 雌激素组：每晚涂抹普雷马林阴道乳膏（每次 1.25 mg），持续 12 周 对照组：无治疗
脱落率	4/104：未报告脱落病例的具体出处
依从性	未报告
结果	65% 治愈或超过 50% 症状改善
作者	Henalla et al., 1990
试验设计	将受试者随机分配到 PFMT 组、雌激素组、对照组
样本量和年龄（岁）	26 名绝经后女性，年龄为 49~64 岁，平均年龄 54 岁
诊断	既往有 SUI 病史
训练方案	为期 6 周 PFMT 组：方案未详细说明 雌激素组：每晚涂抹普雷马林阴道乳膏（2 g/ 次）
脱落率	未报告
依从性	未报告
结果	PFMT 组 50% 治愈或超过 50% 症状改善 雌激素组：无治愈 对照组：无治愈
作者	Glavind et al., 1996
试验设计	将受试者随机分配到 PFMT + 物理治疗师组和 PFMT + BF 组
样本量和年龄（岁）	40 名女性，年龄为 40~48 岁，平均年龄 45 岁
诊断	尿流动力学检查诊断为 SUI
训练方案	为期 4 周，阴道触诊；两组均要求在家中进行每天至少 3 次的 PFMT PFMT+ 物理治疗师组：物理治疗师一对一治疗，每天 3~4 次 PFMT+BF 组：PFMT 治疗如上，另外进行 4 次 BF 训练
脱落率	PFMT+ 物理治疗师组：25% PFMT+BF 组：5%
依从性	未报告
结果	PFMT+ 物理治疗师组：20% 治愈 PFMT+BF 组：58% 治愈

作者	Wong et al.，1997
试验设计	将受试者随机分配到门诊 PFMT 组或居家 PFMT 组
样本量和年龄（岁）	47 名女性，平均年龄 48.8 岁（SD= 9.4）
诊断	尿流动力学检查诊断为 SUI
训练方案	训练为期 4 周 门诊 PFMT 组：8 次 PFMT 外加居家每日 PFMT 居家 PFMT 组：日常居家 PFMT
脱落率	未报告
依从性	未报告
结果	组间无差异，55% 治愈
作者	Bø et al.，1999
试验设计	将受试者随机分配到 PFMT 组、电刺激组、阴道哑铃组或对照组
样本量和年龄（岁）	107 名女性，年龄为 24~70 岁，平均年龄 49.5 岁
诊断	尿流动力学检查诊断为 SUI
训练方案	为期 6 个月；阴道触诊 每天在家中进行至少 3 次，每次 8~12 次收缩的 PFMT，记录训练日记 每周 45 分钟的训练课程 每人每月评估肌力和训练动机
脱落率	8%
依从性	93%
结果	PFMT 组：44% 治愈 对照组：6.7% 治愈
作者	Mørkved et al., 2002
试验设计	将受试者随机分配到 PFMT 组、PFMT + BF 组
样本量和年龄（岁）	103 名女性，年龄为 30~70 岁，平均年龄 46.6 岁
诊断	尿流动力学检查诊断为 SUI
训练方案	阴道触诊后为期 6 个月的干预 两组运动量相同，前两个月每周与物理治疗师会面一次，之后每两周一次。每次进行 3 组 训练，每组 10 次收缩，持续 6 秒，最多可增加 3~4 次快速收缩 PFMT 组：每天 3 组，每组 10 次收缩 PFMT + BF 组：训练方案同上并结合 BF 治疗
脱落率	8.7%
依从性	PFMT 组：85.3%；PFMT+BF 组：88.9%
结果	PFMT 组：69% 治愈 PFMT+BF 组：67% 治愈

续表

作者	Aksac et al.，2003
试验设计	将受试者随机分为 PFMT 组、PFMT + BF 组、雌激素对照组
样本量和年龄（岁）	50 名女性，平均年龄 52.9 岁（SD = 7.1）；训练组每组 20 人，对照组 10 人
诊断	尿流动力学检查诊断为 SUI
训练方案	为期 8 周的干预 PFMT 组：阴道触诊，每组 10 次收缩，每日 3 次，持续 5 秒，2 周后进阶到 10 秒，每周门诊治疗和常规居家治疗 PFMT+BF 组：每周门诊治疗，同时居家行 BF 治疗，每周 3 次。保持 10 秒收缩，20 秒放松，每次训练共持续 20 分钟
脱落率	无
依从性	未报告
结果	PFMT 组：75% 治愈，25% 改善 PFMT+BF 组：80% 治愈，20% 改善 对照组：无治愈，20% 改善
作者	Dumoulin et al.，2004
试验设计	将受试者随机分配到多模式 PFMT 组、多模式 PFMT+ 腹肌训练组、对照组
样本量和年龄（岁）	64 名女性，年龄为 23.3~39 岁，平均年龄 36.2 岁
诊断	尿流动力学检查诊断为 SUI
训练方案	为期 8 周 多模式 PFMT 组：每周 1 次物理治疗师指导的训练，包括电刺激 15 分钟，PFMT 25 分钟；家庭训练每周 5 天 多模式 PFMT+ 腹肌训练组：相同的 PFMT 方案 +30 分钟深层腹肌训练 对照组：背部和四肢按摩
脱落率	3.1%
依从性	未报告
结果	多模式 PFMT 组：70% 治愈 多模式 PFMT+ 腹肌训练组：70% 治愈 对照组：0% 治愈
作者	Zanetti et al.，2007
试验设计	平行对照 RCT
样本量和年龄（岁）	44 名 SUI 女性
诊断	尿流动力学检查
训练方案	物理治疗师一对一指导的 PFMT，每次 45 分钟，每周两次，共 12 周；训练方案包括力量训练和"小窍门"训练（$n = 23$） 居家无指导 PFMT 训练（$n = 21$） 两组每月均由物理治疗师进行评估（阴道触诊）
脱落率	无
依从性	未报告
结果	对照组 2 例治愈（9.8%） PFMT 组 11 例治愈（48%）

注：缩写见正文。

表 7.7　用于治疗 SUI 的 PFMT 系统综述中 RCT 的 PEDro 质量评分

E– 受试者的纳入条件有具体标准	
1– 受试者被随机分配到各组（在交叉研究中，受试者的治疗顺序是随机安排的）	
2– 分配方式是隐藏的	
3– 就最重要的预后指标而言，各组的基准线都是相似的	
4– 对受试者全部设盲	
5– 对实施治疗的治疗师全部设盲	
6– 对至少测量一项主要结果的评估者全部设盲	
7– 在最初分到各组的受试者中，85% 以上的受试者至少有一项主要结果的测量结果	
8– 凡是有测量结果的受试者，都必须按照分配方案接受治疗或者对照治疗，假如不是这样，那么至少应对一项主要结果进行"意向性治疗分析"	
9– 至少报告一项主要结果的组间比较统计结果	
10– 至少提供一项主要结果的点测量值和变异量值	

研究	E	1	2	3	4	5	6	7	8	9	10	共计
Henalla et al., 1989	+	+	−	?	−	−	−	+	−	?	+	3
Henalla et al., 1990	+	+	?	?	−	−	−	+	?	−	−	2
Glavind et al., 1996	+	+	+	+	−	−	−	+	+	+	−	6
Wong et al., 1997	−	+	?	+	−	−	−	?	?	−	−	2
Bø et al., 1999	+	+	+	+	−	−	+	+	+	+	+	8
Mørkved et al., 2002	+	+	+	+	−	−	+	+	+	+	+	8
Aksac et al., 2003	+	+	+	+	−	−	−	+	+	+	+	7
Dumoulin et al., 2004	+	+	?	−	−	+	−	+	+	+	+	8
Zanetti et al., 2007	+	+	+	+	−	−	−	+	+	+	+	7

注：+，完全符合标准；−，不符合标准；?，不确定是否符合标准。通过统计完全符合标准的项数来计算总分，E 项分数不用于生成总分，共计不超过 10 分。

划中的力量训练相结合。女性受试者被随机分配到强化训练组（包含 7 次物理治疗师一对一指导，每周 45 分钟的 PFMT 强化课程，以及每天在家 3 组，每组 8~12 次的 PFM 收缩），或进行相同的项目但不包括强化训练的常规训练组。结果显示，在强化训练组中，肌肉力量（图 6.11）和尿失禁情况都有了更好的改善：强化训练组中 60% 的受试者报告无失禁（或几乎无失禁），而运动强度较低的常规训练组中该数据为17%。通过膀胱容量标准化尿垫试验测量结果表明，仅强化训练组中出现漏尿量显著减少（图 7.2）。

这项研究表明，训练计划的强度和随访频次不同，治疗预期结果会存在巨大差异，没有密切随访的训练的预期结果可能较差。值得注意的是，本研究中效果较差的常规训练组虽然也包括 7 次经验丰富的物理治疗师一对一指导课程，且受试者对家庭训练计划的依从性也很高，但干预效果仅为 17%。在另外两项 RCT（Glavind et al.，1996；Goode et al.，2003）和一项非随机研究（Wilson et

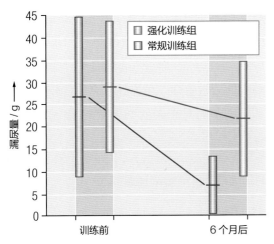

图 7.2 尿垫试验结果显示，只有强化训练组的漏尿量有统计学意义上的显著减少（引自 Bø et al.，1990，已授权）

al.，1987）中，强度更高的强化训练组更为有效，其他几项系统性综述也得出了同样的结论（Immamura et al.，2010；Hay-Smith et al.，2011；Moore et al.，2013）。各种训练方案都存在剂量 – 效应问题（Haskel，1994；Bouchard，2001）。因此，在一些临床实践或研究中，效果稍逊一筹的原因可能是训练刺激不足和训练强度较低。此外，如果在 RCT 中选择低剂量 PFMT 方案与其他方法进行比较，PFMT 的效果必然较差（Herbert and Bø，2005）。

联合 BF 的 PFMT

BF 被定义为一组借助外部传感器为身体的某些过程做出提示的实验程序，通常用于提高测量质量（Schwartz and Beatty，1977）。BF 设备最早应用于心理学领域，主要用于测量不同形式压力下的出汗量、心率和血压。Kegel（1948）的训练方案一直是基于阴道触诊和临床观察，对 PFM 的正确收缩进行指导。他将 PFMT 与阴道挤压压力测

量结合起来作为运动时的 BF。目前，已有各种各样辅助 PFMT 的 BF 装置应用于临床实践中。

在泌尿外科或泌尿妇科的教科书中，术语"生物反馈（BF）"通常用于对与 PFMT 的不同方法进行分类。然而，BF 本身并不是一种治疗方法。

BF 是一种辅助训练的手段，可用于测量 PFM 单次收缩的反应，其目的是让患者更好地意识到肌肉功能并激励患者增强肌肉功能，目前 BF 已广泛应用于 PFMT 领域的阴道和肛门表面 EMG，以及尿道和阴道挤压压力测量中（Hay-Smith et al.，2009；Herderschee et al.，2011）。然而，我们应该意识到的是，压力计和测力计可能会记录到错误的 PFM 收缩（例如，反向用力），并且 PFM 之外的其他肌肉收缩也可能会影响 EMG 测量结果。因此，BF 并不能用于判断肌肉是否为正确的收缩。

自 Kegel 首次发表其研究结果以来，也有一些 RCT 研究表明，对于 SUI 来说无 BF 的 PFMT 比不治疗更有效（Dumoulin and Hay-Smith，2010）。在 Cochrane 综述中，Herderschee 等（2011）回顾了 24 项对有无 BF 辅助下的 PFMT 进行比较的 RCT 或半随机试验。他们发现使用 BF 可能为 PFMT 提供了额外效果。在患有 SUI 或 MUI 的女性的研究中，除两项 RCT 外，所有试验均未得出将 BF 加入 SUI 训练方案中有任何额外效果（Shepherd et al.，1983；Castleden et al.，1984；Taylor and Henderson，1986；Ferguson et al.，1990；Berghmans et al.，1996；Glavind et al.，1996；Sherman et al.，1997；Laycock et al.，2001；Pages et al.，

2001；Wong et al., 2001；Aukee et al., 2002；Mørkved et al., 2002；Aksac et al., 2003）。Berghmans 等（1996）的研究证实 BF 组的进展更快。Glavind 等（1996）也证实了 BF 具有积极的效果。然而，这项研究中的组间训练频率不同，所以组间疗效的差异可能被归因于双倍的训练剂量，也可能被归因于使用了 BF，或两者兼而有之。上述研究均得出 PFMT 存在剂量 – 效应问题的结论。

很少有研究在有和无 BF 的 PFMT 方案中使用完全相同的训练剂量（Herderschee et al., 2011）。例如，Pages 等（2001）对每周 5 天、每天 60 分钟的小组训练和每周 5 天、每天 15 分钟的个人 BF 训练的训练方案进行了比较，根据受试者的自我报告和 PFM 力量测试进行评估，结果发现个体化的 BF 训练方案更为有效。但如果两个比较组除了接受 BF，还存在训练剂量不同，那么疗效产生的具体原因就无法明确。此外，其他因素也会影响有或无 BF 的 PFMT 的研究结果。由于研究已证实无 BF 的 PFMT 是有效的，所以需要较大的样本量来研究将 BF 加入有效的训练方案中的额外效果。大多数已发表的比较 PFMT 与 PFMT 结合 BF 的研究中，样本量都很小，Ⅱ型误差很可能造成阴性结果（Herderschee et al., 2011）。然而，在已发表的两个样本量最大的 RCT 中，增加 BF 并未证实具有额外效果。

许多女性可能不喜欢脱衣去私密房间并插入阴道或直肠装置进行锻炼（Prashar et al., 2000）。另一方面，一些女性发现在训练时使用 BF 可以为她们提供更大的动力来控制和增强 PFM 收缩的强度。因此，我们建议应该将所有可能提高患者依从性和对

训练产生强化的相关因素都加入训练方案中，以提高训练计划的效果。如果可以，BF 应作为家庭训练的选项之一，物理治疗师可使用敏感性、可靠性和有效性较高的工具在随访时对患者的 PFM 的收缩能力进行评估。

PFMT 联合负重阴道哑铃

阴道哑铃是一种放置在提肌板上方阴道内的重物（Herbison and Dean, 2009）（图 6.12）。阴道哑铃是由 Plevnik 在 1985 年开发的（Hay-Smith et al., 2001）。他们在力量训练中使用阴道哑铃的理论依据是，当阴道哑铃滑落时盆底肌会反射性地或主动地收缩。阴道哑铃的重量是训练的刺激源，可使女性在逐渐增加的负荷下产生更强力的收缩。在一项 Cochrane 综述中，共纳入 17 项 RCT 或半随机研究，总计 1484 名 SUI 和 MUI 的女性受试者（其中 6 篇试验仅作为摘要发表），研究结果认为进行阴道哑铃训练比不进行治疗更有效（Herbison and Dean, 2009）。

目前已有几项 RCT 比较了 PFMT 与阴道哑铃对 SUI 的疗效（Pieber et al., 1994；Cammu and van Nylen, 1998；Bø et al., 1999；Arvonen et al., 2001；Laycock et al., 2001）。Bø 等（1999）发现 PFMT 在提高肌肉力量和减少漏尿方面比阴道哑铃训练效果更显著。在其他 3 项研究中，联合使用和不使用阴道哑铃的 PFMT 之间无显著差异（Pieber et al., 1994；Cammu and van Nylen, 1998；Laycock et al., 2001）。Cammu 等（1998）报道参与阴道哑铃训练的受试者依从性较低，因此不推荐使用。Bø 等（1999）

发现接受阴道哑铃的女性受试者存在动机不足。Laycock 等（2001）研究报道受试者总脱落率为 33%。

然而，从运动科学的角度来说，研究者也对阴道哑铃的使用存在质疑。保持阴道哑铃 15~20 分钟可能会导致相应部位血供减少、耗氧量减少、肌肉疲劳和疼痛，并且引起其他肌肉而非 PFM 收缩。此外，许多女性不喜欢使用阴道哑铃（Cammu and van Nylen，1998；Bø et al.，1999）。但是，如果通过不同的方式使用阴道哑铃，可能会给训练方案增加额外的效果，那么可以要求受试者在仰卧位或站立位通过挤压阴道哑铃收缩 PFM，同时尝试将哑铃拉出，每天重复 3 组，每组 8~12 次，或在日常生活中逐渐增加训练强度。这种方式符合一般的力量训练原则，而且可以循序渐进地调整训练方案。Arvonen 等（2001）使用"阴道球"并遵循一般力量训练原则进行训练，结果发现与常规 PFMT 相比，使用阴道球的训练在减少漏尿方面效果更为显著。

治疗 SUI，PFMT 与电刺激哪个更有效

下文介绍了电刺激治疗 SUI 的基本原理和证据（详见本章"SUI 的电刺激治疗"）。本书中引用了 PFMT 和电刺激的对比研究，以及 PFMT 与电刺激联合应用的研究。

Hennalla 等（1989a）、Hofbauer 等（1990）和 Bø 等（1999）的研究发现 PFMT 治疗 SUI 的效果明显优于电刺激。Laycock 等（1996）及 Hahn 等（1991）则发现二者间没有显著差异，Smith（1996）发现电刺激治疗效果明显更好。之后 Bidmead 等（2002）、Goode 等（2003）、Hofbauer 等

（1990）和 Knight 等（1998）的研究发现在 PFMT 方案中加入电刺激治疗无额外效果。

许多有关电刺激的研究设计存在缺陷，未来的研究应着重于开展高质量的 RCT（Moore et al.，2013）。已有研究报道了电刺激的副作用（Indrekvam and Hunskaar，2002），并且发现电刺激与 PFMT 相比，耐受性较差（Bø et al.，1999）。此外，Bø and Talseth（1997）发现 PFM 自主收缩比电刺激更能显著增加尿道压力，并且几个共识声明也已经得出了相似结论，即力量训练比电刺激更为有效（Dudley and Harris，1992；Vuori and Wilmore，1993）。图 7.3 显示了在 PFMT 组、电刺激组、阴道哑铃训练组及对照组中，通过尿垫试验与膀胱容量标准化尿垫试验得出的漏尿量的效果差异。

膀胱训练与 PFMT 对 SUI 的治疗效果是否一样

膀胱过度活动的患者遵循膀胱训练的基本原理和理论证据已在上文进行过讨论。一项研究表明，膀胱训练对 SUI 和 UUI 的

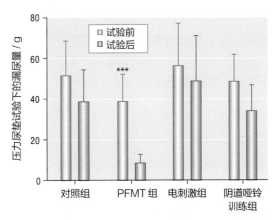

图 7.3 Norwegian 盆底研究表明，仅 PFMT 组的漏尿量通过压力尿垫试验测量获得了显著的统计学差异（引自 Bø et al.，1999，已授权）

治疗效果类似（Fantl et al., 1991），另一项 RCT 认为膀胱训练对 SUI、尿急和 MUI 的女性的治疗效果与 PFMT 也相似（Elser et al., 1999）。但与以上研究结论相反的是，Sherburn 等（2011）发现 PFMT 在治疗老年女性 SUI 时，效果比膀胱训练更为显著。迄今为止，对膀胱训练的作用机制仍没有明确的解释，如果机制中不包括促进特定的 PFM 收缩，则很难理解它是如何治疗 SUI 的。

对于 SUI，手术是否比 PFMT 更有效

只有一项已发表的研究将手术与 PFMT 作为 SUI 的一线治疗进行了比较。在 Klarskov 等（1986）的 RCT 中，手术组受试者根据不同诊断进行了相应的手术治疗，PFMT 组受试者在物理治疗师的指导下进行不少于 5 次的团体训练，但是否通过阴道触诊确定受试者能够正确收缩 PFM 尚不清楚。4 个月后，PFMT 组的治愈率低于手术组，但最终报告的治愈 / 改善的比例无统计学差异。12 个月后，PFMT 组中有 42% 的女性对治疗表示满意，而手术组有 73%。手术组还报告了不良反应，包括新发的 UUI、耻骨后或骨盆疼痛、性交痛等。

PFMT 的不良反应

PFMT 很少有不良反应，偶尔会在 PFMT 后发现（Moore et al., 2013）。Lagro-Jansson 等（1992）发现 1 名女性在训练时出现疼痛，3 名女性在训练时感到不适。Aukee 等（2002）没有在训练组中发现副作用，但有两名绝经后女性因发现阴道探头导致不适而中断了家用 BF 装置的使用，其他

研究中没有发现副作用（Bø et al., 1999）。

PFMT 对 SUI 的远期疗效

一些研究报道了 PFMT 的远期疗效（Bø and Herbert, 2013；Moore et al., 2013）。然而在非治疗组或效果较差的干预组中，女性在研究结束后会继续寻求其他治疗。因此研究通常只会报道所有女性或效果最好组的随访数据。只有少数研究对手术和临床检查（Black and Downs, 1996；Dmochwski et al., 2013a）进行了长期疗效的观察（Bø and Herbert, 2013）。Klarskov 等（1991）评估了最初参与该研究的部分女性，Lagro-Janssen 等（1998）评估了 110 名 SUI、UUI 或 MUI 女性中的 88 名，发现在停止训练 5 年后，67% 的患者仍对现状表示满意，其中，这 110 名受试者只有 7 名接受了手术治疗。此外，治疗满意度与训练依从性和尿失禁类型密切相关，MUI 的女性疗效更难维持，患有 SUI 的女性长期效果最好，但只有 39% 的人每天或只在"需要时"进行锻炼。

在为期 5 年的随访中，Bø 等（1996）仅调查了强化训练组，发现中断训练后漏尿量明显增加。23 名受试者中有 3 名接受了手术治疗，其中 2 名在经初次训练后未治愈的女性对手术结果感到满意，并且在尿垫试验中没有漏尿情况出现；第 3 名女性进行初次 PFMT 后已治愈，然而 1 年后由于她丈夫的去世而产生的个人问题造成训练暂停，尿失禁问题复发，于是她在第 3 年接受了手术治疗，但对手术后的结果并不满意，且咳嗽试验中有明显的漏尿情况，以及在尿垫试验中出现了 17 g 的漏尿。在这些女性中，56% 的患者在咳嗽时有正向闭合压力，70%

的患者在 5 年的随访期间表示咳嗽时没有明显的渗漏，70% 的患者对结果仍然满意，并且不需要其他治疗方案。

Cammu 等（2000）使用调查问卷和病例回顾的形式对 52 名经尿流动力学检查诊断为 SUI 的女性进行了 PFMT 长期疗效的研究。研究中有 87% 的人适合进行分析，其中 33% 的人在 10 年后接受了手术，接受手术的人中有 8% 是在对初次 PFMT 治疗效果满意的基础上接受的，62% 患者是在对初次 PFMT 治疗效果不满意的基础上接受的。对 PFMT 初次治疗效果满意的患者中有 2/3 在 10 年后仍然维持疗效。

Bø 等（2005）停止规范化训练 15 年后，通过收集问卷调查数据报告了下尿路症状的现状，发现强化训练在短期内的显著影响不再存在：两组均有 50% 的 SUI 患者在这期间进行了手术；然而在结束训练后的前 5 年内，低强度训练组中有更多女性接受了手术，漏尿频率或漏尿量在接受手术的女性和未接受手术的女性之间没有差异，接受手术治疗的女性出现漏尿的情况更严重，在日常活动中受到尿失禁的困扰更多。

一般用于维持肌肉力量的训练建议是，每周进行 1 次中至高强度的运动（Garber et al.，2011），且收缩强度比训练频率更重要。到目前为止，还没有研究评估在停止有规范化训练后，受试者必须进行多少次收缩才能维持 PFM 的力量。在 Bø 等（1996）的一项研究中，发现 PFM 力量在停止规范化训练后 5 年仍能保持，其中 70% 的人每周进行 1 次以上的锻炼。但是，在能够成功保持训练效果的女性之间，练习数量和强度差异很大（Bø，1995）。一组 8~12 次收缩

可以很容易地在有氧舞蹈课程中实现，还可以推荐作为女性一般力量训练课程中的一部分。但我们不知道如何在腹压增加之前实现自主预收缩，从而维持或增加肌肉力量。在 Cammu 等（2000）的研究中，PFMT 的长期疗效似乎是因为 PFM 可以在腹腔内压力突然增加前完成预收缩，而与常规力量训练并无太大关系。在他们的研究中没有测试肌肉力量。Bø 等（2005）的研究中发现，有几名女性在原训练方案中没有进行过指导的前提下，学会了在腹压上升之前和期间进行 PFM 的预收缩。

其他项目

如今，人们对 PFMT 结合所谓的"核心训练"（包括针对 mTra 和多裂肌的下脊柱稳定训练）有很大的兴趣。瑜伽、普拉提、Feldenkrais 疗法和 Mensendick 疗法的课程是包含在 PFM 训练中的常见的训练项目。这些项目除了瑜伽（已经有很久的历史），都是在 20 世纪 20 年代和 30 年代才发展起来的，而且据本书作者考证，这些训练最初都没有包括 PFMT。

我们参考了 Bø 等（2013）对治疗 SUI 的替代方法证据的系统综述和讨论，以及关于新疗法何时和如何应用于临床实践的文章（Bø and Herbert，2009）后发现，在未受过训练的人中，所有常规训练都有改善功能的作用，因此，应该关注 PFMT，并将其加入适合此类女性患者的健身计划中。然而，我们需要注意的是，如果没有合适的私人指导，许多患者可能无法进行正确的收缩。因此，这些训练的效果不好也可能是由于不正确的收缩造成的。

动机

有研究人员探讨了 PFMT 对尿失禁疗效的影响因素（Moore et al., 2013），发现没有单一的因素可以预测结果。研究由此得出结论，即传统上认为影响疗效的许多因素，如年龄和尿失禁的严重程度，可能没有先前想象的那么重要，产生积极效果最相关的因素可能是患者进行正确收缩的宣教、患者的训练动机、训练的依从性和训练方案的强度。

有些患者反映这些练习可能很难定期进行（Alewijnse, 2002），但是在分析 RCT 结果时，研究者发现患者对锻炼计划的依从性普遍较高、脱落率较低（Moore et al., 2013），只有几项研究报道的依从性很低、脱落率较高（Ramsey and Thou, 1990; Laycock et al., 2001）。掌握与行为科学相关的知识和能力（如教育学和健康心理学等）以及可以解释患者的疑问并激励患者的能力是提高患者依从性以及降低患者脱落率的关键因素。在一些研究中，研究者遵循了这样的策略，实现了患者的高度依从性（Alewijnse, 2002; Chiarelli and Cockburn, 2002）。在其他研究中，尚未报告具体策略，但重点放在为患者创造积极、愉快并支持其训练的环境。如果有经验丰富并且训练动力强的人带领，那么个性化指导结合小组训练可能是一个很好的模式（Bø et al., 1990a; Bø et al., 1999）（图 7.4，7.5）。

在 PFMT 方案中，中途没有退出者（Berghmans et al., 1996）且受试者依从率超过 90%（Bø et al., 1999）的目标是可能实现的。在 Alewijnse（2002）的一项研究中，大多数女性在停止训练计划后 1 年，仍然能够根据建议保持每周 4~6 次训练，以下因素可以预测 50% 的依从率。

- 有坚持训练的积极意愿。
- 短期内依从性较高。
- 积极的自我效能预期。
- 在初始治疗前后每周频繁发生漏尿。

研究提出患者不遵守治疗计划的各种原因包括：长期和耗时的治疗、改变生活方式的要求、医患沟通不良、文化及健康信仰、社会支持不良、交通不便、缺乏时间、动机问题和诊所路程时间问题（Paddison, 2002）。

Sugaya 等（2003）使用口袋大小的电脑装置，每天 3 次发出声音提醒人们进行 PFMT。为了暂停声音，患者需要以肌肉收缩的形式摁下按钮，从而该设备也记录了训练依从性：46 名女性被随机分配到有或无装置指令组，一组根据分发的训练手册练习收缩 PFM，另外一组同时根据说明书使用声音提醒装置。结果显示，设备组中每日尿失禁发作情况和尿垫试验结果得到明显改善，且设备组中的满意度为 48%，而对照组满意度仅为 15%。根据患者自述，当铃声响起时，设备组中的患者觉得他们不得不开始进行 PFMT。

结论

具有高质量的 RCT、系统综述和几项 Cochrane 综述同时认为，PFMT 对治疗 SUI 比不治疗、假治疗或安慰剂更有效，证据级别为 A 级，Ⅰ 级推荐。因此建议将 PFMT 作为 SUI 的一线治疗。没有证据表明联合使用 BF、电刺激或阴道哑铃会对 PFMT 的

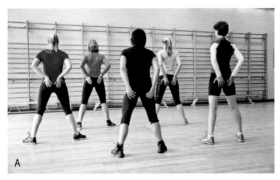 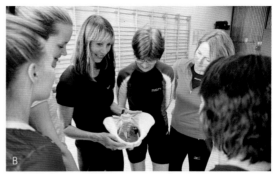

图 7.4　当患者能够正确收缩 PFM 时，在课堂上进行力量训练可以变得很有趣，并且患者积极性明显会增高。Bø 于 1986 年开发了用于 PFMT 的小组训练课程，并于 1990 年在 *Neurourology and Urodynamics* 杂志上介绍了第一个使用小组训练治疗 SUI 的 RCT 结果

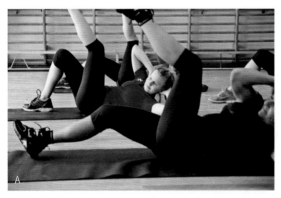 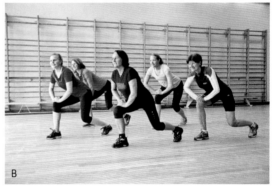

图 7.5　在两次 PFMT 之间跟随音乐进行其他练习。除了身体觉醒和放松（呼吸和伸展）练习，课程还强调腹部（包括腹横肌）、背部和大腿肌肉的力量训练。课程共 60 分钟，其中 45 分钟为训练，15 分钟为家庭训练提供信息、交流和鼓励

疗效产生任何附加影响。

临床建议

- 使用图表、图纸和模型向患者讲授 PFM 和下尿路功能。
- 解释正确的 PFM 收缩，在检查收缩能力之前先让患者进行几次练习。
- 评估 PFM 的收缩。
- 如果女性能够收缩 PFM，则应制订一个家庭训练方案。训练目标是力争进行最大收缩，每天 3 组，每组 8~12 次。询问患者的锻炼时间和地点。通过计算机依从性

登记系统为患者提供训练日记或 BF。如果可能的话，与患者讨论使用 BF 是否对其有激励作用。

- 如果女性无法完成 PFM 收缩，请尝试手法技术进行协助，如触摸、敲击、按摩、快速拉伸或给予电刺激。请注意，如果可以给患者多一些在家练习的时间，大多数患者都可以学会收缩。
- 每周进行多次物理治疗师监督下的练习。有监督的练习可以单独进行，也可以分组进行。
- 使用反应度好、可靠且有效的评估工具，密切关注 PFM 功能和肌力的发展。

- 除了力量训练方案外，还需要要求患者在咳嗽、大笑、打喷嚏和提肛（有意识的预收缩，小窍门）活动之前和期间预先收缩 PFM，并在动作过程中保持收缩。

- 建议评估治疗前后的漏尿情况和生活质量（QoL）。

  - ICIQ 简表（Avery et al.，2004）。

  - 3 天漏尿事件发生次数（Lose et al.，1998）。

  - 漏尿指数（Bø，1994）。

  - 尿垫试验（进行 48 小时、24 小时及 1 小时膀胱容量标准化测试）（Lose et al.，1998）。

  - 一般问卷和疾病特异性 QoL 问卷（SF-37、ICIQ UI-SF、Kings College、B-FLUTS）（Corcos et al.，2002）。

参考文献

Aksac, B., Semih, A., Karan, A., et al., 2003. Biofeedback and pelvic floor exercises for the rehabilitation of urinary stress incontinence. Gynecol. Obstet. Invest. 56, 23-C27.

Alewijnse, D., 2002. Urinary incontinence in women. Long term outcome of pelvic floor muscle exercise therapy [thesis]. Maastricht Health Research Institute for Prevention and Care/Department of Health Education and Health Promotion.

Andersson, K.E., Chapple, C.R., Cardozo, L., et al., 2013. Committee 8: Pharmacological treatment of urinary incontinence. In: Abrams, P., Cardozo, L., Khoury, S., et al. (Eds.), Incontinence: Fifth International Consultation on Incontinence. European Association of Urology, Arnhem, pp. 623-C728. www.uroweb.org.

Arvonen, T., Fianu-Jonasson, A., Tyni-Lenne, R., 2001. Effectiveness of two conservative modes of physiotherapy in women with urinary stress incontinence. Neurourol. Urodyn. 20, 591-C599.

Aukee, P., Immonen, P., Penttinen, J., et al., 2002. Increase in pelvic floor muscle activity after 12 weeks' training: a randomized prospective pilot study. Urology 60, 1020-C1024.

Avery, K., Donovan, J., Peters, T.J., et al., 2004. ICIQ: a brief and robust measure for evaluating the symptoms and impact of urinary incontinence. Neurourol. Urodyn. 23 (4), 322-C330.

Balmforth, J., Bidmead, J., Cardozo, L., et al., 2004. Raising the tone: a prospective observational study evaluating the effect of pelvic floor muscle training on bladder neck mobility and associated improvement in stress urinary incontinence. Neurourol. Urodyn. 23, 553-C554.

Benvenuti, F., Caputo, G.M., Bandinelli, S., et al., 1987. Reeducative treatment of female genuine stress incontinence. Am. J. Phys. Med. 66 (4), 155-C168.

Berghmans, L.C.M., Frederiks, C.M.A., de Bie, R.A., et al., 1996. Efficacy of biofeedback, when included with pelvic floor muscle exercise treatment, for genuine stress incontinence. Neurourol. Urodyn. 15, 37-C52.

Bernstein, I., 1997. The pelvic floor muscles [thesis]. University of Copenhagen, Hvidovre Hospital, Department of Urology.

Bidmead, J., Mantle, J., Cardozo, L., et al., 2002. Home electrical stimulation in addition to conventional pelvic floor exercises. A useful adjunct or expensive distraction? Neurourol. Urodyn. 21 (4), 372-C373.

Black, N.A., Downs, S.H., 1996. The effectiveness of surgery for stress incontinence in women: a systematic review. Br. J. Urol. 78 (497), 510.

Blaivas, J.G., Appell, R.A., Fantl, J.A., et al., 1997. Standards of efficacy for evaluation of treatment outcomes in urinary incontinence: recommendations of the urodynamic society. Neurourol.Urodyn. 16 (145), 147.

Bouchard, C., 2001. Physical activity and health: introduction to the dose-Cresponse symposium. Med. Sci. Sports Exerc. 33 (Suppl. 6), S347-CS350.

Brækken, I.H., Majida, M., Ellstrom-Engh, M., et al., 2010. Morphological changes after pelvic floor muscle training measured by 3-dimensional ultrasound: a randomized controlled trial. Obstet. Gynecol. 115 (2), 317-C324.

Bø, K., 1994. Reproducibility of instruments designed to measure subjective evaluation of female stress urinary incontinence. Scand. J. Urol. Nephrol. 28, 97-C100.

Bø, K., 1995. Adherence to pelvic floor muscle exercise and long term effect on stress urinary incontinence. A five year follow up. Scand. J. Med. Sci. Sports 5, 36-C39.

Bø, K., 2004. Pelvic floor muscle training is effective in treatment of stress urinary incontinence, but how does it work? Int. Urogynecol. J. Pelvic Floor Dysfunct. 15, 76-C84.

Bø, K., Herbert, R., 2009. When and how should new therapies become routine clinical practice? Physiotherapy 95, 51-C57.

Bø, K., Herbert, R.H., 2013. There is not yet strong evidence that exercise regimens other than pelvic floor muscle training can reduce stress urinary incontinence in women: a systematic review. J. Physiother. 59, 159-C168.

Bø, K., Stien, R., 1994. Needle EMG registration of striated urethral wall and pelvic floor muscle activity patterns during cough, Valsalva, abdominal, hip adductor, and gluteal muscle contractions in nulliparous healthy females. Neurourol. Urodyn. 13, 35-C41.

Bø, K., Talseth, T., 1996. Long term effect of pelvic floor muscle exercise five years after cessation of organized training. Obstet. Gynecol. 87 (2), 261-C265.

Bø, K., Talseth, T., 1997. Change in urethral pressure during voluntary pelvic floor muscle contraction and vaginal electrical stimulation. Int. Urogynecol. J. Pelvic Floor Dysfunct. 8, 3-C7.

Bø, K., Hagen, R.H., Kvarstein, B., et al., 1990a. Pelvic floor muscle exercise for the treatment of female stress urinary incontinence: III. Effects of two different degrees of pelvic floor muscle exercise. Neurourol. Urodyn. 9, 489-C502.

Bø, K., Kvarstein, B., Hagen, R., et al., 1990b. Pelvic floor muscle exercise for the treatment of female stress urinary incontinence: II. Validity of vaginal pressure measurements of pelvic floor muscle strength and the necessity of supplementary methods for control of correct contraction. Neurourol. Urodyn. 9, 479-C487.

Bø, K., Kvarstein, B., Nygaard, I., 2005. Lower urinary tract symptoms and pelvic floor muscle exercise adherence after 15 years. Obstet. Gynecol. 105 (5 Pt 1), 999-C1005.

Bø, K., Larsen, S., Oseid, S., et al., 1988. Knowledge about and ability to correct pelvic floor muscle exercises in women with urinary stress incontinence. Neurourol. Urodyn. 7 (3), 261-C262.

Bø, K., Lilleås, F., Talseth, T., et al., 2001. Dynamic MRI of pelvic floor muscles in an upright sitting position. Neurourol. Urodyn. 20, 167-C174.

Bø, K., Talseth, T., Holme, I., 1999. Single blind, randomised controlled trial of pelvic floor exercises, electrical stimulation, vaginal cones, and no treatment in management of genuine stress incontinence in women. Br. Med. J. 318, 487-C493.

Bump, R., Hurt, W.G., Fantl, J.A., et al., 1991. Assessment of Kegel exercise performance after brief verbal instruction. Am. J. Obstet. Gynecol. 165, 322-C329.

Cammu, H., Van Nylen, M., 1998. Pelvic floor exercises versus vaginal weight cones in genuine stress incontinence. Eur. J. Obstet. Gynecol. Reprod. Biol. 77, 89-C93.

Cammu, H., Van Nylen, M., Amy, J., 2000. A ten-year follow-up after Kegel pelvic floor muscle exercises for genuine stress incontinence. BJU Int. 85, 655-C658.

Carriere, B., 2002. Fitness for the pelvic floor. Georg Thieme Verlag, Stuttgart.

Castleden, C.M., Duffin, H.M., Mitchell, E.P., 1984. The effect of physiotherapy on stress incontinence. Age Ageing 13, 235-C237.

Chiarelli, P., Cockburn, J., 2002. Promoting urinary continence in women after delivery: randomised controlled trial. Br. Med. J. 324, 1241.

Constantinou, C.E., Govan, D.E., 1981. Contribution and timing of transmitted and generated pressure components in the female urethra. Female incontinence. Allan R Liss, New York, pp. 113-C120.

Corcos, J., Beaulieu, S., Donovan, J., et al., 2002. Quality of life assessment in men and women with urinary incontinence. J. Urol. 168, 896-C905.

DeLancey, J., 1990. Functional anatomy of the female lower urinary tract and pelvic floor. Neurobiology of Incontinence. Ciba Found. Symp. 151, 57-C76.

DeLancey, J., 1994a. Structural support of the urethra as it relates to stress urinary incontinence: the hammock hypothesis. Am. J. Obstet. Gynecol. 170, 1713-C1723.

DeLancey, J., 1994b. The anatomy of the pelvic floor. Curr. Opin. Obstet. Gynecol. 6, 313-C316.

DeLancey, J., 1997. The pathophysiology of stress urinary incontinence in women and its applications for surgical treatment. World J. Urol. 15, 268-C274.

Dmochowski, R., Athanasiou, S., Reid, F., et al., 2013. Committee 14: Surgery for urinary incontinence in women. In: Abrams, P., Cardozo, L., Khoury, S., et al. (Eds.), Incontinence: Fourth International Consultation on Incontinence. Health Publication Ltd/Editions 21, Paris, pp. 1307-C1376.

Dudley, G.A., Harris, R.T., 1992. Use of electrical stimulation in strength and power training. In: Komi, P.V. (Ed.), Strength and Power in Sport. Blackwell Scientific, Oxford, pp. 329-C337.

Dumoulin, C., Hay-Smith, J., 2010. Pelvic floor muscle training versus no treatment, or inactive control treatments, for urinary incontinence in women. Cochrane Database Syst. Rev. (Issue 1), Art. No. CD005654.

Dumoulin, C., Lemieux, M., Bourbonnais, D., et al., 2004. Physiotherapy for persistent postnatal stress urinary incontinence: a randomized controlled trial. Obstet. Gynecol. 104, 504-C510.

Elser, D., Wyman, J., McLish, D., et al., 1999. The effect of bladder training, pelvic floor muscle training, or combination training on urodynamic parameters in women with urinary incontinence. Neurourol. Urodyn. 18, 427-C436.

Fantl, J.A., Newman, D.K., Colling, J., et al., 1996. Urinary incontinence in adults: acute and chronic management. Clinical Practice Guideline, 2, update [96-C0682], Department of Health and Human Services, Public Health Service, Agency for Health Care Policy and Research, Rockville, MD, pp. 1-C154.

Fantl, J.A., Wyman, J.F., McLish, D.K., et al., 1991. Efficacy of bladder training in older women with urinary incontinence. JAMA 265 (5), 609-C613.

Ferguson, K.L., McKey, P.L., Bishop, K.R., et al., 1990. Stress urinary incontinence: effect of pelvic muscle exercise. Obstet. Gynecol. 75, 671-C675.

Garber, C.E., Blissmer, B., Deschenes, M.R., et al., 2011. Quantity and quality of exercise for developing and maintaining cardiorespiratory, musculoskeletal, and neuromotor fitness in apparently healthy adults: guidance for prescribing exercise. Med. Sci. Sports Exerc. 43 (7), 1334-C1359.

Glavind, K., Nøhr, S., Walter, S., 1996. Biofeedback and physiotherapy versus physiotherapy alone in the treatment of genuine stress urinary incontinence. Int. Urogynecol. J. Pelvic Floor Dysfunct. 7, 339-C343.

Goode, P., Burgio, K.L., Locher, J.L., et al., 2003. Effect of behavioral training with or without pelvic floor electrical stimulation on stress incontinence in women. A randomized controlled trial. JAMA 290 (3), 345-C352.

Hahn, I., Sommar, S., Fall, M., 1991. A comparative study of pelvic floor training and electrical stimulation for treatment of genuine female stress urinary incontinence. Neurourol. Urodyn. 10, 545-C554.

Haskel, W., 1994. Dose-Cresponse issues from a biological perspective. In: Bouchard, C., Shephard, R.J., Stephens, T. (Eds.), Physical Activity, Fitness, and Health. International Proceedings and Consensus Statement. Human Kinetics, Champaign, IL, pp. 1030-C1039.

Hay-Smith, E., Bø, K., Berghmans, L., et al., 2001. Pelvic floor muscle training for urinary incontinence in women (Cochrane review). The Cochrane Library (Issue 4) Oxford.

Hay-Smith, J., Berghmans, B., Burgio, K., et al., 2009. Committee 12: Adult conservative management. In: Abrams, P., Cardozo, L., Khoury, S., et al. (Eds.), Incontinence: Fourth International Consultation on Incontinence. Health Publication Ltd/Editions 21, Paris, pp. 1025-C1120.

Hay-Smith, E.J.C., Herderschee, R., Dumoulin, C., et al., 2011. Comparisons of approaches to pelvic floor muscle training for urinary incontinence in women. Cochrane Database Syst. Rev. (Issue 12), Art. No. CD009508.

Henalla, S.M., Hutchins, C.J., Robinson, P., et al., 1989. Non-operative methods in the treatment of female genuine stress incontinence of urine. J. Obstet. Gynaecol. 9, 222-C225.

Henalla, S., Millar, D., Wallace, K., 1990. Surgical versus conservative management for post-menopausal genuine stress incontinence of urine. Neurourol. Urodyn. 9 (4), 436-C437.

Herbert, R.D., Bø, K., 2005. Analysis of quality of interventions in systematic reviews. Br. Med. J. 331, 507-C509.

Herbison, G.P., Dean, N., 2009. Weighted vaginal cones for urinary incontinence. 1-C24, Cochrane Database Syst. Rev. (Issue 1), Art No. CD002114.

Herbert, R., Gabriel, M., 2002. Effects of stretching before and after exercising on muscle soreness and risk of injury: systematic review. Br. Med. J. 325, 1-C5.

Herderschee, R., Hay-Smith, E.J.C., Her bison, G.P., et al., 2011. Feedback or biofeedback to augment pelvic floor muscle training for urinary incontinence in women. Cochrane Database Syst. Rev. (Issue 7), Art. No. CD009252.

Hilton, P., Robinson, D., 2011. Defining cure. Neurourol. Urodyn. 30, 741-C745.

Hofbauer, J., Preisinger, F., Nurnberger, N., 1990. Der Stellenwert der Physiotherapie bei der weiblichen genuinen Stressinkontinenz. Z. Urol. Nephrol. 83, 249-C254.

Howard, D., Miller, J., DeLancey, J., et al., 2000. Differential effects of cough, Valsalva, and continence status on vesical neck movement. Obstet. Gynecol. 95, 535-C540.

Immamura, M., Abrams, P., Bain, C., et al., 2010. Systematic review and economic modelling of the effectiveness of non-surgical treatments for women with stress urinary incontinence. Health Tech. Assess. 14 (40), 1-C118, iii-iv.

Indrekvam, S., Hunskaar, S., 2002. Side-effects, feasibility, and adherence to treatment during home-managed electrical stimulation for urinary incontinence: a Norwegian national cohort of 3198 women. Neurourol.Urodyn. 21, 546-C552.

Kegel, A.H., 1948. Progressive resistance exercise in the functional restoration of the perineal muscles. Am. J. Obstet. Gynecol. 56, 238-C249.

Kegel, A.H., 1952. Stress incontinence and genital relaxation. Ciba Clinical Symposium 2, 35-C51.

Klarskov, P., Belving, D., Bischoff, N., et al., 1986. Pelvic floor exercise versus surgery for female urinary stress incontinence. Urol. Int. 41, 129-C132.

Klarskov, P., Nielsen, K.K., Kromann-Andersen, B., et al., 1991. Long-term results of pelvic floor training for female genuine stress incontinence. Int. Urogynecol. J. 2, 132-C135.

Knight, S., Laycock, J., Naylor, D., 1998. Evaluation of neuromuscular electrical stimulation in the treatment of genuine stress incontinence. Physiotherapy 84 (2), 61-C71.

Lagro-Janssen, T., van Weel, C., 1998. Long-term effect of treatment of female incontinence in general practice. Br. J. Gen. Pract. 48, 1735-C1738.

Lagro-Janssen, A., Debruyne, F., Smiths, A., et al., 1992. The effects of treatment of urinary incontinence in general practice. Fam. Pract. 9 (3), 284-C289.

Laycock, J., Jerwood, D., 1996. Does pre-modulated interferential therapy cure genuine stress incontinence? Physiotherapy 79 (8), 553-C560.

Laycock, J., Brown, J., Cusack, C., et al., 2001. Pelvic floor reeducation for stress incontinence: comparing three methods. Br. J. Community Nurs. 6 (5), 230-C237.

Lose, G., Fantl, J.A., Victor, A., et al., 1998. Outcome measures for research in adult women with symptoms of lower urinary tract dysfunction. Neurourol. Urodyn. 17 (3), 255-C262.

Miller, J.M., Ashton-Miller, J.A., DeLancey, J., 1998. A pelvic muscle precontraction can reduce cough-related urine loss in selected women with mild SUI. J. Am. Geriatr. Soc. 46, 870-C874.

Miller, J., Perucchini, D., Carchidi, L., et al., 2001. Pelvic floor muscle contraction during a cough and decreased vesical neck mobility. Obstet. Gynecol. 97, 255-C260.

Moore, K., Dumoulin, C., Bradley, C., et al., 2013. Committee 12: Adult conservative management. In: Abrams, P., Cardozo, L., Khoury, S., et al. (Eds.), Incontinence: Fifth International Consultation on Incontinence. European Association of Urology, Arnhem, pp. 1101-C1227. www.uroweb.org.

Mørkved, S., Bø, K., Fjørtoft, T., 2002. Is there any additional effect of adding biofeedback to pelvic floor muscle training? A single-blind randomized controlled trial. Obstet. Gynecol. 100 (4), 730-C739.

Neumann, P., Gill, V., 2002. Pelvic floor and abdominal muscle interaction: EMG activity and intra-abdominal pressure. Int. Urogynecol. J. Pelvic Floor Dysfunct. 13, 125-C132.

Paddison, K., 2002. Complying with pelvic floor exercises: a literature review. Nurs. Stand. 16 (39), 33-C38.

Pages, I., Schaufele, M., Conradi, E., 2001. Comparative analysis of biofeedback and physiotherapy for treatment of urinary stress incontinence in women. Am. J. Phys. Med. Rehabil. 80 (7), 494-C502.

Peschers, U., Fanger, G., Schaer, G., et al., 2001a. Bladder neck mobility in continent nulliparous women. Br. J. Obstet. Gynaecol. 108, 320-C324.

Peschers, U., Gingelmaier, A., Jundt, K., et al., 2001b. Evaluation of pelvic floor muscle strength using four different techniques. Int. Urogynecol. J. Pelvic Floor Dysfunct. 12, 27-C30.

Peschers, U., Schaer, G., DeLancey, J., et al., 1997. Levator ani function before and after childbirth. Br. J. Obstet. Gynaecol. 104, 1004-C1008.

Peschers, U., Vodušek, D., Fanger, G., et al., 2001c. Pelvic muscle activity in nulliparous volunteers. Neurourol. Urodyn. 20, 269-C275.

Pieber, D., Zivkovic, F., Tamussino, K., 1994. Beckenbodengymnastik allein oder mit Vaginalkonen bei pramenopausalen Frauen mit milder und massiger Stressharninkontinenz. Gynakol. Geburtshilfliche Rundsch. 34, 32-C33.

Pollock, M.L., Gaesser, G.A., Butcher, J.D., et al., 1998. The recommended quantity and quality of exercise for developing and maintaining cardiorespiratory and muscular fitness, and flexibility in healthy adults. Med. Sci. Sports Exerc. 30 (6), 975-C991.

Prashar, S., Simons, A., Bryant, C., et al., 2000. Attitudes to vaginal/urethral touching and device placement in women with urinary incontinence. Int. Urogynecol. J. Pelvic Floor Dysfunct. 11, 4-C8.

Ramsey, I.N., Thou, M., 1990. A randomized, double blind, placebo controlled trial of pelvic floor exercise in the treatment of genuine stress incontinence. Neurourol. Urodyn. 9 (4), 398-C399.

Sapsford, R., 2001. The pelvic floor. A clinical model for function and rehabilitation. Physiotherapy 87 (12), 620-C630.

Sapsford, R., 2004. Rehabilitation of pelvic floor muscles

utilizing trunk stabilization. Man. Ther. 9, 3-C12.

Sapsford, R., Hodges, P., 2001. Contraction of the pelvic floor muscles during abdominal maneuvers. Arch. Phys. Med. Rehabil. 82, 1081-C1088.

Sapsford, R., Hodges, P., Richardson, C., et al., 2001. Co-activation of the abdominal and pelvic floor muscles during voluntary exercises. Neurourol. Urodyn. 20, 31-C42.

Sapsford, R., Markwell, S., Clarke, B., 1998. The relationship between urethral pressure and abdominal muscle activity. 7th National CFA Conference on Incontinence 102.

Schwartz, G., Beatty, J., 1977. Biofeedback: theory and research. Academic Press, New York.

Shepherd, A., Montgomery, E., Anderson, R.S., 1983. A pilot study of a pelvic exerciser in women with stress incontinence. J. Obstet. Gynaecol. 3, 201-C202.

Sherburn, M.J., Bird, M., Carey, M., et al., 2011. Incontinence improves in older women after intensive pelvic floor muscle training: an assessor blinded randomized controlled trial. Neurourol. Urodyn. 30 (3), 317-C324.

Sherman, R.A., Wong, M.F., Davis, G.D., 1997. Behavioral treatment of exercise induced urinary incontinence among female soldiers. Mil. Med. 162 (10), 690-C694.

Smith, J.J., 1996. Intravaginal stimulation randomized trial. J. Urol. 155, 127-C130.

Sugaya, K., Owan, T., Hatano, T., et al., 2003. Device to promote pelvic floor muscle training for stress incontinence. Int. J. Urol. 10, 416-C422.

Taylor, K., Henderson, J., 1986. Effects of biofeedback and urinary stress incontinence in older women. J. Gerontol.

Nurs. 12 (9), 25-C30.

Thompsen, J., O'Sullivan, P., 2003. Levator plate movement during voluntary pelvic floor muscle contraction in subjects with incontinence and prolapse: a cross-sectional study. Int. Urogynecol. J. Pelvic Floor Dysfunct. 14, 84-C88.

Vuori, I., Wilmore, J.H., 1993. Physical activity, fitness, and health: status and determinants. In: Bouchard, C., Shephard, R.J., Stephens, T. (Eds.), Physical Activity, Fitness and Health. Consensus Statement. Human Kinetics, Champaign, IL, pp. 33-C40.

WHO (World Health Organization), 2001. International Classification of Functioning, Disability and Health: ICF. WHO, Geneva.

Wilson, P.D., Samarrai, T.A.L., Deakin, M., et al., 1987. An objective assessment of physiotherapy for female genuine stress incontinence. Br. J. Obstet. Gynaecol. 94, 575-C582.

Wong, K., Fung, B., Fung, L.C.W., et al., 1997. Pelvic floor exercises in the treatment of stress urinary incontinence in Hong Kong Chinese women. ICS 27th Annual Meeting, Yokohama, Japan 62-C63.

Wong, K., Fung, K., Fung, S., et al., 2001. Biofeedback of pelvic floor muscles in the management of genuine stress incontinence in Chinese women. Physiotherapy 87 (12), 644-C648.

Zanetti, M.R.D., Castro, R.A., Rotta, A.L., et al., 2007. Impact of supervised physiotherapeutic pelvic floor exercises for treating female stress urinary incontinence. Sao Paulo Med. J. 125 (5), 265-C269.

SUI 的电刺激治疗

Bary Berghmans

概述

当神经受到刺激时，信号会同时向周围和中枢传递。电刺激可引起对这些信号的反应，这些信号可能来自中枢神经系统或受神经支配的组织，抑或是被中枢神经系统重新修改过（Fall and Lindstrom，1994；Chancellor and Leng，2002）。

电刺激是一种常见的治疗下尿路功能障碍的手段，通常应用于 PFM、膀胱和骶神经根。应用于盆底的电刺激旨在刺激阴部神经的运动纤维，从而引起 PFM 或尿道周围横纹肌的直接收缩，启动尿道括约肌

固有闭合机制（Fall and Lindstrom，1991；Scheepens，2003）。因此，电刺激可能有助于代偿无力的内括约肌，但是在这种情况下电刺激是否可作为首选治疗，或是否对功能训练有额外的帮助尚未明确（Berghmans et al.，1998；Hay-Smith et al.，2009）。

在逼尿肌过度活动或有急迫症状、UUI 的患者中，电刺激可引起 PFM 的直接收缩，通过刺激阴部神经的传入纤维到达骶髓，反射性地降低紧迫感，并且抑制骶骨排尿中枢水平的副交感神经活动，以减少逼尿肌的不自主收缩和尿道周围横纹肌组织的反射性激活。电刺激可以作为独立的治

疗手段或与 PFMT 联合使用（Moore et al.，2013）。电刺激分为两种形式，即神经刺激和神经调节。盆底神经刺激的目的是刺激阴部神经的运动传出纤维，引起效应器官的直接反应，如 PFM 的收缩（Eriksen，1989；Fall and Lindstrom，1991；Scheepens，2003）。盆底神经调节的目的是通过刺激影响这些反射回路的阴部神经的传入神经纤维来重塑神经元反射回路，如逼尿肌抑制反射。因此，神经调节可用于引起效应器官的间接反应，如逼尿肌抑制（Vodušek et al.，1986；Fall and Lindstrom，1994；Weil et al.，2000；Berghmans et al.，2002）。

目前，仍然很难证明电刺激在治疗尿失禁这种最常见的下尿路功能障碍方面的潜在价值和疗效（Moore et al.，2013），可能有以下几个原因。

第一，用于描述电刺激的命名方法是不一致的。有的根据所使用的电流类型（例如，感应电治疗、干扰电治疗）命名，有的根据靶向结构（例如，神经肌肉电刺激）、电流强度（例如，低强度刺激、最大刺激），以及电刺激的作用机制（例如，神经调节）等命名。在没有明确的电刺激分类的情况下，本文作者将不会尝试对干预措施进行分类。

第二，尽管有人认为电刺激作为尿失禁的干预措施是作用于自然神经通路和排尿反射的（Fall，1998；Yamanishi and Yasuda，1998），而且人们对中枢神经系统和周围神经系统的神经解剖学和神经生理学的理解也在逐渐增加，但事实上，到目前为止仍然缺乏充分的生物学原理来支持电刺激的使用（Moore et al.，2013）。

第三，缺乏明确的生物学原理，不利于合理选择电刺激参数。在先前的电刺激研究中使用的参数有：电流源、脉冲宽度及持续时间、电流强度（范围）、振幅、刺激频率、脉冲形状、治疗时间、治疗次数、休息 / 工作比率，以及根据不同的尿失禁类型和电刺激类型决定的电极位置（Moore et al.，2013）。据 Berghmans（2002）的研究结果显示，通常来说频率 5~20 Hz 用于 UUI 的治疗，20~50 Hz 用于 SUI 的治疗，20 Hz 左右或高 / 低交替用于 MUI 的治疗（Hay-Smith et al.，2009）。SUI 的脉冲持续时间可为 200 微秒（HaySmith et al.，2009）、300 微秒（Yamanishi et al.，2010）、400~600 微秒（Everaert et al.，1999）和 1000 微秒（Moore et al.，1999），对于逼尿肌过度活动者使用 200~500 微秒，而 MUI 的治疗参数取决于导致尿失禁的主要因素（Smith，2009；Berghmans et al.，2002）。脉冲形状通常为矩形，首选双相脉冲（Hay-Smith et al.，2009）。

虽然有试验证实各种参数都是有效的，但每种类型尿失禁的最佳参数尚未明确（Hay-Smith et al.，2009）。电刺激领域研究的快速发展也造成了进一步的混乱。即使对于同一健康问题，研究者也使用了各种各样的刺激设备和方案（Moore et al.，2013）（表7.8）。

有人提出电刺激是通过以下机制恢复排尿控制的。

- 加强尿道和膀胱颈的支撑结构（Plevnik et al.，1991）。
- 确保近端尿道在静息状态和主动收缩下均可完成闭合（Erlandson and Fall，1977）。
- 强化 PFM 功能（Sand et al.，1995）。

- 抑制反射性膀胱收缩（Fall and Lindström，1994; Berghmans et al.，2002）。
- 改变尿道和膀胱颈组织的血运分布（Fall and Lindström，1991、1994; Plevnik et al.，1991）。

在保守治疗或非手术治疗中，均可以使用表面电极进行非药物治疗性电刺激（Brubaker，2000; Goldberg and Sand，2000;

Govier et al.，2001; Jabs and Stanton，2001）。

表面电极包括：经皮电刺激（Brubaker，2000; Jabs and Stanton，2001; Berghmans et al.，2002）或经皮电神经刺激（TENS）；经耻骨上、骶骨或阴茎/阴蒂电刺激（Yamanishi et al.，2000）、阴道/肛门插入式电刺激（Moore et al.，1999）、足底/大腿和其他类似电刺激

表 7.8 使用电刺激治疗 SUI 的 RCT

作者	Shepherd et al.，1984
试验设计	双臂 RCT： ES 组 安慰剂 ES 组
样本量和年龄（岁）	107 名女性，42 名 SUI 患者；年龄范围为 26~72 岁
诊断	尿流动力学检查联合尿道压力分布测量及膀胱测压；全身麻醉下的膀胱镜检查；骨盆收缩的测量
训练方案	麻醉下进行单组最大会阴刺激 ES 组：阴道和臀部电极；单相方波脉冲；最大 40 V，10~50 Hz；20 分钟 安慰剂 ES 组：相同电极放置但没有电流；在训练后第 6 周和第 12 周进行评估；问卷，尿垫试验，排尿日记，会阴测量
脱落率	12%
依从性	未报告
结果	研究仅报告了总体结果，但作者认为组间无差异 两组之间在减少频率、严重程度、护垫的使用、PFM 力量、主观改善方面没有差异
作者	Henalla et al.，1989
试验设计	4 臂 RCT： PFMT 组 ES 组 雌激素治疗组 无治疗组
样本量和年龄（岁）	104 名女性；平均年龄未说明，两组年龄无显著差异
诊断	经尿流动力学检查诊断的 GSI
训练方案	PFMT 组：患者自己手指反馈的 PFMT+ 常规 PFM 练习 5 秒，每小时 5 次；物理治疗师指导，每周 1 次 ES 组：10 次 ES 练习，每次 20 分钟，每周 1 次，IFT 0~100 Hz，最大耐受量 雌激素组：2 g 雌激素 + 每晚涂药 12 周 无治疗组：无治疗
脱落率	4%
依从性	未报告
结果	无组间对比。3 个月后尿垫试验减少 50%：PFMT 组中 17/26（65%）；ES 组 8/25（32%）；雌激素组 3/24（12%）。PFMT 组和 ES 组的尿垫重量均有减少（$P<0.02$）。9 个月后 PFMT 组 18 人中有 3 人复发 UI，ES 组 8 人中有 1 人复发 UI，雌激素组，雌激素中断后 3/3 立即复发

作者	Olah et al.，1990
试验设计	双臂 RCT： 　VC 组 　ES-IFT 组
样本量和年龄（岁）	69 名女性；平均年龄（43.2 ± 8.9）岁（VC 组），（47.9 ± 13.0）岁（ES 组）
诊断	治疗前 1 周的尿失禁频率表，主动收缩时的盆底肌力，1 小时尿垫试验
训练方案	VC 组：每周 1 次，持续 4 周，通过自主收缩每天进行两次主动 PFMT，每次 15 分钟，两次 　成功后增加负重 ES-IFT 组：每周 3 次，持续 4 周；0~100 Hz，4 个真空电极，两个置于腹部，两个置于大 　腿，最大耐受量，15 分钟
脱落率	15/69（22%）
依从性	未报告
结果	每周漏尿量（g）平均值 ± 标准差： 　VC 组，22.0 ± 31.4 → 8.2 ± 14.5 → 3.9 ± 9.4（6 个月后） 　ES-IFT 组，19.3 ± 22.6 → 7.7 ± 11.7 → 5.3 ± 9.2（6 个月后） UI（g）平均值 ± 标准差： 　VC 组，27.7 ± 38.8 → 14.0 ± 36.7 → 2.8 ± 8.3（6 个月后） 　ES-IFT 组，32.2 ± 49.1 → 10.5 ± 17.3 → 9.7 ± 28.4（6 个月后） 两组间无差异 治愈 / 改善： 　VC 组 24 例中 4/15，6 个月后 10/7 　ES-IFT 组 30 例中 4/23，6 个月后 12/15
作者	Hofbauer et al.，1990
试验设计	4 臂 RCT： 　ES+PFMT 组 　PFMT 组 　ES 组 　伪治疗组
样本量和年龄（岁）	43 名女性，平均年龄（57.5 ± 12）岁
诊断	膀胱镜检查，膀胱测压，尿常规检查，排尿日记
训练方案	ES 组每周 3 次，每次 10 分钟，持续 6 周，电极置于会阴和腰椎处，感应电流，电流强度变 　化以产生肌肉收缩为宜；PFMT 联合内收 / 外展肌训练 20 分钟，每周两次，同时配合家庭 　锻炼；伪治疗组给予假电刺激
脱落率	未报告
依从性	未报告
结果	已治愈 / 改善 / 未改变： 　ES + PFMT 组 3/4/4 　PFMT 组 6/1/4 　ES 组 1/2/8 　伪治疗组 ES 0/0/10 MUCP、FUL、压力传递在治疗前后无明显变化

续表

作者	Blowman et al., 1991
试验设计	双臂双盲 RCT： PFMT+ES 组 PFMT+ 伪 ES 治疗组
样本量和年龄（岁）	14 名女性；年龄范围为 33~68 岁
诊断	尿流动力学检查，充盈性膀胱测压，站立时咳嗽引起的漏尿情况
训练方案	PFMT+ 会阴压力计视觉反馈，每天 4 次；家庭（伪 ES 治疗组）表面 ES 每天 60 分钟；ES 组会阴和臀部，ES 设置为 10 Hz，4 秒保持 / 放松，脉宽 80 微秒，第 2 周时设为 35 Hz，每天 15 分钟；ES 不引起收缩，最小感觉刺激，4 周
脱落率	1/14（7%）
依从性	未报告
结果	IEF/ 周的中位数（范围）： PFMT+ 伪 ES 治疗组，12.5（1~31）→ 6（0~21），未见显著下降 PFMT+ES 组，5（0~14）→ 0（0~1），显著降低 最大会阴压力计治疗前 / 后治疗的中位数（范围）： PFMT+ 伪 ES 治疗组，3.5（1~5）→ 5（3~13） PFMT+ES 组，1（0~8）→ 5（2~16） 两组均未报告 ES 副作用报告 IEF 为 0 的例数： PFMT+ES 组中 6/7，PFMT+ 伪 ES 治疗组中 1/6 6 个月后问卷随访，PFMT+ES 组无患者，PFMT+ 伪 ES 治疗组有 4 名患者需要进一步治疗
作者	Hahn et al., 1991
试验设计	双臂 RCT： PFMT 组 ES 组 如果在 6 个月后没有治愈，则进入另一治疗组
样本量和年龄（岁）	20 名女性，年龄为 24~64 岁，平均年龄为 47.2 岁 有 13 名女性同时进入两个治疗组
诊断	尿流动力学检查，膀胱测压，尿垫试验，膀胱内镜检查
训练方案	PFMT 组保持快速的最大收缩 5 秒，放松；然后保持缓慢速的最大收缩 2 秒，放松，各种体位均可。每组 5~10 次，每天 6~8 组，耐力训练 30~40 秒；IFT 阴道探针，交替脉冲 10/20/50 Hz，家用设备每晚 6~8 小时
脱落率	PFMT 中有 2/13 例因不能成功完成训练，改为 IFT 组
依从性	未报告
结果	尿垫试验：一个疗程后共 5/20 例治愈（PFMT 组 1 例，IFT 组 4 例）；PFMT、IFT 组内均有显著改善，但两组间无显著差异；第 2 个疗程后共 13 例得到了显著改善；主观改善情况为 2 例治愈，11 例改善 4 年后尿垫试验：4/14 进一步改善，8/14 不变，2/14 恶化；主观改善情况为 1/14 改善，8/14 不变，5 恶化

作者	Laycock and Jerwood，1993（Ⅰ）
试验设计	双臂 RCT： ES 组 PFMT+ 干扰电 VC 治疗组
样本量和年龄（岁）	46 名女性，年龄范围为 28~59 岁
诊断	尿流动力学检查诊断为 GSI；指检（牛津分级量表）
训练方案	平均 10 次 ES-IFT 治疗，两组电极分别置于会阴和耻骨联合，30 分钟，最大耐受量，1/10~40/40 Hz 各 10 分钟；6 周 PFMT 训练，每小时进行 5 次 MVC，从第 2 次就诊开始进行 VC，每次 10 分钟，每天 2 次
脱落率	ES 组，没有退出的受试者；PFMT+ 干扰电 VC 治疗组，6/23（26%）
依从性	ES 组中 1 例（7%）每天家庭维持 PFMT 治疗，6 例（40%）几乎每天进行治疗，8 例（53%）保持 1 次 / 周
结果	尿垫试验，两组均显著下降（$P<0.003$）；ES 组 PFM 力量得到显著改善（$P=0.0035$），PFMT 组结果无显著差异；两组中排尿日记所记录的 IEF 均显著下降；主观评估 IEF 两组同样有效；ES 组 2 年后复查问卷超过 30% 可以维持改善的状态

作者	Laycock and Jerwood，1993（Ⅱ）
试验设计	双臂 RCT： IFT 组 假 IFT 组
样本量和年龄（岁）	30 名女性，年龄为 16~66 岁
诊断	见 Laycock Ⅰ
训练方案	IFT 组：见 Laycock Ⅰ 假 IFT 组：无电流，间歇时间同 IFT 组
脱落率	IFT 组没有退出；假 IFT 组 4/15（27%）
依从性	IFT 组治疗后两天，15.4% 的受试者每天坚持进行 PFMT，38.5% 几乎每天进行 PFMT，30.8% 保持每周 1 次训练，15.4% 训练频率每周小于 1 次
结果	尿垫试验：IFT 治疗后平均下降 56.8%，假 IFT 组下降 21.4%，组间有显著差异。会阴压力计测量：PFM 力量仅在 IFT 组中显著增加。排尿记录表：仅在 IFT 组中发现 IEF 的减少，严重程度下降。平均 16 个月后，回访问卷显示 IFT 组中仅有 20% 继续维持改善

作者	Sand et al.，1995
试验设计	双臂 RCT： ES 组 假 ES 组 多中心
样本量和年龄（岁）	52 名女性，年龄为（53.2 ± 11.4）岁
诊断	经尿流动力学检查诊断 GSI，最大容量时 UCP 大于 20 cmH$_2$O，LPP 大于 60 cmH$_2$O
训练方案	阴道电极，ES 脉冲持续时间 0.3 毫秒，最大耐受量，前两周保持 / 放松时间比为 5/10 秒，之后 5/5 秒；假 ES 组最大电流强度 1 mA，15~30 分钟，每天两次，共 12 周
脱落率	8/52（15%）
依从性	训练计划设计 70 小时，ES 组中 61% 的受试者接收 ES 治疗时间超过 50 小时（80%），假 ES 组这一比例为 89%
结果	ES 组与假 ES 组相比，ES 组 12 周后 IEF/24 小时、尿垫试验期间 UI、围手术期 PFM 力量均明显优于假 ES 组。治疗期间无不可逆的不良事件。阴道刺激 / 感染 / 尿路感染 / 疼痛：ES 组分别为 14%/11%/3%/9%，假 ES 组分别为 12%/12%/12%/6%

作者	Smith，1996
试验设计	双臂 RCT： ES 组 PFMT 组
样本量和年龄（岁）	GSI 亚型（Ⅱ型）18 名女性，年龄为 26~72 岁
诊断	仅在需要时进行膀胱镜检查和影像尿流动力学检查，即尿流速、UPP、膀胱造影、Valsalva 动作时的 LPP
训练方案	ES 组：5 秒收缩（时间范围 3~15 秒）；工作 / 静息为 1/2；治疗时间 15~60 分钟，每天两次，持续 4 个月，电流强度 5~80 mA PFMT 组：每天 60 次收缩，快速和慢速收缩交替进行
脱落率	无
依从性	80%
结果	尿垫试验：总体超过 50% 改善，PFMT 组客观结果改善 44%，治愈 / 改善 / 不变化分别为 1/4/5；ES 组客观结果改善 66%，治愈 / 改善 / 不变化分别为 2/4/3；组间无差异

作者	Brubaker et al.，1997
试验设计	双臂 RCT： ES 组 假 ES 组
样本量和年龄（岁）	148 名女性，其中包括 GSI 亚型 60 人，平均年龄 57 岁（SD=12）
诊断	尿流动力学检查，排尿日记
训练方案	ES 组：阴道电极，20 Hz；工作 / 静息为 2/4 秒；脉冲宽度 0.1 微秒，双极方波，电流强度 0~100 mA；假 ES 组参数相同，无电流，两组均为 8 周治疗
脱落率	18%
依从性	ES 组与假 ES 组在 4 周和 8 周的治疗平均依从性分别为 87% 和 81%
结果	ES 组与假 ES 组相比，6 周时 24 小时漏尿频率无显著差异；24 小时漏尿事件数量（平均）无显著差异；主观症状明显改善（P=0.027）；QoL 无显著差异；由于数据不完整，没有对排尿日记进行统计分析

作者	Luber and Wolde-Tsadik，1997
试验设计	双臂双盲 RCT： ES 组 假 ES 组
样本量和年龄（岁）	45 名 GSI 女性，平均年龄 53.8 岁
诊断	尿流动力学检查，排尿日记，问卷调查，棉签测试（尿道过度活动测试）
训练方案	ES 组每天两次，每次 15 分钟，持续 12 周，家用设备，脉冲宽度 2 毫秒，工作 / 休息为 2/4 秒，频率 50 Hz，电流强度 10~100 mA；假 ES 组使用相同的参数，电流强度为无感觉
脱落率	1/45（2.2%）
依从性	通过家用设备内部存储功能进行测评
结果	组间无显著差异；ES 组有 20 名女性、假 ES 组有 24 名女性主观治愈 / 改善，客观治愈（日记、失禁问卷调查、尿流动力学检查）；无不良事件发生

作者	Knight et al., 1998
试验设计	3 臂 RCT： 　　诊所 ES+PFMT/BF 组 　　家庭 ES+PFMT/BF 组 　　PFMT/BF 组
样本量和年龄（岁）	70 名女性 GSI，年龄范围为 24~68 岁
诊断	尿流动力学检查，排尿日记，尿垫试验，会阴测力计
训练方案	基础治疗：物理治疗师指导后的家庭 PFMT，10 次最大收缩，保持 / 放松比为 10/4 秒，记录重复次数；10 次最大快速收缩，每天 6 次。夜间基础治疗采用家用低电流 ES，阴道电极，频率 10 Hz，偶用 35 Hz，脉冲宽度 200 微秒，工作 / 休息比为 5/5 秒。基础治疗 +16 次 30 分钟的诊所 ES，最大耐受量，35 Hz，脉冲宽度 250 毫秒，同时进行主动收缩训练
脱落率	13/70（18.6%）：其中 24% 为家庭 ES+PFMT/BF 组（组间无显著差异），所有分组均进行 ITT 分析
依从性	家庭 ES+PFMT/BF 组依从性中位数百分比（72.5%）；PFMT/BF 组（90%）；组间无显著差异
结果	6 个月后进行尿垫试验：3 组漏尿量均明显减少，诊所 ES+PFMT/BF 组最佳，治疗后减少量超过 12 g；6 个月后，各组客观改善 / 治愈人数为：诊所 ES+PFMT/BF 组（$n=20$），家庭 ES+PFMT/BF 组（$n=19$）和对照组（$n=18$）分别占比 80%、52.8%、72.3% 由于数据记录不完整，未分析排尿日记；PFM 力量在所有组中均显著增加，在诊所 ES+PFMT/BF 组中增幅最大，但组间无显著差异

作者	Bø et al., 1999
试验设计	4 臂 RCT： 　　PFMT 组 　　ES 组 　　VC 组 　　无治疗组
样本量和年龄（岁）	122 名 GSI 女性，年龄为 24~70 岁，平均年龄 49.5 岁
诊断	尿流动力学检查，尿流率测定，膀胱测压，膀胱容量标准化的尿垫试验
训练方案	PFMT 组：居家 VPFMC 训练，每组 8~12 个，每天 3 次，每周接受诊所指导 1 次 ES 组：经阴间歇刺激，50 Hz，每天 30 分钟 VC 组：每天 20 分钟
脱落率	在初步分析和 ITT 分析的过程中脱落率为 15/122（12%）
依从性	平均依从性（±SE）：PFMT 组 93%（±1.5%），ES 组 75%（±2.8%），VC 组 78%（±4.4%）；PFMT 组与 ES 组或 VC 组相比较高，ES 组与 VC 组相比无显著差异
结果	所有治疗组均有显著改善：PFMT 组与无治疗组相比有显著差异（$P<0.01$）。PFMT 组，44% 治愈；无治疗组 6.7%；PFMT 组的 PFM 力量变化更大（$P=0.03$），未在 ES 组或 VC 组内发现相似结果；ITT 分析结果相同；PFMT 组与无治疗组相比，6 个月后尿垫试验、IEF（$P<0.01$）、社会活动指数（$P<0.01$）和漏尿指数（$P<0.01$）均有显著改善。所有组中都没有尿流动力学参数的改变

作者	Jeyaseelan et al.，2000
试验设计	双臂 RCT： ES 组 假 ES 治疗组
样本量和年龄（岁）	27 名 GSI 女性，未报告年龄
诊断	尿流动力学检查，7 天排尿日记，20 分钟尿垫试验
训练方案	ES 由低频（主要针对慢肌纤维）和间歇性中频组成，初始双峰（主要针对快缩型肌纤维）。阴道电极，每天 1 小时，共 8 周。假 ES 治疗组：每分钟 1 250 微秒，共 1 小时，无电流
脱落率	3/27（11%）
依从性	ES 组：71%~98%；假 ES 治疗组，64%~100%
结果	会阴部位的检查：组间和组内 PFM 力量在治疗前后无明显变化（$P = 0.86$）；阴道指检结果在治疗前后变化显著；PFM 耐力通过会阴收缩力计测试：ES 组（73%±116%）改善，假 ES 治疗组下降（-6%±24%），组间无显著差异。尿垫试验、排尿日记、IIQ：组间的无显著差异。UDI 评分：ES 组减少的比假 ES 治疗组更明显（$P=0.03$）
作者	Goode et al.，2003
试验设计	3 臂 RCT： ES+PFMT/BF 组 PFMT/BF 组 对照组（自我管理 PFM 训练组）
样本量和年龄（岁）	200 名女性，年龄范围为 40~78 岁
诊断	尿流动力学检查，膀胱测压，排尿日记，QoL 问卷
训练方案	ES 组 + PFMT/BF 组：阴道电极，双相，20 Hz，脉冲宽度 1 毫秒，保持 / 放松比为 1/1，电流最高达 100 mA 持续 15 分钟，做两天 PFMT/BF 组：两周 1 次，持续 8 周，应用肛门直肠 BF 提高 PFM 意识，保持 / 放松 20 分钟，居家 PFMT 口头和书面指导每天 3 次，保持 / 放松持续时间最多 10 秒 对照组：书面说明，指导手册
脱落率	PFMT/BF 组下降 18.2%，ES 组 11.9%，对照组 37.3%，ITT 分析
依从性	未报告
结果	PFMT/BF 组平均减少 68.6%，ES+PFMT/BF 组平均减少 71.9%，对照组平均减少 52.5%。与对照组相比，两种干预措施都明显有效，但干预措施组之间没有显著差异（$P = 0.60$）。ES+PFMT/BF 组使患者在结果（$P <0.001$）和进展的满意度（$P = 0.02$）的自我认知方面显著改善

续表

作者	Castro et al.，2008
试验设计	4 臂 RCT： 　　ES 组 　　阴道锥组（VC 组） 　　PFMT 组 　　无治疗组（对照组）
样本量和年龄（岁）	118 名主要由尿流动力学检查证实的 SUI 女性患者，年龄为 41~69 岁，平均年龄 54.2 岁
诊断	尿流动力学检查诊断 SUI
训练方案	PFMT 组：10 次收缩，每次维持 5 秒，休息 5 秒；20 次收缩，每次维持 2 秒，休息 2 秒；20 次收缩，每次维持 1 秒，休息 1 秒；5 次收缩，每次维持 10 秒，休息 10 秒；最后是 5 次强烈收缩同时进行咳嗽，间隔 1 分钟休息；训练结束时进行一般热身和拉伸运动 ES 组：阴道电极，20 分钟，每周 3 次；50 Hz，双相，脉冲宽度 500 微秒，电流 0~100 mA，占空比为 5/10 秒 VC 组：每个疗程包括每周 3 天物理治疗师监督下的物理治疗；最大负荷练习 45 分钟。训练持续时间 6 个月
脱落率	共 17 名（14%）。其中 9 名（7.6%）受试者由于治疗效果不良退出实验（2 名来自 PFMT 组，1 名来自 ES 组，4 名来自 VC 组，2 名来自对照组）；8 名（7.4%）受试者由于其他原因退出实验（1 名来自 PFMT 组，2 名来自 ES 组，2 名来自 VC 组，3 名来自对照组）
依从性	平均依从性：PFMT 组 92%，ES 组 91%，VC 组治疗 6 个月后 93%
结果	客观治愈率（尿垫试验）：PFMT 组 12 名（46%），ES 组 13 名（48%），VC 组 11 名（46%），对照组 2 名（8%）。积极治疗组的结局明显优于对照组（$P = 0.003$）。积极治疗组间无显著差异 QoL：积极治疗组明显优于对照组（$P = 0.002$）。QoL 得分增量：PFMT 组为 28.4%，ES 组为 32.4%，VC 组为 30.3%，对照组为 -3.6%。积极治疗组间无显著差异
作者	Eyjólfsdóttir et al.，2009
试验设计	双臂 RCT： 　　PFMT+ES 组 　　PFMT 组
样本量和年龄（岁）	24 名女性，年龄为 27~73 岁
诊断	SUI
训练方案	两组均进行 PFMT：每天两次，1 次 15 分钟，持续 9 周 ES 组：间歇性 ES
脱落率	未报告
依从性	未报告
结果	UI 发生频率、量化调查问卷、VAS 量表评估结果：70% 的女性主观治愈 / 改善，没有报告治愈 / 改善率或组间差异。Oxford 量表、阴道触诊、EMG 评估结果：两组 PFM 肌力均显著增加（PFMT 组 $P = 0.007$；PFMT+ES 组 $P = 0.005$，组间无显著差异）

注：ES，电刺激；FUL，功能性尿道长度；GSI，真正的压力性尿失禁；IEF，尿失禁发作次数；IFT，干扰电疗法；ITT，意向性治疗；LPP，泄漏点压力；MUCP，最大尿道闭合压力；MVC，最大自愿收缩；NS，无统计学意义；PFMT，盆底肌训练；UCP，尿道闭合压力；UDI，泌尿生殖窘迫量表；UPP，尿道压力曲线；VC，阴道锥。其他缩写见正文。

（Walsh et al., 1999），交流电或最大电刺激的其他表面电刺激；侵入式电刺激（Govier et al., 2001；Amarenco, 2003）（例如，胫后神经刺激、侵入式神经评估和电针）。

以下是两种主要类型的电刺激。

①使用低于感觉阈值的长期或慢性电刺激，其目的在于通过刺激阴部神经的传入纤维抑制逼尿肌的活动。电动诱发活动可以激活下腹部传出纤维的反射性，并且抑制盆底传出纤维机制的中枢，从而使盆底对低频电刺激敏感（Fall and Lindström, 1994）。该装置每天使用6~12小时，持续训练数月（Eriksen, 1989）。

②使用高强度刺激的最大电刺激（恰好低于疼痛阈值），其目的在于改善尿道闭合情况。Fall 等（1991）提出过尿道周围横纹肌组织的直接和反射性收缩的理论（Fall and Lindström, 1991）。Berghmans 等提出刺激阴部的传入神经可以对逼尿肌产生抑制作用（Berghmans et al., 2002）。最大电刺激方法的治疗时间较短（每次15~30分钟），每周使用几次（每天1~2次，也可在家中使用便携式设备）（Yamanishi et al., 1997；Yamanishi and Yasuda, 1998；Yamanishi et al., 2000）。

除了需要诊所供电的电刺激，Berghmans 等（2002）还开发了便携式电刺激设备，便于患者在家中自行护理。在文献中，作者通常建议采用便携式家用设备进行短期间歇性电刺激（最大电刺激）。电刺激目前已被广泛用于患有 SUI、尿急、尿频和（或）UUI、夜间遗尿症、逼尿肌过度活动和 MUI 的患者中（Moore et al., 2013）。

在本章的其余部分，我们将讨论以下问题：SUI 女性患者最合适的电刺激方案，电刺激是否优于不治疗、安慰剂或对照治疗，电刺激是否优于任何其他单一治疗，以及电刺激是否可以在其他（额外）治疗之上附加额外疗效。最后，我们将讨论电刺激对 PFM 肌力改善的效果以及分析纳入研究中报告的最终不良事件。关于男性 SUI 患者的信息可以在第 8 章找到。

方法

以下关于成年 SUI 患者电刺激证据的定性总结主要基于 4 项系统综述中所包括的 RCT（Berghmans et al., 1998；Berghmans et al., 2000；HaySmith et al., 2001；Moore et al., 2013），以及在系统综述发表之后进行的试验和（或）1998~2013 年在 PubMed 上进行电子检索以及 Cochrane 图书馆发表的试验。此外，我们对第五届 ICI（Moore et al., 2013）中使用的文献进行了检索。已排除摘要。

电刺激治疗 SUI 症状的证据

表 7.8 提供了所有纳入研究结果的详细信息［n=17；其中一项研究由两个独立的 RCT 组成（Laycock and Jerwood, 1993）］。PEDro 评定量表用于对纳入研究的方法学质量进行分类（表 7.9）。纳入研究的实验方法学质量高低不等。研究显示 ES 治疗方案间差异较大，暂未出现一致的参数设定模式。

4 项试验中都使用了干扰电疗法（Henalla et al., 1989；Olah et al., 1990；

Laycock and Jerwood，1993；Alves et al.，2011）。几乎没有试验明确说明是否使用了直流电或交流电。

最常用的描述指标是频率和脉冲持续时间。8 个试验使用单一频率，范围从 20 Hz（Brubaker et al.，1997；Goode et al.，2003）到 50 Hz（Hahn et al.，1991；Smith，1996；Bø et al.，1999；Luber and Wolde-Tsadik，1997；Castro et al.，2008；Alves et al.，2011）不等。2 个试验同时使用了 10 Hz 和 35 Hz 的刺激（Blowman et al.，1991；Knight et al.，1998），尽管方案不同，但另一试验中也使用了低频和中频电的组合（Jeyaseelan et al.，2000）。其他方案包括使用 12.5 Hz 和 50 Hz 的刺激（Sand et al.，1995），10~50 Hz（Shepherd et al.，1984），0~100 Hz（Henalla et al.，1989；Olah et al.，1990）。还有一试验进行了 30 分钟的治疗，其中包括 10 分钟 1 Hz 的电刺激，10~40 分钟 10~40 Hz，10 分钟 40 Hz（Laycock and Jerwood，1993）。脉冲持续时间范围为 0.08 毫秒（Blowman et al.，1991）至 100 毫秒（Brubaker et al.，1997；Alves et al.，2011）。这 10 项试验还详述了刺激期间使用的占空比。比值范围从 1：3（Bø et al.，1999）和 1：2（Brubaker et al.，1997；Luber and WoldeTsadik，1997；Castro et al.，2008；Alves et al.，2011）到 1：1 不等（Blowman et al.，1991；Knight et al.，1998；Goode et al.，2003），两个试验交替使用 1：1 和 1：2 的比值（Sand et al.，1995；Smith，1996）。

8 项试验要求受试者使用最大可耐受刺激强度（Olah et al.，1990；Laycock and Jerwood，1993；Sand et al.，1995；Brubaker et al.，1997；Bø et al.，1999；Goode et al.，2003；Castro et al.，2008；Alves et al.，2011），一项试验逐渐增加剂量，直到出现明显的肌肉收缩（Hofbauer et al.，1990）。该试验比较了"低耐受刺激强度"和"最大耐受刺激强度"两种方案的不同结果。虽然在 Hofbauer 等（1990）、Knight 等（1998）和 Goode 等（2003）的试验中同时要求受试者女性进行主动的 PFM 收缩，然而在 Knight 等（1998）的试验中，仅最大耐受刺激强度组受试者需同时进行 PFM 收缩。

试验中最常见的是使用单个阴道电极施加电流（Hahn et al.，1991；Sand et al.，1995；Smith，1996；Brubaker et al.，1997；Luber and WoldeTsadik，1997；Knight et al.，1998；Bø et al.，1999；Goode et al.，2003；Castro et al.，2008；Alves et al.，2011）。一项试验使用了阴道和臀部电极（Shepherd et al.，1995）。有 3 项试验中使用了外部电极，分别置于：腹部和大腿内侧（Olah et al.，1990），会阴体和耻骨联合（Laycock and Jerwood，1993），会阴和臀部（Blowman et al.，1991），还有 2 项研究没有清楚地描述电极的放置位置（Henalla et al.，1989；Hofbauer et al.，1990）。

各个试验间的治疗时间和次数也并不统一。最长的治疗期试验包括持续 6 个月的每日居家治疗（Hahn et al.，1991；Knight et al.，1998；Bø et al.，1999）和持续 6 个月的每周 3 次，每次 20 分钟的诊所治疗（Castro et al.，2008）。中等长度治疗期试验包括持续 8 周的每隔两天进行一次的居家治疗（Goode et al.，2003）和持续 8 周（Brubaker et al.，

表 7.9　电刺激治疗压力性尿失禁的系统综述中 RCT 的 PEDro 质量评分

E– 受试者的纳入条件有具体标准

1– 受试者被随机分配到各组（在交叉研究中，受试者的治疗顺序是随机安排的）

2– 分配方式是隐藏的

3– 就最重要的预后指标而言，各组的基准线都是相似的

4– 对受试者全部设盲

5– 对实施治疗的治疗师全部设盲

6– 对至少测量一项主要结果的评估者全部设盲

7– 在最初分配到各组的受试者中，85% 以上的受试者至少有一项主要结果的测量结果

8– 凡是有测量结果的受试者，都必须按照分配方案接受治疗或者对照治疗，假如不是这样，那么至少应对一项主要结果进行"意向性治疗分析"

9– 至少报告一项主要结果的组间比较统计结果

10– 至少提供一项主要结果的点测量值和变异量值

研究	E	1	2	3	4	5	6	7	8	9	10	总分
Shepherd et al., 1984	+	+	+	+	+	–	+	+	–	–	–	6
Henalla et al., 1989	+	+	–	?	–	–	–	+	–	?	+	3
Olah et al., 1990	+	+	–	+	–	–	–	+	+	+	+	6
Hofbauer et al., 1990	+	+	–	+	–	–	–	+	–	–	–	3
Blowman et al., 1991	+	+	+	+	+	+	–	+	–	–	+	7
Hahn et al., 1991	+	+	–	+	–	–	–	+	–	+	–	4
Laycock and Jerwood, 1993（Ⅰ）	+	+	–	+	+	–	–	+	–	+	–	5
Laycock and Jerwood, 1993（Ⅱ）	+	+	–	+	+	–	–	+	–	+	+	6
Sand et al., 1995	+	+	+	+	+	+	+	–	+	+	+	9
Smith, 1996	+	+	–	–	–	–	–	+	–	+	+	4
Brubaker et al., 1997	+	+	+	+	+	–	+	–	+	–	+	7
Luber and Wolde-Tsadik, 1997	+	+	+	+	+	+	+	+	–	+	–	8
Knight et al., 1998	+	+	+	+	–	–	–	–	+	+	+	6
Bø et al., 1999	+	+	+	+	–	–	+	+	+	+	+	8
Jeyaseelan et al., 2000	+	+	+	+	+	–	+	–	+	+	+	8
Goode et al., 2003	+	+	+	+	–	–	–	–	+	+	+	6
Castro et al., 2008	+	+	+	–	–	+	+	–	+	+	+	7
Eyjólfsdóttir et al., 2009	+	+	?	–	–	–	?	?	?	–	–	1

注：+，完全符合标准；–，不符合标准；？，不确定是否符合标准。通过统计完全符合标准的项数来计算总分，E 项分数不用于生成总分，共计不超过 10 分。

1997）至 12 周（Sand et al., 1995；Luber and Wolde-Tsadik, 1997）不等的每日两次的居家治疗。最短的治疗期试验均为在临床使用，范围从 10 次（Henalla et al., 1989；Laycock and Jerwood, 1993）、12 次（Olah et al., 1990）、16 次（Knight et al., 1998）到 18 次不等的电刺激治疗（Hofbauer et al., 1990）。

通过比较具有不同强度的两种 ES 方案，Knight 等（1998）发现了一个趋势。综合考虑自我报告结果为治愈或改善的情况、

尿垫试验结果、PFM 肌力，以及通过阴道挤压压力测量得到的压力结果发现，临床上接受最大刺激治疗组的受试者，在各方面均比低强度刺激组有更大的提高，虽然大多数差异没有达到显著性。

同时比较低频和中频两种电流的训练方案，Alves 等（2011）发现这两种 ES 方案在 SUI 的治疗中同样有效。结果由 UI 客观测试（1 小时尿垫试验）、UI 的主观严重性的视觉模拟评分（VAS）量表，以及使用会阴收缩力计测得的会阴压力（PFM 最大自主收缩能力）综合得出。

ES 的效果是否优于无治疗、对照或安慰剂治疗

Henalla 等（1989）比较了 SUI 女性接受 ES 治疗与无治疗的结果。结果发现，接受 ES 治疗的 25 名女性中有 8 名在治疗 3 个月时"客观"治愈或改善（尿垫试验阴性或尿垫试验减少 50% 以上），而无治疗组的 25 名女性没有治愈或改善。一项试验将 ES 与对照干预［SUI 女性患者使用 Continence Guard（Coloplast AS），对照组的 30 名受试者中有 14 名不经常使用］进行了比较（Bø et al.，1999）。通过社会活动指数和漏尿指数评价发现，ES 在 3 天内改变漏尿事件的效果明显优于对照组。然而，意向性治疗分析中发现这些措施只对 3 天内漏尿事件次数有明显改善（$P = 0.047$）。治疗后 ES 组的 PFM 活动得到明显改善，但与对照组相比，变化并未达到显著性差异。主要测试结果（如膀胱容量标准化尿垫试验）组间没有差异。尿垫试验结果表明，对照组的 30 名受试者中仅有 2 名受试者被认定为治愈（少

于 2 g 渗漏），而在 ES 组中，这一比例为 7/25。对照组的 30 名女性中有 1 名报告治疗后"无漏尿症状"，ES 组中，这一比例为 3/25，但对照组中 28/30 和 ES 组中 19/25 的受试者表示仍需接受进一步治疗。

有 6 项试验比较了 ES 与安慰剂 ES 效应对 SUI 的女性的治疗作用（Hofbauer et al.，1990；Blowman et al.，1991；Laycock and Jerwood，1993；Sand et al.，1995；Luber and Wolde-Tsadik，1997；Jeyaseelan et al.，2000）。Blowman 等（1991）比较了 ES/PFMT 与安慰剂 ES/PFMT 对 SUI 女性的治疗作用，基于该目的，本试验可视为 ES 与安慰剂 ES 的对比试验。Hofbauer 等（1990）的论文中提供了最详细的参与者、方法和刺激参数相关信息。Laycock 等（1993）采用了临床短期（10 次治疗）最大刺激的方案，并使用外部表面电极施加干扰电流。Jeyaseelan 等（2000）的 ES 治疗方案采用了新的刺激模式：使用阴道电极的同时施加低频（以慢缩型肌纤维为目标）和具有初始双峰（initial doublet）的中频（以快缩型肌纤维为目标）ES。有 4 项试验为居家试验，治疗持续 6 周（Blowman et al.，1991）、8 周（Jeyaseelan et al.，2000）或 12 周（Sand et al.，1995；Luber and Wolde-Tsadik，1997）不等。

在刺激参数的设置方面，两个最具可比性的试验报告了截然不同的结果。Sand 等（1995）发现，ES 组在 24 小时内的漏尿发生的事件次数、使用护垫的数量、尿垫试验的漏尿量和 PFM 活动（通过阴道挤压压力测量得到的 PFM 肌力）的变化明显大于安慰剂刺激组。此外，与安慰剂组相比，ES

组的主观测试结果（例如，严重程度 VAS 量表结果）得到了显著改善。两组均未显著提升日常生活质量指标（SF-36）。相反的是，Luber 等（1997）未发现主观治愈或改善率、客观治愈率（尿流动力学期间的负压测试）、24 小时失禁发作次数或 Valsalva 漏尿点的压力值（Valsalva leak point pressure）在 ES 和安慰剂 ES 组之间存在统计学上的显著差异。

其他试验通常倾向建议使用 ES 而非安慰剂 ES。Laycock 等（1993）发现尽管两组失禁发作次数的减少没有显著差异，但是 ES 组在其他方面有更显著的改善效果（尿垫试验、PFM 活动性、主观严重程度）。Blowman 等（1991）发现，ES 组漏尿发生次数明显减少。Hofbauer 等（1990）发现，ES 组中 3/11 的受试者被治愈或改善（未定义），而在安慰剂 ES 组中这个数值为 0/11。

Jeyaseelan 等（2000）使用阴道挤压压力测量装置测量了 PFM 肌力，在两组之间未发现统计学上的显著差异。然而，当使用指检评估肌力时，组间出现了统计学上的显著差异。当评估耐力时，随着治疗时间的增加，证据更支持使用 ES 进行测试，但在假 ES 治疗组中没有发现类似的结果。作者认为，由于高方差和小样本量的影响，组间差异可能不明显。使用尿垫试验或日记记录的试验也没有报告显著变化，但是使用 UDI 评分的 ES 组改善结果显著（Jeyaseelan et al.，2000）。

ES 的效果是否优于其他治疗

Henalla 等（1989）将 ES（干扰电）与经阴道补充雌激素（普瑞马林）治疗进行了比较。ES 治疗组包含 25 名女性，其中 8 名女性被治愈或有所改善，而雌激素治疗组仅为 3/24。ES 治疗组在尿垫试验中漏尿量显著减少，但雌激素治疗组并未出现相似结果。雌激素治疗组的尿道最大闭合压显著增加，而 ES 治疗组并未出现。长期随访（9 个月）结果发现，ES 组中 8 名女性中有 1 名被治愈/改善的受试者主观报告症状复发，而雌激素治疗一旦停止，雌激素治疗组治愈/改善的 3 名女性均再次出现症状。

使用前文提到的尿垫试验对比 ES 与 PFMT 的疗效，只有 Bø 等（1999）的试验发现统计学上的显著差异，证据支持使用 PFMT。目前尚不清楚 Hofbauer 等（1990）报道的治愈数据是来自症状量表还是排尿日记，因此我们排除了这部分数据。只有 Bø 及其同事同时评估了 SUI 女性漏尿发生次数及生活质量（社会活动指数），这两个指标结果均无统计学差异。在治疗后 9 个月，Henalla 及其同事发现 17 名 PFMT 组受试者中的 3 名、ES 组 8 名女性中的 1 名报告出现复发症状。

在 Olah 等（1990）和 Bø 等（1999）的两项试验中，阴道锥（vaginal cones，VC）训练组和 ES 组之间在 24 小时内自我报告的治愈率、治愈/改善情况或漏尿发作次数之间无显著差异。Bø 及其同事未发现两组生活质量（社会活动指数）之间的显著差异。在进行 RCT 之前，由于部分受试者无法在阴道内放入阴道锥（例如，置入阴道锥的过程存在困难），因此，Olah 及其同事将其从受试者中排除了。

一项 4 臂 RCT（Castro et al.，2008）将尿流动力学诊断的 SUI 女性随机分为 ES

组、PFMT 组、VC 组和未接受治疗的对照组，仅对完成训练方案的女性受试者（118名中的 101 名）的数据进行了最终结果分析。基于膀胱容量标准化的尿垫试验结果显示，48% 的 ES 组受试者、46% 的 PFMT组受试者、46% 的 VC 组受试者和仅 8% 的对照组受试者被治愈了（"治愈"定义为尿垫重量小于 2 g）。所有治疗组疗效均高于对照组，但治疗组间无显著差异（Castro et al., 2008）。在生活质量方面，ES 组提高了32.4%，PFMT 组提高了 28.4%，VC 组提高了 30.3%，而对照组的生活质量下降 3.6%。各治疗组之间的生活质量结果没有显著差异。

（额外的）ES 治疗是否优于其他治疗

仅有一项研究将受试者分为 ES 联合BF 辅助的 PFMT 组、单独 BF 辅助的 PFMT组和对照组，并进行了对比。在 Goode 等（2003）的研究中，意向性分析显示 BF 辅助的 PFMT 组尿失禁发作次数平均减少68.6%，ES 联合 BF 辅助的 PFMT 组减少71.9%，对照组减少 52.5%。与对照组相比，两种干预措施都更为有效，但组间没有显著差异（$P=0.60$）。ES 联合 BF 辅助的 PFMT 组在改善患者的自我感知（$P<0.001$）和提高治疗满意度（$P=0.02$）方面有更好的效果。

有两项试验将 ES 联合 PFMT 和单独 PFMT 在 SUI 女性中的疗效进行了对比（Hofbauer et al., 1990；Luber and Wolde-Tsadik, 1997）。由于这些试验中的两个治疗组都接受了相同的 PFMT，因此，试验基本上是在研究 ES 的效果。Hofbauer 给出了受试者、试验方法和刺激参数的详细信息细节。在一项 3 臂 RCT 中，Knight 等（1998）

将 PFMT、PFMT 联合低强度 ES 的家庭训练与临床最大强度刺激的 PFMT 进行了对比。在 PFMT 组中 10/21 名、低强度 ES 组中 9/25 名和最大强度刺激组中 16/24 名女性报告治愈或有很大改善。3 组受试者在治疗后的尿垫试验中都有所改善，但组间无显著差异。同样，3 组患者的阴道挤压压力都有所改善，但改善程度没有显著差异。

总的来说，Knight 等没有发现任何联合ES 的治疗方案给 PFMT 带来的额外疗效。这一发现与 Hofbauer 等（1990）的研究结果类似，后者也发现 ES 联合 PFMT 组与单独 PFMT 组间无显著差异。

肌肉力量

一些研究将 PFM 肌力作为结果评价指标（Shepherd et al., 1984；Blowman et al., 1991；Laycock and Jerwood, 1993；Sand et al., 1995；Knight et al., 1998；Bø et al., 1999；Jeyaseelan et al., 2000；Alves et al., 2011）。除了 Laycock 等（1993）的实验 I中使用了指检评估，其他所有研究均使用阴道挤压压力测量 PFM 肌力，研究之间的结果形成了鲜明对比。Shepherd 等（1984）的研究未在组间发现 PFM 肌力的显著差异，但没有进行统计学方法来证实这一结论。

Blowman 等（1991）的研究报道了两组受试者 PFM 肌力的改善情况（PFMT+ES 治疗组与 PFMT＋伪 ES 治疗组），其中 PFMT+ES 治疗组的改善更为明显。然而，这一研究结果没有使用统计学方法进行验证。

Laycock 等使用阴道指检评估仅在 ES组［PFMT 与 ES（电刺激）］中发现了治疗前、后的统计学显著差异（$P=0.0035$），但未进行组间比较。在第二次实验中，他们改用阴道挤压压力测量最大收缩时的 PFM 肌力，仅在 ES 组中发现肌力的显著增加。

Sand 等（1995）使用阴道挤压压力测量装置对 35 名受试者进行 PFM 肌力测试，并与 17 名使用相同装置进行 15 周假治疗的患者（对照组）做对比，发现训练组的 PFM 肌力在治疗后得到了显著改善。在训练组中，治疗前后 PFM 肌力（mmHg）平均值（±SE）变化为（4.6±1.4），对照组为（1.1±1.5），二者间具有显著差异（$P = 0.02$）。

Knight 等的研究发现，所有组的 PFM 肌力均显著增加，增幅最大的是 ES 组，但各组之间无显著差异。与 ES 组相比，Bø 及其同事（1999）报道，仅在 PFMT 组中发现 PFM 肌力显著改善（与无治疗组相比）。如前文所述，Jeyaseelan 等（2000）使用阴道挤压压力测量 PFM 肌力时，未发现 ES 组和伪 ES 组间的任何统计学差异。然而，如果使用指检法评估 PFM 肌力，则其结果更支持使用 ES。

在纳入的研究中，使用阴道挤压压力测量的 PFM 肌力结果之间的差异多是由于测量方案的不同、使用装置的不同和评估手段的不同所致。例如，在 Shepherd 等（1984）和 Blowman 等（1991）的研究中没有进行统计学分析，Knight 等（1998）及 Laycock 等（1993）的研究中没有对评估者进行设盲研究，而 Sand 等（1995）、Bø 等（1999）和 Jeyaseelan 等（2000）的研究则使用了盲法。

不良事件

有 4 项研究（Hahn et al., 1991；Sand et al., 1995；Smith, 1996；Bø et al., 1999）报告了与 ES 治疗相关的副作用，包括阴道激惹或感染、尿路感染或疼痛、阴道出血。Sand 等报道的所有不良事件均为可逆事件。除 ES 组外，Bø 及其同事（1999）还报道了 VC 组试验中的不良事件。

结论

- 现有研究中使用的 ES 方案明显缺乏一致性，这意味着我们在临床实践中运用 ES 治疗 SUI 女性时对 ES 的生理学原理的理解仍有欠缺。
- 没有足够的证据表明 ES 治疗对于 SUI 女性的效果是否优于无电刺激或安慰剂。
- 虽然缺乏确凿证据，但 PFMT 治疗 SUI 似乎比 ES 治疗的效果更好。
- 没有足够证据表明对 SUI 女性实施 ES 治疗是否优于阴道哑铃或雌激素治疗。
- 在 PFMT 方案中联合施加 ES 治疗没有额外疗效。
- 需要更多的基础研究来探索 ES 治疗 SUI 女性的作用机制，并确定这类患者的最佳 ES 方案和结果测量方法。

临床建议

- 到目前为止，RCT 研究中依旧没有令人信服的证据证明 ES 对于 SUI 女性来说是一种有用的治疗方法，也缺少可以推荐的最佳 ES 方法和方案。
- 研究者推测 ES 可能会对那些不知道如何收缩 PFM，并且无能力主动恢复 PFM 意识的患者有所帮助，建议今后开展高质量的 RCT 对此推测进行验证。

参考文献

Alves, P.G., Nunues, F.R., Guirro, E.C., 2011. Comparison between two different neuromuscular electrical stimulation protocols for the treatment of female stress urinary incontinence: a randomized controlled trial. Rev. Bras. Fisioter. 15 (5), 393-C398.

Amarenco, G., Ismael, S.S., Even-Schneider, A., et al., 2003. Urodynamic effect of acute transcutaneous posterior tibial nerve stimulation in overactive bladder. J. Urol. 169, 2210-C2215.

van Balkan, M.R., Vandoninck, V., Gisolf, K.W.H., et al., 2001. Posterior tibial nerve stimulation as neuromodulative treatment of lower urinary tract dysfunction. J. Urol. 166, 914-C918.

Berghmans, L.C.M., Hendriks, H.J., Bø, K., et al., 1998. Conservative treatment of genuine stress incontinence in women: a systematic review of randomized clinical trials. Br. J. Urol. 82 (2), 181-C191.

Berghmans, L.C.M., Waalwijk van Doorn, E.S.C. van, Nieman, F., et al., 2000. Efficacy of extramural physical therapy modalities in women with proven bladder overactivity: a randomised clinical trial. Neurourol.Urodyn. 19 (4), 496-C497.

Berghmans, L.C., Waalwijk van Doorn, E.S. van, Nieman, F.H., et al., 2002. Efficacy of physical therapeutic modalities in women with proven bladder overactivity. Eur. Urol. 41, 581-C588.

Blowman, C., Pickles, C., Emery, S., et al., 1991. Prospective double blind controlled trial of intensive physiotherapy with and without stimulation of the pelvic floor in the treatment of genuine stress incontinence. Physiotherapy 77, 661-C664.

Bø, K., Talseth, T., Holme, I., 1999. Single blind, randomised controlled trial of pelvic floor exercises, electrical stimulation, vaginal cones, and no treatment in management of genuine stress incontinence in women. Br. Med. J. 318, 487-C493.

Brubaker, L., 2000. Electrical stimulation in overactive bladder. Urology 55 (Suppl. 5A), 17-C23.

Brubaker, L., Benson, T., Bent, A., et al., 1997. Transvaginal electrical stimulation for female urinary incontinence. Am. J. Obstet. Gynecol. 177, 536-C540.

Castro, R.A., Arruda, R.M., Zanetti, M.R., et al., 2008. Single-blind, randomized, controlled trial of pelvic floor muscle training, electrical stimulation, vaginal cones, and no active treatment in the management of stress urinary incontinence. Clinics (Sao Paulo) 63, 465-C472.

Chancellor, M.B., Leng, W., 2002. The mechanism of action of sacral nerve stimulation in the treatment of detrusor overactivity and urinary retention. In: Jonas, U., Gr-¹newald, V. (Eds.), New Perspectives in Sacral Nerve Stimulation. Martin Dunitz, London, ch 3.

Eriksen, B.C., 1989. Electrostimulation of the pelvic floor in female urinary incontinence. Thesis, University of Trondheim, Norway.

Erlandson, B.E., Fall, M., 1977. Intravaginal electrical stimulation in urinary incontinence. An experimental and clinical study. Scand. J. Urol. Nephrol. Suppl. 44, 1.

Everaert, K., Lefevere, F., Hagens, P., et al., 1999. Influence of FES parameters on urethral pressure (Abstract). Proceedings of the International Continence Society (ICS), 29th Annual Meeting, Denver, Colorado 390.

Eyj-®lfsd-®ttir, H., Ragnarsd-®ttir, M., Geirsson, G., 2009. Pelvic floor muscle training with and without functional electrical stimulation as treatment for stress urinary incontinence [in Icelandic]. Laeknabladid 95 (9), 575-C580 quiz 581.

Fall, M., 1998. Advantages and pitfalls of functional electrical stimulation. Acta Obstet. Gynecol. Scand. 77 (Suppl. 168), 16-C21.

Fall, M., Lindström, S., 1991. Electrical stimulation: a physiologic approach to the treatment of urinary incontinence. Urol. Clin. North Am. 18, 393-C407.

Fall, M., Lindström, S., 1994. Functional electrical stimulation: physiological basis and clinical principles. Int. Urogynecol. J. 5, 296-C304.

Goldberg, R.P., Sand, P.K., 2000. Electromagnetic pelvic floor stimulation: applications for the gynecologist. Obstet. Gynecol. Surv. 55 (11), 715-C720.

Goode, P.S., Burgio, K.I., Locher, J.L., et al., 2003. Effect of behavioral training with and without pelvic floor electrical stimulation on stress incontinence in women. A randomized controlled trial. JAMA 290, 345-C352.

Govier, F.E., Litwiller, S., Nitti, V., et al., 2001. Percutaneous afferent neuromodulation for the refractory overactive bladder: results of a multicenter study. J. Urol. 165, 1193-C1198.

Hahn, H.N., Sommar, S., Fall, M., 1991. A comparative study of pelvic floor training and electrical stimulation for the treatment of genuine female urinary incontinence. Neurourol.Urodyn. 10 (6), 545-C554.

Hay-Smith, J., Berghmans, B., Burgio, K., et al., 2009. Committee 12: Adult conservative management. In: Abrams, P., Cardozo, L., Khoury, S., et al. (Eds.), Incontinence: Fourth International Consultation on Incontinence. Health Publication Ltd/Editions 21, Paris, pp. 1025-C1120.

Hay-Smith, E.J.C., Bø, K., Berghmans, L.C.M., et al., 2001. Pelvic floor muscle training for urinary incontinence in women (Cochrane review). In: The Cochrane Library, Issue 4, Oxford.

Henalla, S.M., Hutchins, C.J., Robinson, P., et al., 1989. Non-operative methods in the treatment of female genuine stress incontinence of urine. J. Obstet. Gynaecol. 9 (3), 222-C225.

von Hofbauer, J., Preisinger, F., Nurnberger, N., 1990. Der Stellenwert der Physikotherapie bei der weiblichen genuinen Stressinkontinenz. Z. Urol. Nephrol. 83, 249.

Jabs, C.F.I., Stanton, S.L., 2001. Urge incontinence and detrusor instability. Int. Urogynecol. J. 12, 58-C68.

Jeyaseelan, S.M., Haslam, E.J., Winstanley, J., et al., 2000. An evaluation of a new pattern of electrical stimulation as a treatment for urinary stress incontinence: a randomized, double-blind, controlled trial. Clin. Rehabil. 14, 631-C640.

Knight, S., Laycock, J., Naylor, D., 1998. Evaluation of neuromuscular electrical stimulation in the treatment of genuine stress incontinence. Physiotherapy 84 (2), 61-C71.

Laycock, J., Jerwood, D., 1993. Does pre-modulated interferential therapy cure genuine stress incontinence? Physiotherapy 79, 553-C560.

Luber, K.M., Wolde-Tsadik, G., 1997. Efficacy of functional electrical stimulation in treating genuine stress incontinence: a randomized clinical trial. Neurourol. Urodyn. 16, 543-C551.

Moore, K., Dumoulin, C., Bradley, C., et al., 2013. Committee 12: Adult conservative management. In: Abrams, P.,

Cardozo, L., Khoury, S., et al. (Eds.), Incontinence: Fifth International Consultation on Incontinence. European Association of Urology, Arnhem, pp. 1101-C1227. www.uroweb.org.

Moore, K.N., Griffiths, D., Hughton, A., 1999. Urinary incontinence after radical prostatectomy: a randomized controlled trial comparing pelvic muscle exercises with or without electrical stimulation. BJU Int. 83, 57-C65.

Olah, K.S., Bridges, N., Denning, J., et al., 1990. The conservative management of patients with symptoms of stress incontinence: a randomized, prospective study comparing weighted vaginal cones and interferential therapy. Am. J. Obstet. Gynecol. 162 (1), 87-C92.

Plevnik, S., Janez, J., Vodušek, D.B., 1991. Electrical stimulation. In: Krane, K.J., Siroky, M.B. (Eds.), Clinical Neuro-urology. Little Brown, Boston, MA.

Sand, P.K., Richardson, D.A., Staskin, D.R., et al., 1995. Pelvic floor electrical stimulation in the treatment of genuine stress incontinence: a multicenter placebo-controlled trial. Am. J. Obstet. Gynecol. 173, 72-C79.

Scheepens, W.A., 2003. Progress in sacral neuromodulation of the lower urinary tract. Thesis, University of Maastricht, Maastricht, The Netherlands.

Shepherd, A.M., Tribe, E., Bainton, D., 1984. Maximum perineal stimulation: a controlled study. Br. J. Urol. 56, 644-C646.

Smith, J.J., 1996. Intravaginal stimulation randomized trial. J.

Urol. 155, 127.

Vodušek, D.B., Light, J.K., Libby, J.M., 1986. Detrusor inhibition induced by stimulation of pudendal nerve afferents. Neurourol. Urodyn. 5, 2381-C2389.

Walsh, I.K., Johnston, R.S., Keane, P.F., 1999. Transcutaneous sacral neurostimulation for irritative voiding dysfunction. Eur. Urol. 35, 192-C196.

Weil, E.H., Ruiz Cerda, J.L., Eerdmans, P.H., 2000. Sacral root neuromodulation in the treatment of refractory urinary urge incontinence: a prospective randomized clinical trial. Eur. Urol. 37 (2), 161-C171.

Yamanishi, T., Yasuda, K., 1998. Electrical stimulation for stress incontinence. Int. Urogynecol. J. 9, 281-C290.

Yamanishi, T., Mizuno, T., Watanabe, M., et al., 2010. Randomized, placebo controlled study of electrical stimulation with pelvic floor muscle training for severe urinary incontinence after radical prostatectomy. J. Urol. 184, 2007-C2012.

Yamanishi, T., Sakakibara, R., Uchiyama, T., et al., 2000. Comparative study of the effects of magnetic versus electrical stimulation on inhibition of detrusor overactivity. Urology 56, 777-C781.

Yamanishi, T., Yasuda, K., Sakakibara, R., et al., 1997. Pelvic floor electrical stimulation in the treatment of stress incontinence: an investigational study and a placebo controlled double-blind trial. J. Urol. 158 (6), 2127-C2131.

7.2　女性膀胱过度活动症

膀胱过度活动症的盆底肌训练

Kari Bø

概述

在临床实践中，许多膀胱过度活动症（overactive bladder，OAB）患者都会接受盆底肌训练（pelvic floor muscle training，PFMT）或配合生物反馈、电刺激、膀胱训练及药物治疗等联合干预措施。当不同方法相结合使用时，很难分析出不同干预措施之间的因果关系。在大多数关于 PFMT 预防和治疗尿失禁有效性的系统综述中，包括压力性尿失禁（stress urinary in- continence，SUI）、急迫性尿失禁（urgency urinary incontinence，UUI）和

混合性尿失禁（mixed urinary incontinence，MUI）的症状或尿流动力学诊断的研究是结合在一起描述的。这使得我们不可能了解不同的干预措施对每种情况的实际影响。

尽管有新的理论认为，PFM 功能障碍是 SUI 和 UUI 这两种诊断的共同原因（Artibani，1997；Mattiasson，1997），但在这些诊断中，PFM 功能障碍背后的机制尚不清楚，并且两者病理生理学因素可能有很大不同（分娩时盆底和结缔组织破裂可能引发 SUI，咖啡因可能诱发老年女性 UUI）。最佳的物理治疗干预应该与潜在的病理生理条件相关。PFMT 对 SUI 和 UUI 的治愈和改善效果可能有所不同，而在系统综述和 mate 分析中不同类别患者的合并可能无法真实反映每种患者的真实治愈率。此外，最

重要的是，由于理论基础不同，两种情况下的最佳 PFMT 方案可能不同。因此，在本章中，我们只对存在 OAB 症状和诊断为 OAB 的患者进行研究，并将 PFMT 结合或不结合生物反馈/阴道哑铃作为唯一的干预措施。

PFMT 治疗 OAB 的基本原理

对 PFMT 治疗 OAB 原理的研究是建立在 PFM 收缩期间对电刺激的观察和尿流动力学评估基础上的。Godec 等（1975）对 40 名受试者在进行 20 Hz 功能电刺激（functional electrical stimulation，FES）期间及 3 分钟后进行了膀胱压力容积测定。结果显示，在进行 FES 期间，40 名受试者中有 31 名膀胱过度活动减少或完全消失。FES 停止 1 分钟后，抑制仍然存在。受试者的平均膀胱容量也明显增加，从（151±126）ml 增加到（206±131）ml（$P < 0.05$）。

De Groat（1997）等发现，在尿液储存过程中，膀胱扩张会产生低水平的膀胱传入放电，刺激交感神经传出纤维至膀胱出口（基底部和尿道），同时刺激阴部神经并传出至尿道外括约肌。此外，这些反应是通过脊髓反射途径发生的，代表能够提升自我控制的"保护性反射"。研究表明，交感神经放电也能抑制逼尿肌和膀胱神经节。Morrison（1993）认为，膀胱压力在 5~25 mmHg 时，可以通过 Barrington 排尿中心的兴奋性环路开启，而通过中缝核的抑制性环路在 25 mmHg 以上时才变得活跃。这种抑制是自发的，受试者意识不到 PFM 和尿道壁横纹肌张力的增加。

Shafik 等（2003）研究了 PFM 自主收缩对 28 名 OAB 患者［平均年龄（48.8±10.2）岁，18 名男性和 10 名女性］和 17 名健康志愿者［平均年龄（42.6±9.8）岁，12 名男性和 5 名女性］逼尿肌和尿道压的影响。他们发现，在 PFM 收缩期间，患者和健康志愿者的尿道压显著升高，膀胱压显著降低。健康志愿者在 PFM 收缩期间的变化明显更大。研究者认为，PFM 收缩可致逼尿肌压力下降、尿道压增加和排尿反射抑制，这证明 PFM 收缩可以作为 OAB 患者的治疗方法。

临床经验告诉我们，患者可以通过步行、前屈、交叉双腿、使用髋内收肌（同时收缩或者不收缩 PFM），或单独有意识地收缩 PFM 成功抑制尿急、逼尿肌收缩和漏尿。在尿急和逼尿肌收缩被抑制后，患者可以争取时间到达厕所，从而防止漏尿。交互抑制反射通过大脑控制运行，募集腹侧前角运动神经元用于 PFM 自主收缩，并通过 Onuf 核神经元抑制排尿反射的副交感神经兴奋通路。这一机制已被运用为膀胱训练方案的一部分（Burgio et al.，1998）。因此，对于 PFMT 治疗 UUI 的机制可能有以下两个主要假设。

- 在紧急状态下，有意识地收缩 PFM，并保持收缩直到排尿冲动消失。
- PFM 力量训练可以使肌肉形态发生持久改变，从而可能会稳定神经活动。

目前有关这一领域的研究（无论是对照研究还是 RCT）均未评估 PFMT 后抑制机制是否真正发生了改变。此外，这一领域的研究都相对较新，对于预防或治疗 OAB 的最佳训练方案似乎没有共识（Bø et al.，2000）。因此，目前尚不清楚 PFMT 如何用于治疗 OAB 的理论基础（Berghmans et al.，2000）。

方法

本系统综述是建立在 3 个以往的系统综述（Berghmans et al.，2000；Bø et al.，2000；Greer et al.，2012）、Cochrane 系统综述（Dumoulin and Hay-Smith，2010；Hay-Smith et al.，2011；Herderschee et al.，2011；Rai et al.，2012）和 ICI 会议中的文献（Moore et al.，2013）基础上的。此外，我们在 PubMed 网站对近 10 年的文献进行了检索。检索范围仅包括已发表的 RCT，并且仅以存在 OAB 症状（尿频、尿急和 UUI）的女性患者为研究对象。方法学质量是根据 PEDro 评分量表进行分类的，该量表已被证明具有较高的信度（Maher et al.，2003）。

PFMT 治疗 OAB 症状的证据

有研究纳入了 4 项单独使用 PFMT 治疗 OAB 症状的 RCT（Nygaard et al.，1996；Berghmans et al.，2002；Millard，2004；Wang et al.，2004），研究结果见表 7.10，方法学质量评分见表 7.11。这些研究的方法学质量为中至高等。

Nygaard 等（1996）发现，在逼尿肌功能不稳定的女性亚组中，许多变量都有显著改善。与未接受治疗的对照组相比，两组患者的治疗结果无差异。Berghmans 等（2002）发现与未治疗的对照组相比，他们的训练方案无明显效果。Wang 等（2004）发现电刺激组和生物反馈辅助 PFMT 组对于 OAB 的主观改善 / 治愈率相同，但居家 PFMT 组的主观改善 / 治愈率较低。Millard（2004）没有发现简单的 PFMT 方案有其他

附加的作用（两页书面说明，无收缩能力评估，无随访或训练监督）。因此，PFMT 对 OAB 的作用并不明确。

干预质量：剂量 - 反应问题

干预措施的质量很难判断，因为文献中对于如何通过 PFMT 抑制尿急和逼尿肌收缩并没有直接建议。在目前已经发表的研究中，使用的训练方案各不相同。Berghmans 等（2002）和 Millard（2004）的方案中不仅包括力量训练，还包括有意识地收缩 PFM 以抑制逼尿肌收缩。然而，我们不知道 Millard 的研究中有多少受试者进行了这种盆底肌锻炼。Berghmans 等（2002）的研究方案中也包括了膀胱训练，但与未治疗的对照组相比，其治疗方案无显著疗效，如果有确切治疗效果，也无法判断效果来自盆底肌锻炼还是膀胱训练。Millard 的研究（2004）采用了一种较低强度的运动方案，也未设 PFM 收缩能力的对照，患者独自进行锻炼，没有锻炼方案依从性的报道。上述 4 项 RCT 中锻炼时间为 9~12 周，这对于治疗像 OAB 这样的复杂情况来说可能太短了。

结论

目前有关该领域的 RCT 较少，结果难以解释。总体来说，这些研究具有中至高等的方法学质量。研究中提到的训练方案可能不是最优的，这是因为 OAB 的病理生理学机制尚不明确，所以很难制订出最佳训练方案。根据 OAB 相关理论和症状表现，我们似乎应该把重点放在 PFM 收缩的抑制机制上，以及在宣教和随访时向患者强调——在有排尿冲

表 7.10　PFMT 治疗 OAB 症状的 RCT

作者	Nygaard et al.，1996
试验设计	双臂 RCT： 　　无录音记录组 　　有录音记录组
样本量和年龄（岁）	71 名女性，平均年龄 53 岁（SD=13）；17 名伴有逼尿肌功能失调
诊断	病史、尿流动力学检查、膀胱内压测量
训练方案	每天两次，每次 5 分钟，共进行 3 个月的 PFMT，有或无录音记录，分别在第 2 周、第 6 周和第 10 周通过电话进行随访，在第 4 周、第 8 周和第 12 周通过阴道触诊进行 PFM 评估
脱落率	16 名（22.5%），3 名伴有逼尿肌功能失调（17.6%）
依从性	未报道
结果	有、无录音记录的 PFMT 组间无显著差异，逼尿肌功能失调的女性每天尿失禁次数、每晚排尿次数、症状评分、每天使用的尿垫数量和 PFM 肌力均有显著改善
作者	Berghmans et al.，2002
试验设计	4 臂 RCT： 　　LUTE 组 　　ES 组 　　ES+LUTE 组 　　无治疗组
样本量和年龄（岁）	68 名女性，平均年龄 55.2 岁（SD=14.4）
诊断	动态尿流动力学检查、排尿日记（含 DAI 评分 ≥ 0.5 分）
训练方案	每周 9 次治疗 + 每日家庭训练计划 LUTE: 膀胱再训练，PFM 选择性收缩抑制逼尿肌收缩，保持 20 秒，如厕行为
脱落率	10/68（15%） 意向性治疗分析
依从性	92%（所有组别合计）
结果	DAI 评分明显下降（0.22，$P > 0.001$），但与无治疗组间无差异
作者	Millard，2004
试验设计	国际多中心双臂 RCT，54 家单位： 　　口服托特罗定组 　　口服托特罗定 + PFMT 组
样本量和年龄（岁）	480 名女性（75%）和男性（25%），平均年龄 53.4 岁（SD=17.4）
诊断	OAB 症状不少于 6 个月：频率每天不少于 8 次，24 小时尿急和急迫性尿失禁不少于 1 次
训练方案	12 周 关于 PFMT 的书面指导，保持 10 秒，共 15 次，每天两组；收缩 20 次，每天 1 组
脱落率	意向性治疗分析
依从性	两组中 90% 的人服用药物，PFMT 的依从性未报告
结果	两组在尿失禁发作、排尿次数、尿急发作、膀胱症状感知改善方面均显著下降 各组间差异无统计学意义

作者	Wang et al., 2004
试验设计	3 臂 RCT： PFMT 组 PFMT + 生物反馈组 ES 组
样本量和年龄（岁）	120 名女性，平均年龄 52.7 岁（SD=13.7）
诊断	OAB 症状不少于 6 个月；频率每天不少于 8 次，24 小时急迫性尿失禁发作不少于 1 次
训练方案	12 周 居家锻炼：根据个人 PFM 力量每天锻炼 3 次 相同的家庭训练 + 每周两次门诊生物反馈
脱落率	17/120（14%）
依从性	PFMT 组：83% PFMT + 生物反馈组：75% ES 组：79% 居家 PFMT 组：14.5 天 PFMT + 生物反馈组：8.5 天
结果	PFMT 组：急迫性尿失禁解决 30%，改善 6%，未改变 64% PFMT + 生物反馈组：急迫性尿失禁解决 38%，改善 12%，未改变 50% ES 组：急迫性尿失禁解决 40%，改善 11.5%，无变化 48.5% 改善 / 治愈率：PFMT 组 38%，PFMT + 生物反馈组 50%，ES 组 51.5% PFMT 强度：训练组间无显著差异，但两个训练组与 ES 组有显著差异。尿流动力学检查参数无差异。不同组别间生活质量指标有显著差异

注：DAI 评分、逼尿肌活动指数均由壁外动态膀胱测量和排尿日记法得出；LUTE，下尿路锻炼；ES：电刺激。其他缩写见正文。

表 7.11　系统综述中纳入的 PFMT 治疗 OAB 症状的 RCT 的 PEDro 质量评分

E– 受试者的纳入条件有具体标准
1– 受试者被随机分配到各组（在交叉研究中，受试者的治疗顺序是随机安排的）
2– 分配方式是隐藏的
3– 就最重要的预后指标而言，各组的基准线都是相似的
4– 对受试者全部设盲
5– 对实施治疗的治疗师全部设盲
6– 对至少测量一项主要结果的评估者全部设盲
7– 在最初分配到各组的受试者中，85% 以上的受试者至少有一项主要结果的测量结果
8– 凡是有测量结果的受试者，都必须按照分配方案接受治疗或者对照治疗，假如不是这样，那么至少应对一项主要结果进行"意向性治疗分析"
9– 至少报告一项主要结果的组间比较统计结果
10– 至少提供一项主要结果的点测量值和变异量值

研究	E	1	2	3	4	5	6	7	8	9	10	总分
Nygaard et al., 1996	+	+	+	?	–	–	–	+	–	+	+	5
Berghmans et al., 2002	+	+	+	+	–	–	+	+	+	+	+	8
Millard, 2004	+	+	+	–	–	–	+	+	+	+	+	7
Wang et al., 2004	?	+	+	–	–	–	+	+	–	+	–	5

注：+，完全符合标准；–，不符合标准；？，不确定是否符合标准。通过统计完全符合标准的项数来计算总分，E 项分数不用于生成总分，共计不超过 10 分。

动的时候尝试通过收缩 PFM 来抑制。为了解 PFM 自主收缩在抑制排尿反射中的作用，需要进行更多的基础研究，未来需要开展更多高干预质量和高质量的 RCT。

临床建议

目前的 RCT 中尚无令人信服的证据支持使用 PFMT 治疗 OAB，也没有推荐的训练方案。临床经验和基础研究表明，通过有意识地收缩 PFM 和保持收缩，可能会起到抑制逼尿肌收缩和排尿冲动的作用。但这一基于患者经验的治疗方法尚需经过高质量的 RCT 验证。

参考文献

Artibani, W., 1997. Diagnosis and significance of idiopathic overactive bladder. Urology 50 (Suppl. 6A), 25-C32.

Berghmans, L., Hendriks, H., de Bie, R.A., et al., 2000. Conservative treatment of urge urinary incontinence in women: a systematic review of randomized clinical trials. BJU Int. 85 (3), 254-C263.

Berghmans, L., van Waalwijk van Doorn, E., Nieman, F., et al., 2002. Efficacy of physical therapeutic modalities in women with proven bladder overactivity. Eur. Urol. 6, 581-C587.

Bø, K., Berghmans, L., 2000. Overactive bladder and its treatments. Non-pharmacological treatments for overactive bladder: pelvic floor exercises. Urology 55 (Suppl. 5A), 7-C11.

Burgio, K.L., Locher, J.L., Goode, P.S., et al., 1998. Behavioral vs drug treatment for urge urinary incontinence in older women: a randomized controlled trial. JAMA 280 (23), 1995-C2000.

De Groat, W., 1997. A neurologic basis for the overactive bladder. Urology 50 (Suppl. 6A), 36-C52.

Dumoulin, C., Hay-Smith, J., 2010. Pelvic floor muscle training versus no treatment, or inactive control treatments, for urinary incontinence in women. Cochrane Database Syst. Rev. (Issue 1), Art. No. CD005654.

Godec, C., Cass, A., Ayala, G., 1975. Bladder inhibition with functional electrical stimulation. Urology 6 (6), 663-C666.

Greer, J.A., Smith, A.L., Arya, L.A., 2012. Pelvic floor muscle training for urgency urinary incontinence in women: a systematic review. Int. Urogynecol. J. 23, 687-C697.

Hay-Smith, E.J.C., Herderschee, R., Dumoulin, C., et al., 2011. Comparisons of approaches to pelvic floor muscle training for urinary incontinence in women. Cochrane Database Syst. Rev. (Issue 12), Art. No. CD009508.

Herderschee, R., Hay-Smith, E.J.C., Herbison, G.P., et al., 2011. Feedback or biofeedback to augment pelvic floor muscle training for urinary incontinence in women. Cochrane Database Syst. Rev. (Issue 7), Art. No. CD009252.

Maher, C., Sherrington, C., Herbert, R.D., et al., 2003. Reliability of the PEDro scale for rating quality of RCTs. Physiotherapy 83 (8), 713-C721.

Mattiasson, A., 1997. Management of overactive bladder -C looking to the future. Urology 50 (Suppl. 6A), 111-C113.

Millard, R., 2004. Clinical efficacy of tolterodine with or without a simplified pelvic floor exercise regimen. Neurourol. Urodyn. 23, 48-C53.

Moore, K., Dumoulin, C., Bradley, C., et al., 2013. Committee 12: Adult conservative management. In: Abrams, P., Cardozo, L., Khoury, S., et al. (Eds.), Incontinence: Fifth International Consultation on Incontinence. European Association of Urology, Arnhem, pp. 1101-C1227. www.uroweb.org.

Morrison, J., 1993. The excitability of the micturition reflex. Scand. J. Urol. Nephrol. 29 (Suppl. 175), 21-C25.

Nygaard, I., Kreder, K., Lepic, M., et al., 1996. Efficacy of pelvic floor muscle exercises in women with stress, urge, and mixed incontinence. Am. J. Obstet. Gynecol. 174 (120), 125.

Rai, B.P., Cody, J.D., Alhasso, A., et al., 2012. Anticholinergic drugs versus non-drug active therapies for non-neurogenic overactive bladder syndrome in adults. Cochrane Database Syst. Rev. (Issue 12), Art No. CD003193.

Shafik, A., Shafik, I.A., 2003. Overactive bladder inhibition in response to pelvic floor muscle exercises. World J. Urol. 20, 374-C377.

Wang, A., Wang, Y., Chen, M., 2004. Single-blind, randomized trial of pelvic floor muscle training, biofeedback-assisted pelvic floor muscle training, and electrical stimulation in the management of overactive bladder. Urology 63 (1), 61-C66.

电刺激治疗膀胱过度活动症

Bary Berghmans

概述

临床经验表明，膀胱功能亢进伴 UUI 患者不适合行手术治疗（Millard and Oldenburg, 1983；Ulmsten，1999）。以往没有将骶神经调节与其他治疗方法进行对比的研究，但最近的 Cochrane 系统综述得出结论，骶神经调节对某些有膀胱过度活动症的患者是有效的，而其他治疗方法均未成功（Herbison and Arnold，2009；Dmochowski et al，2013）。目前，首先要为此类患者找到令人满意的治疗方法。药物制剂通常效果不佳，最有效的单一药物在所有成年患者中的成功率为 60%~70%，在 65 岁以上的患者中成功率为 25%~75%（Andersson et al.，2013）。但这些药物在大多数患者中或多或少都有一定的副作用，限制了药物的使用效果（Andersson et al.，2013）。一般来说，药物的疗效通常不会持续存在（Andersson et al.，2013），约有 15% 的患者药物耐受性较差（Sussman and Garely，2002）。目前大多数临床试验的持续时间较短，缺乏长期随访，因此，关于药物短期和长期疗效及可接受性的信息很少（Hay-Smit et al.，2002；Madhuvrata et al.，2012）。虽然联合治疗被认为是更成功的方法，但药物的使用产生了许多副作用，不可避免地导致依从性降低和尿失禁的复发（Millard and Oldenburg，1983；Resnick，1998；Hay-Smith et al.，2002）。对于 OAB 女性而言，除了膀胱训练和结合 / 不结合生物反馈疗法的 PFMT 外，电刺激（electrical stimulation，ES）也是一种治疗 OAB 的物理疗法。

目前，ES 治疗 OAB 的理论基础尚不明确，还有一些争议尚未统一，例如，神经兴奋时 PFM 活动的变化是否能自动抑制或阻止逼尿肌过度活动（Messelink，1999；Lewis and Cheng，2007）？是否需要让患者意识到在紧急情况下应收缩 PFM 以抑制不随意的逼尿肌收缩（交互抑制）（Messelink，1999）或

起到皮层抑制的作用（Pannek et al，2010）？PFM 力量的增加是否可以更好地抑制膀胱的过度活动（Messelink，1999）？因此，不同物理治疗方法的原理仍然是建立在导致膀胱过度活动的潜在病理因素的假设基础上的。然而，临床经验表明，不同的物理治疗方法通常会对大多数 OAB 患者提供一定帮助，即使是认知障碍患者，也能在一定程度上改善膀胱控制能力（Engel et al，1990；McCormick et al，1990；Schnelle et al，1990；Colling et al.，1992）。

ES 治疗 OAB 的基本原理

鉴于对 ES 治疗作用原理的解释缺乏充分的生物学基础，目前有关 ES 治疗 OAB 和 UUI 的作用原理在文献中很难解释。其作用机制可能因 OAB 病因和 ES 目标结构（如盆底肌或逼尿肌、外周或中枢神经系统）的不同而不同。Eriksen（Eriksen，1989；Eriksen and Eik-Nes，1989）和 Fall（2000）认为 ES 在理论上可以刺激逼尿肌抑制反射，降低排尿反射，从而减少膀胱功能亢进。Schmidt（1988）认为 ES 通过刺激阴部神经激活盆底肌和尿道外括约肌。

Elabbady 等（1994）和 Weil（2000）认为，盆底肌 ES 可以引起尿道旁和尿道周围肌肉的反射性收缩，同时伴有逼尿肌的反射性抑制。这种相互反应依赖于通过骶髓排尿反射中心保留的反射弧。如果女性 OAB 患者想通过盆底刺激获得较好的治疗效果，那么支配 PFM 的周围神经必须至少保持部分完整（Eriksen，1989）。

这意味着，当对神经施加更多的刺激

时，肌肉会得到更好的收缩，从而产生更有效的逼尿肌抑制（Schmidt，1988；Elabbady et al.，1994；Hoebeke et al.，2001）。然而，根据 Weil（2000）的说法，逼尿肌抑制并不是刺激阴部神经躯体感觉传出纤维的结果（Schultz-Lampel，1997）。Schultz-Lampel（1997）认为骶神经传入纤维中的 β- 纤维负责通过电诱导抑制逼尿肌收缩。来自尿道括约肌和（或）盆底的阴部神经 β- 纤维可抑制逼尿肌收缩。这些纤维的直径较大，可以用最小的能量使其神经细胞去极化。因此，ES 不应通过肌肉收缩来实施，也不应使用过多的能量来使较小的神经纤维（如 B 神经纤维和无髓鞘的 C 神经纤维）去极化，因为这样会导致疼痛感（Weil，2000）。

单独的 ES，无论是外部还是内部刺激，均可以通过刺激阴部神经的传入神经（大直径）来有效地抑制副交感运动神经元对膀胱的作用，从而有效减少或抑制逼尿肌活动（Eriksen，1989；Eriksen and Eik-Nes，1989；Elabbady et al.，1994；Fall and Lindström，1994；Fall，2000；Weil，2000；Hoebeke et al.，2001）。

ES 治疗 OAB 的证据

目前关于 ES 对 OAB 疗效的研究较少（Moore et al.，2013）。系统综述显示，ES 单独或联合 PFMT 治疗 UUI 的证据不足（Berghmans et al，2000；Moore et al.，2013）。

然而，这些发现并不能证明 ES 作为 OAB 整体治疗的一部分是无效的。我们认为，这很可能是由于研究小组的异质性和研究设计存在缺陷导致的。OAB 的 ES 电源

是由临床供电设备或便携式电池提供的（图 7.6）。不同的 ES 设备提供的电流类型、波形、频率、强度、电极位置、电刺激探头等均有所不同（图 7.7）。没有上述明确的生物学原理，就很难对 ES 参数做出合理的选择。因此，在 ES 治疗 SUI 的研究中，我们发现用于 OAB 的 ES 装置和方案各不相同。

本章节对女性中非手术 ES 与无治疗、安慰剂 ES 间的比较研究，以及不同 ES 治疗方案间比较研究的证据进行了综述。同时也纳入了 ES 与任何其他单一干预方法（如磁刺激、PFMT、阴道锥、手术、药物等）进行比较的试验，以及将 ES 与其他干预措施联合使用与单独使用进行比较的试验。

方法

目前有 4 篇已经发表的系统综述包括

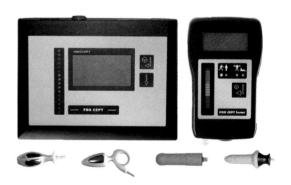

图 7.6　临床和家庭使用的 ES 设备

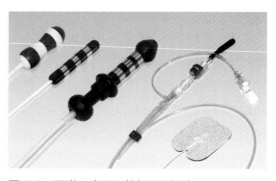

图 7.7　阴道、直肠和外部 ES 探头

与本章相关的临床试验（Berghmans et al., 1998，2000；Hay-Smith et al., 2001；Moore et al., 2013）。以下关于 ES 证据的定性结论是基于之前所有系统综述中包含的试验，以及在综述发表后进行的试验和（或）通过其他检索找到的试验。这项研究的方法与本章中关于 SUI 女性中 ES 部分所描述的方法相同。

被纳入综述的试验包括：① RCT；②试验对象为伴有 OAB 或 UUI 症状的女性；③比较了不同的 ES 方案或对比了使用 ES 和无治疗、安慰剂治疗、其他单一治疗，以及对 ES 联合任何其他干预措施与其他综合干预措施进行比较，已发表的摘要和正在进行的试验报告被排除在外。

数据质量

Yamanishi 及 其 同 事 的 两 项 试 验（Yamanishi et al., 2000a；Yamanishi et al., 2000b），Soomro 等（2001）和 Walsh 等 2001）的试验对象包括 OAB 和尿失禁的男性和女性。不同性别间 ES 的效果可能存在差异（如由于电极放置位置不同）。因此，尽管其中一些研究包括了大量患有 OAB 和（或）尿失禁症状的女性，并报告了 ES 相对于无治疗或安慰剂治疗显著的客观和（或）主观结果，但由于纳入标准的异质性，即性别差异，我们决定不使用这些研究来分析结果，因为它们没有进行亚组分析或没有区分女性和男性的治疗效果。只有 Yamanishi 等（2000b）的研究可以部分使用，因为作者根据性别报告了亚组结果。表 7.12 列出了所有纳入研究的详细结果（n=12）。

同样地，我们使用 PEDro 评分量表对纳入研究的方法学质量进行了分类（表 7.13）。这些研究的方法学质量级别分为低（n=2）、中（n=1）、高（n=9）。

干预质量：剂量－反应问题

关于 ES 方案的报道比较少，缺少刺激参数、设备和治疗方法的细节。然而，现有研究已报告的详细情况显示，在不同研究中，ES 方案疗效有显著差异。ES 剂量（电流类型、频率、持续时间和强度）在不同研究中也有显著差异（Hay-Smith et al., 2001；Moore et al., 2013）。Cochrane 系统综述中纳入的对 OAB 患者的调查研究显示，干预时间从 4 个月的每日刺激（Smith，1996）到单次刺激（Bower et al., 1998）不等，电流强度从 5 mA 到最大可耐受强度不等，每次治疗时长在 20 分钟到几小时不等。除了 Smith（1996）、Franzen 等（2010）和 Ozdedeli 等（2010）的研究，所有 RCT 的刺激频率均为每天 1 次或每天 2 次（Moore et al., 2013）。

尽管已经报道了很多临床系列研究，但这些研究在患者选择、剂量反应和 ES 参数等常见问题方面尚未形成统一标准。

患者的选择标准应该包括骶神经弧测试和逼尿肌状态评估，因为某些形式的肌肉功能障碍对神经抑制作用的反应较弱（Brubaker，2000）。此外，对于达到最佳效果的刺激强度目前也没有统一标准（Moore et al., 2013）。目前大多数 RCT 都会使用能够产生 PFM 最大可耐受运动反应的刺激强度作为刺激所用的电流强度（Moore et al., 2013）。但是，我们仍然不知道 PFM 收缩是否真的需要达到逼尿肌抑制，或者仅仅刺激阴部传入神经对这种抑制是否足够有效。

表 7.12　ES 治疗 OAB 和（或）急迫性尿失禁的 RCT

作者	Arruda et al.，2008
试验设计	3 臂 RCT： 　ES 组 　口服奥昔布宁组 　PFMT 组
样本量和年龄（岁）	77 名女性，年龄为 35~80 岁
诊断	主观反应、排尿日记、尿流动力学检查。所有 MUI 均以 UUI 为主；ES 组的 SUI 因素为 28.6%，奥昔布宁组为 31.8%，PFMT 组为 28.6%
训练方案	12 周；每周两次，20 分钟门诊 ES：阴道电极，10 Hz，脉冲 1.0 毫秒，间断双相，最大耐受量（范围 10~100 mA）。口服奥昔布宁即刻释放剂 5 mg，每天两次 PFMT，每周两次，每次 45 分钟；门诊治疗，仰卧位、坐位和站立位 40 个快速（2 秒和 5 秒）收缩，20 次 10 秒持续收缩、10 秒放松，家庭训练计划与门诊治疗相同
脱落率	13/77 女性：ES 组 4 例，口服奥昔布宁组 4 例，PFMT 组 5 例
依从性	1 例治疗后未行尿流动力学检查
结果	主诉症状改善：ES 组为 52%，口服奥昔布宁组为 77%，PFMT 组为 76%。即刻见效：ES 组为 52%，口服奥昔布宁组为 64%，PFMT 组为 57% 尿流动力学检查评估正常：ES 组为 57%，口服奥昔布宁组为 36%，PFMT 组为 52%。各组逼尿肌最大不自主收缩压均下降（$P<0.05$） 所有治疗同等有效 奥昔布宁：多数出现口干 副作用：仅报道口服奥昔布宁，口干 72.7%，排尿困难 9.1% 随访 1 年：ES 组 36.4%、口服奥昔布宁组 58.8%、PFMT 组 56.2% 得到改善
作者	Berghmans et al.，2002
试验设计	4 臂 RCT： 　LUTE 组 　ES 组 　ES+LUTE 组 　无治疗组
样本量和年龄（岁）	68 名女性，平均年龄 55.2 岁（SD=14.4）
诊断	动态尿流动力学检查 + 排尿日记（含 DAI 评分 ≥ 0.5 分）
训练方案	9 次居家治疗，每周 1 次 LUTE：膀胱再训练；选择性 PFM 收缩抑制逼尿肌；保持 20 秒；如厕行为
脱落率	10/68（15%） 意向性治疗分析
依从性	92%（所有组别合计）
结果	Dunnett 的 t 检验：ES 组与无治疗组相比，DAI 评分（0.23）显著下降（$P>0.039$），其他组与无治疗组相比无差异

续表

作者	Bower et al.，1998
试验设计	3 臂 RCT： 　LFES 组 　HFES 组 　假 ES 组
样本量和年龄（岁）	80 名女性；OAB49 例，感觉性尿急 31 例；平均年龄 56.5 岁（SD=16.9）
诊断	尿流动力学检查（膀胱内压测量）
训练方案	LF ES：经皮 ES，10 Hz，脉冲宽度 200 微秒，电极置于骶部，最大耐受量 HF ES：150 Hz，脉冲宽度 200 微秒，电极置于耻骨弓上，最大耐受量 假 ES（随机放置） 1 个疗程，膀胱充盈期内压测量
脱落率	无
依从性	不适用
结果	OAB：假 ES 组首次排空欲望无明显改变（$P = 0.69$）、最大膀胱容量和逼尿肌压力同前 两个 ES 组最大逼尿肌压力降低，首次排空欲望明显增加，最大膀胱容量无变化；首次排空欲望时的逼尿肌压力无改变；两个 ES 组中 44% 保持稳定 感觉性尿急：ES 组仅在 150 Hz 时首次排空欲望显著增加；仅假 ES 组表现为最大膀胱容量增加
作者	Brubaker et al.，1997
试验设计	双臂 RCT： 　ES 组 　假 ES 组
样本量和年龄（岁）	148 名女性，OAB 亚组 28 名女性，平均年龄 57 岁（SD=12）
诊断	尿流动力学检查，排尿日记
训练方案	ES 组：经阴道，20 Hz，收缩 / 休息为 2/4 秒，脉冲宽度 0.1 毫秒，双极方波，10~100 mA 假 ES 组：相同参数，无电流 两组均治疗 8 周
脱落率	18%
依从性	ES 组与假 ES 组在治疗第 4 周和第 8 周时的平均依从率分别为 87% 和 81%
结果	ES 组与假 ES 组相比 　OAB：ES 组从治疗前的 54%（$n=33$）降低到治疗后 27%（$n=16$）（$P = 0.0004$） 　假 ES 组从治疗前的 47%（$n=28$）降低到治疗后 42%（$P = 0.22$） 24 小时排尿频率 NS 6 周时意外发作 /24 小时（平均）NS 主诉明显改善 $P = 0.027$ 生活质量 NS 由于数据不完整，排尿日记未分析

作者	Franzen et al.，2010
试验设计	双臂 RCT： 　　ES 组 　　口服托特罗定每日 1 次组
样本量和年龄 （岁）	72 名有尿急或 UUI（为主）女性 ES 组：n=37；平均年龄 55 岁（SD=11），年龄范围为 37~79 岁 口服托特罗定组：n=35；平均年龄 61 岁（SD=12），年龄范围为 37~83 岁
诊断	病史，体格检查；可选尿流动力学检查、膀胱镜检查
训练方案	ES 组：10 次，每次 20 分钟，每周 1~2 次，经阴和（或）经肛门，5~10 Hz，最大耐受量 口服托特罗定组：6 个月，每次 4 mg，每日 1 次，如出现无法耐受的副作用，可减少剂量至每次 2 mg
脱落率	15% ES 组：6/37 口服托特罗定组：5/35
依从性	口服托特罗定组：2/32 在第 6 周停用，8/31 在第 6 个月停用 ES 组：1/32 换成口服托特罗定
结果	排尿 /24 小时、平均排尿量：组间均无显著差异 组内比较：两组排尿量 /24 小时均明显减少，平均排尿量均增加 主诉：6 个月时 ES 组 73%、口服托特罗定组 71% 的患者膀胱症状困扰程度减轻；但口服托特罗定组 6% 主诉症状困扰程度加重，ES 组与口服托特罗定组相当 治愈 / 改善程度组间无显著差异
作者	Ozdedeli et al.，2010
试验设计	双臂 RCT： 　　ES 组 　　口服盐酸曲司氯铵 30 mg 组
样本量和年龄 （岁）	伴有 UUI 的女性（以 OAB 为主）35 名；年龄中位数（范围）：ES 组（n=18），57.5 岁（36~78）； 口服盐酸曲司氯铵组（n=17），60.0 岁（37~78）
诊断	病史，体格检查；动态尿流动力学检查
训练方案	ES 组：每次 18~20 分钟，每周 3 次，阴道探头，5 Hz，双相，对称矩形脉冲，最大耐受量，可耐受的总脉冲宽度为 100 微秒 口服盐酸曲司氯铵组：氯化托螺吡咯 30 mg/ 片，每天 45 mg，服用 6 周
脱落率	11.4% ES 组：2/18 口服盐酸曲司氯铵组：2/17
依从性	对口服盐酸曲司氯铵组的依从性进行了统计，但未给出结果
结果	尿流动力学参数：组间无显著差异［6 周（治疗结束）、10 周和 18 周后］。两组改善程度相当 排尿日记：组间所有对照无显著差异［6 周（治疗结束）、10 周和 18 周后］，ES 组改善程度较好 主诉：VAS 尿急严重程度评分、IIQ-7 两组均显著下降。组间无显著差异 治疗满意度：ES 组 87.6%，口服盐酸曲司氯铵组 93.3% ES 组（5/18，27.7%）副作用明显少于口服盐酸曲司氯铵组（8/17，47%）

续表

作者	Smith，1996
试验设计	双臂 RCT： 　　ES 组 　　对照组（口服溴丙胺太林组）
样本量和年龄 （岁）	逼尿肌功能失调亚组 38 例，年龄为 44~73 岁
诊断	必要时行膀胱镜检查，复杂视频尿流动力学检查（如尿流、UPP、膀胱造影、Vasalva LPP）
训练方案	ES 组：ES 平均 5 秒收缩（范围 3~15），空占比为 1∶2，治疗时间为 15~60 分钟，每天两次，持续 4 个月，电流：5~25 mA 对照组：口服溴丙胺太林 7.5~45 mg，每天 2~3 次；定时排尿和做好膀胱再训练的书面计划 / 口头指导
脱落率	无
依从性	大于 80%
结果	对照组：IEF 改善 50% ES 组：IEF 改善 72%，包括 4 例治愈 两组膀胱容量均有增加趋势 尿流动力学参数无改善 组间 NS
作者	Soomro et al，2001[b]
试验设计	双臂 RCT： 　　ES 组 　　口服奥昔布宁组
样本量和年龄 （岁）	43 名患者：女性 30 名，男性 13 名；平均年龄为 50 岁（SD=15）
诊断	OAB 症状、SF-36 Qol、Bristol 排尿症状问卷；临床评估，尿流动力学检查、尿液分析、尿细胞学检查
训练方案	ES：经皮 ES，两个自粘电极置于肛周（S2/3 皮肤节段）；电流，可调，有痒感，20 Hz，200 微秒，连续，每天 6 小时；奥昔布宁 2.5 mg，每天口服两次，第 7 天时增加至 5 mg，每天 3 次
脱落率	未报告
依从性	未报告
结果	总体而言，两组在症状、尿流动力学数据或 SF-36、副作用方面无显著差异
作者	Walsh et al.，2001[b]
试验设计	双臂 RCT： 　　ES 组 　　假 ES 组
样本量和年龄 （岁）	146 名患者：女性 111 名，男性 35 名；年龄为 17~79 岁，平均年龄 47 岁
诊断	临床评估：病史及体格检查、尿液分析、盆腔超声、膀胱镜检查、尿流动力学检查 ES 组（$n=74$）：DI/DH/SU 28/18/28；假 ES 组（$n=72$）：DI/DH/SU 27/17/28
训练方案	两组：经皮神经电刺激器，双侧 S3 皮节；ES 组，逆行 S3 神经刺激，10 Hz，200 微秒，持续模式，最大耐受量；假 ES 组，无电流 比较第一次和第二次膀胱充盈期内压，组间比较
脱落率	无
依从性	不适用
结果	ES 组：刺激前、后平均膀胱容量显著增加，首次排空欲望时（+ 57.3），强烈排空欲望时（+ 68.4），尿急时（+ 55.2），最大容量（+ 59.5）（$P = 0.0002$）；假 ES 组无变化

作者	Wang et al.，2004
试验设计	3 臂 RCT： 　PFMT 组 　PFMT+BF 组 　ES 组
样本量和年龄 （岁）	120 名女性，平均年龄 52.7 岁（SD=13.7）
诊断	OAB 症状超过 6 个月，频率每天不低于 8 次，急迫性尿失禁每天不少于 1 次
训练方案	12 周 根据个人 PFM 力量进行家庭锻炼，每天 3 次 同样的家庭训练加上每周两次的门诊 BF
脱落率	17/120（14%）
依从性	PFMT 组：83% PFMT+BF 组：75% ES 组：79% 家庭锻炼：PFMT 组为 14.5 天；PFMT+BF 组为 8.5 天
结果	急迫性尿失禁： 　PFMT 组，解决 30%，改善 6%，无变化 64% 　PFMT+BF 组，解决 38%，改善 12%，无变化 50% 　ES 组，解决 40%，改善 11.5%，无变化 48.5% 改善 / 治愈： 　PFMT 组，38%；PFMT+BF 组，50%；ES 组，51.5% PFM 肌力：锻炼组间无显著差异，但锻炼组与 ES 组间有显著差异 尿流动力学参数无变化 不同组间部分生活质量指标有显著变化 ES 组与 PFMT+BF 组间在改善 / 降低率上无显著差异；但 ES 组和 PFMT 组间有显著差异
作者	Yamanishi，Yasuda et al.，2000[a]
试验设计	双臂 RCT： 　ES 组 　假 ES 组
样本量和年龄 （岁）	68 名患者；39 名女性，29 名男性；平均年龄 70 岁（SD=11.2）
诊断	尿液分析，尿细胞学检查，临床评估，神经学，解剖学，尿流动力学检查（膀胱造影，膀胱内压测量）
训练方案	ES 组：交替 10 Hz 脉冲，脉冲持续时间 1 毫秒，最大耐受量，女性阴道内刺激，15 分钟，每天两次，为期 4 周
脱落率	12%
依从性	未报告
结果	ES 组 IEF 数量显著下降，假 ES 组无改变；组间有显著差异，ES 组更佳；ES 组夜尿（$P = 0.03$）和生活质量得到了明显改善（$P = 0.045$），最大膀胱容量和首次排空欲望明显提高；ES 组每日尿垫更换频率也有改善趋势（$P = 0.06$） 根据性别自我报告治愈 / 改善的亚组分析：在女性中 ES 组治愈 / 改善更显著（$P = 0.0091$）

续表

作者	Yamanishi，Sakakibara et al.，2000[b]
试验设计	双臂 RCT： 　ES 组 　磁刺激组
样本量和年龄 （岁）	32 名患者 17 名女性 15 名男性 平均年龄 62.3 岁（SD=16.6）
诊断	尿流动力学检查（膀胱造影，膀胱测压）
训练方案	ES 组：家庭和门诊设备；交替 10 Hz 脉冲，脉冲持续时间 1 毫秒，最大耐受量，女性阴道内刺激，每次 15 分钟，每天两次，为期 4 周 磁刺激组：连续刺激，低阻线圈，扶手式座椅，线圈放于会阴部中心，最大耐受量，频率 10 Hz，最大输出 100%，至少 270
脱落率	无
依从性	未报道
结果	组间最大膀胱容量和初始尿意时膀胱容量无明显差异；OAB 症状在磁刺激组中有 3/15（20%）治愈，ES 组中有 0/17 治愈；磁刺激组中有 13/15、ES 组中 6/17 最大膀胱容量增加超过 50 ml；两组均无不良事件发生

注：BF，生物反馈；HF，高频；IEF，尿失禁发作频率；LF，低频；LPP，泄漏点压力；LUTE，下尿路锻炼；NS，无统计学意义；UPP，尿道压力描记。其他缩写见正文。

a，纳入了部分根据性别进行亚组分析的结果。b，不包括在结果分析中，因为包括了女性和男性。

电刺激参数

电流

虽然本文综述的所有有关 ES 的临床试验均使用的交流电，但只有 6 项试验明确指出使用的 ES 是双相（Berghmans et al.，2002；Ozdedeli et al.，2010）、双极（Brubaker et al.，1997）、双相脉冲电流（Smith，1996；Wang et al.，2004；Arruda et al.，2008）。

脉冲波形

只有 5 项试验和 Yamanishi 团队的试验（Yamanishi et al.，2000a；Yamanishi et al.，2000b）详细描述了所使用的脉冲波形，包括矩形波（Berghmans et al.，2002；Ozdedel et al.，2010）、方波（Brubaker et al.，1997；Yamanishi et al.，2000a；Yamanishi et al.，

2000b）、对称波（Wang et al.，2004）、不对称波（Smith，1996），电流上升时间为 2 秒，电流下降时间为 1 秒。

频率

13 项试验给出了电流频率的详细信息，频率范围包括 5 Hz（Ozdedeli et al.，2010）、5~10 Hz（Franzen et al.，2010）、10Hz（Bower et al.，1998；Yamanishi et al.，2000a；Yamanishi et al.，2000b；Walsh et al.，2001；Wang et al.，2004；Arruda et al.，2008）、20 Hz（Brubaker et al.，1997；Soomro et al.，2001）、12.5 Hz 和 50 Hz 组合（Smith，1996）、150 Hz（Bower et al.，1998），以及 4~10 Hz 的任意频率（Berghmans et al.，2002）。

脉冲持续时间

有 11 项临床试验报告了脉冲持续时

表 7.13　系统综述中纳入的电刺激治疗尿失禁和（或）尿急症状的 RCT 的 PEDro 质量评分

E – 受试者的纳入条件有具体标准	
1– 受试者被随机分配到各组（在交叉研究中，受试者的治疗顺序是随机安排的）	
2– 分配方式是隐藏的	
3– 就最重要的预后指标而言，各组的基准线都是相似的	
4– 对受试者全部设盲	
5– 对实施治疗的治疗师全部设盲	
6– 对至少测量一项主要结果的评估者全部设盲	
7– 在最初分配到各组的受试者中，85% 以上的受试者至少有一项主要结果的测量结果	
8– 凡是有测量结果的受试者，都必须按照分配方案接受治疗或者对照治疗，假如不是这样，那么至少应对一项主要结果进行"意向性治疗分析"	
9– 至少报告一项主要结果的组间比较统计结果	
10– 至少提供一项主要结果的点测量值和变异量值	

研究	E	1	2	3	4	5	6	7	8	9	10	总分
Arruda et al.，2008	+	+	+	+	−	−	?	+	−	+	+	6
Berghmas et al.，2002	+	+	+	+	−	+	+	+	+	+	+	8
Bower et al.，1998	+	+	−	+	+	+	?	+	+	+	+	8
Brubaker et al.，1997	+	+	+	+	+	−	+	+	+	+	+	7
Franzen et al.，2010	+	+	+	+	−	−	+	+	+	+	+	8
Ozdedeli et al.，2010	+	+	+	+	−	−	+	+	−	+	+	7
Smith，1996	+	−	−	−	−	−	−	+	−	+	+	3
Soomro et al.，2001	+	−	−	−	−	−	+	?	−	+	+	2
Walsh et al.，2001	+	−	−	−	+	−	+	+	+	+	+	5
Wang et al.，2004	?	+	+	+	−	−	+	+	−	+	−	6
Yamanishi et al.，2000a	+	−	−	−	+	+	+	+	−	+	+	6
Yamanishi et al.，2000b	+	+	+	+	−	+	+	+	+	+	+	7

注：+，完全符合标准；−，不符合标准；？，不确定是否符合标准。通过统计完全符合标准的项数来计算总分，E 项分数不用于生成总分，共计不超过 10 分。

间，分别为 0.1 毫秒（Brubaker et al，1997；Ozdedeli et al.，2010）、0.2 毫秒（Bower et al.，1998；Soomro et al.，2001；Walsh et al.，2001；Berghmans et al.，2002）、0.3 毫秒（Smith，1996）、0.4 毫秒（Wang et al.，2004）和 1 毫秒（Yamanishi et al.，2000a；Yamanishi et al.，2000b；Arruda et al.，2008）。

刺激周期

2 项试验使用的占空比为 1∶2（Smith，1996；Brubaker et al.，1997），1 项试验使用的占空比为 2∶1（Wang et al.，2004）。

刺激强度

在 Smith（1996）的试验中，刺激强度从 5 mA 逐渐增加至 25 mA。10 项试验使用了最大耐受强度（Brubaker et al.，1997；

Bower et al.，1998；Yamanishi et al.，2000a；Yamanishi et al.，2000b；Walsh et al.，2001；Berghmans et al.，2002；Wang et al.，2004；Arruda et al.，2008；Ozdedeli et al.，2010；Franzen et al.，2010）。Soomro 等（2001）的试验要求控制刺激强度至患者出现发痒的感觉。

电流传递方式

最常使用的电极为阴道电极（Smith，1996；Brubaker et al.，1997；Yamanishi et al.，2000a；Yamanishi et al.，2000b；Berghmans et al.，2002；Wang et al.，2004；Arruda et al.，2008；Ozdedeli et al.，2010）和放置于 S3 皮节上的电极（Walsh et al.，2001）。有一项试验使用了体表电极，该电极放置位置为 S2~3 椎间孔上方或耻骨联合正上方（Bower et al.，1998）。Soomro 等（2001）使用两个自粘电极在肛周区域的两侧进行经皮 ES。

治疗时间和次数

不同试验间治疗时间和次数也有很大差异。最长的治疗周期为持续 4 个月的每日刺激（Smith，1996）。中等长度治疗周期为每天两次，持续 4 周（Yamanishi et al.，2000a）、8 周（Brubaker et al.，1997）、9 周（Berghmans et al.，2002）或 12 周（Wang et al.，2004；Arruda et al.，2008）。在 Soomro 等（2001）的交叉试验中，随机分组后的患者接受 6 周 ES，每天 6 小时，或服用奥昔布宁，间隔两周后开始第 2 个 6 周治疗。研究报道最短的治疗周期为膀胱测压排空期后至膀胱充盈前的单次重复刺激（Bower et al.，1998）。

ES 是否比无治疗、对照组或安慰剂治疗效果更好

在一项 4 臂 RCT 研究中，Berghmans 等（2002）将 83 名逼尿肌过度活动的女性受试者分为无治疗组、单独 ES 组、PFMT+膀胱训练［在本研究中被定义为下尿路锻炼（lower urinary tract exercises，LUTE）］组以及 ES+LUTE4 组。研究同时强调，ES 组的女性不仅要在门诊接受每周 1 次 ES，还要在家里接受每日两次的使用家庭设备的 ES，研究同时测量了患者对 ES 的依从性。主要结果测量指标为逼尿肌过度活动指数（detrusor overactivity index，DAI）（Berghmans et al.，2002）、尿失禁影响问卷（Berghmans et al.，2001）和荷兰尿失禁生活质量问卷（the adapted Dutch Incontinence Quality of Life questionnaire，DI-QoL）。研究结果表明，无治疗组治疗前后无明显变化。与无治疗组相比，单独 ES 组受试者 DAI 得到了显著改善（Berghmans et al.，2002）。单独 ES 组中，尿失禁对日常生活活动的影响也有显著下降（Berghmans et al.，2001）。DI-QoL 结果显示，单独使用 ES 可以提高日常生活活动中对尿失禁的控制能力。

Yamanishi 等（2000b）对逼尿肌过度活动的 29 名男性和 39 名女性进行了连续 4 周、每日 1 次的最大可耐受强度 ES。结果显示，ES 组与安慰剂 ES 组相比，治疗后有更多改善，包括夜间遗尿症、漏尿发生次数、尿垫更换次数、生活质量评分（使用问卷调查记录，"0= 满意""1= 非常满意""2= 不满意""3= 非常不满意"）、逼尿肌过度活动改善的尿流动力学表现、自我报告的治

愈或改善等。就单一结果而言，研究也报道了患者的治愈 / 改善情况及基于性别的亚组分析结果，ES 组女性的治愈 / 改善情况明显高于安慰剂 ES 组女性。

Bower 等（1998）在膀胱测压的排尿期后至膀胱充盈前对患者进行了单次重复刺激，并分别报道了逼尿肌过度活动和尿急女性的研究结果。结果显示，对于逼尿肌过度活动的女性，两个刺激组（10 Hz 的骶部电极和 150 Hz 的耻骨联合部电极）与安慰剂组相比，在尿流动力学指标方面均有显著改善（即逼尿肌最大压力降低，首次排空欲望增加，膀胱稳定的女性比例增加）。然而，两个刺激组和安慰剂组之间在膀胱最大容量变化或首次排空欲望时的逼尿肌压力变化方面，没有显著差异。报道中有关尿急女性的有差异的测量指标较少，唯一有意义的发现是 150 Hz 组的首次排空欲望显著增加，而安慰剂组最大膀胱容量显著增加。

另一项试验（Brubaker et al.，1997）对尿流动力学检查示存在 SUI、逼尿肌过度活动或两者均有的女性进行了 ES 和安慰剂 ES 的分组比较，且在诊断的基础上进行了亚组分析，发现治疗前逼尿肌过度活动的女性在接受 ES 后，显示逼尿肌活跃的尿流动力学证据显著减少。

由于仅有 1 项研究比较了女性患者 ES 和无治疗的差异，并且比较 ES 和安慰剂的研究间刺激参数存在差异，因此，很难对试验结果做出解释。然而，对于有逼尿肌过度活动的女性而言，相比无治疗或安慰剂，她们更倾向于选择 ES 治疗。

ES 是否比其他单一治疗效果更好

在一项针对 103 名膀胱过度活动症受试者开展的 3 臂 RCT 中，Wang 等（2004）对 ES 与 PFMT 和生物反馈辅助 PFMT（biofeedback-assisted PFMT，BAPFMT，也可称为 BF+PFMT）的疗效进行了比较。治疗前和治疗后使用国王健康问卷（the King's Health Questionnaire）对主观治愈 / 改善情况进行评估，并对尿急、尿频、尿失禁、排尿困难和夜尿等尿路症状进行客观评估。次要结果指标为 PFM 肌力和尿流动力学检查数据。更多研究细节见表 7.12。

在上述研究中，Wang 等（2004）未发现各组间自我报告的治愈或治愈 / 改善情况存在统计学差异。接受 PFMT 的女性每天漏尿次数显著减少。尽管在整体健康认知、尿失禁影响、角色限制、身体限制、社会限制、睡眠 / 精力和人际关系、生活质量评价（国王健康问卷）方面没有显著统计学差异，但 ES 组经治疗后在情绪和严重程度评价方面显著高于各运动方案组，总分显著高于 PFMT 组。一些使用 ES 治疗的女性报告在治疗期间感到不适。

Smith（1996）的试验比较了 ES 和药物治疗（溴丙胺太林）在逼尿肌过度活动伴或不伴尿流动力学检查发现的 SUI 女性的疗效。研究未发现两组之间在结果（自我报告的改善和尿流动力学参数）上有统计学差异。

Arruda 等（2008）在一项 3 臂研究中比较了间歇性 ES 与药物治疗（奥昔布宁，即刻释放剂，5 mg）及 PFMT 对存在逼尿肌过度活动和 MUI 的女性患者的疗效，研究结果显示，各组间在疗效方面（根据患者自我报告的治愈/改善情况和尿流动力学检查，治疗后和 12 个月随访后同样有效）无显著差异。研究未发现 ES 存在副作用，仅报告了奥昔布宁的副作用。

Franzen 等（2010）发现 ES 与口服托特罗定缓释剂（每次 4 mg，每日 1 次，持续 6 个月）相比，对有尿急（为主）和尿路感染症状的女性没有显著差异。两组治疗均有效，两组患者治愈或好转情况无统计学差异。

在一项试验中，对尿失禁女性使用 ES 与每日口服盐酸曲司氯铵 45 mg 进行比较，使用客观结果（尿流动力学参数、排尿日记）和主观（通过急迫程度、IIQ-7、治疗满意度而评估）结果测量，发现两组间无统计学差异，药物组的副作用明显高于对照组。

由于仅有少数单一试验将 ES 与 PFMT、BAPFMT 或药物治疗进行比较，因此，没有足够的证据来确定 ES 是否比 PFMT、BAPFMT、溴丙胺太林、抗胆碱能或抗毒蕈碱类药物对治疗逼尿肌过度活动的女性更有效。从 ES 与药物治疗的比较研究来看，ES 似乎和药物一样有效。然而，我们还是需要对这一结果持保守态度，因为这是不同 ES 方案与不同种类药物之间进行对比的结果。综上所述，由于文献中检索到的研究很少，目前尚没有足够的证据来确定 ES 是否比 FMT、BAPFMT 或药物对治疗逼尿肌过度活动的效果更好。

（额外的）电刺激是否比（额外的）治疗更好

本章没有发现任何研究支持，因此对于在 OAB 女性中使用 ES 结合另外一种治疗方法是否有益还不能得出结论。

结论

- 研究中针对 OAB 和（或）UUI 症状的 ES 方案和设计在很大程度上是不一致的。原因之一是对 ES 治疗机制的生理学原理及基本原理认识不足。
- 有证据表明，对于有 OAB 和（或）UUI 的女性来说，门诊和家庭 ES 强化方案优于没有治疗或安慰剂治疗。但不足的是，有关这方面的一些研究基本同时包括女性和男性，因此对女性的单独研究结果很难做出解释。
- 对于有 OAB 和（或）UUI 症状的女性，没有足够的证据来确定 ES 是否优于 PFMT、BAPFMT 或药物治疗。
- 目前尚无研究探讨在其他治疗方法中增加 ES 的额外益处。
- 需要进行更多的基础研究，以找出对有 OAB 和（或）UUI 症状的女性进行 ES 的工作机制，并确定适合此类患者的最佳 ES 方案。

临床建议

- 如果可行，将 ES 同时应用于门诊和患者家中可能是首选的治疗方法。但是到目前为止，还没有公认的最佳 ES 方案和计划。如果应用 ES，一定要同时使用门诊和家庭设备进行强化 ES 方案（参数、疗程、治疗时间）。一项已被证实有效的 ES 治疗方案（Fall and Madersbacher，1994；

Berghmans et al.，2002）包括以下几个参数。

- ■ 随机频率：4~10 Hz。频率模式：0.1 秒。
- ■ 电流强度：最大耐受量。
- ■ 脉冲持续时间：200~500 微秒。
- ■ 双相波，电流周期 13 秒，空占比为 5：8。
- ■ 波形：矩形波。
- ■ 治疗次数及时间：家庭治疗两次 ×20 分钟 / 天；门诊治疗 1 次 ×30 分钟 / 周。
- ■ 疗程：3~6 个月。

- 必须经过检查和阴道指诊评估阴道组织的完整性后才可使用阴道内电极进行 ES，避免出现使用 ES 的不良事件。

- 每周随访或进行更频繁的监督训练。监督训练必须单独进行。

- 在随访时，尽可能多地获得患者关于依从性、表现、潜在副作用和不良事件的反馈。排尿日记是非常有用的，应定期填写，以向患者提供反馈并监测进展。

- 尽可能多地使用 ES 设备以增加指诊的依从性。在以门诊为基础的治疗过程中，使用这些数据向患者提供反馈，以此来鼓励患者在家继续进行 ES 治疗。

参考文献

Andersson, K.E., Chapple, C.R., Cardozo, L., et al., 2013. Committee 8: Pharmacological treatment of urinary incontinence. In: Abrams, P., Cardozo, L., Khoury, S., et al. (Eds.), Incontinence: Fifth International Consultation on Incontinence. European Association of Urology, Arnhem, pp. 623-C728. www.uroweb.org.

Arruda, R.M., Castro, R.A., Sousa, G.C., et al., 2008. Prospective randomized comparison of oxybutynin, functional electrostimulation, and pelvic floor training for treatment of detrusor activity in women. Int. Urogynecol. J. 19, 1055-C1061.

Berghmans, L.C.M., Hendriks, H.J., Bø, K., et al., 1998. Conservative treatment of genuine stress incontinence in women: a systematic review of randomized clinical trials. Br. J. Urol. 82 (2), 181-C191.

Berghmans, L.C.M., Nieman, F., Waalwijk van Doorn, E.S.C. van, et al., 2001. Effects of physiotherapy, using the adapted Dutch I-QoL in women with urge urinary incontinence (UUI). Abstract 62 IUGA 2001. Int. Urogynecol. J. 12 (Suppl.3), S40.

Berghmans, L.C.M., van Waalwijk van Doorn, E.S.C., Nieman, F., et al., 2002. Efficacy of physical therapeutic modalities in women with proven bladder overactivity. Eur. Urol. 41, 581-C587.

Berghmans, L.C.M., van Waalwijk van Doorn, E.S.C., Nieman, F., et al., 2000. Efficacy of extramural physical therapy modalities in women with proven bladder overactivity: a randomised clinical trial. Neurourol.Urodyn. 19 (4), 496-C497.

Bower, W.F., Moore, K.H., Adams, R.D., et al., 1998. A urodynamic study of surface neuromodulation versus sham in detrusor instability and sensory urgency. J. Urol. 160 (6 pt1), 2133-C2136.

Brubaker, L., 2000. Electrical stimulation in overactive bladder. BJU Int. 85 (Suppl.3), 17-C24.

Brubaker, L., Benson, T., Bent, A., et al., 1997. Transvaginal electrical stimulation for female urinary incontinence. Am. J. Obstet. Gynecol. 177, 536-C540.

Colling, J.C., Ouslander, J., Hadley, B.J., et al., 1992. Patterned urge-Cresponse toileting for incontinence. Research funded by NIH, National Center for Nursing Research under Grant No. NR01554 to Oregon Health Sciences University, Portland.

Dmochowski, R., Athanasiou, S., Reid, F., et al., 2013. Surgery for urinary incontinence in women. In: Abrams, P., Cardozo, L., Khoury, S., et al. (Eds.), Incontinence: Fifth International Consultation on Incontinence. European Association of Urology, Arnhem. www.uroweb.org.

Elabbady, A.A., Hassouna, M.M., Elhilali, M.M., 1994. Neural stimulation for chronic voiding dysfunctions. J. Urol. 152 (6 Pt 1), 2076-C2080.

Engel, B.T., Burgio, L.D., McCormick, K.A., et al., 1990. Behavioral treatment of incontinence in the long-term care setting. J. Am. Geriatr. Soc. 38 (3), 361-C363.

Eriksen, B.C., 1989. Electrostimulation of the pelvic floor in female urinary incontinence. Thesis University of Trondheim, Norway.

Eriksen, B.C., Eik-Nes, S.H., 1989. Long-term electrical stimulation of the pelvic floor: primary therapy in female stress incontinence? Urol. Int. 44, 90.

Fall, M., 2000. Reactivation of bladder inhibitory reflexes -C an underestimated asset in the treatment of overactive bladder. Urology 55 (5a), 29-C30.

Fall, M., Lindström, S., 1994. Functional electrical stimulation: physiological basis and clinical principles. Int. Urogynecol. J. 5, 296-C304.

Fall, M., Madersbacher, H., 1994. Peripheral electrical stimulation. In: Mundy, A.R., Stephenson, T.P., Wein, A. J. (Eds.), Urodynamics -C Principles, Practice and Application, second ed. Churchill Livingstone, Edinburgh, pp. 495-C520.

Franzen, K., Jahansson, J.E., Lauridse, I., et al., 2010. Electrical stimulation compared with tolterodine for treatment of urge/urge incontinence amongst women -C a randomized clinical trial. Int. Urogynecol. J. 21, 1517-C1524.

Hay-Smith, J., Herbison, P., Ellis, G., et al., 2002.

Anticholinergic drugs versus placebo for overactive bladder syndrome in adults. Cochrane Database Syst. Rev. (Issue 3), Art. No. CD003781.

Hay-Smith, E.J., Herbison, P., Mørkved, S., 2001. Physical therapies for prevention of incontinence in adults (Cochrane Protocol). Update Software, Oxford.

Herbison, G.P., Arnold, E.P., 2009. Sacral neuromodulation with implanted devices for urinary storage and voiding dysfunction in adults. Cochrane Database Syst. Rev. (Issue 2), Art. No. CD004202.

Hoebeke, P., Van Laecke, E., Everaert, K., et al., 2001. Transcutaneous neuromodulation for the urge syndrome in children: a pilot study. J. Urol. 166 (6), 2416-C2419.

Lewis, J.M., Cheng, E.Y., 2007. Non-traditional management of the neurogenic bladder: tissue engineering and neuromodulation. Scientific World Journal 7, 1230-C1241.

Madhuvrata, P., Cody, J.D., Ellis, G., et al., 2012. Which anticholinergic drug for overactive bladder symptoms in adults. Cochrane Database Syst. Rev. (Issue 1), Art. No. CD005429.

McCormick, K.A., Celia, M., Scheve, A., et al., 1990. Cost-effectiveness of treating incontinence in severely mobility-impaired long-term care residents. QRB Qual. Rev. Bull. 16 (12), 439-C443.

Messelink, E.J., 1999. The overactive bladder and the role of the pelvic floor muscles. Br. J. Urol. 83, 31-C35.

Millard, R.J., Oldenburg, B.F., 1983. The symptomatic, urodynamic and psychodynamic results of bladder re-education programs. J. Urol. 130, 715-C719.

Moore, K., Dumoulin, C., Bradley, C., et al., 2013. Committee 12: Adult conservative management. In: Abrams, P., Cardozo, L., Khoury, S., et al. (Eds.), Incontinence: Fifth International Consultation on Incontinence. European Association of Urology, Arnhem, pp. 1101-C1227. www.uroweb.org.

Ozdedeli, S., Karapolat, H., Akkoc, Y., 2010. Comparison of intravaginal electrical stimulation and trospium hydrochloride in women with overactive bladder syndrome: a randomized controlled study. Clin. Rehabil. 24, 342-C351.

Pannek, J., Janek, S., Noldus, J., 2010. Neurogene oder idiopathische Detrusor-¹beraktivität nach erfolgloser antimuskarinerger Therapie. Urologe 49, 530-C535.

Resnick, N., 1998. Improving treatment of urinary incontinence: from the Geriatrics Section of General Medicine, Brigham and Women's Hospital, Boston, the Geriatric Research Education and Clinical Center and Division of Urology at the Brockton/West Roxbury

Veteran's Affairs Medical Center, West Roxbury, and the Hebrew Rehabilitation Center for Aged and Division on Aging, Harvard Medical School, Boston, Mass. JAMA 280 (23), 2034-C2035.

Schmidt, R., 1988. Applications of neurostimulation in urology. Neurourol. Urodyn. 7, 585-C592.

Schnelle, J.F., 1990. Treatment of urinary incontinence in nursing home patients by prompted voiding. J. Am. Geriatr. Soc. 38 (3), 356-C360.

Schultz-Lampel, D., 1997. Neurophysiologische Grundlagen und klinische Anwendungen der sacralen Neuromodulation zur Therapie von Blasenfunktionsstörungen (Habilitationsschrift). Fakultätsklinik Witten/Herdecke, Wuppertal.

Smith, J.J., 1996. Intravaginal stimulation randomized trial. J. Urol. 155, 127.

Soomro, N.A., Khadra, M.H., Robson, W., et al., 2001. A crossover randomized trial of transcutaneous electrical nerve stimulation and oxybutynin in patients with detrusor instability. J. Urol. 166, 146-C149.

Sussman, D., Garely, A., 2002. Treatment of overactive bladder with once-daily extended release tolterodine or oxybutynin: the Antimuscarinic Clinical Effectiveness Trial (ACET). Curr. Med. Res. Opin. 18 (4), 177.

Ulmsten, U.I., 1999. The role of surgery in women. Abstract presented at the symposium 'Freedom' at the 14th Annual Meeting of EAU, Stockholm, Sweden, April 7-C11.

Walsh, I.K., Thompson, T., Loughridge, W.G., et al., 2001. Non-invasive antidromic neurostimulation: a simple effective method for improving bladder storage. Neurourol. Urodyn. 20 (1), 73-C84.

Wang, A.C., Wang, Y.Y., Chen, M.C., 2004. Single-blind, randomized trial of pelvic floor muscle training, biofeedback-assisted pelvic floor muscle training, and electrical stimulation in the management of overactive bladder. Urology 63 (1), 61-C66.

Weil, E.H.J., 2000. Clinical and experimental aspects of sacral nerve neuromodulation in lower urinary tract dysfunction. Thesis, University of Maastricht, Maastricht, The Netherlands.

Yamanishi, T., Sakakibara, R., Uchiyama, T., et al., 2000a. Comparative study of the effects of magnetic versus electrical stimulation on inhibition of detrusor overactivity. Urology 56, 777-C781.

Yamanishi, T., Yasuda, K., Sakakibara, R., et al., 2000b. Randomized, double-blind study of electrical stimulation for urinary incontinence due to detrusor overactivity. Urology 55, 353-C357.

7.3 与围生期有关的尿失禁

Siv Mørkved, Kari Bø

概述

目前的运动指南建议孕妇应当在怀孕期间适当进行体育锻炼，并进行心血管和力量训练（Artal and O'Toole，2003；Wolfe and Davies，2003；RCOG，2006）。与力量训练相比，心血管训练的方案更详细。这是因为在某种程度上来说，与耐力训练相比，针对妊娠和分娩的力量训练的临床试验较少（Kramer，2005；Melzer et al.，2010）。

妊娠和分娩是导致会阴和盆底功能减弱和损伤的危险因素，周围神经、结缔组织以及肌肉的牵伸和断裂可能会导致尿失禁和大便失禁、POP、下尿路感觉和排空异常、排便功能障碍、性功能障碍及慢性疼痛综合征（Bump and Norton，1998）。大约有 50% 的女性会因分娩丧失盆底的部分支持功能（Swift，2000），最近的超声和 MRI 研究报告，阴道分娩后 PFM 严重损伤的发生率为 20%~26%（DeLancey et al.，2003，2008；Dietz and Lanzarone，2005）。因此，阴道分娩可以被认为相当于一次严重的运动损伤，但在预防或治疗方面却没有得到相应的重视。

尿失禁是盆底功能障碍最常见的症状，患病率为 32%~64%（Milsom et al.，2009）。SUI 是指在用力、进行体力活动（如体育锻炼）或打喷嚏和咳嗽时尿液不自主的流出（Haylen et al.，2010），是所有年龄组中最常见的 UI 类型。精英年轻运动员 UI 患病率在 4.5%（游泳）到 80%（蹦床）之间（Bø，2004）。在普通女性群体中，尿失禁会导致运动和健身活动的终止，并成为定期参加体育锻炼的阻碍（Bø，2004）。令人惊讶的是，美国妇产科学会的指南（Artal and O'Toole，2003）中根本没有提到 PFM 的力量训练，而英国和加拿大的指南中只有简单提及。此外，在现有指南中很少引用甚至没有来自临床对照试验的证据（Wolfe and Davies，2003；RCOG，2006）。

以下是两个重要的问题。①是否可以通过 PFMT 提前预防（一级预防）UI 和其他盆底疾病？②是否可以通过 PFMT 对处于疾病早期阶段的女性进行二级预防？然而目前关于 PFMT 预防 UI 的研究结果之间并不一致，人们对 PFMT 的效果仍存在一些疑问（Brostrøm and Lose，2008；Hay-Smith et al.，2008）。这可能是由于不同的研究选择了不同的纳入标准，且用于区分预防和治疗干预时采取的分类标准也有所不同。有的作者没有区分产前和产后干预（Brostrøm and Lose，2008；Hay-Smith et al.，2008），而且目前的治疗方案中很少关注剂量 - 反应问题。本次系统综述的目的是回答下列问题。

①是否有证据建议孕妇可以通过 PFMT 来预防或治疗 UI？

②是否有证据建议产妇可以通过 PFMT 来预防或治疗产后 UI？

③有效治疗产前和产后 UI 的最佳 PFMT 运动方案是什么？

④PFMT 对妊娠和分娩后的长期影响是什么？

研究方法

我们在 PubMed 数据库（检索日期为 2012 年 6 月 12 日）、Cochrane 临床对照试验资料库（Cochrane 图书馆，Wiley，2012 年 6 月 12 日，第 6 期）、Embase（通过 OvidSP，1980—2012 年第 24 周）和物理治疗证据数据库（PEDro，2012 年 6 月 12 日）进行了检索，检索使用的关键词包括：妊娠、盆底肌、运动、训练、大小便失禁、产后、分娩、效果、预防。纳入标准为用英语或斯堪的纳维亚语撰写的准试验和 RCT，包括会议摘要和完整的出版物。除了数据库检索外，还检索了选定论文的参考文献列表，并对世界物理治疗联合会（1993—2011年）、国际尿失禁协会和国际泌尿妇科协会（1990—2011 年）出版的会议文摘进行了人工检索。

根据 PEDro 评分量表对研究的方法学质量进行评分，以下内部效度因素各得 1分：随机分配、隐蔽分配、基线可比性、对评估者设盲、对受试者设盲、对治疗师设盲、充分随访（≥ 85%）、意向性治疗（ITT）分析、组间比较、点估计报告和变异性报告（Maher et al.，2003）。由两位研究者独立打分，如存在任何分歧均通过协商达成一致。

结果

删除重复数据后，共计检索出 117 项参考文献。除 Cochrane 系统综述（Hay-Smith

et al.，2008）中的研究外，还检索到 8 项新 的 RCT（Dinc et al.，2009；Elliott et al.，2009；Mason et al.，2010；Bø and Haakstad，2011；Dias et al.，2011；Ko et al.，2011；Kim et al.，2012；Stafne et al.，2012）和 1 项准试验研究（Sangsawang and Serisathien，2012）。其中 8 项为近期原始研究，1 项（Elliott et al.，2009）为 7 年的随访研究。

对有或无 UI 的孕妇进行 PFMT 以预防 UI（表 7.14）

共 纳 入 10 项 RCT（Sampselle et al.，1998；Hughes et al.，2001；Reilly et al.，2002；Mørkved et al.，2003；Mason et al.，2010；Bø and Haakstad，2011；Dias et al.，2011；Ko et al.，2011；Stafne et al.，2012；Gorbea Chàvez et al.，2004）和两项长期随访研究（Mørkved et al，2007；Agur et al.，2008）。所有研究中的女性受试者都

表 7.14　评估妊娠期 PFMT 预防 UI 效果的研究（包括纳入时有和无 UI 的女性）

作者	Sampselle et al.，1998
试验设计	双臂 RCT： 　对照组（C），常规治疗（n = 38） 　干预组（I），量身定制的 PFMT 方案（n = 34）
研究人群	72 名妊娠 20 周初产妇。部分女性存在 UI。组间基线具有可比性。单中心试验研究，美国
训练方案	C：常规治疗 I：量身定制的 PFMT 计划，从肌肉识别开始，逐步进行力量训练。从怀孕 20 周开始，以最高或接近最高强度每天收缩 30 次。确保正确的 VPFMC
脱落率 / 依从性	随访脱落：36 例 PFMC 依从性：怀孕 35 周 85%；产后 1 年 62%~90% 不良事件未报告。自我报告依从性。部分进行 ITT 分析
结果	UI 症状平均评分变化 　35 周妊娠：C，20%；I，2%；P = 0.07 　产后 6 周：C，25%；I，6%；P = 0.03 　产后 6 个月：C，15%；I，11%；P = 0.05 　产后 12 月：C，6%；I，0；P = 0.74 PFM 肌力：差异 NS（数量较少）

作者	Hughes et al.，2001（摘要）
试验设计	双臂 RCT： 　　对照组（C），常规治疗（$n = 583$） 　　干预组（I），量身定制的 PFMT 方案（$n = 586$）
研究人群	1169 名妊娠 20 周无分娩史孕妇。部分女性存在 UI。单中心试验研究，英国
训练方案	C：包括 PFMT 建议在内的常规治疗 I：怀孕 22~25 周，1 次物理治疗师一对一训练和 1 次小组 PFMT。每天在家训练 11 个月，检查 VPFMC 是否正确
脱落率 / 依从性	随访脱落： 产后 6 周 40%；产后 3 个月 27%；产后 6 个月 34% 干预组 461/586 名女性参加了 PFMT
结果	SUI Bristol 女性尿路症状问卷 　　36 周妊娠：C，66%；I，61%。OR（95% CI）：0.78（0.59~1.04） 　　产后 6 个月：C，38%；I，36%。OR（95% CI）：0.90（0.64~1.28）
作者	Reilly et al.，2002 Agur et al.，2008：8 年随访
试验设计	双臂 RCT： 　　对照组（C），常规治疗（$n = 129$） 　　干预组（I），20 周强化 PFMT（$n = 139$） 　　对照组（C），（$n = 85$） 　　干预组（I），（$n = 79$）
研究人群	268 名妊娠 20 周后膀胱颈活动性增加的初产妇。单中心试验研究，英国 原始组中 164/268（61%）参与试验
训练方案	C：产前常规治疗（口头指导） I：从分娩前 20 周开始，由物理治疗师进行每月 1 次一对一 PFMT 直至分娩，同时进行居家锻炼，每天两次，每次 3 组，每组 8 个收缩，每个收缩持续 6 秒。指导受试者在咳嗽或打喷嚏时收缩 PFM
脱落率 / 依从性	12 个月时随访脱落率：14% PFMT 依从性：–11% 完成少于 28 天的 PFMT；–46% 完成不少于 28 天的 PFMT。不良事件未说明。ITT 分析：干预组 38% 每周不少于 2 次 PFMT
结果	产后 3 个月个人报告的 UI： 　　C，36/110（32.7%）；I，23/120（19.2%） RR（95% CI）：0.59（0.37~0.92）；$P = 0.023$ 生活质量：干预组得分较高（$P = 0.004$） Pad- 测试：NS 膀胱颈活动性：差异 NS PFM 强度：差异 NS 随访 8 年个人报告的 UI： 　　C，38.8%；I，35.4%；$P = 0.75$

作者	Mørkved et al., 2003, 2007（摘要）: 6 年随访
设计	双臂 RCT: 　对照组（C），来自医师 / 助产士的常规指导（ $n = 153$ ） 　干预组（I），12 周强化 PFMT（ $n = 148$ ） 　对照组（C），（ $n = 94$ ） 　干预组（I），（ $n = 94$ ）
研究人群	301 名妊娠 20 周的初产妇。部分存在 UI; 挪威 3 个门诊物理诊所 188/301（62%）回复了问卷
训练方案	C: 医师 / 助产士常规指导。不排斥行 PFMT。入组时检查 PFMT 是否正确 I: 物理治疗师监督行 12 周强化 PFMT（小组训练），同时进行家庭锻炼，每组 10 次最大收缩，每次持续 6 秒，最后 4 次增加 3~4 个快速收缩，每天两次，在怀孕 20~36 周进行。入组时检查 VPFMC 是否正确 I 组在产后约 1 年会收到关于试验结果和训练方案的信息
脱落率 / 依从性	随访脱落率 12/301（I 组 5 例，C 组 7 例） 对 PFMT 的依从性: I 组 PFMT 依从性为 81%。不良事件未说明。ITT 分析: 两组中 PFMT 依从性均为 45%
结果	36 周妊娠时个人报告的 UI: 　C, 74/153（48%）; I, 48/148（32%） RR（95% CI）: 0.67（0.50~0.89）; $P = 0.007$ 产后 3 个月 UI: 　C, 49/153（32%）; I, 29/148（19.6%）; RR（95% CI）: 0.61（0.40~0.90）; $P = 0.018$ PFM 力量: 干预组明显优于对照组 随访 6 年个人报告的 UI: 　C, 17%; I, 23%; $P = 0.276$
作者	Gorbea Chavez et al., 2004（摘要）
设计	双臂 RCT: 　对照组（C），无 PFMT（脱落后 $n = 34$ ） 　干预组（I），PFMT（脱落后 $n =38$ ）
研究人群	75 名妊娠 20 周无分娩史孕妇，单中心试验研究，墨西哥
训练方案	C: 怀孕期间或产后不行 PFMT I: 由物理治疗师行 PFMT，10 个 VPFMC，每个维持 8 秒，然后行 3 个快速 1-s 收缩; 休息 6 秒。每周门诊预约 1 次，共 8 周，每周电话指导至第 20 周。有生物反馈和训练日记。确保正确的 VPFMC
脱落率 / 依从性	随访脱落率: 3/75（4%） PFMT 依从性: 84% 接受了 7 或 8 次预约物理治疗。进行 ITT 分析
结果	UI 　28 周妊娠: C, 17%; I, 0; $P = < 0.05$ 　35 周妊娠: C, 47%; I, 0; $P = < 0.05$ 　产后 6 周: C, 47%; I, 15%; $P = < 0.05$

续表

作者	Mason et al., 2010
设计	双臂 RCT： 　　对照组（C），（$n = 148$） 　　干预组（I），PFMT（$n = 141$）
研究人群	311 名无 SUI 的妊娠 11~14 周的初产妇，英国两家医院
训练方案	C：无治疗 I：45 分钟物理治疗课，每月 1 次 / 月，共 4 月。同时进行家庭锻炼，每组 8~12 个最大收缩（每个持续 6 秒），最后 4 个增加 3~4 次快速收缩，每天两次，在怀孕 20~36 周进行。大多数女性需要在入组时检查 VPFMC 是否正确
脱落率 / 依从性	随访脱落率：8% 响应者和无响应者间存在显著差异。90 名女性（31.4%）完成了所有问卷调查。干预组 91/141（49.1%）参加了 PFMT 课程 干预组 PFMT 明显高于对照组
结果	个人报告的 UI 36 周妊娠：C，51/96（53%）；I，24/60（40%）；OR（95%CI），1.7（0.884~3.269）；$P = 0.138$ 产后 3 个月：C，33/80（41.3%）；I，23/68（33.8%）；OR（95%CI），1.374（0.702~2.688）；$P = 0.397$ 组间 UI 症状及发作频率差异 NS
作者	Bø and Haakstad, 2011
设计	双臂 RCT： 　　对照组（C），（$n = 53$） 　　干预组（I），12~16 周的有氧健身课程，包括 PFMT（$n = 52$）
研究人群	105 名妊娠 24 周无分娩史女性。部分女性存在 UI。单中心试验研究，挪威
训练方案	C：常规治疗 I：怀孕期间每周两次，为期 12~16 周的有氧运动课程，包括有氧教练带领的 PFMT 强化训练（小组训练）。同时进行家庭锻炼，每组 10 个最大收缩（每个持续 6 秒），最后 4 个增加 3~4 次快速收缩，每日 3 次。入组时检查 VPFMC 是否正确
脱落率 / 依从性	随访脱落率：21/105（I，10；C，11） 训练课程依从性：40%。不良事件未说明。未进行 ITT 分析
结果	个人报告的 UI 36~38 周妊娠：C，7/53（13%）；I，9/52（17%） 产后 3 个月：C，6/53（11%）；I，5/52（9%）；NS
作者	Dias et al., 2011（摘要）
设计	3 臂 RCT： 　　对照组（C），（$n = 29$） 　　监督组（S），（$n = 29$） 　　观察组（O），（$n = 29$）
研究人群	87 名怀孕 18 周的初产妇。部分女性存在 UI。单中心试验研究，巴西
训练方案	C：无锻炼 S：每月在物理治疗师监督下锻炼 + 每日家庭锻炼 O：无监督的每日家庭锻炼
脱落率 / 依从性	随访脱落率：不详
结果	38 周妊娠时个人报告的 UI：C，96%，S，6.9%，O，6.9%

续表

作者	Ko et al.，2011
设计	双臂 RCT： 　　对照组（C），常规治疗（$n = 150$） 　　干预组（I），20 周强化 PFMT（$n = 150$）
研究人群	300 名妊娠 16~24 周初产妇。部分女性存在 UI。单中心试验研究，中国台湾
训练方案	C：常规产前治疗 I：在怀孕 20~36 周期间，每周进行 1 次物理治疗师指导的 PFMT，每天 2 次，每次 3 组，每组 8 个收缩（每个持续 6 秒）。指导受试者在咳嗽或打喷嚏时收缩 PFM
脱落率 / 依从性	随访脱落率：0% PFMT 依从性：87% 的受试者至少 75% 的时间进行了 PFMT 不良事件未说明 ITT 分析
结果	个人报告的 UI 　　36 周妊娠：C，76/150（51%）；I，52/150（34%）；$P = < 0.01$ 　　产后 3 天：C，62/150（41%）；I，46/150（30%）；$P = 0.06$ 　　产后 6 周：C，53/150（35%）；I，38/150（25%）；$P = 0.06$ 　　产后 6 个月：C，42/150（27%）；I，25/150（16%）；$P = 0.04$ I 组妊娠晚期和产后 6 个月尿失禁影响问卷和泌尿生殖系统困扰程度量表评分有显著改善
作者	Stafne et al.，2012
设计	双臂 RCT： 　　对照组（C），来自医师 / 助产士的常规指导（$n = 426$） 　　干预组（I），12 周强化 PFMT（$n = 429$）
研究人群	855 名妊娠 20 孕妇。部分女性存在 UI。挪威的两家医院
训练方案	C：全科医师 / 助产士的常规指导和书面指导，不排斥 PFMT I：12 周的运动课程，包括由物理治疗师为主导的训练，同时进行家庭锻炼 3 组 × 10 个最大收缩（每个持续 6 秒，最后 4 个增加 3~4 次快速收缩），怀孕 20~36 周每周至少 3 次。入组时检查 VPFMC 是否正确
脱落率 / 依从性	随访脱落率：93/855（干预组 32 例，对照组 61 例） PFMT 依从性： 　　I，PFMT 依从性 67%；C，PFMT 依从性 40%。无不良事件。ITT 分析
结果	34~38 周妊娠时个人报告的 UI 　　任何 UI：C，192 /365（53%）；I，166/397（42%）；$P = 0.004$ 　　每周 1 次或以上 UI：C，68/365（19%）；I，44/397（11%）；$P = 0.004$

　　注：ITT 意向性治疗分析；NS，无统计学意义；OR，比值比；RR，相对风险；VPFMC，盆底肌随意收缩。其他缩写见正文。

是在怀孕 22 周之前被招募的。除了 Stafne 等（2012）的 RCT 外，所有试验纳入的受试者均为初产妇 / 未产妇。其中 3 项研究为一级预防试验，仅包括怀孕女性（Reilly et al.，2002；Gorbea Chavez et al.，2004；Mason et al.，2010）；其中一项研究仅包括无 UI 病史（Reilly et al.，2002），但存在 UI 患病风险的女性（膀胱颈活动性增加）。7 项研究纳入的女性未行 UI 或风险因素筛查（Sampselle et al.，1998；Hughes et al., 2001；Mørkved et al., 2003；Bø and Haakstad, 2011；Dias et al., 2011；Ko et al., 2011；Stafne et al., 2012）。然而，其中两项试验（Mørkved et al., 2003；Stafne et al., 2012）报告了纳入的孕妇亚组结果（一级预防）。在以文章形式发表的试验中，PEDro得分为7~8分（总分为10分）（表7.18）。由于信息有限，摘要很难评分。

训练方案

6项研究的训练期开始于妊娠20~22周（Sampselle et al., 1998；Stafne et al., 2012），一项研究开始于11~14周（Mason et al., 2010），3项研究开始于16~24周（Bø and Haakstad, 2011；Dias et al., 2011；Ko et al., 2011）。然而，根据医疗专业人员的随访，每项研究的训练时长、训练强度及频率各不相同。

除一项研究（Hughes et al., 2001）外，其他所有研究的训练方案都包括定期的家庭训练和物理治疗师的随访（每月和每周），方案以较少（每天最多30次收缩）和强化（接近最大）收缩为主。Hughes等（2001）的研究方案除了常规的家庭训练，仅包括1次一对一训练和1次小组训练。

除两项研究（Gorbea Chavez et al., 2004；Dias et al., 2011）外，其他所有研究的对照组均不排斥受试者自己进行PFMT，其常规治疗中包括进行PFMT的建议。在一项试验（Mørkved et al., 2003）中，对照组与训练组一样接受了如何正确进行PFM收缩（包括阴道触诊和反馈）的一对一指导。大多数研究都报告了对PFMT的依从性（Sampselle et al., 1998；Reilly et al., 2002；Mørkved et al., 2003；Gorbea Chavez

et al., 2004；Mason et al., 2010；Bø and Haakstad, 2011；Ko et al., 2011；Stafne et al., 2012），但使用的依从性分类系统有所不同。所有研究中依从性的调查均未使用特定的问卷或工具，一些研究使用了运动日记（Reilly et al., 2002；Mørkved et al., 2003；Stafne et al., 2012）。

结果

7项试验记录了干预措施具有显著统计学意义的临床效果（Sampselle et al., 1998；Reilly et al., 2002；Mørkved et al., 2003；Gorbea Chavez et al., 2004；Dias et al., 2011；Ko et al., 2011；Stafne et al., 2012），研究结果显示在妊娠晚期或产后的前3个月内，UI症状及发作频率显著减少。在Reilly等（2002）、Gorbea Chavez等（2004）的研究中，以及Mørkved等（2003）和Stafne等（2012年）纳入无UI的女性亚组的研究中显示了PFMT的特异性预防作用，所有研究均无干预措施不良反应的报道。Sampselle等（1998）发现，PFMT的短期疗效在1年后的随访中消失。Reilly等（2002）的8年随访数据显示，原始干预组和对照组之间的UI无显著差异（Agur et al., 2008）。Mørkved等（2007）的研究发现产后3个月与6年随访时的干预组UI孕妇百分比相似，而对照组中UI孕妇百分比有所增加，两组间的显著统计学差异不复存在。

妊娠期间通过盆底肌锻炼治疗UI，仅限UI女性（表7.15）

我们发现，有两项RCT（Woldringh et al., 2007；Dinc et al., 2009）和一项准试验

研究（Sangsawang and Serisathien，2012）报道了存在 UI 的产妇或初产妇在妊娠期进行盆底肌锻炼的效果。PEDro 得分分别为 5 分和 7 分（满分 10 分）（表 7.18）。

训练方案

3 项研究的训练方案和随访情况各不相同，在 Woldringh 等（2007）的试验中，训练方案包括妊娠 23~30 周期间的 3 次一对一治疗和产后第 6 周的 1 次一对一治疗，而对照组仅接受包括 PFMT 指导的常规治疗。训练组受试者脱落率约为 50%，坚持定期 PFMT 的比例为 77%。Dinc 等（2009）

表 7.15 评估妊娠期通过 PFMT 治疗 UI 效果的研究，仅限 UI 的女性

作者	Woldringh et al.，2007
试验设计	双臂 RCT： 　对照组（C），常规治疗（$n = 152$） 　干预组（I），4 次一对一 PFMT 指导（$n = 112$）
研究人群	264 名妊娠 22 周伴有 UI 的孕妇。荷兰试验研究，多中心
训练方案	C：常规治疗；近 2/3 的受试者接受了部分 PFMT 指导 I：在妊娠 23~30 周进行 3 次一对一治疗，在分娩后第 6 周进行 1 次一对一治疗，并提供书面指导
脱落率 / 依从性	随访脱落率 %（C/I）： 35 周 17/14；产后 8 周 25/18；产后 6 月 30/29；产后 12 月：42/35 在整个研究期间，I 组 PFMT 依从性为 54%，其中 77% 的女性在妊娠 35 周时报告常规进行 PFMT；C 组 PFMT 依从性为 50%，其中 40% 的女性在妊娠 35 周时报告常规进行 PFMT。不良事件未说明。ITT 分析
结果	个人报告的所有 UI 严重程度 怀孕 35 周：C，93%；I，88%；$P = 0.33$ 产后 8 周：C，68%；I，62%；$P = 0.44$ 产后 6 个月：C，60%；I，56%；$P = 0.63$ 产后 12 个月：C，63%；I，58%；$P = 0.61$ 产后 12 个月：训练强度与 UI 严重程度呈负相关
作者	Dinc et al.，2009
试验设计	双臂 RCT： 　对照组（C）：（$n=46$） 　干预组（I）：PFMT（$n=46$）
研究人群	92 名妊娠 20~34 周伴有 UI 的孕妇，包括初产妇和多胎产妇，土耳其试验研究，单中心
训练方案	C：无治疗 I：在妊娠 20~36 周进行 3~16 周强化 PFMT，包括详细的指导和附加的家庭训练，方案为每次 3 组，每组 10~15 个，每天 2~3 次。包括快速和缓慢（3~10 秒）收缩 两组均在入组时检查 VPFMC 是否正确
脱落率 / 依从性	随访脱落率：第一次评估后 24/92（两组各 6 例）；第二次 12 例失访（I 组 5 例，C 组 7 例） PFMT 依从性：未报告，未进行 ITT 分析
结果	自我报告的 UI 36~38 周妊娠：C，25/35（71.4%）；I，16/37（43.2%） 产后 6~8 周：C，13/33（38.4%）；I，6/35（17.1%） I 组在妊娠 36~38 周和产后 6~8 周时，尿垫试验显示 UI 发作次数、尿急、排尿次数等均有显著差异 PFM 力量：干预组妊娠 36~38 周和产后 6~8 周时均有显著差异（$P = 0.00$）

续表

作者	Sangsawang and Serisathien，2012
试验设计	准试验设计，试验前后测试 对照组（C）：（ $n=35$ ） 干预组（I）：PFMT（ $n=35$ ）
研究人群	70 例伴有 SUI 的妊娠 20～30 周孕妇。泰国试验研究，单中心
训练方案	C：无治疗 I：6 周 PFMT
脱落率 / 依从性	随访脱落率：I 组 4 例 PFMT 依从性：未报告。未进行 ITT 分析
结果	干预后 SUI 严重程度： I 组患者漏尿频率、漏尿量显著减少，SUI 严重程度评分显著降低

注：ITT，意向性治疗分析；NS，无统计学意义；OR，比值比；RR，相对风险；VPFMC，盆底肌随意收缩。其他缩写见正文。

的研究包括妊娠 20~36 周的常规家庭训练和随和，方案为次数较少（每天最多 30 次收缩）和接近最大收缩，而 Sangsawang 等（2012）的研究使用了为期 6 周的训练方案。

结果

Woldringh 等（2007）发现，干预组和对照组在妊娠期和产后 6 个月、12 个月随访时的 UI 情况无显著差异。相反，Dinc 等（2009）及 Sangsawang 等（2012）的研究发现训练组在经过干预后，妊娠晚期和产后 6~8 周的 UI 情况存在显著差异。

分娩后通过盆底肌训练预防 UI，包括有和无 UI 的女性（表 7.16）

与此相关的短期研究共有 5 项（Sleep and Grant，1987；Mørkved and Bø，1997；

表 7.16　评估分娩后通过 PFMT 预防 UI 效果的研究，包括有和无 UI 的女性

作者	Sleep and Grant，1987
试验设计	双臂 RCT： 　对照组（C），当前的标准治疗（ $n=900$ ） 　干预组（I），当前的标准治疗 + 一对一的 PFMT（ $n=900$ ）
研究人群	1800 名经阴道分娩后 24 小时的女性。部分女性存在 UI。英格兰试验研究，单中心
训练方案	C：使用 4 周健康日记 I：标准的产前和产后护理。建议尽可能多做 PFM 收缩训练，练习在排尿中段时停止排尿。住院期间每天增加一次助产士指导的一对一治疗。使用 4 周健康日记，包括每周推荐一个特定的 PFMT 任务
脱落率 / 依从性	3 个月随访脱落率：C 组为 84/900，I 组为 107/900 PFMT 依从性：产后 3 个月，C 组 42%，I 组 58%。不良事件未说明。未进行 ITT 分析
结果（数字及百分比 %）	产后 3 个月个人报告的 UI C：175/793（22%） I：180/816（22%） RR（95% CI），1（0.83~1.20）

续表

作者	Mørkved and Bø，1997
	Mørkved and Bø，2000（随访 1 年）
试验设计	预设的匹配对照：
	对照组（C），医院提供的常规产后书面指导（ $n = 99$ ）
	干预组（I），8 周 PFMT（ $n = 99$ ）
	对照组（C），（ $n = 81$ ）
	干预组（I），（ $n = 81$ ）
研究人群	198 名产后 8 周女性，部分存在 UI。匹配标准：年龄（ ±2 岁）、产次（分娩次数≤ 1、
	2、3、4）和分娩类型。挪威试验研究，单中心
	产后 1 年的 180 名女性。对所有参与对照试验的女性在产后 1 年均进行了电话联系
训练方案	C：医院出具的常规产后书面说明；不排斥自主 PFMT；入组时检查 PFM 收缩是否正确
	I：由物理治疗师主导的 8 周强化 PFMT（小组训练），同时配合家庭锻炼，每组 10 个最
	大收缩（每个持续 6 秒），最后 4 个增加 3~4 次快速收缩，每天两次，在产后 8~16 周
	内进行。入组时检查 VPFMC 是否正确
脱落率 / 依从性	I 组随访脱落情况：7 名女性
	PFMT 依从性：I 组为 100%，C 组为 65%。不良事件未说明
	所有纵向变化都产生于恒定样本，包括参加所有测试的 81 对配对。I 组 53%、C 组 24%
	的受试者报告她们在产后 16 周至 1 年坚持做 PFMT
结果（数字及百分比 %）	产后 16 周个人报告的 UI
	C，28/99（28.3%）；I，14/99（14.1%）； $P = 0.015$
	标准化尿垫试验：C，13 /99（13.1%）；I，3/99（3.0%）； $P = 0.009$
	PFM 肌力：I 组有显著差异
	产后 12 月个人报告 UI
	C，31/81（38%）；I，14/81（17%）； $P = 0.003$
	标准化尿垫试验：C，14/81（13%）；I，5/81（3%）； $P < 0.03$
	PFM 肌力：I 组有显著差异
作者	Meyer et al.，2001
设计	分为两组：
	对照组（C），无教育（ $n = 56$ ）
	干预组（I），由物理治疗师指导进行 12 次 PFMT，持续 6 周（ $n = 51$ ）
研究人群	107 名妊娠 12~39 周的初产妇：对照组 9/56 和干预组 16/51 自述存在 SUI。瑞士试验研
	究，单中心
训练方案	C（ $n = 56$ ）：产后 2~10 月未进行盆底再教育
	I（ $n = 51$ ）：从产后 2 个月开始，6 周内由物理治疗师指导进行 12 次 PFMT，每次 PFMT
	后给予 20 分钟生物反馈和 15 分钟电刺激
脱落率 / 依从性	随访脱落：0
	依从性未报告。不良事件未说明。未进行 ITT 分析
结果（数字及百分比 %）	产后 10 个月个人报告的 SUI
	C，8/56（32%）；I，6/51（12%）；RR（95% CI），0.82（0.31，2.21）
	主观治愈：C，1/51（2%）， $P = 1.0$ ；I，10/56（19%）， $P = 0.02$
	PFM 肌力：NS
	膀胱颈位置和活动性：NS
	尿流动力学参数：NS

作者	Chiarelli and Cockburn，2002 Chiarelli et al.，2004
设计	双臂 RCT： 　对照组（C），常规治疗（$n = 350$） 　干预组（I），提高尿控能力（$n = 370$） 　对照组（C），常规治疗（$n = 294$） 　干预组（I），提高尿控能力（$n = 275$）
研究人群	720 名使用产钳或真空吸引分娩或分娩了体重不低于 4 kg 婴儿的产妇。部分存在 UI。澳大利亚试验研究，多中心（3）
训练方案	C：日常护理 I：提高尿控能力：产后于病房由物理治疗师给予一对一治疗 1 次，产后 8 周行第 2 次治疗（于第 2 次面诊时检查 PFM 收缩是否正确）。干预措施包括个性化 PFMT、腹横肌收缩、"小窍门"、改善会阴下降的手法、产后伤口管理。给予书面和口头指导及依从性策略
脱落率 / 依从性	随访脱落率：每组 6% PFMT 依从性：C，57.6%；I，83.9% 不良事件未说明。进行 ITT 分析 随访脱落率：30% 进行 ITT 分析
结果（数字及百分比 %）	产后 3 个月自我报告的 UI 　C，126/328（38.4%）；I，108/348（31.0%）（95% CI：0.22%~14.6%），$P = 0.044$ 与 C 组相比，I 组女性 UI 发生率为 0.65（0.46~0.91），$P = 0.01$ 产后 12 个月自我报告的 UI：组间差异 NS 在产后 12 个月时实施 PFMT 可促进此时的尿控能力
作者	Ewings et al.，2005
设计	嵌入式 RCT： 　对照组（C），常规治疗（$n = 117$） 　干预组（I），PFMT（$n = 117$）
研究人群	产后病房 234 名存在 UI 或有 UI 风险的女性。英国试验研究，双中心
训练方案	C：常规产后治疗，包括产后 PFMT 的口头指导和说明如何进行 PFMT 的手册 I：于产后第 2 个月和第 4 个月，物理治疗师在医院行一对一指导，并进行 PFMT 小组治疗。没有提供 PFMT 的详细信息
脱落率 / 依从性	随访脱落率：总计 19%。C，17/100（17%）；I，27/90（30%） I 组 PFMT 依从性：5/90（5.6%）。进行 ITT 分析
结果（数字及百分比 %）	产后 6 个月的 UI 　C，47/117（47%）；I，54/117（60%）；RR（95% CI），1.28（0.98~1.67），$P = 0.10$

注：VPFMC，盆底肌随意收缩；NS，无统计学意义；CI，置信区间；OR，比值比；RR，相对风险。其他缩写见正文。

Meyer et al.，2001；Chiarelli and Cockburn，2002；Ewings et al.，2005），长期研究有两项（Mørkved and Bø，2000；Chiarelli et al.，2004）。其中短期研究中有 3 项为 RCT（Sleep and Grant，1987；Chiarelli and Cockburn，2002），一项为嵌入式 RCT（Ewings et al.，2005），一项为准随机研究（Meyer et al.，2001），一项为配对对照研究

（Mørkved and Bø，1997）。PEDro 得分为 4~8 分（满分 10 分）（表 7.16）。这些研究纳入的受试者为初产妇和多胎产妇。Chiarelli 等（2002）仅对使用产钳或真空吸引分娩或分娩了体重在 4 kg 以上婴儿的产妇进行了研究。

训练方案

3 项研究的训练期开始于孕妇产后住院时（Sleep and Grant，1987；Chiarelli and Cockburn，2002；Ewings et al.，2005），而其他研究的训练期开始于产后第 8 周。不同研究的训练时长、医疗专业人员随访情况、训练强度和频率各不相同。Sleep 等（1987）的研究中，受试者住院期间，除标准治疗外，还进行了 1 次一对一的 PFMT 治疗，并建议干预组的女性每周在家中进行一次特定的 PFMT 治疗，为期 4 周（Sleep and Grant，1987）。Mørkved 等（1997）研究中的 8 周训练方案涉及 PFM 收缩的个性化指导、定期家庭训练（每天两组，1 组 10 个，接近最大收缩）和每周密切的小组随访。Meyer 等（2001）将生物反馈和电刺激加入 6 周的 PFMT 方案中，而在由 Chiarelli 等（2002）设计的 RCT 中，干预组接受了一对一的定制 PFMT 方案，包括两次物理治疗师一对一治疗及全面指导。上述研究中，健康信念模式被用作制订成功实施的产后尿控方案的基础框架，此外，社会营销策略在项目所用材料的开发中得到了实施（Chiarelli and Cockburn，2002）。有 4 项研究（Sleep and Grant，1987；Mørkved and Bø，1997；Chiarelli and Cockburn，2002；Ewings et al.，2005）报告了 PFMT 方案的依从性，但使用了不同的依从性分类系统。此外，还有研究使用了运动日记（Sleep and Grant，

1987；Mørkved and Bø，1997；Chiarelli and Cockburn，2002）。

大多数研究将 PFMT 与目前的标准治疗进行了比较，允许自我管理 PFMT，但不引入监督性干预。在一项研究（Mørkved and Bø，1997）中，对照组被给予与训练组相同的正确 PFM 收缩的个体指导（包括阴道触诊和反馈）。

结果

3 项研究（Mørkved and Bø，1997；Meyer et al.，2001；Chiarelli and Cockburn，2002）报告了与临床相关且有统计学意义的干预效果，发现干预后 UI 症状或频率显著下降。两项试验发现干预无显著效果（Sleep and Grant，1987；Ewings et al.，2005）。所有研究均未报告干预措施的不良反应。Mørkved 等（2000）发现，在训练方案结束 1 年后，PFMT 的效果仍然存在。而 Chiarelli 及其同事的研究发现，在训练方案结束后 1 年及 6 年的随访中短期疗效得以持续，但各组间 UI 没有差异（Chiarelli and Cockburn，2002；Chiarelli et al，2004）。然而，Chiarelli 等（2004）的研究发现，产后 12 个月仍继续坚持 PFMT 可预测当时的 UI 症状，坚持 PFM 训练的女性 UI 发生率较低。

通过产后 PFMT 治疗 UI，仅包括存在 UI 的女性（表 7.17）

共纳入 4 项 RCT（Wilson and Herbison，1998；Glazener et al.，2001；Dumoulin et al.，2004；Kim et al.，2012）和 2 项随访研究（Glazener et al.，2005；Elliott et al.，2009），PEDro 得分为 4~8 分（总分 10 分）（表 7.18）。纳入研究的所有女性均存在

UI，招募时间为产后 3 个月（Wilson and Herbiso，1998；Glazener et al.，2001）或更长（Dumoulin et al.，2004）。包括初产妇和多产妇。

训练方案

不同研究的干预措施遵循不同的训练方案。所有试验均包括个性化 PFMT 指导。Wilson 等（1998）与 Glazener 等（2001）建

表 7.17 通过产后 PFMT 治疗 UI 的疗效评估研究，纳入研究的仅为存在 UI 的女性

作者	Wilson and Herbison，1998
试验设计	双臂 RCT： 　　对照组（C），标准产后 PFM 锻炼（$n=117$） 　　干预组（I），12 周强化 PFMT（$n=113$）
研究人群	230 名存在 UI 的产后 3 个月女性。新西兰试验研究，单中心
训练方案	C：标准产后 PFMT I：产后 3 个月、4 个月、6 个月和 9 个月接受物理治疗师指导（每天 80~100 次快速 / 缓慢收缩）。使用会阴压力计进行 VPFMC 的感知教育。分为 3 组：（a）39 名女性，仅进行 PFMT；（b）36 名女性，仅接受阴道锥训练，每天 15 分钟；（c）38 名女性，同时使用（a）和（b）
脱落率 / 依从性	12 个月随访脱落率：36.9%。C，91/117；I，54/113 PFMT 依从性：每月训练 89%；每天训练 48% 产后 12 个月平均 VPFMC：I 组 86 个，C 组 35 个
结果	产后 12 个月自我报告的 UI 　　C，69/91（76%）；I，27/54（50%）；$P=0.003$ 尿垫试验：差异 NS。会阴压力测量：差异 NS
作者	Glazener et al.，2001 Glazener et al.，2005
试验设计	双臂 RCT： 　　对照组（C），无面诊（$n=6$） 　　干预组（I），建议 + 面诊（$n=371$） 3 中心试验：阿伯丁、伯明翰、达尼丁 6 年随访 对照组（C）：$n=253$ 干预组（I）：$n=263$
研究人群	747 名存在 UI 的产后 3 个月女性。多中心试验：新西兰、英国 $n=516$
训练方案	C：无面诊 I：在产后 5 个月、7 个月和 9 个月进行 UI 评估，并就 PFMT（每天 80~100 次快速 / 慢速收缩）提出建议，在产后 7 个月和 9 个月进行膀胱训练（如果合适的话）
脱落率 / 依从性	12 个月随访脱落率：31%。C，35%；I，25% PFMT 依从性：在产后第 11 月，I 组（平均 20 个 VPFMC）和 C 组（平均 5 个 VPFMC）分别有 78% 和 48% 的受试者进行过一些 PFMT。进行 ITT 分析 失访率：30%。依从性（进行任何 PFMT）：C 为 50%；I 为 50%
结果	产后 12 个月自我报告的 UI 　　任意类型 UI：C，169/245（69%）；I，167/279（59.9%）；$P=0.037$。严重 UI：C，78/245（31.8%）；I，55/279（19.7%）（$P=0.002$） 6 年随访时重度 UI：C，99/253（39%）；I，100/263（38%）；$P=0.867$

续表

作者	Dumoulin et al.，2004 Elliott et al.，2009 （摘要）
试验设计	3 臂 RCT： ① 对照组，$n = 20$ ② PFM 康复组，$n = 21$ ③ PFM 康复 + 深层腹肌训练组，$n = 23$ 随访 7 年，将之前两个 PFM 康复组合并（$n = 35$）
研究人群	64 名 45 岁以下产妇，在最后一次产后 3 个月或以上仍每周至少出现一次 SUI 症状。在加拿大一家产科诊所每年一次的妇科就诊期间招募
训练方案	① 对照组：8 周按摩 ② PFM 康复组：每周由物理治疗师指导，持续 8 周；15 分钟电刺激 +25 分钟 PFMT，同时进行每周 5 天的 BF+ 家庭训练 ③ PFM 康复 + 深层腹肌训练组与②相同的 PFM 康复增加 +30 分钟深层腹肌训练
脱落率 / 依从性	脱落率：3%。依从性未说明。不良事件发生情况未说明。进行 ITT 分析 仅进行任意 PFMT：54%
结果	干预期后自我报告的 UI 客观治愈（尿垫试验结果小于 2 g）：① 对照组，0/19；② PFM 康复组，14/20；③ PFM 康复 + 深层腹肌训练组，17/23。干预组出现显著差异（$P = 0.001$）。两个干预组间差异 NS 尿失禁影响问卷：干预组有显著差异 PFM 肌力：差异 NS 随访时 35 名女性中有 26 名进行了治疗，其客观治愈率（尿垫试验结果小于 2 g）为 53%（14/26） UI 影响问卷：明显优于基线水平
作者	Kim et al.，2012
试验设计	双臂 RCT： 对照组（C），$n = 10$ 干预组（I），$n = 10$
研究人群	存在 UI 的产后女性（$n = 20$） 单中心试验：韩国
训练方案	C：无监督下 PFMT I：监督下 PFMT
脱落率 / 依从性	脱落率：2/20。依从性：未报告。不良事件发生情况未说明。未进行 ITT 分析
结果	干预期后监护下 PFMT 组在以下方面有显著差异：Bristol 女性下尿路症状问卷；阴道挤压力

注：ITT，意向性治疗分析；NS，无统计学显著差异；OR，比值比；VPFMC，盆底肌随意收缩；RR，相对风险。其他缩写见正文。

议女性每天进行 80~100 次 PFM 收缩，并在产后 9 个月内进行 3~4 次随访。Dumoulin 等（2004）通过物理治疗师进行密切随访（每周），并使用了一个包括低强度收缩在内的训练方案。在 8 周的物理治疗预约中也加入了生物反馈和电刺激治疗。只有 Dumoulin 等（2004）在对照组中引入了相应干预（按摩），其他两项试验仅将 PFMT 与目前的标准治疗进行了比较，允许患者自己进行 PFMT，但不给予与对照组相似的干预措施。有两项试验报告了 PFMT 方案的依从性（Wilson and Herbison，1998；Glazener

表 7.18　系统综述中纳入的有关妊娠期 PFMT（预防 / 治疗 UI）[a] 效果研究的 RCT 的 PEDro 质量评分

E– 受试者的纳入条件有具体标准
1– 受试者被随机分配到各组（在交叉研究中，受试者的治疗顺序是随机安排的）
2– 分配方式是隐藏的
3– 就最重要的预后指标而言，各组的基准线都是相似的
4– 对受试者全部设盲
5– 对实施治疗的治疗师全部设盲
6– 对至少测量一项主要结果的评估者全部设盲
7– 在最初分配到各组的受试者中，85% 以上的受试者至少有一项主要结果的测量结果
8– 凡是有测量结果的受试者，都必须按照分配方案接受治疗或者对照治疗，假如不是这样，那么至少应对一项主要结果进行"意向性治疗分析"
9– 至少报告一项主要结果的组间比较统计结果
10– 至少提供一项主要结果的点测量值和变异量值

研究	E	1	2	3	4	5	6	7	8	9	10	总分
Sleep and Grant，1987	?	+	?	?	–	–	–	+	–	+	+	4
Mørkved and Bø，1997	+	–	–	+	–	–	–	+	–	+	+	4
Wilson and Herbison，1998	+	+	+	+	–	–	–	–	+	+	+	5
Sampselle et al.，1998	+	+	+	+	–	–	+	–	+	+	+	7
Glazener et al.，2001	+	+	+	+	–	–	+	+	+	+	+	7
Meyer et al.，2001	+	?	?	?	–	–	?	+	?	+	+	3
Chiarelli and Cockburn，2002	+	+	+	+	–	–	?	+	+	+	+	7
Reilly et al.，2002	+	+	+	+	–	–	+	+	+	+	+	8
Mørkved et al.，2003	+	+	+	+	–	–	+	+	+	+	+	8
Dumoulin et al.，2004	+	+	+	+	–	–	+	+	+	+	+	8
Ewings et al.，2005	+	+	+	+	–	–	–	+	+	+	+	6
Gorbea Chàvez et al.，2004	+	+	+	+	–	–	–	+	+	+	?	6
Woldringh et al.，2007	+	+	–	+	–	–	?	+	+	+	+	5
Dinc et al.，2009	+	+	+	+	–	–	–	?	+	+	+	6
Mason et al.，2010	+	+	+	+	–	–	+	–	–	+	+	6
Bø and Haakstad，2011	+	+	+	+	–	–	+	–	+	+	+	6
Ko et al.，2011	+	+	+	+	–	–	?	+	?	+	+	6
Stafne et al.，2011	+	+	+	+	–	–	+	+	+	+	+	8
Kim et al.，2012	+	+	+	+	–	–	+	+	+	+	+	6
Sangsawang et al.，2012	+	–	–	+	–	–	?	+	–	+	+	4

注：+，完全符合标准；–，不符合标准；？，不确定是否符合标准。通过统计完全符合标准的项数来计算总分，E 项分数不用于生成总分，共计不超过 10 分。

a，仅作为摘要发表的研究不包括在内。

et al.，2001），但均未使用运动日记。

结果

所有试验（Wilson and Herbison，1998；Kim et al.，2012；Mørkved and Bø，2000；Glazener et al.，2001；Dumoulin et al.，2004）均报道了与临床相关且有显著统计学意义的 PFMT 短期疗效，发现 PFMT 可以显著降低 UI 症状或发作频率。研究未报道干预措施的不良反应。Glazener 等（2001）在 6 年的随访中发现，两组间 UI 症状没有差异，而 Elliott 等（2009）的研究认为，PFMT 组超过 50% 的女性在 7 年后进行尿垫试验时仍然可以良好控尿，UI 的具体表现、症状和生活质量优于治疗前，但比刚刚结束训练时的表现差。

讨论

本文对妊娠期和分娩后 PFMT 领域的随机和准试验研究进行了综述，发现不同研究之间研究人群、纳入和排除标准、参与者参与方式、结果测量方法和 PFMT 方案存在很大的异质性。2008 年的 Cochrane 综述（Hay-Smith et al.，2008）得出结论，在随机入组并接受产前强化 PFMT 后，先前无 UI 的女性在妊娠晚期出现 UI 的可能性下降 56%，产后 6 个月出现 UI 的可能性下降 30%。产后 3 个月出现持续 UI 的女性比未接受 PFMT 的女性在产后 12 个月出现 UI 的可能性降低 20%。Hay-Smith 等（2008）指出，目前还不清楚这种基于人群的研究方法是否有效，也没有足够的证据证实其长期疗效。Brostrøm 等（2008）从一篇叙述性综述中得出结论，目前已发表的关于 PFMT 的研究总

体而言规模较小、检验功效不足、质量参差不齐，现有证据表明围生期 PFMT 缺乏长期疗效。本书中，我们主要关注研究的方法学质量、运动试验中的剂量 – 反应问题以及妊娠期和产后 PFMT 长期疗效的评估。

方法学质量

本书使用 PEDro 评分量表进行方法学质量评估，最高分 10 分。7~8 分提示研究方法学质量较高，然而，在这种干预研究中几乎不太可能同时满足治疗师和患者双盲这一标准。本综述纳入的 18 项研究中有 7 项研究的 PEDro 评分为 7 分或 8 分（表 7.18）。

除 PEDro 标准外，样本量也是 RCT 的一个重要因素。样本量小可能会导致第二类错误，意味着由于检验功效较低，一些可能的疗效无法显示。样本量大可能会高估临床试验的结果，因为小的和临床无关的效应量也可能达到统计学意义。我们不同意 Brostrøm 等（2008）提出的大多数产前和产后 PFMT 试验规模较小的观点，因为大多数试验有几百名参与者。在这一领域有两项大型试验，分别有 1169 名和 1800 名参与者（Sleep and Grant，1987；Hughes et al.，2001），在判断产前和产后 PFMT 效果时受到了极大关注。这两项试验所应用的干预措施非常薄弱，意味着很少有人去找物理治疗师或助产士就诊。Herbert 等（2005）在荟萃分析中展示了一个具有大量数据的试验如何明显地稀释了较小的高质量研究的效果。上述两项研究中的训练剂量是非常小的，产生显著效果的可能性很小。此外，其中一项研究的训练周期只有 4 周（Sleep and Grant，1987）。

干预质量：剂量 – 反应问题

运动训练有很强的剂量 – 反应关系。运动类型、训练频率、强度和持续时间以及训练的依从性将决定效果优劣（Bø et al.，1990；Imamura et al.，2010）。在 PFMT 领域，有 6 项试验没有或几乎没有训练效果，这些试验使用了较低的训练剂量（Sleep and Grant，1987；Hughes et al.，2001），或者让患者单独训练（Sleep and Grant，1987；Hughes et al.，2001；Chiarelli and Cockburn，2002），或有大量中途退出者和（或）对训练方案的依从性较低（Sleep and Grant，1987；Ewings et al.，2005；Woldrigh et al.，2007；Mason et al,，2010；Bø and Haakstad，2011）。如果患者没有遵循训练方案，那么我们将无法评估 PFMT 的效果，只能得出方案是可行性的，但这是另外一个研究问题。没有一项研究使用特定的问卷或工具来评估依从性。关于居家锻炼的问题要么通过一般问卷调查，要么是通过个人访谈，一些研究者使用了运动日记，对监督下训练课程的依从性是由提供监督的人员记录的。患者的自我报告可能会高于实际的依从性，我们建议未来的研究改进记录依从性的方法。

PFMT 文献中的一些 RCT 支持 Bø 等（1990）的早期发现，即不同训练项目间由于强化训练程度的不同随访效果间存在很大差异（Imamura et al.，2010）。术语 "强化训练" 来自 Bø 等（1990）的 RCT，但对于这一术语的解释可能会受到质疑。一般推荐的增加肌肉横截面积和肌力的有效力量训练方案是 3 组、每组 8~12 个接近最大程度的收缩，每

周 3~4 次（Haskell，1994）。在有关力量训练的运动科学文献中，强度被定义为 1 次最大重复（1RM）的百分比，即收缩与最大收缩的接近程度（Fleck and Kraemer，2004）。Bø 等（1990）强调了接近最大程度的收缩量，并在整个训练期间进行了力量测量。同一方案已用于多个围生期研究，所有这些试验均显示出具有显著统计学意义的临床效果（Mørkved and Bø，1997；Reilly et al.，2002；Mørkved et al.，2003；Dumoulin et al.，2004；Gorbea Chàvez et al.，2004；Dinc et al.，2009；Ko et al.，2011；Kim et al.，2012；Sangsawang and Serisathien，2012；Stafne et al.，2012）。在最近的一项评估设盲的有关 PFMT 减少盆腔器官脱垂的 RCT 中，Brækken 等（2010）发现该方案除了可以提升膀胱颈和直肠壶腹的位置，还可以显著增加 PFM 力量和肌肉厚度、缩短肌肉长度和提肌裂孔面积。由此可知，PFMT 可以改变肌肉形态，其作用方式与普通骨骼肌力量训练相同。

训练量是指训练的总工作负荷（Fleck and Kraemer，2004）。在 PFMT 文献中，每周只进行 1 次有指导的个人或团体训练的运动项目被称为强化训练。部分医师认为，每周随访 1 次在临床不太现实（Brostrøm and Lose，2008）。然而，对于颈部和腰部疼痛等其他疾病的治疗，通常每周至少进行 2~3 次物理治疗，受伤的运动员每天至少接受 1 次指导训练，康复中心的患者每天锻炼几个小时。没有哪家制药公司允许用无效剂量的药物进行治疗或研究。也没有人建议外科医师做次优手术。从长远来看，在物理治疗中使用低或次优的训练剂量是无法节省资金的，因为用无效的干预措施治疗大量患者也

是非常昂贵的。此外，被推荐过低剂量或无监督的训练，且没有或几乎没有效果的患者会认为他们已经尝试过 PFMT，可能就没有动机在选择其他治疗方案之前进行一个新的更优剂量和有指导的训练。循证实践是使用高质量的 RCT 方案显示有价值的干预效果（Herbert and Bø，2005；Bø and Herbert，2009）。

在评估产前和产后 PFMT 效果的研究中，另一个具体问题是，目前在大多数国家建议所有女性进行 PFMT 已成为惯例。因此，大多数 PFMT 研究都将 PFMT 与"常规治疗"进行了比较。"常规治疗"可以是建立在临床评估基础上的个性化指导，也可以是仅向女性提供书面指导的训练动机。在一些研究中，对照组进行了大量的 PFMT（Woldrigh et al.，2007）。Gorbea Chàvez 等（2004）将 PFMT 的效果与一个专门要求不进行 PFMT 的对照组进行比较，组间差异非常显著，PFMT 组中没有女性报告 UI，而对照组报告 UI 的女性比例为 47%。到目前为止，还没有研究比较"常规治疗"与不锻炼的效果。对于一些能够进行强烈收缩和训练积极性很高的女性来说，这样的主动性可能就足够了，干预组和对照组之间很难显示出差异。然而，有研究表明，很少有女性在妊娠期间和分娩后在没有指导的情况下定期进行推荐剂量的锻炼（Bø et al.，2007a；Bø and Owe，2007）。

在本综述包括的所有临床试验中，PFMT 的主导者包括物理治疗师、护士和医师，到目前为止，还没有对不同专业人员进行干预的效果进行过比较。鉴于 UI 在女性人群中的广泛流行以及应用 PFMT 的证据，

我们建议将 PFMT 纳入女性一般力量训练计划。这意味着正确地教授 PFM 功能和功能障碍以及正确地教授 PFMT 应该成为运动科学、健身学和体育研究课程中的一部分。

长期疗效

对 PFMT 的另外一个负面评价是缺乏长期效果，尤其是在围生期研究中（Brostrøm and Lose，2008）。然而，任何训练方案如果不坚持进行，训练效果都会随着时间的推移而减弱。一般来说，肌力下降的速度要比通过训练增加肌力的速度慢。很少有研究关注维持训练效果所需的最低运动量。研究发现，停止训练后，每周肌力损失为 5%~10%（Fleck and Kraemer，2004）。与年轻人（20~30 岁）相比，老年人（65~75 岁）的肌力损失更大，两组的大部分肌力损失发生在停止训练后的第 12~31 周。肌力损失率可能取决于训练时间的长短、使用的力量测试类型和所检查的特定肌肉群。Fleck 等（2004）认为，目前的研究尚未表明力量训练的具体阻力大小、强度、频率或维持训练效果所需的方案类型。然而，有研究表明，如果要保持力量的增长或减缓力量损失的速度，就要保持一定强度的训练，但训练量和频率可以减少。对于已经参加抗阻训练计划的个人来说，每周 1~2 天似乎是一个有效的维持频率（Kraemer and Ratamess，2004）。

目前还没有研究评估受试者在停止有组织的训练后需要进行多少次收缩才能维持 PFM 的力量。但是，如果女性停止训练就无法达到长期效果。此外，PFMT 对妊娠和产后女性的长期影响（超过 1 年）几乎不可能被评估，因为许多女性在随访期间会再次怀

孕，这可能会对短期效果产生负面影响。此外，在大多数试验中，对照组会在 RCT 结束后接受相关信息和指导性训练，Mørkved（2007）等的研究证明了这一点，对照组在 RCT 结果公布后接受了训练计划。在接下来长达 6 年的时间里，原来的对照组和训练组对 PFMT 计划的坚持是相似的。在 3 个月和 6 年的随访中，训练组 UI 发生率几乎相同，而对照组 UI 发生率在这段时间内有所下降。然而在另一项研究中，Mørkved 等（1997、2000）认为分娩后 PFMT 的最初效果在分娩后 1 年内仍然能够保持。因此，目前对 PFMT 的长期随访研究的需求受到普遍质疑，我们认为，超过产后 1 年的随访时间是不合理的。

结论

通过对相关样本量的研究，我们认为，如果严格执行力量训练方案和密切随访，妊娠期和产后 PFMT 可以预防和治疗 UI。目前，有效 PFMT 的最佳剂量仍不清楚，但遵循一般训练原则、强调接近最大收缩和至少 8 周训练时长的方案是值得推荐的。在妊娠期和产后进行 PFMT 的循证实践意味着，使用高质量 RCT 的方案显示出了具有显著统计学意义的临床效果。鉴于 PFM 功能障碍会对女性参与体育运动和体力活动产生负面影响，所以有必要更新妊娠期锻炼指南。关于妊娠期和产后运动的新指南应包括对有效 PFMT 的详细建议，我们在此提供了一个大纲（专栏 7.1）。

致谢

感谢挪威科技大学癌症研究与分子医学系应用临床研究部的 Ingrid Ingeborg Riphagen 通过文献检索对本书做出的贡献。

这篇文章的最初版本由 S.Mørkved 和 K.Bø 于 2013 年 1 月 30 日在线发表在《英国运动医学杂志》上，题目为"妊娠期和产后盆底肌训练对预防和治疗尿失禁的影响"，本文对该文章的使用由英国医学杂志出版集团有限公司（BMJ Publishing Group Ltd.）授权许可。

专栏 7.1　如何判断 PFM 收缩是否正确

- 坐在椅子的扶手上或桌子的边缘。从坐着的表面提起盆底，向上拉并收缩尿道、阴道和直肠。用力挤压，直到你感到阴道有点发抖。当你用力挤压的时候，你可以感觉到胃的下部同时被轻微地拉了进去。放松，不要向下压。试着感受放松和收紧盆底的区别
- 小便时试着停止尿流。如果这些肌肉很弱，当尿流强烈时可能很难停止。你可以在排尿快结束时测试自己，这要容易得多。这只是一个测试，看你是否正确地使用了肌肉。不要用排尿来训练，因为这会妨碍你完全排空膀胱的能力
- 如果你不确定你做得是否正确，请联系你的医师，并要求转介到接受过女性健康专门培训的物理治疗师那里

训练计划

将尿道、阴道和直肠向上和向内提起。每次收缩时尽可能用力挤压，试着保持 6~8 秒，然后轻轻放松。在肌肉收缩过程中和两次收缩之间，以缓慢、有规律和温和的节奏放松和呼吸。一共做 3 组，每组重复 8~12 次。如果完成困难，那就从较少的重复开始。可以从以下起始位置中选择一个或多个
① 双腿分开坐位，背部挺直。向上和向内提起骨盆开口
② 分开双腿站立，在挤压盆底肌肉的同时，检查臀部肌肉是否放松
③ 四足跪位，双膝朝外，双足并拢。向上、向内提起盆底

参考文献

Agur, W.I., Steggles, P., Waterfield, M., et al., 2008. The long-term effectiveness of antenatal pelvic floor muscle training: eight-year follow up of a randomised controlled trial. Br. J. Obstet. Gynaecol. 115 (8), 985-C990.

Artal, R., O'Toole, M., 2003. Guidelines of the American College of Obstetricians and Gynecologists for exercise during pregnancy and the postpartum period. Br. J. Sports Med. 37, 6-C12.

Bø, K., 2004. Urinary incontinence, pelvic floor dysfunction, exercise and sport. Sports Med. 34 (7), 451-C464.

Bø, K., Haakstad, L.A., 2011. Is pelvic floor muscle training effective when taught in a general fitness class in pregnancy? A randomised controlled trial. Physiotherapy 97 (3), 190-C195.

Bø, K., Hagen, R.H., Kvarstein, B., et al., 1990. Pelvic floor muscle exercise for the treatment of female stress urinary incontinence. III. Effects of two different degrees of pelvic floor muscle exercises. Neurourol. Urodyn. 9, 489-C502.

Bø, K., Herbert, R.D., 2009. When and how should new therapies become routine clinical practice? Physiotherapy 95 (1), 51-C57.

Bø, K., Haakstad, A.H., Voldner, N., 2007a. Do pregnant women exercise their pelvic floor muscles? Int. Urogynecol. J. Pelvic Floor Dysfunct. 18 (7), 733-C736.

Bø, K., Owe, K.M., Nystad, W., 2007b. Which women do pelvic floor muscle exercises six months' postpartum? Am. J. Obstet. Gynecol. 197 (1), 49 e41-C49 e45.

Bækken, I.H., Majida, M., Engh, M.E., et al., 2010. Morphological changes after pelvic floor muscle training measured by 3-dimensional ultrasonography: a randomized controlled trial. Obstet. Gynecol. 115 (2 Pt 1), 317-C324.

Brostrøm, S., Lose, G., 2008. Pelvic floor muscle training in the prevention and treatment of urinary incontinence in women -C what is the evidence? Acta Obstet. Gynecol. Scand. 87 (4), 384-C402.

Bump, R., Norton, P., 1998. Epidemiology and natural history of pelvic floor dysfunction. Obstet. Gynecol. Clin. North Am. 25 (4), 723-C746.

Chiarelli, P., Cockburn, J., 2002. Promoting urinary continence in women after delivery: randomised controlled trial. Br. Med. J. 324, 1241-C1246.

Chiarelli, P., Murphy, B., Cockburn, J., 2004. Promoting urinary continence in postpartum women: 12-month follow-up data from a randomised controlled trial. Int. Urogynecol. J. Pelvic Floor Dysfunct. 15 (2), 99-C105.

DeLancey, J.O., Kearney, R., Chou, Q., et al., 2003. The appearance of levator ani muscle abnormalities in magnetic resonance images after vaginal delivery. Obstet. Gynecol. 101, 46-C53.

DeLancey, J.O.L., Low, L.K., Miller, J.M., et al., 2008. Graphic integration of causal factors of pelvic floor disorders: an integrated life span model. Am. J. Obstet. Gynecol 610, e1-Ce5.

Dias, A., Assis, L., Barbosa, A., et al., 2011. Effectiveness of perineal exercises in controlling urinary incontinence and improving pelvic floor muscle function during pregnancy (abstract). Neurourol.Urodyn. 30 (6), 968.

Dietz, P.H., Lanzarone, V., 2005. Levator trauma after vaginal delivery. Obstet. Gynecol. 106 (4), 707-C712.

Dinc, A., Kizilkaya Beji, N., Yalcin, O., 2009. Effect of pelvic floor muscle exercises in the treatment of urinary incontinence during pregnancy and the postpartum period. Int. Urogynecol. J. Pelvic Floor Dysfunct. 20 (10), 1223-C1231.

Dumoulin, C., Lemieux, M.C., Bourbonnais, D., et al., 2004. Physiotherapy for persistent postnatal stress urinary incontinence: a randomized controlled trial. Obstet. Gynecol. 104 (3), 504-C510.

Elliott, V., Dumoulin, C., Martin, C., et al., 2009. Physical therapy for persistent postpartum stress urinary incontinence: a seven year follow-up study (abstract). Neurourol. Urodyn. 28 (7), 820.

Ewings, P., Spencer, S., Marsh, H., et al., 2005. Obstetric risk factors for urinary incontinence and preventative pelvic floor exercises: cohort study and nested randomized controlled trial. J. Obstet. Gynaecol. 25 (6), 558-C564.

Fleck, S.J., Kraemer, W.J., 2004. Designing resistance training programs, third ed. Human Kinetics, Champaign, IL.

Glazener, C.M., Herbison, G.P., MacArthur, C., et al., 2005. Randomised controlled trial of conservative management of postnatal urinary and faecal incontinence: six year follow up. Br. Med. J. 330 (7487), 337.

Glazener, C.M., Herbison, G.P., Wilson, P.D., et al., 2001. Conservative management of persistent postnatal urinary and faecal incontinence: randomised controlled trial. Br. Med. J. 323 (7313), 593-C596.

Gorbea Chàvez, V., Velazquez Sanchez, M. d P., Kunhardt Rasch, J.R., 2004. Efecto de los ejercicios del piso pelvico durante el embarazo y el puerperio en la prevencion de la incontinencia urinaria de esfuerzo [Effect of pelvic floor exercise during pregnancy and puerperium on prevention of urinary stress incontinence]. Ginecol. Obstet. Mex. 72, 628-C636.

Haskell, W.L., 1994. Dose-Cresponse issues. From a biological perspective. In: Bouchard, C., Shephard, R.J., Stephens, T. (Eds.), Physical Activity, Fitness, and Health. Human Kinetics, Champaign, IL, pp. 1030-C1039.

Hay-Smith, J., Mørkved, S., Fairbrother, K.A., et al., 2008. Pelvic floor muscle training for prevention and treatment of urinary and faecal incontinence in antenatal and postnatal women. Cochrane Database Syst. Rev. (Issue 4), Art. No. CD007471.

Haylen, B.T., de Ridder, D., Freeman, R.M., et al., 2010. An International Urogynecological Association (IUGA)/International Continence Society (ICS) joint report on the terminology for female pelvic floor dysfunction. Neurourol. Urodyn. 29 (1), 4-C20.

Herbert, R.D., Bo, K., 2005. Analysis of quality of interventions in systematic reviews. Br. Med. J. 331, 507-C509.

Hughes, P., Jackson, S., Smith, A., et al., 2001. Can antenatal pelvic floor exercises prevent postnatal incontinence? (abstract). Neurourol.Urodyn. 20, 447-C448.

Imamura, M., Abrams, P., Bain, C., et al., 2010. Systematic review and economic modelling of the effectiveness and cost-effectiveness of non-surgical treatments for women with stress urinary incontinence. Health Technol. Assess. 14 (40), 1-C188.

Kim, E.Y., Kim, S.Y., Oh, D.W., 2012. Pelvic floor muscle exercises utilizing trunk stabilization for treating postpartum urinary incontinence: randomized controlled pilot trial of supervised versus unsupervised training. Clin. Rehabil. 26 (2), 132-C141.

Ko, P.C., Liang, C.C., Chang, S.D., et al., 2011. A randomized controlled trial of antenatal pelvic floor exercises to prevent and treat urinary incontinence. Int. Urogynecol. J. Pelvic

Floor Dysfunct. 22 (1), 17-C22.

Kraemer, W.J., Ratamess, N.A., 2004. Fundamentals of resistance training: progression and exercise prescription. Med. Sci. Sports Exerc. 36 (4), 674-C688.

Kramer, M.S., 2005. Aerobic exercise for women during pregnancy (Review). The Cochrane Library (Issue 1), Oxford.

Maher, C.G., Sherrington, C., Herbert, R.D., et al., 2003. Reliability of the PEDro scale for rating quality of randomized controlled trials. Phys. Ther. 83 (8), 713-C721.

Mason, L., Roe, B., Wong, H., et al., 2010. The role of antenatal pelvic floor muscle exercises in prevention of postpartum stress incontinence: a randomised controlled trial. J. Clin. Nurs. 19 (19-C20), 2777-C2786.

Melzer, K., Schutz, Y., Boulvain, M., et al., 2010. Physical activity and pregnancy. Sports Med. 40 (6), 493-C507.

Meyer, S., Hohlfeld, P., Achtari, C., et al., 2001. Pelvic floor education after vaginal delivery. Obstet. Gynecol. 97 (5 Pt 1), 673-C677.

Milsom, I., Altman, D., Lapitan, M.C., et al., 2009. Committee 1: Epidemiology of urinary (UI) and faecal (FI) incontinence and pelvic organ prolapse (POP). In: Abrams, P., Cardozo, L., Khoury, S., et al. (Eds.), Incontinence: Fourth International Consultation on Incontinence. Health Publication Ltd/Editions 21, Paris, pp. 35-C111.

Mørkved, S., Bø, K., 1997. The effect of postpartum pelvic floor muscle exercise in the prevention and treatment of urinary incontinence. Int. Urogynecol. J. Pelvic Floor Dysfunct. 8 (4), 217-C222.

Mørkved, S., Bø, K., 2000. Effect of postpartum pelvic floor muscle training in prevention and treatment of urinary incontinence: a one-year follow up. Br. J. Obstet. Gynaecol. 107 (8), 1022-C1028.

Mørkved, S., Bø, K., Schei, B., et al., 2003. Pelvic floor muscle training during pregnancy to prevent urinary incontinence: a single-blind randomized controlled trial. Obstet. Gynecol. 101 (2), 313-C319.

Mørkved, S., Rømmen, K., Schei, B., et al., 2007. No difference in urinary incontinence between training and control group six years after cessation of a randomized

controlled trial, but improvement in sexual satisfaction in the training group (abstract). Neurourol. Urodyn. 26 (5), 667.

RCOG (Royal College of Obstetricians and Gynaecologists), 2006. Exercise in pregnancy. 2006; Statement 4. RCOG, London.

Reilly, E.T., Freeman, R.M., Waterfield, M.R., et al., 2002. Prevention of postpartum stress incontinence in primigravidae with increased bladder neck mobility: a randomised controlled trial of antenatal pelvic floor exercises. Br. J. Obstet. Gynaecol. 109 (1), 68-C76.

Sampselle, C.M., Miller, J.M., Mims, B.L., et al., 1998. Effect of pelvic muscle exercise on transient incontinence during pregnancy and after birth. Obstet. Gynecol. 91 (3), 406-C412.

Sangsawang, B., Serisathien, Y., 2012. Effect of pelvic floor muscle exerciseprogramme on stress urinary incontinence among pregnant women. J. Adv. Nurs. 68 (9), 1997-C2007.

Sleep, J., Grant, A., 1987. Pelvic floor exercises in postnatal care. Midwifery 3 (4), 158-C164.

Stafne, S., Salvesen, K., Romundstad, P., et al., 2012. Does regular exercise including pelvic floor muscle training prevent urinary and anal incontinence during pregnancy? A randomised controlled trial. Br. J. Obstet. Gynaecol. 119 (10), 1270-C1280.

Swift, S.E., 2000. The distribution of pelvic organ support in a population of female subjects seen for routine gynecologic health care. Am. J. Obstet. Gynecol. 183 (2), 277-C285.

Wilson, P.D., Herbison, G.P., 1998. A randomized controlled trial of pelvic floor muscle exercises to treat postnatal urinary incontinence. Int. Urogynecol. J. Pelvic Floor Dysfunct. 9 (5), 257-C264.

Woldringh, C., van den Wijngaart, M., Albers-Heitner, P., et al., 2007. Pelvic floor muscle training is not effective in women with UI in pregnancy: a randomised controlled trial. International Urogynecology Journal Pelvic Floor Dysfunction 18 (4), 383-C390.

Wolfe, L.A., Davies, G.A.L., 2003. Canadian guidelines for exercise in pregnancy. Clin. Obstet. Gynecol. 46, 488-C495.

7.4 盆腔器官脱垂

盆腔器官脱垂的临床评估

Matthew D Barber

背景

　　盆腔器官脱垂（pelvic organ prolapse，POP）是指女性盆腔内器官［阴道、子宫、膀胱和（或）直肠］向下进入或穿过阴道。

　　POP 是一种常见的临床症状，对于专门从事女性盆底疾病康复的物理治疗师来说很常见。常规妇科检查中有 43%~76% 的女性存在阴道或子宫支持缺失（Swift，2000；Ellerkmann et al.，2001）。许多患有 POP 的女性是无症状的，不需要进行治疗，尤其是轻度脱垂且不超过处女膜的女性。然而有 3%~6% 的女性的子宫或阴道脱垂下降超出了处女膜，大约 3% 的女性有阴道膨出

（Nygaard et al.，2008）。有症状的女性可能表现为单一症状，如阴道膨出或骨盆压迫感，也可能表现为多种症状。

Ellerkmann 等（2001）发现，在接受 POP 评估的 237 名女性中，73% 有尿失禁症状，86% 有尿急或尿频症状；34%~62% 有排尿功能障碍症状；31% 有大便失禁症状。这些症状有些是阴道脱垂本身所致，有些则与膀胱、下消化道或者盆底功能障碍共存或相关的功能障碍有关。无论哪种原因所致，都需要对患者进行综合评估，明确 POP 的严重程度及对生活质量的影响。

病史

由于 POP 女性可表现为多种盆底症状，因此临床评估应包括综合病史，例如，阴道膨出症状、相关的下尿路和胃肠道症状以及性功能症状的评估（专栏 7.2）。与晚期 POP 相关性最高的症状是可以肉眼看到或可以触摸到的阴道膨出（Swift et al.，2003；Bradley and Nygaard，2005；Tan et al.，2005）。此外，处女膜似乎是症状发展的一个重要分界点，脱垂超出处女膜的女性可能伴有更多的盆底功能障碍，与脱垂未超出处女膜的女性相比，更容易有阴道膨出（Swift et al.，2003；Tan et al.，2005）。事实上，阴道膨出症状是一种高度特异性的症状，可以在紧张性检查中预测处女膜外脱垂的存在（特异性 99%~100%）（Bradley and Nygaard，2005；Barber et al.，2006）。压迫感和沉重感等非特异性症状与失去阴道支持的关联性很小（Samuelsson et al.，1999；Ellerkmann et al.，2001；Burrows et

---

专栏 7.2　女性 POP 的常见症状

症状
阴道
　膨出或突出的感觉
　看到或感觉到阴道膨出
　压迫感
　沉重感
泌尿系统
　尿失禁（压力性、急迫性、混合性）
　尿频
　尿急
　尿流无力或延长
　排尿踌躇
　尿不尽
　手动减少脱垂，帮助排尿（夹板）
　改变位置帮助排尿
肠道
　大便失禁
　排便不尽
　排便紧张
　急迫性排便
　手动清空以完成排便
　在阴道或会阴部周围挤压或推，帮助排便
　排便困难
性
　性交困难

改编自 Jelovsek et al.，2007

---

al.，2004）。POP 女性常出现下尿路症状，在某些情况下，失去阴道支持将直接影响膀胱或尿道功能，从而引发相关症状。有时脱垂与下尿路功能障碍之间的关系仍不太清楚，阴道前壁支撑膀胱和尿道，失去这种支持会导致尿道过度活动和膀胱膨出，这被认为加速了压力性尿失禁的发展（DeLancey，1994）。因此，有时候 POP 与压力性尿失禁并存并不意外，尤其是轻微脱垂时。相比之下，POP 超出处女膜的女性不太可能出现压力性尿失禁，更可能出现的症状是排尿障碍，如排尿踌躇、排尿费力、尿不尽、排尿困难等，严重时会出现尿潴留（Samuelsson et al.，1999；Ellerkmann et al.，2001；

Burrows et al., 2004；Barber，2005）。其机制是由尿道扭结引起的机械性阻塞，这种阻塞是随着阴道前脱垂逐渐恶化而发生的。高达 30% 的 POP 3 期或 4 期女性患者有较高的残余尿量（超过 100 ml）（Coates et al., 1997）。POP 的症状，特别是肿胀和压迫，在长期站立或运动后会加重，在仰卧位时往往会得到改善。阴道出血、分泌物或感染症状可由阴道溃疡引起，可见于晚期脱垂患者。不明原因的阴道出血提示应对其他可能导致出血的原因进行检查，特别是绝经后女性，有必要通过活检或超声对子宫内膜进行评估。

与其他盆底疾病一样，POP 很少导致严重的发病率或死亡率；但是它引起的症状会影响女性的日常活动，并对其生活质量产生负面影响。因此，我们不仅要了解特定患者症状，还要了解这些症状对患者的困扰程度，以及它如何影响患者的生活质量，这种了解对于决定何时提供何种治疗是至关重要的。目前对有症状的 POP 患者的管理方案包括观察、使用子宫托和手术。即使是晚期 POP 的患者，其症状可能也很轻微，造成的影响可能很少或者根本没有，对于这些情况，"定期观察"或"保持警惕"是最合适的。对选择"定期观察"的晚期 POP 患者应定期检查，确定是否有新症状或恶化，以便及时治疗。

调查问卷

盆底症状可以通过多种方式来评估，其中，全面的临床病史是评估患者症状及其对患者生活影响的重要方法。然而，在需要一个标准化、可重复的评估的情况下，临床病史可能会有问题，因为通常情况下每个临床医师对不同的患者采取的采集病史的方式不同。最有效的衡量盆底症状、严重程度以及对患者活动和生活质量影响程度的方法是使用自填式心理测试问卷（Barber，2005）。目前有几种有效、可靠性和响应性较高的问卷已被广泛用于 POP 女性患者群体中，包括症状问卷、与健康有关的生活质量问卷和性功能问卷（专栏 7.3）。

体格检查

建议对出现 POP 症状的患者进行盆腔检查。盆腔检查时患者取仰卧位和立位，不同体位下均在盆底放松和收缩时进行检查，以确定脱垂的程度，并确定所涉及的阴道节段（前段、后段或顶部）（Bump et al., 1996）。

临床医师需要最大程度地复现患者日常生活中的脱垂程度。阴道前壁脱垂程度可以通过在阴道内放置一个 Sim 氏窥器或放置双瓣窥器后叶片使阴道后壁回缩来评估。检查过程中要求患者反向用力，并注意其阴道

专栏 7.3　女性 POP 推荐问卷

症状问卷
盆底困扰量表（PFDI）（Barber et al., 2001）
盆底损伤量表 – 简版（PFDI-20）（Barber et al., 2005）
ICIQ – 阴道症状问卷（ICIQ-VS）（Price et al., 2006）
生活质量问卷
盆底影响问卷（PFIQ）（Barber et al., 2001）
盆底影响问卷 – 简版（PFIQ-7）（Barber et al., 2005）
脱垂生活质量影响问卷（P-QoL）（Digesu et al., 2005）
性功能问卷
脱垂和失禁性功能问卷（PISQ）（Rogers et al., 2001）
脱垂和失禁性功能问卷 – 简版（PISQ-12）（Rogers et al., 2003）

前壁脱垂的程度，然后放置窥器，使阴道前壁回缩，从而确定后壁脱垂的程度。直肠阴道检查有助于确定是否有直肠膨出，并确定会阴体的完整性。双瓣窥器可以评估子宫颈或评估子宫切除术后女性阴道断端的支持情况。当患者反向用力时，慢慢收回窥器，记录阴道顶端的下降程度。对于长期盆底脱垂超过处女膜的女性，阴道和（或）子宫颈可能存在子宫内膜细胞肥大或糜烂，可以通过双合诊检查来排除同时存在的其他妇科疾患，并评估PFM肌力，检查方法如前面章节所述。

尽管已经有多个脱垂分级系统，但目前使用和接受最为广泛的是盆腔器官脱垂定量分期法（the Pelvic Organ Prolapse Quantification system，POP-Q），POP-Q系统于1996年由妇科医师协会、美国妇科泌尿学会和国际尿控协会联合推出，是一项评估盆腔支持以及不同阶段和干预后检查的公认方法（Bump et al.，1996）。此后，美国国立卫生研究院、国际泌尿外科学会（International Urogynecologic Association，IUGA）和世界卫生组织的国际尿失禁咨询委员会也采用了这一分级系统（Weber et al.，2001；Haylen et al.，2010）。目前仍有人在使用其他脱垂分级系统，但POP-Q在多项研究中已被证明具有良好的信度和效度，已成为论文同行评审中最常用的分级系统（Hall et al.，1996；Kobak et al.，1996；Muir et al.，2003）。

POP-Q通过在患者屏气时测量阴道壁的前段、后段和顶部相对于固定的解剖结构（处女膜）的位置（以cm为单位），系统地定义了盆腔检查时器官脱垂的程度。这一描述系统包含了一系列女性盆腔器官特定支持

部位的测量，可以很容易地通过视频教程来学习和讲授（Steele et al.，1998）。每个节段脱垂的评估都是相对于处女膜（而不是阴道口）的位置进行评估和测量的，因为处女膜是一个固定的解剖点，可以比较精确地识别。6个确定的测量点以cm计算，位于处女膜以上或近端为负数，位于处女膜以下或远端为正数，处女膜平面定义为零。例如，子宫颈超出处女膜远端3 cm应被记录为+3 cm。6个解剖点（两个在阴道前壁，两个在阴道顶部，另外两个在阴道后壁）是参照处女膜平面定位的（图7.8）。此外，还有3个以cm为单位的测量部位：会阴体长度（从阴唇后联合到肛门开口中点）、生殖器裂孔长度（从尿道外口到阴唇后联合）和阴道总长度（从处女膜到阴道顶部/后穹隆，非屏气状态）。除了这些特定部位的测量，POP-Q系统还提供了一个高度可靠和可重复的分期系统（表7.19）用以描述盆腔器官下降的总体程度。根据全部突出中脱垂

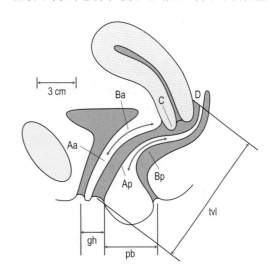

图7.8 使用POP-Q系统测量6个阴道解剖点（Aa、Ba、C、D、Ap和Bp）、生殖器裂孔（gh）、会阴体（pb），阴道总长度（tvl）示意图（引自Bump et al.，1996，已获授权）

表 7.19　基于 POP-Q 系统的 POP 分期系统

分期	定义
0	无脱垂表现。Aa、Ap、Ba 和 Bp 均在 –3 cm 处，C 点或 D 点的绝对值 ≤ |tvl–2|cm
I	范围大于 0 级，脱垂最远端在处女膜平面上方 > 1 cm（绝对值 < |–1|cm）
II	脱垂最远端位于处女膜近端或远端，距处女膜平面 ≤ 1 cm（|-1| cm ≤ 绝对值 ≤ |+1|cm）
III	脱垂最远端在处女膜平面下方 > 1 cm，但 <（tvl-2）cm（|tvl-2|cm> 绝对值 >|+1|cm）
IV	基本上，阴道全长呈完全外翻。脱垂最远端至少突出（tvl–2）cm（绝对值 ≥ |tvl–2|cm）

注：关于测量点的说明见图 7.8 和 Bump et al, 1996。

最严重的部分来确定分期。

除了被广泛采用和可重复性较高，POP-Q 系统的另一个优点是它的相对精确性（以 1 cm 为单位的 9 个特定测量点），有助于人们能够更好地理解 POP 的解剖特征与特定盆底症状变化之间的关系（Barber, 2007）。在进行盆腔器官支持的研究时，评估人员应进行标准化的评估，包括干预前和干预后的 POP-Q。评估的细节需要包括：检查体位、膀胱充盈程度、阴道镜类型、使用的牵开器和测量装置，以及确保脱垂达到最大程度的方法。应确保检查者能看到并描述患者在日常活动中所出现的最大脱垂程度，这一点非常重要。该系统的缺点包括检查方法的相对复杂性，以及排除了一些被部分研究者认为对于完整描述患者情况必不可少的解剖学发现，如阴道口径、阴道旁支持状态、盆底下降程度和尿道活动性。

结论

对 POP 患者的临床评估需要全面回顾各种盆底症状，评估这些症状如何影响他们的生活质量，并通过盆腔检查评估 POP 程度。辅助检查主要取决于患者的症状，可能的检查包括膀胱镜、尿流动力学检查、动态 MRI 和（或）盆底超声检查。有许多有效、可靠的调查问卷可以用来衡量盆底症状的存在与否和严重程度，以及盆底症状对 POP 患者活动和生活质量的影响，这些问卷是对患者临床病史信息的补充。使用 POP-Q 系统定量评估盆腔器官的前段、后段和顶部支持程度是对 POP 患者进行临床评估的重要组成部分。POP-Q 是一个有效且可靠的系统，它对盆腔器官支持和整个脱垂阶段进行了全面描述，易于学习掌握，无论是作为基线评估还是治疗后的结果测量，在临床上都是非常实用的，此外，该系统也促进了与女性盆底疾病相关的多个领域的临床和转化研究。

参考文献

Barber, M.D., 2005. Symptoms and outcome measures of pelvic organ prolapse. Clin. Obstet. Gynecol. 48, 648-C661.

Barber, M.D., 2007. Outcome and quality of life measures in pelvic floor research. In: Walters, M.D., Karram, M.M. (Eds.), Urogynecology and Reconstructive Pelvic Surgery. Mosby, Philadelphia, PA, pp. 499-C511.

Barber, M.D., Kuchibhatla, M.N., Pieper, C.F., et al., 2001. Psychometric evaluation of two comprehensive condition-specific quality of life instruments for women with pelvic floor disorders. Am. J. Obstet. Gynecol. 185, 1388.

Barber, M.D., Neubauer, N.L., Klein-Olarte, V., 2006. Can we screen for pelvic organ prolapse without a physical examination in epidemiologic studies? Am. J. Obstet. Gynecol. 195 (4), 942-C948.

Barber, M.D., Walters, M.D., Bump, R.C., 2005. Short forms for two condition-specific quality of life questionnaires for women with pelvic floor disorders (PFDI-20 & PFIQ-7). Am. J. Obstet. Gynecol. 193, 103.

Bradley, C.S., Nygaard, I.E., 2005. Vaginal wall descensus and pelvic floor symptoms in older women. Obstet. Gynecol. 106, 759-C766.

Bump, R.C., Mattiasson, A., Bø, K., et al., 1996. The standardisation of terminology of female pelvic organ prolapse and pelvic floor dysfunction. Am. J. Obstet. Gynecol. 175, 10-C17.

Burrows, L.J., Meyn, L.A., Walters, M.D., et al., 2004. Pelvic symptoms in women with pelvic organ prolapse. Obstet. Gynecol. 104, 982-C988.

Coates, K.W., Harris, R.L., Cundiff, G.W., et al., 1997. Uroflowmetry in women with urinary incontinence and pelvic organ prolapse. Br. J. Urol. 80, 217-C221.

DeLancey, J.O., 1994. Structural support of the urethra as it relates to stress urinary incontinence: the hammock hypothesis. Am. J. Obstet. Gynecol. 170, 1713-C1720.

Digesu, G.A., Khullar, V., Cardozo, L., et al., 2005. P-QoL: a validated questionnaire to assess symptoms and quality of life of women with urogenital prolapse. Int. Urogynecol. J. Pelvic Floor Dysfunct. 16, 176-C181.

Ellerkmann, M.R., Cundiff, G.W., Melick, C.F., et al., 2001. Correlation of symptoms with location and severity of pelvic organ prolapse. Am. J. Obstet. Gynecol. 185, 1332-C1338.

Hall, A.F., Theofrastous, J.P., Cundiff, G.C., et al., 1996. Inter- and intraobserver reliability of the proposed International Continence Society, Society of Gynecologic Surgeons, and American Urogynecologic Society pelvic organ prolapse classification system. Am. J. Obstet. Gynecol. 175, 1467-C1471.

Haylen, B.T., de Ridder, D., Freeman, R.M., et al., 2010. An International Urogynecological Association (IUGA)/ International Continence Society (ICS) joint report on the terminology for female pelvic floor dysfunction. Int. Urogynecol. J. Pelvic Floor Dysfunct. 21, 5-C26.

Jelovsek, J.E., Maher, C., Barber, M.D., 2007. Pelvic organ prolapse. Lancet 369, 1027-C1038.

Kobak, W.H., Rosenberger, K., Walters, M., 1996. Interobserver variation in the assessment of pelvic organ prolapse. Int. Urogynecol. J. Pelvic Floor Dysfunct. 7, 121-C124.

Muir, T.W., Stepp, K.J., Barber, M.D., 2003. Adoption of the pelvic organ prolapse quantitation system in the peer review literature. Am J Obstet Gynecol. 189, 1632-C1636.

Nygaard, I., Barber, M.D., Burgio, K.L., et al., 2008. Prevalence of symptomatic pelvic floor disorders in US women. JAMA 300 (11), 1311-C1316.

Price, N., Jackson, S.R., Avery, K., et al., 2006. Development and psychometric evaluation of the ICIQ vaginal symptoms questionnaire: the ICIQ-VS. BJOG 113, 700-C712.

Rogers, R.G., Coates, K.W., Kammerer-Doak, D., et al., 2003. A short form of the Pelvic Organ Prolapse/Urinary Incontinence Sexual Questionnaire (PISQ-12). Int. Urogynecol. J. Pelvic Floor Dysfunct. 14, 164.

Rogers, R.G., Kammerer-Doak, D., Villarreal, A., et al., 2001. A new instrument to measure sexual function in women with urinary incontinence and pelvic organ prolapse. Am. J. Obstet. Gynecol. 184, 552.

Samuelsson, E.C., Arne Victor, F.T., Tibblin, G., et al., 1999. Signs of genital prolapse in a Swedish population of women 20 to 59 years of age and possible related factors. Am. J. Obstet. Gynecol. 180, 299-C305.

Steele, A., Mallipeddi, P., Welgoss, J., et al., 1998. Teaching the pelvic organ prolapse quantitation system. Am. J. Obstet. Gynecol. 179, 1458-C1464.

Swift, S.E., 2000. The distribution of pelvic organ support in a population of female subjects seen for routine gynecologic health care. Am. J. Obstet. Gynecol. 183, 277-C285.

Swift, S.E., Tate, S.B., Nicholas, J., 2003. Correlation of symptoms with degree of pelvic organ support in a general population of women: what is pelvic organ prolapse. Am. J. Obstet. Gynecol. 189, 372-C379.

Tan, J.S., Lukaz, E.S., Menefee, S.A., et al., 2005. Predictive value of prolapse symptoms: a large database study. Int. Urogynecol. J. Pelvic Floor Dysfunct. 16, 203-C209.

Weber, A.M., Abrams, P., Brubaker, L., et al., 2001. The standardization of terminology for researchers in female pelvic floor disorders. Int. Urogynecol. J. Pelvic Floor Dysfunct. 12, 178-C186.

使用子宫托预防和治疗 POP

Patricia Neumann

概述

子宫托是一种用于支持 POP 女性阴道壁的阴道内装置。自古以来，用于制作子宫托的材料多种多样，从石榴到羊毛都被使用过，目前临床使用的子宫托是由硅胶制成的，其优点是不会吸收分泌物和气味，且致敏性低（Atnip，2009）。子宫托的形状和大小多种多样（图 7.9）。子宫托用于 POP 患者的目的是防止器官脱垂加重，减轻症状严重程度，适用于不适合或不接受手术的女性（Oliver et al.，2011）。

POP 是影响女性健康的一个重要问题，大约 50% 的女性存在不同程度的 POP，严重时可影响生活质量（Swift，2000）。女性一生中有 11% 的概率需要通过手术治疗 POP（Olsen et al.，1997），与此同时，手术失败的可能性高达 58%，特别是在年轻女性

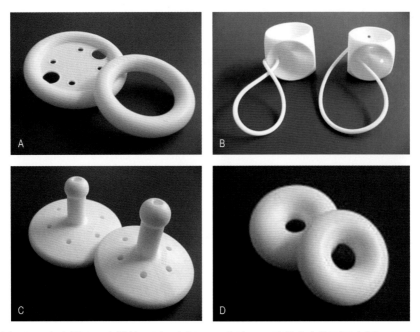

图 7.9　子宫托。A. 有支撑和无支撑的环形子宫托。B. 有孔和无孔的立方体形子宫托。C. Gellhorn 子宫托，短茎和长茎。D. 面包圈形子宫托

中（Whiteside et al.，2004），因此，女性在选择治疗方法时往往难以决策。

经济因素

尽管关于 POP 手术费用的数据很少（Moore et al.，2009），但据估计，1997 年美国 POP 手术的直接费用超过 10 亿美元（Subak et al.，2001），这对于医疗保障系统来说成本巨大，尤其是在当前时期。子宫托是一种被广泛提倡的安全且廉价的 POP 治疗方法（Atnip，2009；Oliver et al.，2011）。但子宫托治疗带来的经济效益是否超过手术治疗尚未被研究（Bugge et al.，2013）。

应用范围

第四届国际尿失禁咨询委员会推荐将子宫托、PFMT 和生活方式调整作为 POP 的保守治疗方法（Hay-Smith et al.，2009）。

目前有一些高质量研究的 1 级证据支持 PFMT。在初级医疗机构中，PFMT 通常由物理治疗师提供。子宫托一般由妇科医师开具处方（Cundiff et al.，2000；ACOG，2007；Gorti et al.，2009）。

据报道，在以护士为主导的子宫托诊所里，护士们可以开具处方并为患者提供适配子宫托（McIntosh，2005；Hanson et al.，2006；Maito et al.，2006），因此有人提出，作为初级医疗机构医疗团队的一部分，物理治疗师是否也可以接受培训并开具处方和适配子宫托。在澳大利亚或作者所知道的其他地方，尽管其他阴道装置（如 SUI 使用的装置）通常是由物理治疗师开具处方和适配的，但子宫托适配并不属于负责盆底或尿控训练的物理治疗师的工作范围。扩大物理治疗师的工作范围，允许其开具处方和适配子宫托，可能具有一定的经济优势，且对女性

而言更为方便，但首先需要建立最低标准并证明其能力，以确保安全实施。

临床实践指南

由于目前尚无子宫托适配方面的临床实践指南，一个由一名泌尿妇科医师、盆底训练物理治疗师和尿控护士组成的澳大利亚专家工作组与国际联合健康证据中心合作，制订了"在 POP 管理中使用支持性子宫托的指南"和相应的治疗程序。该指南也可从澳大利亚国家健康和医学研究委员会（Australian National Health & Medical Research Council）的指南门户网站获取（Clinical Practice Guideline，2012）。该方案适合医疗人员和具有适当资质的卫生专业人员使用。

训练

根据该指南，有关部门举办了相关研讨会，对由医师、护士和盆底训练物理治疗师组成的多学科团队进行理论和实践技能培训。从那时起，有少量物理治疗师开始在临床实践中适配子宫托（Neumann et al.，文章已投递）。随后在实践过程中逐渐发现了一些障碍，而这正是目前研究的主题。有明确的观点认为，由在初级医疗机构中为 POP 患者提供 PFMT 和生活方式指导的物理治疗师为患者适配子宫托是既经济又实用的。物理治疗师已经证明，他们可以通过训练掌握 POP-Q 系统这一子宫托适配前必需的评估方法。经过对比一名妇科医师和一名物理治疗师（加权 kappa 值 0.64）使用 POP-Q 系统评估和一名物理治疗师（加权 kappa 值 0.71）两次使用 POP-Q 系统评估的结果，发现二者基本保持一致（Stark et al.，2010）。研究适

合物理治疗师最佳子宫托适配培训方案，以及如何使物理治疗师这一角色在更广泛的医疗社区内被接受是未来的挑战。

使用子宫托管理 POP 的证据

尽管子宫托已得到广泛使用，但与手术、PFMT 或安慰剂等替代治疗方案相比，目前仍无 1 级证据证实其有效性（Bugge et al.，2013）。此外，子宫托的使用在许多方面也缺乏高级别证据，例如用于不同类型脱垂的最佳子宫托类型、其使用指征和最佳治疗模式（Bugge et al.，2013）。

尽管同时使用子宫托和 PFMT 治疗 POP 患者有着令人信服的生物学原理，即可以将盆腔器官提高至提肌板上方，然后进行肌肉训练，但迄今为止，这只是一项 RCT 的主题，其结果目前尚未公布（Hagen et al.，2011）。

子宫托对盆底症状的影响

到目前为止，仅有 1 项 RCT 比较了两种不同类型子宫托的效果，一种为环形子宫托，另一种为 Gellhorn 子宫托（Cundiff et al.，2007）。在这项研究中，134 名女性被随机分为两组，一组受试者使用环形子宫托，另一组使用 Gellhorn 子宫托，每组各佩戴 3 个月。在完成这项研究的女性中，约 60% 有效地适配了子宫托，盆底困扰问卷和盆底影响问卷评估结果表明，患者无论统计学还是临床表现上，症状（包括膀胱、脱垂和肠道症状）都有明显的缓解。两组患者在经过 3 个月的持续使用后，评分无统计学差异。虽然这项研究得出的结论是这两种

类型的子宫托在缓解症状方面同样有效，但受试者脱落率高达 40%，因此对结果的解释应该更加谨慎。

出于伦理学考虑，在 RCT 中进行子宫托和外科手术的随机分组是非常困难的。一项前瞻性非随机试验对 554 名有症状的 POP 女性子宫托和手术治疗效果进行了对比（Abdool et al.，2011）。其中 195 名女性接受了手术治疗，359 名女性使用了子宫托。一年后，使用子宫托的女性中有 63% 的人选择继续使用。最常使用的类型是环形子宫托（83%），其次是 Gellhorn 子宫托（14%）、立方体形子宫托（0.03%）和面包圈形子宫托（0.02%）。1 年后，与治疗前相比，使用子宫托和接受外科手术的患者 PFM 功能的大多数参数（脱垂、尿急、便急、性功能症状）及生活质量在统计学上有显著改善。但只有手术组的排便困难有所改善。当两组间在 1 年后进行比较时，脱垂、膀胱、肠道和性功能或生活质量方面无统计学差异，就患者报告的结果而言，在治疗的第一年，两种治疗方法的效果具有相同的证据级别。需注意的是，使用子宫托和手术治疗的费用可能有所不同，但这些结果没有进行评估。子宫托使用者同时进行 PFMT 和适当协调排便可改善子宫托的使用效果，这一点值得进一步研究。

子宫托对生活质量的影响

有一些 3 级证据的研究使用有效症状问卷评估后发现，子宫托不仅能有效改善脱垂症状，而且能提高患者满意度（Clemons et al.，2004）、性功能（Fernando et al.，2006；Kuhn et al.，2009）、生活质量（Lamers et al.，2011；Manchana and Bunyavejchevin，2012）以及其他健康目标（Komesu et al.，2007）。

并发症

一项为期 5 年的前瞻性研究发现，如果女性能够坚持使用子宫托超过 4 周，那么她们可能在 5 年后仍然使用子宫托，且不伴随任何并发症的增加（Lone et al.，2011）。尽管子宫托被广泛认为是一种安全的治疗方式，但高达 56% 的长期使用的女性可能会有轻微的并发症，如阴道出血、糜烂和感染等（Sarma et al.，2009）。也有一些严重并发症的报道，如子宫颈嵌顿和子宫托嵌塞，这更容易发生在子宫托被忽视或是没有定期进行更换的情况下（Arias et al.，2008；Sarma et al.，2009）。专家建议女性应自己定期取出并重新插入子宫托（即"自我护理"）以减少并发症发生的可能性（Bash，2000；Atnip，2009）。

治疗效果

有 3 级证据表明子宫托可能有治疗作用。对 19 名使用子宫托至少 1 年的女性在进行 POP-Q 系统评估前 48 小时摘除子宫托，评估时嘱患者尽力做 Valsalva 动作，有 4 名（21%）受试者脱垂的客观指标有所改善，其余受试者脱垂程度无加重（Handa and Jones，2002）。进一步的 3 级证据表明子宫形态学变化可能与子宫托使用有关。与基线测量相比，使用 3 个月 Gellhorn 子宫托可明显减少生殖器裂孔尺寸（Jones et al.，2008）。上述两项研究的受试者分别为平均年龄 75 岁和 64 岁的老年女性群体。

物理治疗师在子宫托适配中的作用

上述发现为年轻女性适配子宫托以防止脱垂进一步加重，或提肌撕脱伤后具有脱垂高风险的女性适配子宫托以预防脱垂提供了依据（Dietz and Simpson，2008），特别是如果她们患有慢性肺部疾病、便秘或在需要举重或重复抬举的环境中工作时（Mouritsen et al.，2007）。这些人群通常由实施盆底治疗的物理治疗师发现，他们完全有能力与为女性服务的全科医师合作，在初级医疗机构内为患者提供 PFM 康复、生活方式指导和子宫托治疗的整体方案。患有脱垂的女性可能害怕运动，因为这可能会加重自己的症状，但是子宫托提供了一种选择，使女性能够从事体育活动，以保持理想的体重和身体健康。这种整体物理治疗方法对于延缓脱垂进展或减少手术需求方面很有潜力，值得进一步研究，特别是考虑到人口老龄化和医疗资源有限的压力。

临床建议

- 基于低水平证据的临床实践指南，可供医疗保健专业人员使用，包括接受过子宫托适配培训的物理治疗师。
- 子宫托可作为 POP 女性的一线治疗。
- 相对于手术，大多数女性更倾向于选择子宫托，后者可以成功适配并缓解症状。
- 如有可能，应指导女性进行"自我护理"以预防并发症。
- 医师应进行常规随访和检查，以避免罕见但潜在的严重并发症。

参考文献

Abdool, Z., Thakar, R., Sultan, A.H., et al., 2011. Prospective evaluation of outcome of vaginal pessaries versus surgery in women with symptomatic pelvic organ prolapse. Int. Urogynecol. J. Pelvic Floor Dysfunct. 22, 273-C278.

ACOG, 2007. Practice Bulletin: clinical management guidelines for obstetrician-Cgynecologists, Number 85, September 2007. Pelvic organ prolapse. American College of Obstetricians and Gynecologists. Committee on Practice Bulletins -C Gynecology. Obstet. Gynecol. 110 (3), 717-C729.

Arias, B.E., Ridgeway, B., Barber, M.D., 2008. Complications of neglected vaginal pessaries: case presentation and literature review. Int. Urogynecol. J. Pelvic Floor Dysfunct. 19 (8), 1173-C1178.

Atnip, S.D., 2009. Pessary use and management for pelvic organ prolapse. Obstet. Gynecol. Clin. North Am. 36 (3), 541-C563.

Bash, K.L., 2000. Review of vaginal pessaries. Obstet. Gynecol. Surv. 55 (7), 455-C460.

Bugge, C., Adams, E.J., Gopinath, D., et al., 2013. Pessaries (mechanical devices) for pelvic organ prolapse in women. Cochrane Database Syst. Rev. (Issue 2), Art. No. CD004010.

Clemons, J.L., Aguilar, V.C., Tillinghast, T.A., et al., 2004. Patient satisfaction and changes in prolapse and urinary symptoms in women who were fitted successfully with a pessary for pelvic organ prolapse. Am. J. Obstet. Gynecol. 190 (4), 1025-C1029.

Clinical Practice Guideline, 2012. Guidelines for the use of support pessaries in the management of pelvic organ prolapse. http://www.clinicalguidelines.gov.au/search.php?pageType=2&fldglrID=2102&.

Cundiff, G.W., Amundsen, C.L., Bent, A.E., et al., 2007. The PESSRI study: symptom relief outcomes of a randomized crossover trial of the ring and Gellhorn pessaries. Am. J. Obstet. Gynecol. 196 (4), 405.e1-C405.e8.

Cundiff, G.W., Weidner, A.C., Visco, A.G., et al., 2000. A survey of pessary use by members of the American urogynecologic society. Obstet. Gynecol. 95 (6 Pt 1), 931-C935.

Dietz, H., Simpson, J., 2008. Levator trauma is associated with pelvic organ prolapse. BJOG 115, 979-C984.

Fernando, R.J., Thakar, R., Sultan, A.H., et al., 2006. Effect of vaginal pessaries on symptoms associated with pelvic organ prolapse. Obstet. Gynecol. 108 (1), 93-C99.

Gorti, M., Hudelist, G., Simons, A., 2009. Evaluation of vaginal pessary management: a UK-based survey. J. Obstet. Gynaecol. 29 (2), 129-C131.

Hagen, S., Sinclair, L., Glazener, C., et al., 2011. A feasibility study for a randomized controlled trial of pelvic floor muscle training combined with vaginal pessary for women with pelvic organ prolapse. Proceedings: International Continence Society, Abstract 616.

Handa, V.L., Jones, M., 2002. Do pessaries prevent the progression of pelvic organ prolapse? Int. Urogynecol. J. Pelvic Floor Dysfunct. 13 (6), 349-C352.

Hanson, L.A.M., Schulz, J.A., Flood, C.G., et al., 2006. Vaginal pessaries in managing women with pelvic organ prolapse and urinary incontinence: patient characteristics and factors contributing to success. Int. Urogynecol. J. Pelvic Floor Dysfunct. 17 (2), 155-C159.

Hay-Smith, J., Berghmans, B., Burgio, K., et al., 2009. Committee 12: Adult conservative management. In: Abrams, P., Cardozo, L., Khoury, S., et al. (Eds.), Incontinence: Fourth International Consultation on Incontinence. Health Publication Ltd/Editions 21, Paris, pp. 1025-C1120.

Jones, K., Yang, L., Lowder, J.L., et al., 2008. Effect of pessary use on genital hiatus measurements in women with pelvic organ prolapse. Obstet. Gynecol. 112 (3), 630-C636.

Komesu, Y.M., Rogers, R.G., Rode, M.A., et al., 2007. Pelvic floor symptom changes in pessary users. Am. J. Obstet. Gynecol. 197 (6), 577.e1-C577.e5.

Kuhn, A., Bapst, D., Stadlmayr, W., et al., 2009. Sexual and organ function in patients with symptomatic prolapse: are pessaries helpful? Fertil. Steril. 91 (5), 1914-C1918.

Lamers, B.H.C., Broekman, B.M.W., Milani, A.L., 2011. Pessary treatment for pelvic organ prolapse and health-related quality of life: a review. Int. Urogynecol. J. Pelvic Floor Dysfunct. 22, 637-C644.

Lone, F., Thakar, R., Sultan, A.H., et al., 2011. A 5-year prospective study of vaginal pessary use for pelvic organ prolapse. BJOG. 114 (1), 56-C59.

McIntosh, L., 2005. The role of the nurse in the use of vaginal pessaries to treat pelvic organ prolapse and/or urinary incontinence: a literature review. Urol. Nurs. 25 (1), 41-C48.

Maito, J.M., Quam, Z.A., Craig, E., et al., 2006. Predictors of successful pessary fitting and continued use in a nurse-Cmidwifery pessary clinic. J. Midwifery Womens Health. 51 (2), 78-C84.

Manchana, T., Bunyavejchevin, S., 2012. Impact on quality of life after ring pessary use for pelvic organ prolapse. Int. Urogynecol. J. Pelvic Floor Dysfunct. 23, 873-C877.

Moore, K., Wei Hu, T., Subak, L., et al., 2009. Committee 22: Economics of urinary and faecal incontinence and prolapse. In: Abrams, P., Cardozo, L., Khoury, S., et al. (Eds.), Incontinence: Fourth International Consultation on Incontinence. Health Publication Ltd/Editions 21, Paris.

Mouritsen, L., Hulbæk, M., Brostrøm, S., et al., 2007. Vaginal pressure during daily activities before and after vaginal repair. Int. Urogynecol. J. Pelvic Floor Dysfunct. 18, 943-C948.

Oliver, R., Thakar, R., Sultan, A.H., 2011. The history and usage of the vaginal pessary: a review. Eur. J. Obstet. Gynecol. Reprod. Biol. 156, 125-C130.

Olsen, A.L., Smith, V.J., Bergstrom, J.O., et al., 1997. Epidemiology of surgically managed pelvic organ prolapse and urinary incontinence. Obstet. Gynecol. 89 (4), 501-C506.

Sarma, S., Ying, T., Moore, K.H., 2009. Long-term vaginal ring pessary use: discontinuation rates and adverse events. BJOG 116 (13), 1715-C1721.

Stark, D., Dall, P., Abdel-Fattah, M., et al., 2010. Feasibility, inter- and intra-rater reliability of physiotherapists measuring prolapse using the pelvic organ prolapse quantification system. Int. Urogynecol. J. Pelvic Floor Dysfunct. 21, 651-C656.

Subak, L.L., Waetjen, L.E., van den Eeden, S., et al., 2001. Cost of pelvic organ prolapse surgery in the United States. Obstet. Gynecol. 98, 646-C651.

Swift, S.E., 2000. The distribution of pelvic organ support in a population of female subjects seen for routine gynecologic health care. Am. J. Obstet. Gynecol. 183, 277-C285.

Whiteside, J.L., Weber, A.M., Meyn, L., et al., 2004. Risk factors for prolapse recurrence after vaginal repair. Am. J. Obstet. Gynecol. 191, 1533-C1538.

PFMT 在预防和治疗 POP 中的作用

Kari Bø, Helena Frawley

概述

据报道，有症状的 POP 患病率为 3%~28%（Tegerstedt et al.，2005；Nygaard et al.，2008；Lawrence et al.，2008；Milsom et al.，2009；Slieker-ten Hove et al.，2009）。机械性症状（如阴道膨出和盆腔沉重感）是 POP 最常见和最特殊的症状（Mouritsen，2005；Srikrishna et al.，2010），这些症状可能会极大地影响生活质量，导致诸如体育活动等日常参与受限（Srikrishna et al.，2008）。

据估计，大约 50% 的女性会由于分娩丧失部分盆底支持机制，从而导致不同程度的 POP（Thakar and Stanton，2002）。在英国，等待妇科手术的女性中，POP 占 20%（Thakar and Stanton，2002）。手术治疗 POP 的流行程度相当高，在澳大利亚女性中高达 19%（Smith et al.，2010），荷兰女性中高达 20%（de Boer et al.，2011）。多达 70% 的女性术后脱垂会复发（Iglesia et al.，2010），大约 1/3 的女性至少会再接受一次脱垂手术（Olsen et al.，1997）。POP 的潜在危险因素包括便秘、盆腔手术、遗传因素、家族性、白种人、妊娠和阴道分娩（特别是工具性阴道分娩）、全身结缔组织疾病（埃勒斯 – 当洛综合征和马方综合征）、慢性贫血、慢性阻塞性肺疾病、低教育水平 / 低收入和高体力工作 / 运动等（Milsom et al.，2009）。在一项年龄和数量完全匹配的病例对照研究中，Brækken 等（2009）比较了 49 名 POP-Q 系统 Ⅱ期及以上的女性与对照组 49 名 0 期和 Ⅰ 期的女性，发现二者在绝经后状态、吸烟、低强度运动、出生类型、出生体重、有无妊娠纹、腹直肌分离和关节过度活动等方面无明显差异。然而，体重指数（BMI）、社会经济状况、重体力工作、肛门括约肌撕裂伤、PFM 肌力和耐力与 POP 独立相关。PFM 肌力弱和阴道静息压低同时存在极易导致 POP（Brækken et al.，2009）。POP 的高发病率和随年龄增长而增加的趋势提示，需要采取预防措施以减少 POP 的发生和影响。

在脱垂器官到达阴道口之前，POP 可能是无症状的，因此在晚期情况出现之前 POP 可能不会被发现（Handa et al.，2004；Milsom et al.，2009）。有些 POP 女性的脱垂进展迅速，有些长期保持稳定。大多数临床医师认为 POP 是不可逆的。然而，Handa 等（2004）发现自发好转是常见的，特别是对于轻微脱垂而言。此外，Miedel 等（2011）对 160 名有症状的 POP 女性和 120 名无症状 POP 女性进行了为期 5 年的随访，发现 47% 的人 POP-Q 分期不变，40% 好转，仅 13% 出现 POP-Q 分期进展。30% 女性的"阴道膨出感"没有变化，2% 的对照组女性出现 POP 症状。作者由此得出结论，仅一小部分有 POP 症状的女性在 5 年内加重。

POP 的治疗可以采用保守治疗［生活方式干预和（或）PFMT］、力学治疗（子宫托）或外科手术（Hagen and Stark，2011）。一项针对从事女性健康专业的英国物理治疗师的调查显示，许多接受物理治疗的女性表现为多种盆底功能障碍，如 SUI 和脱垂等，92% 的物理治疗师评估和治疗过 POP 女性（Hagen et al.，2004）。最常用的治疗方法是伴和不伴生物反馈的 PFMT。在 Cochrane 有关 PFMT 的最新综述中纳入了 4 项 PFMT 治疗 POP 的 RCT 和两项 PFMT 辅助手术与单独手术对比的 RCT（Hagen and Stark，2011）。他们的结论是，有部分证据表明 PFMT 对治疗脱垂症状和 POP 严重程度有积极作用，有关 PFMT 辅助手术方面尚需大型研究。此外，有关生活方式改变和 POP 预防方面的 RCT 也是有必要的。

PFMT 预防和治疗 POP 的作用原理

关于 PFMT 预防和治疗 SUI 的机制主要有两种假说（Bø，2004），同样的理论也适用于 PFMT 对 POP 的预防和治疗。第一个假说是女性学会在腹部压增加之前和期间有意识地收缩后（也称为"支撑"或"小窍门"），继续将这种收缩作为行为矫正以防止盆底下降；第二个假说是指导女性定期进行力量训练，随着时间推移，盆底的"刚度"和结构支撑会逐渐增强（Bø，2004）。

有意识地收缩（"支撑"或"小窍门"）以预防和治疗 POP

基础和功能解剖学研究支持将有意识地

收缩 PFM 作为稳定盆底的有效手段（Miller et al.，2001；Peschers et al.，2001）。然而，迄今为止还没有研究表明，在咳嗽和进行其他体力活动时需要多少力量或哪些神经运动控制策略以防止器官脱垂，也没有研究表明如何预防因为日常生活活动或随时间推移而导致的脱垂。Brækken 等（2010a）在其 RCT 中将 PFMT＋生活方式建议＋"小窍门"与仅生活方式建议＋"小窍门"进行了对比，没有发现指导患者做"小窍门"对阴道静息压、PFM 肌力和耐力有影响，而 PFMT 组的 PFM 力量显著增加了 13 cmH$_2$O，效应值为 1.2，肌肉耐力变化的效应值为 0.9。研究未对是否遵守"小窍门"方案进行评估，因此尚不清楚这些女性是否在 6 个月的训练期内实际执行了这项指令。一个有趣但存在困难的研究问题是，有 POP 风险的女性是否可以通过在腹压增加期间使用"小窍门"来防止脱垂发展。既然在咳嗽时可以学会用手捂住自己的嘴，那么也可以学会在简单的单一任务（如咳嗽、举重和单一运动）之前和期间预先收缩 PFM，然而，对于多重任务和重复动作（如跑步、打网球、有氧运动和舞蹈活动）而言，不太可能在运动的同时进行有意识地 PFM 收缩。

力量训练

对 PFM 行强化力量训练治疗 POP 的作用原理是，通过提升提肌板到盆腔内一个较高的位置，同时增强 PFM 和结缔组织的厚度和刚度，可以建立盆底的结构支撑（图 7.10）。这将有助于激活更有效的运动单位，从而防止腹压增加所致脱垂。该训练还可以提升盆底，从而使脱垂器官恢复至原位。

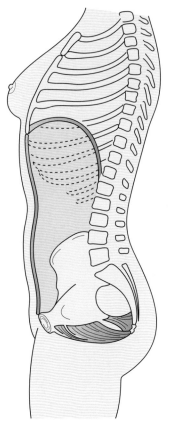

图 7.10　PFM 位于盆腔内部，为盆腔内器官提供了结构支持

在腹压增加时，提肌裂孔可能变窄，盆腔器官可能会被固定（Bø，2004）。Brækken 等（2010a）的研究表明，与对照组相比，PFMT 组 PFM 厚度、膀胱颈和直肠壶腹部升高程度，以及提肌裂孔面积和长度的减少均具有显著统计学差异。

本章节的目的是对 PFMT 预防和治疗 POP 的 RCT 进行系统综述更新。

PFMT 预防和治疗 POP 的证据

研究方法

本综述检索了 Cochrane、PubMed、

PEDro 等数据库及 2000—2012 年期间国际尿控学会和国际妇科泌尿年会论文摘要汇编中关于 PFMT 预防或治疗 POP 的 RCT。研究的方法学质量根据 PEDro 评分系统进行量化评分（Maher et al.，2003）。

结果

目前没有发现使用其他设计的 RCT 或研究评估 PFMT 在 POP 一级预防（即预防脱垂发生）中的作用（Moore et al.，2013）。表 7.20 列出了评估 PFMT 治疗 POP 或 POP 症状的 8 项 RCT。其中一项研究将 PFMT 与无治疗进行了对比（Ghroubi et al.，2008），而 Piya-Anant 等（2003）将

PFMT 与建议饮水和吃蔬菜相结合以减少便秘和大便费力，与无治疗进行了比较。大多数 RCT 将 PFMT 结合生活方式干预与只有生活方式干预进行了比较。生活方式干预包括在腹压增加之前和期间 PFM 的提前收缩（"小窍门"）和建议避免排便用力过度（Brækken et al.，2010a、2010b）或一般生活方式建议（Hagen et al.，2009；Hagen et al.，2011；Frawley et al.，2012）。目前尚无研究将这些生活方式干预措施的效果与未经治疗的对照组进行比较，也没有关于这些建议依从性的报道。因此，生活方式干预对 POP 的影响目前仍是未知的。Brækken 等（2010a）没有发现建议使用"小窍门"对肌

表 7.20　PFMT 治疗 POP 的 RCT

作者	Piya-Anant et al.，2003
试验设计	RCT
研究人群	654 名 60 岁以上的泰国女性，阴道前壁 POP
干预	PFMT 组：每天 30 次收缩，持续两年，多吃水果蔬菜，每天喝 2 L 水 对照组：无干预，与干预组同步随访
依从性 / 脱落率	依从性：未报道 脱落率：未报道 没有关于多少人喝水和吃更多蔬菜的报道
疗效评估	阴道检查时做 Valsalva 动作以评估脱垂程度（无、轻度、重度）
结果	PFMT 组：27% 恶化。对照组：72% 恶化。$P = 0.005$，仅严重脱垂者有效
作者	Ghroubi et al.，2008
试验设计	RCT
研究人群	47 名突尼斯女性，平均年龄 53.4 岁（SD=11），Ⅰ期和Ⅱ期阴道前壁 POP
干预	12 周 PFMT 组：每周两次，共 5 周的一对一 PFMT，物理治疗师给出健康生活建议；家庭练习，7 周，每天 20 次收缩 对照组：无介入
依从性 / 脱落率	脱落率：0 依从性：未报道
疗效评估	临床检查；"尿功能障碍量表" MUH；尿流动力学检查；Ditrovie 生活质量量表；患者满意度
结果	PFMT 组：沉重感 18.5%。对照组：沉重感 70%。尿功能障碍有显著好转 盆腔沉重感：治疗后 PFMT 组 18.5%，对照组 70%，$P < 0.001$ 尿流率测定显示最大流率显著改善

作者	Hagen et al.，2009
试验设计	评估者设盲的 RCT
研究人群	47 名英国女性，平均年龄 56 岁（SD=9），有 I 期和 II 期 POP 症状，各种类型 POP
干预	PFMT 组：PFMT 16 周，物理治疗师随访 5 次；家庭练习，每天 6 组，每组 10 次最大收缩，使用日记 + 生活方式建议单 对照组：仅使用生活方式建议单
依从性 / 脱落率	脱落率未报道。POP-Q 系统数据丢失：27/47 91% 至少参加了 3 次物理治疗师指导课，65% 参加了 5 次面诊。61% 被评为良好 / 中等遵守者
疗效评估	POP-Q；脱垂症状；QoL/ 日常生活干预；自我报告的 POP 变化；PFM 牛津肌力分级仅用于 PFMT 组
结果	PFMT 组 POP 分期明显改善（45% 降到 0，$P = 0.04$），POP 症状显著减少（3.5 降到 0.1，$P = 0.021$），说明 PFMT 组 POP 好转更明显（63% 降至 24%） 泌尿、倡导或阴道症状无差异 PFM 牛津肌力分级（n=15）：锻炼组有明显改善，平均 0.5（95% CI：02~0.8）
作者	Brækken et al.，2010a，2010b
设计	评估者设盲的 RCT
研究人群	109 名女性，平均年龄 48.8 岁（SD=11.8），平均 BMI 25.6（SD =4.5），平均分娩次数 2.4（0.7）；POP-Q 分期：I 期、II 期和 III 期。各种类型 POP
干预	干预时长为 6 个月 PFMT 组：指导患者不要屏气用力上厕所 + "小窍门"；每日 3 组，每组 8~12 次收缩，日记；前 3 个月每周 1 次在物理治疗师指导下治疗，后面的 3 个月每两周 1 次 对照组：指导患者不要屏气用力上厕所 + "小窍门"
依从性 / 脱落率	每组脱落 1 例。79% 可以坚持 ≥ 80% 的训练方案
疗效评估	POP-Q，静息状态下膀胱和直肠位置的超声检查，症状和困扰（Mouritsen et al.，2003），ICIQ UI-SF，肌力
结果	POP-Q 分期：PFMT 组中 11 例（19%），对照组中 4 例（8%），改善提升一个级别（$P = 0.04$） 膀胱颈抬高：PFMT 组抬高 2.3 mm，对照组下降 0.6 mm，差异 3.0 mm（95% CI：1.5~4.4），$P<0.001$ 直肠壶腹部抬高：PFMT 组抬高 4.4 mm，对照组下降 1.1 mm，差异 5.5 mm（95% CI：1.4~7.3），$P = 0.02$ 症状： 　阴道膨出 / 沉重感，频率降低 32/43 vs 8/26，$P<0.01$；困扰程度降低 29/43 vs 11/26，$P<0.01$ 　ICIQ UI-SF，PFMT 组效应值 0.66，差异 2.63（95% CI：0.95~4.30），$P <0.01$ 　肠道症状，对排便或固体 FI 无影响 排气：频率差异为 31.2%（95% CI：0.7~55），$P<0.01$；困扰差异为 25.3%（95% CI：1.5~49.1），$P<0.01$ 松散 FI：频率差异为 68.6%（95% CI：40.2~97.0），$P<0.01$；困扰差异为 64.3%（95% CI：39.2~89.4），$P<0.01$ 力量（$P<0.01$）： 　PFMT 组，提高 13.1 cmH_2O（95% CI：10.6~15.5）；对照组，提高 1.1 cmH_2O（95% CI：0.4~2.7）。效应值：1.21 耐力（$P<0.01$）： 　PFMT 组，提高 107 cmH_2Osec（95% CI：77.0~136.4）；对照组，提高 8 cmH_2Osec（95% CI：−7.4~24.1）。效应值：0.96

作者	Hagen et al.，2011
设计	评估者设盲，多中心 RCT
研究人群	446 名女性，平均年龄 56.8 岁（SD = 11.5）。症状性 POP-Q 分期：Ⅰ 期、Ⅱ 期、Ⅲ 期 72% 的受试者为 Ⅱ 期
干预	PFMT 组（n = 224）：5 次物理治疗师指导，超过 16 周 + 家庭练习（Hagen，2009）及生活方式建议 对照组（n = 222）：生活方式建议
依从性 / 脱落率	6 个月时脱落率：PFMT 组为 16%；对照组为 14% 依从性：80% 参加了 4 或 5 次物理治疗师指导课程
疗效评估	主要指标：POP 症状严重度（POP-SS） 次要指标：POP-Q，感知到的 POP 变化，接受进一步治疗率，成本 - 效果
结果	膨出症状 6 个月时：PFMT 组，n 值下降 13.8%；对照组，n 值下降 3.4% 膨出症状 12 个月时：PFMT 组，n 值下降 20.5%；对照组，n 值下降 17.0% POP 分期：PFMT 组，20% 改善；对照组，12% 改善；P = 0.052 接受进一步治疗率：PFMT 组，30%；对照组，55%；$P < 0.001$ 有效治疗的净费用：£127/ 人
作者	Stupp et al.，2011
设计	评估者设盲的 RCT
研究人群	37 名女性，平均年龄 55 岁（SD=8），POP 分期 Ⅱ 期 。56.7% 为阴道前壁 POP，10.8% 为阴道后壁 POP，32.4% 为混合 POP
干预	第 1 组（n = 21）：物理治疗师当面指导 PFMT 7 次，训练 14 周。快速推拉阴道锥和主动 PFM 收缩后继发牵张反射。在不同的任务中使用"小窍门"。家庭练习 3 组，每组 8~12 次最大自主收缩，保持 6~10 秒。物理治疗师每两周电话随访 1 次。整体牵伸和生活方式调整：减重、液体摄入、便秘、避免举重物 第 2 组（n = 16）：指导对照组练习 PFM 收缩，但无训练方案。与 PFMT 组相同的生活方式建议和整体牵伸
依从性 / 脱落率	脱落率：0 依从性：干预组 100%，对照组 76.2%，91% 的受试者坚持家庭练习
疗效评估	主要指标：POP-Q 次要指标：PFM 功能（牛津肌力分级、PERFECT、表面 EMG、P-QoL、QoL）
结果	POP-Q 分级：训练组显著改善（阴道前壁 POP：$P < 0.001$，阴道后壁 POP：$P = 0.025$） PFM 功能：PFMT 组显著改善 QoL：PFMT 组显著改善 症状：PFMT 组显著改善

续表

作者	Frawley et al.，2012
试验设计	评估者设盲的多中心 RCT
研究人群	168 名女性，平均年龄 55.9 岁（SD=9.9，POP-Q 症状分期为Ⅰ期、Ⅱ期、Ⅲ期。80% 为Ⅱ期 POP，73% 为阴道前壁 POP
干预	PFMT 组：5 次物理治疗师指导，超过 16 周，家庭练习（Hagen，2009）+ 生活方式建议 对照组：生活方式建议
依从性 / 脱落率	6 个月时脱落率：PFMT 组 14.3%；对照组 10.7% 12 个月时脱落率：PFMT 组 5.6%；对照组 21.3% 依从性：82.1% 参加 4~5 次物理治疗师指导课程
疗效评估	主要指标：脱垂症状严重程度（POP-SS），用测压器测量得的肌力和耐力 次要指标：POP-Q 分期
结果	PFMT 组在第 6 个月和 12 个月时症状有显著差异 测压：第 6 个月时 PFMT 组耐力基线显著改善，其他测压变量无差异。POP-Q 分期两组无差异。PFMT 组 6 个月时 Ap 点和 Bp 点及 Ap 和 Bp 相对于处女膜的位置有显著差异
作者	Kashyap et al.，2013
试验设计	RCT，未设盲
研究人群	140 名女性，平均年龄 47 岁（SD=12），POP-Q 分期为Ⅰ期、Ⅱ期、Ⅲ期。63.5% 为 POP-Q Ⅰ期
干预	干预时长为 6 个月，均进行阴道触诊 A 组：一对一 PFMT 指导 + 自我指导手册（self-instruction manual，SIM）。分别在第 1、3、6、12、24 周进行随访。家庭练习，每日 3 组，每组 10 次收缩，保持 10 秒。日记记录 B 组：SIM + 家庭训练方案。分别在第 6、18、24 周进行随访
依从性 / 脱落率	脱落率： 　第 6 周随访时，A 组 27.1%，B 组 12.9% 　第 18 周随访时，A 组 22.9%，B 组 31.4% 　第 24 周随访时，A 组 7.1%，B 组 21.4% 依从性未报道
疗效评估	POP-Q 分期，POP 症状量表，VAS，QoL（PFIQ-7）
结果	A 组第 6、18 和 24 周 POP-Q 分期Ⅰ和Ⅱ期及膨出显著改善。第 18 周和第 24 周两组之间的 VAS 有显著差异，PFMT 组更有效 A 组症状完全缓解率为 24.5%，SIM 组为 0

注：FI，大便失禁。其他缩写见正文。

肉形态有任何影响。

现有的所有 RCT 都支持 PFMT 对治疗 POP 有效，都在统计学上有显著的症状改善（Ghroubi et al.，2008；Hagen et al.，2009；Brækken et al.，2010b；Stupp et al.，2011；Hagen et al.，2011；Frawley et al.，2012；Kashyap et al.，2013）和（或）脱垂分期改善（Piya-Anant et al.，2003；Hagen et al.，2009；Brækken et al.，2010b；Stupp et al.，2011；Kashyap et al.，2013）。Frawley 等（2012）没有发现 POP 分期的显著变化，但在一些个例的 POP-Q 测量中发现了显著变化。PEDro 的方法学评分从 4 分到 8 分不等，有一半的研究得分为 7~8 分（表 7.21）。

表 7.21　系统综述中纳入的 PFMT 治疗 POP 的 RCT 的 PEDro 质量评分

E– 受试者的纳入条件有具体标准
1– 受试者被随机分配到各组（在交叉研究中，受试者的治疗顺序是随机安排的）
2– 分配方式是隐藏的
3– 就最重要的预后指标而言，各组的基准线都是相似的
4– 对受试者全部设盲
5– 对实施治疗的治疗师全部设盲
6– 对至少测量一项主要结果的评估者全部设盲
7– 在最初分配到各组的受试者中，85% 以上的受试者至少有一项主要结果的测量结果
8– 凡是有测量结果的受试者，都必须按照分配方案接受治疗或者对照治疗，假如不是这样，那么至少应对一项主要结果进行"意向性治疗分析"
9– 至少报告一项主要结果的组间比较统计结果
10– 至少提供一项主要结果的点测量值和变异量值

研究	E	1	2	3	4	5	6	7	8	9	10	总分
Piya-Anant et al.，2003	+	+	?	+	−	−	+	−	−	+	−	4
Ghroubi et al.，2008	+	+	−	+	−	−	−	+	+	+	+	6
Hagen et al.，2009	+	+	+	+	−	−	−	+	−	+	+	6
Brækken et al.，2010	+	+	+	+	−	−	+	+	+	+	+	8
Stupp et al.，2011	+	+	?	+	−	−	+	+	+	+	+	7
Hagen et al.，2011	+	+	+	+	−	−	+	+	+	+	+	8
Frawley et al.，2012	+	+	+	+	−	−	+	−	+	+	+	7
Kashyap et al.，2013	+	+	+	+	−	−	+	−	−	+	+	6

注：+，完全符合标准；−，不符合标准；？，不确定是否符合标准。通过统计符合标准的项数来计算总分，E 项分数不用于生成总分，共计不超过 10 分。

干预质量：剂量–反应问题

POP 干预措施的内容存在一些差异，但总体而言，PFMT 对 POP 的干预质量似乎比 SUI 的干预更好。Ghroubi 等（2008）的研究为法文，只提供了英文摘要。到目前为止，有两项 RCT 是以摘要形式出版的，其中关于干预的信息有限（Hagen et al.，2011；Frawley et al.，2012）。所有的研究都使用了 PFMT，且将 PFM 收缩的正确性纳入评估中，训练周期在 14 周至 2 年不等，物理治疗师指导次数在 4 至 18 次不等。所有试验均对受试者进行了 PFMT 的一对一指导，并与家庭训练方案相结合。所有研究的脱落率均较低，依从性较高。物理治疗师指导次数最多的是 Brækken 等（2010a、2010b）的研究，包括 6 个月以上的 18 次指导。这项研究有较高的依从性，只有两人退出，在 POP 分期改变和症状减轻方面显示了最佳的总体效果。有趣的是，一项来自印度的 RCT 将仅使用自我指导手册进行 6 个月训练与指导手册联合一对一 PFMT 的患者进行比较，发现她们的症状和 POP-Q 分期均显示出相同的总体有益结果（Kashyap et al.，2013）。由于对 POP 症状的疗效使用了不同的评价方法，所以很难根据剂量 – 反应问题比较疗效。目前没有研究对不同的训练剂量进行比较。

减压技术

"减压技术"是由法国、意大利、西班牙和巴西的物理治疗师教授的一种方法。这项技术由 Caufriez（1997）开发，是一种将呼吸技术和腹部肌肉收缩相结合从而使脱垂组织向上、向内提拉的方法。Resende 等（2012）评估了 36 例未生育的物理治疗师在 PFM 收缩、进行减压技术，以及两种运动相结合时的阴道表面 EMG，发现 PFM 收缩比减压技术能够更有效地增加 PFM 的表面 EMG 信号，同时加入减压技术并没有起到额外效果。但在激活腹横肌方面，减压技术比 PFM 收缩更有效。在一项 RCT 中，Stupp 等（2011） 发 现 PFMT 和 PFMT 结合减压技术在增加肌肉力量（通过牛津肌力分级测得）和肌肉激活（通过表面 EMG 测得）方面比生活方式建议更有效，但在 PFMT 中加入减压技术并无额外效果。通过超声检查对肛提肌横截面积（cross-sectional area，CSA）的评估显示，与生活方式建议组相比，PFMT 组和 PFMT 结合减压技术组 CSA 明显增加，但减压技术对 CSA 没有额外影响（Bernardes et al.，2012）。

PFMT 是否可以作为脱垂手术的辅助治疗

POP 的外科手术很常见，在 80 岁时因脱垂或尿失禁而接受手术的风险从 11.1%（Olsen et al.，1997）增加至 20%（Smith et al.，2010）。鉴于 POP 手术非常普遍但结果并不总是令人满意，一些研究开始关注手术

结合 PFMT 的治疗效果，以评估额外的治疗效益。

在 一 项 纳 入 60 名 女 性 的 RCT 中，Jarvis 等（2004）研究了 PFMT 和膀胱 / 肠道训练对接受 POP/ 尿失禁手术女性的影响。研究没有具体说明只接受 POP 手术的女性人数。受试者被随机分为治疗组和对照组，每组 30 例。干预措施包括 PFMT、腹压升高前激活 PFM 作为功能支撑、膀胱 / 肠道训练和在排尿排便过程中降低压力的建议。治疗组的膀胱生活质量和泌尿系统症状特异性评分有显著改善。与对照组相比，治疗组指诊评分和阴道最大挤压压力也有所增加，而对照组最大挤压压力有所下降。

在一项评估者设盲的 RCT 中，Frawley 等（2010）比较了 POP 手术联合或不联合结构性物理治疗方案的效果，在术后 1 年的随访中未发现 PFMT 的显著疗效。物理治疗干预包括 PFM 力量训练方案，并辅以膀胱 / 肠道建议。这些干预是在 8 次课程中提供给受试者的，其中 1 次在术前，7 次在术后，术后课程分别在术后第 3 天、第 6 周、第 7 周、第 8 周、第 10 周、第 12 周和第 9 个月进行。目前正在进行进一步的研究，有望为这一干预方案提供更明确的答案（Barber et al.，2009）。

结论

目前有 1 级、A 级证据表明 PFMT 在治疗 POP 方面有效。尚无关于一级预防或生活方式干预的研究，需要进一步的 RCT 来研究 PFMT 联合 POP 手术对 POP 症状和脱垂程度的影响。在进行 PFMT 干预后肌肉发生

了形态学变化，这提示 PFMT 可能有预防作用。目前还没有关于 PFMT 对 POP 治疗效果的长期研究，这类研究很难进行，因为女性经常接受其他治疗，例如在 PFMT 干预停止后接受手术。可以假设必须坚持 PFMT 才能维持短期疗效（Bø and Aschehoug，2007）。

临床建议

- 如果没有症状或症状较轻，建议 POP Ⅰ 至Ⅲ期患者可以等待观察，因为 POP 分期和症状有可能会好转。

- 8 项 RCT 得出了明确结论，对于以前没有接受过 POP 手术的女性，PFMT 可以有效减少 POP 症状，改善 POP 分期，因此，PFMT 应作为存在 POP 症状女性的一线治疗选择。

- 考虑到 POP 术后新生腔室或复发性 POP 及术后并发症的高发生率，PFMT 可作为 POP 手术的辅助治疗，这种治疗不仅不会造成伤害，还可能会提高疗效。

- 对 POP 患者进行 PFMT 时，需要对如何正确收缩 PFM 进行正确指导、评估和反馈（阴道触诊）。

- 除家庭训练方案之外，还应对 PFMT 进行监督指导。

参考文献

Barber, M.D., Brubaker, L., Menefee, S., et al., 2009. Operations and pelvic muscle training in the management of apical support loss (OPTIMAL) trial: design and methods. Contemp. Clin. Trials 30, 178-C189.

Bernandes, B.T., Resende, A.P.M., Stupp, L., et al., 2012. Efficacy of pelvic floor muscle training and hypopressive exercises for treating pelvic organ prolapse in women: randomized controlled trial. Sao Paulo Med. J. 130 (1), 5-C9.

Bø, K., 2004. Pelvic floor muscle training is effective in treatment of female stress urinary incontinence, but how does it work? Int. Urogynecol. J. Pelvic Floor Dysfunct. 15 (2), 76-C84.

Bø, K., Aschehoug, A., 2007. Pelvic floor and exercise science-C strength training. In: Bø, K., Berghmans, B., Mørkved, S., et al. (Eds.), Evidence-based Physical Therapy for the Pelvic Floor. Churchill Livingstone/Elsevier, Edinburgh, pp. 119-C132.

Brækken, I.H., Majida, M., Engh, M.E., et al., 2009. Pelvic floor function is independently associated with pelvic organ prolapse. BJOG 116 (13), 1706-C1714.

Brækken, I.H., Majida, M., Engh, M.E., et al., 2010a. Morphological changes after pelvic floor muscle training measured by 3D ultrasound. Obstet. Gynecol. 115 (2, Part 1), 317-C324.

Brækken, I.H., Majida, M., Engh, M.E., et al., 2010b. Can pelvic floor muscle training reverse pelvic organ prolapse and reduce prolapse symptoms? Am. J. Obstet. Gynecol. 203 (2), 170, 1-7.

Caufriez, M., 1997. Gymnastique abdominale hypopressive. MC Editions, Brussels, pp. 8-C10.

de Boer, T.A., Slieker-ten Hove, M.C.P., Burger, C.W., et al., 2011. The prevalence and factors associated with previous surgery for pelvic organ prolapse and/or urinary incontinence in a cross-sectional study in The Netherlands. Eur. J. Obstet. Gynecol. Reprod. Biol. 158 (2), 343-C349.

Frawley, H., Hagen, S., Sherburn, M., et al., 2012. Changes in prolapse following pelvic floor muscle training: a randomised controlled trial. Neurourol. Urodyn. 31 (6), 938-C939.

Frawley, H.C., Phillips, B.A., Bø, K., et al., 2010. Physiotherapy as an adjunct to prolapse surgery: an assessor-blinded randomized controlled trial. Neurourol. Urodyn. 29, 719-C725.

Ghroubi, S., Kharrat, O., Chaari, M., et al., 2008. Effect of conservative treatment in the management of low-degree urogenital prolapse. Ann. Readapt. Med. Phys. 51, 96-C102.

Hagen, S., Stark, D., 2011. Conservative prevention and management of pelvic organ prolapse in women. Cochrane Database Syst. Rev. (Issue 12), Art. No. CD003882.

Hagen, S., Stark, D., Cattermole, D., 2004. A United Kingdom-wide survey of physiotherapy practice in the treatment of pelvic organ prolapse. Physiotherapy. 90, 19-C26.

Hagen, S., Stark, D., Glazener, C., et al., 2009. A randomized controlled trial of pelvic floor muscle training for stages I and II pelvic organ prolapse. Int. Urogynecol. J. Pelvic Floor Dysfunct. 20, 45-C51.

Hagen, S., Stark, D., Glazener, C., et al., 2011. A multicentre randomised controlled trial of a pelvic floor muscle training intervention for women with pelvic organ prolapse. Neurourol. Urodyn. 30 (6), 983-C984.

Handa, V.L., Garrett, E., Hendrix, S., et al., 2004. Progression and remission of pelvic organ prolapse: a longitudinal study of menopausal women. Am. J. Obstet. Gynecol. 190, 27-C32.

Iglesia, C.B., Sokol, A.I., Sokol, E.R., et al., 2010. Vaginal mesh for prolapse: a randomized controlled trial. Obstet. Gynecol. 116 (2, Part 1), 293-C303.

Jarvis, S.K., Hallam, T.K., Dietz, H.P., et al., 2004. Pre- and post-operative physiotherapy intervention for gynaecological surgery: a single blind randomized controlled trial (abstract 65). J. Am. Assoc. Gynecol.

Laparosc. 11 (3 Supplement), S23.

Kashyap, R., Jain, V., Singh, A., 2013. Comparative effect of 2 packages of pelvic floor muscle training on the clinical course of stage I-CIII pelvic organ prolapse. Int. J. Gynecol. Obstet. 121 (1), 69-C73.

Lawrence, J.M., Lukacz, E.S., Nager, C.W., et al., 2008. Prevalence and co-occurrence of pelvic floor disorders in community-dwelling women. Obstet. Gynecol. 111, 678-C685.

Maher, C., Feiner, B., Baessler, K., et al., 2009. Surgical management of pelvic organ prolapse in women. Cochrane Database Syst. Rev. (Issue 4), Art. No. CD004014.

Maher, C.G., Sherrington, C., Herbert, R.D., et al., 2003. Reliability of the PEDro scale for rating quality of randomized controlled trials. Phys. Ther. 8, 713-C721.

Miedel, A., Ek, M., Tegerstedt, G., et al., 2011. Short-term natural history in women with symptoms indicative of pelvic organ prolapse. Int. Urogynecol. J. Pelvic Floor Dysfunct. 22, 461-C468.

Miller, J.M., Perucchini, D., Carchidi, L.T., et al., 2001. Pelvic floor muscle contraction during a cough and decreased vesical neck mobility. Obstet. Gynecol. 97 (2), 255-C260.

Milsom, I., Altman, D., Lapitan, M.C., et al., 2009. Committee 1: Epidemiology of urinary (UI) and faecal (FI) incontinence and pelvic organ prolapse (POP). In: Abrams, P., Cardozo, L., Khoury, S., et al. (Eds.), Incontinence: Fourth International Consultation on Incontinence. Health Publication Ltd/Editions 21, Paris, pp. 35-C111.

Moore, K., Dumoulin, C., Bradley, C., et al., 2013. Committee 12: Adult conservative management. In: Abrams, P., Cardozo, L., Khoury, S., et al. (Eds.), Incontinence: Fifth International Consultation on Incontinence. European Association of Urology, Arnhem, pp. 1101-C1227. www.uroweb.org.

Mouritsen, L., 2005. Classification and evaluation of prolapse. Best Practice and Research in Clinical Obstetrics and Gynaecology. 19, 895-C911.

Mouritsen, L., Larsen, J.P., 2003. Symptoms, bother and POP-Q in women referred with pelvic organ prolapse. Int. Urogynecol. J. Pelvic Floor Dysfunct. 14, 122-C127.

Nygaard, I., Barber, M.D., Burgio, K.L., et al., 2008. Prevalence of symptomatic pelvic floor disorders in US women. JAMA 300, 1311-C1316.

Olsen, A.L., Smith, V.J., Bergstrom, J.O., et al., 1997. Epidemiology of surgically managed pelvic organ prolapse and urinary incontinence. Obstet. Gynecol. 89, 501-C506.

Peschers, U.M., Fanger, G., Schaer, G.N., et al., 2001. Bladder neck mobility in continent nulliparous women. BJOG. 108 (3), 320-C324.

Piya-Anant, M., Therasakvichya, S., Leelaphatanadit, C., et al., 2003. Integrated health research program for the Thai elderly: prevalence of genital prolapse and effectiveness of pelvic floor exercise to prevent worsening of genital prolapse in elderly women. J. Med. Assoc. Thai. 86, 509-C515.

Resende, A.P.M., Stupp, L., Bernandes, B.T., et al., 2012. Can hypopressive exercises provide additional benefits to pelvic floor muscle training in women with pelvic organ prolapse? Neurourol.Urodyn. 31, 121-C125.

Slieker-ten Hove, M.C., Pool-Goudzwaard, A.L., Eijkemans, M.J., et al., 2009. Symptomatic pelvic organ prolapse and possible risk factors in a general population. Am. J. Obstet. Gynecol. 200, 184-C187.

Smith, F.J., Holman, C.D.J., Moorin, R.E., et al., 2010. Lifetime risk of undergoing surgery for pelvic organ prolapse. Obstet. Gynecol. 116 (5), 1096-C1100.

Srikrishna, S., Robinson, D., et al., 2008. Experiences and expectations of women with urogenital prolapse: a quantitative and qualitative exploration. BJOG. 115 (11), 1362-C1368.

Srikrishna, S., Robinson, D., Cardozo, L., 2010. Validation of the patient global impression of improvement (PGI-I) for urogenital prolapse. Int. Urogynecol. J. Pelvic Floor Dysfunct. 21 (5), 523.

Stupp, L., Resende, A.P.M., Oliveira, E., et al., 2011. Pelvic floor muscle training for treatment of pelvic organ prolapse: an assessor-blinded randomized controlled trial. Int. Urogynecol. J. Pelvic Floor Dysfunct. 22, 1233-C1239.

Tegerstedt, G., Maehle-Schmidt, M., Nyren, O., 2005. Prevalence of symptomatic pelvic organ prolapse in a Swedish population. Int. Urogynecol. J. Pelvic Floor Dysfunct. 16, 497-C503.

Thakar, R., Stanton, S., 2002. Management of genital prolapse. BMJ (Clin. Res. Ed.). 324, 1258-C1262.

7.5 女性性功能障碍

评估

Alessandra Graziottin

概述

在被医学界忽视多年之后，女性的性功能直至近期才成为人们关注的焦点。

目前的挑战是如何将生物学、性心理学和与环境相关的女性性反应成分结合起来，使之成为全面且有意义的知识点（Basson et al.，2000、2004；Banner et al.，2006；Dennerstein et al.，2006、2007；Graziottin，2006a、2006b、2006c；Graziottin et al.，2006；Whipple and Graziottin，2006；Graziottin，2007；Graziottin and Rovei，

2007；Bertolasi et al.，2008；Handa et al.，2008；Frasson et al.，2009；Graziottin，2009；Knoepp et al.，2010；Graziottin，2011；Graziottin and Serafini，2011；Faubion et al.，2012；Graziottin and Serafini，2012；Clayton and Groth，2013；Fashokun et al.，2013；Graziottin et al.，2013；Salonia et al.，2013；Graziottin，2014a、2014b；Graziottin and Gambini，2014；Lukasiewicz and Graziottin，2014）。从这个角度来看，关注盆底功能和盆底功能障碍是最重要的（Alvarez and Rockwell，2002；Bourcier et al.，2004；Graziottin，2001a、2005、2007；Knoepp et al.，2010；Graziottin and Murina，2011；Faubion et al.，2012；Fashokun et al.，2013）。

对于阴道容受性、阴道反应性、性交能力和快感（对双方来说）以及性高潮肌肉反应而言，肛提肌的张力、力量和表现是主要的影响因素（Graziottin，2007；Knoepp et al.，2010；Faubion et al.，2012；Fashokun et al.，2013）。而盆底疾病可能会间接损害生殖器的敏感度，并通过负面反馈影响身体和情感的满足、性欲和精神的唤起，从而潜在地影响女性的整体性反应，尤其是当性交痛作为一个破坏性因素时（图7.11）（Graziottin，2000、2001a、2004；Graziottin and Murina，2011；Salonia et al.，2013；Lukasiewicz and Graziottin，2014）。

盆底过度活动通常与性疼痛障碍（即性交困难和阴道痉挛）有关，（Glazer et al.，1995；Graziottin，2005；Graziottin et al.，2004a，Harlow et al.，2001；Harlow and Stewart，2003；Lamont，1978；McKay et

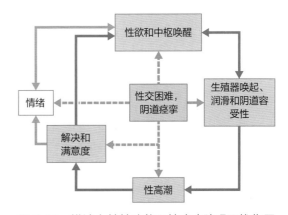

图7.11 描述女性性功能和性疼痛障碍干扰作用的循环模型。该模型有助于理解临床实践中提及的频繁的性症状重叠（共病），因为从病理生理学的角度来看，性反应的不同维度是相互关联的。潜在的负反馈或正反馈机制在性功能方面均起到一定作用，例如，性交困难和（或）阴道痉挛与生殖器唤起、润滑和阴道容受性有直接抑制作用，可能与性高潮、性满意度和性欲有间接抑制作用，生物学因素和性心理因素之间有密切的相互关系。与性疼痛障碍相关的盆底过度活动性疾病可能会迅速影响性反应。该模型也将情绪作为性欲和中枢唤醒的关键调节因子。疼痛通过直接和间接机制影响情绪。神经炎症是最强大的生物疼痛相关因素，可导致情绪障碍，引发明显抑郁。它目前也被认为是所谓的"病态行为"的一个关键致病因素（引自Graziottin，2000，已获授权）

al.，2001；Graziottin and Murina，2011；Faubion et al.，2012；Fashokun et al.，2013）。PFM过度活动可能会导致肌痛和"凯格尔"性交困难（DeLancey et al.，1993）。

从生命周期的角度来看，盆底是理解生理事件（如阴道分娩）如何调节肛提肌性能力的核心（Baessler and Schuessler，2004；Glazener，1997）。盆底疾病与泌尿生殖系统、直肠和性疾病都有关联（Barlow et al.，1997；Cardozo et al.，1998；Lauman et al.，1999；Weiss，2001；Graziottin，2004；Peters et al.，2007；Faubion et al.，2012；

Clayton and Groth，2013；Fashokun et al.，2013）。泌尿生殖系统的手术引起的医源性问题可能会同时影响和损害女性健康和性反应（Graziottin，2001b、2006c）。

越来越多的证据强调，生殖器炎症既是盆腔疼痛、性疼痛和相关并发症的关键病因之一，也可能是神经炎症、抑郁和病态行为的关键病因（Graziottin，2009；Graziottin et al.，2013）。

此外，关于盆底过度活动在青春期，可能还有幼年期作用的新见解，可以作为进一步的性疼痛障碍（阴道痉挛和性交困难）、外阴前庭炎、诱发前庭痛和外阴痛易感性的预测因子，为女性性功能障碍（female sexual dysfunctions，FSD）的预防提供新思路（Harlow et al.，2001；Chiozza and Graziottin，2004；Graziottin，2005；Peters et al.，2007；Graziottin and Murina，2011）。对早期盆底过度活动症采取适当治疗，有可能会对许多年轻人的泌尿生殖系统疾病和性疾病起到预防作用（Peters et al.，2007；Salonia et al.，2013）。

本书致力于研究盆底疾病的物理治疗，在对FSD进行回顾时特别关注了女性生殖器在生理和病理状况时的性反应。然而，应在适当的性心理和社会文化背景下考虑生物学和医学因素的作用。

女性性行为的复杂性

女性的性行为是多因素导致的，根植于生物学、性心理学和相关环境因素（Dennerstein et al.，1999；Basson et al.，2000、2004；Binik et al.，2002；Levin，2002；Graziottin，2004；Leiblum and Rosen，2000；Klausmann，2002；Plaut et al.，2004；Segraves and Balon，2003a；Banner et al.，2006；Dennerstein et al.，2006、2007；Graziottin，2006a、2006b、2006c；Graziottin et al.，2006；Whipple and Graziottin，2006；Graziottin，2007；Graziottin and Rovei，2007；Bertolasi et al.，2008；Handa et al.，2008；Frasson et al.，2009；Graziottin，2009；Knoepp et al.，2010；Graziottin，2011；Graziottin and Serafini，2011；Faubion et al.，2012；Graziottin and Serafini，2012；Clayton and Groth，2013；Fashokun et al.，2013；Graziottin et al.，2013；Salonia et al.，2013；Graziottin，2014a、2014b；Graziottin and Gambini，2014；Lukasiewicz and Graziottin，2014），与夫妻关系、家庭和社会文化问题有关（图7.12）。它也是多系统导致的，对于男性和女性，生理反应均要求激素、血管、神经、肌肉、结缔组织和免疫系统的完整性；这一事实在女性中经常被忽视，直到最近才被注意到（Goldstein and Berman，1998；Graziottin，2000；Meston and Frolich，

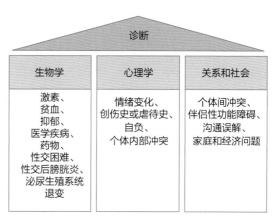

图7.12 女性性功能障碍的主要病因（引自www.fsdeducation.eu）

2000；Bachmann et al.，2002；Levin，2002；Graziottin and Brotto，2004；O'Connell et al.，2004；Handa et al.，2008；Knoepp et al.，2010；Graziottin，2011；Graziottin and Serafini，2011；Faubion et al.，2012；Graziottin and Serafini，2012；Fashokun et al.，2013；Graziottin et al.，2013；Salonia et al.，2013；Graziottin，2014a、2014b；Graziottin and Gambini，2014；Lukasiewicz and Graziottin，2014）。

3 个主要方面（女性的性身份、性功能和性关系）的相互作用，使女性性健康具有充分的意义或者可以概述其问题（Graziottin，2000、2004；Graziottin and Basson，2004；Banner et al.，2006；Dennerstein et al.，2006、2007；Graziottin，2014b）。女性性行为在整个生命周期中是不连续的，取决于生物学（生殖事件）以及个人、当前环境和关系变动（Basson et al.，2000、2004；Fashokun et al.，2013；Graziottin et al.，2013；Graziottin，2014a、2014b；Lukasiewicz and Graziottin，2014）。

FSD 与年龄有关，呈渐进性，且流行率较高，影响着高达 20%~43% 的绝经前女性（Lauman et al.，1999），48% 的老年女性在绝经后仍然能够保持性生活活跃（Dennerstein et al.，2003、2007；Graziottin and Koochaki，2003；Graziottin et al.，2009a）。

FSD 的发生可能是一个连续的过程，从不满意（生理反应潜在完整，但情绪或情感受到挫折）到功能障碍（有或没有病理改变），再到严重的病理改变（Basson et al.，2000、2004）。盆底疾病是 FSD 最重要但常被忽视的因素（Graziottin，2001a、2005；

Peters et al.，2007；Faubion et al.，2012；Fashokun et al.，2013）。然而，性不满、性冷淡甚至是性功能障碍可能在"性逆反"的环境下（例如，受男性性障碍或虐待影响的伴侣）更容易出现，它们本身不应被贴上需要治疗的"疾病"或需要医学治疗的功能障碍的标签（Bancroft et al.，2003）。

FSD 可能伴随或不伴随严重的个人（和人际）困扰（Bancroft et al.，2003；Graziottin and Koochaki，2003；Banner et al.，2006；Dennerstein et al.，2006、2007；Graziottin，2006a、2006b、2006c；Graziottin et al.，2006；Whipple and Graziottin，2006；Graziottin，2007；Graziottin and Rovei，2007；Knoepp et al.，2010；Graziottin et al.，2013）。社会文化因素可能会进一步影响女性对性障碍的感知、表达和抱怨方式（即"措辞"）。

除了简单的、适当的身体反应，性亲密也是性反应和女性性体验满足程度的强烈调节因子（Kaplan，1979；Klausmann，2002；Levine，2003；Basson，2003；Plaut et al.，2004）。对伴侣的感情质量，以及伴侣的健康和性问题可能会进一步导致 FSD（Dennerstein et al.，2003；Graziottin and Althof，2011；Martín-Morales et al.，2011）。女性的性问题不是单一的，往往是同时发生的，共病是 FSD 的主要特征之一（Basson et al.，2000、2004；Peters et al.，2007；Graziottin et al.，2013；Salonia et al.，2013）。

目前 FSD 与其他疾病（如泌尿外科、妇科、肠道、代谢、心血管和神经疾病）的共病关系已逐渐得到认可（Graziottin，2000、2004；Peters et al.，2007；Knoepp et al.，2010；Graziottin et al.，2013；Salonia et al.，

2013）。例如，根据 Laumann 等（1999）的流行病学调查，对女性性功能障碍风险因素的潜在分类分析表明，尿路症状与性唤起障碍的相关性为 RR=4.02（2.75~5.89），与性疼痛障碍的相关性为 RR=7.61（4.06~14.26），该研究被认为是迄今为止进行的最好的调查研究。对盆底相关共病（女性性功能障碍之间，以及女性性功能障碍与其他疾病之间）的关注反映了这种联系的临床相关性，特别是在泌尿妇科疾病（Peters et al.，2007；Salonia et al.，2013）和肠道疾病方面（Handa et al.，2008；Faubion et al.，2012）。

FSD 分类

在过去的几十年里，FSD 的分类经过了严格的审查和修订，反映了对其复杂病因的新认识。直到 10 年前，FSD 分类作为诊断的参考框架，几乎完全集中于其心理学因素和相关成分，并被纳入了更广泛的"精神疾病"范畴（美国精神病学协会，1987、2000、2013）。关于 FSD 的第 1 次和第 2 次共识会议（Basson et al.，2000、2004）明确了 FSD 的定义，并特别提出将当前证据水平与符合女性措辞和体验的定义相结合。有关共识会议中 FSD 的最新分类见专栏 7.4。

临床病史

为了更准确地定义性症状，医疗保健提供者还应根据 1998 年和 2003 年举行的国际共识会议的定义，简要研究所谓的疾病"描述"（Basson et al.，2000、2004）。2006 年的《性医学标准实践》中的多个章节对此做了详细描述（Banner et al.，2006；Dennerstein

et al.，2006；Giraldi and Graziottin，2006；Graziottin et al.，2006；Whipple and Graziottin，2006）。具体包括以下内容。

FSD 的病因

有关 FSD 的病因，在诱发因素、促发因素和维持因素方面有进一步的详细说明（专栏 7.5）（Graziottin，2003a、2003b；Graziottin and Brotto，2004；Graziottin and Leiblum，2005）。每一类都包括生理学、性心理学和背景因素（Banner et al.，2006；Dennerstein et al.，2006；Giraldi and Graziottin，2006；Graziottin，2006c；Graziottin et al.，2006；Whipple and Graziottin，2006；Clayton and Groth，2013；Salonia et al.，2013）。

生理学描述包括激素功能障碍、PFD、心血管疾病、神经疾病（特别是与疼痛有关的疾病）（Binik et al.，2002；Binik，2005；Gruenwald et al.，2007）和代谢紊乱［糖尿病（Pontiroli et al.，2013）］等。所有的医学手段均可以通过多系统影响和（或）通过药物、外科和（或）放疗直接或间接影响性行为，在对 FSD 潜在患者进行鉴别诊断时应考虑到这些因素（Graziottin，2006b；Lukasiewicz and Graziottin，2014）。生物性或医源性绝经导致的性激素缺失是造成 FSD 的主要原因（Dennerstein et al.，2003；Graziottin，2010）。可以通过适当的激素替代疗法来解决（Graziottin，2000、2004；Bachmann et al.，2002；Graziottin and Basson，2004；Graziottin，2010）。应积极调查目前的药物使用和药物滥用情况（Segraves and Balon，2003a；Graziottin and Serafini，2011）。

性心理学描述是指情绪和情感因素，例

专栏7.4　女性性功能障碍的分类

女性性兴趣/性欲障碍

• 性兴趣或性欲望减少，性冲动或幻想缺乏，反应性欲望缺乏。试图引起性欲的动机（这里定义为"理由"或"激励"）缺失。兴趣的缺乏不仅仅是生活周期和关系持续时间减少所致

性厌恶障碍

• 对计划和（或）试图进行任何性活动都产生极度焦虑和（或）厌恶

主观性唤起障碍

• 任何类型的性刺激都不能引起，或明显减少认知性唤起和性快感。阴道润滑或其他身体反应迹象仍存在

生殖器性唤起障碍

• 主诉存在生殖器性唤起缺失或受损，表现为任何类型的性刺激仅能引起最少的外阴肿胀或阴道润滑，以及爱抚生殖器引起的性感觉减弱。来自非生殖器性刺激的主观性兴奋仍然存在

生殖器和主观唤起综合障碍

• 任何类型的性刺激引起的主观性兴奋和性快感的缺失或明显减少，以及主诉生殖器性唤起的缺失或受损（外阴肿胀、润滑）

持续性性唤起障碍（持续性性兴奋综合征）

• 在没有性兴趣和欲望的情况下，自发性、侵入性和不想要的生殖器唤起（如刺痛、悸动、搏动）。主观唤起的意识很明显，但并非全是令人不快的。一次或多次高潮无法缓解性兴奋，这种性兴奋的感觉会持续数小时或数天

女性性高潮障碍

• 尽管自我报告的性唤起/兴奋程度很高，但要么缺乏性高潮，要么性高潮感觉的强度明显降低，要么任何类型的刺激都明显延迟性高潮

性交困难

• 尝试或完全进入阴道和（或）阴茎阴道性交时持续或反复疼痛

阴道痉挛

• 尽管女性希望这样做，但当阴茎、手指和（或）任何物体进入阴道时产生了持续或反复出现的困难。通常存在（恐惧心理）回避和对疼痛的预期、恐惧、经历，以及多变的不自主的PFM收缩。诊断前需排除或处理结构问题或其他身体异常

引自 Basson et al.，2004.

专栏7.5　女性性功能障碍的影响因素

诱发因素

生理学因素

• 贫血

• 内分泌紊乱（如雄激素减退、雌激素减退、高催乳素血症、甲状腺功能减退）

• 月经周期紊乱/经前期综合征

• 复发性外阴阴道炎和（或）膀胱炎

• 盆底疾病：先天性或后天性

• 影响激素或月经周期的药物治疗

• 某段时期女性和夫妻的避孕方法不恰当

• 慢性疾病（如糖尿病、心血管疾病、神经或精神疾病等）

• 与卵巢早衰相关的紊乱：遗传性、自身免疫性

• 易致医源性绝经和性交困难的良性疾病（如子宫内膜异位症）

• 医源性绝经：双侧卵巢切除术、化疗、放疗

• 持续性残留状态（如性交困难、与子宫内膜异位症相关的慢性疼痛）

性心理学因素

• 性心理发育不足、延迟

• 暴饮暴食和限制性进食障碍

• 以往的负面性经历：性胁迫、性暴力或性虐待

• 身体形象问题、担忧

• 情感障碍（精神障碍、抑郁、焦虑）

• 应对策略不足

• 性教育不足（对避孕和性传播疾病的态度）

• 对社会/职业角色的不满

• 边缘人格特征

• 性别不安

背景因素

• 关于性的种族、宗教、文化信息、期望和限制

• 当脱离生育或婚姻时，对女性性行为的社会矛盾心理

• 社会对女性避孕的消极态度

• 社会经济地位低/获得医疗保健和设施的机会减少

• 支持网络

促发因素

生理学因素

• 不良生殖事件（意外怀孕、流产、创伤分娩所致盆底损伤、儿童问题、不孕症）

• 产后抑郁

• 外阴阴道炎、性传播疾病

• 性疼痛障碍

• 更年期

　－ 卵巢早衰：40岁前绝经

　－ 提前绝经：40~45岁绝经

• 生物性或医源性绝经（特别是提前绝经）

• 医源性绝经

　－ 雄激素（除雌激素外）缺失相关障碍/疾病

• 更年期症状的严重程度及对健康的影响

• 当前疾病

• 当前的药物治疗

• 药物滥用（主要是酒精和鸦片类药物）

性心理学因素

• 对伴侣失去爱的感觉

• 不愉快、羞辱性的性接触或经历

续

• 情感障碍（抑郁、焦虑）
• 生育能力丧失与实现人生目标的关系
背景因素
• 关系不和
• 人生阶段压力源（如儿童疾病、离婚、分居、伴侣不忠）
• 伴侣的性问题［早泄和（或）勃起障碍］
• 密友或家人的缺失或死亡
• 无法获得医疗、心理社会治疗和设施
• 经济困难
维持因素
生理学因素
• 诊断遗漏：未解决的易感、生物学诱因，首先是贫血
• 未经治疗或治疗不当的并发症
   – 内科：盆底疾病
   – 性：性厌恶，阴道干涩导致性唤起困难，阴道和（或）深度性交困难，性交后膀胱炎
   – 泌尿科：复发性膀胱炎、尿失禁、下尿路症状、泌尿生殖道脱垂
   – 直肠：便秘、肛裂
   – 代谢：糖尿病
   – 精神：抑郁、焦虑、恐惧症
• 神经炎症、疼痛相关症状和障碍
• 药物治疗
• 药物滥用
• 与慢性疾病相关或继发于更年期的多系统改变
   – 激素
	– 血管
	   – 肌肉
	   – 神经
	   – 免疫
	• 激素替代疗法禁忌证
	• 激素替代疗法在改善更年期相关生物学症状方面的不足
	性心理学因素
	• 性自信不足或丧失
	• 表现焦虑
	• 痛苦（个人、情感、职业、性）
	• 对伴侣的感情或吸引力减弱
	• 未解决的情感障碍［抑郁和（或）焦虑］
	• 对绝经相关变化的负面看法
	• 对身体形象的关注和身体变化的增加（皱纹、体型/体重、肌肉张力；疾病、手术或创伤疗效差）
	背景因素
	• 医疗机构的诊断和治疗方法中忽略了更年期和女性性功能障碍
	• 得不到适当的治疗机会
	• 伴侣的健康状况或未解决的性问题［早泄和（或）勃起障碍］
	• 持续的人际关系冲突（与伴侣或他人）
	• 环境限制（缺乏隐私，缺乏时间）
	
	改编自 Graziottin，2007

如，消极的养育、损失、创伤（身体、性、情感）（Basson，2003；Rellini and Meston，2004），与慢性盆腔疼痛相关的心理因素（Graziottin，2011），形体问题（Graziottin et al.，2006），情感障碍［抑郁和焦虑（Graziottin et al.，2013）］，影响自尊和自信的暴饮暴食、依恋关系的变化（安全、回避、焦虑）（Clulow，2001）。这些因素会影响到性关系中的信任程度、承诺强度和对爱的信心以及对情感和性爱亲密的态度。

背景描述包括过去和现在的重要关系（Leiblum and Rosen，2000；Basson，2003），文化、宗教限制（Basson et al.，2000、2004），目前的人际关系问题（Klausmann，2002；Liu，2003），伴侣的一般健康问题和（或）性功能障碍（Dennerstein et al.，1999、2003；Graziottin and Althof，2011；Martín-Morales et al.，2011），不充分的性刺激以及令人不满意的性和情感体验（Levine，2003；Graziottin and Leiblum，2005）。

普遍化还是情境化

这种障碍是普遍的（每一个伴侣间和每种情况下）还是情境性的？是与伴侣有关还是环境因素引起的？应该加以具体说明（Basson et al.，2000、2004；Graziottin and Althof，2011；Martín-Morales et al.，2011）。情境性问题通常排除了医学因素，但这些医学因素往往会对性反应产生更广泛的影响（Graziottin，2004）。

终身的还是获得性的

这种障碍是终身的（从第一次性经历开始），还是在几个月或几年的满意的性关系后才产生的？询问女性是哪种情况导致了当前的性功能障碍，可能会对获知疾病病因提供有价值的参考（Plaut et al.，2004；Banner et al.，2006；Dennerstein et al.，2006；Giraldi and Graziottin，2006；Graziottin，2006c；Whipple and Graziottin，2006；Graziottin et al.，2009b；Buster，2013；Clayton and Groth，2013）。

困扰程度

困扰程度是指 FSD 对个人生活的轻微、中度或严重影响（Bancroft et al.，2003；Graziottin and Koochaki，2003；Banner et al.，2006；Knoepp et al.，2010；美国精神病学协会，2013）。性困扰应与非性困扰和抑郁区分开。困扰程度可能会影响女性的治疗动机和预后。

对以患者为中心的治疗而言，跨学科团队是最宝贵的资源，因为其既可以保证诊断的准确性，又可以提供量身定制的治疗方案。主要专业人员包括医学性学家、妇科医师、泌尿外科医师、精神科医师、内分泌医师、物理治疗医师、麻醉医师、神经科医师、直肠科医师、皮肤科医师、心理治疗师（个人和夫妻）和物理治疗师。物理治疗师正逐渐成为解决盆底疾病的关键资源，他们作为 FSD 病因的关键生物学因素最终得到了应有的关注。

女性性欲 / 性兴趣障碍

性欲减退（hypoactive sexual desire disorder，HSDD）是女性最常见的性功能障碍（Dennerstein et al.，2003；Graziottin and Koochaki，2003）。当欲望低下给女性带来严重的个人痛苦时，就会成为一种性障碍。人口数据显示，32% 的 18~59 岁女性普遍性欲低下（Laumann et al.，1999）。一项在法国、英国、德国和意大利针对 2467 名欧洲女性的调查（Graziottin and Koochaki，2003）发现，在 20~49 岁的年龄组中，性欲低下的女性比例为 19%，同年龄组 32% 的女性经历过手术绝经，46% 的 50~70 岁绝经女性为自然绝经，48% 的同年龄组女性为手术绝经。

在 20~49 岁年龄组中，绝经前女性和手术绝经后女性因失去性欲而患有 HSDD 所致困扰的比例分别为 27% 和 28%；自然绝经女性比例为 11%；在 50~70 岁的手术绝经女性中占 14%（Graziottin and Koochaki，2003）。HSDD 发生的可能性随着年龄增长而增加，而与性欲丧失相关的困扰与年龄成反比。

继发于双侧卵巢切除术的手术后绝经由于卵巢雌激素和雄激素的丧失而具有特殊的不利影响（Graziottin，2010）。在生育年龄，卵巢分泌雄激素占体内雄激素总量的 50%。对 1356 名欧洲女性进行的一项调查表明，手术绝经导致性欲低下的比值比（OR）为 1.4（CI=1.1,1.9；P=0.02）。手术绝经女性比绝经前和自然绝经女性更有可能患 HSDD（OR=2.1；CI=1.4,3.4；P=0.001）。性欲评分与性唤起、性高潮和性快感高度相关（P<0.001）。患有 HSDD 的女性比性欲

正常的女性更容易对自己的性生活和伴侣关系感到不满（*P*<0.001）（Dennerstein et al.，2007；Derogatis et al.，2009；Graziottin et al.，2009a）。量身定制的激素替代治疗方案可以解决激素所致的绝经后女性性功能障碍（Al-Azzawi et al.，2010）。

HSDD的主要生理学病因不仅包括激素因素（低睾酮、低雌激素、高催乳素或低甲状腺激素），还包括贫血、抑郁（Graziottin et al.，2013）和（或）主要疾病的并发症（Gruenwald et al.，2007；Clayton and Groth，2013；Pontiroli et al.，2013；Salonia et al.，2013；Lukasiewicz and Graziottin，2014）（专栏7.5）。过早的医源性绝经是导致性欲丧失最常见的生理学因素；女性越年轻，性欲丧失对她造成的痛苦就越强烈（Graziottin and Basson，2004；Graziottin，2010）。专栏7.6概述了导致女性性欲障碍的关键问题。与性疼痛障碍相关的未解决的疼痛，以及盆底过度活动导致的明显肌痛，都是经

常被忽视的诱发、促成和维持获得性欲望丧失的因素（Graziottin，2000；Graziottin，2004；Graziottin and Brotto，2004；Handa et al.，2008；Faubion et al.，2012）。图7.13总结了可作为临床实践实用模型的HSDD诊断流程图。

临床医师关注点

如果临床病史提示了可能的生理学病因，临床医师应评估（Plaut et al.，2004；Graziottin et al.，2009b；Clayton and Groth，2013）以下内容。

- 激素状态：
  - 在育龄期女性月经开始后的第3天或第4天取血浆样本检测并记录总睾酮、游离睾酮、硫酸脱氢表雄酮（dihydroepiandrosterone sulphate，DHEAS）、催乳素、17β-雌二醇、性激素结合球蛋白（sex hormone binding globulin，SHBG）含量。

专栏7.6　导致女性性欲障碍的关键问题

整体幸福感
- 你（身体和精神上）感觉如何？
- 你目前是否有性行为？
- 如果没有，你担心吗？如果有，你的性生活怎么样？

性功能
- 你是否总是感到性欲较低（终身性），或最近是否有性欲减退（获得性）？
- 你是否患有其他性症状？
- 你是否经历过阴道干涩？
- 你是否难以兴奋或润滑？
- 你是否难以达到高潮？
- 性交期间或性交后是否感到疼痛？
- 你是否在性交后24~72小时患有膀胱炎和（或）其他泌尿症状？
- 是否有一些与生活方式有关的因素可能影响你的性欲（例如，体重，酒精或药物滥用，睡眠少，疲劳，职业困扰）？
- 在你看来，是什么导致或加重了你的性欲障碍？是否

是心理问题？是过去的还是当前的负面事件（如性骚扰或性虐待）？还是与你身体健康或个人有关的因素？或者其他原因？

性关系
- 你有稳定的性关系吗？
- 你的性关系状况怎么样？你对此满意吗？
- 你伴侣的健康状况如何（身体情况和性健康）？他是否患有早泄或勃起障碍？
- 你是否觉得你目前的性问题更多来源于身体或夫妻关系（爱/亲密）问题？
- 你的性问题是否在任何情况和（或）不同伴侣（广义）间都存在，还是在特定情况下或特定伴侣（情境）下出现？
- 是什么让你意识到这一点并愿意寻求帮助（例如，无法忍受的个人挫折，害怕失去伴侣，伴侣的抱怨，对有效治疗的新希望，需要更自信）？
- 你个人是否有意愿改善你的性生活？

改编自 Graziottin，2007

■ 记录围绝经期女性体内促卵泡素
（follicle stimulating hormone，FSH）及
以上育龄期女性所需记录的各项。

■ 如有特殊需要，还需检测促甲状腺激素
（thyroid stimulating hormone，TSH）。

- 盆底功能：当 HSDD 与性唤起、性高潮
  和（或）性疼痛障碍共同存在时，需要通
  过精确的妇科、性病学和（或）生理检查
  确定。

- 性心理学因素和情感状态：首先是抑郁
  症，如有需要，可转介精神科医师、
  性治疗师或夫妻关系治疗师进行全面诊
  断（Leiblum and Rosen，2000；Graziottin
  and Leiblum，2005；Clayton and Groth，
  2013）。

性唤起障碍

中枢性性唤起障碍（即感觉不到精神兴
奋）常与性欲丧失并存，二者很难完全分
开（Giraldi and Graziottin，2006）。目前的
分类趋势倾向于将 HSDD 和中枢性性唤起
障碍综合考虑（Giraldi et al.，2013）。随着
年龄增长，主诉患有生殖器唤起障碍的主要
症状——阴道干涩的人数越来越多。流行病
学调查发现，19%~20% 的女性主诉有性唤
起障碍（Lauman et al.，1999）。在绝经后性
行为活跃的患者中，这一数字可能增加到
39%~45%（Dennerstein et al.，2003）。持续
性生殖器唤起障碍（persistent genital arousal
disorder，PGAD）是一种罕见且致残的性

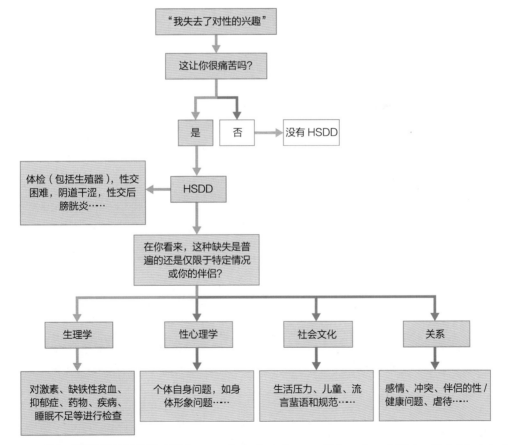

图 7.13 HSDD 诊断的关键步骤（引自 www.fsdeducation.eu Educational Slides Set, Module 2）

障碍，由于病因多样，治疗方法尚不明确（Facelle et al.，2013）。

精神唤起可能是通过不同途径触发的：生理上由雄激素和雌激素触发，心理上由诸如亲密需求（即爱、温柔、关注、结合和承诺等情感需求）等动机触发（Laan and Everaerd，1995）。随着生殖器成功唤起，大多数女性阴道分泌物的量会增加。神经递质血管活性肠肽（vasoactive intestinal peptide，VIP）可刺激这种神经源性分泌物产生。目前认为雌激素是 VIP 强有力的"许可因素"（Levin，2002；Graziottin and Gambini，2014）。神经递质一氧化氮（nitric oxide，NO）可刺激阴蒂和前庭球的神经源性充血（Levin，2002）。阴道润滑减少是绝经后女性最常见的困扰之一。当血浆雌二醇浓度低于 50 pg/ml（育龄女性正常范围为 100~200 pg/ml）时，阴道干涩发生率明显增高。生理研究表明，由于糖原生成减少和乳酸代谢减弱，绝经后阴道 pH 值从 3.5~4.5 上升至 6.0~7.39，阴道生态环境发生了明显改变，阴道分泌物平均减少了 50%。

性唤起障碍的主要生理学因素为性激素（主要是雌激素）的丧失，另外还有盆底疾病。

盆底过度活动可能会减少阴道前庭开放，导致性交困难（Graziottin and Murina.，2011）。这种（不必要的）疼痛确实是生殖器唤起最强烈的反射抑制因素。生殖器唤起障碍，以及由此导致的阴道干涩，往往与性交困难（Graziottin，2001a、2004）、复发性膀胱炎、性交后膀胱炎及膀胱疼痛障碍并存（Peters et al.，2007；Salonia et al.，2013）。性心理学和亲密关系因素也可能是阴道入口

性交痛（"入口性交困难"）的病因（专栏 7.7）。

盆底活动减弱或受损（创伤性分娩后、怀有巨婴或使用真空吸引器分娩）（Baessler and Schuessler，2004）也可能导致生殖器唤起障碍，因为这会减少女性（和伴侣）在性交过程中的愉悦感（Graziottin et al.，2004a；van Delft et al.，2014）。

临床医师的关注点

当患者主诉存在性唤起障碍时，临床医师应对以下内容进行评估（Plaut et al.，2004；Banner et al.，2006；Dennerstein et al.，2006、2007；Graziottin，2006a、2006b、2006c；Graziottin et al.，2006；Whipple and Graziottin，2006；Al-Azzawi et al.，2010；Graziottin and Murina，2011；Buster，2013；Pontiroli et al.，2013）。

- 激素情况（见上文），多见于低雌激素水平时，如长期继发性闭经、产褥期、绝经期（特别是医源性）。

- 身体状况和盆腔健康，重点是盆底营养状况：包括阴道、阴蒂、外阴、结缔组织和肌肉（辨别高张力和低张力性盆底功能障碍）（Graziottin，2001a、2004；Faubion et al.，2012；Fashokun et al.，2013）。

- 简易测试棒测试阴道 pH 值，因为阴道酸度与雌激素水平密切相关（Graziottin，2004）。

- 生理学因素，如外阴前庭炎或会阴 / 生殖器手术的不良结果导致的阴道入口疼痛和（或）盆腔疼痛（见性交困难相关内容）（Graziottin and Murina，2011）。

- 可能影响生殖器唤起反应的血管因素（如

专栏 7.7 性交困难的病因

由于复杂的病理生理相互作用，许多病因可能与性交疼痛重叠或相关。女性个体中每一种病因的相对权重可能随着长期慢性疼痛、其他盆腔器官（盆腔共病）的逐渐受累、系统性共病（如纤维肌痛或慢性疲劳综合征）以及相关神经炎症、抑郁和病态行为水平的变化而变化

生理学因素

阴道表面、阴道内和（或）中阴道性交困难

- 传染性因素：外阴炎、阴道炎、膀胱炎
- 炎症和疼痛相关因素：肥大细胞增多和外阴前庭炎、诱发性前庭痛
- 激素性因素：外阴阴道萎缩
- 解剖学因素：处女膜纤维化、阴道发育不全
- 肌性因素：原发性或继发性肛提肌过度活动
- 医源性因素：生殖器手术的不良结局，包括会阴切开术、外阴缝合术、盆腔放疗
- 神经性因素：包括神经性疼痛
- 结缔组织和免疫性因素：硬化性苔藓和干燥综合征
- 血管性因素

深部性交困难

- 子宫内膜异位症
- 盆腔炎
- 慢性盆腔疼痛和牵涉痛
- 盆腔或阴道内放疗的结果
- 腹部神经压迫综合征
- 盆腔静脉曲张

性心理学因素

- 与性欲望和（或）性唤起障碍或阴道痉挛共存
- 过去的性骚扰和（或）性虐待
- 情感障碍：抑郁和焦虑
- 以灾变论作为主要心理应对模式

背景因素或夫妻关系

- 缺乏情感上的亲密
- 前戏不足
- 冲突：口头冲突、身体冲突或性虐待伴侣
- 解剖相容性差［阴茎大小和（或）女性生殖器未发育］
- 性不满和由此引起的性唤起不足

改编自 Graziottin，2007

吸烟、高胆固醇血症、动脉粥样硬化、高血压、糖尿病）（Goldstein and Berman，1998）。

- 如果是因亲密关系问题、性压抑和（或）缺乏性知识导致精神唤起质量差，前戏质量差或缺乏，那就需要把该夫妇推介给性治疗师或夫妻调节师（Leiblum and Rosen，2000）。

性高潮障碍

解剖学因素可以调节女性的性高潮潜能（Jannini et al.，2012；Oakley et al.，2014）。但许多生理学因素尚未得到充分研究（Levin，2014）。据 Lauman 等（1999）的流行病学调查报道，平均有 24% 的育龄女性存在性高潮障碍。在激素避孕期间，降低雄激素水平可能会导致性高潮障碍（Smith et al.，2014），但这一发现在医学文

献中尚存争议。

绝经后，39% 的女性出现性高潮困难，20% 的女性抱怨阴蒂"已经死亡"。局部应用性激素可部分逆转这一症状（Fernandes et al.，2014）。性高潮是一种感觉运动反射，可以由一系列的身体和精神刺激引发。

生殖器达到高潮需要以下几点。

- 阴部感觉神经纤维（S2~S4）和皮质脊髓纤维的完整性。
- 海绵体结构充血和充分刺激，向脊髓中枢和大脑传递愉快的感觉刺激。
- PFM 有足够的运动反应。

通过较短的脊髓反射可触发以肛提肌不自主收缩为特征的肌肉反应（3~8 次，单次或重复发生）。脊髓反射可能会被皮质脊髓纤维易化或阻断，这种纤维可以在中枢性性唤起最大程度时传递兴奋性刺激，在中枢性性唤起较差时传递抑制性刺激。焦虑可能会激活肾上腺素输入，从而干扰唤起反应。

抑制性纤维多为 5- 羟色胺能神经元：因此 5- 羟色胺选择性重摄取抑制剂（selective serotonin reuptake inhibitors，SSRI）对男女性高潮具有抑制作用（Seagraves and Balon，2003；Levin，2014）。性交时担心漏尿可能会抑制性交亲密和（或）性高潮（Barlow et al.，1997；Cardozo et al.，1998）：性交插入过程中的漏尿通常与压力性尿失禁有关，而高潮时的漏尿则与急迫性尿失禁有关。在计算机辅助下将人一生中的第 1 个到第 6 个 10 年的组织形态学图像进行分析后可以发现，阴蒂海绵体中平滑肌和结缔组织的含量随着年龄增长发生了显著变化，从而导致了与年龄相关的阴蒂性功能障碍引起的性快感缺失（Tarcan et al.，1999）。

临床医师的关注点

以临床病史中出现的信息为出发点，临床医师应对以下方面进行评估（Whipple and Graziottin，2006；Buster，2013）。

- 激素平衡。
- 外阴营养不良的症状和体征，特别是阴蒂和阴道退化（Graziottin，2004）。
- 行女性生殖器割礼后的创伤性后果（阴道闭锁）。
- 急迫性、压力性或混合性尿失禁的症状和体征，伴盆底低张力或高张力（Barlow et al.，1997；Cardozo et al.，1998）。
- 开具可能抑制性高潮的药物导致的医源性影响。

性疼痛障碍

15% 的性生活活跃女性和 22.5%~33% 的绝经后女性存在性交困难。阴道痉挛发生于 0.5%~1% 的绝经前女性中。然而，根据 Lamont（1978）的说法，轻度盆底过度活动可能与 I 级或 II 级阴道痉挛有关，虽然可完成性交，但会导致性交疼痛（Graziottin，2003b，2005；Graziottin and Murina，2011）。

阴道容受性是性交的先决条件，无论是在静息状态还是在唤起状态下，都需要解剖和功能组织保持完整。黏膜和皮肤的正常营养作用、充分的激素浸润，无炎症（特别是在阴道入口处），阴道周围肌肉弹性正常，血管、结缔组织及神经系统完整，以及正常的免疫反应都是保证阴道"宜居性"的必要条件。阴道容受性可能受到性心理学因素、精神因素和人际因素的影响，所有这些因素都可能导致性唤起障碍和阴道干涩（Plaut et al.，2004；Graziottin，2006a；Graziottin and Murina，2011）。

对性交插入的恐惧和继发于焦虑的全身肌肉紧张，可能会导致阴道周围肌肉的防御性收缩，从而造成阴道痉挛（Reissing et al.，2003，2004；van der Velde et al.，2001）。阴道痉挛可能与原发性盆底神经张力障碍有关，最近针极 EMG 的有关研究证实了这一点（Graziottin et al.，2004a；Bertolasi et al.，2008）。阴道痉挛严重时可能完全不能插入。阴道痉挛是导致女性婚姻失败的主要原因之一，防御性盆底收缩也可能继发于任何原因的生殖器疼痛（Graziottin，2006a，2006c；Graziottin and Murina，2011）。

性交困难是多种导致性交疼痛的功能障碍的常见表现（专栏 7.7）。外阴前庭炎和诱发性前庭痛是绝经前女性性交困难的主要原因（Friedrich，1987；Glazer et al.，1995；

Graziottin, 2001a; Graziottin and Brotto, 2004; Graziottin et al., 2004b; Heddini et al., 2012)。其诊断有 3 个要素。

①触摸前庭或试图进入阴道时产生严重疼痛。

②用棉签触诊阴道内时有触痛（将阴道口看作一个钟面，主要在 5 点钟和 7 点钟方面）。

③性交困难（Friederich, 1987）。

从病理生理学角度来看，外阴前庭炎和诱发性前庭痛涉及以下方面。

- 免疫系统（即肥大细胞）分泌大量的炎症分子和神经生长因子（nerve growth factors, NGF）（Bohm-Starke et al., 1999、2001a、2001b; Bornstein et al., 2002、2004; Graziottin and Murina, 2011）。

- 疼痛系统，即由 NGF 诱导的局部疼痛纤维增生（Bornstein et al., 2002、2004），可能会导致神经性疼痛（Graziottin and Brotto, 2004）和神经性炎症，这也是导致合并抑郁症的关键因素（Graziottin et al., 2013）。

- 肛提肌过度活动，可能是外阴前庭炎的先兆症状（Graziottin et al., 2004; Graziottin, 2005），或继发于阴道入口疼痛（Graziottin and Murina, 2011）。

上述任何一种情况的治疗关键都是解决肌肉问题（Glazer et al., 1995; Bergeron et al., 2001; McKay et al., 2001; Graziottin and Murina, 2011）。盆底过度活动可能是由非生殖器、非性原因引起的，如泌尿系统因素（急迫性尿失禁，当试图加强膀胱控制时可能会出现继发性盆底紧张）（Salonia et al., 2013）或肛肠问题（如肛门直肠功能障碍、痔疮、肛裂）（Faubion et al., 2012;

Fashokun et al., 2013）。持续性或慢性性交困难常与其他性功能障碍［性欲丧失、性唤起障碍、性高潮困难和（或）与性疼痛有关的障碍］共存。

临床医师的关注点

临床诊断应集中于以下方面（Graziottin, 2006a; Graziottin and Murina, 2011）。

- 体格检查以明确"疼痛体图"（Graziottin, 2001a; Graziottin and Basson, 2004; Graziottin and Murina, 2011）（外阴、阴道中段和阴道深处可引起疼痛的任何部位）。因为疼痛的位置及其特征是性疼痛类型的最有效预测因素。体格检查应包括盆腔环境（阴道 pH）、肌肉张力、肌力、肌肉表现（Alvarez and Rockwell, 2002; Bourcier et al., 2004）、炎症迹象（主要是外阴前庭炎）（Friedrich, 1987; Graziottin and Brotto, 2004; Graziottin and Murina, 2011）、盆腔手术或会阴手术的不良结局（Graziottin, 2001b）、常常被忽视但应得到最高医疗关注的产后性疼痛（Glazener, 1997; Graziottin, 2006c）、泌尿生殖系统相关障碍（Peters et al., 2007; Salonia et al., 2013）、直肠疼痛综合征、肌源性或神经源性疼痛（Bohm-Starke, 2001a、2001b; Bornstein et al., 2002、2004）以及血管问题（Goldstein and Berman, 1998; Pontiroli et al., 2013）等。

- 性心理学因素、性唤起障碍，同时存在的阴道痉挛（Leiblum, 2000; Pukall et al., 2005; Frasson et al., 2009）。

- 亲密关系情况（Reissing et al., 2003; Smith et al., 2013）。

- 当性交困难与阴道干涩相关时，如有临床指征，则需要检查激素水平的变化（Al-Azzawi et al.，2010）。

疼痛很少是纯心理学因素导致的，性交困难也不例外。与所有的疼痛综合征一样，它通常有一个或多个生物学病因。盆底疾病过度活动是其恒定特征，然而，为提供全面、综合和有效的治疗，在处理由于持续性疼痛所致的终身性或获得性性欲低下，以及由于疼痛抑制所致的终身性或获得性唤起障碍时，性心理学因素和性关系因素应得到同时解决。

道德、法律和咨询方面的考虑

与性相关的话题需要特别注意保密和知情同意，这取决于临床医师的职业素质以及地方法律对保密性的要求，比如在报告性虐待时。虽然对性问题的讨论往往是医学评估和治疗的常见内容，但如无必要，不应在临床环节设置关于性的问题。患者可能会由于对有关自身魅力的相关评论、向医师暴露个人隐私信息或回答既与临床无关也不合理的问题而感到困惑或尴尬。在触摸、脱衣和遮盖的过程中，应尊重患者情绪（Plaut et al.，2004），专栏7.8概括了接受患者咨询时的适当态度。

结论

鉴于FSD的复杂性，从临床角度而言，需要在生物学和性心理学因素、关系因素之间建立一种平衡。除了在患者公开提出问题时以专业的方式对FSD的困扰提出建

专栏7.8　与患者谈论性问题的注意事项

- 提出有针对性的问题，并要求患者做出详细回答，以获得关于患者症状的足够具体的数据
- 询问容易引起情绪激动的问题时，应把握最佳时机
- 发现并及时回应可能出现不适或担忧的非语言暗示
- 对容易引起情绪激动的词语要敏感（如强奸、堕胎）
- 如果不确定患者的性取向，在提到他或她的伴侣时使用中性语言
- 向患者解释并说明你的问题和程序
- 当进行检查时，通过演示和安抚消除患者疑虑
- 在有资质和胜任的范围内进行干预；必要时转介给有资质的医疗或心理健康专家

引自 Plaut et al.，2004，已获授权

议，医师和物理治疗师还应该在临床病史中进行例行询问，如"你的性生活如何？"来帮助提高他们的（性）生活质量。这可以为当前或将来可能出现的问题提供一个解决机会。我们希望，对女性享有更好性生活权利的关注可以大大增加医师在询问和倾听FSD主诉和寻找FSD"临床影响因素"（即正确诊断和有效治疗FSD）时的信心。

在为患者量身定制治疗方案时，物理治疗师起着至关重要的作用，特别是在终身性或获得性性疼痛障碍，以及继发于性交疼痛的获得性欲望低下、性唤起障碍或性高潮障碍的治疗中。在有效治疗或联合治疗被困扰多年而四处求医的FSD女性后，许多物理治疗师的热情被激发出来，这反映了当物理治疗师教导患者如何控制和适当放松她的关键肌肉而获得更好的性爱时，患者由于被倾听、对其性交疼痛或其他主诉的尊重以及对身体自信的提高而获得了满足。

参考文献

Al-Azzawi, F., Bitzer, J., Brandenburg, U., et al., 2010.

Therapeutic options for postmenopausal female sexual dysfunction. Climacteric. 13 (2), 103-120.

Alvarez, D.J., Rockwell, P.G., 2002. Trigger points: diagnosis and management. Am. Fam. Physician. 65 (4), 653-660.

American Psychiatric Association, 1987. Diagnostic and statistical manual of mental disorders, third ed. American Psychiatric Association, Washington DC.

American Psychiatric Association, 2000. Diagnostic and statistical manual of mental disorders, fourth ed. American Psychiatric Association, Washington DC.

American Psychiatric Association, 2013. Diagnostic and statistical manual of mental disorders, fifth ed. American Psychiatric Association, Arlington, VA.

Bachmann, G., Bancroft, J., Braunstein, G., et al., 2002. FAI: the Princeton consensus statement on definition, classification and assessment. Fertil. Steril. 77, 660-665.

Baessler, K., Schuessler, B., 2004. Pregnancy, childbirth and pelvic floor damage. In: Bourcier, A., McGuire, E., Abrams, P. (Eds.), Pelvic Floor Disorders. Elsevier Saunders, Philadelphia, PA, pp. 33-42.

Bancroft, J., Loftus, J., Long, J.S., 2003. Distress about sex: a national survey of women in heterosexual relationships. Arch. Sex. Behav. 32 (3), 193-204.

Banner, L., Whipple, B., Graziottin, A., 2006. Sexual aversion disorders in women. In: Porst, H., Buvat, J. (Eds.), ISSM (International Society of Sexual Medicine) Standard Committee Book: Standard Practice in Sexual Medicine. Blackwell, Oxford, pp. 320-324.

Barlow, D.H., Cardozo, L., Francis, R.M., et al., 1997. Urogenital ageing and its effect on sexual health in older British women. BJOG. 104, 87-91.

Basson, R., 2003. Women's desire deficiencies and avoidance. In: Levine, S.B., Risen, C.B., Althof, S.E. (Eds.), Handbook of Clinical Sexuality for Mental Health Professionals. Brunner Routledge, New York, pp. 111-130.

Basson, R., Berman, J., Burnett, A., et al., 2000. Report of the international consensus development conference on female sexual dysfunction: definition and classification. J. Urol. 163, 889-893.

Basson, R., Leiblum, S., Brotto, L., et al., 2004. Revised definitions of women's sexual dysfunction. J. Sex. Med. 1 (1), 40-48.

Bergeron, S., Khalife, S., Pagidas, K., et al., 2001. A randomized comparison of group cognitive-Cbehavioural therapy surface electromyographic biofeedback and vestibulectomy in the treatment of dyspareunia resulting from VVS. Pain 91, 297-306.

Bertolasi, L., Frasson, E., Graziottin, A., 2008. Botulinum toxin treatment of pelvic floor disorders and genital pain in women. Curr. Womens Health Rev. 4, 185-192.

Binik, Y.M., 2005. Should dyspareunia be retained as a sexual dysfunction in DSM-V? A painful classification decision. Arch. Sex. Behav. 34 (1), 11-21.

Binik, Y.M., Reissing, E.D., Pukall, C.F., et al., 2002. The female sexual pain disorders: genital pain or sexual dysfunction? Arch. Sex. Behav. 31, 425-429.

Bohm-Starke, N., Hilliges, M., Falconer, C., et al., 1999. Neurochemical characterization of the vestibular nerves in women with vulvar vestibulitis syndrome. Gynecol. Obstet. Invest. 48, 270-275.

Bohm-Starke, N., Hilliges, M., Blomgren, B., et al., 2001a. Increased blood flow and erythema in posterior vestibular mucosa in vulvar vestibulitis. Am. J. Obstet. Gynecol. 98, 1067-1074.

Bohm-Starke, N., Hilliges, M., Brodda-Jansen, G., et al., 2001b. Psychophysical evidence of nociceptor sensitization in vulvar vestibulitis syndrome. Pain 94, 177-183.

Bornstein, J., Goldschmid, N., Sabo, E., 2004. Hyperinnervation and mast cell activation may be used as a histopathologic diagnostic criteria for vulvar vestibulitis. Gynecol. Obstet. Invest. 58, 171-178.

Bornstein, J., Sabo, E., Goldschmid, N., 2002. A mathematical model for the histopathologic diagnosis of vulvar vestibulitis based on a histomorphometric study of innervation and mast cell activation. J. Reprod. Med. 9, 742.

Bourcier, A., McGuire, E., Abrams, P., 2004. Pelvic floor disorders. Elsevier Saunders, Philadelphia, PA.

Buster, J.E., 2013. Managing female sexual dysfunction. Fertil. Steril. 100 (4), 905-915.

Cardozo, L., Bachmann, G., McClish, D., et al., 1998. Meta-analysis of estrogen therapy in the management of urogenital atrophy in postmenopausal women: second report of the hormones and urogenital therapy committee. Obstet. Gynecol. 92, 722-727.

Chiozza, M.L., Graziottin, A., 2004. Urge incontinence and female sexual dysfunction: a life span perspective. In: Graziottin, A. (Ed.), Female sexual dysfunction: clinical approach, Urodinamica. 14(2):133-138.

Clayton, A.H., Groth, J., 2013. Etiology of female sexual dysfunction. Womens Health. 9 (2), 135-137.

Clulow, C. (Ed.), 2001. Adult Attachment and Couple Psychotherapy. Brunner-CRoutledge, Hove, UK.

DeLancey, J.O., Sampselle, C.M., Punch, M.R., 1993. Kegel dyspareunia. Obstet. Gynecol. 82, 658-659.

Dennerstein, L., Alexander, J.L., Graziottin, A., 2006. Sexual desire disorders in women. In: Porst, H., Buvat, J. (Eds.), ISSM (International Society of Sexual Medicine) Standard Committee Book: Standard Practice in Sexual Medicine. Blackwell, Oxford, UK, pp. 315-319, 2006.

Dennerstein, L., Alexander, J., Kotz, K., 2003. The menopause and sexual functioning: a review of population-based studies. Annu. Rev. Sex Res. 14, 64-82.

Dennerstein, L., Lehert, P., Burger, H., et al., 1999. Factors affecting sexual functioning of women in the midlife years. Climacteric. 2, 254-262.

Dennerstein, L., Lehert, P., Koochaki, P.E., et al., 2007. A symptomatic approach to understanding women's health experiences: a cross-cultural comparison of women aged 20 to 70 years. Menopause. 14 (4), 688-696.

DeRogatis, L.R., Graziottin, A., Bitzer, J., et al., 2009. Clinically relevant changes in sexual desire, satisfying sexual activity and personal distress as measured by the profile of female sexual function, sexual activity log, and personal distress scale in postmenopausal women with hypoactive sexual desire disorder. J. Sex. Med. 6 (1), 175-183.

Facelle, T.M., Sadeghi-Nejad, H., Goldmeier, D., 2013. Persistent genital arousal disorder: characterization, etiology, and management. J. Sex. Med. 10 (2), 439-450.

Fashokun, T.B., Omotosho, Harvie, H.S., Schimpf, M.O., et al., 2013. Society of Gynecologic Surgeons' Fellows' Pelvic Research Network. Sexual activity and function in women with and without pelvic floor disorders. Int. Urogynecol. J. Pelvic Floor Dysfunct. 24 (1), 91-97.

Faubion, S.S., Shuster, L.T., Bharucha, A.E., 2012. Recognition and management of nonrelaxing pelvic floor dysfunction. Mayo Clin. Proc. 87 (2), 187-193.

Fernandes, T., Costa-Paiva, L.H., Pinto-Neto, A.M., 2014. Efficacy of vaginally applied estrogen, testosterone, or polyacrylic acid on sexual function in postmenopausal women: a randomized controlled trial. J. Sex. Med. http://dx.doi.org/10.1111/jsm.12473, Epub ahead of print Feb 25.

Frasson, E., Graziottin, A., Priori, A., et al., 2009. Central nervous system abnormalities in vaginismus. Clin. Neurophysiol. 120 (1), 117-122.

Friedrich, E.G., 1987. Vulvar vestibulitis syndrome. J. Reprod. Med. 32, 110-114.

Giraldi, A., Graziottin, A., 2006. Sexual arousal disorders in women. In: Porst, H., Buvat, J. (Eds.), ISSM (International Society of Sexual Medicine) Standard Committee Book: Standard Practice in Sexual Medicine. Blackwell, Oxford, pp. 325-333.

Giraldi, A., Rellini, A.H., Pfaus, J., 2013. Female sexual arousal disorders. J. Sex. Med. 10 (1), 58-73.

Glazer, H.I., Rodke, G., Swencionis, C., et al., 1995. Treatment of vulvar vestibulitis syndrome with electromyographic feedback of pelvic floor musculature. J. Reprod. Med. 40, 283-290.

Glazener, C.M.A., 1997. Sexual function after childbirth: women's experiences, persistent morbidity and lack of professional recognition. Br. J. Obstet. Gynaecol. 104, 330-335.

Goldstein, I., Berman, J., 1998. Vasculogenic female sexual dysfunction: vaginal engorgement and clitoral erectile insufficiency syndrome. Int J Impot Res. 10, S84-S90.

Graziottin, A., 2000. Libido: the biologic scenario. Maturitas. 34 (Suppl. 1), S9-S16.

Graziottin, A., 2001a. Clinical approach to dyspareunia. J. Sex Marital Ther. 27, 489-501.

Graziottin, A., 2001b. Sexual function in women with gynecologic cancer: a review. Italian Journal of Gynecology and Obstetrics. 2, 61-68.

Graziottin, A., 2003a. Etiology and diagnosis of coital pain. J. Endocrinol. Invest. 26 (3), 115-121.

Graziottin, A., 2003b. The challenge of sexual medicine for women: overcoming cultural and educational limits and gender biases. J. Endocrinol. Invest. 26 (3), 139-142.

Graziottin, A., 2004. Sexuality in postmenopause and senium. In: Lauritzen, C., Studd, J. (Eds.), Current Management of the Menopause. Martin Dunitz, London, pp. 185-203.

Graziottin, A., 2005. Sexual pain disorders in adolescents. In: Genazzani, A. (Ed.), Proceedings of the 12th World Congress of Human Reproduction, International Academy of Human Reproduction, Venice. CIC Edizioni Internazionali, Rome, pp. 434-449.

Graziottin, A., 2006a. Why deny dyspareunia its sexual meaning? Arch. Sex. Behav. 34 (1), 32-34.

Graziottin, A., 2006b. Breast cancer and its effects on women's self image and sexual function. In: Goldstein, I., Meston, C., Davis, S., et al. (Eds.), Women's Sexual Function and Dysfunction: Study, Diagnosis and Treatment. Taylor and Francis, London, pp. 276-281.

Graziottin, A., 2006c. Iatrogenic and post-traumatic female sexual disorders. In: Porst, H., Buvat, J. (Eds.), ISSM (International Society of Sexual Medicine) Standard Committee Book: Standard Practice in Sexual Medicine. Blackwell, Oxford, pp. 351-361.

Graziottin, A., 2007. Female sexual dysfunction: treatment. In: Bø, K., Berghmans, B., Mørkved, S., et al. (Eds.), Evidence-based Physical Therapy for the Pelvic Floor: Bridging Science and Clinical Practice. Elsevier, Oxford, pp. 277-287.

Graziottin, A., 2009. Mast cells and their role in sexual pain disorders. In: Goldstein, A., Pukall, C., Goldstein,

I. (Eds.), Female Sexual Pain Disorders: Evaluation and Management. Blackwell, Oxford, pp. 176-179.

Graziottin, A., 2010. Menopause and sexuality: key issues in premature menopause and beyond. In: Creatsas, G., Mastorakos, G. (Eds.), Women's Health and Disease. Annals of the New York Academy of Sciences, New York, pp. 1205, 254-261.

Graziottin, A., 2011. Psychogenic causes of chronic pelvic pain and impact of CPP on psychological status. In: Vercellini, P. (Ed.), Chronic Pelvic Pain. Blackwell, Oxford, pp. 29-39.

Graziottin, A., 2014a. Recurrent cystitis in women: why the gynaecologist has a say. In: Chervenak, F., Studd, J. (Eds.), Current progress in obstetrics and gynecology, vol. 2. Kothari Medical, Mumbai (accepted for publication).

Graziottin, A., 2014b. The hot questions of prepubertal gender dysphoria in girls. In: Trombetta, C., Liguori, G., Bertolotto, M. (Eds.), Management of gender dysphoria: a multidisciplinary approach to transsexualism. Springer Verlag, Milan (accepted for publication).

Graziottin, A., Althof, S., 2011. What does premature ejaculation mean to the man, the woman and the couple? J. Sex. Med. 8 (Suppl 4), 304-309, Special Issue: A Practical Approach to Premature Ejaculation.

Graziottin, A., Basson, R., 2004. Sexual dysfunctions in women with premature menopause. Menopause. 11 (6), 766-777.

Graziottin, A., Brotto, L., 2004. Vulvar vestibulitis syndrome: clinical approach. J. Sex Marital Ther. 30, 124-139.

Graziottin, A., Gambini, D., 2014. Anatomy and physiology of genital organs. Women: what is relevant for the clinical practice? In: Vodušek, D., Boller, F. (Eds.), Neurology of Sexual and Bladder Disorders (Handbook of Clinical Neurology). Elsevier (accepted for publication).

Graziottin, A., Koochaki, P., 2003. Self-reported distress associated with hypoactive sexual desire in women from four European countries. Poster presented at the North American Menopause Society (NAMS) meeting, Miami, Abstract book, 126, p 105.

Graziottin, A., Leiblum, S.R., 2005. Biological and psychosocial pathophysiology of female sexual dysfunction during the menopausal transition. J. Sex. Med. 2 (Suppl. 3), 133-145.

Graziottin, A., Serafini, A., 2011. Medical treatments for sexual problems in women. In: Mulhall, J.P., Incrocci, L., Goldstein, I., Rosen, R. (Eds.), Cancer and Sexual Health. Humana Press, Champaign, IL, pp. 627-641.

Graziottin, A., Serafini, A., 2012. HPV infection in women: psychosexual impact of genital warts and intraepithelial lesions. In: Takac, I. (Ed.), Recent Advances in Cervical Cancer. Transworld Research Network, Kerala, India, pp. 69-85.

Graziottin, A., Murina, F., 2011. Vulvodynia. Springer Verlag, Milan.

Graziottin, A., Rovei, V., 2007. Sexual pain disorders. In: Owens, A.F., Tepper, M.S. (Eds.), Sexual Health. Praeger, Westport, CT, pp. 287-313.

Graziottin, A., Bottanelli, M., Bertolasi, L., 2004a. Vaginismus: a clinical and neurophysiological study. In: Graziottin, A. (Ed.), Female sexual dysfunction: clinical approach, Urodinamica. 14:117-121.

Graziottin, A., Dennerstein, L., Alexander, J.L., et al., 2006. Classification, etiology, and key issues in female sexual disorders. In: Porst, H., Buvat, J. (Eds.), ISSM (International Society of Sexual Medicine) Standard

Committee Book: Standard Practice in Sexual Medicine. Blackwell, Oxford, pp. 305-314.

Graziottin, A., Giovannini, N., Bertolasi, L., et al., 2004b. Vulvar vestibulitis: pathophysiology and management. Curr. Sex. Health Rep. 1, 151-156.

Graziottin, A., Koochaki, P.E., Rodenberg, C., et al., 2009a. The prevalence of hypoactive sexual desire disorder in surgically menopausal women: an epidemiological study in women in four European countries. J. Sex. Med. 6 (8), 2143-2153.

Graziottin, A., Serafini, A., Palacios, S., 2009b. Aetiology, diagnostic algorithms and prognosis of female sexual dysfunction. Maturitas. 63 (2), 128-134.

Graziottin, A., Skaper, S., Fusco, M., 2013. Inflammation and chronic pelvic pain: a biological trigger for depression in women? J. Depress. Anxiety. 3, 142-151.

Gruenwald, I., Vardi, Y., Gartman, I., et al., 2007. Sexual dysfunction in females with multiple sclerosis: quantitative sensory testing. Mult. Scler. 13 (1), 95-105.

Handa, V.L., Cundiff, G., Chang, H.H., et al., 2008. Female sexual function and pelvic floor disorders. Obstet. Gynecol. 111 (5), 1045-1052.

Harlow, B.L., Stewart, E.G., 2003. A population-based assessment of chronic unexplained vulvar pain: have we underestimated the prevalence of vulvodynia? J. Am. Med. Womens Assoc. 58, 82-88.

Harlow, B.L., Wise, L.A., Stewart, E.G., 2001. Prevalence and predictors of chronic lower genital tract discomfort. Am. J. Obstet. Gynecol. 185, 545-550.

Heddini, U., Bohm-Starke, N., Nilsson, K.W., et al., 2012. Provoked vestibulodynia -C medical factors and comorbidity associated with treatment outcome. J. Sex. Med. 9 (5), 1400-1406.

Jannini, E.A., Rubio-Casillas, A., Whipple, B., et al., 2012. Female orgasm(s): one, two, several. J. Sex. Med. 9 (4), 956-965.

Kaplan, H.S., 1979. Disorders of sexual desire. Simon and Schuster, New York.

Klausmann, D., 2002. Sexual motivation and the duration of the relationship. Arch. Sex. Behav. 31, 275-287.

Knoepp, L.R., Shippey, S.H., Chen, C.C.G., et al., 2010. Sexual complaints, pelvic floor symptoms, and sexual distress in women over forty. J. Sex. Med. 7 (11), 3675-3682.

Laan, E., Everaerd, W., 1995. Determinants of female sexual arousal: psychophysiological theory and data. Annu. Rev. Sex Res. 6, 32-76.

Lamont, J.A., 1978. Vaginismus. Am. J. Obstet. Gynecol. 131, 632-636.

Laumann, E.O., Gagnon, J.H., Michaci, R.T., et al., 1999. Sexual dysfunction in the United States: prevalence and predictors. JAMA 281 (6), 537-542.

Leiblum, S.R., 2000. Vaginismus: a most perplexing problem. In: Leiblum, S.R., Rosen, R.C. (Eds.), Principles and Practice of Sex Therapy, third ed. Guilford, New York, pp. 181-202.

Leiblum, S.R., Rosen, R.C. (Eds.), 2000. Principles and practice of sex therapy, third ed. New York, Guilford.

Levin, R.J., 2002. The physiology of sexual arousal in the human female: a recreational and procreational synthesis. Arch. Sex. Behav. 31 (5), 405-411.

Levin, R.J., 2014. The pharmacology of the human female orgasm -C its biological and physiological backgrounds. Pharmacol. Biochem. Behav. http://dx.doi.org/10.1016/j.pbb.2014.02.010, Epub ahead of print Feb 20.

Levine, S.B., 2003. The nature of sexual desire. Arch. Sex. Behav. 32 (3), 279-285.

Liu, C., 2003. Does quality of marital sex decline with duration? Arch. Sex. Behav. 32 (1), 55-60.

Lukasiewicz, M.E., Graziottin, A., 2014. Women' sexuality after gynecologic cancers. In: Chervenak, F., Studd, J. (Eds.), Current progress in obstetrics and gynecology, vol. 2. Kothari Medical, Mumbai (accepted for publication).

McKay, E., Kaufman, R., Doctor, U., et al., 2001. Treating vulvar vestibulitis with electromyographic biofeedback of pelvic floor musculature. J. Reprod. Med. 46, 337-342.

Martin-Morales, A., Graziottin, A., Bou Jaoudé, G., et al., 2011. Improvement in sexual quality of life of the female partner following vardenafil treatment of men with erectile dysfunction: a randomized, double-blind, placebo-controlled study. J. Sex. Med. 8 (10), 2831-2840.

Meston, C.M., Frolich, P.F., 2000. The neurobiology of sexual function. Arch. Gen. Psychiatry. 57, 1012-1030.

Oakley, S.H., Vaccaro, C.M., Crisp, C.C., et al., 2014. Clitoral size and location in relation to sexual function using pelvic MRI. J. Sex. Med. http://dx.doi.org/10.1111/jsm.12450, Epub ahead of print Feb 13.

O'Connell, H.E., Anderson, C.R., Plenter, R.J., et al., 2004. The clitoris: a unified structure. Histology of the clitoral glans, body, crura and bulbs. In: Graziottin, A. (Ed.), Female dysfunction: clinical approach, Urodinamica. 14:127-132.

Peters, K.M., Killinger, K.A., Carrico, D.J., et al., 2007. Sexual function and sexual distress in women with interstitial cystitis: a case control study. Urology. 70 (3), 543-547.

Plaut, M., Graziottin, A., Heaton, J., 2004. Sexual dysfunction. Health Press, Abingdon, UK.

Pontiroli, A.E., Cortelazzi, D., Morabito, A., 2013. Female sexual dysfunction and diabetes: a systematic review and meta-analysis. J. Sex. Med. 10 (4), 1044-1051.

Pukall, C., Lahaie, M.A., Binik, Y.M., 2005. Sexual pain disorders: etiologic factors. In: Goldstein, I., Meston, C.M., Davis, S., et al. (Eds.), Women's Sexual Function and Dysfunction: Study, Diagnosis and Treatment. Taylor and Francis, London, pp. 236-244.

Reissing, E.D., Binik, Y.M., Khalifé, S., et al., 2003. Etiological correlates of vaginismus: sexual and physical abuse, sexual knowledge, sexual self-schema, and relationship adjustment. J. Sex Marital Ther. 29, 47-59.

Reissing, E.D., Binik, Y.M., Khalifé, S., et al., 2004. Vaginal spasm, pain, and behavior: an empirical investigation of the diagnosis of vaginismus. Arch. Sex. Behav. 33, 5-17.

Rellini, A., Meston, C.M., 2004. Sexual abuse and female sexual disorders: Clinical implications. Urodinamica. 14 (2), 80-83.

Salonia, A., Clementi, M.C., Graziottin, A., et al., 2013. Secondary provoked vestibulodynia in sexually-active women with recurrent uncomplicated urinary tract infections. J. Sex. Med. 10 (9), 2265-2273.

Seagraves, R.T., Balon, R., 2003. Sexual pharmacology: fast facts. W W Norton, New York.

Smith, N.K., Jozkowski, K.N., Sanders, S.A., 2014. Hormonal contraception and female pain, orgasm and sexual pleasure. J. Sex. Med. 11 (2), 462-470.

Smith, K.B., Pukall, C.F., Chamberlain, S.M., 2013. Sexual and relationship satisfaction and vestibular pain sensitivity among women with provoked vestibulodynia. J. Sex. Med. 10 (8): 2009-2023.

Tarcan, T., Park, K., Goldstein, I., et al., 1999. Histomorphometric analysis of age related structural changes in human clitoral cavernosal tissue. J. Urol. 161, 940-944.

van Delft, K., Sultan, A., Thakar, R., et al., 2014. The relationship between postpartum levator ani muscle avulsion and signs and symptoms of pelvic floor dysfunction. BJOG. http://dx.doi.org/10.1111/1471-0528.12666, Epub ahead of print Feb 19.

van der Velde, J., Laan, E., Everaerd, W., 2001. Vaginismus, a component of a general defensive reaction. An investigation of pelvic floor muscle activity during exposure to emotion-inducing film excerpts in women with and without vaginismus. Int. Urogynecol. J. Pelvic Floor Dysfunct. 12, 328-331.

Weiss, J.M., 2001. Pelvic floor myofascial trigger points: manual therapy for interstitial cystitis and the urgency-frequency syndrome. J. Urol. 166, 2226-2231.

Whipple, B., Graziottin, A., 2006. Orgasmic disorders in women. In: Porst, H., Buvat, J. (Eds.), ISSM (International Society of Sexual Medicine) Standard Committee Book: Standard Practice in Sexual Medicine. Blackwell, Oxford, pp. 334-341.

治疗

Alessandra Graziottin, Dania Gambini

概述

没有准确全面的诊断，就没有有效的治疗方法。对于 FSD 而言更是如此。FSD 在女性中普遍存在，约 40% 的女性受到影响，其病因通常是多因素的（Allahdadi et al., 2009）。生理学、性心理学和环境相关因素（Basson et al., 2000、2004）与 FSD 的诱发、促成和维持有关（Graziottin and Brotto, 2004；Graziottin, 2005；Graziottin, 2011），这些因素可以相互作用，从而使 FSD 的表现特征因人而异。世界卫生组织将 FSD 定义为"女性无法按自己的意愿参与各种形式的性关系"（NIH 共识会议，1993；美国精神病学协会，2013）。因为女性对性的认知与男性存在差异，使得 FSD 的分类更加复杂和困难。FSD 是一种涉及多方面的障碍，包括解剖学、心理学、生理学以及社会人际关系。在现有的几个 FSD 定义中，FSD 最常见的描述包括性欲或性唤起持续 / 反复低下，难以甚至无法达到高潮，和（或）性交时的疼痛感。（Salonia et al., 2004；美国精神病学协会，2013）。

FSD 的准确诊断是目前研究者和临床医师面临的一个挑战。试图在初步确定最佳治疗方法之前找到确切病因往往是不现实的，并不断受挫于女性性问题的复杂性（Allahdadi et al., 2009）。医师应精通性功能解剖学和生理学基础，这是诊断和治疗 FSD 的前提（Graziottin, 2007a、2007b）。性功能包括欲望和兴趣，中枢性和周围性性唤起，生殖器充血和阴道润滑，性高潮，性消退和满足感。最近的观点支持女性性欲、兴趣和中枢性性唤起共存的解读。

对女性 FSD 临床治疗的延迟和 FSD 伴发的持续性心理学问题使得除了性激素治疗外，很难对 FSD 进行循证治疗。由于诊断延迟、不足和性别偏见，除了一种用于女性性唤起障碍的阴蒂装置，目前尚无对 FSD 这一特定适应证的治疗被批准（Wilson et al., 2001）。从临床角度而言，有必要对 FSD 进行全面综合的诊断和治疗，利用我们现有的科学和临床知识，根据个人和夫妇的需要量身定制治疗方案（Basson et al., 2000、2004；Graziottin, 2001a、2004a、2004b；Plaut et al., 2004；Clayton and Hamilton, 2010；

Clayton and Groth，2013）。

本书中我们综述了治疗 FSD 的现有证据，其中特别关注了物理治疗师通过解决肌肉和盆底相关因素治疗 FSD 的证据。

诊断要点

为提供个性化治疗方案，在对 FSD 进行诊断时应考虑以下几点。

- 准确倾听患者主诉，采集口头和非口头信息。
  - 疾病性质的界定。
  - 是终身的还是获得性的？
  - 是普遍化的还是情境化的？
  - 是器质性的、心理性的、情境性的，还是像大多数情况一样，是混合性的？其关键的诱发因素、促成因素和维持因素是什么？
  - 其造成的困扰有多严重？
  - 是否存在性和（或）内科（如泌尿生殖系统、直肠）共病，共病可能是其他类型的 FSD，也可能是其他系统疾病，如泌尿系统、妇科、直肠、代谢、心血管和神经系统疾病。例如，有尿路症状的患者患性唤起障碍的相对风险（RR）为：4.02（2.75~5.89）；患性疼痛障碍的相对风险为 7.61（4.06~14.26）（Laumann et al.，1999）。
  - 伴侣的相关问题。
  - 女性是否有治疗 FSD 的个人动机，其中包括这一症状对女性来说意味着什么。
- 对女性进行准确的检查，特别是对外生殖器、阴道和盆底（Graziottin，2004a、2004b、2011；Graziottin et al.，2001a、

2001b、2001c）应进行仔细的体格检查，通过记录 pH 值反映外阴阴道环境，能更好地诊断 FSD 的生物学病因；通过进行压痛和触发点评估，可以判断盆底的低张力或高张力状态；必要时应进行细菌培养检查，以诊断炎症和感染的原因；同时应对疼痛进行准确描述（Graziottin et al.，2001c；Graziottin and Murina，2011），因为疼痛位置及其发病特征是其生理学病因的最有效预测因素（Meana et al.，1997；Graziottin and Murina，2011；Clayton and Groth，2013）。

当患者主诉生殖器唤起障碍、性疼痛障碍（阴道痉挛和性交困难）和性高潮障碍时必须明确诊断。当性欲障碍和（或）主观性唤起障碍（即患者自我感觉精神上没有兴奋）作为其他 FSD 生物学基础共病的主要主诉时也应进行诊断。应准确记录共病，并注意哪一种性障碍首先出现。应对患者进行全面的体格检查，收集所有临床征象，重点关注与外阴疼痛密切相关的共病（内科和性疾病）。内科共病包括与外阴痛可能相关的膀胱症状（性交后膀胱炎、疼痛性膀胱综合征）、子宫内膜异位症、肠易激综合征、纤维肌痛、头痛等。性共病包括以性交疼痛（性交困难）为主要症状的疾病，继发性欲望丧失、阴道干涩、性高潮障碍和性生活不满意等一系列症状（Graziottin and Murina，2011）。

从积极的方面来看，有研究证实，当一种治疗有效时，在性反应的所有方面均会得到一系列的正向反馈，从而使性生活得到全面改善（Shifren et al.，2000；Laan et al.，2001；Alexander Leventhal et al.，

2004；Simunic et al.，2003；Graziottin and Basson，2004；Graziottin et al.，2009a）。

在稳定的夫妻关系中，还应关注对伴侣的感受［即性关系质量和伴侣性行为质量（包括身体健康和性健康）］（Dennerstein et al.，1999、2003、2007；Klausmann，2002；美国精神病学协会，2013）。

应检查女性的整体健康状况，特别注意可能直接或间接损害女性心理和（或）生殖器反应的情况（Basson et al.，2000、2004；Graziottin，2000、2003a、2004a、2004b；Graziottin，2007b；Clayton and Groth，2013；Pontiroli et al.，2013）。

FSD 治疗原则

越来越多的证据表明激素参与了 FSD 的发生（Sarrel，1998；Shifren et al.，2000；Laan et al.，2001；Alexander Leventhal et al.，2004；Simunic et al.，2003；Graziottin and Basson，2004；Clayton and Groth，2013）。主要的内分泌激素如雌激素、孕酮和睾酮参与了性反应（Bancroft，2005），雄激素水平不足可能与 FSD 有关（Bancroft，2002）。睾酮水平低与性欲降低、性唤起困难、生殖器感觉障碍和性高潮下降有关（Davis，2000）。事实上，在女性整个育龄期中，性激素对性行为发挥着组织和激活作用。激素的作用是由非基因组和基因组途径介导的（Graziottin and Gambini，2014）。目前的证据表明，对于大多数绝经后女性而言，药理激素在性功能障碍的治疗中起着重要的作用（Sarrel，1998；Shifren et al.，2000；Laan et al.，2001；Simunic et al.，2003；Alexander

Leventhal et al.，2004；Graziottin and Basson，2004；Graziottin，2010）。性激素可以通过多种途径释放：口服及经皮、鼻腔、阴道、皮下植入物或宫内节育器。口服治疗和那些绕过第一肝门的治疗最重要的区别是，口服治疗可使性激素结合球蛋白（sex hormone-binding globulin，SHBG）增加 133%，从而显著降低游离睾酮水平（Vehkavaara et al.，2000）。SHBG 的水平似乎不受经皮、鼻腔和阴道途径传递的激素的影响。

根据主要疾病的病因诊断，治疗应考虑以下 1 个或多个主要选择。

性欲障碍

性欲障碍和主观性唤起障碍经常被诊断为共病，可能是终身性的，但更可能是获得性的，可能会受益于以下治疗。

药物治疗
激素
雄激素
女性体内的主要雄激素包括睾酮（testosterone，T）和双氢睾酮（dihydrotestosterone，DHT）、硫酸脱氢表雄酮（dehydroepiandrosterone sulphate，DHEA-S）、脱氢表雄酮（dehydroepiandrosterone，DHEA）和雄烯二酮（androstenedione，A）（Bachmann et al.，2002）。其中睾酮是作用最强的雄激素。血浆睾酮水平为 0.2~0.7 ng/ml（0.6~2.5 nmol/l），因月经周期不同而有明显波动。睾酮可转化成双氢睾酮，但在靶组织中也可转化为雌二醇（estradiol，E2）；双氢睾酮也是女性雄激素受体的主要配体。雄激素在女性 20 岁左右达到峰值，然后稳步下降

（Burger et al.，2000）。雄激素在女性病理生理学中起着重要作用。与年龄相关的卵巢和肾上腺雄激素的产生减少可能会显著影响女性的健康。循环系统中雄激素的下降是两个因素共同作用的结果：卵巢产生减少和与年龄相关的肾上腺雄激素合成下降。绝经前和绝经后女性的相对雄激素缺乏可能导致性功能、性欲、幸福感和精力受损，并可能导致认知功能下降（Pluchino et al.，2013a）。

睾酮在绝经前女性中的作用 关于激素，特别是睾酮在绝经前女性中作用的证据有限。很少有研究针对绝经前的受试者。Goldstat 等（2003）的对照研究纳入了一小群绝经前女性，研究发现，与安慰剂组相比，终身性欲减退且睾酮水平低于正常范围1/3 或更少的受试者可能会从睾酮乳膏中显著获益。

睾酮在绝经后女性中的作用 绝经可以是自然的，也可以是医源性的。医源性绝经可由手术、化疗或放疗引起。导致绝经最常见的手术原因是双侧卵巢切除，其可致睾酮水平突然下降50%（Bachmann et al.，2002）。处于育龄期的女性，血浆睾酮值在正常值下限的 1/4 或更低，提示存在雄激素不全综合征。最近，有研究者对绝经后女性FSD 治疗的随机和安慰剂对照试验的所有现有数据进行了系统综述，得出的结论认为，许多常用的治疗方法没有充分的证据支持（Madelska and Cummings，2003）。Alexander Leventhal 等（2004）对雌激素分泌旺盛的女性使用睾酮的 RCT 进行了回顾，发现研究者普遍赞同睾酮对女性性行为有多方面的积极影响。这种分析的一个局限性是，部分回顾性研究涉及超生理剂量治疗。在 Shifren 等

（2000）的研究中，总睾酮高于正常范围，但游离和生物可利用的睾酮仍保持在正常范围内。Sherwin（2002）和 Alexander Leventhal 等（2004）在对 RCT 的回顾中发现，标准雌激素替代品中添加雄激素在不同方面提高了治疗效果，首先是性欲。有进一步的研究表明，接受睾酮治疗的手术后绝经女性在性行为方面的满意度比接受安慰剂的女性显著提高，性功能的各个方面均有显著改善，个人困扰明显减少，且安全性良好（Kingsberg，2008；Graziottin et al.，2009a）。

雌激素和孕激素

在自然绝经后的女性中，孕酮或孕激素有保护子宫内膜的作用。雌激素对绝经后女性的幸福感和性生活的积极影响可能会根据激素替代疗法中添加的孕激素类型而变化（Graziottin and Leiblum，2005；Simon，2010）。孕酮是一种生理激素，可能对性欲有轻微的抑制作用。孕激素是具有黄体作用的合成分子，作用谱广泛，根据以下因素，其抗雄激素的作用从强到中等不等。

● 结构（无论来自 17-OH- 孕酮、19- 去甲睾酮还是 17α 螺内酯）及其与不同激素受体的相互作用模式（Schindler，1999；Stanczyk，2002；Graziottin and Leiblum，2005）——孕激素可能与黄体酮、雌激素、雄激素、糖皮质激素和盐皮质激素受体相互作用，因此随之而来的代谢和性特征不同。

● 它们与 SHBG 的亲和力可变，这可以调节游离睾酮的数量，以达到其生物学作用。

● 2，5-α 还原酶的可变抑制性，可激活睾酮转化成双氢睾酮。

将孕激素放在一个特殊的类别中，专

注于其广义的"类效应"是错误的，而且可能导致不恰当的结论（Graziottin and Leiblum，2005）。在激素替代疗法中，对性功能影响最大的孕激素是炔诺酮，其对子宫完整的自然绝经后女性的性欲、性唤起、性高潮和满意度有积极影响。为评价药理作用和临床效果之间的相关性，有必要进行头对头对照研究。

替勃龙

替勃龙是一种19-去甲睾酮衍生物，具有温和的促雌激素、孕激素和雄激素活性。它可以降低SHBG，从而提高游离E2、睾酮和DHEA-S水平。替勃龙在美国没有得到广泛应用，在欧洲应用较为广泛。在与安慰剂比较的随机研究中，替勃龙（2.5 mg/d）可以缓解自然绝经或医源性绝经后女性的阴道干涩和性交困难，提高性欲、性唤起和性满意度（Laan et al.，2001；Madelska and Cummings，2002）。然而，有相反的观点认为目前的证据并没有表明替勃龙对性功能有重要影响（Nastri et al.，2013），因此需要更多的研究来真正了解这种激素对女性性行为的作用。

硫酸脱氢表雄酮（DHEA-S）

对老年女性进行的研究表明，DHEA-S对性行为的心理健康和动机方面有积极影响，可轻度缓解更年期症状（Stomati et al.，2000；Labrie et al.，2001）。最近有证据表明，在动物实验模型和临床试验中，δ-5雄激素疗法似乎能增强性反应（Pluchino et al.，2013b）。

低催乳素血症药物

催乳素是一种最有效的抑制性欲的激素，随着血浆浓度的升高，其抑制作用逐渐增强。当催乳素水平超出生理水平时，低催乳素血症药物有助于提高性欲。

抗抑郁药

情感障碍，即抑郁和焦虑，如果与性欲障碍有关，应采取药物学和心理学联合方法加以解决（Alexander Leventhal and Kotz，2004；美国精神病学协会，2013）。有一致的证据表明，抗抑郁药物对性反应的3个阶段（性欲望、性唤起和性高潮）中的一个或多个具有不利影响。具有较强5-羟色胺能特性的抗抑郁药对于性的副作用发生率最高（La Torre et al.，2013）。在抗抑郁药中，安非他酮似乎对性欲有积极影响（Seagraves and Balon，2003；Clayton et al.，2004），当低睾酮血症与抑郁共同存在时应予以考虑和适当治疗。

盆底康复

有内科医师和医学性学家建议对主诉性欲低下的女性进行仔细的身体检查，这是因为目前存在一种错误假说，即认为这种障碍要么是"完全精神性和（或）夫妻依赖性"的，要么是"激素依赖性"的，性欲低下可能是由于性唤起障碍、性交疼痛、性冷淡、性生活不满意而产生的负面反馈所致。但事实上，性欲低下可能伴随与阴道痉挛（伴多变的盆底过度活动）有关的性厌恶障碍（Graziottin et al.，2004a；Graziottin et al.，2009b）或继发性疼痛障碍，如与外阴前庭炎相关的性交困难（Graziottin et al.，2001b；Graziottin and Murina，2011），其中肛提肌的防御性收缩最常见（Glazer et al.，1995；Bergeron et al.，2001；McKay et al.，2001；Graziottin et al.，2004b、2004c）。

镇痛治疗

当性欲丧失继发于持续性慢性性交疼痛时，镇痛治疗的目的是减少或消除疼痛（尤其是神经性疼痛），这是使性欲恢复正常化的先决条件（Vincenti and Graziottin，2004）。

性心理治疗

个体性心理治疗或行为疗法

如果 FSD 的病因包括性压抑、性爱技巧差、身体形象差、缺乏自信（或）曾经受过性虐待，则个体性心理或行为疗法是首选的治疗方法（Leiblum and Rosen，2000；Graziottin，2003b；Rellini and Meston，2004；美国精神病学协会，2013）。

夫妻疗法

当存在 Schnarch（2000）报告的难以区分的共生动力或存在冲突和（或）破坏性动力时，可以应用夫妻疗法。

转诊

由于 FSD 病因的多系统性及多因素性，其治疗需要多学科团队参与，适当转诊是成功治疗的关键部分（专栏 7.9）（Plaut et al.，2004；Clayton and Hamilton，2010；Buster，2013）。例如，当男性性疾病（早泄、勃起

专栏 7.9　转介资源

- 接受性医学培训的医学性学家或妇科医师：FSD 需要适当的医学诊断和治疗
- 泌尿外科医师或男科医师：当伴侣有勃起或射精功能障碍，需要医学干预时
- 接受过性医学培训的家庭医师：治疗夫妻中任何一方的性功能障碍
- 肿瘤学家：考虑对患有癌症的患者进行激素治疗时
- 精神病医师：当抑郁和焦虑与 FSD 相关时
- 性治疗师：进行性心理学治疗
- 夫妻治疗师：当亲密关系问题是性功能障碍的主要原因时
- 个体心理治疗师：当个体心理动力学问题抑制性功能时
- 物理治疗师：当盆底高张力或低张力是促成因素时

改编自 Plaut et al.，2004，已获授权

障碍、性欲障碍）作为 FSD 病因的关键问题出现时，建议将伴侣转诊到泌尿外科［即伴侣是"症状诱发者"，而女性是"症状携带者"（Kaplan，1979；Plaut et al.，2004；Graziottin and Althof，2011）］。

获得性性欲障碍应该根据主要病因进行治疗，特别是当它与其他终身性或获得性 FSD（如疼痛障碍、性唤起障碍或性高潮障碍）（Graziottin et al.，2001b），或生物学因素（如医源性绝经）共同存在时（Graziottin and Basson，2004）。

唤起障碍

主观性唤起障碍，无论是终身性的还是获得性的，通常都与性欲障碍并存，应该按照上述方法进行治疗。绝经后生殖器唤起障碍和主观性唤起障碍可以通过系统性激素替代疗法治疗，特别是雄激素（见上文）（Traish et al.，2002；Alexander Leventhal et al.，2004）。然而，到目前为止美国食品药品监督管理局（US Food and Drug Administration，FDA）和欧洲药品管理局（European Medicines Agency，EMA）尚未批准针对 HSDD/FSIAD 女性的药物。因此，HSDD/FSIAD 药物治疗需求尚未得到满足（Poels et al.，2014）。

单纯的获得性生殖器唤起障碍可能受益于以下治疗。

药物治疗

外用雌激素

许多研究表明，外用阴道雌激素可以显著减少阴道干涩，增加生殖器唤起次数和减少性交困难（Rioux et al.，2000；Simunic et al.，2003；Dessole et al.，2004；

Graziottin and Serafini，2011；Griebling et al.，2012）。一项多中心、双盲、随机、安慰剂对照试验研究（纳入 1612 名患有泌尿生殖道和性功能障碍的绝经后女性）表明，每周两次经阴道使用 25 μg 雌二醇，持续使用 1 年可显著改善 6 种阴道症状和体征 [即阴道干涩（$P<0.0001$）、瘙痒 / 灼热（$P<0.0001$）、复发性阴道炎（$P<0.0001$）、瘀斑（$P<0.0002$）、性交困难（$P<0.0001$）和阴道萎缩（$P<0.0001$）]，以及 5 种膀胱症状及体征 [即排尿困难（$P<0.003$）、尿频 / 夜尿（$P<0.001$）、尿路感染（$P<0.034$）、尿失禁（$P<0.002$）、尿道萎缩（$P<0.001$）]（Simunic et al.，2003）。此外，在试验开始和 12 个月后进行的膀胱容量检测表明，最大膀胱容量从 200 ml 增加到 290 ml（$P<0.023$）；首次排空欲望时的膀胱容量从 140 ml 增加到 180 ml（$P<0.048$）。而强烈排空欲望时的膀胱容量从 130 ml 增加到 170 ml（$P<0.045$）。因此，对于绝经后女性而言，泌尿生殖系统症状和性症状共同存在时，可以通过一种简单易行且对子宫内膜和乳房都安全的阴道外用治疗得到有效解决（Cody et al.，2012）。

外用睾酮

1% 或 2% 的白色乳胶丙酸睾酮粉，每日少量涂抹于阴部和外阴区域，可改善外生殖器的唤起（Notelovitz，2002）。雌激素 – 雄激素联合治疗对性行为评分的改善效果最大（Raghunandan et al.，2010）。

血管活性药物

目前关于血管活性药物（西地那非、伐地那非、他达拉非）治疗女性生殖器唤起障碍的有效性证据结论是阴性的（Leddy et al.，2012），或至少是有争议的，但有一项研究例外（Berman et al.，2003）。由于唤起障碍常常与性欲障碍同时存在，以及夫妻问题的频繁发生、诊断单纯生殖器唤起障碍存在困难、缺乏对生殖器唤起障碍进行药物治疗的个人动机，所以与男性生殖器唤起障碍（即血管性勃起缺陷）相比，血管活性药物对女性生殖器唤起障碍的疗效明显不足。

阴蒂真空装置

阴蒂真空装置是 FDA 唯一批准的治疗血管性和（或）神经源性生殖器唤起障碍的治疗方法（Wilson et al.，2001）。对于接受过手术和盆腔放疗的宫颈浸润癌女性可能有效。

盆底康复

生殖器唤起障碍可能继发于性交疼痛：不必要的疼痛是阴道充血和润滑的最强反射抑制因素。诊断和治疗性交疼痛中的肌肉问题（包括阴道痉挛和性交困难）是医学治疗的关键部分（Glazer et al.，1995；Bergeron et al.，2001；McKay et al.，2001；Graziottin，2004c），也是初步恢复正常血管充血反应所必需的（Graziottin and Brotto，2004）。最近有研究表明，唤起功能和性高潮与更好的 PFM 功能相关（Lowenstein et al.，2010）。阴道分娩后 PFM 处于低张力状态，导致性功能低下，性交和性高潮时缺乏快感。相反，PFM 高张力状态在病理生理学上可能与被称为性疼痛障碍的性交困难（即性交疼痛）和阴道痉挛有关 Graziottin and Giraldi，2006）。

性心理治疗

心理干预是性功能障碍的有效治疗选择，然而其证据在不同疾病中差异很大。到目前为止，有证据表明心理治疗在女性性欲减退（HSDD）和女性性高潮障碍（Frühauf et al.，2013）中具有良好的疗效。主观性唤起障碍的心理治疗指征与性欲障碍指征相同。因此，联合治疗可以有效地解决共病问题。然而，如果要治愈女性性功能障碍，则必须要对生殖器唤起障碍潜在的并行的生理学病因进行治疗（Plaut et al.，2004）。当夫妻关系变化有助于解决性问题时，应该进行夫妻性心理治疗（Leiblum and Rosen，2000；Clulow，2001；Buster，2013）。

性高潮障碍

在年轻女性中，性高潮障碍的原因普遍为心理病因（Mah and Binik，2004）。随着年龄的增长，生理学因素［如年龄、与绝经相关的性激素减退、盆底疾病、医源性问题（如抑制性高潮的 5- 羟色胺能抗抑郁药）］和共病（主要是压力性尿失禁和急迫性尿失禁）导致的性高潮障碍可能会越来越多（Graziottin，2004a；De Rogatis et al.，2009b；Clayton and Groth，2013）。根据病因诊断，治疗方案主要包括以下几种。

药物治疗

全身和（或）局部激素替代疗法

全身和（或）局部激素替代疗法见上文。睾酮在治疗性激素缺乏所致的性高潮障碍方面有特殊作用，尤其是在双侧卵巢切除术后（Shifren et al.，2000；Sherwin，2002；Alexander Leventhal et al.，2004）。睾酮在大脑中作为"启动器"，在海绵体中作为"调节器"，在女性和男性中均作为一氧化氮的"允许因子"发挥作用（Graziottin，2004c；Raghunandan et al.，2010）。

从医学的角度来看，如果药物治疗的副作用会导致性高潮抑制，那么在可行的情况下应该考虑对导致性高潮抑制的药物（如 5- 羟色胺选择性重摄取抑制剂或三环类抗抑郁药）进行调整（La Torre et al.，2013）。安非他酮似乎是更好的选择（Clayton et al.，2004，Segraves and Balon，2003b）。

盆底康复

正如盆底康复开创者 Kegel（1952）所述，盆底康复对于产后盆底低张力状态至关重要（Glazener，1997；Baessler and Schuessler，2004；Graziottin and Gambini 2014），尤其是当尿失禁成为抑制性高潮的重要因素时。对于压力性尿失禁和急迫性尿失禁患者而言，担心在性高潮时发生尿失禁是一项重要的干扰因素。性高潮抑制也可能继发于性交疼痛（Graziottin et al.，2001b；Graziottin and Murina，2011）。同样的，对于后一种情况而言，准确的共病诊断和适当的盆底放松治疗是关键。

性心理治疗

个体性心理治疗或行为疗法

行为教育疗法对于终身性"孤立的"性高潮障碍可能有效，该疗法鼓励使用振动器或阴蒂装置，通过自我认知和体验更高的性唤起感达到性高潮（Meston et al.，2004）。然而更常见的情况是性高潮障碍与性唤起低下有关，并伴或不伴有焦虑。这些情况应一并治疗（Leiblum and Rosen，2000；美国精神病学协会，2013）。

夫妻疗法

当夫妻双方均存在性压抑、性爱技巧较差和（或）自信心低下时，这种终身性高潮障碍可能需要夫妻治疗（Meston et al.，

2004；美国精神病学协会，2013）。当早泄导致性交刺激不充分和增加了女性对性伴侣的不满时，应向伴侣提出适当的行为和药物治疗（Graziottin and Althof，2011）。

如果所有的性反应都受到损害，并伴有明显的性欲减退和唤起障碍，应对诱发因素、促发因素和维持因素、生理学因素、性心理学因素和（或）环境因素进行准确治疗（Plaut et al.，2004；美国精神病学协会，2013）。

性疼痛障碍

由性交疼痛引起的性交困难和阴道痉挛直接抑制了生殖器的兴奋和阴道的容受能力。它们可能会间接影响性高潮的潜力、身体和情感上的满足，导致性欲丧失，从而出现回避性亲密的现象。性交困难可能有许多生理学病因，绝经前女性性交疼痛的主要原因是外阴前庭炎，而绝经后则是阴道干涩。以下治疗可能对性交困难有效（专栏7.10）。

药物治疗

多模式疗法

外阴前庭炎应采用联合治疗。

- 减少肥大细胞的上调。肥大细胞是炎症介质的主要来源，近年来被认为是炎症和免疫系统中的细胞传感器（Beghdadi et al.，2011）。作为外周炎症过程的协调者（Kinet，2007；Abraham and St John，2010）以及神经炎症发展和持续的重要参与者，肥大细胞有能力直接或间接地与神经胶质细胞发生相互作用（Milligan and Watkins，2009；Nelissen et al.，2013）。有研究表明，可以通过减少激动剂刺激［如

念珠菌感染、因阴道干涩和（或）盆底收缩引起的阴道入口黏膜微擦伤、化学物质、过敏原等］，引起肥大细胞脱颗粒从而导致慢性组织炎症，和（或）使用阿米替林或乙酰胺凝胶（Graziottin and Brotto，2004；Graziottin et al.，2004b；Graziottin and Murina，2011），以及拮抗剂［棕榈酰乙醇酰胺（一种食品补充剂）］（Graziottin et al.，2013）调节其高反应性。

- 减少疼痛系统上调。疼痛系统上调继发于由肥大细胞产生的神经生长因子引起的内源性疼痛纤维增殖（Bohm-Starke et al.，1999、2001a、2001b；Bornstein et al.，2002、2004）。肥大细胞颗粒含有与神经源性炎症密切相关的多种因子，如 NGF、肿瘤坏死因子（tumour necrosis factor，TNF）、蛋白酶和细胞因子（Frenzel and Hermine，2013）。对于中枢性疼痛阈值下降（Pukall et al.，2006）（应彻底了解疼痛的伤害感受性和神经病理性成分的病理生理学），应开具镇痛治疗，可局部使用电镇痛（Nappi et al.，2003），或在更严重的情况下使用神经节传导阻滞，对于最严重的的病例可应用三环类抗抑郁药或加巴喷丁治疗（Graziottin and Brotto，2004；Vincenti and Graziottin，2004）。有初步数据表明，食物补充剂棕榈酰乙醇酰胺对减少神经炎症有积极作用，可以降低肥大细胞的上调（Graziottin et al.，2013）。

- 减少肌肉反应上调：并伴有盆底高反应性（Graziottin et al.，2004a），当诱发因素为阴道痉挛时，可能先于外阴前庭炎发生（Abramov et al.，1994；Graziottin et al.，

专栏 7.10　性交困难的医学治疗

炎症病因（肥大细胞上调）
肥大细胞高反应性的药物调节
抗抑郁药：阿米替林
- Aliamide* 外用凝胶
- 抑制引起肥大细胞高反应性的激动因子
- 复发性念珠菌或加德纳菌阴道炎
- 阴道入口黏膜的微擦伤：
  - 在阴道干涩的情况下性交
  - 不恰当的性生活方式
- 过敏原／化学刺激物
- 物理因素
- 神经源性刺激

肌肉病因（肌肉系统的上调）
- 自我按摩和肛提肌牵伸
- 肛提肌的物理治疗
- 肌电生物反馈
- A 型肉毒杆菌毒素

神经病因（疼痛系统上调）
全身性镇痛
- 阿米替林
- 加巴喷丁
- 普瑞巴林

局部镇痛
- 电镇痛
- 神经节传导阻滞
  - 外科治疗
  - 外阴前庭大腺切除术

激素病因
激素疗法
- 局部：
  - 阴道雌激素
  - 外阴睾酮
- 整体：
  - 激素替代疗法

---

*Aliamide 是一类具有抗炎活性的内源性分子，主要成分是棕榈酰乙醇酰胺，属于脂肪酸酰胺类，化学名称为 N-（2-idrossietil）-esadecanamide。它们通过下调过度活跃的肥大细胞来发挥作用。在意大利，Aliamide 被做成阴道凝胶，现在可以做成药丸，是一种治疗阴道和膀胱慢性炎症（继发于肥大细胞上调和神经炎症，与肥大细胞和小胶质细胞上调有关）的新方法

改编自 Graziottin，2007

2001b；Graziottin and Murina，2011）或继发于生殖器疼痛（Graziottin et al.，2004a，2004b；Graziottin and Murina，2011）。在对照研究中，肌电反馈（Glazer et al.，1995；Bergeron et al.，2001；McKay et al.，2001）已被证明能显著减轻外阴前庭炎的疼痛；自我按摩、盆底牵伸和物理治疗也可以减少由于肌肉原因所致性交疼痛（Graziottin，2004a；Graziottin and Brotto，2004），但仍需要开展高质量的 RCT 来确定这些干预措施的真正效果；对于盆底过度活动，有研究者推荐 A 型肉毒杆菌毒素治疗（Bertolasi，2004，个人交流），对这种方法进行单独定制组合有助于治疗不同病因所致的阴道入口性交困难，如外阴前庭炎。

深度性交困难常继发于子宫内膜异位症、盆腔炎（pelvic inflammatory disease，PID）、慢性盆腔疼痛和其他不常见病因，需要进行专科治疗，相关内容不在本章介绍。

外用激素

当阴道干涩导致绝经后性交困难时，无论是自然绝经还是医源性绝经，都有必要进行阴道雌激素治疗（Graziottin，2001a、2001b、2004a；Simunic et al.，2003；Graziottin and Murina，2011）。当外阴营养不良和（或）硬化性苔藓导致性交困难时，可考虑使用外阴睾酮治疗。这些数据尚需更多研究证实，目前文献中仍有争议（Chi et al.，2011）。

性心理治疗

性心理和（或）行为疗法

性心理和（或）行为疗法是治疗终身性阴道痉挛的主要方法（Leiblum，2000），应

与渐进性盆底康复和药物治疗同时进行，以调节重度恐惧症患者的强烈全身唤起（Plaut et al.，2004；Graziottin et al.，2009a）。在这一群体中，应首先调查并治疗共同存在的性厌恶障碍（Frasson et al.，2009）。

性心理和（或）行为疗法有助于终身性交困难的多模式治疗，这在 1/3 的患者治疗中都有提及（Graziottin et al.，2001b；De Rogatis et al.，2009b；Graziottin and Murina，2011）。焦虑、对疼痛的恐惧和性回避行为也应得到解决。从性的角度来看，从痛苦到快乐的转变是关键。应对女性和夫妻给予敏感和承诺的性心理支持。

物理治疗师的介入时机

盆底在女性性反应的生理学和病理生理学中起着至关重要的作用（Fashokun et al.，2013）。物理治疗师应作为性医学中心多学科团队的一部分（Graziottin et al.，2009a），并针对以下问题进行诊断和处理。

盆底肌松弛 / 盆底肌高张力

物理治疗师应该诊断并治疗以下几种问题。

- 儿童和青少年原发性盆底过度活动，并对性交困难和外阴炎最容易被忽视的诱发因素之一进行预防（Chiozza and Graziottin，2004；Graziottin，2005；Harlow et al.，2001）。
- 过度用力引起的肛提肌疼痛所致的获得性过度活动（即"Kegel 性交困难"；DeLancey et al.，1993；Faubion et al.，2012）。

- 阴道痉挛患者的终身性盆底过度活动，以及任何病因所致的性交困难患者的终身性或获得性过度活动（Graziottin，2003a；Graziottin et al.，2004a；Faubion et al.，2012）。
- 肛提肌压痛和（或）触发点伴牵涉痛（Travell and Simons，1983；Alvarez and Rockwell，2002；Graziottin and Murina，2011）。
- 肛提肌过度活动伴复发性膀胱炎、急迫性尿失禁和性交困难（Graziottin，2004a；Whitmore et al.，2007；Salonia et al.，2013）。
- 慢性盆腔疼痛、性交困难和阴道痉挛的系统性姿势问题（Faubion et al.，2012）。
- 慢性盆腔疼痛和慢性性交疼痛相关的肌痛和相关镇痛治疗（Bourcier et al.，2004；Graziottin，2011）。

盆底活动不足 / 张力减退

物理治疗师应诊断并治疗以下几种问题。

- 分娩后盆底损伤。
- 绝经后张力减退加重。
- 盆底张力低下伴发泌尿生殖系统和（或）直肠疾病（Wesselmann et al.，1997；Bourcier et al.，2004）。

会阴疼痛是常见的分娩后疼痛，可能会损害女性正常的性功能。据研究报告，60% 的女性在阴道分娩后 3 个月时主诉有性交困难，30% 的女性在分娩后 6 个月时主诉有性交困难。孩子出生后前 3 个月的性交困难与会阴创伤有关。据报道，在 4 项试验中（2497 名女性），怀孕的最后几个月进行会阴按摩会降低会阴创伤和疼痛的可能性。产前在会阴部进行手指按摩与需要缝合的创伤发生率整体下降相关，而且进行会阴按摩的女性接受会阴切开术的可能性更小（Beckmann and Stock，2013）。

- 创伤发生率总体降低 RR 0.91
- 会阴切开术发生率降低 RR 0.84
- 产后 3 个月疼痛减轻 RR 0.45

这些数据需要进一步的短期、中期、长期验证，以更好地评估对女性性行为的影响。

物理治疗师还可以帮助患者提高对肛提肌在性感受和阴道敏感度中作用的认识，以增加女性及其伴侣的性交快感。

结论

鉴于 FSD 病因复杂，其诊断和治疗需要专业的多学科团队，共享其常见的病理生理学和心理动力学文化背景，目的是对症状提供最全面的理解和最有效的综合治疗。

PFM 对女性性反应的生理学和病理生理学至关重要。因此，物理治疗师可以在很大程度上协助改善女性性健康。他们应该得到重视，并发挥其在 FSD 多模式治疗中越来越重要的作用。然而，目前迫切需要高质量的 RCT 来评估不同的物理治疗干预对 FSD 的治疗效果。强烈建议物理治疗师与性学家、妇科医师在这一重要领域的未来研究项目中进行合作。

参考文献

Abraham, S.N., St John, A.L., 2010. Mast cell-orchestrated immunity to pathogens. Nat. Rev. Immunol. 10 (6), 440-452.

Abramov, L., Wolman, I., David, M.P., 1994. Vaginismus: an important factor in the evaluation and management of vulvar vestibulitis syndrome. Gynecol. Obstet. Invest. 38, 194-197.

Alexander Leventhal, J., Kotz, K., 2004. Depression, antidepressants and female sexual dysfunction in women: clinical approach. In: Graziottin, A. (Ed.), Female Sexual Dysfunction: Clinical Approach. Urodinamica. 14(2):76-79. Available online at, www.alessandragraziottin.it.

Alexander Leventhal, J., Kotz, K., Dennerstein, L., et al., 2004. The effects of menopausal hormone therapies on female sexual functioning: review of double-blind randomized controlled trials. Menopause. 11 (6 Pt 2), 749-765.

Allahdadi, K.J., Tostes, R.C., Webb, R.C., 2009. Female sexual dysfunction: therapeutic options and experimental challenges. Cardiovasc. Hematol. Agents Med. Chem. 7 (4), 260-269.

Alvarez, D.J., Rockwell, P.G., 2002. Trigger points: diagnosis and management. Am. Fam. Physician. 65 (4), 653-660.

American Psychiatric Association, 2013. Diagnostic and statistical manual of mental disorders, fifth ed. American Psychiatric Association, Arlington, VA.

Bachmann, G., Bancroft, J., Braunstein, G., et al., 2002. FAI: the Princeton consensus statement on definition, classification and assessment. Fertil. Steril. 77, 660-665.

Baessler, K., Schuessler, B., 2004. Pregnancy, childbirth and pelvic floor damage. In: Bourcier, A., McGuire, E., Abrams, P. (Eds.), Pelvic Floor Disorders. Elsevier Saunders, Philadelphia, PA, pp. 33-42.

Bancroft, J., 2002. Sexual effects of androgens in women: some theoretical considerations. Fertil. Steril. 77 (Suppl. 4), S55.

Bancroft, J., 2005. The endocrinology of sexual arousal. J. Endocrinol. 186, 411.

Basson, R., Berman, J., Burnett, A., et al., 2000. Report of the International Consensus Development Conference on female sexual dysfunction: definition and classification. J. Urol. 163, 889-893.

Basson, R., Leiblum, S., Brotto, L., et al., 2004. Revised definitions of women's sexual dysfunction. J. Sex. Med. 1 (1), 40-48.

Beckmann, M.M., Stock, O.M., 2013. Antenatal perineal massage for reducing perineal trauma (Review). Cochrane Database Syst. Rev. 4. http://dx.doi.org/10.1002/14651858. CD005123.pub3, CD005123.

Beghdadi, W., Madjene, L.C., Benhamou, M., et al., 2011. Mast cells as cellular sensors in inflammation and immunity. Front. Immunol. 2, 37.

Bergeron, S., Khalife, S., Pagidas, K., et al., 2001. A randomized comparison of group cognitive-behavioural therapy surface electromyographic biofeedback and vestibulectomy in the treatment of dyspareunia resulting from VVS. Pain. 91, 297-306.

Berman, J.R., Berman, L.A., Toler, S.M., et al., 2003. Safety and efficacy of sildenafil citrate for the treatment of female sexual arousal disorder: a double-blind, placebo controlled study. J. Urol. 170, 2333-2338.

Bohm-Starke, N., Hilliges, M., Blomgren, B., et al., 2001a. Increased blood flow and erythema in posterior vestibular mucosa in vulvar vestibulitis. Am. J. Obstet. Gynecol. 98, 1067-1074.

Bohm-Starke, N., Hilliges, M., Brodda-Jansen, G., et al.,

2001b. Psychophysical evidence of nociceptor sensitization in vulvar vestibulitis syndrome. Pain. 94, 177-183.

Bohm-Starke, N., Hilliges, M., Falconer, C., et al., 1999. Neurochemical characterization of the vestibular nerves in women with vulvar vestibulitis syndrome. Gynecol. Obstet. Invest. 48, 270-275.

Bornstein, J., Goldschmid, N., Sabo, E., 2004. Hyperinnervation and mast cell activation may be used as a histopathologic diagnostic criteria for vulvar vestibulitis. Gynecol. Obstet. Invest. 58, 171-178.

Bornstein, J., Sabo, E., Goldschmid, N., 2002. A mathematical model for the histopathologic diagnosis of vulvar vestibulitis based on a histomorphometric study of innervation and mast cell activation. J. Reprod. Med. 9, 742.

Bourcier, A., McGuire, E., Abrams, P., 2004. Pelvic floor disorders. Elsevier Saunders, Philadelphia, PA.

Burger, H.G., Dudley, E.C., Cui, J., et al., 2000. A prospective longitudinal study of serum testosterone dehydroepiandrosterone sulfate, and sex hormone-binding globulin levels through the menopause transition. J. Clin. Endocrinol. Metabol. 85, 2832-2838.

Buster, J.E., 2013. Managing female sexual dysfunction. Fertil. Steril. 100 (4), 905-915.

Chi, C.C., Kirtschig, G., Baldo, M., et al., 2011. Topical interventions for genital lichen sclerosus. Cochrane Database Syst. Rev. 12. http://dx.doi.org/10.1002/14651858.CD008240.pub2, CD008240.

Chiozza, M.L., Graziottin, A., 2004. Urge incontinence and female sexual dysfunction: a life span perspective. In: Graziottin, A. (Ed.), Female Sexual Dysfunction: Clinical Approach. Urodinamica14(2):133-138. Available online: www.alessandragraziottin.it.

Clayton, A.H., Groth, J., 2013. Etiology of female sexual dysfunction. Womens Health. 9 (2), 135-137.

Clayton, A.H., Hamilton, D.V., 2010. Female sexual dysfunction. Psychiatr. Clin. North Am. 33 (2), 323-338.

Clayton, A.H., Warnock, J.K., Kornstein, S.G., et al., 2004. A placebo controlled trial of bupropion SR as an antidote for selective serotonin reuptake inhibitor-induced sexual dysfunction. J. Clin. Psychiatry. 65, 62-67.

Clulow, C. (Ed.), 2001. Adult Attachment and Couple Psychotherapy. Brunner-Routledge, Hove.

Cody, J.D., Jacobs, M.L., Richardson, K., et al., 2012. Oestrogen therapy for urinary incontinence in post-menopausal women. Cochrane Database Syst. Rev. 10. http://dx.doi.org/10.1002/14651858.CD001405.pub3, CD001405.

Davis, S.R., 2000. Androgens and female sexuality. J. Gend. Specif. Med. 3, 36.

DeLancey, J.O., Sampselle, C.M., Punch, M.R., 1993. Kegel dyspareunia: levator ani myalgia caused by overexertion. Obstet. Gynecol. 82, 658-659.

Dennerstein, L., Alexander, J., Kotz, K., 2003. The menopause and sexual functioning: a review of population-based studies. Annu. Rev. Sex Res. 14, 64-82.

Dennerstein, L., Lehert, P., Burger, H., et al., 1999. Factors affecting sexual functioning of women in the midlife years. Climacteric. 2, 254-262.

Dennerstein, L., Lehert, P., Koochaki, P.E., 2007. A symptomatic approach to understanding Womens Health experiences: a cross-cultural comparison of women aged 20-70 years. Menopause. 14, 688-696.

DeRogatis, L.R., Graziottin, A., Bitzer, J., et al., 2009. Clinically relevant changes in sexual desire, satisfying sexual activity and personal distress as measured by the profile of female sexual function, sexual activity log, and personal distress scale in postmenopausal women with hypoactive sexual desire disorder. J. Sex. Med. 6 (1), 175-183.

Dessole, S., Rubattu, G., Ambrosini, G., et al., 2004. Efficacy of low-dose intravaginal estriol on urogenital aging in postmenopausal women. Menopause. 11 (1), 49-56.

Fashokun, T.B., Omotosho, Harvie, H.S., Schimpf, M.O., et al., 2013. Society of Gynecologic Surgeons' Fellows' Pelvic Research Network. Sexual activity and function in women with and without pelvic floor disorders. Int. Urogynecol. J. Pelvic Floor Dysfunct. 24 (1), 91-97.

Faubion, S.S., Shuster, L.T., Bharucha, A.E., 2012. Recognition and management of nonrelaxing pelvic floor dysfunction. Mayo Clin. Proc. 87 (2), 187-193.

Frasson, E., Graziottin, A., Priori, A., et al., 2009. Central nervous system abnormalities in vaginismus. Clin. Neurophysiol. 120 (1), 117-122.

Frenzel, L., Hermine, O., 2013. Mast cells and inflammation. Joint Bone Spine. 80 (2):141-145

Frühauf, S., Gerger, H., Schmidt, H.M., et al., 2013. Efficacy of psychological interventions for sexual dysfunction: a systematic review and meta-analysis. Arch. Sex. Behav. 42 (6), 915-933.

Glazener, C.M.A., 1997. Sexual function after childbirth: women's experiences, persistent morbidity and lack of professional recognition. Br. J. Obstet. Gynaecol. 104, 330-335.

Glazer, H.I., Rodke, G., Swencionis, C., et al., 1995. Treatment of vulvar vestibulitis syndrome with electromyographic feedback of pelvic floor musculature. J. Reprod. Med. 40, 283-290.

Goldstat, R., Briganti, E., Tran, J., et al., 2003. Transdermal testosterone therapy improves well-being, mood, and sexual function in premenopausal women. Menopause. 10, 390-398.

Graziottin, A., 2000. Libido: the biologic scenario. Maturitas. 34 (Suppl. 1), S9-S16.

Graziottin, A., 2001a. Clinical approach to dyspareunia. J. Sex Marital Ther. 27, 489-501.

Graziottin, A., 2001b. Sexual function in women with gynecologic cancer: a review. Italian Journal of Gynecology and Obstetrics. 2, 61-68.

Graziottin, A., 2003a. Etiology and diagnosis of coital pain. J. Endocrinol. Invest. 26 (3), 115-121.

Graziottin, A., 2003b. The challenge of sexual medicine for women: overcoming cultural and educational limits and gender biases. J. Endocrinol. Invest. 26 (3), 139-142.

Graziottin, A., 2004a. Sexuality in postmenopause and senium. In: Lauritzen, C., Studd, J. (Eds.), Current Management of the Menopause. Martin Dunitz, London, pp. 185-203.

Graziottin, A. (Ed.), 2004b. Female sexual dysfunction: Clinical approach. Urodinamica 14 (2):57-138. Available online, www.alessandragraziottin.it.

Graziottin, A., 2004c. Sexual arousal: similarities and differences between men and women. J. Mens Health Gend. 1 (2-3), 215-223.

Graziottin, A., 2005. Sexual pain disorders in adolescents. In: Genazzani, A. (Ed.), Proceedings of the 12th World Congress of Human Reproduction, International Academy of Human Reproduction, Venice. CIC Edizioni

Internazionali, Rome, pp. 434-449.

Graziottin, A., 2006. Breast cancer and its effects on women's self-image and sexual function. In: Goldstein, I., Meston, C., Davis, S., et al. (Eds.), Women's Sexual Function and Dysfunction: Study, Diagnosis and Treatment. Taylor and Francis, London, pp. 276-281.

Graziottin, A., 2007a. Female sexual dysfunction: assessment. In: Bø, K., Berghmans, B., Mørkved, S., et al. (Eds.), Evidence-based Physical Therapy for the Pelvic Floor: Bridging Science and Clinical Practice. Elsevier, Oxford, pp. 266-277.

Graziottin, A., 2007b. Female sexual dysfunction: treatment. In: Bø, K., Berghmans, B., Mørkved, S., et al. (Eds.), Evidence-based Physical Therapy for the Pelvic Floor: Bridging Science and Clinical Practice. Elsevier, Oxford, pp. 277-287.

Graziottin, A., 2010. Menopause and sexuality: key issues in premature menopause and beyond. In: Creatsas, G., Mastorakos, G. (Eds.), Women's Health and Disease. Annals of the New York Academy of Sciences, New York, pp. 254-261.

Graziottin, A., 2011. Psychogenic causes of chronic pelvic pain and impact of CPP on psychological status. In: Vercellini, P. (Ed.), Chronic Pelvic Pain. Blackwell, Oxford, pp. 29-39.

Graziottin, A., Althof, S., 2011. What does premature ejaculation mean to the man, the woman and the couple? Journal of Sexual Medicine, Special Issue: A Practical Approach to Premature Ejaculation (Suppl 4), 304-309.

Graziottin, A., Basson, R., 2004. Sexual dysfunctions in women with premature menopause. Menopause. 11 (6), 766-777.

Graziottin, A., Brotto, L., 2004. Vulvare vestibulitis syndrome: clinical approach. J. Sex Marital Ther. 30, 124-139.

Graziottin, A., Gambini, D., 2014. Anatomy and physiology of genital organs. Women: what is relevant for the clinical practice. In: Vodušek, D., Boller, F. (Eds.), Neurology of Sexual and Bladder Disorders (Handbook of Clinical Neurology). Elsevier (accepted for publication).

Graziottin, A., Giraldi, A., 2006. Anatomy and physiology of women's sexual function. In: Porst, H., Buvat, J. (Eds.), Standard Practice in Sexual Medicine. Blackwell, Oxford, pp. 289-304.

Graziottin, A., Leiblum, S.R., 2005. Biological and psychosocial pathophysiology of female sexual dysfunction during the menopausal transition. J. Sex. Med. 2 (Suppl. 3), 133-145.

Graziottin, A., Murina, F., 2011. Vulvodynia. Tips and tricks. Springer-Verlag, Milan.

Graziottin, A., Serafini, A., 2011. Medical treatments for sexual problems in women. In: Mulhall, J.P., Incrocci, L., Goldstein, I., Rosen, R. (Eds.), Cancer and Sexual Health. Humana Press, Champaign, IL, pp. 627-641.

Graziottin, A., Bottanelli, M., Bertolasi, L., 2004a. Vaginismus: a clinical and neurophysiological study. In: Graziottin, A. (Ed.), Female Sexual Dysfunction: Clinical Approach. Urodinamica 14:117-121. Available online, www.alessandragraziottin.it.

Graziottin, A., Giovannini, N., Bertolasi, L., et al., 2004b. Vulvar vestibulitis: pathophysiology and management. Curr. Sex. Health Rep. 1, 151-156.

Graziottin, A., Bottanelli, M., Bertolasi, L., 2004c. Vaginismus: a clinical and neurophysiological study. In: Graziottin, A. (Ed.), Female Sexual Dysfunction: Clinical Approach. Urodinamica 14:117-121. Available online, www.alessandragraziottin.it.

Graziottin, A., Gambini, D., Perelman, M.A., 2009a. Female sexual dysfunction: future of medical therapy. In: Abdel-Hamid, I.A. (Ed.), Advances in Sexual Medicine: Drug Discovery Issue. Research Signpost, Kerala, India, pp. 403-432.

Graziottin, A., Koochaki, P.E., Rodenberg, C., et al., 2009b. The prevalence of hypoactive sexual desire disorder in surgically menopausal women: an epidemiological study of women in four European Countries. J. Sex. Med. 6 (8), 2143-2153.

Graziottin, A., Nicolosi, A.E., Caliari, I., 2001a. Vulvar vestibulitis and dyspareunia: addressing the biological etiologic complexity. Poster presented at the international meeting of the Female Sexual Function Forum, Boston, MA.

Graziottin, A., Nicolosi, A.E., Caliari, I., 2001b. Vulvar vestibulitis and dyspareunia: addressing the psychosexual etiologic complexity. Poster presented at the International meeting of the Female Sexual Function Forum, Boston, MA.

Graziottin, A., Nicolosi, A.E., Caliari, I., 2001c. Vulvar vestibulitis and dyspareunia: the 'pain map' and the medical diagnosis. Poster presented at the international meeting of the Female Sexual Function Forum, Boston, MA.

Graziottin, A., Skaper, S., Fusco, M., 2013. Inflammation and chronic pelvic pain: a biological trigger for depression in women? J. Depress. Anxiety 3, 142-151.

Griebling, T.L., Liao, Z., Smith, P.G., 2012. Systemic and topical hormone therapies reduce vaginal innervation density in postmenopausal women. Menopause. 19 (6), 630-635.

Harlow, B.L., Wise, L.A., Stewart, E.G., 2001. Prevalence and predictors of chronic lower genital tract discomfort. Am. J. Obstet. Gynecol. 185, 545-550.

Kaplan, H.S., 1979. Disorders of sexual desire. Simon and Schuster, New York.

Kegel, A.H., 1952. Stress incontinence and genital relaxation: a nonsurgical method of increasing the tone of sphincters and their supporting structures. Clin. Symp. 4 (2), 35-51.

Kinet, J.P., 2007. The essential role of mast cells in orchestrating inflammation. Immunol. Rev. 217, 5-7.

Kingsberg, S.A., Simon, J.A., Goldstein, I., 2008. The current outlook for testosterone in the management of hypoactive sexual desire disorder in postmenopausal women. J. Sex. Med. 5 (Suppl. 4), 182-193.

Klausmann, D., 2002. Sexual motivation and the duration of the relationship. Arch. Sex. Behav. 31, 275-287.

Laan, E., van Lunsen, R.H.W., Everaerd, H., 2001. The effect of tibolone on vaginal blood flow, sexual desire and arousability in postmenopausal women. Climacteric. 4, 28-41.

Labrie, F., Luu-The, V., Labrie, C., et al., 2001. DHEA and its transformation into androgens and estrogens in peripheral target tissues: intracrinology. Front. Neuroendocrinol. 22 (3), 185-212.

La Torre, A., Giupponi, G., Duffy, D., et al., 2013. Sexual dysfunction related to psychotropic drugs: a critical review - part I: antidepressants. Pharmacopsychiatry. 46 (5), 191-199.

Lauman, E.O., Gagnon, J.H., Michaci, R.T., et al., 1999. Sexual dysfunction in the United States: prevalence and predictors. JAMA. 10 (281(6)), 537-542.

Leddy, L.S., Yang, C.C., Stuckey, B.G., et al., 2012. Influence of sildenafil on genital engorgement in women with female sexual arousal disorder. J. Sex. Med. 9 (10), 2693-2697.

Leiblum, S.R., 2000. Vaginismus: a most perplexing problem. In: Leiblum, S.R., Rosen, R.C. (Eds.), Principles and Practice of Sex Therapy, third ed. Guilford, New York, pp. 181-202.

Leiblum, S.R., Rosen, R.C. (Eds.), 2000. Principles and Practice of Sex Therapy, third ed. Guilford, New York, pp. 181-202.

Liu, C., 2003. Does quality of marital sex decline with duration? Arch. Sex. Behav. 32 (1), 55-60.

Lowenstein, L., Gruenwald, I., Gartman, I., et al., 2010. Can stronger pelvic muscle floor improve sexual function? Int. Urogynecol. J. Pelvic Floor Dysfunct. 21 (5), 553-556.

Madelska, K., Cummings, S., 2002. Tibolone for post-menopausal women: systematic review of randomized trials. J. Clin. Endocrinol. Metab. 87 (1), 16-23.

Madelska, K., Cummings, S., 2003. Female sexual dysfunction in postmenopausal women: systematic review of placebo-controlled trials. Am. J. Obstet. Gynecol. 188, 286-293.

Mah, K., Binik, I.M., 2004. Female orgasm disorders: a clinical approach. In: Graziottin, A. (Ed.), Female Sexual Dysfunction: A Clinical Approach. Urodinamica. 19(2):99-104, Available online, www.alessandragraziottin.it.

McKay, E., Kaufman, R., Doctor, U., et al., 2001. Treating vulvar vestibulitis with electromyographic biofeedback of pelvic floor musculature. J. Reprod. Med. 46, 337-342.

Meana, M., Binik, Y.M., Khalife, S., et al., 1997. Dyspareunia: sexual dysfunction or pain syndrome? J. Nerv. Ment. Dis. 185 (9), 561-569.

Meston, C.M., Levin, R.J., Sipski, M.L., et al., 2004. Women's orgasm (Review). Annu. Rev. Sex Res. 15, 173-257.

Milligan, E.D., Watkins, L.R., 2009. Pathological and protective roles of glia in chronic pain. Nat. Rev. Neurosci. 10 (1), 23-36.

Nappi, R.E., Federghini, F., Abbiati, L., et al., 2003. Electrical stimulation (ES) in the management of sexual pain disorders. J. Sex Marital Ther. 29, 103-110.

Nastri, C.O., Lara, L.A., Ferriani, R.A., et al., 2013. Hormone therapy for sexual function in perimenopausal and postmenopausal women. Cochrane Database Syst. Rev. (Issue 6). http://dx.doi.org/10.1002/14651858.CD009672.pub2, CD009672.

Nelissen, S., Lemmens, E., Geurts, N., et al., 2013. The role of mast cells in neuroinflammation. Acta Neuropathol. 125 (5), 637-650.

NIH Consensus Conference, 1993. Impotence. NIH Consensus Development Panel on Impotence. JAMA. 270, 83.

Notelovitz, M., 2002. A practical approach to post-menopausal hormone therapy (Ob/Gyn, special edn). MacMahon, New York.

Plaut, M., Graziottin, A., Heaton, J., 2004. Sexual dysfunction. Health Press, Abingdon.

Pluchino, N., Carmignani, A., Cubeddu, A., et al., 2013a. Androgen therapy in women: for whom and when. Arch. Gynecol. Obstet. 288 (4), 731-737.

Pluchino, N., Giannini, A., Cela, V., et al., 2013b. Effect of DHEA therapy on sexual behavior in female rats. Gynecol. Endocrinol. 29 (5), 496-502.

Poels, S., Bloemers, J., van Rooij, K., et al., 2014. Two novel combined drug treatments for women with hypoactive

sexual desire disorder. Pharmacol. Biochem. Behav. (in press).

Pontiroli, A.E., Cortelazzi, D., Morabito, A., 2013. Female sexual dysfunction and diabetes: a systematic review and meta-analysis. J. Sex. Med. 10 (4), 1044-1051.

Pukall, C., Lahaie, M.A., Binik, Y.M., 2006. Sexual pain disorders: etiologic factors. In: Goldstein, I., Meston, C. M., Davis, S., et al. (Eds.), Women's Sexual Function and Dysfunction: Study, Diagnosis and Treatment. Taylor and Francis, London, pp. 236-244.

Raghunandan, C., Agrawal, S., Dubey, P., et al., 2010. A comparative study of the effects of local estrogen with or without local testosterone on vulvovaginal and sexual dysfunction in postmenopausal women. J. Sex. Med. 7 (3), 1284-1290.

Rellini, A., Meston, C.M., 2004. Sexual abuse and female sexual disorders: clinical implications. In: Graziottin, A. (Ed.), Female Sexual Dysfunction: A Clinical Approach. Urodinamica. 19(2):80-83. Available online, www.alessandragraziottin.it.

Rioux, J.E., Devlin, M.C., Gelfand, M.M., et al., 2000. 17 Beta estradiol vaginal tablet versus conjugated equine estrogen vaginal cream to relieve menopausal atrophic vaginitis. Menopause. 7 (3), 156-161.

Salonia, A., Munarriz, R.M., Naspro, R., et al., 2004. Women's sexual dysfunction: a pathophysiological review. BJU Int. 93, 1156.

Salonia, A., Clementi, M.C., Graziottin, A., et al., 2013. Secondary provoked vestibulodynia in sexually active women with uncomplicated recurrent urinary tract infections. J. Sex. Med. 10, 2265-2273.

Sarrel, P.M., 1998. Ovarian hormones and vaginal blood flow using laser Doppler velocimetry to measure effects in a clinical trial of post-menopausal women. Int J Impot Res. 18, S91-S93.

Schindler, A.E., 1999. Role of progestins in the premenopausal climacteric. Gynecol. Endocrinol. 13 (Suppl. 6), 35-40.

Schnarch, D., 2000. Desire problems: a systemic perspective. In: Leiblum, S.R., Rosen, R.C. (Eds.), Principles and Practice of Sex Therapy, third ed. Guilford, New York, pp. 17-56.

Seagraves, R.T., Balon, R., 2003. Sexual pharmacology: fast facts. WW Norton & Company, New York.

Sherwin, B.B., 2002. Randomized clinical trials of combined estrogen-androgen preparations: effects on sexual functioning. Fertil. Steril. 77 (Suppl. 4), S49-S54.

Shifren, J.L., Braunstein, G.D., Simon, J.A., et al., 2000. Transdermal testosterone treatment in women with impaired sexual function after oophorectomy. N. Engl. J. Med. 343, 682-688.

Simon, J.A., 2010. Low sexual desire - is it all in her head? Pathophysiology, diagnosis, and treatment of hypoactive sexual desire disorder. Postgrad. Med. 122 (6), 128-136.

Simunic, V., Banovic, I., Ciglar, S., et al., 2003. Local estrogen treatment in patients with urogenital symptoms. Int. J. Gynaecol. Obstet. 82, 187-197.

Stanzczyk, F.Z., 2002. Pharmacokinetics and potency of progestins used for hormone replacement therapy and contraception. Rev. Endocr. Metab. Disord. 3, 211-224.

Stomati, M., Monteleone, P., Casarosa, E., et al., 2000. Six-month oral dehydroepiandrosterone supplementation in early and late postmenopause. Gynecol. Endocrinol. 14, 342-363.

Traish, A.M., Kim, N., Min, K., et al., 2002. Role of

androgens in female genital sexual arousal: receptor expression, structure, and function. Fertil. Steril. 77 (Suppl. 4), S11-S18.

Travell, J., Simons, D., 1983. Myofascial Pain and Dysfunction The Trigger Points Manual, vol. 1. Williams & Wilkins, Baltimore, MD.

Vehkavaara, S., Hakala-Ala-Pietila, T., Virkamaki, A., et al., 2000. Differential effects of oral and transdermal estrogen replacement therapy on endothelial function in postmenopausal women. Circulation. 102, 2687-2693.

Vincenti, E., Graziottin, A., 2004. Neuropathic pain in vulvar vestibulitis: diagnosis and treatment. Urodinamica. 14, 112-116.

Wesselmann, U., Burnett, A.L., Heinberg, L., 1997. The urogenital and rectal pain syndromes. Pain. 73 (3), 269-294.

Wilson, S.K., Delk, J.R., Billups, K.L., 2001. Treating symptoms of female sexual arousal disorder with the Eros clitoral therapy device. J. Gend. Specif. Med. 4 (2), 54-58.

Whitmore, K., Siegel, J.F., Kellogg-Spadt, S., 2007. Interstitial cystitis/painful bladder syndrome as a cause of sexual pain in women: a diagnosis to consider. J. Sex. Med. 4 (3), 720-727.

第 8 章

男性特异性盆底功能障碍及循证物理治疗

8.1　男性尿失禁和其他下尿路症状

Marijke Van Kampen, Inge Geraerts

概述

前列腺手术是导致男性尿失禁（UI）的主要原因之一。自20世纪90年代末以来，对前列腺切除术后尿失禁患者进行物理治疗的 RCT 研究陆续出现（Mathewson-Chapman，1997；Chang et al.，1998；Moore et al.，2001；Floratos et al.，2002；Parekh et al.，2003；Wille et al.，2003）。2004—2013年间，医学界共有22项关注前列腺切除术后物理治疗和尿失禁情况的新研究（Ip，2004；Yokoyama et al.，2004；Filocamo et al.，2005；Burgio et al.，2006；Manassero et al.，2007；Zhang et al.，2007；Liu et al.，2008；Moore et al.，2008；Overgard et al.，2008；Robinson et al.，2008；Mariotti et al.，2009；Centemero et al.，2010；Dubbelman et al.，2010；Marchiori et al.，2010；Ribeiro et al.，2010；Yamanishi

et al.，2010；Glazener et al.，2011；Goode et al.，2011；Nilssen et al.，2012；Park et al.，2012；Tienforti et al.，2012；Geraerts et al.，2013）。一篇 Cochrane 综述和针对前列腺切除术后尿失禁的临床指南给出了与男性尿失禁相关的物理治疗的证据（Campbell et al.，2012；Lucas et al.，2012）。

除了尿失禁，男性也可能患有其他下尿路症状。这些症状包括充盈症状、刺激性症状（例如，尿频、尿急、急迫性尿失禁、夜间遗尿症）、排尿症状或阻塞性症状（例如，排尿犹豫、尿弱流、尿紧张、膀胱排空不全、尿流中断，以及排尿末和排尿后滴沥）（Dorey，2001；Abrams et al.，2003）。尽管物理治疗在理论上能够减轻下尿路症状，但是目前关于这些症状的研究数量很少。只有4项 RCT 探究了物理治疗对于排尿末和尿后滴沥的疗效（Paterson et al.，

1997；Chang et al.，1998；Porru，2001；Dorey et al.，2004）。

前列腺切除术后尿失禁

尿失禁常见于接受前列腺切除术后的男性（Diokno，1998；Dorey，2000；Peyromaure et al.，2002）。

前列腺是男性性腺的一部分，可分为3个区：中央带（占25%，位于膀胱下方），移行带（占5%，位于尿道周围）和外周带（占70%，位于其他区域）。良性前列腺增生（图8.1）发生于移行带，可通过经尿道或经膀胱的前列腺切除术治疗。75%的前列腺腺癌位于外周带，局限性前列腺癌可以通过根治性前列腺切除术（radical prostatectomy，RP）治疗，这种治疗通常被认为是最有效的（Baert et al.，1996）（图8.2）。RP可通过开放式、腹腔镜或机器人辅助腹腔镜的方法进行（图8.3）。

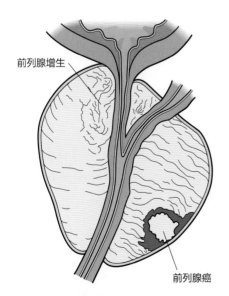

图 8.1 前列腺增生与前列腺癌

前列腺切除后常出现漏尿。所有患者都难以接受尿失禁的发生，特别是在手术后的早期恢复阶段。患者表现出对气味的恐惧、羞愧、自我意识的增强以及尴尬感。如有外界的支持，尿失禁患者的情况会有所改善（Moore et al.，1999）。

有研究者建议使用PFMT、生物反馈以及经皮或直肠电极电刺激以改善前列腺手术后的尿失禁（Hunter et al.，2004）。这种治疗的基本原理是，通过盆底收缩改善腹压，从而增加排尿期间尿道外括约肌的力量。PFMT可使横纹肌肥大，增加尿道外部机械压。此外，盆底的收缩可以抑制逼尿肌收缩，从而改善尿失禁（Berghmans et al.，1998）。

发病率和病理生理学

经尿道和开放式前列腺切除术后尿失禁的发生率明显降低，尿失禁的问题会在几天或几个月内恢复。有报告指出，术后尿失禁发生率约为9%，术后12个月发生率约为1%（Lourenco et al.，2008；Milsom et al.，2009）。只有Glazener等（2011）在最近的一项试验中报告了更高的发生率，其中17%的患者在经尿道前列腺切除术（TURP）后6周存在尿失禁，在第12个月时仍有10%的患者存在尿失禁。一般来说，在接受TURP后，只有一小部分患者会存在长期尿失禁（Van Kampen et al.，1997）。前列腺切除术后尿失禁发生率差异很大。有报道称在开放RP术后，患者在拔除尿管后即刻的尿自控率为10%~41%（Van Kampen et al.，2000；Ficarra et al.，2009），机器人辅助腹腔镜前列腺切除术后的尿失禁率为13.1%~

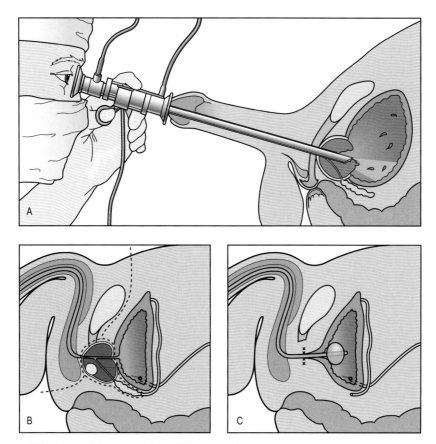

图 8.2　A. 经尿道前列腺切除术。B. 根治性前列腺切除术

68.9%（Tewari et al.，2003；Joseph et al.，2006；Menon et al.，2007；Ficarra et al.，2009）。一些来自著名学术中心的报告声称，RP 术后一年，95% 的患者可以自控排尿（Walsh et al.，1994；Myers，1995；Poon et al.，2000）。然而，其他研究对这个问题的看法并不乐观。他们认为，30%~40% 的患者在手术后一年甚至更长时间内都需要穿着尿垫（Braslis et al.，1995；Bishoff et al.，1998；Boccon-Gibod，1997）。手术后12 个月，开放式手术中有 61%~94% 的患者（Coehlo et al.，2010；Ficarra et al.，2012），机器人辅助手术中有 69%~97% 的患者（Coehlo et al.，2010；Ficarra et al.，2012），腹腔镜手术中有 48%~95% 的患者（Coehlo

et al.，2010）可以重新恢复自控排尿。

一些研究对比了开放式和机器人辅助 RP 两种术式后尿失禁的发生情况。有研究发现，接受机器人辅助 RP 的患者会比接受开放式 RP 的患者更早恢复排尿控制（Ficarra et al.，2009），但其他研究无法证实这一点。不同研究报告的尿失禁发生率的差异取决于对尿失禁定义的界定、不同评估方法间的差异、随访期的不同以及评估者（如患者、内科医师、泌尿外科医师或治疗师）的不同（Donnellanet et al.，1997；Fowler et al.，1995；Moore et al.，1999）。

RP 术后尿失禁主要是由于膀胱功能障碍（如膀胱过度活动或顺应性差）导致的，而不是括约肌损伤。RP 后，内源性括

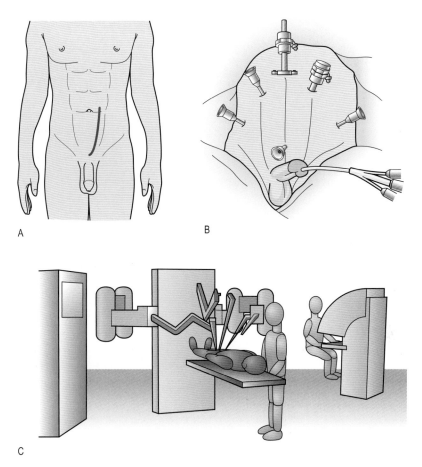

图8.3 根治性前列腺切除术：开放式（A），腹腔镜（B），机器人辅助（C）

约肌缺损是导致尿失禁的主要原因，约占60%～97%（Baert et al.，1996）。逼尿肌过度活动是常被忽视的病因。出口阻塞所致充溢性尿失禁较少见（Foote et al.，1991；Baert et al.，1996；Gudziak et al.，1996；Haab et al.，1996；Grise and Thurman，2001）。

一小部分患者在术后早期报告了排尿末期和尿后滴沥（Chang et al.，1998；Porru et al.，2001）。这是由于尿道功能障碍造成的，即后尿道挤压减少或缺失，导致尿道球部残留未排出的尿液（Wille et al.，2000）。

许多危险因素增加了RP术后尿失禁的可能性，例如，有既往经尿道切除手术史、功能性尿道长度缩短、未保留膀胱颈、未保留神经血管束、高龄、手术专业性低、临床和病理分期为晚期的肿瘤（Aboseif et al.，1994；Eastham et al.，1996；Van Kampen et al.，1998）。

PFMT 预防和治疗尿失禁效果的证据

为更好地给出临床建议，我们对男性尿失禁相关文献进行了分析研究。既往有很多文献对前列腺切除术后尿失禁保守治疗的总体效果进行了报道（Burgio et al.，1989；Meaglia et al.，1990；Ceresoli et al.，1995；Moul，1998；Dorey，2000），研究者发现，前列腺切除术后的尿失禁症状往往会在无任何干预的情况下随着时间逐渐改善。采用物理治疗缓解前列腺切除术后尿失禁的具体有效性只能通过 RCT 进行评估。下文描述了不同类型的干预方式。PFMT 包括盆底肌肉锻炼（PFME）、生物反馈（BF）和电刺激（ES）等所有训练盆底肌肉的方法。BF 的常用设备包括提供视觉或听觉反馈的设备。ES 包括由直肠探针和经皮电极提供的各种类型的 ES（图 8.4）。PFMT 的主要作用为提升 PFM 自主收缩意识或抑制逼尿肌收缩。

尽管 PFM 的放松与收缩一样重要，但到目前为止，尚无关注这一方面的研究报道。

Moore 等（2003），Hunter 等（2004、2007）和 Campbell 等（2012）相继发表了关于前列腺切除术后尿失禁保守治疗的 Cochrane 综述。Lucas 等在 2012 年发表了关于尿失禁的指南。尿失禁的结果指标存在很大差异，其评估主要基于尿垫的使用数量，其中，数量为 "0" 和 "1" 被定义为可自控。尿失禁的客观评估常采用不同的尿垫试验，如 20 分钟、40 分钟、60 分钟、24 小时和 48 小时尿垫试验（Moore et al.，2003；Hunter et al.，2004）。其他评估方法包括尿失禁发作日记、PFM 肌力指检、视觉模拟评分（VAS）和尿失禁的生活质量（QoL）问卷（Herr，1994；Laycock，1994；Emberton et al.，1996）。美国泌尿协会症状指数评分（the American urological association

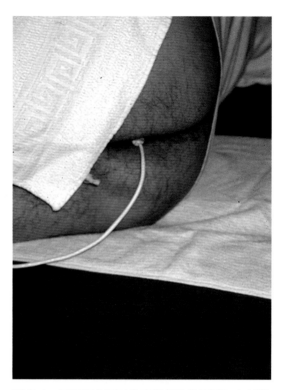

图 8.4　用肛门电极对盆底进行生物反馈和电刺激

symptom score，AUA）和国际前列腺症状评分（international prostate symptom score，IPSS）也可用来评估下尿路症状（Barry et al.，1992）。

研究方法

本书纳入了 33 项符合条件的关于男性前列腺切除术后尿失禁物理治疗的试验研究。其中两项为经尿道前列腺切除术后，30 项为根治性前列腺切除术后，1 项为经尿道前列腺切除术和根治性前列腺切除术后（表 8.1）。摘要没有包含在内。仅有 1 项试验未进行（Chang et al.，1998）对照组和试验组患者的随机分组，其他所有试验都是随机的。所有关于前列腺切除术后尿失禁研究的 PEDro 质量评分为 1~8 分（满分 10 分）（表 8.2）。

表 8.1 前列腺切除术后尿失禁物理治疗的随机对照研究

作者	Bales et al.，2000
试验设计	双臂 RCT： 试验组，术前 PFMT + EMG 生物反馈治疗 对照组，提供关于 PFMT 的术前信息
样本量和年龄（岁）	100 名男性（试验组 50 名，对照组 50 名），试验组平均年龄为 59.3 岁，对照组平均年龄为 60.9 岁
诊断	尿失禁问卷，尿垫数量
训练方案	试验组：术前 45 分钟给予 1 次 EMG 生物反馈治疗 + 术前、术后家庭训练 家庭训练：10~15 次持续 5~10 秒的收缩，每天 4 次 对照组：术前和术后提供 PFMT 相关信息（书面和简短的口头信息）+ 与试验组相同的家庭训练
脱落率	3%
结果	手术后 1~6 个月试验组和对照组之间尿失禁发生率（尿垫数量）无显著性差异（P=0.271~0.648）
作者	Burgio et al.，2006
试验设计	双臂 RCT： 试验组，术前 PFMT+EMG 生物反馈治疗 对照组，外科医师的术后口头宣教
样本量和年龄（岁）	125 名男性（试验组 63 名，对照组 62 名），试验组平均年龄为 60.7 岁，对照组平均年龄为 61.1 岁
诊断	每日渗出量，尿垫使用量，IIQ 和 QoL 问卷
训练方案	试验组：术前给予 1 次直肠电极生物反馈治疗 + 术前、术后家庭训练 家庭训练：15 次收缩，每次维持 2~10 秒，每天 3 次 对照组：给予中断排尿的口头指令，术后每天 1 次
脱落率	手术后 10%；6 个月后 18%
结果	术后 6 个月试验组和对照组间尿失禁持续时间（漏尿次数）有显著差异（P=0.04）；穿尿垫的患者人数存在显著差异（P<0.05）
作者	Centemero et al.，2010
试验设计	双臂 RCT： 试验组，术前和术后 PFME 对照组，术后 PFME
样本量和年龄（岁）	118 名男性（试验组 59 名，对照组 59 名），试验组平均年龄为 60.5 岁，对照组平均年龄为 57.5 岁
诊断	自我报告可控尿，ICS 男性 SF 评分，24 小时尿垫试验
训练方案	试验组：术前在指导下进行 8 次 PFME+30 天术前家庭运动 + 尿管拔除后 1 个月内进行 8 次指导下的 PFME；术后每天 30 分钟 PFME 直至恢复排尿控制 对照组：与试验组相同的术后计划
脱落率	0
结果	试验组和对照组尿失禁有显著差异： 术后 1 个月和 3 个月（P=0.018/0.028）主观尿控能力有显著差异 术后 1 个月和 3 个月（P=0.002/0.002）ICS 男性 SF 评分有显著差异 术后 1 个月和 3 个月（P=0.040/0.033）24 小时尿垫试验有显著差异

作者	Chang et al.，1998
试验设计	双臂非随机对照试验： 　　试验组，PFME 　　对照组，无治疗
样本量和年龄（岁）	50 名 TURP 后男性（试验组 25 名，对照组 25 名），试验组平均年龄为 65 岁（51~74 岁），对照组平均年龄为 66 岁（45~79 岁）
诊断	PFM 肌力指检（0~4），问卷，排尿记录，尿流率
训练方案	试验组：PFME 4 周 　　家庭训练：30 次练习，每天 4 次 　　对照组：没有治疗
脱落率	没有报道
结果	仅在第 4 周时试验组和对照组盆底肌肌力有显著差异（$P<0.05$） 第 1~4 周试验组和对照组间排尿间隔长度有显著差异（$P<0.01$） 第 3 周和第 4 周试验组和对照组间尿失禁有显著差异（$P<0.05$） 第 4 周试验组和对照组间尿末滴沥有显著差异（$P<0.05$） 第 4 周试验组和对照组间生活质量有显著差异（$P<0.01$） 第 4 周试验组和对照组间尿流率无显著差异
作者	Dubbelman et al.，2010
试验设计	双臂 RCT： 　　试验组，提供信息并进行指导下的 PFME 　　对照组，提供口头指导和 PFME 信息
样本量和年龄（岁）	79 名男性（试验组 35 名，对照组 44 名），试验组和对照组年龄中位数均为 64 岁
诊断	24 小时尿垫试验（<4 g 为可自控）和 1 小时尿垫试验（<1 g 为可自控）
训练方案	试验组：术后第 2、3、4、8、12、16、20、26 周，每周最多 9 次指导下的 PFME 训练，每次 30 分钟 + 每天 150 次家庭训练 　　对照组：PFME 的口头指导并提供相关信息
脱落率	13/79
结果	试验组与对照组尿失禁无显著差异： 在尿管拔除后第 1、4、8、12、26 周分别进行 24 小时尿垫试验无显著差异；第 1、12、26 周分别进行 1 小时尿垫试验无显著差异
作者	Filocamo et al.，2005
试验设计	双臂 RCT： 　　试验组，PFME 方案 　　对照组，无 PFME 相关指导
样本量和年龄（岁）	300 名 RP 术后男性（试验组 150 名，对照组 150 名），试验组平均年龄为 65.0 岁（51~75 岁），对照组平均年龄为 66.8 岁（45~75 岁）
诊断	1 小时尿垫试验，24 小时尿垫试验，每日使用尿垫数量，ICS
训练方案	尿管拔除后开始 PFME（仅凯格尔运动，无直肠电刺激或生物反馈）。通过肛门指检评估盆底肌收缩。居家训练（10 次收缩，每次 5 秒，中间休息 10 秒） 在所有体位下进行 PFME 训练，PFME 在任何可能缓解尿失禁的活动及治疗前进行
脱落率	2/300（1%）
结果	与对照组相比，试验组患者在术后第 1 个月和第 6 个月时排尿控制显著改善。试验组中，患者年龄与排尿控制相关，但在对照组中无相关性。1 年后，93.3% 的患者实现了排尿控制

续表

作者	Floratos et al.，2002
试验设计	双臂 RCT： 　试验组，PFMT + EMG 生物反馈 　对照组，关于 PFMT 的口头指导
样本量和年龄（岁）	42 名男性（试验组 28 名，对照组 14 名），试验组平均年龄为 63.1 岁（SD=4），对照组平均年龄为 65.8 岁（SD=4.3）
诊断	1 小时尿垫试验和问卷调查，ICS
训练方案	试验组：在家中进行 15 次 EMG 生物反馈治疗，每周 3 次，每次 30 分钟；家庭训练，每天收缩 50~100 次 对照组：关于 PFMT 的口头指导，1 组肛门控制训练；家庭训练，亚极量，强度 70%，每天收缩 80~100 次，每次 3-5 秒
脱落率	0
结果	术后第 1、2、3、6 个月试验组和对照组尿失禁（ICS，1 小时尿垫试验和尿垫使用数量）无显著差异（$P>0.05$）
作者	Franke et al.，2000
试验设计	双臂 RCT： 　试验组，PFMT+ 生物反馈 　对照组，不治疗
样本量和年龄（岁）	30 名男性（试验组 15 名，对照组 15 名）；试验组平均年龄为 62.3 岁，对照组平均年龄为 60.7 岁
诊断	排尿记录，48 小时尿垫试验
训练方案	试验组：5 次 45 分钟的生物反馈行为疗法 对照组：没有治疗
脱落率	第 6 周有 6 人退出，第 12 周有 7 人退出，第 24 周有 15 人退出
结果	在第 6 周、第 3 个月和第 6 个月时，试验组和对照组的尿垫试验和尿失禁发生率无显著差异
作者	Geraerts et al.，2013
试验设计	双臂 RCT： 　试验组，术前和术后 PFME+ 生物反馈 　对照组，术后 PFME+ 生物反馈
样本量和年龄（岁）	180 人（试验组 91 名，对照组 89 名）；试验组平均年龄为 61.8 岁；对照组平均年龄为 62.0 岁
诊断	24 小时（0 g 持续 3 天为可自控）及 1 小时尿垫试验，VAS，IPSS，KHQ
训练方案	试验组：术前进行 3 次指导下 PFME+ 生物反馈 +21 天家庭训练（每天 60 次）；术后拔除尿管后，每周进行指导下 PFME+ 生物反馈训练直至恢复排尿控制 家庭训练：PFME，10 次持续 1 秒的收缩，10 次持续 10 秒的收缩，每天 3 次 对照组：与试验组相同的术后计划
脱落率	5%
结果	尿垫试验显示试验组和对照组在排尿控制方面没有显著差异，尿管拔除后第 1、3、6 和 12 个月尿失禁发生率也无显著差异

作者	Glazener et al.，2011
试验设计	两项双臂 RCT（试验 1，RP 术后男性；试验 2，TURP 术后男性）： 试验组，治疗师进行 4 个疗程 PFMT（超过 3 个月） 对照组，标准护理和生活方式建议
样本量和年龄（岁）	RP（试验 1），TURP（试验 2）术后尿失禁男性 试验 1：n=411/1158（试验组 =205，对照组 =206）；试验组平均年龄为 62.4 岁（SD=5.8），对照组平均年龄为 62.3 岁（SD=5.6） 试验 2：n=442/5986（试验组 =220，对照组 =222）；对照组平均年龄为 68.2 岁（SD=7.7），对照组平均年龄为 67.9 岁（SD=8.1）
诊断	ICIQ-UI SF 问卷，成本效益测量（QALY），尿垫和尿管的使用，昼夜排尿频率及尿失禁，EQ-5D 和 SF-12（QoL）
训练方案	试验组：一对一治疗，包括 PFMT 和 BT（如果 OAB / 紧急症状）+ PFMT 和生活方式宣传（术后 6 周开始，在 3 个月内完成 4 个治疗期） 对照组：仅提供标准护理 + 生活方式宣传，没有单独的 PFMT 指导或课程
脱落率	试验 1，20/411（5%）；试验 2，45/442（10%）
结果	试验 1：手术后 12 个月，尿失禁的比例在试验组和对照组之间无显著差异。各组之间的尿失禁率或平均 ICIQ 评分在任何时间点都没有显著差异 试验 2：与试验 1 结果相同
作者	Goode et al.，2011
试验设计	3 臂 RCT： 试验组（E），E1，8 周的行为疗法（PFMT，膀胱控制策略）；E2，加入工作环境的行为疗法，双通道 EMG 生物反馈和日常家庭盆底电刺激（20 Hz，电流可达 100 mA） 对照组（C），延迟治疗
样本量和年龄（岁）	208 名尿失禁患者（E1=70，E2=70，C=68），RP 术后 1~17 年（51~84 岁）
诊断	治疗 8 周后尿失禁发生率降低情况（平均 7 天膀胱日记），AUA-7 症状指数，IPSS-QoL 问题，IIQ，EPIC，SF-36，改善的整体感知和患者满意度问卷
训练方案	E1：行为疗法（PFMT，膀胱控制策略）包括解剖学和 PFME（肛门触诊）的解释，4 次就诊，间隔（±2）周；家庭锻炼包括每天 3 组（卧位、坐位和立位），每次 2~10 秒收缩和放松，重复 15 次。收缩和放松持续时间需要每周增加 1 秒，直至 10~20 秒。参与者必须在前两周的练习中每天中断一次排尿。参与者在 8 周的治疗期间每天书写膀胱日记和运动日志。给予患者液体摄入控制讲义。向患者说明避免压力和急迫性尿失禁的策略 E2：加入 BF 和 ES（行为增强）的行为疗法也以类似的方式在工作环境中进行，双通道 BF 和每日家庭盆底肌 ES（使用肛门电极，20 Hz，脉冲宽度 1 毫秒，持续 5 秒，休息 15 秒，电流可达 100 mA，总时间 15 分钟）+ 每日额外两次 PFME C：延迟治疗组的患者每天坚持书写膀胱日记，并接受每 2 周 1 次膀胱日记检查。8 周后，他们可以选择接受方案外的治疗，根据他们的选择，进行伴有或不伴有 BF 及 ES 的行为疗法
脱落率	32/208（15%）
结果	与 C 组相比，E1 组和 E2 组的尿失禁平均发作次数明显减少更多 治疗组之间的尿失禁减少无显著差异 在积极治疗的组别中，这种改善持续了 12 个月

作者	Ip，2004
试验设计	双臂 RCT： 试验组，PFMT+ 相关信息记录在冰箱磁贴上 对照组，PFMT+ 相关信息记录在纸上
样本量和年龄（岁）	16 名 TURP 或 RP 术后男性尿失禁患者
诊断	自行开发的问卷和 St George 尿失禁评分 在入院前、术后两周和术后 3 个月分别评估
训练方案	试验组：相关信息记录在冰箱磁贴上，无指导下进行 PFMT。PFMT：6 次收缩，每次收缩 5 秒，休息 5 秒，每天 6 次 对照组：相关信息记录在纸上，无指导下进行 PFMT。具体训练与试验组相同 治疗时间：3 个月
脱落率	两周后 2/16；3 个月后 0/16
结果	与对照组相比，无法得出试验组中男性对 PFMT 依从性更高的结论
作者	Liu et al.，2008
试验设计	双臂 RCT： 试验组，体外磁场神经强化治疗（ExMI） 对照组，PFMT
样本量和年龄（岁）	24 名 RP 术后男性尿失禁患者
诊断	QoL 量表和 ICIQ-SF 问卷
训练方案	试验组：ExMI，10 Hz，持续 10 分钟，休息 3 分钟，之后进行第 2 次治疗，50 Hz，20 分钟； 每周两次 对照组：仅用 PFMT，在指导下训练 20 分钟，每天 3 次 治疗持续时间：6 周
脱落率	无信息
结果	术后 1 个月，两组的 QoL 和 ICIQ-SF 评分均有改善，但差异无统计学意义。在第 3 个月和第 6 个月时，试验组的得分明显优于对照组
作者	Manassero et al.，2007
试验设计	双臂 RCT： 试验组，强化 PFMT 治疗方案 对照组，无指导
样本量和年龄（岁）	107 名在接受保留膀胱颈的耻骨 RP 术后出现尿失禁（24 小时尿垫试验 > 2 g）的男性（试验组 54 名，对照组 53 名）；试验组的平均年龄为 66.8 岁（SD=6.3），对照组的平均年龄为 67.9 岁（SD=5.5）
诊断	24 小时尿垫试验，VAS，QoL 中的单项问题
训练方案	试验组：不论任何程度的尿失禁，只要存在（1 年内），就持续进行盆底再教育方案。该方案 包括涉及言语反馈的主动 PFE。在 PFM 较弱的情况下，在患者家中通过肛门电极给予 ES。 家庭训练包括每天在家中进行 45 次收缩（动作完成 3 组，每组 15 次），逐渐增加至每天 90 次 对照组：仅评估这些患者的残余尿失禁率
脱落率	13/107（12%）
结果	尿管拔除后的总体自主可控排尿率为 23.6%。术后第 1、3、6 和 12 个月，对照组患者尿失禁 的比例显著高于试验组。RP 术后 12 个月、VAS 和 QoL 在试验组和对照组之间也存在显著 差异

作者	Marchiori et al., 2010
试验设计	双臂 RCT： 试验组，每日强化 PFMT+ 生物反馈 +ES，持续 2~3 周 对照组，PFMT 教学和口头建议
样本量和年龄（岁）	332 名根治性前列腺切除术后 30 天（每日尿垫使用超过 1 片）男性尿失禁患者（试验组 166 名，对照组 166 名），试验组平均年龄 67 岁，对照组平均年龄 66.5 岁
诊断	ICIQ- 男性，RAND36 项健康调查，尿垫使用情况
训练方案	试验组：每天进行强化 PFMT+ 生物反馈，正确收缩教学，10 次 ES，每次 15 分钟，持续 2~3 周 对照组：PFMT 教学及口头建议，以便在家中和随访期间继续锻炼
脱落率	并未提及
结果	试验组 [（44±2）天] 比对照组 [（76±4）天] 更早实现排尿控制
作者	Mariotti et al., 2009
试验设计	双臂 RCT： 试验组，提供相关信息和指导下 PFME 对照组，提供口头指导和 PFME 信息
样本量和年龄（岁）	60 名男性（试验组 30 名，对照组 30 名），试验组和对照组年龄中位数均为 61 岁
诊断	24 小时尿垫试验（可自控指标：2 g 或更少），尿垫使用数量和 ICS 问卷
训练方案	试验组：BF（15 分钟）和 ES（总共 20 分钟，其中 30 Hz，10 分钟和 50 Hz，10 分钟），12 次治疗，每周 2 次，术后 7 天开始每天进行家庭锻炼 对照组：PFME 的口头指导和书面案例
脱落率	无
结果	试验组和对照组之间在尿管拔除后第 2 周、4 周、2 个月、3 个月、4 个月、5 个月、6 个月时，24 小时尿垫试验和尿垫使用数量有显著性差异（$P<0.05$）
作者	Mathewson-Chapman, 1997
试验设计	双臂 RCT： 试验组，术前给予 30 分钟 PFMT 相关信息及会阴肌肉评估（未定义），术后利用生物反馈进行家庭锻炼 对照组，术前给予 30 分钟 PFMT 相关信息及会阴肌肉评估（未定义）
样本量和年龄（岁）	53 名男性（试验组 27 名，对照组 26 名），平均年龄 60 岁
诊断	排尿记录，会阴肌力，尿垫使用数量
训练方案	试验组：术前给予 PFME 信息，利用生物反馈进行家庭锻炼 对照组：术前给予 PFME 信息 家庭训练：收缩 15 次，每次持续数秒，收缩次数每 4 周增加 10 次
脱落率	4%
结果	试验组与对照组尿垫使用数量无显著性差异

作者	Moore et al.，1999
试验设计	3 臂 RCT： 　　试验组 1（E1），PFMT 　　试验组 2（E2），PFMT + ES 　　对照组（C），关于 PFMT 的口头指导和书面信息
样本量和年龄（岁）	63 名男性（E1=21，E2=21，C=21），平均年龄 67 岁（49~77 岁）
诊断	24 小时尿垫试验（≤ 8 g 为可控尿）和问卷（IIQ7 和 EORTC QLQ C30）
训练方案	E1：术前和术后治疗信息（书面和简短的口头信息），门诊每周两次 30 分钟的 PFMT，持续 12 周 + 家庭锻炼 E2：术前和术后治疗信息（书面和简短的口头信息），门诊每周两次 30 分钟的 PFME，持续 12 周 + ES：肛门表面电极，50 Hz，双相脉冲波，脉冲 1 秒，脉宽 1 秒，间歇 1 秒 + 家庭练习 C：术前和术后给予信息（书面和简短的口头信息）+ 与试验组相同的家庭练习 家庭锻炼：持续 5~10 秒的收缩 12~20 次；持续 20~30 秒的收缩 8~10 次，10 秒内重复收缩，每天 3 次
脱落率	8%
结果	所有评估结果均显示，E1、E2 和 C 组间尿失禁无显著性差异
作者	Moore et al.，2008
试验设计	双臂 RCT： 　　试验组，PFMT+ 生物反馈 　　对照组，有关 PFMT 的电话指导
样本量和年龄（岁）	205 名男性（试验组 106 名，对照组 99 名），平均年龄未知
诊断	在术前及术后第 4 周、8 周、12 周、16 周、28 周、52 周进行 24 小时尿垫试验（≤ 8g 为可控）、问卷调查（失禁影响问卷 IIQ7 和 IPSS），尿流失问题的感知
训练方案	试验组：术后提供 4 周训练相关信息（书面和口头信息）；门诊每周 1 次 PFMT 和生物反馈治疗，30 分钟，直至可控制排尿，最多进行 24 周 + 家庭训练 对照组：书面和简短的口头信息 + 与试验组相同的家庭训练 家庭锻炼：10~12 次收缩，每天 3 次
脱落率	8%
结果	所有评估结果均显示，试验组和对照组之间的尿失禁没有显著性差异
作者	Nilssen et al.，2012
试验设计	双臂 RCT，与 Overgard 相同的研究： 　　试验组，提供 PFME 相关信息及指导或提供 DVD 　　对照组，关于 PFME 的口头指导和信息
样本量和年龄（岁）	85 名男性（试验组 42 名，对照组 43 名），试验组年龄中位数为 60 岁，对照组年龄中位数为 62 岁
诊断	QoL：UCLA-PCI，SF-12
训练方案	试验组：指导下进行 45 分钟的 PFME 治疗，每周 1 次，在尿管拔除后立即开始直至可控制排尿；收缩 6~8 秒；每天家庭锻炼 30 次，记录每日训练 对照组：关于 PFME 的口头指导和书面信息
脱落率	5.9%
结果	术后 6 周、3 个月、6 个月和 12 个月时，试验组与对照组的 HR QoL 无显著性差异

作者	Overgard et al.，2008
试验设计	双臂 RCT： 试验组，提供 PFME 相关信息及指导或提供 DVD 对照组，关于 PFME 的口头指导和信息
样本量和年龄（岁）	85 名男性（试验组 42 名，对照组 43 名），试验组年龄中位数为 60 岁，对照组年龄中位数为 62 岁
诊断	尿垫数量（0= 可控），自我报告的排尿控制，24 小时尿垫试验（<2 g 为可控）和肛门压力检测得出的肌肉力量（cmH$_2$O）
训练方案	试验组：指导下进行 45 分钟的 PFME 治疗，每周 1 次，在尿管拔除后立即开始直至可控制排尿；收缩 6~8 秒；每天家庭锻炼 30 次，记录每日训练 对照组：关于 PFME 的口头指导和书面信息
脱落率	5/85
结果	尿管拔除后第 1、4、8、12 和 26 周，尿垫使用数量、自我报告情况、24 小时尿垫试验，肌肉力量测试均显示两组间尿失禁无显著性差异； 1 年时，试验组和对照组之间，仅在尿垫数量和自我报告情况中存在显著性差异（P=0.028）
作者	Parekh et al.，2003
试验设计	双臂 RCT： 试验组，术前和术后 PFMT+BF 对照组，没有提供正式的 PFE 指导
样本量和年龄（岁）	38 名男性（试验组 19 名，对照组 19 名），试验组平均年龄为 61.6 岁，对照组平均年龄为 55.5 岁
诊断	术后第 6、12、16、20、28 和 52 周的每天尿垫使用数量
训练方案	试验组：PFME（根据患者情况，可以增加生物反馈），术前治疗两次，术后 3 周 1 次，持续 3 个月 对照组：没有关于 PFMT 的正式指导 家庭训练：6 个月或更长时间的功能性再训练（每天两次）
脱落率	5%（第 28 周和第 52 周）
结果	第 12 周试验组和对照组的排尿控制存在显著性差异（P<0.05） 试验组和对照组恢复排尿控制的中位时间存在显著性差异（P<0.05）
作者	Park et al.，2012
试验设计	双臂 RCT： 试验组，联合应用 PFME + 全身抗阻及柔韧性常规训练 对照组，PFME
样本量和年龄（岁）	66 名男性（试验组 33 名，对照组 33 名），试验组和对照组平均年龄均为 69 岁
诊断	身体功能评估［功能性体适能：仰卧起坐、握力、灵活性和平衡能力（站起坐下实验）］；排尿控制情况和生活质量评估：［24 小时尿垫试验（<1 g 为可控），自控率，ICIQ，Beck 抑郁量表，SF-36］ 评估：术前、治疗开始时和 12 周后进行评定
训练方案	从术后第 3 周开始，每周两次，持续 12 周 试验组：联合应用 PFME + 全身抗阻及柔韧性等常规训练（球或弹力带） 对照组：PFME（无具体细节） 家庭训练：总运动时间每天 60 分钟
脱落率	17/66（25%）
结果	功能性体适能（P<0.001）、灵活性（P=0.027）、平衡能力（P=0.015）和 NS 的握力（P=0.49）存在显著性差异； 在第 12 周时，组间 24 小时尿垫试验（P=0.02）和 ICIQ（P=0.03）有显著性差异，试验组优于对照组 组间 SF-36 有显著差异，试验组优于对照组（P<0.01）

作者	Porru et al.，2001
试验设计	双臂 RCT： 试验组，PFMT＋生物反馈 对照组，术后给予相关信息（书面和口头信息）＋与试验组相同的家庭训练
样本量和年龄（年）	TURP 术后男性 58 名（试验组 30 名，对照组 28 名），试验组平均年龄为 67.5 岁（55~73 岁），对照组平均年龄为 66 岁（53~71 岁）
诊断	LUTS 和 QoL 的调查问卷，排尿日记和尿后滴沥，PFM 肌力指检测试
训练方案	试验组：术后 4 次 PFMT 治疗，每周 1 次＋家庭锻炼 对照组：术后提供信息（书面和口头信息）＋同样的家庭练习 家庭训练：15 次力量性和耐力性收缩，每天 3 次
脱落率	3/58（5%）
结果	AUA：两组术后 4 周与术前相比，均有显著改善，试验组与对照组无显著性差异 QoL：试验组仅在术前和术后第 4 周有显著性差异（$P<0.001$） PFM 力量：试验组仅在术前和术后第 4 周有显著性差异（$P<0.01$） 尿失禁发作：试验组与对照组之间存在显著性差异（$P<0.01$） 尿后滴沥：试验组和对照组之间存在显著性差异（$P<0.01$）
作者	Ribeiro et al.，2010
试验设计	双臂 RCT： 试验组，PFMT+BF 对照组，常规护理
样本量和年龄（岁）	73 名男性（试验组 36 名，对照组 37 名），试验组平均年龄为 62.2 岁，对照组的平均年龄为 65.6 岁
诊断	尿失禁严重程度测定：24 小时尿垫试验；可控制排尿，每天至多使用 1 块尿垫 术后第 1、3、6、12 个月使用 ICS 男性简表、IIQ 以及牛津肌力分级量表评价 PFM 力量
训练方案	试验组：术后 4 周给予相关信息（书面和口头信息）；从术后第 15 天开始每周行 30 分钟门诊 PFMT 和 BF 治疗，直至恢复排尿控制，但不超过 3 个月，同时进行家庭训练。右侧卧位练习：3 组，每组 10 次快速收缩，3 次（每次分别做 5 秒、7 秒、10 秒）持续收缩；仰卧位练习：延长呼气过程，并在此期间做 10 次收缩 家庭练习：10~12 次收缩（卧位、坐位、立位），每天 3 次 对照组：泌尿科医师给予患者有关 PFM 收缩的简短口头信息
脱落率	19/73 或 26%
结果	试验组与对照组尿失禁所有评估及 PFM 力均有显著差异（$P<0.05$）。生活质量仅在术后一月有显著差异。
作者	Robinson et al.，2008
试验设计	双臂 RCT： 试验组，术前、术后 1 月各进行 1 个疗程 PFMT 对照组，在试验组训练基础上，尿管拔除后立即增加 4 次生物反馈训练
样本量和年龄（岁）	126 名男性（试验组 62 名，对照组 64 名）
诊断	LUTS 程度，LUTS 痛苦感及健康相关生活质量
训练方案	试验组：术前简短的 PFMT 口头指导，术后两个月行 1 个疗程生物反馈治疗，外加 4 周 PFMT，并在尿管拔除后立即进行生物反馈训练 对照组：术前简短的 PFMT 口头指导，术后两个月行 1 个疗程生物反馈治疗
脱落率	未提及
结果	两组均报告 LUTS 相关程度和痛苦感持续下降，但并未发现组间有显著性差异。组间健康相关生活质量评估也无显著性差异

作者	Sueppel et al.，2001
试验设计	双臂 RCT： 　试验组，术前 PFMT 指导及 1 个疗程 PFMT + 直肠电极生物反馈，术后 6 周、3 个月、6 个月、9 个月、12 个月行 PFMT+ 生物反馈训练，同时进行家庭训练 　对照组，术后 6 周、3 个月、6 个月、9 个月、12 个月行 PFMT + 生物反馈训练，同时进行家庭训练
样本量和年龄（岁）	16 名男性（试验组 8 名，对照组 8 名），试验组平均年龄为 61.8 岁（45~69 岁），对照组平均年龄为 61.1 岁（55~69 岁）
诊断	在术前及术后 6 周、3 个月、6 个月、9 个月、12 个月时进行 45 分钟尿垫试验、膀胱日记、尿失禁次数、每日尿垫使用数量、生活质量、AUA、漏尿指数
训练方案	试验组：PFMT 信息（书面和简短的口头信息）和 PFMT+ 术前和术后 6 周、3 个月、6 个月、9 个月、12 个月直肠压力电极生物反馈和家庭训练 对照组：PFMT + 术后 6 周、3 个月、6 个月、9 个月、12 个月直肠压力探头生物反馈和与试验组相同的家庭训练 家庭训练：收缩次数未知，每天 3 次
脱落率	未报道
结果	仅提供了描述性统计，但试验组尿失禁改善效果较好

作者	Tienforti et al.，2012
试验设计	双臂 RCT： 　试验组，1 次术前 PFMT + EMG 生物反馈 　对照组，术前、术后提供口头信息
样本量和年龄（岁）	34 名男性（试验组 17 名，对照组 17 名），试验组平均年龄 64 岁，对照组平均年龄 67 岁
诊断	ICIQ-UI；尿失禁发作；尿垫使用数量；ICIQ-OAB, IPSS-QoL
训练方案	试验组：术前 1 个疗程 PFME+ 生物反馈，术前和术后均行家庭训练 家庭训练：15 次收缩，每次收缩 2~10 秒，每天 3 次 术后：每月 1 次治疗 + 家庭训练 对照组：口头和书面 PFME 指导
脱落率	5.8%
结果	在拔除尿管后第 1、3、6 个月，试验组与对照组 ICIQ-UI 有显著性差异（P= 0.02/0.01/0.02）；在拔除尿管 3 个月和 6 个月后（P<0.04），尿失禁发作、尿垫使用数量、ICIQ-OAB 有显著性差异，在拔除尿管 1 个月、3 个月和 6 个月后试验组和对照组生活质量无显著性差异

作者	Van Kampen et al.，2000
试验设计	双臂 RCT： 　试验组，PFMT+ 生物反馈 　对照组，安慰剂治疗
样本量和年龄（岁）	102 名男性（试验组 50 名，对照组 52 名），试验组平均年龄为 64.36 岁（SD=0.81），对照组平均年龄为 66.58 岁（SD=0.8）
诊断	24 小时和 1 小时尿垫试验、VAS，排尿量图表，IPSS，每日使用尿垫数量（尿垫数量为 0 意味着可控制排尿）
训练方案	试验组：每周门诊进行 1 次 30 分钟的 PFME 和生物反馈训练，直到恢复排尿控制，同时进行家庭训练 对照组：30 分钟安慰性电刺激，1 周 1 次直到恢复排尿控制 家庭训练：仰卧位、坐位或站立位下进行 40 次维持 1 秒的收缩及 50 次维持 10 秒的收缩，每天总计 90 次收缩
脱落率	4%
结果	试验组与对照组在 RP 术后第 1、6、12 个月时，尿失禁时间及程度有显著性差异

续表

作者	Wille et al., 2003
试验设计	3 臂 RCT： 　　试验组 1（E1），提供相关信息 +PFMT+ES 　　试验组 2（E2），提供相关信息 +PFMT+ES+ 生物反馈 　　对照组（C），提供 PFME 相关信息
样本量和年龄（岁）	139 名男性（E1=46，E2=46，C=47），E1 和 E2 平均年龄 64.6 岁，对照组平均年龄 65.9 岁
诊断	20 分钟尿垫试验，每日使用尿垫数量（每天尿垫数量 ≤ 1 为可控尿），初始状态、3 个月和 12 个月时的尿路症状量表
训练方案	拔除尿管后开始，持续 3 个月 E1：PFMT+ES，其中 ES 使用表面电极，27 Hz，双相位 1 秒脉冲，5 秒脉宽，2 秒间歇，15 分钟，每天两次，家庭设备 E2：PFMT，ES（刺激 5 秒，收缩 5 秒，放松 15 秒）。生物反馈：15 分钟，每天两次，应用同样的家庭设备 C：提供信息（书面和简短的口头信息），进行 3 天治疗，每天 20~30 分钟，同时行家庭训练（每天两次，持续 3 个月）
脱落率	未说明
结果	在第 3 个月和 12 个月时，E1、E2 和 C 组间尿失禁无显著性差异（问卷调查：3 个月时 P=0.8，12 个月时 P=0.5；尿垫试验 3 个月时 P=0.5，12 个月时 P=0.2）

作者	Yamanishi et al., 2010
试验设计	双臂 RCT： 　　试验组，PFMT+ES 　　对照组，PFMT+ 假 ES
样本量和年龄（岁）	56 名 RP 术后严重尿失禁男性，平均年龄 66.6 岁（SD=6.2），试验组 26 例，对照组 30 例
诊断	3 日尿垫试验，ICIQ-SF，KHQ
训练方案	试验组：标准 PFMT+ES（脉冲持续时间 300 微秒，最大输出 70 mA，频率 50 Hz，方波（持续 5 秒，休息 5 秒） 对照组：标准 PFMT+ 假 ES（脉冲持续时间 300 微秒，最大输出 3 mA，频率 50 Hz，方波）（持续 2 秒，休息 13 秒）
脱落率	9/56（16%）
结果	在 1 个月、3 个月和 6 个月时，试验组与对照组中可控制排尿的患者数量有显著差异。相比对照组［（6.8±3.9）个月］，试验组［（2.7±2.6）个月］恢复排尿控制用时更短。1 个月时试验组漏尿量变化、ICIQ-SF 和 KHQ 得分明显大于对照组，但 12 个月时两组间无显著性差异

作者	Yokoyama et al., 2004
试验设计	3 臂 RCT： 　　试验组 1（E1），功能电刺激 　　试验组 2（E2），ExMI 　　对照组（C），PFMT
样本量和年龄（岁）	36 名（每组 12 名患者），E1 组平均年龄为 67.2 岁，E2 组平均年龄为 68.2 岁，对照组平均年龄为 66.2 岁
诊断	膀胱日记，24 小时尿垫重量测试，有效生活质量调查
训练方案	E1 组：肛门电极功能电刺激，20 Hz 方波（脉冲持续时间 300 微秒，最大输出电流 24 mA），15 分钟，每月两次，持续 1 个月 E2 组：10 Hz，间歇治疗 10 分钟，休息 2 分钟，然后 50 Hz，间歇治疗 10 分钟。治疗持续时间 20 分钟，每周两次，持续两个月 对照组：肛门指检下行 PFMT，为家庭练习的患者提供口头和书面指导
脱落率	没有报道
结果	组间比较，尿管拔除后 24 小时内漏尿量没有显著差异；1 个月时，E1 组和对照组间漏尿量有显著性差异；两个月时，E2 组与对照组漏尿量存在显著性差异；术后 6 个月，所有组 24 小时平均漏尿量少于 10 g。术后生活质量下降，但随着时间推移，所有组生活质量均得到逐渐改善

续表

作者	Zhang et al.，2007
试验设计	双臂 RCT，RP 术后 18~21 个月且尿失禁时间超过 6 个月患者 试验组，术后 PFME+1 次 45 分钟的生物反馈 + 小组会议 对照组，PFME+ 1 个疗程生物反馈，家庭 PFME
样本量和年龄（岁）	29 名男性（试验组 14 名，对照组 15 名），试验组平均年龄 62 岁，对照组平均年龄 61 岁
诊断	在治疗开始时和 3 个月时，评估 VAS 和尿垫使用情况；前列腺癌指数和 AUASI、疾病侵入性评定量表（IIRS）
训练方案	试验组：术后 PFME+ 直肠电极生物反馈、术后由物理治疗师进行 1 次 45 分钟治疗，3 个月内由心理医师指导开展 6 次小组治疗（每两周 1 次），同时每天进行家庭训练 2~3 次，每次 5~10 分钟 对照组：术后 PFME +1 次 45 分钟的生物反馈 + 与试验组相同的家庭训练
脱落率	2/29（6%）
结果	3 个月后，与对照组相比，试验组排尿控制及 VAS 有显著性改善（P=0.001）。试验组与对照组尿垫使用有显著性差异（P=0.057）。3 个月后，与对照组相比，试验组生活质量显著改善（P=0.037）。PFME 依从性：试验组 86%，对照组 46%

注：LUTS，下尿路症状。其他缩写见正文。

表 8.2　系统综述中纳入的前列腺切除术后尿失禁物理治疗的（随机）对照试验的 PEDro 质量评分

E– 受试者的纳入条件有具体标准
1– 受试者被随机分配到各组（在交叉研究中，受试者的治疗顺序是随机安排的）
2– 分配方式是隐藏的
3– 就最重要的预后指标而言，各组的基准线都是相似的
4– 对受试者全部设盲
5– 对实施治疗的治疗师全部设盲
6– 对至少测量一项主要结果的评估者全部设盲
7– 在最初分配到各组的受试者中，85% 以上的受试者至少有一项主要结果的测量结果
8– 凡是有测量结果的受试者，都必须按照分配方案接受治疗或者对照治疗，假如不是这样，那么至少应对一项主要结果进行"意向性治疗分析"
9– 至少报告一项主要结果的组间比较统计结果
10– 至少提供一项主要结果的点测量值和变异量值

研究	E	1	2	3	4	5	6	7	8	9	10	总分
Bales，2000	+	+	–	–	–	–	+	+	+	+	–	5
Burgio，2006	+	+	–	+	–	–	+	+	+	+	+	7
Centemero，2010	+	+	–	–	–	–	+	+	–	+	+	6
Chang，1998	+	–	–	–	–	–	–	–	+	+	+	3
Dubbelman，2010	+	+	–	+	–	–	–	+	–	+	+	5
Filocamo，2005	+	+	–	+	–	–	–	+	–	+	+	5
Floratos，2002	+	+	–	–	–	–	+	+	+	+	–	5
Franke，2000	+	+	–	+	–	–	–	–	–	+	+	4

续表

研究												总分
Geraerts, 2013	+	+	+	+	−	−	+	+	+	+	+	8
Glazener, 2011	+	+	+	+	−	−	−	+	+	+	+	7
Goode, 2011	+	+	+	+	−	−	−	−	+	+	+	6
Ip.2004	−	+	−	+	−	−	−	−	−	−	+	3
Liu, 2008	+	+	−	+	−	−	−	−	+	+	+	6
Manassero, 2007	+	+	−	+	−	−	+	+	−	+	+	6
Marchiori, 2010	+	+	−	−	−	−	−	−	−	+	+	3
Mariotti, 2009	+	+	−	+	−	−	−	+	−	+	+	5
Mathewson-Chapman, 1997	−	+	−	−	−	−	−	−	−	+	+	4
Moore, 1999	+	+	+	−	−	−	−	−	−	+	+	5
Morre, 2008	+	+	+	−	−	−	−	+	+	+	+	6
Nilssen, 2012	+	+	−	+	−	−	−	−	+	+	+	5
Overgard, 2008	+	+	−	+	−	−	−	−	+	+	+	5
Parekh, 2003	+	+	−	+	−	−	−	−	+	+	+	5
Park, 2012	−	+	+	+	−	−	−	−	−	+	−	4
Porru, 2001	+	+	−	+	−	−	+	+	−	+	+	6
Ribeiro, 2010	−	+	−	+	−	−	−	−	−	+	−	3
Robinson, 2001	+	+	+	+	−	−	−	+	+	+	+	7
Sueppel, 2001	+	+	−	−	−	−	−	−	−	−	−	2
Tienforti, 2012	+	+	−	−	−	−	−	−	+	+	+	4
Van Kampen, 2000	+	+	−	+	−	−	−	+	+	+	+	7
Wille, 2003	+	+	−	+	−	−	−	−	+	+	+	5
Yamanishi, 2010	+	+	+	+	+	−	+	−	+	+	+	8
Yokoyama, 2004	−	+	−	−	−	−	−	−	−	+	−	3
Zhang, 2007	+	+	−	+	−	−	−	−	−	+	−	4

注：+，完全符合标准；−，不符合标准。通过统计完全符合标准的项数来计算总分，E 项分数不用于生成总分，共计不超过 10 分。

结果

针对 PFMT 在减轻前列腺切除术和 RP 术后尿失禁方面的作用，我们进行了以下假设的检验。

PFMT 优于不治疗或安慰剂（7 项试验）

我们在 5 项试验（Chang et al., 1998；Van Kampen et al., 2000；Filocamo et al., 2005；Manassero et al., 2007）中发现，尿失禁的情况在试验组和对照组之间存在显著性差异。第一项研究在 TURP 术后给予 PFMT 治疗，其余研究发现 RP 术后尿失禁在组间存在显著差异。

在所有的试验中，PFME 均在尿管拔出后的 7 天内开始。Chang 等（1998）的试验进行了为期 4 周的训练，Goode 等（2011）

进行了为期 8 周的训练。在 Van Kampen 等（2000）、Manassero 等（2007）和 Filocamo 等（2005）的试验中，存在尿失禁的患者在术后 1 年内需持续接受训练。

在 Franke 等（2000）和 Glazener 等（2011）的两项试验中，试验组和对照组之间未发现存在显著性差异。Franke 等在术后开展了为期 6 周、共计 5 个疗程的 PFME 和 BF 训练。值得注意的是这项研究的中途退出率很高。Glazener 等（2011）研究中的受试者包括一组 TURP 术后的患者和一组 RP 术后患者。在 3 个月的时间内，由作者和治疗师给予试验组患者 1~4 个疗程的治疗。

术前和术后均进行 PFMT 优于只在术后进行 PFMT（6 项试验）

6 项研究试图探讨术前 PFMT 对 RP 术后尿失禁持续时间的影响，部分研究还涉及对 RP 术后尿失禁严重程度的影响。4 项研究发现术前进行 PFMT 对减少尿失禁具有积极成效（Sueppel et al., 2001; Burgio et al., 2006; Centemero et al., 2010; Tienforti et al., 2012）。一项研究（Parekh et al., 2003）发现早期进行 PFMT，RP 术后 3 个月尿失禁与术前无 PFMT 相比，有显著性差异，但是在术后 1 年未发现显著性差异。只有一项研究未得出早期开展 PFMT 对减少尿失禁具有积极效果的结论（Geraerts et al., 2013）。然而，由于存在较大分歧，我们对结果的解释必须要谨慎。Parekh 等、Burgio 等和 Tienforti 等在研究中对术前和术后的治疗都进行了调整，使得我们无法确定术前 PFMT 的效果。Sueppel 等仅对比了术前进行 1 个疗程训练与术后进行 6 周 PFMT 的患者的疗效，纳入研究的仅有 16 名患者，随访时间只有 3 个

月或 6 个月。这些研究应用的排尿控制标准差异性较大，导致我们难以对结果进行比较分析。

只有 Centemero 等和 Geraerts 等对试验组和对照组给予了相同的术后治疗。两项研究给予试验组 3 个疗程术前治疗，并在术后拔除尿管后立即开始训练，Centemero 等发现试验组有积极效果，而 Geraerts 等在组间未发现显著性差异。

术前 PFMT 联合 BF 优于术前仅提供 PFMT 相关信息（1 项试验）

Bales 等（2000）在术前 2~4 周加入 1 个疗程肌电 BF 治疗，未发现术后尿失禁发生率有显著性差异。对照组仅提供 PFMT 相关信息，试验组和对照组均在术前以及术后进行家庭训练。相对于一次 BF 训练而言，研究者认为强度更大的 BF 训练可能会带来更好的结果。

术后进行 PFMT 优于术前和术后仅提供 PFMT 相关信息（11 项试验）

在一项研究中（Porru et al., 2001），试验组在 TURP 术后接受了为期 4 周的 PFMT，对照组在术前及术后仅提供 PFMT 相关信息。在术后 1 周、2 周和 3 周，试验组和对照组的尿失禁发作次数有显著性差异，但在术后 4 周时无显著性差异。研究者认为，应将 TURP 术后早期进行 PFMT 推荐给所有有意配合治疗的患者。

4 项研究中，均未能得出训练方案比提供信息更有效的结论（Moore et al., 1999, 2008; Wille et al., 2003; Dubbelman et al., 2010）。Overgard 等（2008）的研究是唯一一项发现 PFMT 在尿失禁 1 年时仍有效果的研究，而大多数患者仅在尿管拔除后的早期阶

段受益于 PFMT。然而，Nilssen 等（2012）发现在相同的研究人群中，QoL 不受指导性训练的影响。4 项研究（Zhang et al.，2007；Mariotti et al.，2009；Marchiori et al.，2010；Ribeiro et al.，2010）均认为结构化训练方案可以显著减少尿失禁的持续时间。

在 PFMT 中加入 BF 优于单独 PFMT 或仅提供 PFMT 相关信息（4 项试验）

从 4 项试验（Mathewson-Chapman，1997；Florato et al.，2002；Wille et al.，2003；Robinson et al.，2008）中无法得出在单独 PFMT 或在 PFMT 言语指导中加入 BF 有额外效果的结论。

在 PFMT 中加入直肠刺激优于单独应用 PFMT 或仅提供 PFMT 相关信息（5 项试验）

从现有的两项试验（Moore et al.，1999；Wille et al.，2003）无法得出在单独 PFMT 中或仅提供 PFMT 相关信息时加入电刺激有任何额外效果。另一项试验（Yamanishi et al.，2010）也未能证实这一结果，研究者仅证明试验组恢复排尿控制所需时间更短。有两项试验（Yokoyama et al.，2004；Liu et al.，2008）研究了体外磁场神经强化治疗（extracorporeal magnetic innervation，ExMI）相比于功能电刺激（functional electro-stimulation，FES）和（或）标准 PFMT 的效果。Liu 等在患者术后 3 个月和 6 个月发现其生活质量和 ICIQ 评分均有显著改善。Yokoyama 等指出 FES 和 ExMI 与标准 PFMT 相比有显著效果，但 FES 和 ExMI 之间无显著性差异。

采用依从性策略的 PFMT 可获得更好的排尿控制结果（1 项试验）

有关增加男性患者训练依从性方法的报道较少。只有一项研究比较了两种不同的提高依从性的方法（Ip，2004）。该研究的目的是验证一种新的教育工具——冰箱磁贴，并将其与写有相同信息的纸质版本做比较，用来确定患者对训练的依从性是否增加。该研究的结果无法得出磁贴组男性比纸质版本组男性对 PFMT 训练依从性更高的结论。另外，该试验样本量很小，没有有效的统计学数据，研究的方法学质量也偏低。

在 PFMT 中加入 BF 和电刺激比单独使用 PFME 效果更好（1 项试验）

Goode 等（2011）发现，将 BF 和电刺激治疗作为 PFMT 的补充在减少尿失禁方面没有额外效果。

在 PFMT 中加入常规训练比单独使用 PFMT 对术后尿失禁的效果更好（1 项试验）

Park 等（2012）研究了常规训练对 RP 术后患者 PFMT 的额外影响。试验组患者的生理功能和排尿控制率均有明显改善。

术后平均 18 个月的指导下的 PFMT 治疗尿失禁的效果优于单独 PFMT（1 项试验）

Zhang 等（2007）对比了术后平均 18 个月接受指导下的 PFMT 的疗效与仅接受 1 个疗程 PFMT 和额外家庭训练的疗效，发现试验组的排尿控制率和生活质量明显优于对照组。

副作用

仅在一项研究中（Moore et al.，1999），一名患者反映，收缩 PFM 会引起直肠疼痛，故停止了治疗。没有其他研究者报道前列腺切除术后 PFMT 的副作用。

卫生经济学

目前尚无研究提供关于前列腺切除术后物理治疗总费用的信息。一项研究（Wille

et al.，2003）详细说明了家庭 BF 和电刺激装置的成本。另一项研究（Van Kampen et al.，2000）计算了物理治疗的次数（试验组平均 8 次，对照组平均 16 次），得出了治疗成本很低的结论。

讨论

尿失禁是 RP 术后的常见问题，但由于研究结果间的差异，只有少量证据支持将物理治疗作为一线治疗方式。

由于缺乏高质量的研究，目前少有数据讨论 TURP 术后盆底训练的效果。只有两项研究表明 PFMT 对尿失禁的恢复有明显益处（Chang et al.，1998；Porru et al.，2001）。然而，Glazener 等（2011）发现，与提供标准护理和生活方式建议相比，1~4 个疗程的 PFMT 并没有体现出更好的效果。此外，与文献中描述的其他研究相比，该研究中术后 12 个月的尿失禁率要更高。

根治性 RP 术后，由于结果存在异质性，很难得出有关尿失禁物理治疗效果的结论。6 项试验中有 4 项表明，在术后立即进行 PFMT 明显比不治疗或假治疗更有效（Van Kampen et al.，2000；Filocamo et al.，2005；Manassero et al.，2007）。在 6 项研究中，有 5 项研究发现术前应用 PFMT 治疗尿失禁可获得积极效果（Sueppel et al.，2001；Parekh et al.，2003；Burgio et al.，2006；Centemero et al.，2010；Tienforti et al.，2012）。有 5 项研究显示，与仅提供指导相比，结构化的训练方案能够显著降低尿失禁持续时间（Zhang et al.，2007；Overgard et al.，2008；Mariotti et al.，2009；Marchiori et al.，2010；Ribeiro et al.，2010）。在 4 项

探讨 BF 对接受根治性 RP 术男性影响的研究中，未发现其有额外疗效（Mathewson-Chapman，1997；Floratos et al.，2002；Wille et al.，2003；Robinson et al.，2008）。在 5 项探讨 FES 和 ExMI 的作用研究中，有 3 项研究证实了其有效性（Yokoyama et al.，2004；Liu et al.，2008；Yamanishi et al.，2010）。有 1 项研究证实，根治性 RP 术后 18 个月内进行指导下的 PFMT 对减少尿失禁发作有效（Zhang et al.，2007）。

上述研究中也存在一些局限性。评估尿失禁时采用了多种结果测量方式。最广泛使用的评估方法是尿垫使用数量（Bales et al.，2000；Floratos et al.，2002）。在大多数研究中，每 24 小时使用 0 或 1 个尿垫被定义为可控制排尿。临床经验表明，一些男性只穿戴 1 个尿垫，但尿流失超过 10 g。尿失禁的严重程度是通过 ICS 1 小时尿垫试验（Van Kampen et al.，2000）或 24 小时尿垫试验（Moore et al.，1999；Van Kampen et al.，2000；Geraerts et al.，2013）来进行客观评估的。在大多数研究中，都没有进行术前 PFM 力量评估。目前，我们还不知道 PFM 较弱的男性是否能够从生物反馈或电刺激中受益更多。一些研究仅进行了几次治疗，目前还不知道如果接受更高频次的治疗是否会对患者产生积极影响。

另外，在上述研究中，许多假设未被探讨，因此，关于 RP 术后男性尿失禁的结论是有局限性的。生活方式的改变，如体重减轻、戒烟、充足的液体摄入和定期排便对前列腺切除术后尿失禁的影响仍未确定，目前也无研究涉及这些干预措施。其他尚未被探讨的问题还包括物理治疗师的能力水平、训

练计划（特别是肌肉耐力和功能性锻炼）、患者的积极性和对训练计划的依从性等。

总结和临床建议

应用 PFMT 治疗 RP 术后尿失禁的价值仍存在争议。术前 PFMT 或 RP 术后尿管拔除后立即进行 PFMT 可能会有益处。该治疗是非侵入式的，这避免了药物或手术治疗所带来的副作用。与其他已被证实的有效治疗相比，关于 PFMT 的疗效尚未达成共识。增加 BF 训练的疗效也尚未被证实。不过，一些研究显示增加电刺激或 ExMI 对病情有积极的影响。

尿末及尿后滴沥

排尿末期延长（尿流减缓至点滴流出），是一个在老年人群中常见的问题。最近一项澳大利亚的调查研究显示，12% 的老年男性有频繁的尿末滴沥（Sladden et al., 2000），这大多与尿道阻塞有关。尿后滴沥是无意识的尿液流出，且通常是在离开厕所后发生。作者认为这种情况是由于原因不明的尿道球部有尿液淤积（Millard，1989）或球海绵体肌不能排空尿道（Dorey，2008）导致的。一小部分患者表示，因尿道功能障碍，在 RP 术后早期会出现尿后滴沥的情况（Wille et al.，2000）。尿道球部之所以残留未排出的尿液，主要原因是排尿后尿道挤压过程的减少或缺失（Wille et al.，2000）。

许多男性认为，尿道球部按摩（即将手指置于阴囊后，向前向上移动，对尿道球部进行按摩，将残留的尿液从尿道排出）并非

最佳的长期治疗策略。而 PFMT 可以清除排尿后尿道球部残留的尿液，这为男性提供了更易接受的治疗方案（Paterson et al.，1997）。

PFMT 治疗尿后滴沥效果的证据

Dorey（2008）对男性尿后滴沥的治疗进行了系统性综述。仅有 4 项对照试验研究了物理治疗方法对尿末和尿后滴沥的有效性（Paterson et al.，1997；Chang et al.，1998；Porru et al.，2001；Dorey et al.，2004）。有项研究（Paterson et al.，1997）招募了没有膀胱、前列腺或尿道手术史、无急迫性尿失禁或压力性尿失禁史的单纯尿后滴沥的受试者。另外两项研究探讨了应用 PFME 治疗经尿道 RP 术后出现的尿末滴沥（Chang et al.，1998）及尿后滴沥（Porru et al.，2001）的疗效（表 8.3）。一项试验研究了勃起功能障碍患者的尿后滴沥（Dorey et al.，2004）。所有以 PEDro 为基础的关于尿后滴沥的研究，方法学质量都相当低（3~6 分，满分 10 分）（表 8.4）。

Paterson 等（1997）将 PFMT 和尿道球部按摩，与只接受饮酒和如厕咨询相比较，通过对少于 4 小时的尿垫试验进行评估，尿垫被储存于两个密闭的塑料袋中 72 小时，并测量了尿垫增加的重量。试验发现 PFMT 组获得了最好的结果，尿垫重量平均减轻 4.9 g，而尿道球部按摩组重量减轻为 2.9 g，咨询组无改善。结果测量受研究开始时尿流失量的影响较大（$P < 0.001$）；如果初始尿流失量太小，则不可能确定治疗的效果。

Chang 等（1998）和 Porru 等（2001）

表 8.3 有关末期尿失禁和尿后滴沥物理治疗的 RCT

作者	Chang et al.，1998
试验设计	双臂非随机对照试验： 试验组，PFME 对照组，不进行治疗
样本量及年龄（岁）	50 名 TURP 术后男性（试验组 25 名，对照组 25 名），试验组平均年龄 65 岁（51~74 岁），对照组平均年龄 66 岁（45~79 岁）
诊断	PFM 肌力指检评估（0~4），问卷调查，排尿记录，尿流率
训练方案	试验组：PFMT 4 周 家庭训练：30 个，每天 4 次 对照组：不进行治疗
脱落率	没有报道
结果	仅第 4 周时，试验组和对照组 PFM 肌力有显著性差异（$P<0.05$） 第 1~4 周，试验组和对照组的排尿间隔有显著性差异（$P<0.01$） 第 3 周和第 4 周时，试验组和对照组的尿失禁有显著性差异（$P<0.05$） 第 4 周时，试验组和对照组的尿末滴沥有显著性差异（$P<0.05$） 第 4 周时，试验组和对照组的生活质量有显著性差异（$P<0.01$） 第 4 周时，试验组和对照组的尿流率没有显著性差异
作者	Dorey et al.，2004
试验设计	双臂 RCT： 试验组，PFMT，其中包括排尿后进行"挤压排尿式"的强烈 PFM 收缩、生物反馈、提供改变生活方式的建议 对照组，提供改变生活方式的建议
样本量及年龄（岁）	55 名男性（试验组 28 名，对照组 27 名），试验组平均年龄 53.9 岁（SD=13），对照组平均年龄 59.2 岁（SD=8.62）
诊断	面诊，肛门指检，肛门压力测定
训练方案	试验组：盆底解剖宣教，PFMT+生物反馈及排尿后"挤压排尿式"PFM 收缩。连续 5 周，每次 30 秒。提供改变生活方式的建议以及家庭训练计划表 对照组：连续 5 周，每次 30 分钟，提供改变生活方式的建议。对照组的受试者可以在 3 个月时加入试验组
脱落率	13.9%
结果	在初次评估中，55 名受试者中的 36 名（65.5%）报告有尿后滴沥。3 个月时，与对照组相比，试验组尿后滴沥的症状显著减轻。两组联合应用 PFMT3 个月后，75% 的受试者症状消失，8.3% 改善，仍有 2.8% 存在尿后滴沥
作者	Paterson et al.，1997
试验设计	3 臂 RCT： 试验组 1（E1），PFMT 试验组 2（E2），球部按摩挤压尿道 对照组（C），提供饮水、如厕咨询及放松疗法
样本量及年龄（岁）	44 名男性（E1=14，E2=15，C=15），E1 组平均年龄 70.8 岁（SD=2.7），E2 组平均年龄 69.3 岁（SD=3.1），C 组平均年龄 69.5 岁（SD=2.4）
诊断	尿垫试验，牛津分级系统（0~4 级）盆底肌力评估，膀胱记录表

续表

训练方案	E1 组：12 周 PFMT，在第 5 周、第 7 周和第 13 周时进行评估 家庭训练：5 次持续 1 秒的收缩，收缩持续时间和重复次数逐渐增加，将训练分散到一整天 中，可以在仰卧位、坐位及立位下进行 E2 组：通过球部按摩挤压尿道 C 组：提供饮水和如厕咨询，以及放松疗法
脱落率	12%
结果	尿垫试验提示 E1 组和 C 组尿失禁存在显著性差异（$P<0.01$） 尿垫试验提示 E2 组和 C 组尿失禁存在显著性差异（$P<0.01$）
作者	Porru et al.，2001
试验设计	双臂 RCT： 　试验组，PFMT+BF 　对照组，术前为患者提供有关 PFMT 的信息
样本量及年龄（岁）	58 名 TURP 术后男性（试验组 30 名，对照组 28 名），试验组平均年龄 67.5 岁（55~73 岁）， 对照组平均年龄 66 岁（53~71 岁）
诊断	排尿记录
训练方案	试验组：术后每周 1 次 PFMT，共 4 次＋家庭训练 对照组：术后提供相关信息（书面及口头信息）＋与试验组相同的家庭训练
脱落率	3/58（5%）
结果	试验组和对照组尿后滴沥存在显著性差异（$P<0.01$）

注：缩写见正文。

表 8.4　物理治疗改善尿后滴沥的（随机）对照试验的 PEDro 质量评分

E– 受试者的纳入条件有具体标准
1– 受试者被随机分配到各组（在交叉研究中，受试者的治疗顺序是随机安排的）
2– 分配方式是隐藏的
3– 就最重要的预后指标而言，各组的基准线都是相似的
4– 对受试者全部设盲
5– 对实施治疗的治疗师全部设盲
6– 对至少测量一项主要结果的评估者全部设盲
7– 在最初分配到各组的受试者中，85% 以上的受试者至少有一项主要结果的测量结果
8– 凡是有测量结果的受试者，都必须按照分配方案接受治疗或者对照治疗，假如不是这样，那么至少应对一项主要结果进行"意向性治疗分析"
9– 至少报告一项主要结果的组间比较统计结果
10– 至少提供一项主要结果的点测量值和变异量值

研究	E	1	2	3	4	5	6	7	8	9	10	总分
Chang，1998	+	−	−	−	−	−	−	+	−	+	+	3
Dorey，2004	−	+	+	+	−	−	+	+	−	−	+	6
Paterson，1997	+	+	−	−	−	−	+	+	−	+	+	5
Porru，2001	+	+	−	+	−	−	+	+	−	+	+	6

注：+，完全符合标准；−，不符合标准；？，不确定是否符合标准。通过统计完全符合标准的项数来计算总分，E 项分数不用于生成总分，共计不超过 10 分。

研究了在 TURP 术后进行 4 周 PFMT 的疗效。对照组仅在术前、术后提供 PFMT 相关信息。这两项研究已经在上述章节的前列腺术后部分中讨论过。试验组的尿后滴沥情况在术后 4 周时出现显著性差异。其他学者认为，早期 PFMT 可以缓解 TURP 术后尿后滴沥的问题。

Dorey 等（2004）认为，包含有排尿后 PFM 收缩（即"挤出"）的 PFMT，是治疗男性勃起功能障碍患者尿后滴沥的有效方法。

总结和临床建议

由于该领域发表的研究数量和方法学质量问题，男性尿后滴沥物理治疗的效果尚不明确。目前，基于 3 项对比 PFMT 与仅提供相关信息的试验研究，我们认为 PFMT 对尿后滴沥的治疗是有效的。一项研究表明，针对尿后滴沥，尿道球部按摩可以在 PFMT 治疗的基础上产生额外的效果。

结论

根据女性盆底物理治疗的结果，许多男性尿失禁和下尿路症状也可转介进行物理治疗。尽管转诊的数量很高，但男性应用物理治疗的证据仅集中在 RP 术后尿失禁及尿后滴沥方面。物理治疗是一种非侵入的治疗方式，与药物治疗和手术相比，物理治疗的不良反应或并发症非常罕见。

由于缺乏足够的研究，关于经尿道 RP 术后的尿失禁和物理治疗的结论有限。然而，有两项研究发现，患者在术后接受 4 周 PFMT 对尿失禁有积极的效果。

关于根治性 RP 术后的物理治疗，有证据表明应用 PFMT 明显比不进行治疗，以及术前或术后立即进行假治疗效果更佳。在治疗方案中加入生物反馈的"加强版"PFMT，并不影响 RP 术后患者的排尿控制。由于结果存在异质性，无法将仅提供 PFMT 相关信息的疗效与进行指导下的 PFMT 或进行电刺激治疗的疗效进行比较。

4 项研究表明，对于尿后滴沥，物理治疗是有效的。所有报告均指出 PFMT 比尿道球部按摩，调整生活方式或不进行治疗有更好的效果。

我们对物理治疗在尿失禁和下尿路功能障碍中疗效的认识仍然有限。考虑到无副作用、低成本和无风险水平，盆底再教育作为缓解 RP 术后尿失禁的一种选择仍然存在争议。未来的研究需要确定在什么阶段，男性最有可能从何种物理疗法中受益。

参考文献

Aboseif, S.R., Konety, B., Schmidt, R.A., et al., 1994. Preoperative urodynamic evaluation: does it predict the degree of urinary continence after radical retropubic prostatectomy? Urol. Int. 53, 68-73.

Abrams, P., Cardozo, L., Fall, M., et al., 2003. The standardisation of terminology in lower urinary function: report from the standardisation sub-committee of the International Continence Society. Urology. 61 (1), 37-49.

Baert, L., Elgamal, A.A., Van Poppel, H., 1996. Complications of radical prostatectomy. In: Petrovich, Z., Baert, L., Brady, L.W. (Eds.), Carcinoma of the Prostate. Springer-Verlag, Berlin, pp. 139-156.

Bales, G.T., Gerber, G.S., Minor, T.X., et al., 2000. Effect of preoperative biofeedback/pelvic floor training on continence in men undergoing radical prostatectomy. Urology. 56, 627-630.

Barry, M.J., Fowler, F.J., O'Leary, M.P., et al., 1992. The American Urological Association symptom index for benign prostatic hyperplasia. The Measurement Committee of the American Urological Association, J. Urol. 148, 1549-1557.

Berghmans, L.C., Hendriks, H.J., Bo, K., et al., 1998. Conservative treatment of stress urinary incontinence in women: a systematic review of randomised clinical trials. Br. J. Urol. 82 (2), 181-191.

Bishoff, J.T., Motley, G., Optenberg, S.A., et al., 1998. Incidence of fecal and urinary incontinence following radical perineal and retropubic prostatectomy in a national population. J. Urol. 160 (2), 454-458.

Boccon-Gibod, L., 1997. Urinary incontinence after radical prostatectomy. Eur. Urol. 6, 112-116.

Braslis, K.G., Santa-Cruz, C., Brickman, A.L., et al., 1995. Quality of life 12 months after radical prostatectomy. Br. J. Urol. 75, 48-53.

Burgio, K.L., Stutzman, R.E., Engel, B.T., 1989. Behavioral training for post-prostatectomy urinary incontinence. J. Urol. 141, 303-306.

Burgio, K.L., Goode, P.S., Urban, D.A., et al., 2006. Preoperative biofeedback assisted behavioral training to decrease post-prostatectomy incontinence: a randomized, controlled trial. J. Urol. 175 (1), 196-201.

Campbell, S.E., Glazener, C.M., Hunter, K.F., et al., 2012. Conservative management for postprostatectomy urinary incontinence. Cochrane Database Syst. Rev. (Issue 1), Art. No. CD001843.

Centemero, A., Rigatti, L., Giraudo, D., et al., 2010. Preoperative pelvic floor muscle exercise for early continence after radical prostatectomy: a randomised controlled study. Eur. Urol. 57 (6), 1039-1044.

Ceresoli, A., Zanetti, G., Trinchieri, A., et al., 1995. Stress urinary incontinence after perineal radical prostatectomy [in Italian]. Arch. Ital. Urol. Androl. 67, 207-210.

Chang, P.L., Tsai, T.H., Huang, S.T., et al., 1998. The early effect of pelvic floor muscle exercise after transurethral prostatectomy. J. Urol. 160, 402-405.

Coehlo, R., Rocco, B., Patel, H.R.H., et al., 2010. Retropubic, laparoscopic, and robot-assisted radcal prostatectomy: a critial review of outcomes reported by high-volume centers. J. Endourol. 24 (12), 2003-2015.

Denning, J., 1996. Male urinary incontinence. In: Norton, C. (Ed.), Nursing for Continence, second ed. Beaconsfield Publishers, Beaconsfield, p. 163.

Di Pierro, G.B., Baumeister, P., Stucki, P., et al., 2011. A prospective trial comparing consecutive series of open retropubic and robot-assisted laparoscopic radical prostatectomy in a centre with a limited caseload. Eur. Urol. 59, 1-6.

Diokno, A.C., 1998. Post prostatectomy urinary incontinence. Ostomy Wound Manage. 44 (6), 54-60.

Donnellan, S.M., Duncan, H.J., MacGregor, R.J., et al., 1997. Prospective assessment of incontinence after radical retropubic prostatectomy: objective and subjective analysis. Urology. 49, 225-230.

Dorey, G., 2000. Male patients with lower urinary tract symptom: treatment. Br. J. Nurs. 9 (9), 553-558.

Dorey, G., 2001. Conservative treatment of male urinary incontinence and erectile dysfunction. Whurr Publishers, London.

Dorey, G., 2002. Prevalence, aetiology and treatment of post-micturition dribble in men: literature review. Physiotherapy. 88, 225-234.

Dorey, G., 2008. Post-micturition dribble: aetiology and treatment. Nurs. Times. 104, 46-47.

Dorey, G., Speakman, M., Feneley, R., et al., 2004. Pelvic floor exercises for treating post-micturition dribble in men with erectile dysfunction: a randomized controlled trial. Urol. Nurs. 24 (6), 490-497.

Dubbelman, Y., Groen, J., Wildhagen, M., et al., 2010. The recovery of urinary continence after radical retropubic prostatectomy: a randomized trial comparing the effect of physical therapist-guided pelvic floor muscle exercises with guidance by an instruction folder only. BJU Int. 106, 515-522.

Eastham, J.A., Kattan, M.W., Rogers, E., et al., 1996. Risk factors for urinary incontinence after radical prostatectomy. J. Urol. 156, 1707-1713.

Emberton, M., Neal, D.E., Black, N., et al., 1996. The effect of prostatectomy on symptom severity and quality of life. Br. J. Urol. 77, 233-247.

Ficarra, V., Novara, G., Fracalanza, S., et al., 2009. A prospective, non-randomized trial comparing robot-assisted laparoscopic and retropubic radical prostatectomy in one European institution. BJU Int. 104, 534-539.

Ficarra, V., Novara, G., Rosen, R.C., et al., 2012. Systematic review and meta-analysis of studies reporting urinary continence recovery after robot-assisted radical prostatectomy. Eur. Urol. 62, 405-417.

Filocamo, M.T., Li Marzi, V., Del Popolo, G., et al., 2005. Effectiveness of early pelvic floor rehabilitation treatment for post-prostatectomy incontinence. Eur. Urol. 48, 734-738.

Floratos, D.L., Sonke, G.S., Rapidou, C.A., et al., 2002. Biofeedback versus verbal feedback as learning tools for pelvic muscle exercises in the early management of urinary incontinence after radical prostatectomy. BJU Int. 89, 714-719.

Foote, J., Yun, S., Leach, G.E., 1991. Postprostatectomy incontinence. Pathophysiology, evaluation and management. Urol. Clin. North Am. 18 (2), 229-241.

Fowler, F.J., Barry, M.J., Lu-Yao, G., et al., 1995. Effects of radical prostatectomy for prostate cancer on patient quality of life: results from a medicare survey. Urology. 45, 1007-1014.

Franke, J.J., Gilbert, W.B., Grier, J., et al., 2000. Early post prostatectomy pelvic floor biofeedback. J. Urol. 163, 191-193.

Geraerts, I., Van Poppel, H., Devoogdt, N., et al., 2013. Influence of preoperative and postoperative pelvic floor muscle training (PFMT) compared with postoperative PFMT on urinary incontinence after radical prostatectomy: a randomized controlled trial. Eur. Urol. 64 (5), 766-772.

Glazener, C., Boachie, C., Buckley, B., et al., 2011. Urinary incontinence in men after formal one-to-one pelvic-floor muscle training following radical prostatectomy or transurethral resection of the prostate (MAPS): two parallel randomised controlled trials. Lancet. 378, 328-337.

Goode, P.S., Burgio, K.L., Johnson, T.M., et al., 2011. Behavioral therapy with or without biofeedback and pelvic floor electrical stimulation for persistent postprostatectomy incontinence: a randomised controlled trial. JAMA 305, 151-159.

Grise, P., Thurman, S., 2001. Urinary incontinence following treatment of localized prostate cancer. Cancer Control 8 (6), 532-539.

Gudziak, M.R., McGuire, E.J., Gormley, E.A., 1996. Urodynamic assessment of urethral sphincter function in post-prostatectomy incontinence. J. Urol. 156, 1131-1135.

Haab, F., Yamaguchi, R., Leach, G.E., 1996. Postprostatectomy incontinence. Urol. Clin. North Am. 23, 447-457.

Herr, H.W., 1994. Quality of life of incontinent men after radical prostatectomy. J. Urol. 151, 652-654.

Hunter, K.F., Moore, K.N., Cody, D.J., et al., 2004. Conservative management for post prostatectomy urinary incontinence. (Cochrane Review). Cochrane Database Syst. Rev. (Issue 2), Art. No. CD001843.pub2.

Hunter, K.F., Moore, K.N., Cody, D.J., et al., 2007.

Conservative management for post prostatectomy urinary incontinence. (Cochrane Review). Cochrane Database Syst. Rev. (Issue 1), Art. No. CD001843.

Ip, V., 2004. Evaluation of a patient education tool to reduce the incidence of incontinence post-prostate surgery. Urol. Nurs. 24 (5), 401-407.

Joseph, J.V., Rosenbaum, R., Madeb, R., et al., 2006. Robotic extraperitoneal radical prostatectomy: an alternative approach. J. Urol. 175, 945-951.

Laycock, J., 1994. Clinical evaluation of the pelvic floor. In: Sch″ıssler, B., Laycock, J., Norton, P., et al. (Eds.), Pelvic Floor Re-education. Springer-Verlag, London, pp. 42-48.

Liu, F., Yao, L.P., Mai, H.X., et al., 2008. Extracorporeal magnetic innervation in the treatment of urinary incontinence after radical prostatectomy. J. Clin. Rehab. Tissue Eng. Res. 12, 3289-3292.

Lourenco, T., Armstrong, N., Nabi, G., et al., 2008. Systematic review and economic modelling of effectiveness and cost utility of surgical treatments for men with benign prostatic enlargement (BPE). Health Technol. Assess. 12, 1-515.

Lucas, M.G., Bosch, J.L.H.R., Cruz, F.R., et al., 2012. EAU guidelines on assessment and nonsurgical management of urinary incontinence. Eur. Urol. 62 (6), 1130-1142.

Manassero, F., Traversi, C., Ales, V., et al., 2007. Contribution of early intensive prolonged pelvic floor exercises on urinary continence recovery after bladder neck-sparing radical prostatectomy: results of a prospective controlled randomized trial. Neurourol. Urodyn. 26, 985-989.

Marchiori, D., Bertaccini, A., Manferrari, F., et al., 2010. Pelvic floor rehabilitation for continence recovery after radical prostatectomy: role of a personal training re-educational program. Anticancer Res. 30, 553-556.

Mariotti, G., Sciarra, A., Gentilucci, A., et al., 2009. Early recovery of urinary continence after radical prostatectomy using early pelvic floor electrical stimulation and biofeedback associated treatment. J. Urol. 181, 1788-1793.

Mathewson-Chapman, M., 1997. Pelvic floor exercise/biofeedback for urinary incontinence after prostatectomy. J. Cancer Educ. 12, 218-223.

Meaglia, J.P., Joseph, A.C., Chang, M., et al., 1990. Post-prostatectomy urinary incontinence: response to behavioral training. J. Urol. 144, 674-676.

Menon, M., Shrivastava, A., Kaul, S., 2007. Vattikuti Institute Prostatectmy: contemporary technique and analysis of results. Eur. Urol. 51, 648-657.

Millard, R.J., 1989. After dribble. In: Bladder Control. A Simple Self-help Guide. William and Wilkins, Sydney, NSW Australia, pp. 89-90.

Milsom, I., Altman, D., Lapitan, M.C., et al., 2009. Epidemiology of urinary (UI) and faecal (FI) incontinence and pelvic organ prolapse (POP). In: Abrams, P., Cardozo, L., Khoury, S., et al (Eds.), Fourth International Consultation on Incontinence. Recommendations of the International Scientific Committee: Evaluation and Treatment of Urinary Incontinence, Pelvic Organ Prolapse and Faecal Incontinence. Health Publication Ltd/Editions 21, Paris, pp. 35-111.

Moore, K.N., Griffiths, D., Hughton, A., 1999. Urinary incontinence after radical prostatectomy: a randomised controlled trial comparing pelvic muscle exercises with or without electrical stimulation. BJU Int. 83, 57-65.

Moore, K.N., Cody, D.J., Glazener, C.M.A., 2003. Conservative management for post prostatectomy urinary incontinence. (Cochrane Review). In: The Cochrane Library,

Issue 1, Oxford: Update Software.

Moore, K.N., Valiquette, L., Chetner, M.P., et al., 2008. Return to continence after radical retropubic prostatectomy: a randomized trial of verbal and written instructions versus therapist-directed pelvic floor muscle therapy. Urology. 72, 1280-1286.

Moul, J.W., 1998. Pelvic muscle rehabilitation in males following prostatectomy. Urol. Nurs. 18, 296-300.

Myers, R.P., 1995. Radical retropubic prostatectomy: balance between preserving urinary continence and achievement of negative margins. Eur. Urol. 27, 32-33.

Nilssen, S.R., Mørkved, S., Overgard, M., et al., 2012. Does physical therapist-guided pelvic floor muscle training increase the quality of life in patients after radical prostatectomy? A randomized clinical study. Scand. J. Urol. Nephrol. 46, 397-404.

Overgard, M., Angelsen, A., Lydersen, S., et al., 2008. Does physical therapist-guided pelvic floor muscle training reduce urinary incontinence after radical prostatectomy? A randomised controlled trial. Eur. Urol. 54, 438-448.

Parekh, A.R., Feng, M.I., Kirages, D., et al., 2003. The role of pelvic floor exercises on post-prostatectomy incontinence. J. Urol. 170, 130-133.

Park, S.W., Kim, T.N., Nam, J.K., et al., 2012. Recovery of overall exercise ability, quality of life, and continence after 12-week combined exercise intervention in elderly patients who underwent radical prostatectomy: a randomized controlled study. Urology 80, 299-305.

Paterson, J., Pinnock, C.B., Marshall, V.R., 1997. Pelvic floor exercises as a treatment for post-micturition dribble. Br. J. Urol. 79, 892-897.

Peyromaure, M., Ravery, V., Boccon-Gibod, L., 2002. The management of stress urinary incontinence after radical prostatectomy. BJU Int. 90, 155-161.

Poon, M., Ruckle, H., Bamshad, B.R., et al., 2000. Radical retropubic prostatectomy: bladder neck preservation versus reconstruction. J. Urol. 163 (1), 194-198.

Porru, D., Campus, G., Caria, A., et al., 2001. Impact of early pelvic floor rehabilitation after transurethral resection of the prostate. Neurourol.Urodyn. 20, 53-59.

Ribeiro, L.H., Prota, C., Gomes, C.M., et al., 2010. Long-term effect of early postoperative pelvic floor biofeedback on continence in men undergoing radical prostatectomy: a prospective, randomized, controlled trial. J. Urol. 184, 1034-1039.

Robinson, J.P., Bradway, C.W., Nuamah, I., et al., 2008. Systematic pelvic floor training for lower urinary tract symptoms post-prostatectomy: a randomized clinical trial. Int. J. Urol. Nurs. 2 (1), 3-13.

Sladden, M.J., Hughes, A.M., Hirst, G.H., et al., 2000. A community study of lower urinary tract symptoms in older men in Sydney, Australia. Aust. N. Z. J. Surg. 70, 322-328.

Sueppel, C., Kreder, K., See, W., 2001. Improved continence outcomes with preoperative pelvic floor muscle exercises. Urol. Nurs. 21, 201-210.

Tewari, A., Srivasatava, A., Menon, M., et al., 2003. A prospective comparison of radical retropubic and robot-assisted prostatectomy: experience in one institution. BJU Int. 92, 205-210.

Tienforti, D., Sacco, E., Marangi, F., et al., 2012. Efficacy of an assisted low-intensity programme of perioperative pelvic floor muscle training in improving the recovery of continence after radical prostatectomy: a randomized controlled trial. BJU Int. 110, 1004-1010.

Van Kampen, M., De Weerdt, W., Van Poppel, H., et al., 1997. Urinary incontinence following transurethral, transvesical and radical prostatectomy. Retrospective study of 489 patients. Acta Urol. Belg. 65, 1-7.

Van Kampen, M., De Weerdt, W., Van Poppel, H., et al., 1998. Prediction of urinary incontinence following radical prostatectomy. Urol. Int. 60, 80-84.

Van Kampen, M., De Weerdt, W., Van Poppel, H., et al., 2000. Effect of pelvic-floor re-education on duration and degree of incontinence after radical prostatectomy: a randomised controlled trial. Lancet. 355, 98-102.

Walsh, P.C., Partin, A.W., Epstein, J.I., 1994. Cancer control and quality of life following anatomical radical retropubic prostatectomy: results at 10 years. J. Urol. 152, 1831-1836.

Wille, S., Mills, R.D., Studer, U.E., 2000. Absence of urethral post-void milking? an additional cause of incontinence after radical prostatectomy? Eur. Urol. 37 (6), 665-669.

Wille, S., Sobotta, A., Heidenrich, A., et al., 2003. Pelvic

floor exercises, electrical stimulation and biofeedback after radical prostatectomy: results of a prospective randomized trial. J. Urol. 170, 490-493.

Yamanishi, T., Mizuno, T., Watanabe, M., et al., 2010. Randomized, placebo controlled study of electrical stimulation with pelvic floor muscle training for severe urinary incontinence after radical prostatectomy. J. Urol. 184, 2007-2012.

Yokoyama, T., Nishiguchi, J., Watanabe, T., et al., 2004. Comparative study of effects of extracorporeal magnetic innervation versus electrical stimulation for urinary incontinence after radical prostatectomy. Urology. 63, 264-267.

Zhang, A.Y., Strauss, G.J., Siminoff, L.A., et al., 2007. Effects of combined pelvic floor muscle exercise and a support group on urinary incontinence and quality of life of postprostatectomy patients. Oncol. Nurs. Forum. 34, 47-53.

8.2　男性性功能障碍

Grace Dorey

男性性功能障碍的分类、患病率、病理生理学以及 PFM 的作用

正常男性性功能依赖于正常水平的性欲、勃起功能、射精以及性高潮。其中任何一个环节出现问题，性功能障碍就会出现。性功能障碍包括性欲低下、勃起功能障碍、早泄、逆向射精、射精迟缓、性快感障碍、不射精症和性交疼痛。

性欲低下

定义与分类

性欲低下可以定义为"性冲动降低"。随着男性年龄的增长，雄性激素水平会出现部分下降可以被归类为存在性欲低下或性欲缺失。

患病率与病原学

男性性欲低下的确切患病率尚不明确。

尽管机制尚不完全清楚，但据估计，在40岁时，睾酮总量每10年会下降10%（第一届拉丁美洲勃起功能障碍共识会，2003a）。

性欲减退的原因是年龄增长和雄性激素水平的逐渐下降。睾丸分泌的雄性激素占总量的95%~98%，肾上腺分泌其余的2%~5%（第一届拉丁美洲勃起功能障碍共识会，2003a）。

勃起功能障碍

勃起功能障碍是一种与年龄增长和年龄本身相关的常见疾病。勃起功能障碍的男性易存在抑郁和自卑的情况，并容易在建立和维持亲密关系时遇到困难。

定义与分类

勃起功能障碍的定义是，无法达到或保持足够程度的勃起以完成令人满意的性生活（对伴侣双方而言）（NIH 阳痿共识发展小组，1993）。

勃起功能障碍的严重程度分为轻度、中度或重度。在 10 次中能够完成 7~8 次令人满意的性生活的男性，被归类为患有轻度勃起功能障碍；能完成 4~6 次，被归类为患有中度勃起功能障碍；仅能完成 0~3 次，被归类为患有重度勃起功能障碍（Albaugh and Lewis，1999）。

患病率与病原学

勃起功能障碍的确切患病率尚不清楚。这是一种常见病并与年龄密切相关，它影响了超过 20% 的 40 岁以下男性，超过 50% 的 40 岁以上的男性，以及超过 66% 的 70 岁以上的男性患病（Feldman et al.，1994；Heruti et al.，2004）。这种疾病可能影响 10% 的健康男性以及更多的患有其他并发症〔如高血压（15%）、糖尿病（28%）以及心脏病（39%）〕的男性（Feldman et al.，1994；Wagner et al.，1996）。RP 术后，勃起功能障碍的患病率为 11%~87%，患病率很大程度上取决于手术的精细程度（Alivizatos and Skolarikos，2005）。随着预期寿命的延长和老年人口的增加，我们预计患有勃起功能障碍的人数也会增加。

勃起功能障碍的原因见表 8.5。

阴茎的解剖

阴茎的内部结构由 3 个圆柱体结构构成：两个阴茎海绵体有 3/4 的部分在背侧彼此相连。腹侧的尿道海绵体包绕着尿道的阴茎部分（图 8.5）。尿道海绵体的近端形成了一个附着在尿生殖膈上的球体，其远端膨胀形成阴茎头（Kirby et al.，1999）。由两层弹性纤维和胶原纤维构成的白膜，包绕着勃起的部分。

在阴茎海绵体和尿道海绵体内的勃起组织内含有平滑肌包绕的脉管腔隙空间（vascular lacunar spaces）（图 8.6），螺旋动脉直接进入到这些窦状隙中，这些腔隙空间直接从螺旋动脉中得到血供。在深层白膜和浅层白膜之间的静脉形成了一张网络，用于排出勃起组织中的血液。

阴茎勃起的神经生理学

从神经生理学的角度来说，勃起可以分为 3 种类型（Brock and Lue，1993）。

- 反射性勃起：反射性勃起源于对于外生殖器的触觉刺激。冲动经由骶感觉神经（S2~S4）和胸神经（T10~L2）传导至脊柱的勃起中枢，一些冲动经由上行束上行，使人能够感知到，而另外一些冲动则激活传出神经的自主神经核，从而诱导勃起过程。

- 精神性勃起：精神性勃起源于视听刺激或幻想。冲动信号下行至脊髓的勃起中心从而激活勃起过程。

- 夜间勃起：夜间勃起大多数发生在快速眼动睡眠阶段。大多数男性在正常睡眠中会经历 3~5 次，持续时间共计可达 30 分钟的勃起。该勃起过程由中枢的神经冲动下行到脊髓（机制不明）激活。

阴茎勃起的病理生理学

阴茎勃起发生在一系列血管整合过程之后，最终导致血液在压力下聚集和末端器官硬度提升。该过程可分为 6 个阶段。

- 松弛期：阴茎内的血流量和血压都处于较低的状态，此时阴茎处于松弛的状态（图 8.7A）。坐骨海绵体肌和球海绵体肌都处于放松状态。

- 充盈期：当勃起机制启动时，副交感神经系统通过骶髓的 S2~S4 传出节段向阴茎

表 8.5　勃起功能障碍的风险因素

风险因素	包含内容	参考文献
心理相关因素	婚姻冲突 抑郁症 体像障碍 表现相关 丧亲之痛	Feldman et al., 1994
血管相关因素	动脉因素 静脉因素	Feldman et al., 1994
神经系统相关因素	脊髓损伤 多发性硬化 脊柱肿瘤 帕金森病	Feldman et al., 1994
内分泌系统相关因素	激素缺乏	Feldman et al., 1994
糖尿病相关因素	周围神经病变 高血压 肾功能衰竭	Benet and Melman, 1995
药物相关因素	降压药的使用 精神药物的使用 激素制剂	Benet and Melman, 1995
手术创伤相关因素	经尿道与根治性前列腺切除术 盆腔手术 放射治疗	Lewis and Mills, 1999
下尿路症状（LUTS）相关因素	LUTS 的严重性，特别是失禁的严重性	Frankel et al., 1998
前列腺相关因素	良性前列腺增生	Baniel et al., 2000
生活方式相关因素	会阴部外伤 骑行习惯 尼古丁滥用 药物滥用 酒精滥用	Bortolotti et al., 1997 Andersen and Bovim, 1997 Rosen et al., 1991 Lewis and Mills, 1999 Fabra and Porst, 1999
盆底肌肉组织薄弱	盆底肌无力 老龄化	Dorey et al., 2004 Colpi et al., 1999

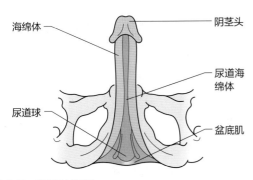

图 8.5　阴茎的解剖

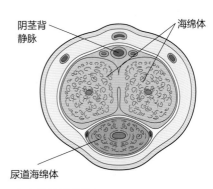

图 8.6　阴茎横切面

提供兴奋性输入。阴茎动脉平滑肌放松，海绵体动脉和螺旋动脉扩张，使血液流入腔隙空间。

- 肿胀期：由于白膜下的静脉被压缩，静脉流出减少，导致阴茎膨大和变长，但阴茎海绵体内的压力增加很微小。

- 充分勃起期：阴茎海绵体内压力迅速增加以产生充分的勃起。

- 强直期：阴茎海绵体内的压力升高超过舒张压，流入的血液随着收缩期的搏动使完全强直发生。坐骨海绵体肌和球海绵体肌的收缩或反射性收缩可以改变海绵体内的压力，当已经达到了充分强直的状态时，便不会有进一步的动脉血流入（图 8.7B）。

- 消肿期：交感神经负责通过胸腰段脊髓（T10~T12，L1~L2）完成消肿的过程。阴茎平滑肌和阴茎动脉收缩导致腔隙空间中

的血液流入减少，阴茎海绵体小梁平滑肌收缩使腔隙空间塌陷，从而完成消肿。

勃起功能障碍的病理生理学

有 3 种公认的勃起功能障碍的类型，即精神型、器质型和混合型。他们可能是在一段正常勃起功能时期后导致勃起功能障碍的前两位的原因（第一届拉丁美洲勃起功能障碍共识会，2003b）。在器质性勃起功能障碍中，完全不能勃起是因为阴茎没有足够的血供或阴茎不能够贮存血液。

PFM 的作用

在阴茎勃起期间，坐骨海绵体肌和球海绵体肌处于激活状态（图 8.8）。

坐骨海绵体肌的收缩会增加海绵体的压力，并影响阴茎的坚硬程度。阴茎海绵体的区域被坐骨海绵体肌压缩 35.6%~55.9%（Claes et al.，1996）。球海绵体肌的中部纤维通过挤压阴茎球部的勃起组织，从而协助尿道海绵体的勃起。前部纤维则延伸至尿道海绵体的两侧，与覆盖阴茎背侧血管的筋膜相连，通过挤压阴茎背侧的深静脉来限制血液从阴茎流出，从而完成勃起。

PFM 的弱化会影响阴茎的勃起（Colpi et al.，1999；Dorey et al.，2004）。

A 松弛状态

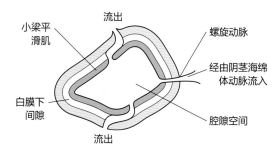

B 勃起状态

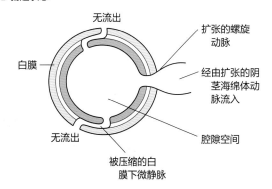

图 8.7　阴茎勃起的静脉闭塞机制

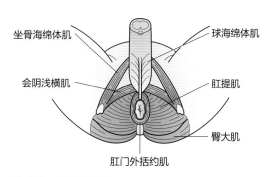

图 8.8　浅层 PFM

性高潮和射精功能障碍

男性性反应的最终阶段是性高潮和射精，尽管勃起和射精是配合出现的，但他们产生的机制是不同的。

分类

性高潮与射精功能障碍可分为不射精症、性快感障碍、早泄、逆向射精及射精迟缓几种类型（Hendry et al.，2000）。射精功能障碍（如不射精症、射精迟缓和早泄）可能会导致女性伴侣受孕所需的射精量完全不足或部分不足。

不射精症

不射精症被定义为在性高潮过程中没有射精（Hendry et al.，2000）。不射精症可以分为先天性、获得性和（或）心理性的（第一届拉丁美洲勃起功能障碍共识会，2003c）。

不射精症的患病率尚不清楚。

射精功能障碍可由先天性异常、手术创伤、生殖器感染、射精管结石、截瘫、精囊扩张导致，或者也可以是功能性的（Hendry et al.，2000）。功能性的射精功能障碍包括先天性性快感障碍（过分严格的成长环境可能会导致无法达到性高潮）、早泄以及一些抗高血压和精神类药物产生的副作用。

性快感障碍

性快感障碍被定义为尽管在夜间可能发生遗精，但是在有意识的性活动中不能达到高潮（Hendry，2000）。性快感障碍可以分为先天性、获得性和（或）心理性（Hendry，1999）。

该病确切的患病率尚不清楚。然而，有37%的男性在接受根治性 RP 术后出现了性快感障碍，另外有 37% 的男性出现性高潮

强度减弱（Barnas et al.，2004）。

性快感障碍有许多病因。这些病因包括先天性异常、肛门闭锁后的手术创伤、主动脉旁淋巴结切除术、前列腺手术、淋病、生殖器感染（如特异性尿道炎等）、脊髓损伤、抗抑郁药、抗精神病药以及伴有精囊扩张的多囊肾（Hendry，1999）。

逆向射精

逆向射精被定义为由于膀胱颈关闭机制失效，精液在排出后倒流回膀胱，其表现为高潮后尿液中有精子存在（Hendry et al.，2000）。逆向射精可分为先天性、获得性和（或）心理性（第一届拉丁美洲勃起功能障碍共识会，2003c）。

逆向射精的患病率尚不清楚。

逆向射精可由前列腺手术中膀胱颈的损伤、α- 肾上腺素能受体、糖尿病、神经抑制药或抗抑郁药物阻断剂以及一些神经性疾病导致（第一届拉丁美洲勃起功能障碍共识会，2003c）。

射精迟缓

射精迟缓被定义为在性活动中需过分延迟才能达到高潮（Hendry et al.，2000）。射精迟缓可分为药物相关性或心理性（Hendry et al.，2000）。

射精迟缓的发病率尚不清楚。

射精迟缓可由情绪抑制、无法放松、配偶关系窘迫、药物、社会和宗教态度，以及饮酒或消遣类药物引起（第一届拉丁美洲勃起功能障碍共识会，2003c）。

关于性活动中 PFM 的作用：球海绵体肌和其他的 PFM 一同节律性地收缩导致射精（Gerstenberg et al.，1990）。尿道外括约肌和深层 PFM 节律性的放松，使得射出的

精液通过尿道。放松 PFM 的能力会影响该过程。

早泄

早泄是最常见的性功能障碍形式之一（Rosen，2000）。其特征是缺乏对射精的控制，并与性功能和性满意程度显著相关（Rowland et al.，2004）。

早泄被定义为在极小的刺激下出现反复射精，比预期的时间要早，插入之前或之后不久就出现射精，这会导致烦恼和痛苦，而患者对此几乎没有控制（WHO，1992）。该病通常也被定义为不能充分延迟射精以享受性爱，在插入之前、插入时或插入之后不久，由于极小的刺激，就出现的持续的或反复的射精（Hendry et al.，2000）。

早泄通常有 3 个特征：射精潜伏期短，由于快速射精而缺乏自信心，对病情的苦恼和不满（Rowland，2003）。一些男性在开始性交前或开始后 1 分钟内就出现射精（Waldinger et al.，1998）。

Rowland（2001）等认为早泄男性的射精潜伏期为 1~5 分钟。而一项调查不同国家"正常男性"射精时间的研究表明，平均射精时间为 7~14 分钟（Montorsi，2005）。因此，对于早泄的定义不应以分钟来计算，而应该关注 3 个主要的因素：射精时间短、无法控制射精、缺乏性满足感（Montorsi，2005）。该病可能发生于勃起不充分的情况下，但该病并不是长期禁欲所导致的后果。

根据病原学特征，生理性早泄和心理性早泄可分为几种子类型（Metz and Pryor，2000）。生理性早泄是由于神经系统状态、急性身体疾病、身体损伤和药物副作用导致。心理性早泄是由于心理状态、严重的心理困扰、配偶关系窘迫、缺乏性心理技巧导致。当生理性原因不明时，早泄通常被认为是心理性的。

早泄的患病率为 16.3%~32.5%（Rowland et al.，2004）。没有证据表明射精潜伏期会随年龄增长而增加。在一项针对 110 名 18~65 岁男性的研究中，76% 的男性表示他们的射精时间和第一次是相同的，23% 的男性表示射精时间相比之前有加快，只有 1% 的男性表示射精时间有延长（Waldinger et al.，1998）。

早泄的病因尚不清楚，但心理性、行为性和生理性的诱因都是可能存在的（Montague et al.，2004）。对于一些形式的早泄而言，可能存在器质性的基础。其病因可能是先天性、获得性和（或）心理性的（第一届拉丁美洲勃起功能障碍共识会，2003c）。

资料显示，早泄男性的阴茎头和背侧神经存在高敏感性和高兴奋性（Xin et al.，1996、1997）。

PFM 的作用

在性活动中，球海绵体肌和其他 PFM 节律性的收缩导致射精（Gerstenberg et al.，1990）。PFM 的收缩配合尿道外括约肌和尿生殖膈的间歇性放松，使得射精发生（Krane et al.，1989）。膀胱颈括约肌在无意识的控制下保持关闭。

我们推测，无力的 PFM 会使其对射精的控制能力降低，而主动收缩 PFM 会使射精时间延迟。

性疼痛

性疼痛是指影响产生和维持勃起，达到高潮和射精能力的任何疼痛。

物理治疗在男性性功能障碍治疗中的作用的证据

物理治疗师对男性性功能障碍的治疗都是基于一些试验的证据。这些试验仅限于治疗勃起功能障碍和早泄。

勃起功能障碍

一篇文献综述试图探讨物理治疗作为勃起功能障碍的保守治疗方式是否有可取之处。

文献检索策略

检索下列计算机数据库 1980—2005 年间的文献：Medline、AAMED（Allied and Alternative Medicine）、CINAHL、EMBASE-rehabilitation and physical medicine 和 the Cochrane Library Database。关键词选取了：勃起功能障碍（erectile dysfunction）、阳痿（impotence）、保守治疗（conservative treatment）、物理治疗（physical therapy）、盆底肌锻炼（pelvic floor exercises）、生物反馈（biofeedback）、电刺激和电疗法（electrical stimulation and electrotherapy）。同时对从这些文献的参考文献中获取的研究报告进行了人工检索。

选择标准

如果试验得出了勃起功能障碍患者的物理治疗效果，且测量结果可靠，并与正在研究的问题相关，则纳入研究（表 8.6）。

方法学质量

方法学的严谨性通过 PEDro 质量评分进行评定（表 8.7）。

效果的证据

只有 3 项 RCT 提供了支持 PFME 能够治愈或改善勃起功能的证据（Sommer et al.，2002；Dorey et al.，2004；Prota et al.，2012）。Sommer 等（2002）和 Prota 等（2012）的试验使用 PEDro 评分得到 7/10 分，Dorey 等（2004）的试验得到 8/10 分（表 8.7）。

5 项非随机或非对照试验提供了不充分的证据（Mamberti-Dias and Bonierbale-Branchereau，1991；Claes and Baert，1993；Colpi et al.，1994；Claes et al.，1995；Van Kampen et al.，2003）。两项非随机对照实验仅应用了电刺激，提供了不充分的证据（Stief et al.，1996；Derouet et al.，1998）。

Sommer 等（2002）的试验纳入了 124 名静脉性勃起功能障碍男性，样本量较大。受试者随机分为 3 组，第一组接受 PFME，第二组应用万艾可（Viagra），第三组接受安慰剂治疗。3 个月时，接受 PFME 的组比应用万艾可的组有更多改善，比接受安慰剂的组也有显著改善。Dorey 等（2004）的试验中，55 名受试者被分为两组，一组接受 PFME，另外一组则改变生活方式。3 个月时，PFME 组与对照组相比有显著改善。对照组随后进行了 PFME，与他们的基准勃起功能相比，也出现了明显改善。之后两组均继续进行为期 3 个月的家庭训练。

Prota 等（2012）的试验是第一例针对根治性前列腺切除术后勃起功能障碍的 RCT，试验组接受 PFME 和 EMG，对照组遵照医嘱进行 PFM 收缩。在 12 个月时，试验组的效能有显著恢复。

效应量

3 组 RCT 均表明 PFME 能够显著改善勃起功能。

Dorey 等（2004）在第 3 个月时应用国际勃起功能指数问卷表（IIEF）发现，PFME 组（*P*=0.001）与对照组（0.658）相比有明显改善（图 8.9）。第 3 个月时，对照组的勃起功能在接受 PFME 后出现明显改善（*P*<0.001）。本试验还发现，在接受为期 3 个月的 PFME 后，试验组的肛门压力与对照组相比也有明显改善（*P*<0.001）。

Sommer 等的试验发现接受 PFME 的组与口服磷酸二酯酶 V 型抑制剂（万艾可）的组相比有更多改善，与接受安慰剂的组相比有显著改善（图 8.10）。

表 8.6 勃起功能障碍物理治疗的文献综述

作者	Mamberti-Dias and Bonierbale-Branchereau, 1991
试验设计	非随机，非对照
样本量	210 名勃起功能障碍的男性
诊断	部分有静脉瘘；部分是心理性勃起功能障碍
训练方案	PFME+骶部和阴茎，或会阴部，先进行 5~25 Hz，后进行 50~400 Hz 的间歇性电刺激 视觉刺激以及阴茎温度 15 次治疗
脱落率	没有报道
依从性	没有报道
结果	3 个月时：111 人（53%）治愈；44 人（21%）改善；55 人（26%）无效；67% 的主观平均硬度指数（index of subjective mean rigidity，ISMR）分数为 4/10~8/10 主观结果
作者	Claes and Baert, 1993
试验设计	随机，非对照
样本量及年龄（岁）	150 名静脉性勃起功能障碍男性 年龄为 23~64 岁；平均年龄 48.7 岁 组别 1：72 人接受手术 组别 2：78 人接受 PFME
诊断	静脉性勃起功能障碍
训练方案	组别 1：阴茎背深静脉手术 组别 2：患者教育 每周 1 次 PFME，进行 5 次；家庭训练；在 4 个月和 12 个月时，进行肛门指检评估初始状态；40 mg 罂粟碱注射；坐骨海绵体肌 EMG+ 最大 PFM 收缩
脱落率	没有报道
依从性	没有报道
结果	4 个月时： 　组别 1 有 44 人（61%）治愈；17 人（23.6%）改善；11 人（15.2%）无效 　组别 2 有 36 人（46%）治愈；22 人（28%）改善；20 人（25.6%）无效 12 个月时： 　组别 1 有 30 人（42%）治愈；23 人（32%）改善 　组别 2 有 33 人（42%）治愈；24 人（31%）改善；45 人（58%）拒绝手术 主观和客观结果

续表

作者	Colpi et al., 1994
试验设计	非随机；对照
样本量及年龄（岁）	59 名男性；年龄为 20~63 岁；平均年龄 39 岁 试验组：33 人，PFME+ 生物反馈 对照组：26 人
诊断	静脉性勃起功能障碍
训练方案	59 人中 30 人接受深静脉手术；29 人接受心理治疗 没有提及是何种干预措施；没有关于生物反馈类别的信息
脱落率	没有报道
依从性	没有报道
结果	11 个月时： 　试验组 21 人（63%）治愈或改善；9 人拒绝手术 主观结果
作者	Claes et al., 1995
试验设计	非随机；非对照
样本量	126 名静脉性勃起功能障碍男性
训练方案	患者教育；PFME；EMG 检查或压力生物反馈；肛门或表面电极 ES，对称双相 50 Hz 低频， 　100 微秒脉冲；刺激 6 秒，休息 12 秒，最大强度
脱落率	14/122 退出（11.5%）
依从性	88.5%
结果	4 个月时： 　53 人（43%）治愈；37 人（30%）改善；36 人（26.2%）无效，其中包括退出的 14 人 12 个月时： 　44 人（36%）治愈；41 人（33.6%）改善；37 人（30.3%）无效，其中包括退出的 14 人； 　65 人（53.4%）拒绝手术 主观结果
作者	Stief et al., 1996
试验设计	非随机；对照
样本量	22 名血管性勃起功能障碍男性
诊断	静脉性勃起功能障碍
训练方案	海绵体平滑肌经皮 ES：低频对称梯形脉冲 100~200 微秒，12 mA，频率 10~20 Hz 与 20~35 　Hz，5 秒交替刺激，2~5 日，每日 20 分钟
脱落率	没有报道
依从性	没有报道
结果	第 5 天时： 　5 人（23%）治愈；3 人（13.6%）对血管活性药有反应；14 人（63%）无效 主观结果

作者	Derouet et al., 1998
试验设计	非随机；非对照
样本量	48 名勃起功能障碍男性
诊断	勃起功能障碍
训练方案	阴茎或会阴部经皮双相脉冲 ES，85 微秒，30 Hz，20~120 mA，刺激 3 秒，休息 6 秒，每日 20 分钟，连续做 3 个月
脱落率	10/48 退出（20.8%）
依从性	79.2% 依从
结果	3 个月时： 　5 人（10.4%）治愈；20 人（41.6%）改善；23 人（47%）无效，其中包括退出的 10 人 主观的进步
作者	Sommer et al., 2002
试验设计	随机对照；PEDro 评分 7/10
样本量及年龄（岁）	104 名静脉性勃起功能障碍男性 年龄为 21~72 岁，平均年龄 43.7 岁 组别 1：40 人 组别 2：36 人 对照组：28 人
诊断	静脉性勃起功能障碍
训练方案	组别 1：每周 3 次 PFME 组别 2：口服 PDE5 抑制剂 对照组：安慰剂 在初始状态，第 4 周和 3 个月时：KEED 勃起功能障碍调查问卷、IIEF 问卷 3 和 4 部分，GAQ。在初始状态 3 个月时：腔静脉造影
脱落率	没有报道
依从性	没有报道
结果	3 个月时 　组别 1：80% 显著改善；46% 阴茎硬度改善 　组别 2：74% 改善 　对照组：18% 改善 主观和客观结果
作者	Van Kampen et al., 2003
试验设计	非随机；非对照
样本量及年龄（年）	51 名有复杂病因的勃起功能障碍男性；年龄为 25~64 岁；平均年龄 46 岁
诊断	勃起功能障碍
训练方案	患者教育；仰卧位、坐位、立位 PFME；肛门压力生物反馈；50 Hz，200 微秒肛门或表面电极 ES：刺激 6 秒，休息 12 秒，1 周 1 次，治疗 4 个月；家庭训练，收缩 90 次
脱落率	9/51 退出（18%）
依从性	82% 依从
结果	4 个月时： 　24 人（46%）治愈；12 人（24%）改善；15 人（31%）无效，其中包括退出的受试者 主观结果

续表

作者	Dorey et al., 2004
试验设计	随机对照；PEDro 评分 8/10
样本量及年龄（岁）	55 名有复杂病因的勃起功能障碍男性；年龄为 22~78 岁；平均年龄 59 岁 干预组：28 人，PFME+ 改变生活方式 对照组：27 人，改变生活方式
诊断	勃起功能障碍
训练方案	干预组：患者教育；每周进行 PFME+ 肛门压力生物反馈 + 家庭训练 + 改变生活方式，为期 5 周 对照组：改变生活方式，为期 5 周 3 个月时，对照组给予干预 3 个月和 6 个月时测量结果：IIEF，ED-EQoL，肛门压力测试，盲测
脱落率	3 个月时，5/55 退出（9%）
依从性	3 个月时，91% 依从
结果	3 个月时 　IIEF 勃起功能方面：干预组显著改善，P=0.001；控制组 P=0.658； 　肛门压力：干预组显著改善，P<0.001 6 个月时 盲测：22 人（40%）功能正常，其中包括退出的受试者；19 人（34.5%）改善，其中包括退出的受试者；14 人（25.5%）无效，其中包括退出的受试者 主观和客观结果
作者	Prota et al., 2012
试验设计	随机对照；PEDro 评分 8/10
样本量及年龄（年）	52 名根治性前列腺切除术后勃起功能障碍男性；年龄为 62~64（±8）岁；平均年龄为 63 岁 干预组：26 人，PFME+EMG 对照组：26 人，遵医嘱进行 PFM 收缩
诊断	前列腺切除术后勃起功能障碍
训练方案	干预组：术后 15 天，每周进行 PFME 和肛门 EMG+ 家庭训练，为期 12 周 对照组：遵医嘱进行 PFM 收缩 在 1、3、6、12 个月时测量结果：IIEF-5，不使用尿垫被视为可控尿
脱落率	第一个月前：干预组 9/26（35%），对照组 10/26（38%）退出（该 19 人并未列入研究）
依从性	列入研究的对象 100% 依从
结果	1 个月时 　IIEF-5：干预组效能 5.88%；控制组 1% 3 个月时 　IIEF-5：干预组效能 11.76%；对照组 4% 6 个月时 　IIEF-5：干预组效能 23.53%；对照组 6.25% 12 个月时 　IIEF-5：干预效能 47.1%（8/17），P=0.032；对照组 12.5%（2/16） 效能和控尿能力之间有很强的相关性

注：ED-EQoL，勃起功能障碍对生活质量的影响；IIEF，国际勃起功能指数问卷；KEED，科隆勃起功能障碍量表；PDE5 抑制剂，磷酸二酯酶 V 型抑制剂。其他缩写见正文。

表 8.7　关于勃起功能障碍物理治疗的系统回顾中 RCT 的 PEDro 质量评分

E– 受试者的纳入条件有具体标准
1– 受试者被随机分配到各组（在交叉研究中，受试者的治疗顺序是随机安排的）
2– 分配方式是隐藏的
3– 就最重要的预后指标而言，各组的基准线都是相似的
4– 对受试者全部设盲
5– 对实施治疗的治疗师全部设盲
6– 对至少测量一项主要结果的评估者全部设盲
7– 在最初分配到各组的受试者中，85% 以上的受试者至少有一项主要结果的测量结果
8– 凡是有测量结果的受试者，都必须按照分配方案接受治疗或者对照治疗，假如不是这样，那么至少应对一项主要结果进行"意向性治疗分析"
9– 至少报告一项主要结果的组间比较统计结果
10– 至少提供一项主要结果的点测量值和变异量值

研究	E	1	2	3	4	5	6	7	8	9	10	总分
Sommer et al.，2002	+	+	+	+	−	−	−	+	+	+	+	7
Dorey et al.，2004	+	+	+	+	−	−	+	+	+	+	+	8
Prota et al.，2012	+	+	+	+	−	−	−	+	+	+	+	7

注：+，完全符合标准；−，不符合标准。通过统计完全符合标准的项数来计算总分，E 项分数不用于生成总分，共计不超过 10 分。

Prota 等（2012）发现接受 PFME、肛门 EMG 和家庭训练的组，在第 12 个月时与对照组相比有显著效能改善（$P=0.032$）。他们还发现效能和控尿能力有很强的相关性。

临床显著性

Sommer 等（2002）和 Dorey 等（2004）均发现 PFME 能够在临床上改善勃起功能。Sommer 的研究发现，46% 的受试者的阴茎硬度有所改善；Dorey 的研究则发现，有 40% 的受试者重获勃起功能，另有 34.5% 的受试者勃起功能得到改善。

Prota 等（2012）研究发现 PFME 显著改善了根治性 RP 术后的勃起功能障碍。Sommer 等和 Dorey 等的研究均未收入根治性 RP 术后的男性，因此，Prota 等的试验提供了新的令人鼓舞的数据。

研究方法

3 组 RCT 的方法学质量均为良好。Sommer 等（2002）的研究样本量更大。Sommer 等（2002）的研究对象是确诊为静脉性勃起功能障碍的男性。Dorey 等的研究对象病因不一。两项研究均使用了经过验证的主观结果测量方法，不同于其他试验，两项试验也均使用了客观结果测量方法。Prota 等研究了 33 例根治性 RP 术后勃起功能障碍的男性，并采用了经过验证的结果测量方法。

由于研究方法不佳，我们对非对照或非随机实验结果的解读应该谨慎。只有一项试验具有随机性，5 项试验缺乏对照，7 项试验仅提供了主观结果。这些试验均缺乏对照组，影响了所提供证据的有效性。缺乏随机

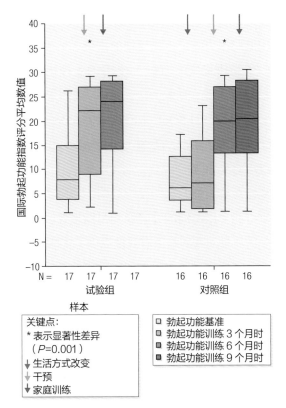

图8.9 两组的国际勃起功能指数评分平均数值（经许可引自 Dorey et al., 2004。© 英国全科医学杂志）

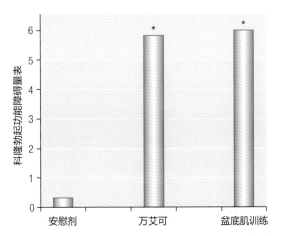

图8.10 与基线相比，科隆勃起功能障碍量表的数值变化（经许可引自 Sommer et al., 2002）

性使试验具有很大的局限性，这从根本上限制了对这些试验结果的所有权威性解读和理解。

干预类型

只有一项试验单独使用了 PFME（Sommer et al., 2002）。该项试验在没有应用生物反馈的情况下取得了良好的结果，并对应用生物反馈的必要性提出了质疑。有3项试验将生物反馈作为唯一的训练方式（Colpi et al., 1994；Dorey et al., 2004；Prota et al., 2012），两项试验联合应用了 PFME、生物反馈和电刺激（Claes et al., 1995；Van Kampen et al., 2003）。当同时应用3种训练方法时，我们无法确定究竟是哪一种训练起了作用。

PFME 的训练量是不同的。Colpi 等（1994）希望男性患者在9个月内每天进行30分钟的家庭训练，以此作为外科手术的替代方案。Dorey 等（2004）指导受试者每天进行18次强收缩，并强调功能性活动。3项研究对受试者进行了长达12个月的随访（Claes and Baert, 1993；Claes et al., 1995；Prota et al., 2012），并取得了令人鼓舞的结果。

两项研究单独使用了电刺激。Derouet 等（1998）发现，对坐骨海绵体肌进行电刺激，得到的治愈率仅有10.4%，而在 Stief 等（1996）进行的对照试验中，评估者对阴茎海绵体平滑肌进行了经皮电刺激，结果显示治愈率达到23%。不论效果如何，与 PFME 试验相比，两种方法的治愈率都偏低。

训练的频率和持续时间

治疗的次数从5次到20次不等，但有些论文并没有提供这方面的信息。Sommer 等（2002）的研究中受试者每周进行3次 PFME，并在第4周和第3个月时进行检测。Dorey 等（2004）对受试者每周进行 5 次 PFME，并在第 3 个月和第 6 个月时进行检测。在两项研究中，受试者均需进行家庭训练。在 Prota 等（2012）的研究中受试者进行为期 3 个月、每周 1 次的 PFME。

短期及长期效果

从现有的数据来看，一般都是先对患者进行初步评估，然后在 3~12 个月进行再评估。Stief 等（1996）的试验是一个例外，他们选择在 5 天后评估了结果。

Sommer 等（2002）、Dorey 等（2004）和 Prota 等（2012）使用了主观有效的 IIEF，该评价广泛应用于使用口服药物治疗勃起功能障碍的试验中。Sommer 等（2002）的试验应用了经过验证的科隆勃起功能障碍量表（KEED）。Dorey 等（2004）采用评估者设盲的方式来汇报实验结果。Mamberti-Dias 等（1991）应用了主观平均硬度指数（ISMR），且该指数从 4/10 增加到 8/10。

大多数对试验结果的描述采用了患者主诉的"治愈""改善"或"无效"。在所有的研究中，"治愈"的定义是在插入阴道时有合适的勃起状态并且能够完成令人满意的性行为。然而，"改善"的定义有很多种，从"勃起质量和表现的显著提高"到"勃起质量（持续时间和硬度）有所提高，但不足以满足性行为需求"，均可以定义为"改善"（Claes et al.，1995）。

3 项试验均应用了客观的结果测量。Claes 等（1993）通过注射 40 mg 罂粟碱以增加阴茎硬度，并在最大程度收缩坐骨海绵体肌的同时，使用针状 EMG 进行测试。Sommer 等（2002）使用 Rigiscan® 对阴茎

硬度进行了客观测量，Dorey 等（2004）使用肛门压力测定生物反馈的读数。

Sommer 等（2002）使用了一种生活质量评定工具，Dorey 等（2004）使用了被证实有效的 ED-EQoL 来评定（MacDonagh et al.，2002）。Dorey 等发现试验组中 IIEF 和 ED-EQoL 相关性较差，而在对照组中二者呈现显著相关性。这一发现表明，勃起功能障碍可能会以不同的方式影响男性患者，并为生活质量问卷的临床有效性提供了支撑。

在所有试验中，PFME 治疗勃起功能障碍的短期疗效都是较好的。3 项 RCT 在 3 个月（Dorey et al.，2004；Sommer et al.，2002）、6 个月（Dorey et al.，2004）以及 12 个月（Prota et al.，2012）时，都取得了良好的结果。Claes 等（1993）的试验在 12 个月时取得了良好的结果。

性心理问题

所有的实验都以异性恋男性为样本。虽然 Prota 的研究是在巴西进行的，但并未提及任何文化因素。对性行为的认知是因人而异的，这也影响着对性行为的预期和主观度量。并不是所有的男性都期望进行插入式性行为。目前还没有研究确定及解决同性恋男性进行肛交的困难和需求。

预防勃起功能障碍的保守治疗

目前还没有预防性保守治疗的相关文献发表。然而，如果 PFM 组织弱化，而 PFME 可以缓解勃起功能障碍，那么我们假设进行预防性的肌肉强化训练可能有助于预防勃起功能障碍似乎是合理的。

总结及临床建议

基于所得的证据，PFME 应该是治疗勃起功能障碍的首选方式（图 8.11）。训练可以与其他治疗勃起功能障碍的方法（如口服治疗、真空设备、阴茎海绵体注射、尿道内药物、收缩带以及医疗咨询）联合使用。

早泄

一篇文献综述试图探讨 PFME 作为早泄的治疗是否有可取之处。

文献检索策略

对以下计算机数据库中 1980—2005 年期间的文献进行了检索：Medline 数据库，AAMED（Allied and Alternative Medicine），CINAHL，EMBASE-Rehabilitation 和 Physical Medicine 以及 the Cochrane Library Database。关键词选取了：早泄（premature ejaculation），保守治疗 conservative treatment），物理治疗（physical therapy），盆底肌锻炼（pelvic floor muscle exercise），生物反馈（biofeedback），电刺激和电疗法（electrical stimulation and electrotherapy），同时也进行了人工检索。

选择标准

如果报道了早泄男性的物理治疗结果，则纳入研究。

方法学质量

未发现 RCT。

结果

只发现了两项非随机非对照试验，提供了不充分的证据（表 8.8）。

研究方法

La Pera 等（1996）在一项非随机、非对照试验中，使用了 PFME、压力 BF 以及 ES 对 18 名平均年龄为 34 岁的早泄患者进行了治疗；其中 15 人患病超过 5 年。结果显示，11 人（61%）治愈，PFM 控制能力的提升使其能够控制射精反射，7 人（39%）没有改善。没有给出生物反馈的读数。该项非随机、非对照研究表明，通过强化 PFM 来控制射精反射以预防早泄，可能是有效的。另外一项非随机、非对照试验中，Claes 等（2005）研究了 PFME 和 ES 对 29 名早泄男性的作用。治疗后，他们发现 19 名男性（65.5%）出现了改善，这种改善得到了他们伴侣的证实。12 个月时，大多数有改善的男性仍显示出积极的

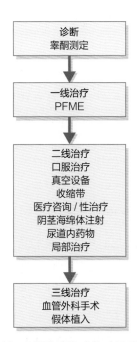

图 8.11 勃起功能障碍治疗的建议路径（经许可转自 Dorey et al.,2004。© 英国全科医学杂志）

表 8.8　早泄的物理治疗试验

作者	La Pera and Nicastro, 1996
试验设计	非随机，非对照
受试者	18 名早泄男性，年龄为 20~52 岁，平均年龄 34 岁
方案	PFME 压力生物 BF ES 肛门探针 50 Hz 每周 3 次，20 次治疗
结果	7 周时： 　11 人（61%）治愈；7 人（39%）没有改善 主观和客观结果
作者	Claes and van Poppel, 2005
试验设计	非随机，非对照
受试者	29 名早泄男性 没有透露年龄
方案	PFME ES 没有给出参数 射精延迟时间；没有给出测量方法
结果	治疗后： 　19 人（65.5%）改善；10 人（34.5%）没有改善 12 个月时： 　出现功能改善的 19 人中，大多数仍表现出积极的结果

注：缩写见正文。

结果。这两项试验中所使用的方法，没有随机化，也没有使用对照组，样本量小，只能提供不充分的证据。然而，这些试验的结果表明这一课题是值得进一步探索的。

总结及临床建议

在没有进行随机试验研究 PFME 对早泄的影响之前，不能得出任何结论。

结论

有充分的证据表明，PFME 作为勃起功能障碍的治疗方式是有价值的。对于那些似乎已经通过 PFME 达到治愈或改善的患者来说，终身坚持这些简单的训练，尽可能避免勃起功能障碍的复发是一种有效的做法。然而，对训练的长期依从性是一个问题。在最初的 PFME 之后，只通过最小强度的运动训练来维持肌肉的性能是可行的。

没有有力的证据表明电刺激是有效的。也并没有发现论证预防性保守治疗的研究。

PFME 是否能作为勃起功能障碍的一线治疗方法，需要一项具有较大样本量的多中心 RCT 来验证。而其对勃起功能障碍的预防作用也需要其他类似的试验来验证。

关于 PFME 对早泄的治疗作用，还不能做出任何定论。我们有必要应用 RCT 对其进行进一步的研究。

参考文献

Albaugh, J., Lewis, J.H., 1999. Insights into the management of erectile dysfunction: part I. Urol. Nurs. 19 (4), 241-247.

Alivizatos, G., Skolarikos, A., 2005. Incontinence and erectile dysfunction following radical prostatectomy: a review. Scientific World Journal. 5, 747-758.

Andersen, K.V., Bovim, G., 1997. Impotence and nerve entrapment in long distance amateur cyclists. Acta Neurol. Scand. 95 (4), 233-240.

Baniel, J., Israilov, S., Shmueli, J., et al., 2000. Sexual function in 131 patients with benign prostatic hyperplasia before prostatectomy. Eur. Urol. 38 (1), 53-58.

Barnas, J.L., Pierpaoli, S., Ladd, P., et al., 2004. The prevalence and nature of orgasmic dysfunction after radical prostatectomy. BJU Int. 94 (4), 603-605.

Benet, H.E., Melman, A., 1995. The epidemiology of erectile dysfunction. Urol. Clin. North Am. 22 (4), 699-709.

Bortolotti, A., Parazzini, F., Colli, E., et al., 1997. The epidemiology of erectile dysfunction and its risk factors. Int. J. Androl. 20 (6), 323-334.

Brock, G.B., Lue, T.F., 1993. Drug-induced male sexual dysfunction: an update. Drug Saf. 8 (6), 414-426.

Claes, H., Baert, L., 1993. Pelvic floor exercise versus surgery in the treatment of impotence. Br. J. Urol. 71, 52-57.

Claes, H.I., van Poppel, H., 2005. Pelvic floor exercise in the treatment of premature ejaculation. J. Sex. Med. 2 (Suppl. 1), 9.

Claes, H., Van Kampen, M., Lysens, R., et al., 1995. Pelvic floor exercises in the treatment of impotence. Eur. J. Phys. Med. Rehabil. 5, 135-140.

Claes, H.I.M., Vandenbroucke, H.B., Baert, L.V., 1996. Pelvic floor exercise in the treatment of impotence. J. Urol. 157 (Suppl. 4), 786.

Colpi, G.M., Negri, L., Scroppo, F.I., et al., 1994. Perineal floor rehabilitation: a new treatment for venogenic impotence. J. Endocrinol. Invest. 17, 34.

Colpi, G.M., Negri, L., Nappi, R.E., et al., 1999. Perineal floor efficiency in sexually potent and impotent men. Int. J. Impot. Res. 11 (3), 153-157.

Derouet, H., Nolden, W., Jost, W.H., et al., 1998. Treatment of erectile dysfunction by an external ischiocavernosus muscle stimulator. Eur. Urol. 34 (4), 355-359.

Dorey, G., Speakman, M., Feneley, R., et al., 2004. Randomised controlled trial of pelvic floor muscle exercises and manometric biofeedback for erectile dysfunction. Br. J. Gen. Pract. 54 (508), 819-825.

Fabra, M., Porst, H., 1999. Bulbocavernosus-reflex latencies and pudendal nerve SSEP compared to penile vascular testing in 669 patients with erectile failure and sexual dysfunction. Int. J. Impot. Res. 11 (3), 167-175.

Feldman, H.A., Goldstein, I., Hatzichristou, D.G., et al., 1994. Impotence and its medical and psychological correlates: results of the Massachusetts Male Ageing Study. J. Urol. 151, 54-61.

First Latin American Erectile Dysfunction Consensus Meeting, 2003a. Androgen deficiency in the aging male. Int. J. Impot. Res. 15 (Suppl. 7), S12-S15.

First Latin American Erectile Dysfunction Consensus Meeting, 2003b. Anatomy and physiology of erection: pathophysiology of erectile dysfunction. Int. J. Impot. Res. 15 (Suppl. 7), S5-S8.

First Latin American Erectile Dysfunction Consensus Meeting, 2003c. Psychogenic erectile dysfunction and ejaculation disorders. Int. J. Impot. Res. 15 (Suppl. 7), S16-S21.

Fisher, C., Gross, J., Zuch, J., 1965. Cycle of penile erections synchronous with dreaming (REM) sleep. Arch. Gen. Psychiatry. 12, 29-45.

Frankel, S.J., Donovan, J.L., Peters, T.I., et al., 1998. Sexual dysfunction in men with lower urinary tract symptoms. J. Clin. Epidemiol. 51 (8), 677-685.

Gerstenberg, T.C., Levin, R.J., Wagner, G., 1990. Erection and ejaculation in man. Assessment of the electromyographic activity of the bulbocavernosus and ischiocavernosus muscles. Br. J. Urol. 65, 395-402.

Hendry, W.F., 1999. Causes and treatment of ejaculatory disorders. In: Carson, C.C., Kirby, R.S., Goldstein, I. (Eds.), Textbook of Erectile Dysfunction. Isis Medical Media, Oxford, pp. 569-581.

Hendry, W.F., Althof, S.E., Benson, G.S., et al., 2000. Male orgasmic and ejaculatory disorders. In: Jardin, A., Wagner, G., Khoury, S., et al. (Eds.), Erectile Dysfunction. Health Publication/Plymbridge Distributors, Plymouth, pp. 479-506.

Heruti, R., Shochat, T., Tekes-Manova, D., et al., 2004. Prevalence of erectile dysfunction among young adults; results of a large-scale survey. J. Sex. Med. 1, 284-291.

Kirby, R., Carson, C., Goldstein, I., 1999. Anatomy, physiology and pathophysiology. In: Kirby, R. (Ed.), Erectile Dysfunction: A Clinical Guide. Isis Medical Media, Oxford, pp. 11-28.

Krane, R.J., Goldstein, I., Saenz de Tejada, I., 1989. Impotence. N. Engl. J. Med. 321 (24), 1648-1659.

La Pera, G., Nicastro, A., 1996. A new treatment for premature ejaculation: the rehabilitation of the pelvic floor. J. Sex Marital Ther. 22 (1), 22-26.

Lewis, R.W., Mills, T.M., 1999. Risk factors for impotence. In: Carson, C.C., Kirby, R.S., Goldstein, I. (Eds.), Textbook of Erectile Dysfunction. Isis Medical Media, Oxford, pp. 141-148.

MacDonagh, R., Ewings, P., Porter, T., 2002. The effect of erectile dysfunction on quality of life: psychometric testing of a new quality of life measure for patients with erectile dysfunction. J. Urol. 167, 212-217.

Mamberti-Dias, A., Bonierbale-Branchereau, M., 1991. Therapy for dysfunctioning erections: four years later, how do things stand? Sexologique. 1, 24-25.

Metz, M.E., Pryor, J.L., 2000. Premature ejaculation: a psychophysiological approach for assessment and management. J. Sex Marital Ther. 26 (4), 293-320.

Moncada Iribarren, I., Sáenz de Tejada, I., 1999. Vascular physiology of penile erection. In: Carson, C.C., Kirby, R.S., Goldstein, I. (Eds.), Textbook of Erectile Dysfunction. Isis Medical Media, Oxford, pp. 51-57.

Montague, D.L., Jarow, J., Broderick, G.A., et al., 2004. American Urological Association guidelines on pharmacologic management of premature ejaculation. (Online). www.auanet.org/education/guidelines/premature-ejaculation.cfm.

Montorsi, F., 2005. Prevalence of premature ejaculation: a global and regional perspective. J. Sex. Med. 2 (2), 96-102.

National Institutes of Health Consensus Development Panel on Impotence, 1993. Impotence. JAMA. 270 (1), 83-90.

Porru, D., Campus, G., Caria, A., et al., 2001. Impact of early pelvic floor rehabilitation after transurethral resection of the prostate. Neurourol. Urodyn. 20, 53-59.

Prota, C., Gomes, C.M., Ribeiro, L.H.S., et al., 2012. Early postoperative pelvic-floor biofeedback improves erectile function in men undergoing radical prostatectomy: a prospective, randomized, controlled trial. Int. J. Impot. Res. 24, 174-178.

Rosen, R.C., 2000. Prevalence and risk factors of sexual dysfunction in men and women. Curr. Psychiatry Rep. 2, 189-195.

Rosen, M.P., Greenfield, A.J., Walker, T.G., et al., 1991. Cigarette smoking: an independent risk factor for atherosclerosis in the hypogastric-cavernous arterial bed of men with arteriogenic impotence. J. Urol. 145 (4), 759-763.

Rowland, D.L., 2003. The treatment of premature ejaculation: selecting outcomes to determine efficacy. International Society for Sexual and Impotence Research Newsbulletin. 10, 26-28.

Rowland, D.L., Cooper, S.E., Schneider, M., 2001. Defining premature ejaculation for experimental and clinical investigations. Arch. Sex. Behav. 30 (3), 235-253.

Rowland, D., Perelman, M., Althof, S., et al., 2004. Self-reported premature ejaculation and aspects of sexual functioning and satisfaction. J. Sex. Med. 1 (2), 225-232.

Sommer, F., Raible, A., Bondarenko, B., et al., 2002. A conservative treatment option of curing venous leakage in impotent men. Eur. Urol. 1 (Suppl. 1), 153.

Stief, C.G., Weller, E., Noack, T., et al., 1996. Functional electromyostimulation of the penile corpus cavernosum (FEMCC). Initial results of a new therapeutic option of erectile dysfunction. Der Urologe. Ausg. A 35 (4), 321-325.

Van Kampen, M., De Weerdt, W., Claes, H., et al., 2003. Treatment of erectile dysfunction by perineal exercises, electromyographic biofeedback and electrical stimulation. Phys. Ther. 83 (6), 536-543.

Wagner, T.H., Patrick, D.L., McKenna, S.P., et al., 1996. Cross-cultural development of a quality of life measure for men with erection difficulties. Qual. Life Res. 5, 443-449.

Waldinger, M.D., Hengeveld, M.W., Zwinderman, A.H., et al., 1998. An empirical operationalization study of DSM-IV diagnostic criteria for premature ejaculation. Int. J. Psychiatr. Clin. Pract. 2, 287.

World Health Organization, 1992. International statistical classification of diseases and related health problems. 1989 Revision. World Health Organization, Geneva.

Xin, Z.C., Chung, W.S., Choi, Y.D., et al., 1996. Penile sensitivity in patients with primary premature ejaculation. J. Urol. 156 (3), 979-981.

Xin, Z.C., Choi, Y.D., Rha, K.H., et al., 1997. Somatosensory evoked potentials in patients with primary premature ejaculation. J. Urol. 158 (2), 451-455.

第9章

成人盆底功能障碍的循证物理治疗

流行病学、解剖学和病理生理学及风险因素

Bary Berghmans, Esther Bols, Ylva Sahlin, Espen Berner

概述

肛门失禁（anal incontinence，AI）是一种常见的、令人尴尬的临床症状，影响着 2%~24% 的成年人（Macmillan et al.，2004），其中 1%~2% 的人在日常活动中受到显著影响（Farage et al.，2008）。由于存在漏报，AI 的实际患病率可能会更高（Markland et al.，2008）。

AI 是一种肛门直肠功能障碍，是指机体对大便或肠道内气体蓄控能力的丧失（Haylen et al.，2010）。AI 涵盖范围较为广泛，从有意识但不自主地排出气体、液体或固体粪便（急迫性失禁）到无意识的黏液、液体或粪便（被动性失禁）漏出（Miner，2004）。排便是基于粪便稠度、感觉、运动、储存功能和心理成分的相互作用（Madoff et al.，2004）。如果这些成分中的一个或多个发生障碍并且补偿机制不足，就会发生失禁。据报道，阴道分娩是造成女性 AI 的主要原因之一（Madoff et al.，2004）。根据这一研究，Bols 等（2013）发现产后 AI 的危险因素是 3 度或 4 度括约肌撕裂和妊娠期 AI。部分结直肠、泌尿系统或妇科疾病治疗也可能导致 AI。与 AI 相关的具体神经疾病包括糖尿病、多发性硬化、帕金森病、脑卒中和脊髓损伤。AI 主要与高龄和残疾有关（Potter et al.，2002）。然而，年轻患者也经常受到影响，导致难以参加学校、工作或社会生活活动。不难想象，在商店、工作场所、公共汽车或学校中发生大便失禁（faecal incontinence，FI）会是什么样的体验。并且通常很难向其他人解释你的问题，如家人。AI 的影响是巨大的，严重限制了许多患者的社会参与程度：患者不得不待在家里的厕所附近，不得不避免社会接触，包括人际关系或性接触，从而出现心理抑郁和自信心低下（Nelson et al.，1995）。大部分的影响是由于 AI 的不可预测性和对气味的恐惧导致的。尽管存在巨大影响，但由于恐惧、尴尬和对解决这种问题的知识的缺乏，只有 1/3 的 FI 患者向医师报告他们的问题（Kalantar et al.，2002；Whitehead，2005）。

AI 经常与其他盆底、盆腔或腹部健康问题（如便秘、脱垂或尿失禁）等同时发生，（Sliekerten Hove et al.，2010）。由于讨论各种可能的患者情况太复杂，本章仅关注肛门失禁。

流行病学

AI 的患病率通常因定义不同和目标人群的不同有所差异。在一项基于横向研究的系统综述中，一般人群 AI 患病率为 2%~24%，FI 患病率为 0.4%~18%（Macmillan et al.，2004）。另一项系统研究显示，男性和女性 AI 患病率分别为 0.8% 和 1.6%。年龄在 60 岁及以上的男性患病率为 5.1%，女性患病率为 6.2%。根据临床研究结果，尽管流行病学表明 AI 分布较为平均，但 AI 在女性中似乎更为普遍。这种差异可能与积极寻求医疗帮助的患者年龄和性别有关（Madoff et al.，2004）。此外，经产妇和存在认知问题者或神经系统疾病患者的患病率更高（Tjandra et al.，2007）。大约 50% 的 FI 患者也同时患有尿失禁，推测很可能是肛提肌功能障碍所致（Teunissen et al.，2004）。

只有少数研究报告了 FI 的发病率。社区女性居民 5 年和 10 年发病率分别为 5.3%

和 7%，男性分别为 4.1% 和 5.3%，这一数据随着年龄增长而增加至 13%~15.3%（女性）和 13.2%~20%（男性）（Ostbye et al.，2004；Markland et al.，2010；Rey et al.，2010）。在养老院的老年人中，10 个月的发病率为 20%（Chassagne et al.，1999）。

解剖学与病理生理学

大便的正常控制取决于以下解剖结构和生理功能：肛门括约肌功能、盆底功能、直肠扩张性、肛门直肠感觉、肛门直肠反射、完整的神经系统、精神功能、粪便体积、粪便稠度和结肠运输功能。缺乏其中 1 个或多个因素都可能导致失禁（Rey et al.，2010）。

肛门括约肌位于肛管远端，起始于乙状结肠和直肠。肛门括约肌包括肛门内括约肌、肛门外括约肌和耻骨直肠肌。肛门内括约肌是一个非自主控制的环形平滑肌管，主要在静息时收缩。该括约肌可产生 80% 的基础静息压力（Ostbye et al.，2004；Rey et al.，2010）。肛门内括约肌功能障碍通常与粪便漏出（被动 AI）有关。除分娩外，肛门直肠手术（括约肌切开术或瘘管切开术）、肛门拉伤（Deutekom et al.，2005）和原发性退变（Xu et al.，2012）也会对括约肌造成损伤。

肛门外括约肌为横纹肌，受阴部神经支配（S2~S4），包括 3 部分：皮下、浅部和深部。静息状态下肛门外括约肌处于次最大收缩状态，仅产生适当的基础压力。自主的括约肌收缩通常会引起基础压力成倍增加（Dunivan et al.，2010）。此外，腹内压的突然升高可引起脊髓反射，从而导致外括约肌收缩。除这两个括约肌外，直肠神经丛也有助于产生基础压力（15%）。

耻骨直肠肌是肛提肌的一部分，与耻骨尾骨肌和髂骨尾骨肌相连。耻骨直肠肌在解剖和功能上与肛门外括约肌密切相关。耻骨直肠肌在肛肠交界处形成一个肌悬带，由于它附着在耻骨前方，故可使肛管和直肠之间成角。静息时，肛门直肠角为90°，在紧张和排便时增加至约135°，这有利于粪便通过（Lucas et al.，1999）。有研究认为耻骨直肠肌悬带和肛门直肠角有助于维持大便控制能力，尽管目前对其作用程度尚不清楚（Madoff et al.，1992）。

直肠扩张时，肛门外括约肌收缩，与内括约肌反射性抑制相一致（Whitehead et al.，1982）。当排便不畅且肛门内括约肌恢复张力时，直肠会进一步进行适应性调节。因此，延迟排便的发生取决于直肠的扩张性、贮存功能和肛门括约肌效率之间的相互作用。此外，还需要正常的直肠感觉来感知直肠内容物的存在。研究发现，少量内容物的存在也可使肛门括约肌松弛，同时肛门黏膜能够分辨气体、固体或液体粪便（Baeten，1985）。糖尿病、脊柱疾病或便秘患者的直肠感觉通常都有所损伤（Madoff et al.，1992）。

肛门外括约肌和耻骨直肠肌悬带的自主松弛可引起肛管开放。由于肛门内括约肌和外括约肌的松弛，肛门压力进一步降低，从而发生排便。

病因和风险因素

AI可能与许多病理因素有关（van Lanschot，1999；Uludag et al.，2002）。表9.1总结了引发AI的部分重要病因。AI通常是多种病因共同作用的结果（Wald，1995、2005）。

分娩损伤

分娩损伤是女性AI的主要原因之一。分娩后，由于过度牵伸可出现括约肌损伤和（或）阴部神经病变。超声检查显示，35%的女性在分娩后存在肛门外、内括约肌损伤或二者同时损伤（Geerdes and Baeten，1996）。造成括约肌撕裂的风险因素包括经阴道分娩、会阴中线切开术、产钳分娩、真空辅助分娩、引产、巨大儿和硬膜外麻醉（Wald，1995；Eason et al.，2002）。据报道初产妇大便失禁的发生率为2%~6%，排便或排气失禁的发生率为13%~25%。经过几次会阴撕裂伤后，AI的比例可增加至17%~62%（Eason et al.，2002）。许多女性在晚年才出现症状，这可能是由于多次分娩、进行性神经病变、衰老和更年期的累积效应打破了代偿机制（Eason et al.，2002；Hay-Smith et al.，2002）。

其他病因

部分结直肠、泌尿系统或妇科治疗也可能导致AI。与AI最相关的外科手术为括约肌切开术、括约肌扩张术、痔切除术、瘘管切开术、回肠袋重建和子宫切除术（Madoff et al.，1992）。

出生时患有先天性畸形［如肛门闭锁或先天性巨结肠（又称Hirschprung病）］的儿童，尽管经过了解剖矫正，但仍终身面临粪便排出不彻底和遗粪等问题（Nelson，2004）。

与AI相关的具体神经系统疾病包括脑

表 9.1　引发肛门失禁的病因

外伤	先天性畸形	神经因素	结直肠因素
分娩损伤	肛门闭锁	脑部病因：	增龄所致萎缩
直接损伤	先天性巨结肠	脑卒中	炎症性肠病
手术	脊柱裂	帕金森病	嵌塞
		痴呆	脱垂
		肿瘤	腹泻
		心理因素	瘘
		脑外伤	直肠脱垂 / 直肠前突 / 肠疝
		脊柱病因：	
		脊髓损伤	
		截瘫	
		马尾综合征	
		多发性硬化	
		外周性病因：	
		阴道炎	
		糖尿病	

卒中、帕金森病、脊髓损伤、多发性硬化和糖尿病等。去神经支配或神经病变常见于糖尿病、经阴道分娩、会阴下降综合征、慢性排便费力和直肠脱垂患者（Rao，2004）。

AI 对患有身体疾病和精神障碍的人群有不同程度的影响，特别是对养老院的人群来说。与缺乏自理能力的老年人大便失禁相关的因素包括：尿失禁史、行动不便、认知功能差、年龄较大、神经系统疾病、核心稳定性问题和日常生活活动问题（Chassagne et al.，1999；Madoff et al.，2004）。在一些家庭中，尿失禁和 AI 之间也存在联系，这种所谓的"大小便失禁"可以用活动能力差和认知障碍等相同的潜在原因来解释（Chassagne et al.，1999）。

痴呆患者由于忽视排便需求、直肠充盈意识受损和活动受限等原因的相互作用，发生粪便嵌塞的风险很高（Tobin et al.，1986）。健康状况不佳与长期 FI 之间存在明确相关（Chassagne et al.，1999）。此外，FI 常与肠易激综合征和便秘有关，这在女性中更为普遍（Palsson et al.，2004）。

AI 相关的症状有时也与其他因素有关，被称为假性失禁（Madoff et al.，1992）。具有临床意义的 AI 应与除粪便以外的肛周其他物质渗漏（瘘管、痔疮脱垂、肛门直肠肿瘤、性传播疾病和不良卫生习惯导致的）、频繁排便以及无肛门内容物排出的紧迫感（炎症性肠病、盆腔放射治疗、肠易激综合征和直肠低位前切除术导致的）相区别。具体诊断时应注意仔细区分假性失禁和 AI（Madoff et al.，1992）。

年龄不低于 85 岁或患有肾脏疾病的男性患 FI 的风险更高（Lucas et al.，1999）。此外，前列腺癌导致的放疗会增加 FI 的风险（Geinitz et al.，2011）。减少放疗剂量似乎不能避免 FI 的发生。男性和女性的肾脏疾病、腹泻、排空不尽感、盆腔放疗史、急性疾病发展（Rey et al.，2010）和尿失禁（Markland et al.，2010）都可能引起 FI。

参考文献

Baeten, C.G.M.I., 1985. Haemorrhoids, evaluation of methods of treatment. Maastricht University, Maastricht, 1985.

Bols, E.M., Hendriks, H.J., Berghmans, L.C., et al., 2013. Responsiveness and interpretability of incontinence severity scores and FIQL in patients with fecal incontinence: a secondary analysis from a randomized controlled trial. Int. Urogynecol. J. Pelvic Floor Dysfunct. 24 (3), 469-478.

Chassagne, P., Landrin, I., Neveu, C., et al., 1999. Fecal incontinence in the institutionalized elderly: incidence, risk factors, and prognosis. Am. J. Med. 106 (2), 185-190.

Deutekom, M., Dobben, A.C., Dijkgraaf, M.G., et al., 2005. Costs of outpatients with fecal incontinence. Scand. J. Gastroenterol. 40 (5), 552-558.

Dunivan, G.C., Heymen, S., Palsson, O.S., et al., 2010. Fecal incontinence in primary care: prevalence, diagnosis, and health care utilization. Am. J. Obstet. Gynecol. 202 (5), 493.e1-493.e6.

Eason, E., Labrecque, M., Marcoux, S., et al., 2002. Anal incontinence after childbirth. Can. Med. Assoc. J. 166 (3), 326-330.

Farage, M.A., Miller, K.W., Berardesca, E., et al., 2008. Psychosocial and societal burden of incontinence in the aged population: a review. Arch. Gynecol. Obstet. 277 (4), 285-290.

Geerdes, B.P., Baeten, C.G.M.I., 1996. Fecal incontinence and the dynamic graciloplasty. Perspectives in Colon and Rectal Surgery. 9, 95-112.

Geinitz, H., Thamm, R., Keller, M., et al., 2011. Longitudinal study of intestinal symptoms and fecal continence in patients with conformal radiotherapy for prostate cancer. Int. J. Radiat. Oncol. Biol. Phys. 79 (5), 1373-1380.

Haylen, B.T., de Ridder, D., Freeman, R.M., et al., 2010. An International Urogynecological Association (IUGA)/ International Continence Society (ICS) joint report on the terminology for female pelvic floor dysfunction. Int. Urogynecol. J. Pelvic Floor Dysfunct. 21 (1), 5-26.

Hay-Smith, J., Herbison, P., Morkved, S., 2002. Physical therapies for prevention of urinary and faecal incontinence in adults. Cochrane Database Syst. Rev. (Issue 2), Art. No. CD003191.

Kalantar, J.S., Howell, S., Talley, N.J., 2002. Prevalence of faecal incontinence and associated risk factors; an underdiagnosed problem in the Australian community? Med. J. Aust. 176 (2), 54-57.

Lucas, M., Emery, S., Beynon, J., 1999. Incontinence. Blackwell Scientific, Oxford.

Macmillan, A.K., Merrie, A.E., Marshall, R.J., et al., 2004. The prevalence of fecal incontinence in community-dwelling adults: a systematic review of the literature. Dis. Colon Rectum. 47 (8), 1341-1349.

Madoff, R.D., Williams, J.G., Caushaj, P.F., 1992. Fecal incontinence. N. Engl. J. Med. 326 (15), 1002-1007.

Madoff, R.D., Parker, S.C., Varma, M.G., et al., 2004. Faecal incontinence in adults. Lancet. 364 (9434), 621-632.

Markland, A.D., Goode, P.S., Burgio, K.L., et al., 2008. Correlates of urinary, fecal, and dual incontinence in older African-American and white men and women. J. Am. Geriatr. Soc. 56 (2), 285-290.

Markland, A.D., Goode, P.S., Burgio, K.L., et al., 2010. Incidence and risk factors for fecal incontinence in black and white older adults: a population-based study. J. Am. Geriatr. Soc. 58 (7), 1341-1346.

Miner Jr., P.B., 2004. Economic and personal impact of fecal and urinary incontinence. Gastroenterology. 126 (1 Suppl. 1), S8-S13.

Nelson, R.L., 2004. Epidemiology of fecal incontinence. Gastroenterology. 126 (1 Suppl. 1), S3-S7.

Nelson, R., Norton, N., Cautley, E., et al., 1995. Community-based prevalence of anal incontinence. JAMA. 274 (7), 559-561.

Ostbye, T., Seim, A., Krause, K.M., et al., 2004. A 10-year follow-up of urinary and fecal incontinence among the oldest old in the community: the Canadian Study of Health and Aging. Can. J. Aging. 23 (4), 319-331.

Palsson, O.S., Heymen, S., Whitehead, W.E., 2004. Biofeedback treatment for functional anorectal disorders: a comprehensive efficacy review. Appl. Psychophysiol. Biofeedback. 29(3), 153-174.

Potter, J., Norton, C., Cottenden, A., 2002. Bowel care in older people. Royal College of Physicians, London.

Rao, S.S., 2004. Diagnosis and management of fecal incontinence. American College of Gastroenterology Practice Parameters Committee. Am. J. Gastroenterol. 99 (8), 1585-1604.

Rey, E., Choung, R.S., Schleck, C.D., et al., 2010. Onset and risk factors for fecal incontinence in a US community. Am. J. Gastroenterol. 105 (2), 412-419.

Slieker-ten Hove, M.C., Pool-Goudzwaard, A.L., Eijkemans, M.J., et al., 2010. Prevalence of double incontinence, risks and influence on quality of life in a general female population. Neurourol. Urodyn. 29 (4), 545-550.

Teunissen, T.A., van den Bosch, W.J., van den Hoogen, H.J., et al., 2004. Prevalence of urinary, fecal and double incontinence in the elderly living at home. Int. Urogynecol. J. Pelvic Floor Dysfunct. 15 (1), 10-13, discussion 3.

Tjandra, J.J., Dykes, S.L., Kumar, R.R., et al., 2007. Practice parameters for the treatment of fecal incontinence. Dis. Colon Rectum. 50 (10), 1497-1507.

Tobin, G.W., Brocklehurst, J.C., 1986. Faecal incontinence in residential homes for the elderly: prevalence, aetiology and management. Age Ageing. 15 (1), 41-46.

Uludag, O., Darby, M., Dejong, C.H., et al., 2002. Sacral neuromodulation is effective in the treatment of fecal incontinence with intact sphincter muscles; a prospective study. Ned. Tijdschr. Geneeskd. 146 (21), 989-993.

van Lanschot, J.J.B., 1999. Gastro-intestinale chirurgie en gastro-enterologie in onderling verband. Bohn Stafleu Van Loghum, Houtem/Diegem.

Wald, A., 1995. Incontinence and anorectal dysfunction in patients with diabetes mellitus. Eur. J. Gastroenterol. Hepatol. 7 (8), 737-739.

Wald, A., 2005. Faecal incontinence in the elderly: epidemiology and management. Drugs Aging. 22 (2), 131-139.

Whitehead, W.E., 2005. Diagnosing and managing

fecal incontinence: if you don't ask, they won't tell. Gastroenterology. 129 (1), 6.

Whitehead, W.E., Orr, W.C., Engel, B.T., et al., 1982. External anal sphincter response to rectal distention: learned

response or reflex. Psychophysiology. 19 (1), 57-62.

Xu, X., Menees, S.B., Zochowski, M.K., et al., 2012. Economic cost of fecal incontinence. Dis. Colon Rectum 55 (5), 586-598.

AI 的性质和严重程度评估

Bary Berghmans, Esther Bols

为明确 AI 的性质和严重程度，可以采用不同的主观和客观诊断程序。关于 AI 的某些方面的信息可以通过排便日记获得。排便日记有助于确定 AI 的严重程度，包括非自主排便的频率和排出粪便的构成。然而，尽管排便日记可以提供重要信息以指导诊断或治疗的选择，但日记在患者管理中的使用并不常见。因此，鼓励患者记录其粪便行为并向医师提供这些信息是非常重要的，其结果有助于 AI 的治疗。在对直肠、肛门和盆底进行其他诊断检查之前，应先询问病史并进行体格检查。由医师负责的其他诊断检查包括肛门测压、直肠容量测定、肛门内超声检查、肛门直肠感觉、神经生理学检查、排便造影和 MRI 等。

诊断评估

病史采集

病史采集重点关注以下内容。

- PFM 状态、粪便储存功能及粪便黏稠度。
- AI 性质和严重程度：AI 分为被动失禁、急迫性失禁（Haylen et al.，2010）及混合性失禁（两者均有）（Soffer and Hull，2000；Baeten，2003；Rao，2004；Teunissen et al.，2004）。

- 直肠病史、妇科病史、妊娠分娩史（分娩次数、胎儿出生时间、胎儿出生体重、是否借助器械分娩、会阴切开术或括约肌撕裂情况）、泌尿系统病史和性病史。
- 并发症。
- 应对策略：如护垫和药物的使用。
- 社会心理疾病。
- 排便和排尿模式。
- 饮食和液体摄入量。
- 局部和（或）整体障碍。
- 最重要的是，医师应该有针对性地询问患者在哪些方面存在社交障碍，因为由 AI 引起的相关社会活动和个人活动限制是干预计划的焦点（Madoff et al.，1992；Lucas et al.，1999）。

体格检查

- 一般检查：呼吸模式、活动能力和步态分析。
- 安静状态下对肛周进行局部检查：评估是否存在粪便、瘢痕、瘘管、皮炎、肛裂、锁孔畸形、痔疮和皮赘等情况。瘢痕可能是先前会阴切开、肛周撕裂或肛裂导致括约肌功能严重丧失的表现。肛裂通常与直肠脱垂有关（Madoff et al.，2004）。肛门区域的畸形可能是由既往的痔切除术、瘘管切开术或瘘管切除术导致的。有时，也存在慢性皮肤激惹。

- 在收缩、咳嗽或用力过程中对肛周区域进行局部检查：评估收缩／放松能力，黏膜或直肠脱垂，会阴下降或反向用力。

- 直肠触诊：评估肛周感觉，肛门静息压及收缩、用力、放松时的压力。可以通过定位和触诊判断是否存在括约肌缺损，尤其是在肌肉收缩期间。女性的直肠前突可以通过触诊确诊。肛门外括约肌和耻骨直肠肌肌力可根据改良的牛津肌力分级法通过直肠指检进行评估（Madoff et al., 1992；Laycock and Jerwood, 2001；Enck and Klosterhafen, 2005）（表 9.2）。牛津肌力分级量表是目前国际公认的、最常用的肌力分级方法，得分范围为 0 分（无肌肉收缩）到 5 分（强烈收缩）。据报道，受测试者内差异性较高（Messelink, 2005）。同时该表还给出了肌肉次最大力量和耐力的定义（表 9.2）。

- 阴道检查：可以很好地评估 PFM 组织，并可发现直肠–阴道壁的异常（Madoff et al., 1992）。

- 在直肠触诊和阴道检查期间，常用 PERFECT 评估方案指导特定患者的具体治疗（Laycock and Jerwood, 2001）。表 9.2 解释了 PERFECT 首字母缩略字符的含义。力量（power）代表 PFM 的力量，使用改良的牛津肌力分级法进行测量。耐力强度和峰值力量的评估有助于制订适当的训练计划。改良牛津肌力分级量表评分为 0、1 或 2 的患者似乎更适合直肠球囊训练和（或）电刺激治疗，而不是 PFMT（Lucas et al，1999；Terra et al，2006）。

表 9.2　PERFECT 评估方案和改良牛津肌力分级量表

P 力量（压力）
0 无肌肉收缩
1 微小收缩
2 轻微收缩
3 适度收缩
4 良好收缩
5 强烈收缩
E 耐力
R 重复
F 1 秒内快速最大收缩的次数
E 盆底抬高程度
C 共同收缩
T 时序和协调性

附加诊断测试

在病史采集和体格检查后，可能需要额外的测试来评估肛门直肠区域与 AI 的关系。

由医师或盆底物理治疗师进行的附加测试

考虑到患者和临床医师之间对症状严重程度的感知存在差异（De Backer，1998），我们建议在筛查、诊断或评估期间参考至少一项患者自评结果，了解患者报告的症状严重程度和健康问题的影响（Avery et al.，2007）。

排便日记

如前文所述，在开始评估时建议患者使用排便日记，从而了解患者的排便模式，这一点很重要（De Backer，1998）。推荐患者填写排便日记，直至大便性状和频率恢复正常为止。Bristol 粪便性状评估表（Lewis and Heaton，1997；Rogers et al.，2006）是一个很好的可用于评估粪便稠度的工具（表 9.3），可以整合到排便日记中。

Wexner 评分和 Vaizey 评分

AI 的严重程度（包括其社会影响），常用 Wexner 评分系统（Cleveland 诊所评分）评估，该系统评分范围为 0（完全控制）到 20（完全失禁）（Jorge and Wexner，1993）。Vaizey 评分系统（St Mark 评分）是对 Wexner 评分系统的改良，新增了"紧迫性"和"药物使用"两项，且"护垫使用"的权重较低，范围为 0（完全控制）至 24（完全失禁）（Vaizey et al.，1999）。（表 9.4）

表 9.3　大便性状分类表

1 型	分个的干球状便，形似坚果
2 型	腊肠状，但成块
3 型	腊肠状，表面有裂缝
4 型	腊肠状或蛇形，光滑柔软
5 型	柔软团块，边缘清楚
6 型	软片状，边缘毛糙或糊状便
7 型	水样便，无固体成分

生活质量评估

大便失禁患者生活质量量表（Faecal Incontinence Quality of Life scale，FIQL）是为成年人 AI 的临床试验和结果研究所设计的。该量表以一个明确的描述性概念框架为基础，以问答的形式评估患者当前的状态（Rockwood et al.，2000；Rockwood，2004）。Rockwood 等（2000）认为 FIQL 量表具有良好的内部一致性、重测信度、区别效度和聚合效度。另一项心理测量学研究（Bols et al.，2012b）表明，FIQL 的抑郁子量表内部反应性和纵向结构效度不足。FIQL 总量表具有良好的内部反应性、重测信度和纵向结构效度。FIQL 量表的 29 个条目在实际应用时存在需要附加额外条目以及耗时较长等问题，在一定程度上限制了其临床应用。基于以上研究结果，在没有其他可

表 9.4　Wexner 评分系统和 Vaizey 评分系统

失禁	从不	很少	有时	每周/通常	每天/总是
固体粪便 [a]	0	1	2	3	4
液体粪便 [a]	0	1	2	3	4
气体 [a]	0	1	2	3	4
生活方式的改变 [a]	0	1	2	3	4
护垫使用 [b]	0	1	2	3	4
	否		是		
需要使用护垫或填塞物 [c]	0		2		
服用便秘药物 [c]	0		2		
延迟排便 15 分钟的能力缺失 [c]	0		4		

注：Wexner 评分系统。从不，0；很少，<1 次/月；有时，<1 次/周但 ≥1 次/月；通常，≥1 次/周但 <1 次/周天；总是，≥1 次/天。

Vaizey 评分系统。从不，过去 4 周没有发作；很少，过去 4 周内有 1 次发作，但 <1 次/周；有时，过去 4 周内 >1 次发作，但 <1 次/周；每周，1 次/周或更多次，但 <1 次/天；每天，1 次/天或更多次。

a，Vaizey 和 Wexner 共有项目；b，仅 Wexner 有的项目；c，仅 Vaizey 有的项目。

推荐的疾病特异性生活质量（QoL）量表的情况下，研究者推荐使用 FIQL 评估 AI 患者的生活质量（Avery et al.，2007）。

整体感知效果问卷

整体感知效果（global perceived effect，GPE）问卷反映了患者对健康状况的整体感知变化或改善程度，因简单实用受到临床研究者的关注（Jaeschke et al.，1989；Veldhuyzen-van Zanten et al.，1999）。

生物反馈

肌电/压力生物反馈

将肛门内肌电传感器、肛周表面肌电电极（两者均用于测量运动单位活性变化）或肛管测压探头（测量肛管内压力变化）连接到生物反馈装置/机器，通过视觉显示和（或）听觉信号告知患者盆底和肛门括约肌的活动。我们可以收集和存储这些（反馈）数据，以便进行进一步咨询和评估（Norton，2004）。

直肠球囊生物反馈

让患者取侧卧位，将一个连接在注射器上的直肠球囊置入患者直肠并缓慢充气。这种方法可以用于评估感觉阈值、急迫感，与扩张相关的直肠容积改变、最大耐受容积和直肠肛门抑制反射（Norton and Chelvanayagam，2004；Bols et al.，2012a）。

由医师实施的附加测试

下列诊断测试应由专门从事特定测试的医师（或技术人员）按照标准程序进行。

肛门测压法不仅可以确定肛门括约肌和耻骨直肠肌的静息压（mmHg）和最大挤压压力（mmHg），还可以测量直肠容量（Diamant et al.，1999）。

通过肛门内超声检查（Stoker et al.，2001，2002）可以检测肛门括约肌复合体的完整性。

神经生理学检测，如会阴神经末端运动潜伏期（pudendus nerve terminal motor latency，PNTML）测试，可用于检测左、右侧会阴神经传导时间。但 PNTML 的准确度及其对预后的预测价值存在不确定性（Kiff and Swash，1984；Madoff et al.，2004）。

排便造影是动态研究排便过程的放射学方法。在休息、用力和挤压期间可以检测到异常，如直肠前突和直肠套叠（不完全直肠脱垂）（Terra et al.，2008）。

肛内 MRI 可以检测肛门和盆底的解剖情况，并且能充分显示括约肌受损情况（Stoker et al.，2001、2002）。

盆底物理治疗师应结合所有诊断测试结果，深入了解 AI 改善、恢复的机制和预后。最终，在综合评估各项结果后，给出功能或解剖学诊断。诊断结果应涵盖相关问题区域并指导治疗决策，同时为评估所选择的治疗方案提供基线数据。

参考文献

Avery, K.N., Bosch, J.L., Gotoh, M., et al., 2007. Questionnaires to assess urinary and anal incontinence: review and recommendations. J. Urol. 177 (1), 39-49.

Baeten, C.G.M.I., 2003. Reoperative surgery for persistent fecal incontinence. In: Longo, W.E., Northover, J.M. (Eds.), Reoperative Colon and Rectal Surgery. Martin Dunitz, Taylor & Francis, London, pp. 117-132.

Bols, E., Berghmans, B., de Bie, R., et al., 2012a. Rectal balloon training as add-on therapy to pelvic floor muscle training in adults with fecal incontinence: a randomized controlled trial. Neurourol.Urodyn. 31 (1), 132-138.

Bols, E., Hendriks, E., de Bie, R., et al., 2012b. Predictors of a favorable outcome of physiotherapy in fecal incontinence: secondary analysis of a randomized trial. Neurourol. Urodyn. 31 (7), 1156-1160.

De Backer, J., 1998. Bekkenbodemreëducatie bij anale

problematiek. In: Smits-Engelsman, B.C.M., Van Ham, I., Vaes, P., et al. (Eds.), Jaarboek Fysiotherapie/kinesitherapie. Bohn Stafleu Van Loghum, Houten, pp. 16-37.

Diamant, N.E., Kamm, M.A., Wald, A., et al., 1999. AGA technical review on anorectal testing techniques. Gastroenterology. 116, 735-760.

Enck, P., Klosterhafen, S., 2005. Perception of incontinence in and by society. In: Becker, H.-D., Stenzl, A., Wallwiener, D., et al. (Eds.), Urinary and Fecal Incontinence. Springer-Verlag, Heidelberg.

Haylen, B.T., de Ridder, D., Freeman, R.M., et al., 2010. An International Urogynecological Association (IUGA)/ International Continence Society (ICS) joint report on the terminology for female pelvic floor dysfunction. Int. Urogynecol. J. Pelvic Floor Dysfunct. 21 (1), 5-26.

Jaeschke, R., Singer, J., Guyatt, G.H., 1989. Measurement of health status. Ascertaining the minimal clinically important difference. Control. Clin. Trials. 10 (4), 407-415.

Jorge, J.M., Wexner, S.D., 1993. Etiology and management of fecal incontinence. Dis. Colon Rectum. 36 (1), 77-97.

Kiff, E.S., Swash, M., 1984. Slowed conduction in the pudendal nerves in idiopathic (neurogenic) faecal incontinence. Br. J. Surg. 71, 614-616.

Laycock, J., Jerwood, D., 2001. Pelvic floor assessment: the PERFECT-scheme. Physiotherapy. 87 (12), 631-642.

Lewis, S.J., Heaton, K.W., 1997. Stool form scale as a useful guide to intestinal transit time. Scand. J. Gastroenterol. 32 (9), 920-924.

Lucas, M., Emery, S., Beynon, J., 1999. Incontinence. Blackwell Scientific, Oxford.

Madoff, R.D., Parker, S.C., Varma, M.G., et al., 2004. Faecal incontinence in adults. Lancet. 364 (9434), 621-632.

Madoff, R.D., Williams, J.G., Caushaj, P.F., 1992. Fecal incontinence. New Engl. J. Med. 326 (15), 1002-1007.

Messelink, B., Benson, T., Berghmans, B., et al., 2005. Standardization of terminology of pelvic floor muscle function and dysfunction: report from the pelvic floor clinical assessment group of the International Continence Society. Neurourol.Urodyn. 24 (4), 374-380.

Norton, C., 2004. Nurses, bowel continence, stigma and taboos. J. Wound Ostomy Continence Nurs. 31 (2), 85-94.

Norton, C., Chelvanayagam, S., 2004. Bowel continence nursing. Beaconsfield Publishers, Beaconsfield.

Rao, S.S., 2004. Diagnosis and management of fecal incontinence. American College of Gastroenterology Practice Parameters Committee, Am. J. Gastroenterol. 99 (8), 1585-1604.

Rockwood, T.H., 2004. Incontinence severity and QoL scales for fecal incontinence. Gastroenterology. 126(1 Suppl 1), S106-S113.

Rockwood, T.H., Church, J.M., Fleshman, J.W., et al., 2000. Fecal incontinence quality of life scale: quality of life instrument for patients with fecal incontinence. Dis. Colon Rectum. 43 (1), 9-16, discussion 7.

Rogers, R.G., Abed, H., Fenner, D.E., 2006. Current diagnosis and treatment algorithms for anal incontinence. BJU Int. 98 (Suppl. 1), 97-106, discussion 7-9.

Soffer, E.E., Hull, T., 2000. Fecal incontinence: a practical approach to evaluation and treatment. Am. J. Gastroenterol. 95 (8), 1873-1880.

Stoker, J., Bartram, C.I., Halligan, S., 2002. Imaging of the posterior pelvic floor. Eur. Radiol. 12, 779-788.

Stoker, J., Halligan, S., Bartram, C.I., 2001. Pelvic floor imaging. Radiology. 218, 621-641.

Terra, M.P., Deutekom, M., Dobben, A.C., et al., 2008. Can the outcome of pelvic-floor rehabilitation in patients with fecal incontinence be predicted? Int. J. Colorectal Dis. 23 (5), 503-511.

Terra, M.P., Dobben, A.C., Berghmans, B., et al., 2006. Electrical stimulation and pelvic floor muscle training with biofeedback in patients with fecal incontinence: a cohort study of 281 patients. Dis. Colon Rectum. 49 (8), 1149-1159.

Teunissen, T.A., van den Bosch, W.J., van den Hoogen, H.J., et al., 2004. Prevalence of urinary, fecal and double incontinence in the elderly living at home. Int. Urogynecol. J., Pelvic Floor Dysfunct. 15 (1), 10-13, discussion 3.

Vaizey, C.J., Carapeti, E., Cahill, J.A., et al., 1999. Prospective comparison of faecal incontinence grading systems. Gut. 44 (1), 77-80.

Veldhuyzen-van Zanten, S.J., Talley, N.J., Bytzer, P., et al., 1999. Design of treatment trials for functional gastrointestinal disorders. Gut. 45 (Suppl. II), II69-II77.

AI 的保守干预措施

Bary Berghmans, Esther Bols

AI 患者的治疗包括保守治疗和手术干预。保守治疗包括生活方式干预，如饮食调整、药物治疗、肠道管理、吸烟行为改变，可吸收材料的应用和盆底物理治疗。表 9.5 总结了关于 AI 保守治疗的选择和目标。

国际尿失禁咨询会（International Consultation on Incontinence，ICI）（Norton et al.，2009）指出，在进行手术治疗之前，应先尝试物理治疗。此外，英国的国家指南建议在 PFMT 或生物反馈之前进行最大限度的健康教育，以及生活方式和饮食干预（Norton et al.，2007）。

对患有 AI 这种令人尴尬的疾病的患者必须谨慎治疗。因此，在进行盆底物理治疗

表 9.5　AI 保守治疗的选择和目标

治疗	目标
A 饮食调整	改变大便稠度、排便量和排便时间，使排便时间规律化
B 药物治疗	改变大便稠度、排便量和排便时间，使排便时间规律化
C 肠道管理	结肠清洁
D 辅助性产品和用具	预防大便排出或污染
E 物理治疗：	
E1 教育和信息	关于整体健康，以及与如厕行为、厕所设施、肠道功能和应对方式有关的生活方式改变的更具体的建议和应对策略
E2 盆底肌训练	改善肌肉收缩的协调性 提高肌肉力量、耐力，学会放松 提高对盆底肌和肛门括约肌的感知和独立性收缩
E3 有关肛门括约肌和耻骨直肠肌的生物反馈信息（EMG-BF）	提高肛门括约肌和盆底肌的感知和独立收缩能力（EMG-BF）。注意收缩时序和协调性
E4 直肠球囊训练	在被动 FI 的情况下降低感觉阈值（P-BF） 在急迫性 FI 的情况下增加感觉阈值（P-BF） 改善直肠肛门抑制反射（P-BF）
E5 电刺激	提高对盆底肌和肛门括约肌的感知和独立性收缩

注：EMG-BF，使用肛门内肌电传感器 / 探头或对肛周表面肌电进行肌电生物反馈；P-BF，使用直肠球囊进行压力生物反馈。

之前，应该对患者进行相关的告知和教育。物理治疗成功的决定性因素是，需要患者与治疗师建立可靠的关系，以及治疗师和患者双方都保持积极性（Norton and Cody，2012）。在诊断评估后，可使用人工指导或专门设计的装置来治疗运动障碍、感觉障碍或储存功能障碍。

生活方式干预

告知和教育

AI 患者通常缺乏关于肠功能、作用机制，以及与粪便和肠功能相关的盆腔器官解剖知识。他们中的许多人均在使用低效或错误的如厕行为及排便方式，没有接受过良好的宣教或训练。他们的排便方式是从家庭和社会环境中习得的（Norton，2004）。

因此，每一个治疗方案都应该从告知和教育整体健康开始，并就如厕行为和与肠道功能有关的生活方式的改变提出更具体的建议和教育（Norton and Chelvanayagam，2004）。虽然文献中对风险因素（如体重减轻、如厕行为、卫生设施、吸烟、患者和医疗服务提供者的态度等）与 AI 之间相关性的报道结果并不一致，但在对患者的告知和教育中应该包含这些因素。

减重

虽然肥胖被一些研究者认为是 AI 的危险因素，但其他研究者并未发现肥胖与 AI 之间存在显著相关性（Bliss et al，2013）。Markland 等（2010）从 291 名双便（大便和尿）失禁女性中选出 80 人作为亚组，参加了为期 18 个月的减重改善 UI 能力的干预调查，他们发现与对照组（宣教）的干预相比，减重组（节食）的 AI 控制改善更明显。在减重组和对照组之间，大便失禁严重程度指数（Faecal Incontinence Severity Index，FISI）或 AI 类型（即大便性状）没有显著差异。研究也发现，AI 有所改善的女性基线体重（89 kg）低于 AI 无改善或无 AI 症状的女性（97 kg）。

吸烟

据称，吸烟有助于刺激排便。这可能是由于吸烟会刺激远端结肠运动，增加排便的紧迫性（Rausch et al.，1998；Bliss et al.，2013），但这种关联的科学证据很薄弱。研究未发现产前吸烟和产后 AI 具有相关性（Chaliha et al.，1999）。在另一项关于孪生姐妹的研究中，也未发现吸烟与 AI 之间存在明显相关性（Abramov et al.，2005）。对社区老年男性和女性的纵向观察研究发现，吸烟并不能预测 FI 的患病率或发病率（Ostbye et al.，2004）。

患者教育有效性的证据

在一项 RCT 中，将仅进行由护士主导的以教育和建议为主的 AI 保守治疗（如关于饮食、药物剂量和肠道再训练的建议）和将其作为运动和（或）生物反馈联合干预的一部分进行了比较（Norton et al，2003）。研究发现，4 组 AI 频率均明显降低（Norton et al，2003）。另一项仅以摘要形式报告的研究报道了系统教育和标准医疗护理对 AI 患者的益处，这些患者之前的医疗管理是无效的，但此项研究中最终有 38% 的患者自述其肠道症状得到了充分缓解（Heymen et al，2001）。

第五届 ICI（Bliss et al.，2013）认为，目前没有足够的证据推荐或不推荐将大部分改变生活方式的建议用以预防或治疗 AI。ICI 建议患者应接受有关 AI 产生原因的教育，并采取一些基于专家共识的、有益的系统干预措施，例如，消除高效如厕的障碍（Bliss et al，2013），这种方法成本较低，并且不存在重大风险。

除了关于生活方式干预的教育和信息外，与患者讨论的其他相关内容还包括以下几点。

- 应力和松弛对盆底压力顺应性的影响。
- 全身和局部放松练习。
- 与其他盆底相关症状（如脱垂和尿失禁）的关系。
- 减少如厕时的排便频率，优化大便性状和排便体位。

盆底物理治疗

AI 的盆底物理治疗包括 PFMT、生物反馈［包括直肠球囊训练（rectal balloon trainning，RBT）］和电刺激，这些治疗均由盆底物理治疗师提供（表 9.5）。一般来说，根据 AI 的潜在原因，临床上通常会使用一种或多种物理治疗联合干预。

由于盆底物理治疗一般比较简单，费用低廉且多无副作用，因此，对于 AI 患者来说，它是一种很有吸引力的保守治疗方法（Madoff et al.，2004）。

PFMT 和括约肌训练

研究者推荐将 PFMT 和括约肌训练作为 AI 治疗的早期干预措施，并纳入综合保守治疗方案中（Norton et al.，2006、2009）。

PFM 支撑腹部器官，并且通过张力和反射维持其控制能力。PFM 中存在大约 70% 的慢缩型肌纤维和 30% 的快缩型肌纤维（Laycock and Jerwood，2001）。患有 AI 的患者通常表现为 PFM 功能减弱。PFMT 旨在恢复 PFM 力量，学会放松肌肉，改善肌肉协调性和收缩时序。

训练内容主要包括选择性重复（最大）自主收缩和放松 PFM 及肛门外括约肌。训练可以激活潜在的运动单位，使肌肉恢复功能（MacLeod，1983）。渐进式阻力训练遵循基本的肌肉训练原则。其中"超负荷"原则是指给予肌肉超出正常水平的刺激。使用这一原则时，必须在训练前进行 PERFECT 评估。"特异性"原则是指对肌肉进行针对性训练，如应对慢缩型肌纤维（耐力训练）和快缩型肌纤维（力量和速度练习）选择不同的训练方法。"维持"原则和"可逆性"原则提醒患者需要定期训练，有时甚至需要终身训练。肌肉不运动则可能会还原到训练前的状态，导致再次出现症状（Kuijpers，1997）。为避免周围肌肉（腹肌、臀肌、大腿和背部的肌肉）的共同收缩，并选择性激活相关肌肉，有必要让患者学会感知排便控制过程所涉及的不同肌肉。有时，当患者在适当的时间感知到并使用相关肌肉时，症状会立即减轻（Norton，2004）。应该让患者学习在不同的起始体位进行练习，如从卧位逐渐过渡到坐位和立位，以尽可能地模拟日常情况（Lucas et al.，1999）。

生物反馈及直肠球囊训练

Haskell 等于 1967 年首次尝试进行了

AI 的生物反馈（BF）训练（MacLeod，1983）。他们在 71% 的接受治疗的 AI 患者中成功使用了电极和肌电检测。Cerulli 等（1979）首次通过置入 3 个球囊开展了 BF 训练，其中一个球囊在直肠内（允许直肠扩张），另外两个放置于肛门内（分别记录内括约肌和外括约肌收缩）。

许多研究者认为 BF 是 AI 患者应用 PFMT 或电刺激（electrical stimulation，ES）时的有效辅助手段（Norton and Kamm，2001）。BF 是一种监测生物信号并对其进行电放大以向患者提供反馈的技术，旨在控制通常处于无意识状态的生理过程。

目前，应用于 AI 的 BF 治疗有以下 3 种方式（Norton and Cody，2012）。

第 1 种方式是应用肛门内肌电（EMG）传感器、肛门测压探头（测量肛门内压力变化）或肛周表面肌电电极，通过视觉显示和（或）听觉信号告知患者 PFM 的活动。患者尝试通过调整反应（患者的 PFM 活动）达到理想的状态（预先设定，在屏幕上可视化）。这种治疗方法的目的是，建立对收缩肌肉组织的认识，并且通过直肠扩张以外的手段加强它。此外，也可以显示正确的肌肉反应和患者的训练进展情况。训练可以耐力（持续长时间的次最大收缩）训练或增加挤压幅度（峰值力）为主。这些训练是根据训练计划开展的，最初用于尿失禁的治疗（Schüssler et al.，1994）。

第 2 种方式是使用直肠测压球囊（直肠球囊训练）。使直肠球囊内充满空气以模仿直肠内容物。对感觉阈值升高的患者进行训练，以提高辨别较小直肠容积的能力，从而在大便进入直肠前发出提示，并提前做出外括约肌反应，从而抵消内括约肌的反射抑制（Miner et al.，1990；Heymen et al.，2009）。对于直肠敏感性较高的患者可使用渐进式直肠球囊扩张技术，以减少急迫感。

第 3 种方式是使用 3- 气囊系统（球囊水灌注导管或 Schuster 型三气囊），用于在直肠扩张刺激后训练肛门外括约肌强有力地收缩（Engel et al.，1974；Heymen et al.，2000）。通过这种方式，利用肛门外括约肌的收缩抵消由于直肠扩张引起的肛门内括约肌松弛。这种治疗最初由 Engel 等在 1974年提出（Latimer et al.，1984）。有研究者认为感觉延迟是造成 FI 的一个重要因素（Miner et al.，1990）。

总体而言，BF 可以提供盆底收缩和放松的可能性、程度和质量等信息，并给出直肠扩张与肛门闭合系统收缩间协调性的反馈（Heymen et al.，2009）。

如果尝试了其他行为和药物治疗，但症状缓解不明显，ICI 建议使用 BF 作为 AI 的治疗方法（Bliss et al.，2013）。此外，根据非对照试验的众多阳性结果、当前 RCT 的局限性及与 BF 应用相关的低发病率，BF 的使用得到了推广。最有可能从 BF 中受益的患者是那些有积极性、认知功能完整、具备部分直肠感觉和具有几乎完整的括约肌和神经支配的患者（Loening-Baucke，1990；Jorge and Wexner，1993；Heymen et al.，2000）。据报道，患有神经功能缺损（糖尿病、脊柱裂、多发性硬化）的患者治疗效果并不明显（Heymen et al.，2000）。

即使在盆底物理治疗后恢复了控制能力，直肠括约肌反射有时仍然是异常的，这意味着肛门外括约肌对直肠扩张的反应不是可靠的治疗结果预测因素（Latimer et al.，1984）。

ES

一项时间跨度超过 35 年的有关 ES 改善尿失禁和大便失禁的研究取得了明显的成功（Hosker et al.，2007）。ES 可以通过施加电流被动地刺激 PFM、括约肌和伴行的神经结构。ES 的目的是通过提高对受刺激结构的感知和独立收缩，对功能减弱和功能低下的 PFM 进行再训练（Hosker et al.，2007）。ES 常被用作 PFMT 和括约肌训练的辅助手段，BF 有助于识别和分离 PFMT，并增加其收缩强度。

在 ES 中，募集的运动单位数量取决于许多因素。这些参数包括 ES、阻抗（对电流的电阻）及电极的尺寸和方向。电极应尽可能靠近 PFM 放置。ES 应足以刺激神经去极化，同时应避免不适感（Laycock et al.，1994）。ES 恢复大便控制的确切机制目前尚不清楚。Salmons 等（1969）认为 ES 通过将易疲劳的快缩型肌纤维转化为不易疲劳的慢缩型肌纤维来改善肌肉功能；Hudlicka 等（1982）报道了毛细血管密度的增加，认为这一改变可以支持慢收缩氧化纤维的高效工作。有研究发现，去神经支配后轴突出芽增多（Laycock et al.，1994）。纤维直径的变化可能也很重要。然而，除了生理变化之外，改善大便控制的主要机制可能是提高了对肛门括约肌的感知能力（Haskell and Rovner，1967）。通过传出或传入神经刺激进行神经调节的可能作用机制仍然需要进一步的研究阐明。

ES 的禁忌证包括肛门感染、直肠出

血、盆底完全去神经支配（不能引起反应）、痔疮肿胀 / 疼痛、感觉缺失、黏膜萎缩，术后 6 周、心脏起搏器、痴呆、妊娠及触诊疼痛等（Newman and Giovannini，2002）。

盆底物理治疗有效性的证据

本章节旨在明确 PFMT、BF 和 ES 等不同盆底物理治疗作为 AI 保守治疗方法的有效性。

文献检索策略

笔者对以下数据库进行了 1980 年到 2012 年 11 月间的搜索：Cochrane 图书馆、PubMed 数据库、EMBASE 数据库、PEDro 数据库和 CINAHL 数据库。此外，还筛选了纳入研究的参考文献，以查找未识别的文章。最终本章节仅纳入了以英语、德语或荷兰语报告的关于将 PFMT、BF 或 ES 作为成年 AI 患者保守治疗方法的随机试验的全文，共计 18 个 RCT，其特征详见表 9.6。

方法学质量

本书使用 PEDro 评分得分对纳入的所有研究的方法学质量进行分类（表 9.7），方法学质量从低（2/10）至高（8/10）不等。

表 9.6　纳入的有关 AI 盆底物理治疗 RCT 研究的特征

作者	Bartlett et al.，2011
样本量	72
平均年龄（范围）（岁）	62.1（32~82）
研究人群	保守治疗失败的成年 AI 患者
方法	组 1：BF+PFMT（持续收缩）+ 居家锻炼 组 2：BF+PFMT（持续收缩 + 快速收缩）+ 居家锻炼
训练方案	每周 1 次，共计不少于 4 周。快速最大收缩：反复短暂而强烈的收缩，收缩间休息 1 秒。 　持续长时间收缩：次最大收缩，收缩间休息 10 秒
结果	CRO：压力测定、第一感觉、第一冲动、直肠 / 肛门感觉 MTV PRO：FI 调查问卷，Wexner 评分系统，FIQL
结果（组间分析）	CRO：PI（2 年）NS PRO：PI（2 年）NS
作者	Bols et al.，2012
样本量	80
平均年龄（岁）	组 1：58.3 组 2：60.2
研究人群	饮食调整和药物治疗失败后，患有中度至重度 AI 的成年人
方法	组 1：PFMT+RBT+ 宣教 组 2：PFMT+ 宣教
训练方案	每周 2 次，持续 3 周，然后每周 1 次，持续 6 周 PFMT：1 个周期，包括 8~12 个最大收缩 1~3 秒（收缩时间逐渐延长到 6~8 秒，组数逐渐增加至 1~3 组，周期逐渐增加至 1~3 个）。周期间休息 1 分钟。然后进行 3 个次最大收缩，每个收缩持续 30 秒 RBT：感觉和协调训练方案

结果	CRO：压力测定、第一感觉、第一冲动、直肠 / 肛门感觉、EAS/PF 牛津肌力分级、EAS/PF 耐力、PF 疲劳程度 MTV、EAS 疲劳程度 PRO：GPE、FIQL 生活方式子量表 Vaizey 评分系统、FIQL 其余子量表
结果（组间分析）	CRO（压力测定）：PI NS CRO（牛津肌力分级）：组 1 PI 结果更佳 PRO（GPE）：组 1 PI 结果更佳 PRO（Vaizey 评分系统）：PI NS
作者	Davis et al.，2004
样本量	39
平均年龄（岁）	60.5
研究人群	FI（液体和固体粪便，持续时间 ≥ 12 个月）且计划进行括约肌修复术的患者
方法	组 1：括约肌修复术 组 2：括约肌修复术 +BF（测压气囊）+ 居家 PFMT
训练方案	手术后 3 个月开始，每周 1 次，每次 30 分钟，持续 6 周（先进行 5 组最大持续收缩，维持 10 秒，然后进行次最大收缩 5 秒，最后完成 1 组快速收缩） 居家 PFMT：每天 2 次
结果	CRO：压力测定 PRO：VAS、FIQL、Wexner 评分系统
结果（组间分析）	CRO：PI NS
作者	Fynes et al.，1999
样本量	40
平均年龄（范围）（岁）	32（18~48）
研究人群	产后肛门括约肌受损导致 AI 的患者
方法	组 1：阴道压力 BF（会阴测力计）+ 居家 PFMT 组 2：肛门 EMG-BF+ES+ 居家 PFMT
训练方案	组 1：每周 1 次，每次 30 分钟，持续 12 周（20 次短暂最大收缩，持续 6~8 秒，休息 10 秒 + 持续长时间收缩，每次 30 秒）+ 居家 PFMT（标准 Kegel PFMT，具体指导未说明） 组 2：每周 1 次，持续 12 周［视听肌电反馈 +ES+ 居家 PFMT（标准 Kegel PFMT，具体指导未说明）］
结果	CRO：压力测定、超声矢量对称指数 PRO：改良 Pescatori 量表
结果（组间分析）	CRO：组 2 PI（12 周）结果更佳 PRO：组 2 PI（12 周）结果更佳
作者	Glazener et al.，2001
样本量	747
平均年龄（岁）	组 1：29.6 组 2：29.4
研究人群	产后 3 个月自我报告的 AI 患者
方法	组 1：宣教 +PFMT+ 随访护士 组 2：标准治疗

续表

训练方案	建议在产后第5、第7和第9个月进行PFMT（每天8~10组，共80~100次短时和长时收缩＋必要时进行膀胱训练）
结果	PRO：症状问卷
结果（组间分析）	12个月：组1效果更佳 AI：组1为4%，组2为10%
作者	Glazener et al.，2005
样本量	747
平均年龄（岁）	组1：29.6 组2：29.4
研究人群	产后3个月自述有AI症状的患者
方法	组1：宣教＋PFMT＋随访护士 组2：标准治疗
训练方案	产后第5、第7和第9个月给予PFMT建议（每天8~10组，共80~100次短时和长时收缩＋必要时进行膀胱训练）
结果	PRO：症状问卷
结果（组间分析）	6年：NS AI：组1为12%，组2为13%
作者	Healy et al.，2006
样本量	58
平均年龄（范围）（岁）	组1：25（41~68） 组2：23（40~74）
研究人群	无严重括约肌损伤的AI患者
方法	组1：在家中使用肛门内ES 组2：ES+EMG–BF（指导下的训练）
训练方案	治疗时间：3个月 组1：每天使用便携式设备1小时。不同频率（3 Hz、10 Hz、20 Hz、30 Hz、40 Hz） 组2：每周30分钟。（1）＝ES+监测下EMG-BF交替，每周30分钟。（2）＝ES 2次，每次15分钟（10 Hz和40 Hz各1次，两者均不使用肌电）
结果	CRO：压力测定、PNTML PRO：Wexner评分系统、RAND-36
结果（组间分析）	CRO、PRO：PI NS
作者	Heymen et al.，2000
样本量	40
平均年龄（范围）（岁）	74（36~88）
研究人群	不适合手术治疗的患者
方法	组1：EMG–BF+宣教 组2：EMG–BF+RBT（感觉） 组3：EMG–BF+居家EMG-BF 组4：EMG–BF+RBT（感觉）＋居家EMG-BF
训练方案	BF：每周1次，每次1小时 EMG居家训练：每天5组。1组＝收缩10秒，然后休息10秒，共20次循环
结果	PRO：失禁发作
结果（组间分析）	PI NS

作者	Heymen et al.，2009
样本量	108
平均年龄（岁）	59.6
研究人群	临床宣教及药物和生活方式调整无效，每周仍出现 FI 的患者
方法	组 1：PFMT+BF 压力测定（协调训练＋感觉） 组 2：PFMT
训练方案	两周 1 次，1 小时，持续 12 周 家庭 PFMT：每天 5 次，ADL 活动期间进行
结果	CRO：挤压压力、第一感觉 PRO：FISI、主观改善程度、日记 FIQL、BDI、STAI-1、STAI-2
结果（组间分析）	CRO：3 个月，组 1 更佳，NS PRO：3 个月 /1 年，组 1 更佳 日记：3 个月，组 1 更佳 FIQL、BDI、STAI-1、STAI-2：NS
作者	Ilnyckyj et al.，2005
样本量	54
平均年龄（范围）（岁）	59（26~75）
研究人群	慢性和每周特发性 FI 的患者
方法	组 1：宣教 +PFMT 组 2：宣教 +PFMT+BF（测压球囊）
训练方案	每周 3 次，持续 1 周，然后两周居家 PFMT，而后进行第 4 次治疗（第 1 次 45 分钟，第 2~4 次 30 分钟）
结果	PRO：失禁发作
结果（组间分析）	PI NS
作者	Mahony et al.，2004
样本量	60
平均年龄（范围）（岁）	组 1：35（23~39） 组 2：32（22~42）
研究人群	产科创伤后出现 FI 症状的患者
方法	组 1：肛门内 EMG-BF+ 居家 PFMT 组 2：肛门内 EMG-BF+ 居家 PFMT+ES
训练方案	持续 12 周，肛门内 BF，训练 10 分钟。进行 3 次快速最大收缩，休息 5~8 秒；然后长时间持续收缩，休息 5~8 秒 ES：35 Hz，20% 坡度调制。刺激 5 秒，休息 8 秒，持续 20 分钟。强度以引起 EAS 收缩为准
结果	CRO：压力测定 PRO：Wexner 评分系统，FIQL
结果（组间分析）	CRO：PI NS PRO：PI NS
作者	Miner et al.，1990
样本量	25

续表

年龄范围（岁）	女性：30~76 男性：17~64
研究人群	FI
方法	阶段 1 　组 1：BF（感觉）反馈 　组 2：BF（感觉）没有反馈 阶段 2 　交叉进行力量和协调训练：无法分析
训练方案	3 次 20 分钟，持续 3 天
结果	CRO：直肠感觉、压力测定 PRO：日记（失禁发作次数，排便控制是否实现）
结果（组间分析）	CRO 直肠感觉：组 1 PI 更佳 CRO 测压：PI NS PRO：组 1 PI 更佳
作者	Naimy et al., 2007
样本量	49
平均年龄（范围）（岁）	36（22~44）
研究人群	3/4 度撕裂后的 AI
方法	组 1：EMG-BF（肛门电极） 组 2：ES（肛门电极）
训练方案	组 1：2 次 30 分钟的指导课程。居家训练：5×（3 秒、10 秒）和尽可能长时间的次最大收缩，共计 20 分钟，每天 2 次，持续 8 周 组 2：2 次 30 分钟的指导课程。居家训练：30 Hz~40 Hz，小于 80 mAmp（最大容差），刺激 3 秒，休息 3 秒，20 分钟，每天 2 次，持续 8 周
结果	PRO：Wexner 评分系统、FIQL、RQL、VAS
结果（组间分析）	PI NS
作者	Norton et al., 2003
样本量	171
平均年龄（范围）（岁）	56（26~85）
研究人群	FI
方法	组 1：标准治疗（建议） 组 2：组 1 方法 +PFMT 组 3：组 2 方法 + 临床压力 BF 组 4：组 3 方法 + 居家肛门内 EMG-BF
训练方案	PFMT：每天 50 次最大持续括约肌收缩 +50 次快速收缩 压力 BF：感觉、协调和力量训练方案。9 次 40~60 分钟的课程，持续 3~6 个月
结果	CRO：压力测定 PRO：主观改善（范围 0~11）、日记、Vaizey 评分系统，SF-36，HADS 和疾病特异性调查问卷
结果（组间分析）	CRO：PI 1 年，NS
作者	Norton et al., 2006
样本量	90
平均年龄（范围）（岁）	55（30~77）
研究人群	等待 BF 的 FI 患者

方法	组 1：ES（35 Hz） 组 2：安慰剂 ES（1 Hz）
训练方案	前 3 周，每天 20 分钟；4~8 周，每天 40 分钟
结果	CRO：压力测定 PRO：主观改善 VAS、日记、症状问卷 PRO：FIQL
结果（组间分析）	CRO：PI NS PRO：PI NS
作者	Osterberg et al., 2004
样本量	59
平均年龄（范围）（岁）	女性：68（52~80） 男性：64（43~81）
研究人群	未接受饮食调整建议的特发性（神经源性）AI 患者
方法	组 1：肛提肌成形术 组 2：ES（肛门电极）
训练方案	2~7 周（中位数 =4），12 个疗程 20 分钟，25 Hz，持续时间 1.5 秒，脉冲序列间隔 3 秒，最大耐受范围
结果	CRO：生理变量 PRO：Miller 失禁得分 身体和社会功能受限
结果（组间分析）	CRO：3、12、24 个月、NS PRO：3 个月，组 1 更佳 身体和社会功能受限：3、12、24 个月，组 1 更佳
作者	Schwandner et al., 2010
样本量	158
平均年龄（岁）	组 1：62.0 组 2：63.6
研究人群	AI 患者
方法	组 1：3T（三重目标方案），调幅中频 ES（AM-MF）+EMG-BF 组 2：EMG-BF
训练方案	3T：25 kHz+40 Hz 双相调制。1 脉冲 =5~8 秒，暂停 10~15 秒，不低于 100 mA，20 分钟，每天 2 次，持续 9 个月 EMG-BF：20 分钟，每天 2 次，9 个月，收缩 3~8 秒，暂停 10~15 秒
结果	PRO：Vaizey 评分系统，Wexner 评分系统，FIQL，Park 评分，排便控制
结果（组间分析）	Vaizey 评分系统，Wexner 评分系统：9 个月，组 1 更佳 FIQL：9 个月，NS Park 评分：9 个月（PP），组 1 更佳 排便控制：9 个月（PP），组 1 更佳（50%）比组 2（25.8%）更佳
作者	Solomon et al., 2003
样本量	120
平均年龄（岁）	62
研究人群	自我报告的轻度至重度 FI，至少有轻度神经病变，无 EAS 缺陷的患者

续表

方法	组 1：PFMT+BF（应用肛门压力测定） 组 2：PFMT+BF（经直肠超声） 组 3：BBST+ 肛门指检反馈
训练方案	每月 1 次，30 分钟，持续 5 个月 居家 PFMT：10 个疗程，10 次 5 秒括约肌收缩
结果	CRO：压力测定，疲劳时间，疲劳收缩 PRO：Pescatori 量表，St Mark's 医院 FI 评分，VAS，预设目标的问卷调查结果
结果（组间分析）	CRO：PI NS

注：BDI，Beck 抑郁量表；CRO，临床医师报告的结果；EAS，肛门外括约肌；HADS，医院焦虑和抑郁量表；MTV，最大耐受量；NS，没有显著差异；PF，盆底；PI，干预后；PNTML，阴部神经末梢运动潜伏期；PP，每个训练方案；PRO，患者自述的结果指标；RQL，生活质量下降评估量表；STAI，斯皮尔伯格状态－特质焦虑量表。其他缩写请参阅正文。

值得一提的是，在物理治疗研究中，治疗师和患者双盲的两个相关标准几乎不可能达到。

PFMT

PFMT 已被证明可有效治疗压力性尿失禁（Berghmans et al., 1998）。由于肛门括约肌、耻骨直肠肌和闭合尿道系统都属于盆底的一部分，因此笔者同样希望 PFM 再教育技术在 AI 患者中可以有同样的积极效果。Hay-Smith 等（2009）的研究认为，教给患者正确进行 PFMT 仍然是主要的物理治疗方法。

Norton 等（2012）将接受 PFMT 和临床建议的患者与仅接受临床建议的患者进行了比较，发现两组在治疗后和一年随访时无统计学差异。然而，这项研究是由专业的护士而不是盆底物理治疗师完成的。此外，该研究中 PFMT 方案剂量－反应关系的适当性仍有争议。

Bartlett 等（2011）发现，无论是将 BF 与 PFM 长时间次最大收缩的 PFMT 方案联合，还是将其与重复性快速最大 PFM 收缩的 PFMT 方案联合，二者间结果均无显著差异。Glazener 等（2001）发现，产后 3 个月患有尿失禁的女性进行 PFMT 并不能显著降低产后 1 年发生 AI 的风险。在 6 年的随访中，主动进行 PFMT 组和标准治疗组的 AI 发病率相似（Glazener et al., 2005）。目前，对于以肛门括约肌和 PFM 运动为主要治疗内容的 AI 患者实施干预措施的作用还没有明确的结论，有研究者认为 PFMT 的某些方面具有治疗作用，但这一观点截至目前尚未被证实（Norton and Cody, 2012）。

研究者推荐将 PFMT 和肛门括约肌锻炼作为整体治疗的一部分，与其他治疗手段（如教育或建议、感知训练、BF 和直肠球囊训练）一起应用（Bliss et al., 2013）。这一建议也是基于干预的低成本和较少的副作用提出的。

生物反馈

AI 物理治疗的成功率通常是基于众多非对照试验得出的，这些研究主要集中于 BF 疗法。目前有超过 60 篇关于使用 BF 治疗 AI 的非对照研究文献（Norton and

表 9.7　用于 AI 盆底物理治疗系统评价的 RCT 的 PEDro 质量评分

E– 受试者的纳入条件有具体标准
1– 受试者被随机分配到各组（在交叉研究中，受试者的治疗顺序是随机安排的）
2– 分配方式是隐藏的
3– 就最重要的预后指标而言，各组的基准线都是相似的
4– 对受试者全部设盲
5– 对实施治疗的治疗师全部设盲
6– 对至少测量一项主要结果的评估者全部设盲
7– 在最初分配到各组的受试者中，85% 以上的受试者至少有一项主要结果的测量结果
8– 凡是有测量结果的受试者，都必须按照分配方案接受治疗或者对照治疗，假如不是这样，那么至少应对一项主要结果进行"意向性治疗分析"
9– 至少报告一项主要结果的组间比较统计结果
10– 至少提供一项主要结果的点测量值和变异量值

研究	E	1	2	3	4	5	6	7	8	9	10	总分
Bartlett et al., 2011	+	+	+	+	+	–	–	+	–	+	+	7
Bols et al., 2012	+	+	+	+	–	–	+	+	+	+	+	8
Davis et al., 2004	+	+	?	+	–	–	+	+	–	+	+	5
Fynes et al., 1999	+	+	?	+	–	–	+	+	–	+	+	6
Glazener et al., 2001	+	+	+	+	–	–	–	+	+	+	+	7
Glazener et al., 2005	+	+	+	+	–	–	?	–	–	+	+	5
Healy et al., 2006	–	+	?	–	–	–	?	–	–	+	+	3
Heymen et al., 2000	–	+	?	+	–	–	?	–	–	+	+	5
Heymen et al., 2009	+	+	?	+	–	–	?	+	+	+	+	6
Ilnyckyj et al., 2005	+	+	?	?	–	–	?	–	–	+	–	2
Mahony et al., 2004	+	+	?	+	–	–	+	+	–	+	+	6
Miner et al., 1990	+	+	?	?	–	?	?	+	+	+	+	5
Naimy et al., 2007	+	+	?	?	–	–	?	–	–	+	+	3
Norton et al., 2003	+	+	+	+	–	–	+	–	+	+	+	7
Norton et al., 2006	+	+	+	+	+	–	–	+	+	+	+	8
Osterberg et al., 2004	+	+	?	+	–	–	?	+	–	+	+	5
Schwandner et al., 2010	+	+	+	+	–	–	+	+	+	+	+	7
Solomon et al., 2003	+	+	+	+	–	–	+	+	+	+	+	8

　　注：+，完全符合标准；–，不符合标准；？，不确定是否符合标准。通过统计完全符合标准的项数来计算总分，E 项分数不用于生成总分，共计不超过 10 分。

Kamm，2001；Norton and Cody，2012）。有研究者根据这些观察研究（Enck et al.，1994）和临床对照试验（Enck et al.，1994；Guillemot et al.，1995；Heymen et al.，2009），得出 BF 是 AI 可选择的治疗方法的结论。据报道，其总体治愈率和改善率约为

70%（Norton et al.，2003；Solomon et al.，2003）。

关于对照试验，有研究者提出了 BF 联合另一种干预方法比单独使用此种干预更有效的假设。Healy 等（2006）的研究认为，指导下的 EMG-BF 联合肛门内 ES 的效果与居家单独肛门内 ES 相比，无统计学差异。Naimy 等（2007：124）比较了 3、4 度括约肌撕裂后 AI 患者的 EMG-BF 和 ES（肛门内电极）间的疗效，发现治疗后两组间无显著差异。但需要注意的是，该试验中的干预时间不足 2 个月。

Heymen 等（2009）和 Bols 等（2010）分别对早期进行渐进或保守治疗（饮食调整、药物治疗）失败的 FI 和 AI 患者进行了评估。Heymen 等（2009）认为，与单独使用 PFMT 相比，将压力性 BF 作为 PFMT 的附加治疗可显著改善挤压压力、大便失禁严重程度指数评分，以及提高干预后的主观改善程度。

Bols 等（2010）将单独的 PFMT 与 PFMT 联合直肠球囊训练进行了比较。增加直肠球囊训练可显著提高最大耐受容量、主观改善程度和大便失禁患者生活质量量表（Faecal Incontinence Quality of Life scale，FIQL）中生活方式子量表的评分，但需要考虑的是本试验中发现了 PFM 力量的下降。

Davis 等（2004）比较了产科括约肌损伤女性在括约肌修复术后 3 个月，进行 6 周居家 PFMT 同时使用和不使用压力 BF 的效果，该研究样本量较少，结果表明两组间无显著统计学差异。

Ilnyckyj 等（2005）的研究发现 PFMT+压力 BF 组与单纯 PFMT 组间没有差异。但

这项研究在 4 周内只进行了 4 次干预治疗。

有研究者探讨了是否有某种 BF 模式比其他 BF 模式更有效。Solomon 等（2003）研究发现，PFMT（肛门指检反馈）联合压力 BF 或 PFMT 联合肛门超声 BF 两组间无显著差异。Heymen 等（2000）研究发现，医院内 EMG-BF、医院内 EMG-BF+ 直肠球囊训练、医院内 EMG-BF+ 家庭 EMG-BF、医院内 EMG-BF+ 直肠球囊训练 + 家庭 EMG-BF 4 组间无显著差异。Miner 等（1990）比较了有反馈和无反馈的感觉 BF 组间的差异，有反馈组在直肠感觉、尿失禁发作频率和恢复控制方面有更明显的改善。

由于研究样本量较少，训练强度也不确定，目前没有证据表明哪种方法更为优越，特别是在最后提到的两项研究中。基于 21 项 RCT，Cochrane 对 BF 和（或）PFMT 治疗成年人 AI 的疗效进行了评价，结果显示，BF 治疗中的成分（如直肠球囊训练和括约肌训练）可能具有治疗效果（Norton et al.，2006）。然而，Enck 等（2009）近期的一项荟萃分析认为，BF 对 AI 的疗效与非 BF 治疗间没有差异，不同的 BF 模式间也无明显差异。总之，在尝试其他行为和医疗管理后，如果症状缓解不明显，推荐使用 BF 治疗 AI。这一建议是基于众多非对照试验的积极结果、当前 RCT 的局限性和与临床应用相关的低发病率提出的（Norton et al.，2010；Bliss et al.，2013）。

电刺激

Hosker 等（2007）的第 2 篇 Cochrane 综述评估了 ES 在成年 AI 患者中的应用效果。共纳入了 260 名受试者的 4 项符合条件的试

验。其中一项试验结果表明，与阴道BF联合运动相比，ES联合肛门BF和运动可为产科相关AI女性提供更多的短期益处（Fynes et al.，1999）。而另一项研究得到了相反的结果，与单纯的BF和运动相比，ES并无额外疗效（Mahony et al.，2004；Osterberg et al.，2004；Naimy et al.，2007）。尽管此Cochrane综述纳入的所有试验中的患者症状普遍得到了改善，但目前尚不清楚这些改善是否与ES有关，并且从现有数据中也无法得出进一步的结论（Hosker et al.，2007）。Norton等（2006）在一项RCT中研究了与假ES相比，在没有任何辅助运动或建议的情况下使用肛门电极的ES是否可以改善AI症状和肛门括约肌压力。研究结果显示，患者自述肠道控制得到了一定程度的改善。然而，两组间无显著统计学差异，这表明1 Hz的ES与35 Hz的ES一样有效。这就增加了一种可能性，即ES的主要作用不是改善括约肌收缩，而是提高对肛门区域的敏感性，或者仅仅是干预本身的作用（Norton et al.，2006）。该结果与Mahony等的结论一致（2004年），后者认为，增加ES治疗并不能改善症状预后。

Schwandner等（2010）将调幅中频ES作为EMG-BF+PFMT/肛门括约肌训练的辅助治疗，即三目标方案（3T方案），并与单纯EMG-BF+PFMT/肛门括约肌训练进行了比较，结果发现，除生活质量外，3T方案在所有预后指标上均优于对照组，具有显著的统计学意义。

总体而言，患者似乎可以从物理治疗干预中受益，这个结果是鼓舞人心的（Norton et al.，2009）。然而，物理治疗干预在AI中的疗效仍存在不确定性，需要进一步研究哪种干预效果更好，哪些干预适合于特定的患者。

盆底物理治疗成功的预测因素

对于盆底物理治疗成功的预测因素的评估受到研究异质性的影响，特别是有关研究人群、干预类型和治疗强度的异质性。

一般而言：

- 足够的训练剂量（训练特定的肌肉，每天3次，每周2~3次，持续至少5个月，每次8~12个最大收缩）和坚持治疗可以增加恢复的可能性（Bø and Aschehoug，2007）。

PFMT联合BF：

- AI发病时间越长，PFMT联合BF的效果越差（Bols et al.，2012b）。

- 经历轻微的尴尬、使用便秘药物和存在至少一个分娩相关的危险因素（包括新生儿体重过高、会阴切开术、器械分娩、第二产程延长、臀位分娩等）增加了PFMT联合BF后恢复的可能性（Bols et al.，2012b）。

- 需要3次以上BF治疗可能预示着随访期间病情会恶化（Ryn et al.，2000）。

BF联合PFMT和电刺激：

- 被动AI、腹泻、经阴道分娩后撕裂的初次修复及会阴和（或）肛周瘢痕组织会降低恢复的可能性（Terra et al.，2008）。

电刺激：

- 较轻的FI症状，液体样便（而不是固体样便）的失禁增加了ES后恢复的机会（Osterberg et al.，1999）。

参考文献

Abramov, Y., Sand, P.K., Botros, S.M., et al., 2005. Risk factors for female anal incontinence: new insight through the Evanston-Northwestern twin sisters study. Obstet. Gynecol. 106 (4), 726-732.

Bartlett, L., Sloots, K., Nowak, M., et al., 2011. Biofeedback for fecal incontinence: a randomized study comparing exercise regimens. Dis. Colon Rectum. 54 (7), 846-856.

Berghmans, L.C., Hendriks, H.J., Bø, K., et al., 1998. Conservative treatment of stress urinary incontinence in women: a systematic review of randomized clinical trials. Br. J. Urol. 82 (2), 181-191.

Bliss, D.Z., Mellgren, A., Whitehead, W.E., et al., 2013. Assessment and conservative management of faecal incontinence and quality of life in adults. In: Abrams, P., Cardozo, L., Khoury, S., et al. (Eds.), Incontinence: Fifth International Consultation on Incontinence. European Association of Urology, Arnhem (www.uroweb.org).

Bø, K., Aschehoug, A., 2007. Strength training. In: Bø, K., Berghmans, B., Morkved, S., et al. (Eds.), Evidence-based Physical Therapy for the Pelvic Floor. Elsevier, London, pp. 119-132.

Bols, E., Berghmans, B., de Bie, R., et al., 2012a. Rectal balloon training as add-on therapy to pelvic floor muscle training in adults with fecal incontinence: a randomized controlled trial. Neurourol. Urodyn. 31 (1), 132-138.

Bols, E., Hendriks, E., de Bie, R., et al., 2012b. Predictors of a favorable outcome of physiotherapy in fecal incontinence: secondary analysis of a randomized trial. Neurourol. Urodyn. 31, 1156-1160.

Bols, E.M., Hendriks, E.J., Deutekom, M., et al., 2010. Inconclusive psychometric properties of the Vaizey score in fecally incontinent patients: a prospective cohort study. Neurourol. Urodyn. 29 (3), 370-377.

Cerulli, M.A., Nikoomanesh, P., Schuster, M.M., 1979. Progress in biofeedback conditioning for fecal incontinence. Gastroenterology. 76 (4), 742-746.

Chaliha, C., Kalia, V., Stanton, S.L., et al., 1999. Antenatal prediction of postpartum urinary and fecal incontinence. Obstet. Gynecol. 94 (5), 689-694.

Davis, K.J., Kumar, D., Poloniecki, J., 2004. Adjuvant biofeedback following anal sphincter repair: a randomized study. Aliment. Pharmacol. Ther. 20 (5), 539-549.

Enck, P., Daublin, G., Lubke, H.J., et al., 1994. Long-term efficacy of biofeedback training for fecal incontinence. Dis. Colon Rectum. 37 (10), 997-1001.

Enck, P., Van der Voort, I.R., Klosterhalfen, S., 2009. Biofeedback therapy in fecal incontinence and constipation. Neurogastroenterol. Motil. 21, 1133-1141.

Engel, B.T., Nikoomanesh, P., Schuster, M.M., 1974. Operant conditioning of rectosphincteric responses in the treatment of fecal incontinence. New. Engl. J. Med. 290, 646-649.

Fynes, M., Marshall, K., Cassidy, M., et al., 1999. A prospective, randomized study comparing the effect of augmented biofeedback with sensory biofeedback alone on fecal incontinence after obstetric trauma. Invited Editorial - The authors' reply Dis. Colon Rectum. 42 (6), 760-761.

Glazener, C., Herbison, G., Wilson, P., et al., 2001. Conservative management of persistent postnatal urinary and faecal incontinence: randomised controlled trial. Br. Med. J. (Clin. Res. Ed.) 323, 593-596.

Glazener, C.M., Herbison, G.P., MacArthur, C., et al., 2005. Randomised controlled trial of conservative management of postnatal urinary and faecal incontinence: six year follow up. Br. Med. J. (Clin. Res. Ed.) 330, 337.

Guillemot, F., Bouche, B., Gower-Rousseau, C., et al., 1995. Biofeedback for the treatment of fecal incontinence. Long-term clinical results. Dis. Colon Rectum. 38 (4), 393-397.

Haskell, B., Rovner, H., 1967. Electromyography in the management of the incompetent anal sphincter. Dis. Colon Rectum. 10 (2), 81-84.

Hay-Smith, J., Berghmans, B., Burgio, K., et al., 2009. Committee 12: Adult conservative management. In: Abrams, P., Cardozo, L., Khoury, S., et al. (Eds.), Incontinence: Fourth International Consultation on Incontinence. Health Publication Ltd/Editions 21, Paris, pp. 1025-1120.

Healy, C.F., Brannigan, A.E., Connolly, E.M., et al., 2006. The effects of low-frequency endo-anal electrical stimulation on faecal incontinence: a prospective study. Int. J. Colorectal Dis. 21 (8), 802-806.

Heymen, S., Jones, K.R., Ringel, Y., et al., 2001. Biofeedback for fecal incontinence and constipation: the role of medical management and education. Gastroenterology. 120 (Suppl. 1), A397.

Heymen, S., Pikarsky, A., Weiss, E., et al., 2000. A prospective randomized trial comparing four biofeedback techniques for patients with fecal incontinence. Colorectal Dis. 2, 88-92.

Heymen, S., Scarlett, Y., Jones, K., et al., 2009. Randomized controlled trial shows biofeedback to be superior to pelvic floor exercises for fecal incontinence. Dis. Colon Rectum. 52 (10), 1730-1737.

Hosker, G., Cody, J.D., Norton, C.C., 2007. Electrical stimulation for faecal incontinence in adults. Cochrane Database Syst. Rev. [Online]. Issue 3: Art. No. CD001310.

Hudlicka, O., Dodd, L., Renkin, E.M., et al., 1982. Early changes in fiber profile and capillary density in long-term stimulated muscles. Am. J. Physiol. 243, 528-535.

Ilnyckyj, A., Fachnie, E., Tougas, G., 2005. A randomized-controlled trial comparing an educational intervention alone vs education and biofeedback in the management of faecal incontinence in women. Neurogastroenterol. Motil. 17 (1), 58-63.

Jorge, J.M., Wexner, S.D., 1993. Etiology and management of fecal incontinence. Dis. Colon Rectum. 36 (1), 77-97.

Kuijpers, H., 1997. Training in de praktijk. In: Wielrennen. De Vrieseborch, Haarlem, pp. 60-80.

Latimer, P.R., Campbell, D., Kasperski, J., 1984. A components analysis of biofeedback in the treatment of fecal incontinence. Biofeedback Self Regul. 9 (3), 311-324.

Laycock, J., Jerwood, D., 2001. Pelvic floor assessment: the PERFECT-scheme. Physiotherapy. 87 (12), 631-642.

Laycock, J., Plevnik, S., Senn, E., 1994. Electrical stimulation. In: Schüssler, B. (Ed.), Pelvic Floor Re-education: Principles and Practice. Springer-Verlag, London, pp. 143-153.

Loening-Baucke, V., 1990. Efficacy of biofeedback training in improving faecal incontinence and anorectal physiologic function. Gut. 31 (12), 1395-1402.

Lucas, M., Emery, S., Beynon, J., 1999. Incontinence. Blackwell Scientific, Oxford.

MacLeod, J.H., 1983. Biofeedback in the management of partial anal incontinence. Dis. Colon Rectum. 26 (4), 244-246.

Madoff, R.D., Parker, S.C., Varma, M.G., et al., 2004. Faecal incontinence in adults. Lancet. 364 (9434), 621-632.

Mahony, R.T., Malone, P.A., Nalty, J., et al., 2004.

Randomized clinical trial of intra-anal electromyographic biofeedback physiotherapy with intra-anal electromyographic biofeedback augmented with electrical stimulation of the anal sphincter in the early treatment of postpartum fecal incontinence. Am. J. Obstet. Gynecol. 191 (3), 885-890.

Markland, A.D., Goode, P.S., Burgio, K.L., et al., 2010. Incidence and risk factors for fecal incontinence in black and white older adults: a population-based study. J. Am. Geriatr. Soc. 58 (7), 1341-1346.

Miner, P.B., Donnelly, T.C., Read, N.W.C.M., 1990. Investigation of mode of action of biofeedback in treatment of fecal incontinence. Dig. Dis. Sci. 35 (10), 1291-1298.

Naimy, N., Lindam, A.T., Bakka, A., et al., 2007. Biofeedback vs. electrostimulation in the treatment of postdelivery anal incontinence: a randomized, clinical trial. Dis. Colon Rectum. 50, 2040-2046.

Newman, D.K., Giovannini, D., 2002. The overactive bladder: a nursing perspective. Am. J. Nurs. 102 (6), 36-45, quiz 46.

Norton, C., 2004. Nurses, bowel continence, stigma and taboos. J. Wound Ostomy Continence Nurs. 31 (2), 85-94.

Norton, C., Chelvanayagam, S., 2004. Bowel continence nursing. Beaconsfield Publishers, Beaconsfield.

Norton, C., Cody, J.D., 2012. Biofeedback and/or sphincter exercises for the treatment of faecal incontinence in adults. Cochrane Database Syst. Rev. [Online]. Issue 7: Art No. CD002111.

Norton, C., Kamm, M.A., 2001. Anal sphincter biofeedback and pelvic floor exercises for faecal incontinence in adults - a systematic review. Aliment. Pharmacol. Ther. 15(8):1147-1154.

Norton, C., Chelvanayagam, S., Wilson-Barnett, J., et al., 2003. Randomized controlled trial of biofeedback for fecal incontinence. Gastroenterology. 125, 1320-1329.

Norton, C., Gibbs, A., Kamm, M.A., 2006. Randomized, controlled trial of anal electrical stimulation for fecal incontinence. Dis. Colon Rectum. 49 (2), 190-196.

Norton, C., Thomas, L., Hill, J., 2007. Management of faecal incontinence in adults: summary of NICE guidance. Br. Med. J. 334, 1370-1371.

Norton, C., Whitehead, W.E., Bliss, D.Z., et al., 2009. Conservative and pharmacological management of faecal incontinence in adults. In: Abrams, P., Cardoza, L., Khoury, S., et al. (Eds.), Incontinence. Fourth International Consultation on Incontinence. Health Publications, Paris, pp. 1321-1386.

Norton, C., Whitehead, W.E., Bliss, D.Z., et al., 2010. Management of fecal incontinence in adults. Neurourol. Urodyn. 29 (1), 199-206.

Ostbye, T., Seim, A., Krause, K.M., et al., 2004. A 10-year follow-up of urinary and fecal incontinence among the oldest old in the community: the Canadian Study of Health and Aging. Can. J. Aging. 23 (4), 319-331.

Osterberg, A., Edebol Eeg-Olofsson, K., Hallden, M., et al., 2004. Randomized clinical trial comparing conservative and surgical treatment of neurogenic faecal incontinence. Br. J. Surg. 91 (9), 1131-1137.

Osterberg, A., Graf, W., Eeg-Olofsson, K., et al., 1999. Is electrostimulation of the pelvic floor an effective treatment for neurogenic faecal incontinence? Scand. J. Gastroenterol. 34 (3), 319-324.

Rausch, T., Beglinger, C., Alam, N., et al., 1998. Effect of transdermal application of nicotine on colonic transit in healthy nonsmoking volunteers. Neurogastroenterol. Motil. 10, 263-270.

Rogers, R.G., Abed, H., Fenner, D.E., 2006. Current diagnosis and treatment algorithms for anal incontinence. BJU Int. 98 (Suppl. 1), 97-106, discussion 7-9.

Ryn, A.-K., Morren, G.I., Hallbook, O., et al., 2000. Long-term results of electromyographic biofeedback training for faecal incontinence. Dis. Colon Rectum. 43, 1262-1266.

Salmons, S., Vrbova, G., 1969. The influence of activity on some contractile characteristics of mammalian fast and slow muscles. J. Physiol. 201 (3), 535-549.

Schüssler, B., Laycock, J., Norton, P., et al., 1994. Pelvic floor reeducation: principles and practice. Springer-Verlag, Berlin.

Schwandner, T., Konig, I.R., Heimerl, T., et al., 2010. Triple target treatment (3 T) is more effective than biofeedback alone for anal incontinence: the 3 T-AI study. Dis. Colon Rectum. 53 (7), 1007-1016.

Solomon, M.J., Pager, C.K., Rex, J., et al., 2003. Randomized, controlled trial of biofeedback with anal manometry, transanal ultrasound, or pelvic floor retraining with digital guidance alone in the treatment of mild to moderate fecal incontinence. Dis. Colon Rectum. 46 (6), 703-710.

Terra, M.P., Deutekom, M., Dobben, A.C., et al., 2008. Can the outcome of pelvic-floor rehabilitation in patients with fecal incontinence be predicted? Int. J. Colorectal Dis. 23 (5), 503-511.

9.2 盆底疼痛和盆底过度活跃症

Helena Frawley

概述、流行病学和病理生理学 / 病因学

本章节主要论述 PFM 及其骨附着点、筋膜和韧带（包括深层的肛提肌和浅层的会阴肌）引起的盆底疼痛和（或）相关功能障碍。这些功能障碍最初可能由 PFM 导致，随后可引起下尿路、生殖道或肛门直肠继发性改变，或引起盆腔其他结构（如皮肤和肌肉）的牵涉症状。

对临床医师和研究人员来说，盆腔疼痛是一个复杂且具有挑战性的问题，它可能由多种原因引起。美国医学研究所发布的疼痛共识声明认为，虽然疼痛可能发生在神经系统，但它并不能用单一因素解释，而是生物、行为、环境和社会因素之间复杂和不断演变的相互作用的结果（IoM，2011）。由于盆腔内脏器和躯体结构之间的密切关系、神经支配的复杂性及身体区域的交互性，盆腔疼痛变得更加复杂，进而对人际关系和性行为造成一定影响。此外，盆腔疼痛的慢性化和疼痛中枢敏化的可能性，使针对这种疾病的研究和患者的临床管理变得更具挑战性。

疼痛是指与现存或潜在的组织损伤或类似损伤有关的一种不愉快的感觉和情绪体验（Baranowski et al.，2012）。过去，慢性疼痛是指持续 6 个月以上的疼痛，但目前的观点认为，如果为非急性疼痛，或其发病机制与中枢敏化有关，那么无论疼痛时间长短，都可将其视为慢性疼痛（Baranowski et al.，2012）。慢性疼痛的相关诱发因素、病因、中枢和外周机制如图 9.1 所示。疼痛可能是许多症状或疾病的外在表现，但慢性疼痛本身就是一种疾病（Siddall and Cousins，2004）。

急性盆腔疼痛通常与明确的病理（如创伤、肿瘤、感染）或生理过程（如炎症）有关，并且比慢性疼痛更容易诊断。目前对慢性或持续性疼痛的科学认识仍在不断发展，

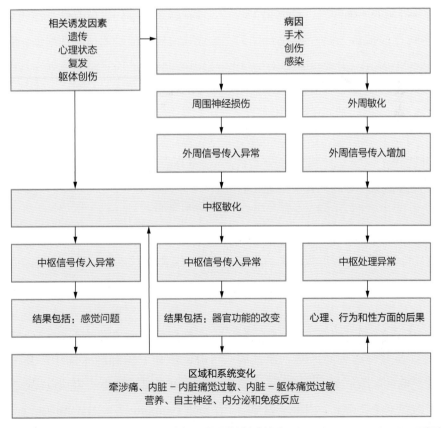

图 9.1 慢性疼痛的相关诱发因素、病因、中枢和外周机制（摘自 Engeler et al.，2012，已授权）

最近 Melzack 等（2013）结合了他们的神经矩阵理论（neuromatrix theory）对疼痛进行了回顾。

慢性盆腔疼痛（chronic pelvic pain, CPP）是一种常见病。盆底疼痛单独发生或与其他 CPP 疾病并存时，其真正的患病率和发病率尚不清楚。女性 CPP（所有类型）的患病率在生育年龄最高，美国为 15%（Mathias et al., 1996），澳大利亚为 21.5%（Pitts et al., 2008），英国为 24%（Zondervan et al., 2001）。在澳大利亚的抽样调查中，多达 20% 的盆腔疼痛患者认为其疼痛程度较为剧烈（Pitts et al., 2008）。男性盆腔疼痛的确切患病率也尚不清楚，但是膀胱疼痛综合征或慢性前列腺疼痛综合征的发病率高达 5%（Suskind et al., 2013）。

若无特定疾病或明确病因，盆底相关结构的慢性疼痛目前被认为是一种综合征，而不是症状或者疾病（Baranowski et al., 2012；Engeler et al., 2012）。这一诊断通常是在排除了有明确病因、明确诊断和治疗指征的情况后做出的。如图 9.2 所示，Engeler 等在 2012 年提出了一套 CPP 综合征分类系统。该系统根据表型、术语和分类描述了各种与内脏和躯体相关的 CPP 综合征。其重点是确定终末器官功能障碍，这一过程有助于识别外周功能障碍的主要组织来源。尽管该系统作为一种分类模式很有用，但其局限性在于是这些诊断经常出现重叠（Peters et al., 2008）。Hoffman（2011）提出了一种病因学模型来解释观察到的内脏与肌筋膜 CPP 综合征之间的联系。如图 9.3 所示，该模型描述了内脏 – 内脏会聚、内脏 – 躯体会聚、PFM 张力增加所致的内脏症状伴发躯体 - 内脏会聚，以及伴有感受野扩大的中枢敏化之间的相互关系。

为充分理解 CPP，需要了解疼痛的神经生理学，以确保给予患者的评估不仅仅限于外周组织功能障碍（伤害感受性疼痛），还包括外周敏化、神经病理性疼痛和中枢敏化（Hilton and Vandyken, 2011；Vandyken and Hilton, 2012）。这一框架是以之前的疼痛神经生理学工作为基础建立的（Moseley, 2007），其试图解释外周组织功能障碍和中枢敏化之间的连续性，以及疼痛神经科学如何将其应用于 CPP 患者。国际疼痛研究协会（International Association for the Study of Pain, IASP）定义如下：外周敏化是指外周伤害感受性神经元对感受野刺激的反应性增加和阈值降低；中枢敏化是指中枢神经系统中伤害感受性神经元对其正常或亚阈值传入信号的反应性增加。临床上，敏化作用只能从痛觉过敏或异常性疼痛等现象中间接推断出来（IASP, 2011）。临床医师需要做好准备，在"外周"和"中枢"之间思考，而不能忽视其中任何一个（Edwards and Jones, 2013）。

盆底疼痛

肌肉骨骼源性 CPP 综合征，与其他各种内脏源性 CPP 一样，其病因尚不清楚，也没有明确的诊断标志。此外，对患者的管理也缺乏足够的循证医学证据支持。这种不确定性反映在针对这种综合征提出的相当宽泛和不精确的术语中。其中一个术语是"盆底肌疼痛综合征（pelvic floor muscle pain syndrome）"（Baranowski et al., 2012；Engeler et al., 2012），其定义如下。

I 列区域	II 列区域	III 列 根据 Hx、Ex 和 Ix 确定的终末器官疼痛综合征	IV 列 牵涉部位	V 列 时间特征	VI 列 特征	VII 列 相关症状	VIII 列 心理症状
CPP	与特定疾病相关的盆腔疼痛或盆腔疼痛综合征	前列腺 膀胱 阴囊 睾丸 附睾 阴茎 尿道 输精管切除术后	耻骨上 腹股沟 尿道 阴茎/阴蒂 会阴 直肠 背部 臀部 大腿	发病 急性起病 慢性起病 进行性 散发 周期性 连续性 时间 充满的 空的 即时的 延迟的 触发原因 继发性 自发性	酸痛 灼痛 锐痛 电击痛	泌尿系统 尿频 夜尿 排尿系统 尿流功能失调 急迫性尿失禁 妇科 未绝经 绝经 胃肠道 便秘 腹泻 浮肿 急迫性失禁 神经 感觉障碍 感觉过敏 痛觉超敏 痛觉过敏 性功能 满意 女性性交疼痛 性回避 勃起功能障碍 药物治疗 肌肉 功能障碍 自发性收缩 皮肤 营养改变 感觉改变	焦虑 关于疼痛或可能引起疼痛的原因 对痛苦的悲观情绪 抑郁 由疼痛或疼痛的影响引起 由其他原因引起 无法分类的 创伤后应激障碍 症状再体验 回避
	泌尿系统						
	妇科	外阴 前庭 阴蒂 子宫内膜异位症 慢性盆腔疼痛综合征周期性加重 痛经					
	胃肠道	肠易激 慢性肛门疾病 间歇性慢性肛门疾病					
	周围神经	阴部疼痛综合征					
	性功能	性交困难 盆腔疼痛伴性功能障碍					
	心理	任何盆腔器官					
	肌肉-骨骼	盆底肌 腹肌 脊柱 尾骨					

图9.2 CPP 综合征分类系统

持续性或反复发作性的盆底疼痛，没有明确的局部病变。疼痛可能与患者消极的认知、行为、性行为或情感，以及下尿路、性功能、肠道或妇科功能障碍的症状有关。这种综合征也可能与盆底肌的过度活动或盆底肌扳机点（trigger point）有关。扳机点可能存在于一些肌肉中，如腹部、大腿和椎旁的肌肉，甚至那些与骨盆无直接关系的肌肉（Baranowski et al.，2012；Engeler et al.，2012）。

该分类系统包括对疼痛综合征相关特征的进一步描述（如转诊和时间模式、心理和相关骨盆症状），但没有描述如何评估这些症状和体征。未来可能会进一步研究这种综合征，并更好地明确其治疗指征。

Shoskes 等（2009）开发了另一种包含肌肉相关疼痛的 CPP 综合征的表型系统。该系统目前已应用于男性泌尿/前列腺疼痛综合征，包含 6 个方面：泌尿外科、社会心理学、器官特异性、感染、神经/全身状况以及骨骼肌压痛，缩写为"UPOINT"。其

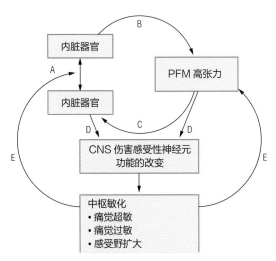

图 9.3　脏器、PFM/筋膜结构和中枢神经系统之间的相互联系形成了 CPP 的多症状表现。内脏 – 内脏会聚、内脏 – 躯体会聚、躯体 – 内脏会聚可通过通路 A、B 和 C 描述。D 代表来自内脏和（或）肌筋膜的、导致中枢敏化的伤害感受性输入。E 代表中枢敏化在肌筋膜结构或内脏器官中产生痛觉。所有这些都可能在同一位患者身上发生，产生多个看似无关的症状表现（经 *Springer-Verlag* 允许改编自 *Hoffman, 2011*）

中最后一个方面的"压痛"被定义为"腹部和盆底可触及的肌肉痉挛或扳机点"（Shoskes et al.，2009），每一方面的结果均为二分类，评为"是"或"否"。该系统没有具体描述肌肉压痛的测量方法，而且作者表示，随着新机制和生物标志物的发现，这些领域仍有待于进行进一步的亚分类。

以下术语描述有助于理解什么是慢性 PFM 综合征。它们主要来源于 PFM 文献之外的临床检查。

肌肉疼痛

肌肉疼痛或压痛被称为肌痛，可能是许多疾病或疾患的症状（Mense and Simons，2001）。对肌痛的描述如下，但是这些定义之间的区别可能并不规范。

- 扳机点是指疼痛、紧绷的肌肉带，可以自发或在受到刺激时出现疼痛（Gerwin，2010），还可以重现局部疼痛或牵涉痛。一个活跃的扳机点在受到刺激时会有一个典型的"抽搐"反应，然而触诊时的抽搐反应被证明是不可靠的（Lucas et al.，2009）。最可靠的标志是对施加压力的敏感性，然而，由于可用的研究数量有限，且存在明显的方法学问题，目前不建议将体格检查作为诊断扳机点的可靠测试（Lucas et al.，2009）。目前尚无关于 PFM 扳机点信度测试的研究报道。

- 肌筋膜疼痛是指发生在肌肉或筋膜的局部疼痛或压痛，可以伴或不伴有特定扳机点。关于肌筋膜疼痛综合征及其评估的进一步概述，读者可以参考 Giamberadino 等的研究（2011）。

- 纤维肌痛，是指广泛存在的疼痛和肌肉压痛，影响多个身体部位，伴有疲劳、睡眠不足和认知问题（Wolfe et al.，2010）。纤维肌痛的扳机点有特定的身体定位。

因此，如果疼痛位于浅表或深层 PFM 组织，则 PFM 疼痛或压痛也可称为盆底肌痛或会阴/肛提肌痛。

PFM 张力

静息肌肉张力是指触诊时感受到的对拉伸、被动运动或形变的抵抗力。Mense 等（2001b）认为这可以由肌肉的顺应性（压缩性）来决定。可以使用手指按压肌腹部来评估和确定其收缩的程度和弹性。正常的 PFM 功能包括在需要时保持"正常"休息状态的能力、收缩的能力及收缩后完全放松的能力。解释和测量这些状态的困难在于，关于"正常"PFM活动的规范性数据很少，因此很难对偏离正常的情况进行描述和量化。PFM活动的这些状态都是连续存在的：①从低到高的静息张力；②低至高的收缩活动；③收缩后放松能力缺失或不完全。事实证明，第1个和第3个是最难描述和衡量的。

PFM"过度活跃"（Messelink et al.，2005；Messelink，2007）是指PFM不能放松，甚至在功能上需要放松时（如排尿、排便或性交时），仍处于收缩状态。"过度活跃"一词最早是基于症状（如疼痛）和体征（如无法放松PFM或静息张力增加）得到的。在文献中可以找到各种术语，包括：肌张力（tone）、紧张度（tension）、刚度（stiffness）、坚度（firmness）、硬度（hardness）、刚性（rigidity）、顺应性（compliance）、静息压力（resting pressure）、压缩性（compressibility）、弹性（elasticity）。术语高张力（hypertonic，high-tone）、盆底肌短缩（shortened pelvic floor）、过度活跃（overactive）、不松弛（non-relaxing）和痉挛（spasm）用来表示PFM活动增加。需要注意的是，术语肌张力在上运动神经元（高张力：强直）和下运动神经元（低张力：松弛）损伤中有特殊的神经学意义（Bhidayasiri et al.，2005），因此，当其用于描述无神经源性疾病患者的肌张力时，似乎是不妥当的。

因此，当涉及非神经源性PFM的活动状态（静止、收缩或收缩后松弛）时，肌肉张力（muscle tension）、僵硬（stiffness）或紧绷（tightness）可能是首选的术语。

- 肌肉痉挛：指横纹肌持续收缩，不能自动放松。如果收缩时产生疼痛，通常被描述为抽筋。痉挛时肌肉收缩的EMG有特定表现。

- 顺应性：即肌肉的可压缩性，临床上通过将手指压入肌肉来进行评估，以确定肌肉缩进的难易程度和弹性。顺应性是"僵硬"或"硬度"的同义词。

从生理学上讲，在没有收缩活动的情况下，静息张力是指肌肉的弹性和黏弹性刚度（Simons and Mense，1998）。肌肉张力可能受外在因素（如施加的压力）和内在因素［如肌肉激活度、组织厚度、肌肉本身的横截面积及肌肉内存在的液体（肿胀、发炎）］的影响（Mense et al.，2001b）。但关于这一发现的客观量化评估尚无共识。

疼痛与张力的关系

PFM的症状（疼痛）和体征（静息时张力增加）之间的关系尚不清楚，但这两个特征同时出现在女性（Fitzgerald et al.，2011）和男性（Shoskes et al.，2008）慢性盆底疼痛患者中。事实上，"肌肉痛觉过敏"和"肌肉过度紧张"这两个术语在文献中经常互换使用，但是其等同的有效性还没有得到证实。目前尚不清楚PFM疼痛和PFM张力之间的关系是否为因果关系，如果是，又是怎样的因果关系？

诊断术语

如果同时表现出肌肉疼痛和静息张力增高的特征，则通常会诊断为PFM疼痛综合征或盆底过度活跃。如果PFM疼痛和张力增加存在于静息状态或收缩后，则可以做出PFM（或会阴/肛提肌）紧张性肌痛的替代诊断。由于症状和体征均存在于诊断术语当中，所以这可能是对于综合征更准确的描述。

既往曾有很多不同的术语用以描述盆底疼痛和张力增加，包括尾骨疼痛（Thiele，1937；De Andrés and Chaves，2003）、肛提肌（痉挛）综合征［肛提肌综合征作为慢性肛部疼痛的一部分（Drossman，2006）］（Smith，1959；McGivney and Cleveland，1965），盆底紧张性肌痛（Sinaki et al.，1977）、盆底痉挛（Kuijpers and Bleijenberg，1985）、尿道 / 肛门括约肌协同失调（Whitehead，1996）、阴道痉挛（Masters and Johnson，1970）、盆底肌短缩（Fitzgerald and Kotarinos，2003）。这些术语表明除了疼痛和肌肉紧张，膀胱、肠道和性功能也受到了不同程度的影响。考虑到盆腔疼痛综合征术语的最新建议，如果盆腔疼痛主要发生在肛提肌，并且存在肌肉疼痛和肌肉紧张，则诊断术语可能选择肛提肌紧张性肌痛或慢性 PFM 疼痛综合征。如果随着肌肉疼痛和紧张加剧，伴有膀胱、性功能和（或）肠道功能障碍，那么 CPP 综合征可能是更合适的术语描述。

总结

由于解剖学上的邻近关系和共同的神经支配及内脏的会聚和投射，通常很难区分是深部肌肉结构引起的疼痛，还是内脏结构引起的疼痛，因为症状很相似，所以对患者而言，疼痛可能出现在任何位置。PFM 疼痛和紧张性的改变经常出现在 CPP 综合征患者中，目前也被认为是慢性 PFM 综合征或盆底紧张性肌痛的诊断特征。但还需要进一步的研究来确定肌肉功能障碍导致或加剧疼痛的程度，以及疼痛导致肌肉功能障碍的程度。

评估

本节主要介绍在疑似 PFM 疼痛伴或不伴静息肌张力增加的患者中有效评估 PFM 所需的步骤。PFM 疼痛的主观病史和客观体格检查应该是全面的，并与临床症状和体征相关。应当进行彻底的生物 – 心理 – 社会评估，包括所有已知会影响盆底功能障碍和疼痛的生物学、医学、心理和社会因素。早期评估时，将心理社会因素与生物医学进行结合，这对于接受传统生物医学医疗模式教育的临床医师来说将会是一个挑战。综合评估也有助于临床医师评估外周组织功能障碍、外周敏化和中枢敏化对患者病情的影响。可能需要多学科专家的加入以对疑似抑郁症、焦虑症、灾难性反应、过度警觉、恐惧、焦虑和较差的疼痛自我效能进行有效诊断，这与男性较高的盆腔疼痛评分（Shoskes et al.，2009）及女性较差的盆腔疼痛治疗结果有关（Desrochers et al.，2010）。心理社会因素被认为是患者康复的潜在障碍，当心理社会因素参与程度超出了临床医师的专业领域时，需要在整体管理中解决，并考虑转诊援助（Edwards and Jones，2013）。对周围组织功能障碍和中枢敏化的评估并不矛盾，尽管从哲学角度来看，它们可能看起来是相互矛盾的观点（Engeler et al.，2013）。外周组织评估的临床过程并不能区分急性和慢性 PFM 疼痛，因为无论慢性与否，如果有必要，外周组织的评估方法的严密性和敏感性都应该相似。

确认主要的疼痛源

如果临床医师怀疑患者描述的主要症状是 PFM 紧张性肌痛，则必须对其进行全面的评估，以确认产生组织疼痛的主要因素。患者咨询的第一位临床医师需要对患者进行充分的临床评估，以排除严重的病理学情况，避免遗漏明显的内脏功能障碍，并"确定"或"排除"产生疼痛的主要局部组织，以便进行有针对性的有效治疗。这是 CPP 评估的生物－心理－社会模型的生物医学部分。组织评估并不决定治疗方法，但可以为临床医师提供用于重新评估的症状和体征。评估可能无法衡量主要的疼痛机制是局部伤害性因素还是中枢因素，患者可能同时存在两种疼痛机制。

主观评估：症状

疼痛史

由于疼痛通常是主要症状，完整的疼痛史应包括：疼痛的部位和持续时间、疼痛性质或诱发因素、疼痛特征、疼痛对活动和相关症状的反应（Hopwood，2000）。临床医师必须了解患者用来描述其"疼痛"症状的术语，其中可能包括不适、压痛、压力、敏感、疼痛，并相应地应用这些术语。PFM 疼痛既可表现为休息时疼痛，也可表现为机械性疼痛，因为疼痛随姿势、运动、活动或肌肉活动状态的改变而改变。临床医师需要确定外周功能障碍的因素（例如，机械性起病 / 创伤作为诱发的初始因素），并了解患者在就诊时的临床状态。从疼痛史来看，提示中枢敏化的因素包括患者存在不成比例的非机械性疼痛主诉、恐惧感、大祸临头感、睡眠质量差和多系统受累。Hilton 等（2011）认为，如果存在这些症状，需要考虑在内诊之前解决这些问题，以确定是否存在中枢敏化和其程度，以及是否存在与内诊带来的主观威胁相关的恐惧感。临床医师应始终关注 CPP 与女性（Lampe et al.，2000）和男性（Hu et al.，2007）性虐待或性创伤既往史之间的关系。

疼痛评估量表

疼痛可以简单地用二分制量表来评估：存在或不存在。然而，疼痛的严重程度无法区分，这给衡量治疗效果带来了不便。常用的疼痛量表包括数字评分（0~10）量表（numerically rated scale，NRS）和视觉模拟疼痛评分量表（visual analogue pain intensity scale，VAS）（Wallerstein，1984）。由于疼痛水平可能在大多数经历过的疼痛、平均疼痛水平和静息疼痛之间有所不同，所以需要对患者所有状态都进行评估。

疼痛图式

疼痛图式包括疼痛检查表或疼痛图表。疼痛检查表是一个解剖位置列表，患者从中选择与其主诉相关的部位。对于儿童和认知障碍人群，尚无关于在盆腔疼痛评估中使用疼痛检查表的文献研究。疼痛图表 / 体图是人体轮廓的简单线条图，患者在上面画出、划上或标记出身体疼痛区域，以表示疼痛部位和疼痛程度。这种方法在肌肉骨骼功能障碍患者中的使用是非常可靠有效的（Ohnmeiss，2000）。目前在临床上，没有关于疼痛图表是否适合盆腔疼痛患者使用的心理测试报告。此外，由于 PFM 位于身体内部，患者可能很难在一维图上区分哪些肌肉为疼痛部位。

疼痛问卷

常规的盆底或特定器官功能障碍问卷也可用于记录与其他盆底功能障碍并存的疼痛。其中包括澳大利亚盆底问卷（Australian pelvic floor questionnaire）（Baessler et al., 2009）、盆底功能障碍问卷（the pelvic floor distress inventory）（Barber et al., 2005）、泌尿生殖障碍问卷（the urogenital distress inventory）（Shumaker et al., 1994）、O'Leary-Sant 指数（the O'Leary-Sant indexes）（O'Leary et al., 1997; Lubecket al., 2001），美国国立卫生研究院慢性前列腺炎症状评估（the national institutes of health chronic prostatitis symptom）（NIH-CPSI）（Litwin et al., 1999）、脱垂–失禁性功能问卷–12 项（the prolapse-incontinence sexual questionnaire-12）（Rogers et al., 2003）和女性性功能指数（the female sexual function index）（Rosen et al., 2000）。不同的问卷可评估不同的情况，因此需根据患者的主要临床表现来选择合适的问卷。疼痛也可以被定性评估，CPP 已经开始使用通用的疼痛问卷进行评估，如 McGill 疼痛问卷（McGill pain questionnaire）、简易 McGill 疼痛问卷（short-form McGill pain questionnaire）、慢性疼痛分级量表（chronic pain grade scale）和简易 36 项身体疼痛量表（the short form-36 bodily pain scale）等，Hawker 等（2011 年）对此进行了总结。

客观评估：体征

检查

首先，应评估和排除可能伴有明显病理变化的原发性或继发性 PFM 疼痛或张力异常。然后可以通过对 PFM 的客观评估来收集更多信息，尤其是在 PFM 张力增加的患者中，但是该信息的有效性、信度、灵敏性和普遍性因缺乏规范性数据而受到限制。尽管如此，通过客观评估来收集信息仍是目前临床上最主要的手段，只有这样才能引导发展出完善的评估方法和 PFM 活动的标准化数据。基础的 PFM 观察和客观评估应按第 5 章所述进行。

慢性 PFM 疼痛综合征或肛提肌紧张性肌痛的特征是 PFM 的疼痛和张力改变（±扳机点）。因此，在评估盆腔疼痛患者时，应特别重视对疼痛和肌肉静息张力、收缩活动及放松能力的评估。细致、谨慎的检查是非常重要的。下文概述了体格检查的建议流程。

对休息位会阴的视诊。如果休息时 PFM 的紧张程度增加，生殖器裂孔可能会缩小，会阴体会向前移位。

对收缩、放松和下压的观察。由于静息张力的增加，与 PFM 收缩相关的运动可能会消失，或者在募集模式、时机和本体感觉方面有明显改变。在尝试收缩之后，可能会观察到 PFM 不完全、异常（不协调）收缩或无法松弛，或者患者可能需要多进行几次松弛活动才能使 PFM 完全放松。PFM 可能无法下压，或者出现相反的内陷动作。随后可能很快发生疲劳。在试图对 PFM 定位和独立收缩时，可以观察到大腿、臀部及躯干的附属肌肉活动。在有意咳嗽的时候注意观察是否伴有 PFM 的内陷可能对评估 PFM 下压是有帮助的，但很难客观衡量。

感觉 / 神经完整性检查。在没有脊髓或神经损伤的情况下，肛门反射可能会因为

PFM 的非自主收缩或静息张力增加而消失。

对外部组织、可能的牵涉痛区域和会阴的评估。应用指诊对外生殖器和会阴进行系统评估，同时需要考虑组织的质量、感觉、温度和压痛情况。会阴或耻骨上"扳机点"周围皮下结缔组织的增厚或牵涉痛区域可通过触诊发现的组织体积、轮廓、弹性、温度改变及色泽变化来明确（Fitzgerald and Kotarinos，2003）。

对阴道/直肠内部的评估。此操作需要轻柔而细致地执行。此外，需要特别注意评估肌痛症状和紧张度的改变（静止、收缩和放松时），以及肛提肌的扳机点。

- 肌痛：指诊时应注意使用单指、在良好润滑后非常轻柔地操作。临床医师应评估的方面包括：疼痛/PFM 疼痛的存在，确定并记录疼痛部位、性质及疼痛是局限性的还是弥漫性的。该操作的目的是以较轻的程度再现患者的疼痛。也可以通过 PFM 收缩及收缩后的松弛来评估疼痛。应评估和记录双侧 PFM 的疼痛。

  在无症状的女性患者中，对 PFM进行一般触诊时，患者不会感到疼痛（Tu et al.，2008b；Montenegro et al.，2010；Kavvadias et al.，2013），而在患有 CPP 的女性（Fitzgerald et al.，2011）和男性（Shoskes et al.，2008）患者中，PFM 常存在触、压痛。因此，PFM 触诊疼痛应被认为是阳性发现。

  如表 9.8 所示，有 4 项研究对一个用于记录临床医师触诊 PFM 时患者自述疼痛的量表进行了信度测试。结果发现研究内部和研究之间的信度存在较大

差异，这可能是由于受试者（年龄、产次、症状程度）、评估的具体 PFM 位置、受试者施加的压力、量表和评分方法间存在不同所致。只有一项研究报告了肛提肌的结果，但是前、后、左、右肛提肌的信度差别较大，此外，该研究仅纳入了无疼痛的女性，故该量表仍需要在有症状的人群中进行进一步的测试（kavvadias et al.，2013）。

- 肌张力：检查时可能会出现 PFM 紧张，并可能伴有疼痛。过度用力的检查可能会引起盆底紧张，因此，谨慎评估PFM 至关重要。静止时也可能会出现张力增加，或者由于尝试 PFM 自主收缩而引起紧张，从而导致对收缩的评估不准确。张力通常可以在整个 PFM 中检查到，或者集中在某一独立区域或绷紧的带状物中（其本身可能包含"扳机点"）。应尽可能清楚地描述张力变化的位置和类型。在解剖图上标记位置有助于提高准确性。为达到减轻疼痛的目的，需要使用一个有效和可靠的量表来评估肌张力，因为缓解 PFM 张力症状通常是物理治疗师治疗的目标。

- 虽然许多研究都观察到盆底疼痛患者的 PFM 张力增加，但仅有一项研究对肛提肌张力测量量表的信度进行了测试：Kavvadias 等（2013）应用 3 分触诊量表（3-point digital palpation scale）（高、正常或低肌张力）评估了 17 名无症状未生育女性的 PFM 张力，并对评分者内部和评分者间的信度进行了研究。但该研究并未确切描述评估"肌张力"时所施加的压力。研究结果显示信

度得分非常低（差）且不显著（ICC=–0.36，*P*=0.92~0.03，*P*=0.45）。Dietz 等（2008）设计了一个用于测试 POP 女性 PFM 弹性的 6 分量表，其评估方法包括对提肌裂孔的被动扩张，并对量表的信度进行检验，发现其信度中等（K_w=0.55；95% CI：0.44~0.66），但该量表尚未在疼痛人群中进行测试。

■ 扳机点：查体发现的 PFM 静息张力增加可能同时伴有扳机点的存在。

■ PFM 的收缩活动：在第 5 章中有详细介绍。

■ PFM 的放松。所谓 PFM 放松是指 PFM 收缩的减少或终止（Messelink et al.，2005），一般在收缩后进行评估。ICS 提出的定性评估量表将 PFM 放松能力分为 3 级：缺失（无明显放松）、部分（恢复静息状态）、完全（超过静息水平的放松）。Slieker-ten Hove 等（2009）对该量表的信度进行了评估，结果显示，该量表的评分者内部信度较高（K_w=0.76；95% CI：0.59~0.87），而评分者间信度一般（K_w=0.39；95% CI：–0.01~0.38），说明该量表还需要进一步完善。研究者认为该量表应再增加一个放松级别"不完全放松"，代表 PFM 的放松程度没有（完全）达到休息水平。在另一个专门评估神经源性疾病人群 PFM 放松程度的量表中，3 表示主动收缩后的主动（良好）松弛；2 表示高张肌肉拉长后的暂时松弛；1 表示肌肉痉挛，即使在被动伸长后也不能松弛（De Ridder et al.，1998）。据报道，该量表在多发性硬化患者群体中的应用结果是可靠的。肌肉拉长可能是通过拉伸 PFM 来实现的，但文献中并未对此评估技术的操作方法进行描述。

进一步评估 / 调查

PFM 疼痛 / 敏感性和 PFM 张力的仪器测量方法已经在前文进行了阐述，与数字化量表相比，仪器测量的结果可以为客观评估提供更可靠的指标。

压力 – 疼痛阈值

● 外阴组织：据报道，外阴测量仪能够可靠地测量患有泌尿生殖道疼痛的女性患者外阴组织中的压力疼痛阈值（Pukall et al.，2007），但该设备仅在研究中使用。

● 阴道压力痛觉计：Tu 等（2008a）研究了使用阴道压力痛觉计测量 19 名无症状女性阴道压力痛觉阈值的信度。结果证明，该方法是有效和可靠的，是一种有前景的客观测量 PFM 疼痛的方法，但目前该工具仅在研究中使用。

PFM 肌张力

● 压力测压法：虽然这种方法在无症状人群中具有可靠性（Frawley et al.，2006），并已用于 CPP 干预研究，以测量治疗前、后的静息压力值（Palsson et al.，2004；Abbott et al.，2006；Rogalski et al.，2010），但该方法在疼痛人群中的信度尚不能确定。Thomson 等（2005 年）以 40 cmH_2O 作为患有盆腔疼痛的受试者静息压力"增高"的临界值，但目前已出版的文献中没有标准的肛提肌静息压力值，因此尚无法确定静息压力阈值。

● 表面 EMG：由于肌电活动是定义肌张力的一个组成部分，因此表面 EMG 是一种潜

表 9.8 指诊量表评估 PFM 疼痛的信度

文献	人群	测试量表	评估的组织	测试方法	评分和得分	信度
Tu et al., 2008	20 例无症状女性和 19 例患有慢性盆腔疼痛的女性；奇偶混合	肌肉痛觉过敏量表	髂尾肌、耻尾肌、尾骨肌、闭孔内肌	食指的小幅度旋转运动	4 级疼痛评分，8 个部位 = 综合评分 0~24 分	K=0.02~0.35（折合为 2 级疼痛表，K=0.04~0.63）
Slieker-ten Hove et al., 2009	41 例有或无盆底疾病的女性；奇偶混合	疼痛量表	阴道壁：前、后、左、右	未说明压力大小	二分类疼痛量表：存在与不存在	组内信度：K_w=0.79；组间信度：K_w=0.85；
Montenegro et al., 2010	48 例无症状女性和 108 例患有慢性盆腔疼痛的女性；奇偶混合	盆底肌压痛	肛提肌、闭孔内肌、梨状肌	尽可能舒适和仔细	无痛；疼痛不适；剧烈疼痛；总分最高 12 分	压痛 K=0.91（未单独评估肛提肌）
Kavvadias et al., 2013	17 例无症状的未生育女性	盆底肌压痛	肛提肌（前、后）、闭孔内肌、梨状肌	稳定加压	0-10VAS	肛提肌 ICC=0.28~0.87

注：ICC，组内相关；VAS，视觉模拟评分量表。

在的肌张力评估的替代方法。然而，尽管有研究者提出了肌肉静息张力正常与增高间的临界值（Tu et al.，2008b；Voorham-van der Zalm et al.，2008），但目前仍没有被普遍接受的 PFM 的表面 EMG"正常"静息值。此外，该方法在非疼痛人群中的信度较低（Auchincloss and Mclean，2009）。

- 实时超声：Davis 等（2011）使用会阴超声对患有泌尿系统慢性盆底疼痛综合征（urological chronic pelvic pain syndromes，UCPPS）的男性进行评估，结果发现与对照组相比，患有 UCPPS 的男性肛门直肠角（anorectal angle，ARA）和提肌板角（levator plate angle，LPA）有明显改变，其 ARA 在休息和收缩时均比对照组更小。两组休息期间 LPA 无区别，然而，患有 UCPPS 的男性在收缩和肛提肌移位时 LPA 角度变小。实时超声应用于 PFM 疼痛人群的信度和标准化数据仍需进一步研究。

- 测力计：Morin 等（2010）使用测力计通过拉伸阴道组织并记录被动阻力和弹性刚度研究了 PFM 的被动特性。盆腔疼痛患者的信度测试和规范性数据的测定也需要应用该工具，但是，该工具目前仅在研究中使用。

- 弹性测量：作为 PFM 被动性能的测量工具，弹性测量仪目前也处于早期测试阶段（Kruger et al.，2011）。其在小队列中的信度已有研究报道（ICC=0.92；95% CI：0.89~0.93；ICC=0.86；95% IC：0.82~0.89）。

PFM 以外的检查

如果在 PFM 评估中没有发现阳性结果以证实 PFM 是疼痛的原因，且症状不能临床再现，那么应该对可能引起 PFM 牵涉痛的结构进行评估，包括邻近的肌肉、关节、内脏和中枢神经系统。有学者指出，"存在疼痛和压痛的肌肉通常只是寻找疼痛来源的起点"（Mense and Simons，2001：84）。疼痛是如何从其他肌肉、邻近关节、内脏和中枢神经系统引起的，关于其机制的详细解释不在本章讨论的范围内，但 Mense 等对此进行了全面的阐述（2001a）。在 PFM 疼痛患者中，常出现闭孔内肌、腰大肌、臀肌、腹肌和梨状肌的异常和疼痛（Fitzgerald and Kotarinos，2003；Hetrick et al.，2002；Tu et al.，2008b）。

需要强调的是，对盆底结构以外的其他可能影响局部系统的肌肉骨骼结构功能障碍进行评估是非常重要的（Fitzgerald and Kotarinos，2003；Prendergast and Weiss，2003）。一旦发生了对慢性局部疼痛的神经生理性适应，敏化的脊髓就容易受到来自同一神经支配的其他器官和肌肉（躯体内脏会聚）或使神经敏感性增加的一般因素的影响。因此，其他盆底肌肉（腹肌、臀肌、大腿肌）的功能障碍可能导致 PFM 的疼痛和功能障碍。如果不能确定躯体或内脏结构是导致患者症状的原因，则应尽量减少对终末器官的研究（Stacy et al.，2012），并考虑将疼痛作为主要疾病（Siddall and Cousins，2004）。

评估结果总结

对 PFM 紧张性肌痛需要进行全面的生物 – 心理 – 社会评估。目前缺乏可与异常活动相比较的正常 PFM 活动参考数据。对于怀疑有 PFM 疼痛或张力改变的患者，可通过对其会阴和肛提肌进行仔细、全面的评估，得到其局部组织功能障碍存在和程度的临床信息。然而，目前用于评估 PFM 疼痛、张力或扳机点的有效和可靠量表很少。临床医师和研究者需要为被测参数选择信度最高的量表。

结果评估

对慢性疼痛患者的管理应包括患者报告的结果和临床医师报告的结果，但是前者更为重要，因为患者是判断病情变化是否重要或有意义的主观感受者（Turk et al.，2006）。患者反馈的是最直接的病情变化，应包括以下方面：疼痛评估、身体功能、情绪功能、改善程度和治疗满意度（Turk et al.，2006）。

使用数字分级评分表/视觉模拟评分量表进行疼痛评估时，疼痛强度降低至少10%~20% 才可视为疼痛改善的最低限度，疼痛强度降低 30% 视为疼痛发生中等程度的改善；疼痛强度降低 50% 视为发生实质性改善（Dworkin et al.，2008）。应仔细评估治疗的成本和副作用以及变化的预期时间（例如，持续数年的降低 10% 可能比持续数月的降低 10% 更为重要）。

仅有少数的问卷可以测量盆底疼痛状况或综合征特有的身体和情绪功能，例如，专门针对间质性膀胱炎/膀胱疼痛综合征的 O'Leary-Sant 问卷（O'Leary et al.，1997；Lubeck et al.，2001），美国国立卫生研究院慢性前列腺炎症状指数（national institutes of health chronic prostatitis symptom index，NIH-CPSI）（Litwin et al.，1999）

和女性性功能指数调查量表（the female sexual function index，FSFI）（Rosen et al.，2000）。可以选择患者或参与者对治疗改善和满意度的评分作为主要的结果指标。这些量表被称为患者疼痛的总体变化印象量表/患者疼痛的整体改善印象（Yalcin and Bump，2003；Srikrishna et al.，2010）或总体反应评估（Propert et al.，2002）。这些量表使用7 分等级法作为评分标准，具体选项为明显改善、有所改善、略有改善、没有变化、略有加重、有所加重、明显加重。患者的症状指数总体评分为 6 分制，治疗后的总体变化分为较差、未改善（改善程度为 0）、轻微改善（改善程度为 25%）、中度改善（改善程度为 50%）、极大改善（改善程度为75%）或症状消失（改善程度为 100%），目前这些量表已用于有关膀胱疼痛的临床试验中（Parsons et al.，1993）。

临床医师报告的结果包括量表或由临床医师/研究人员观察到的或需要解释的结果。此外，还包括通过实验室评估、行为测试和设备测量，以及由设备和工作人员完成的客观的、通常是定量的行为或生理测量结果。综上所述，这些方法中很少有可用来测量 PFM 疼痛或张力改变的。

对于 PFM 疼痛或张力改变患者的评估和治疗，目前还没有合适的结果指标的选择指南。考虑到 PFM 疼痛综合征表现的异质性，选择结果指标时可以躯体或内脏角度作为切入点。临床医师和研究人员应仔细考虑所选择的测量方法是否适合接受检查的患者或人群，同时考虑所使用的特定工具的信度、效度和灵敏度。应选择既能反映主观指标又能反映客观指标的评估工具。然而，由于患者的疼痛体验是最重要的结果，所以疼痛量表或整体变化评分仍然是衡量干预对患者病情影响的选择指标。

总结

开发和测试可靠的评估工具和结果测量方法将有助于开展设计良好、高质量的干预研究，以衡量 PFM 疼痛和张力改变的治疗效果。这也将使旨在描述干预对靶组织（PFM 疼痛或张力改变）影响的机制研究得到准确解释。如果缺乏准确的测量方法，就很难解释改善 PFM 疼痛 / 张力的治疗方法的效果。

治疗

如专栏 9.1 所述，临床医师目前广泛使用保守疗法来治疗 CPP，但是哪种方法是最合适改善 PFM 疼痛或张力改变的治疗方法，目前尚无明确的循证指南。尽管有很多选择，但是从基础研究中获得的证据不足以支持任何特定的治疗方法。由于慢性疼痛的性质，如何有效改善慢性疼痛目前仍存在很多挑战。CPP 患者的治疗涉及多系统，十分复杂，并且缺乏明确的诊断来辅助评估，所以为这些患者选择有效的治疗也是非常困难的。与通过保守疗法治疗盆底功能障碍的其他领域相比，由于方法学研究质量低下和迄今为止尚无定论的结果，通过保守疗法治疗 CPP 总体上缺乏证据，而且研究较少，明确定义 CPP 亚型的可靠研究更少，如 PFM 紧张性肌痛。但令人鼓舞的是，有关在这一领域指导保守疗法的研究正在逐渐兴起。

专栏 9.1　盆底疼痛的保守治疗方案

教育
　疼痛的神经生理学
　受累组织的结构和功能
生活方式调整
饮食建议
认知行为疗法
　引导性想象法
锻炼
　全身姿势矫正
　一般健身建议和运动处方
　PFME：
　　感知、放松、本体感觉、再教育、收缩
手法治疗
　肌筋膜松解、扳机点治疗、局部按摩、肌肉拉伸、
　　瘢痕组织松解：
　　　针对盆底肌
　　　针对盆腔、臀部、腹部和脊柱肌群
排尿和排便再训练
　姿势力学
　合适体位和模拟动作时的盆底肌和功能感知
辅助治疗方法
　生物反馈：
　　肌电描记
　　测压
　　实时超声
　电刺激：
　　缓解疼痛
　　肌肉再教育
　干针、扳机点注射（生理盐水）、针灸、电针
　磁场疗法
　超声治疗
　激光治疗
　扩张器治疗
　热敷
　冷敷
疼痛管理策略
　疼痛教育
　目标设定
　多学科方法

研究者在数据库中对 2003 年至 2013 年间使用英文全文发表的有关女性或男性慢性 PFM 疼痛综合征 /PFM 紧张性肌痛保守治疗的系统评价和 RCT 进行了检索。由于没有检索到针对该诊断术语的结果，所以研究者又将检索范围扩大到 CPP，然后局限

到 CPP 中可能包括 PFM 疼痛或张力改变，以及结果测量中发现存在 PFM 疼痛或张力的 CPP 人群。Loving 等（2012）和 Yunker 等（2012 年）对此进行了系统综述。有关评估 CPP 非手术干预措施的 Cochrane 综述的方案已经发表（Cheong et al.，2010），但到目前为止该综述尚不可用。表 9.9 总结了 13 个与男性或女性 PFM 疼痛或张力改变相关的 RCT（Chiarioni et al.，2006；Haugstad et al.，2006；Heyman et al.，2006；Giubilei et al.，2007；Carrico et al.，2008；Haugstad et al.，2008；Lee et al.，2008；Sikiru et al.，2008；Fitzgerald et al.，2009；Lee，2009；Bernardes et al.，2010；Chiarioni et al.，2010；Samhan et al.，2011；Fitzgerald et al.，2012）。

这些 RCT 的干预措施主要集中于针对局部/外周组织功能障碍或敏化的治疗，或对盆底组织进行手法治疗或辅助治疗（Chiarioni et al.，2006；Heyman et al.，2006；Lee et al.，2008；Sikiru et al.，2008；Lee，2009；Fitzgerald et al.，2009；Bernardes et al.，2010；Chiarioni et al.，2010；Samhan et al.，2011；Fitzgerald et al.，2012）。其中有两项 RCT 主要针对的是可能会影响局部组织功能的全身治疗（Haugstad et al.，2006；Giubilei et al.，2007），一项 RCT（Carrico et al.，2008）虽然目标是通过缓解 PFM 张力来减轻膀胱疼痛，但使用的却是通过引导性想象法的更中枢化的脱敏方法。

这些 RCT 的方法学质量得分各不相同，总结在表 9.10 中。这些试验存在相当大的异质性（性别、病情、疼痛机制、PFM 疼痛或紧张的描述、所用仪器、报告的结果范围、矛盾的结果、随访期），在少数参与者身上（并非所有参与者）显示出了治疗效果。上述局限性使得我们无法就任何一种特定的治疗方式对任何一种特定疾病的有效性得出确切结论。如果疼痛和紧张是由不同原因引起的，那么在一种情况（或综合征）中有助于减轻 PFM 疼痛或增加紧张的方法在另一种情况（或综合征）中可能无效。总的来说，保守治疗 CPP 或 PFM 紧张性肌痛的证据仍然很少，需要在这一领域开展更多的研究。

尽管存在局限性，但仍可从这些研究中得出谨慎结论，以帮助临床医师做出治疗决策。大多数文献报告了积极的治疗效果，但在通过引导性想象法治疗患有膀胱疼痛综合征的女性（Carrico et al.，2008）和通过经皮电刺激神经疗法（TENS）治疗患有 CPP 的男性（Samhan et al.，2011）的主要疗效评估中，组间没有统计学差异。据报道，躯体认知疗法对治疗效果的随访时间最长（Haugstad et al.，2008），该疗法缓解疼痛的效果可持续 12 个月，这一结果对临床具有指导意义。有关手法治疗的临床试验表明，对 PFM 触诊疼痛的男性和女性患者进行针对性的肌筋膜治疗对他们的症状改善有益（Heyman et al.，2006；Fitzgerald et al.，2009；Fitzgerald et al.，2012）。在 Lee 等的试验中，电针治疗比假电针治疗更有效，而针刺对 CPP 男性患者的治疗也比假电针治疗更有效（Lee et al.，2008；Lee，2009）。有研究发现，阴道内电刺激（Intra-vaginal Electrical Stimulation，IVES）比假阴道内电刺激可以更有效地缓解 CPP 女性患者的疼

表 9.9　盆底肌疼痛和（或）张力增加保守治疗的 RCT

作者	Chiarioni et al.，2006
设计	双臂 RCT
研究人群	109 例盆底肌协同障碍患者（男性和女性）（肛管压力和表面 EMG 测量证实存在 PFM 矛盾收缩）
干预方法	试验组 1（TG1）：每周 5 次，每次 30 分钟的 BF 训练（有效排便，利用表面肌电 BF 进行 PFM 放松训练，球囊排便训练） 试验组 2（TG2）：聚乙二醇每天 14.6~29.2 g，进行每周 5 次的咨询以预防便秘
依从性 / 脱落率	第 6 个月，无退出；第 12 个月，TG1 退出 2 例，TG2 退出 4 例
结果评估	5 分制 GRA；患者日志报道的肠道症状；肛管压力，表面 EMG 测量，球囊排出
结果	第 6 个月和第 12 个月：TG1（80%）比 TG2（22%）报告了更多 GRA 的改善，$P<0.001$。TG1：比 TG2 的反向用力和不完全排便更少，$P<0.01$ 第 24 个月：TG1 81.5% 的患者对治疗效果表示"满意" 生理结果：TG1 PFM 矛盾收缩减少（在第 6、第 12 和第 24 个月为 16.7%，而 TG2 在第 6 个月和 12 个月为 96.4%，$P<0.001$），球囊排空能力提高（在第 6、第 12 个月为 18.5%，在第 24 个月为 16.7%，而 TG2 在第 6 个月和第 12 个月为 96.4%，$P<0.01$）
作者	Haugstad et al.，2006 Haugstad et al.，2008（随访研究）
设计	RCT
研究人群	40 名患有 CPP（深部盆腔疼痛）1~10 年的女性，PFM 触诊作为阴道检查的一部分以排除明显的病理变化，未发现疼痛 / 紧张
干预方法	标准化妇科治疗（根据需要进行激素、镇痛治疗、饮食、排便咨询、性咨询） 试验组（TG）：Mensendieck 躯体认知疗法（一种基于认知的方法，提高患者对身体运动、紧张、放松、姿势、步态、呼吸的认识），为期 3 个月（10 个疗程） 对照组（CG）：无额外治疗
依从性 / 脱落率	第 3 个月时每组 1 例退出；1 年后又有 1 例退出
结果评估	治疗师通过视频记录，应用 Mensendieck 评分（5 个方面）进行运动功能评估 受试者应用 VAS 量表完成疼痛自我评价；GHQ-30
结果	TG 的 VAS、Mensendieck 评分和 GHQ-30 均有显著改善（VAS：程度降低 48%，$P<0.000$） CG 变化不明显（VAS：程度降低 8%，$P=0.07$）
作者	Heyman et al.，2006
设计	RCT
研究人群	50 名女性，CPP>6 个月；纳入标准包括触诊 PFM 疼痛（近期评定）
干预方法	试验组（TG）：通过指腹触诊直肠"强烈"拉伸 PFM。加压 60 秒；2~4 周后重复操作 对照组（CG）：仅提供咨询
依从性 / 脱落率	6 例退出
结果评估	参与者的 VAS 疼痛强度自我评价，量表总分 100
结果	TG：疼痛强度降低 35（±31）/100 CG：疼痛程度无变化 差异：$P=0.001$，OR18.37（95%CI：3.39~99.64）
作者	Giubilei et al.，2007
设计	双盲 RCT
研究人群	103 例久坐的 CP/CPPS 患者，年龄 <50 岁，盆腔痛 ≥ 3 个月，NIH-CPSI 评分 ≥ 15 分，疼痛评分量表 ≥ 6 分（主观疼痛评估）（PFM 检查结果未报告）

干预方法	18 周锻炼计划，每周 3 次，自我锻炼，每月打电话确认是否坚持 试验组（TG）（*n*=52）：主动运动组（40 分钟快速步行，进行特定姿势肌及等长肌力练习） 对照组（CG）（*n*=51）：柔韧性组（牵伸锻炼）
依从性/脱落率	第 6 周时第 1 次分析：TG=41（85%），CG=44（90%） 第 18 周时第 2 次分析：TG=36（75%），CG=40（82%）
结果评估	NIH-CPSI；焦虑量表；参与者自我评估疼痛强度（0~10）
结果	第 6 周：TG，NIH-CPSI（P=0.02）、疼痛（P=0.009）、QoL 影响（P=0.006）、分量表和 VAS（P=0.03）均有显著下降 第 18 周：TG，NIH-CPSI（P=0.006）、疼痛（P=0.0009）、QoL 影响（P=0.02）、分量表和 VAS（P=0.003）均有显著下降 不良事件（主要是与治疗相关的疼痛）：TG- 初期疼痛加重，2~4 周趋于平稳
作者	Carrico et al.，2008
设计	RCT 预实验
研究人群	30 名被诊断患有 IC 的女性。纳入标准为患者存在肛提肌触诊疼痛（0~10 VAS）（数值未报告）
干预方法	试验组（TG）：聆听 25 分钟的指导性 CD 视频（主要是治疗膀胱、放松 PFM 和安抚神经），每天听 2 次，持续 8 周 对照组（CG）：以仰卧位或坐位休息 25 分钟，每天 2 次，持续 8 周
依从性/脱落率	TG：4 人退出 CG：1 人退出
结果评估	7 分制 GRA；为期两天排尿记录；IC-SIPI；疼痛评分 VAS；间质性膀胱炎自我效能量表
结果	TG 所有指标均有改善，但组间差异无统计学意义
作者	Lee et al.，2008
设计	双臂 RCT
研究人群	89 名被诊断为 CP/CPPS 的男性，症状持续超过 3 个月，NIH-CPSI 评分 ≥ 15 分
干预方法	试验组 1（TG1）：针灸治疗（每周 2 次，每次 30 分钟，共 10 周） 试验组 2（TG2）：假针灸治疗（与 TG1 相同的方案，将针置于较浅的深度，并在 TG1 的穴位外侧 15 mm 处使用）
依从性/脱落率	TG1：5 人退出 TG2：2 人退出
结果评估	20 个疗程后评价 NIH-CPSI 总分；中间评价 NIH-CPSI；NIH-CPSI 分量表；GRA
结果	终止治疗时：TG1 中 73% 的受试者 NIH-CPSI 评分显著下降，TG2 中仅 47%（P=0.02） 治疗 24 周后：TG1 中 32% 的受试者 NIH-CPSI 评分显著下降，TG2 中仅 13%（P=0.04）
作者	Sikiru et al.，2008
设计	3 臂 RCT
研究人群	24 名被诊断患有 CP/CPPS 的男性，年龄为 24~50 岁
干预方法	每组 8 名参与者 试验组 1（TG1）：抗生素 +TENS（每天 20 分钟，每周 5 次，连续 4 周；TENS 参数：100 Hz，100 μs，25 mA，外部电极） 试验组 2（TG2）：抗生素 + 止痛药 试验组 3（TG3）：抗生素 + 安慰剂
依从性/脱落率	无

续表

结果评估	NIH-CPSI 疼痛量表（疼痛部位、频率、严重程度）
结果	TG1：与 TG2 和 TG3 相比，疼痛评分明显降低，$P=0.000$
作者	Fitzgerald et al., 2009
设计	RCT
研究人群	患有泌尿系统 CPP 综合征的男性 23 名、女性 24 名：IC/PBS 或 CP/CPPS 持续时间 ≤ 3 年，阴道或直肠指诊存在 PFM 压痛（无需评分），如无压痛或不耐受触诊则排除
干预方法	10 个疗程，每次 1 小时，为期 12 周，由物理治疗师指导 试验组（TG）：对盆腔内部和外部的肌筋膜结构进行肌筋膜治疗 对照组（CG）：整体治疗性按摩
依从性 / 脱落率	6 人退出（TG 4 人；CG 2 人）
结果评估	7 分制 GRA；疼痛、紧急程度和频率的 NRS 评分；24 小时排尿日记；IC-SIPI；NIH-CPSI（男性）；SF-12；性功能指数（女性 -FSFI；男性 - 性健康调查）
结果	在干预完成时 两组间 GRA 明显改善：TG 57%，CG 21%，$P=0.03$ TG：与 CG 相比，疼痛和膀胱症状评分、PFM 压痛评分均改善，$P<0.05$ 不良事件（主要是与治疗有关的疼痛）：TG，52%；CG，21%
作者	Lee, 2009
设计	3 臂 RCT，平行治疗组
研究人群	36 名 18~50 岁男性，CP/CPPS 持续时间 >3 个月，NIH-CPSI 评分 >15 分
干预方法	均给予建议和锻炼 试验组 1（TG1）：电针（每周 2 次，每次 20 分钟，持续 6 周；以 4 Hz 和 5~10 mA 刺激骶孔 S2、S3 和梨状肌上的 6 个穴位） 试验组 2（TG2）：假电针（与 TG1 相同，但位于 TG1 外侧 15 mm 处，不施加电流，仅发出声音） 试验组 3（TG3）：仅给予建议和锻炼
依从性 / 脱落率	4 人退出（TG1，1 人；TG2，2 人；TG3，1 人）
结果评估	第 3 周和第 6 周：NIH-CPSI 总分和分量表评分，即疼痛、排尿和生活质量变化
结果	第 3 周：与 TG2 或 TG3 相比，TG1 的 NIH-CPSI 疼痛分量表显著降低，$P<0.05$。第 6 周：与 TG2 和 TG3 相比，TG1 中 NIH-CPSI 总评分显著降低，$P<0.001$；TG1 的 NIH-CPSI 疼痛分量表显著降低，与 TG2 相比 $P<0.001$，与 TG3 相比 $P<0.01$；各组间无其他显著性差异
作者	Bernardes et al., 2010
设计	双盲交叉 RCT
研究人群	26 名 CPP ≥ 6 个月的女性，VAS>3，无明确的盆腔病变
干预方法	阴道内电刺激（IVES），每次 30 分钟，每周 2 次，共 10 次（8 Hz，强度可调），然后再交叉进行 10 次 IVES 第一阶段试验组（TG）（$n=15$）：真 IVES 第一阶段对照组（CG）（$n=11$）：假 IVES
依从性 / 脱落率	在交叉阶段完成时：CG 有 1 例退出（4%）
结果评估	VAS 疼痛强度 0~10，分为 3 类（0= 无疼痛，1~3= 轻微，4~7= 中等，8~10= 强烈）；性交困难（有，无）
结果	在交叉阶段完成时：与假 IVES（$P=0.036$）相比，真 IVES 更有可能降低疼痛评分（≤ 3）；两组之间疼痛缓解无显著差异（$P=0.317$）

作者	Chiarioni et al., 2010
设计	3 臂 RCT, 平行治疗组
研究人群	157 例患有慢性直肠疼痛 / 肛提肌综合征（痉挛性肛部痛 ± 肛提肌触诊压痛，评估为有或无）的患者（男性和女性），肛管压力测量
干预方法	9 个疗程，包括心理咨询 试验组 1（TG1）：BF（每周 5 次训练，有效排便、用表面肌电图进行 PFM 放松训练、球囊排便训练） 试验组 2（TG2）：电刺激（肛门内电极，每周 3 次，每次 30~45 分钟，80 Hz，强度可耐受） 试验组 3（TG3）：按摩（每周 3 次，每次 30~45 分钟，治疗师每次提供较大压力的直肠指压按摩，患者接受指导在家进行自我按摩）
依从性 / 脱落率	退出：第 1 个月无；第 3 个月 7 例；第 6 个月和第 12 个月 8 例
结果评估	适当缓解疼痛（是 / 否）；5 分制 GRA；每月疼痛日记；VAS 疼痛评分；肛门直肠测压；球囊排便测试
结果	TG1：各时间点疼痛缓解率均高于 TG2 和 TG3，$P<0.01$。TG2 和 TG3 之间没有区别 在基线时已确认肛提肌压痛的 TG1 患者在所有时间点更有可能做出反应，$P<0.025$ 次要结果证实了主要结果
作者	Samhan et al., 2011
设计	RCT
研究人群	40 名患有 CP/CPPS 的男性，年龄为 35~55 岁
干预方法	增加抗生素和止痛药 试验组（TG）：TENS 对照组（CG）：假 TENS
依从性 / 脱落率	
结果评估	静息时的表面肌电测量；NIH-CPSI 疼痛分量表
结果	各组间无显著性差异
作者	Fitzgerald et al., 2012
设计	RCT
研究人群	81 例 IC/PBS 患者，患病时间不超过 3 年，VAS 疼痛评分 ≥ 3，阴道指诊 PFM 压痛（无需评分）
干预方法	物理治疗师在 12 周内进行 10 次治疗 试验组（TG）：对盆腔内、外部肌筋膜结构进行肌筋膜治疗 对照组（CG）：整体治疗性按摩
依从性 / 脱落率	干预阶段完成时：TG 有 1 人退出；CG 有 2 人退出 基线结束后的 6 个月：TG 有 16 人退出；CG 有 31 人退出
结果评估	7 分制 GRA；疼痛、紧急程度和频率的 NRS 评分；24 小时排尿日记；IC-SIPI
结果	干预阶段结束时，组间 GRA 显著改善：TG 59%，CG 26%，$P=0.001$；组间其他结果测量无显著差异

注：BF，生物反馈；CPP，慢性盆腔疼痛；PFM，盆底肌；IC，间质性膀胱炎；CP/CPPS，慢性前列腺炎 / 慢性盆腔疼痛综合征；IC-SIPI, 间质性膀胱炎症状指数和问题指数；GRA，整体反应评估；NRS，数字分级评分法：NIH-CPSI, 国家卫生研究院慢性前列腺炎症状指数；FSFI，女性性功能指数。其他缩写见正文。

表 9.10　保守疗法治疗盆底肌肉疼痛和（或）盆底肌张力增加的 RCT 的 PEDro 质量评分

E– 受试者的纳入条件有具体标准
1– 受试者被随机分配到各组（在交叉研究中，受试者的治疗顺序是随机安排的）
2– 分配方式是隐藏的
3– 就最重要的预后指标而言，各组的基准线都是相似的
4– 对受试者全部设盲
5– 对实施治疗的治疗师全部设盲
6– 对至少测量一项主要结果的评估者全部设盲
7– 在最初分配到各组的受试者中，85% 以上的受试者至少有一项主要结果的测量结果
8– 凡是有测量结果的受试者，都必须按照分配方案接受治疗或者对照治疗，假如不是这样，那么至少应对一项主要结果进行"意向性治疗分析"
9– 至少报告一项主要结果的组间比较统计结果
10– 至少提供一项主要结果的点测量值和变异量值

研究	E	1	2	3	4	5	6	7	8	9	10	总分
Chiarioni et al., 2006	+	+	+	+	–	–	–	+	–	+	+	6
Haugstad et al., 2006	+	+	–	+	–	–	+	+	–	+	+	6
Heyman et al., 2006	+	+	–	–	–	–	–	+	–	+	+	4
Guibilei et al., 2007	+	–	–	–	–	–	+	–	+	+	+	5
Carrico et al., 2008	+	+	+	–	–	–	–	–	–	+	–	3
Haugstad et al., 2008	–	+	–	+	–	–	+	+	–	+	+	5
Lee et al., 2008	–	+	–	+	+	–	–	+	+	+	+	7
Sikiru et al., 2008	+	+	–	–	–	–	–	+	–	+	+	4
Fitzgerald et al., 2009	+	+	+	+	–	–	–	+	+	+	+	7
Lee, 2009	+	+	–	+	–	–	+	+	–	+	+	7
Bernardes et al., 2010	+	+	+	–	–	+	–	+	+	+	+	7
Chiarioni et al., 2010	+	+	+	+	–	–	+	+	+	+	+	8
Samhan et al., 2011	+	+	–	–	+	–	–	–	–	+	+	5
Fitzgerald et al., 2012	+	+	–	+	–	–	–	+	–	+	+	5

注：+，完全符合标准；–，不符合标准。通过统计完全符合标准的项数来计算总分，E 项分数不用于生成总分，共计不超过 10 分。

痛（Bernardes et al., 2010），但其结果受到交叉设计的影响。对于存在 PFM 矛盾收缩的男性和女性，使用肛门内表面 EMG 电极进行生物反馈治疗较使用通便药物可以更有效地改善整体症状（Chiarioni et al., 2006），并且该方法对肛提肌触诊疼痛的男性和女性的治疗效果比电刺激或 PFM 按摩更为显著（Chiarioni et al., 2010）。这两项试验均显示症状缓解者的肛管压力降低，因此也为治疗的作用机制提供了生理学解释。目前尚无治疗前、后 PFM 疼痛水平（通过触诊测得）的研究报告。

在大多数研究中，不良事件的风险较低或不存在，但手法治疗的临床试验除外，30%（Fitzgerald et al.，2009）和 14%（Fitzgerald et al.，2012）的参与者主诉治疗中存在疼痛。在这项研究中，脱落率很高（>50%），但没有证据表明这些与治疗相关的疼痛有关。Heyman 等（2006）还报告了"轻微的暂时性局部疼痛增加"，导致第一次治疗后有两人退出。在参与体育活动研究的受试者中，有 74% 的参与者发生了与治疗相关的不适（Giubilei et al.，2007），但这些参与者以前都有久坐不动的习惯，而且他们的不适很短暂。

根据评估建议，治疗也应包括生物 – 心理 – 社会方面。如果主要为与中枢敏化有关的改变，则可能需要推迟躯体相关的治疗。为降低中枢神经系统的反应性和刺激阈值，可以选择疼痛教育、放松疗法和引导性想象法。尽管尚需方法学可靠的临床试验来验证和证明其临床有效性，但这一方法已在慢性肌肉骨骼疼痛文献（Nijs et al.，2011）中被推荐，并由 Hilton 等（2011）对 CPP 进行了解释。此外，与患者建立融洽关系，或形成"工作联盟"可以改善患者预后（Hall et al.，2010；Ferreira et al.，2013），并已纳入躯体认知疗法（Haugstad et al.，2006）。

结论

Sackett 等（2002）的循证医学建议是，指导临床医师为 CPP 患者提供最佳治疗方案，这也最好的临床建议。这一建议可以通过以下 3 种方式应用于 CPP。

- 最佳研究证据：该综述提出的建议与近年的系统综述相吻合（Loving et al.，2012；Yunker et al.，2012）。目前，由于缺乏 CPP 研究的明确证据来指导慢性 PFM 综合征的保守治疗，临床医师在很大程度上依赖于其他两个方面。

- 临床专业知识：这是从积累的经验、教育和临床技能中获得的，以增加对患者的生物、心理和社会状态及环境的了解。慢性盆腔疼痛的病情是非常复杂的，临床医师需要有很强的临床推理技能，以确定哪种保守治疗对哪些表现可能有效果。

- 患者价值观和喜好：当患者将自己的个人经验和独特的关注点、期望和价值观带到治疗中时，临床医师需要提出基于科学和临床的合理的治疗方案，让患者对治疗产生兴趣。因此，为实现其目标，临床医师应与患者紧密合作。

对慢性 PFM 综合征的进一步研究迫在眉睫。干预性研究应明确说明正在研究的情况，使用标准术语，描述如何评估 PFM 疼痛和紧张，并使用可靠的工具测量治疗反应。机制类研究将增加我们对保守疗法在这一领域中所起作用的理解。

参考文献

Abbott, J.A., Jarvis, S.K., Lyons, S.D., et al., 2006. Botulinum toxin type A for chronic pain and pelvic floor spasm in women. Obstet. Gynecol. 108, 915-923.

Auchincloss, C.C., Mclean, L., 2009. The reliability of surface EMG recorded from the pelvic floor muscles. J. Neurosci. Methods. 182, 85.

Baessler, K., O'Neill, S., Maher, C., et al., 2009. Australian pelvic floor questionnaire: a validated interviewer-administered pelvic floor questionnaire for routine clinic and research. Int. Urogynecol. J. Pelvic Floor Dysfunct. 20, 149-158.

Baranowski, A., Abrams, P., Berger, R., et al., 2012. Classification of chronic pain: descriptions of chronic pain syndromes and definitions of pain terms. International

Association for the Study of Pain (IASP). [Online]. Available: www.iasp-pain.org/Content/NavigationMenu/Publications/FreeBooks/Classification_of_Chronic_Pain/default.htm (accessed 11.03.13).

Barber, M.D., Walters, M.D., Bump, R.C., 2005. Short forms of two condition-specific quality-of-life questionnaires for women with pelvic floor disorders (PFDI-20 and PFIQ-7). Am. J. Obstet. Gynecol. 193, 103-113.

Bernardes, N.D.O., Marques, A., Ganunny, C., 2010. Use of intravaginal electrical stimulation for the treatment of chronic pelvic pain a randomized, double-blind, crossover clinical trial. J. Reprod. Med. 55, 19-24.

Bhidayasiri, R., Water, M.F., Giza, C.C., 2005. Neurological differential diagnosis: a prioritized approach. Blackwell, Malden, MA.

Carrico, D.J., Peters, K.M., Diokno, A.C., et al., 2008. Guided imagery for women with interstitial cystitis: results of a prospective, randomized controlled pilot study. J. Altern. Complement. Med. 14, 53-60.

Cheong, Y.C., Smotra, G., Farquhar, C., 2010. Non-surgical interventions for the management of chronic pelvic pain - protocol for a review. Cochrane Database Syst. Rev. (Issue 11) Art. No. CD008797.

Chiarioni, G., Whitehead, W.E., Pezza, V., et al., 2006. Biofeedback is superior to laxatives for normal transit constipation due to pelvic floor dyssynergia. Gastroenterology. 130, 657-664.

Chiarioni, G., Nardo, A., Vantini, I., et al., 2010. Biofeedback is superior to electrogalvanic stimulation and massage for treatment of levator ani syndrome. Gastroenterology. 138, 1321-1329.

Davis, S.N., Morin, M., Binik, Y., et al., 2011. Use of pelvic floor ultrasound to assess pelvic floor muscle function in Urological Chronic Pelvic Pain Syndrome in men. J. Sex. Med. 8, 3173-3180.

De Andrés, J., Chaves, S., 2003. Coccygodynia: a proposal for an algorithm for treatment. J. Pain 4, 257-266.

De Ridder, D., Vermeulen, C., De Smet, E., et al., 1998. Clinical assessment of pelvic floor dysfunction in multiple sclerosis: urodynamic and neurological correlates. Neurourol.Urodyn. 17, 537-542.

Desrochers, G., Bergeron, S., Khalife, S., et al., 2010. Provoked vestibulodynia: psychological predictors of topical and cognitive-behavioral treatment outcome. Behav. Res. Ther. 48, 106-115.

Dietz, H.P., Shek, K.L., 2008. The quantification of levator muscle resting tone by digital assessment. Int. Urogynecol. J. Pelvic Floor Dysfunct. 19, 1489.

Drossman, D.A., 2006. The functional gastrointestinal disorders and the Rome III process. Gastroenterology. 130, 1377-1390.

Dworkin, R.H., Dworkin, R.H., Turk, D.C., et al., 2008. Interpreting the clinical importance of treatment outcomes in chronic pain clinical trials: IMMPACT recommendations. J. Pain. 9, 105-121.

Edwards, I., Jones, M., 2013. Movement in our thinking and practice. Man. Ther. 18, 93-95.

Engeler, D., Baranowski, A., Elneil, S., et al., 2012. EAU Guidelines on chronic pelvic pain. [Online]. Available: www.uroweb.org/guidelines/online-guidelines/ (accessed 31.01.14).

Engeler, D.S., Baranowski, A.P., Dinis-Oliveira, P., et al., 2013. The 2013 EAU guidelines on chronic pelvic pain: is management of chronic pelvic pain a habit, a philosophy, or a science? 10 years of development. Eur. Urol. 64, 431-439.

Ferreira, P.H., Ferreira, M.L., Maher, C.G., et al., 2013. The therapeutic alliance between clinicians and patients predicts outcome in chronic low back pain. Phys. Ther. 93, 470-478.

Fitzgerald, M.P., Kotarinos, R., 2003. Rehabilitation of the short pelvic floor. I: background and patient evaluation. Int. Urogynecol. J. Pelvic Floor Dysfunct. 14, 261-268.

Fitzgerald, M.P., Anderson, R.U., Potts, J., et al., 2009. Randomized multicenter feasibility trial of myofascial physical therapy for the treatment of urological chronic pelvic pain syndromes. J. Urol. 182, 570-580.

Fitzgerald, C.M., Neville, C.E., Mallinson, T., et al., 2011. Pelvic floor muscle examination in female chronic pelvic pain. J. Reprod. Med. 56, 117-122.

Fitzgerald, M.P., Payne, C.K., Lukacz, E.S., et al., 2012. Randomized multicenter clinical trial of myofascial physical therapy in women with interstitial cystitis/painful bladder syndrome and pelvic floor tenderness. J. Urol. 187, 2113.

Frawley, H.C., Galea, M.P., Phillips, B.A., et al., 2006. Reliability of pelvic floor muscle strength assessment using different test positions and tools. Neurourol. Urodyn. 25, 236-242.

Gerwin, R., 2010. Myofascial pain syndrome: here we are, where must we go? J. Muscoskel. Pain. 18, 329-347.

Giamberardino, M.A., Affaitati, G., Fabrizio, A., et al., 2011. Myofascial pain syndromes and their evaluation. Best Pract. Res. Clin. Rheumatol. 25, 185-198.

Giubilei, G., Mondaini, N., Minervini, A., et al., 2007. Physical activity for men with chronic prostatitis/chronic pelvic pain syndrome not satisfied with conventional treatments: could it represent a valid option? The physical activity and male pelvic pain trial a double blind, randomized study. Eur. Urol. Suppl. 6, 72-72.

Hall, A.M., Ferreira, P.H., Maher, C.G., et al., 2010. The influence of the therapist-patient relationship on treatment outcome in physical rehabilitation: a systematic review. Phys. Ther. 90, 1099-1110.

Haugstad, G.K., Haugstad, T.S., Kirste, U.M., et al., 2006. Mensendieck somatocognitive therapy as treatment approach to chronic pelvic pain: results of a randomized controlled intervention study. Am. J. Obstet. Gynecol. 194, 1303-1310.

Haugstad, G.K., Haugstad, T.S., Kirste, U.M., et al., 2008. Continuing improvement of chronic pelvic pain in women after short-term Mensendieck somatocognitive therapy: results of a 1-year follow-up study. Am. J. Obstet. Gynecol. 199, 615.e1-615.e8.

Hawker, G.A., Mian, S., Kendzerska, T., et al., 2011. Measures of adult pain: Visual Analog Scale for Pain (VAS Pain), Numeric Rating Scale for Pain (NRS Pain), McGill Pain Questionnaire (MPQ), Short-Form McGill Pain Questionnaire (SF-MPQ), Chronic Pain Grade Scale (CPGS), Short Form-36 Bodily Pain Scale (SF-36 BPS), and Measure of Intermittent and Constant Osteoarthritis Pain (ICOAP). Arthritis Care Res. 63 (Suppl. 11), S240.

Hetrick, D., Ciol, M., Turner, J., et al., 2002. Musculoskeletal findings in the evaluation of men with and without chronic pelvic pain. J. Urol. 167, 28-29.

Heyman, J., Ohrvik, J., Leppert, J., 2006. Distension of painful structures in the treatment for chronic pelvic pain in women. Acta Obstet. Gynecol. Scand. 85, 599-603.

Hilton, S., Vandyken, C., 2011. The puzzle of pelvic pain—a rehabilitation framework for balancing tissue dysfunction and central sensitization. I: Pain physiology and evaluation for the physical therapist. J. Womens Health Phys. Ther. 35,

103-113.

Hoffman, D., 2011. Understanding multisymptom presentations in chronic pelvic pain: the inter-relationships between the viscera and myofascial pelvic floor dysfunction. Curr. Pain Headache Rep. 15, 343.

Hopwood, M.B., 2000. Collection of historical data. In: Abram, S.E., Haddox, J.D. (Eds.), The Pain Clinic Manual, second ed. Lippincott Williams & Wilkins, Philadelphia, PA.

Hu, J.C., Link, C.L., McNaughton-Collins, M., et al., 2007. The association of abuse and symptoms suggestive of chronic prostatitis/chronic pelvic pain syndrome: results from the Boston Area Community Health survey. J. Gen. Intern. Med. 22, 1532-1537.

IASP (International Association for the Study of Pain), 2011. Pain terms [Online]. Available: www.iasp-pain.org/Content/NavigationMenu/GeneralResourceLinks/PainDefinitions/default.htm (accessed 31.01.14).

IoM (Institute of Medicine), 2011. Pain Consensus Statement: Relieving pain in America: a blueprint for transforming prevention, care, education, and research. National Academies Press, Washington, DC. Available: www.iom.edu/Reports/2011/Relieving-Pain-in-America-A-Blueprint-for-transforming-Prevention-Care-Education-Research.aspx (accessed 31.01. 14).

Kavvadias, T., Pelikan, S., Roth, P., et al., 2013. Pelvic floor muscle tenderness in asymptomatic, nulliparous women: topographical distribution and reliability of a visual analogue scale. Int. Urogynecol. J. Pelvic Floor Dysfunct. 24, 281-286.

Kruger, J., Nielsen, P., Dietz, H.P., et al., 2011. Test-retest reliability of an instrumented elastometer for measuring passive stiffness of the levator ani muscle. Neurourol. Urodyn. 30, 865-867.

Kuijpers, H.C., Bleijenberg, G., 1985. The spastic pelvic floor syndrome. A cause of constipation. Dis. Colon Rectum. 28, 669-672.

Lampe, A., Solder, E., Ennemoser, A., et al., 2000. Chronic pelvic pain and previous sexual abuse. Obstet. Gynecol. 96, 929-933.

Lee, S.-H., Lee, B.-C., 2009. Electroacupuncture relieves pain in men with chronic prostatitis/chronic pelvic pain syndrome: three-arm randomized trial. Urology. 73, 1036-1041.

Lee, S.W.H., Liong, M.L., Yuen, K.H., et al., 2008. Acupuncture versus sham acupuncture for chronic prostatitis/chronic pelvic pain. Am. J. Med. 121 (1), 79.e1-79.e7.

Litwin, M.S., McNaughton-Collins, M., Fowler Jr., F.J., et al., 1999. The National Institutes of Health chronic prostatitis symptom index: development and validation of a new outcome measure. Chronic Prostatitis Collaborative Research Network. J. Urol. 162, 369-375.

Loving, S., Nordling, J., Jaszczak, P., et al., 2012. Does evidence support physiotherapy management of adult female chronic pelvic pain? A systematic review. Scand. J. Pain. 3, 70-81.

Lubeck, D.P., Whitmore, K., Sant, G.R., et al., 2001. Psychometric validation of the O'Leary-Sant interstitial cystitis symptom index in a clinical trial of pentosan polysulfate sodium. Urology. 57, 62-66.

Lucas, N., MacAskill, P., Irwig, L., 2009. Reliability of physical examination for diagnosis of myofascial trigger points: a systematic review of the literature. Clin. J. Pain. 25, 80.

McGivney, J.Q., Cleveland, B.R., 1965. The levator syndrome and its treatment. South. Med. J. 58, 505-510.

Masters, W.H., Johnson, V.E., 1970. Human sexual inadequacy. Little, Brown and Company, Boston, MA.

Mathias, S.D., Kuppermann, M., Liberman, R.F., et al., 1996. Chronic pelvic pain: prevalence, health-related quality of life, and economic correlates. Obstet. Gynecol. 87, 321-327.

Melzack, R., Katz, J., 2013. Pain. Wiley Interdiscip. Rev. Cogn. Sci. 4, 1-15.

Mense, S., Simons, D.G., 2001. Pain referred from and to muscles. In: Mense, S., Simons, D.G., Russell, I.J. (Eds.), Muscle Pain: Understanding Its Nature, Diagnosis and Treatment. Lippincott, Williams & Wilkins, Philadelphia, PA.

Mense, S., Simons, D.G., Russell, I.J. (Eds.), 2001a. Muscle Pain: Understanding Its Nature, Diagnosis and Treatment. Lippincott Williams & Wilkins, Philadelphia, PA.

Mense, S., Simons, D.G., Russell, I.J., 2001b. Pain associated with increased muscle tension. In: Mense, S., Simons, D.G., Russell, I.J. (Eds.), Muscle Pain: Understanding Its Nature, Diagnosis and Treatment. Lippincott Williams & Wilkins, Philadelphia, PA.

Messelink, B.J., 2007. Pelvic floor muscle dysfunction and pelvic pain. In: Baranowski, A. (Ed.), Urogenital Pain in Clinical Practice. Informa Healthcare, New York.

Messelink, E.J., Benson, J.T., Berghmans, L.C.M., et al., 2005. Standardization terminology of pelvic floor muscle function and dysfunction: report from the pelvic floor clinical assessment group of the International Continence Society. Neurourol. Urodyn. 24, 374-380.

Montenegro, M.L.L.D.S., Mateus-Vasconcelos, E.C.L., Rosa E Silva, J.C., et al., 2010. Importance of pelvic muscle tenderness evaluation in women with chronic pelvic pain. Pain Med. 11, 224-228.

Morin, M., Gravel, D., Bourbonnais, D., et al., 2010. Application of a new method in the study of pelvic floor muscle passive properties in continent women. J. Electromyogr. Kinesiol. 20, 795-803.

Moseley, G.L., 2007. Reconceptualising pain according to modern pain science. Phys. Ther. Rev. 12, 169-178.

Nijs, J., Paul Van Wilgen, C., Van Oosterwijck, J., 2011. How to explain central sensitization to patients with 'unexplained' chronic musculoskeletal pain: practice guidelines. Man. Ther. 16, 413.

Ohnmeiss, D.D., 2000. Repeatability of pain drawings in a low back pain population. Spine. 25, 980-988.

O'Leary, M.P., Sant, G.R., Fowler Jr., F.J., et al., 1997. The interstitial cystitis symptom index and problem index. Urology. 49, 58-63.

Palsson, O.S., Heymen, S., Whitehead, W.E., 2004. Biofeedback treatment for functional anorectal disorders: a comprehensive efficacy review. Appl. Psychophysiol. Biofeedback. 29, 153-174.

Parsons, C.L., Benson, G., Childs, S.J., et al., 1993. A quantitatively controlled method to study prospectively interstitial cystitis and demonstrate the efficacy of pentosanpolysulfate. J. Urol. 150, 845-848.

Peters, K.M., Carrico, D.J., Diokno, A.C., 2008. Characterization of a clinical cohort of 87 women with interstitial cystitis/painful bladder syndrome. Urology. 71, 634-640.

Pitts, M.K., Ferris, J.A., Smith, A.M.A., 2008. Prevalence and correlates of three types of pelvic pain in a nationally representative sample of Australian women. Med. J. Aust.

189, 138-143.

Prendergast, S.A., Weiss, J.M., 2003. Screening for musculoskeletal causes of pelvic pain. Clin. Obstet. Gynecol. 46, 773-782.

Propert, K.J., Alexander, R.B., Nickel, J.C., et al., 2002. Design of a multicenter randomized clinical trial for chronic prostatitis/chronic pelvic pain syndrome. Urology. 59, 870-876.

Pukall, C.F., Young, R.A., Roberts, M.J., et al., 2007. The vulvalgesiometer as a device to measure genital pressure-pain threshold. Physiol. Meas. 28, 1543-1550.

Rogalski, M.J., Kellogg-Spadt, S., Hoffmann, A.R., et al., 2010. Retrospective chart review of vaginal diazepam suppository use in high-tone pelvic floor dysfunction. Int. Urogynecol. J. Pelvic Floor Dysfunct. 21, 895-899.

Rogers, R.G., Coates, K.W., Kammerer-Doak, D., et al., 2003. A short form of the Pelvic Organ Prolapse/Urinary Incontinence Sexual Questionnaire (PISQ-12). Int. Urogynecol. J. Pelvic Floor Dysfunct. 14, 164-168 discussion 168. [Erratum appears in 15(3):219].

Rosen, R., Brown, C., Heiman, J., et al., 2000. The Female Sexual Function Index (FSFI): a multidimensional self-report instrument for the assessment of female sexual function. J. Sex Marital Ther. 26, 191-208.

Sackett, D.L., Haynes, R.B., 2002. Evidence base of clinical diagnosis: the architecture of diagnostic research. Br. Med. J. 324, 539-541.

Samhan, A.F., Abd-Elhalim, N.M., Elnegmy, E.H., et al., 2011. The effect of transcutaneous electrical nerve stimulation in the treatment of chronic pelvic pain syndrome: an evidence-based electromyographic study. Indian Journal of Physiotherapy and Occupational Therapy. 5, 14-17.

Shoskes, D.A., Berger, R., Elmi, A., et al., 2008. Muscle tenderness in men with chronic prostatitis/chronic pelvic pain syndrome: the chronic prostatitis cohort study. J. Urol. 179, 556-560.

Shoskes, D.A., Nickel, J.C., Dolinga, R., et al., 2009. Clinical phenotyping of patients with chronic prostatitis/chronic pelvic pain syndrome and correlation with symptom severity. Urology. 73, 538-542.

Shumaker, S.A., Wyman, J.F., Uebersax, J.S., et al., 1994. Health-related quality of life measures for women with urinary incontinence: the Incontinence Impact Questionnaire and the Urogenital Distress Inventory. Continence Program in Women (CPW) Research Group Qual. Life Res. 3, 291-306.

Siddall, P.J., Cousins, M.J., 2004. Persistent pain as a disease entity: implications for clinical management. Anesth. Analg. 99, 510-520.

Sikiru, L., Shmaila, H., Muhammed, S.A., 2008. Transcutaneous electrical nerve stimulation (TENS) in the symptomatic management of chronic prostatitis/chronic pelvic pain syndrome: a placebo-control randomized trial. Int. Braz J Urol. 34, 708-713.

Simons, D.G., Mense, S., 1998. Understanding and measurement of muscle tone as related to clinical muscle pain. Pain. 75, 1-17.

Sinaki, M., Merritt, J.L., Stillwell, G.K., 1977. Tension myalgia of the pelvic floor. Mayo Clin. Proc. 52, 717-722.

Slieker-ten Hove, M.C.P., Pool-Goudzwaard, A.L., Eijkemans, M.J.C., et al., 2009. Face validity and reliability of the first digital assessment scheme of pelvic floor muscle function conform the new standardized terminology of the International Continence Society. Neurourol. Urodyn. 28,

295-300.

Smith, W.T., 1959. Levator spasm syndrome. Minn. Med. 42, 1076-1079.

Srikrishna, S., Robinson, D., Cardozo, L., 2010. Validation of the Patient Global Impression of Improvement (PGI-I) for urogenital prolapse. Int. Urogynecol. J. Pelvic Floor Dysfunct. 21, 523-528.

Stacy, J., Frawley, H., Powell, G., et al., 2012. Persistent pelvic pain: rising to the challenge. Aust. New Zeal. J. Obstet. Gynaecol. 52, 502.

Suskind, A.M., Berry, S.H., Ewing, B.A., et al., 2013. The prevalence and overlap of interstitial cystitis/bladder pain syndrome and chronic prostatitis/chronic pelvic pain syndrome in men: results of the RAND Interstitial Cystitis Epidemiology male study. J. Urol. 189, 141.

Thiele, G.H., 1937. Coccygodynia and pain in the superior gluteal region and down the back of the thigh: causation by tonic spasm of the levator ani, coccygeus and piriformis muscles and relief by massage of these muscles. JAMA. 109, 1271-1275.

Thomson, A.J., Jarvis, S.K., Lenart, M., et al., 2005. The use of botulinum toxin type A (BOTOX) as treatment for intractable chronic pelvic pain associated with spasm of the levator ani muscles. BJOG: an International Journal of Obstetrics and Gynaecology. 112, 247-249.

Tu, F.F., Fitzgerald, C.M., Kuiken, T., et al., 2008a. Vaginal pressure-pain thresholds: initial validation and reliability assessment in healthy women. Clin. J. Pain. 24, 45-50.

Tu, F.F., Holt, J., Gonzales, J., Fitzgerald, C.M., 2008b. Physical therapy evaluation of patients with chronic pelvic pain: a controlled study. Am. J. Obstet. Gynecol. 198 (3), 272.e1-272.e7.

Turk, D.C., Dworkin, R.H., Burke, L.B., et al., 2006. Developing patient-reported outcome measures for pain clinical trials: IMMPACT recommendations. Pain. 125, 208-215.

Vandyken, C., Hilton, S., 2012. The puzzle of pelvic pain: a rehabilitation framework for balancing tissue dysfunction and central sensitization ii: a review of treatment considerations. J. Women's Health Phys. Ther. 36, 44-54.

Voorham-van der Zalm, P.J., Lycklama À Nijeholt, G.a.B., et al., 2008. 'Diagnostic investigation of the pelvic floor': a helpful tool in the approach in patients with complaints of micturition, defecation, and/or sexual dysfunction. J. Sex. Med. 5 (4), 864-871.

Wallerstein, S.L., 1984. Scaling clinical pain and pain relief. In: Bromm, B. (Ed.), Pain Measurement in Man: Neurophysiological Correlates of Pain. Elsevier, New York.

Whitehead, W.E., 1996. Functional anorectal disorders. Semin. Gastrointest. Dis. 7, 230-236.

Wolfe, F., Clauw, D.J., Fitzcharles, M.-A., 2010. The American College of Rheumatology preliminary diagnostic criteria for fibromyalgia and measurement of symptom severity. Arthritis Care Res. 62, 600-610.

Yalcin, I., Bump, R.C., 2003. Validation of two global impression questionnaires for incontinence. Am. J. Obstet. Gynecol. 189, 98-101.

Yunker, A., Sathe, N.A., Reynolds, W.S., et al., 2012. Systematic review of therapies for noncyclic chronic pelvic pain in women. Obstet. Gynecol. Surv. 67, 417-425.

Zondervan, K.T., Yudkin, P.L., Vessey, M.P., et al., 2001. The community prevalence of chronic pelvic pain in women and associated illness behaviour. Br. J. Gen. Pract. 51, 541-547.

第 10 章

儿童盆底功能障碍的循证物理治疗

Wendy F Bower

膀胱控制功能障碍

下尿路功能障碍可分为先天性和获得性两种类型。获得性尿路功能障碍常继发于潜在异常情况或是习得行为的结果，例如，在如厕训练过程中、对排尿困难的反应或对无法接受的排尿环境的反应（Ellsworth et.al.，1995；Greenfield and Wan，2000）。

日间尿失禁

尿失禁与潜在的逼尿肌过度活动关联性最强，同时伴有膀胱过度活动症的症状，如尿频、尿急、尿急时做出防漏尿姿势、少量漏尿、夜间遗尿症（Chiozza，2002）。膀胱超声检查可提示逼尿肌壁变厚；在达到预期膀胱容量的 50% 时，若膀胱壁横截面厚度超过 4 mm，则怀疑存在逼尿肌过度活动（Nijman et al.，2005）。在尿流量测试中，通常可见排尿早期的高流速和整体的短流量，这被称为"塔"型。如果进行尿流动力学检查，就会发现膀胱容量变小，并且在

膀胱充盈期间、膀胱充盈期末、排尿前，都能够发现逼尿肌过度活动（Van Gool and de Jonge，1989）。

最近的一项研究发现，儿童亚组中的尿失禁被归因于随意排尿延迟，并与大量行为症状相关（Lettgen et al.，2002）。如果儿童在包皮正常或阴唇分离充分的情况下出现排尿后漏尿，则可能存在排尿功能障碍。对一部分儿童来说，大笑有可能触发膀胱的部分或全部排空，尽管研究人员已提出各种假设来解释此类症状，但尚未发现明确的病因（Nijman et al.，2005）。

排尿频率的改变是膀胱功能障碍的另一常见症状。尿频通常与潜在的膀胱过度活动症相关，同时也是膀胱上皮敏感性的标志。菌尿、感染后炎症、慢性炎症变化、雌激素和前列腺素波动、咖啡因和尿酸升高均可导致排尿频率的增加（Martini and Guignard，2001）。此外还有一种不常见的表现是排尿频率突然显著增加，排尿间隔时间可能缩短至 15 分钟。这是一种自限性疾病，与尿失禁、夜间遗尿症无关，但可能与肾脏溶质处

理的改变有关。

排尿功能障碍

排尿功能障碍是指在排尿期间无法完全放松膀胱颈、尿道括约肌或 PFM。此外，排尿功能障碍可能与尿道外括约肌的协同失调有关，从而产生对逼尿肌收缩的不恰当反应。一旦遇到尿道阻力，逼尿肌可能：

①继续收缩并影响清空；

②减少收缩活动，延长膀胱排空；

③完全被尿道或 PFM 的活动抑制，通过腹部用力来实现膀胱排空。

如果出现上述第②、③种症状中的任意一种，表明儿童存在逼尿肌活动不足的问题（Neveus et al.，2005）。

排尿模式的改变与潜在的神经损伤无关，其可能在既往如厕训练期间习得，在排尿困难或便秘发作后出现，或继发于性虐待。儿童的生活环境（尤其是如厕环境）和个人隐私问题，都有可能触发或加剧排尿功能障碍（Meulwaeter et al.，2002；Cooper et al.，2003）。由于没有确定的结构性梗阻，研究者将在非正常排尿过程中出现的间歇性不完全 PFM 松弛称为功能性疾病（Nijman et al.，2005）。

排尿功能障碍的发病率较高，达 40%（Yang et al.，1997），涵盖膀胱充盈期异常（逼尿肌过度活动、尿道不稳定）、尿路感染、膀胱输尿管反流、肾损伤、逼尿肌过度扩张、尿潴留和膀胱失代偿等一系列功能障碍。

与排尿功能障碍相关的泌尿系统症状的主要表现可从尿急到全天候的复杂失禁模式不等（Chiozza，2002）。尿急和尿失禁可能是由逼尿肌过度活动引起的，因此可伴有尿频。另外，膀胱排空频率过低或排空困难也有可能引起相应的症状。排尿通常通过显著的腹部活动来实现，同时可以通过会阴肌电图（PF EMG）和尿流量计发现，在腹部活动上升的同时，可能伴随尿流的间断或断流模式（Nijman et al.，2005）。

排尿功能障碍的症状可能包括膀胱容量减少、逼尿肌厚度增加、逼尿肌收缩力降低、排尿时尿道外括约肌松弛障碍、尿流弱或中断、排尿后大量残余尿和粪便污染（Hoebeke et al.，2001；Cvitkovic-Kuzmic et al.，2002；Hellerstein and Linebarger，2003；Mazzola et al.，2003）。排尿功能障碍也可能是膀胱输尿管反流或便秘的继发表现。

诊断排尿功能障碍的最佳方法是使用尿流动力学检查结合 EMG 监测。通过这种方法，可以清楚地监测排尿前和排尿期间的逼尿肌压力，并量化逼尿肌压力升高和尿流量开始之间的滞后时间。研究结果如下：

- PF EMG 呈静默状态，直到开始排尿后过渡到活跃状态；
- PF EMG 在排尿过程中呈间歇性活跃状态；
- 借助腹部产生排尿压力。

如出现以上症状，结合排尿后膀胱残尿量较多，提示存在排尿功能障碍。一项应用尿流动力学影像检查的研究进一步验证了膀胱颈是否存在具体的功能障碍（Grafstein et al.，2005）。

存在尿失禁或排尿功能障碍的儿童的物理治疗

患有膀胱功能障碍的儿童需要采用多学科的方法进行研究和干预。专栏 10.1 列举了针对日间膀胱功能障碍的儿童所采用的物理治疗方案的组成部分。治疗效果可以通过尿流次数的减少、膀胱排空功能的改善和相关症状的消失来进行评估。

在关于非神经性或结构性尿失禁儿童的非药物干预 RCT 的系统综述中发现了两项研究（Sureshkumar et al.，2003），其中一项研究证明了使用日间报警器的有效性（Halliday et al.，1987），另一项研究中有一组对证实存在尿急综合征的儿童进行了生物反馈治疗（van Gool et al.，1999）。

从表 10.1 中的细节可以看出：

- 在任何一个报警器组，顽固性尿失禁儿童的占比没有差异；
- 在诊所接受生物反馈治疗的儿童尿失禁的频率没有降低；
- 肛门电刺激（ES）对于治疗女孩日间尿失禁和膀胱过度活动症可能有效。

专栏 10.1　针对日间膀胱功能障碍的儿童的物理治疗方案的组成部分

- 指导儿童了解正常的膀胱行为和膀胱功能障碍的症状
- 排尿常规化，训练儿童定期排尿
- 指导儿童感受 PFM 的运动（± 窥镜、会阴表面 EMG/ 肛门探头 EMG、经腹超声或会阴超声）和协调，以最小的附属肌肉活动实现 PFM 募集和放松
- 教授儿童最佳的排尿方式和姿势（排尿时进行生物反馈）
- 必要时进行肠道管理和增加排便动力
- 必要时规范 PFM 功能
- 通过神经调节辅助治疗膀胱过度活动症
- 如果持续存在大量残余尿液，则考虑采用无菌性间歇导尿（Pohl et al.，2002）

一项关于排尿功能障碍非药物干预的综述列出了两项针对生物反馈训练的 RCT（van Gool et al.，1999；Klijn et al.，2003）。这些队列研究中也描述了其他疗法，包括 PFM 感知训练、电刺激、电磁刺激及清洁间歇导尿。从表 10.2 可以看出：

- 在第 6 个月进行的随访中发现，进行为期 8 周的居家尿流训练可以显著增加日间控尿能力；
- 与单纯的标准治疗相比，在诊所进行的生物反馈治疗并没有改善日间尿失禁现象（van Gool et al.，1999）。

表 10.3 报告了 RCT 或非随机对照试验的研究质量。显然，研究者需要对儿童尿失禁和排尿功能障碍的各种干预措施开展进一步的对照研究。在队列研究中报道的技术可能是有效的，但迄今为止对这些技术的评估都不完整。

夜间遗尿症

夜间遗尿症（nocturnal enuresis，NE）是指在睡眠期间出现的膀胱排空（Neveus et al.，2005）。没有其他下尿路症状或膀胱功能障碍病史的儿童遗尿可以归为单一症状疾病。当 NE 伴有排尿频率增加或减少，以及尿失禁、尿急、尿迟缓、排尿紧张、尿流减弱或间断、不完全排空、排后滴尿或排尿困难等症状时，则归为非单一症状疾病（Nevus et al.，2005）。患有原发性夜间遗尿症（primary nocturnal enuresis，PNE）的儿童至少会出现连续 6 个月的夜间遗尿症状，而继发性遗尿症意味着起初正常的夜间排尿控制能力已缺失。

表 10.1　儿童尿失禁干预的 RCT

作者	Halliday et al., 1987
试验设计	RCT：应急报警组；非应急报警组
样本量（n）	50
诊断	"引起麻烦的" 日间尿失禁
训练方案	一组在尿失禁时报警；另一组在 3 个月内每 2 小时报警一次
脱落率 / 依从性	随访 89%
结果	16/22 尿应急报警组；13/22 非应急报警组报警；RR 0.67（0.29~1.56）
作者	Van Gool and de Jonge, 1989
试验设计	生物反馈组；安慰剂组
样本量（n）	60
诊断	U / D 诊断为尿急综合征
方案	持续治疗，9 个月后进行评估
脱落率 / 依从性	没有报道
结果	15/33 生物反馈组；11/27 安慰剂组；RR 0.92（0.59~1.43）
作者	Trxar and Kriji, 1996
试验设计	肛门 ES；肛门假 ES
样本量（n）	73 例肛门 ES，21 例肛门假 ES，均为女孩
诊断	日间尿失禁 ± 夜间遗尿症 / 遗尿症
训练方案	ES/ 假刺激每天 20 分钟，持续 1~2 个月
脱落率 / 依从性	100% 完成试验；第 14 个月时总脱落率为 49%
结果	ES 组：31.5% 治愈，44% 症状改善不低于 50%，25% 没有作用。假 ES 组：0 例治愈，14.2% 改善，86% 没有作用

注：RR，相对风险；ES，电刺激；U / D，尿流动力学。

表 10.2　排尿功能障碍儿童干预治疗的临床试验

作者	Van Gool and de Jonge，1989
试验设计	A：生物反馈结合标准治疗；B：标准治疗
样本量（n）	104
诊断	U / D 证实存在排尿功能障碍
训练方案	持续治疗，在第 6 个月和第 9 个月时进行评估
脱落率 / 依从性	没有报道
结果	6 个月时改善情况：A 20/34；B 18/25；RR 1.47（0.67~1.79）
	9 个月时改善情况：A 25/45；B 25/42；RR 1.10（0.67~1.79）
作者	Klijn et al.，2003
试验设计	A：标准治疗；B：加入个性化居家视频；C：标准治疗，居家视频和家庭用尿流量计
样本量（n）	143
诊断	U / D 证实存在非神经性排尿功能障碍
训练方案	治疗 8 周，4 个月门诊随访
脱落率 / 依从性	没有报道
结果	日间自控能力：A 46%；B 54%；C 61%
	PVR <10%：A 60%；B 77%；C 73% NS

注：RR，相对风险；NS，无显著差异；PVR，排尿后残余尿量；U / D，尿流动力学。

表 10.3　儿童膀胱功能障碍非药物治疗试验的 PEDro 质量评分

E– 受试者的纳入条件有具体标准											
1– 受试者被随机分配到各组（在交叉研究中，受试者的治疗顺序是随机安排的）											
2– 分配方式是隐藏的											
3– 就最重要的预后指标而言，各组的基准线都是相似的											
4– 对受试者全部设盲											
5– 对实施治疗的治疗师全部设盲											
6– 对至少测量一项主要结果的评估者全部设盲											
7– 在最初分配到各组的受试者中，85% 以上的受试者至少有一项主要结果的测量结果											
8– 凡是有测量结果的受试者，都必须按照分配方案接受治疗或者对照治疗，假如不是这样，那么至少应对一项主要结果进行"意向性治疗分析"											
9– 至少报告一项主要结果的组间比较统计结果											
10– 至少提供一项主要结果的点测量值和变异量值											

研究	E	1	2	3	4	5	6	7	8	9	10	总分
Halliday et al.，1987	+	+	+	?	+	+	?	+	+	+	–	7
Van Goo and de Junge，1989（子课题 1）	+	+	+	+	+	+	?	+	?	+	–	7
Van Goo and de Junge，1989（子课题 2）	+	+	+	+	+	+	?	+	?	+	–	7
Trxar and Kriji，1996	+	–	?	+	–	–	?	?	–	?	–	3
Klijn et al.，2003	+	+	+	?	?	?	?	?	+	?	–	2

注：+，完全符合标准；–，不符合标准；?，不确定是否符合标准。通过统计完全符合标准的项数来计算总分，E 项的分数不用于生成总分，共计不超过 10 分。

从表 10.4 可以看出，12 岁以下儿童的 NE 患病率存在性别差异，但在年龄稍大一些的青少年和成年人中无性别差异。对于 16 岁及以上的儿童来说，NE 患病率稳定维持在 2.3% 左右，但多数患者每周会出现超过 3 次的夜间遗尿（Yaung et al.，2004a）。高达 93% 的成年遗尿症与潜在的泌尿系统疾病（膀胱过度活动症、功能性膀胱出口梗阻、先天性梗阻性病变）相关（Yaung et al.，2004b）。

逼尿肌过度活动通常出现在非单一症状的 NE 中；事实上，研究发现对一线治疗无反应的遗尿症儿童存在夜间膀胱容量降低的表现，这是膀胱过度活动症的特征之一（Yaung et al.，2004a）。日间逼尿肌过度活动与排尿量较小和功能性膀胱容量降低有关（Kruse et al.，1999）；然而，在多达 1/3 的遗尿症儿童中，夜间逼尿肌过度活动的问题可能单独存在（Watanabe，1995；Watanabe et al.，1997）。据报道，有 44% 的 NE 患者对标准治疗无反应（Yaung et al.，1999、2002）。

表 10.4　不同性别儿童不同年龄段遗尿症的患病率

性别	5 岁	7 岁	9 岁	18~19 岁
男孩	13%~19%	15%~22%	9%~13%	1%~2%
女孩	9%~16%	7%~15%	5%~10%	1%~2%

NE 与无法从睡眠中醒来并去排尿有关。据报道，低功能膀胱容量与高睡眠觉醒阈值之间存在相关性，因此受影响的儿童在夜间表现出较低的觉醒频率（Yeung et al., 2005）。

夜间遗尿与肾脏尿液产生及其生理节律有关。利尿素在夜间的水平约为日间的 50%（Rittig et al., 1995），并受游离水排泄（精氨酸升压素，AVP）或溶质排泄（血管紧张素 Ⅱ 和醛固酮）的调节（Rittig et al., 1999）。在斯堪的纳维亚半岛进行的研究表明，2/3 的单一症状 NE 患者会产生大量的、超过膀胱容量的夜尿（Norgaard et al., 1985；Rittig et al., 1989）。NE 儿童多尿症的定义是超过根据年龄计算的预期膀胱容量（EBC）的 130%，预期膀胱容量 =（年龄 +2）× 30（Koff，1983）。目前尚不清楚这些患者的肾脏对升压素的敏感性是否受损，或是否需要超正常水平的利尿素来达到产生尿液的生理节律。患有 NE 和夜间多尿症的儿童也可能伴有钠潴留，钠潴留可能导致低血容量并抑制升压素的产生（Kamperis et al., 2004；Vande Walle et al., 2004）。此外，患有 NE 和夜间多尿症的儿童的功能性膀胱容量可能会降低（Yaung, Diao et al., 2004b）。

总之，儿童 NE 的病理变化之间的相互作用是非常复杂的。目前已明确的是，夜间产尿量、功能性膀胱容量和紊乱的觉醒机制之间是明显不匹配的。并非每个患儿身上都存在所有的干扰因素，每个患儿的相对脆弱之处在很大程度上仍不明确。唯一确定的与 NE 存在相关性的独立变量是非病理生理学因素，包括性别（男性风险更高）（Cher et al., 2002）、阳性家族史（Frgulson et al.,

1986）和共存的行为问题。

物理治疗师可将患有 NE 的儿童分为以下 3 种类型，这有助于针对症状背后的病理学问题来确定治疗方法。

第 1 类：当夜间遗尿为单一症状表现，同时夜尿量不低于预期膀胱容量的 130% 时，儿童可被诊断为患有多尿症。超声检查显示没有膀胱壁的改变，并且可以观察到正常的膀胱排空，患儿的膀胱容量可能与根据年龄计算的预期膀胱容量相同，或低于预期膀胱容量。

第 2 类：超声检查显示低膀胱容量，提示存在潜在的膀胱功能障碍，同时可通过频率 – 容积图（FVC）进行功能性确诊。具体表现为膀胱可以正常排空，同时尿流也正常，但通常会伴随膀胱壁的增厚。在此类型中，针对性的尿流动力学检查可能显示中度或重度膀胱过度活动症、排尿时括约肌和 PFM 协调失常、膀胱容量减少。但在此类型中，患儿一般没有多尿症表现。

第 3 类：儿童日间 FVC 显示正常，尿流动力学检查和膀胱超声检查参数良好。然而，夜间会出现隐匿性逼尿肌过度活动和与之伴随的夜间膀胱容量减少。此类患者症状较顽固，对治疗无反应（Yaung et al., 2002）。

儿童 NE 的物理治疗干预

由于 NE 表现为单一症状或与潜在的膀胱功能障碍有关，因此对儿童 NE 的治疗涉及多学科评估和多模式管理。物理治疗可以提供辅助干预，其中最理想的情况是作为联合和特定治疗方法的一部分，特别是对于非单一症状表现的儿童。虽然起始治疗应针对非单一症状儿童的下尿路症状，但当日间症状消失后，残留 NE 症状对治疗的反应与单一症状遗尿症类似（Rittig et al.，2013）。

专栏 10.2 概述了针对患有非单一症状 NE（即已有明确诊断的膀胱充盈或排空功能障碍）儿童的治疗方法。一旦日间膀胱功能障碍的主要症状得到治疗，非单一症状 NE 就可以得到管理。此外，还需要评估和治疗直肠中的粪便堆积、粪便污染、结肠传输过缓及排便机制的协同失调（Franco et al.，2013）。物理治疗师可以通过神经调节来增强对膀胱过度活动症的管理，其基本原理是通过抑制逼尿肌过度活动来辅助达到预期膀胱容量，从而减少睡眠中尿液产生量与储存量的不一致。安慰剂对照试验显示，经骶骨神经或胫后神经的表面神经调节可改善尿流动力学参数，如果治疗时间超过 3 个月，日间症状和遗尿现象就可以得到控制（Bower et al.，2001；Raheem et al.，2013）。对于患有膀胱功能障碍的儿童，神经调节是其他干预方式的补充疗法，它可以在较长时间内产生神经可塑性改变（Bower and Yeung，2004）。目前已有强有力的证据证明儿童 PFM 放松训练能够改善排尿功能障碍，然而 PFM 的力量和耐力训练并不能改善 NE（Van Kampen et al.，2009）。

尿床报警器是治疗单一症状 NE 最有效的干预措施（Glazener et al.，2003、2004）。儿童通过报警器改变遗尿症状的可能性比未接受该干预措施而改善症状的可能性高13 倍，使用尿床报警器的患儿 43% 有持久的治愈效果（Houts et al.，1994；Nijman et al.，2005）。最佳的治疗效果可能与儿童和

专栏 10.2　非单一症状 NE 儿童物理治疗方案的组成部分

- 制订排尿计划并适当补水
- 训练 PFM 的本体感觉、意识和排尿时机（＋生物反馈）
- 训练在排尿时放松特定的 PFM
- 训练儿童不去对抗膀胱排空，使排尿力学正常化
- 通过干预减少尿急并提供预防尿急时漏尿的策略（＋/− 神经调节和抗精神病药物）
- 治疗潜在的肠道功能障碍

家庭的积极治疗态度及最初尿床频率较高有关（Nijman et al.，2005），而治疗效果不佳则与儿童的膀胱功能性容量较低和无法被闹钟唤醒有关（Butler and Robinson，2002）。

Cochrane 评估了针对 NE 的不同干预措施，并得出如下结论。

- 患儿或家庭成员简单的行为改变（如绘制图表、奖励、夜间抱睡、叫醒、膀胱训练）比什么都不做要好。
- 简单的行为改变不如尿床报警器或药物治疗有效。
- 支持催眠、心理治疗、针灸或中药有治疗作用的证据较弱，研究本身水平较低。
- 抗胆碱能药物和尿床报警器 / 抗利尿药联合使用可降低复发率。
- 与未经治疗相比，约 2/3 的儿童在使用尿床报警器期间可以减少遗尿症状。
- 虽然抗利尿药可能有更即时的效果，但研究者在疗程结束时发现，尿床报警器似乎同样有效（Huang et al.，2011；Deshpande et al.，2012；Caldwell et al.，2013）。

儿童肠道功能障碍

患有膀胱功能障碍的儿童通常也有便秘

或粪便污染等肠道症状。肠道传输缓慢和排便动力学异常也是重要的症状。然而，这些问题很少有家庭反映，它们通常只在问诊和评估时才暴露出来。膀胱肠道功能障碍（bladder bowel dysfunction，BBD）是用来描述两个系统同时存在症状的术语。儿童肠道功能障碍的常用术语见专栏 10.3。

在便秘的儿童中，大约有 64% 存在与器质性 / 神经系统无关的慢性功能性便秘。其主要诊断依据是在过去 8 周内有以下 2 个或多个特征（Benninga et al.，2005）。

- 排便次数每周少于 2 次。
- 每周至少有 1 次大便失禁。
- 直肠或腹部检查，触诊可发现大量粪便团块。
- 排出的粪便体积过大甚至堵塞厕所。
- 有保持抑制排便姿势和抑制排便冲动的经历。
- 有排便疼痛或排便困难的病史。

在患有肠道问题的儿童中，有高达 40% 的患儿有大便失禁的表现，并且症状难以隐藏，这让儿童非常尴尬。大便失禁既可以是便秘的症状（80%~90%），也可以是

专栏 10.3　儿童肠道功能障碍的常用术语

- 粪便嵌塞：直肠或腹部的粪便团块不能按需通过肠道
- 器质性便秘：先天性或解剖结构缺陷所致结肠梗阻、代谢和内分泌紊乱、结缔组织疾病、神经系统原因、结肠传输缓慢、感染和退行性疾病
- 功能性便秘：无潜在的器质性病因；可分为功能性便秘、功能性大便潴留和以便秘为主的肠易激综合征
- 大便失禁：至少连续 8 周在不适当的地方排便；可细分为器质性或功能性大便失禁
- 功能性大便失禁可根据是否有便秘进一步分类
- 盆底协同失调：尝试排便时 PFM 放松不足，儿科物理治疗师可为此类患儿提供更多帮助

Rasquin-Weber et al.，1999；Benninga et al.，2005

一种独立存在的症状（21%）。非滞留性大便失禁与炎症、解剖、代谢或肿瘤性疾病无关。患儿至少一个月内有在不适当的地方排便的经历，并且有经常性的粪便污染。

为进行有效的干预治疗，正确区分排便动力学改变、肠道传输缓慢和粪便潴留是很重要的。对肠道问题的初步处理有可能改善膀胱功能障碍的基线状态（Borch et al.，2013）。然而，对于患有非滞留性便秘的儿童，不恰当地使用通便剂可能会加重患儿的症状（Bongers et al.，2007）。

肠道功能障碍的病理生理学基础

对于新生儿来说，胎粪会在出生后 24 小时内排出，低体重新生儿的粪便排空会有延迟（Weaver and Lucas，1993）。在出生后的几周内，新生儿排便次数每天最多可达 6 次，但排便频率逐渐降低，粪便体积和重量逐渐增大；到 4 岁时，儿童每天排便 1 次（Weaver，1988），但排便频率非常多变，一个 4 岁的儿童和一个成年人一样，排便频率可能介于每天排便 3 次至每周排便 3 次之间（Hatch，1988）。

当大便到达直肠时，会刺激直肠和 PFM 的张力感受器，导致肛门内括约肌松弛，大便进入肛管。肛门外括约肌的收缩会产生便意。在合适的时间和地点，肛门外括约肌和 PFM 会自主放松，产生腹内压，然后进行排便。大多数儿童在 18 个月左右便可以自主控制排便，但不同的儿童达到完全控制排便的年龄差别很大。

高达 70% 的便秘儿童存在直肠敏感性降低或缺失（Loening-Baucke，1984；Benninga

et al.，2004b），这可能与直肠顺应性增加、日常生活不规律、不适应卫生间环境或如厕时不能充分保护隐私有关。直肠充盈感差可导致直肠容量增加、大便质量受损、直肠抑制反射阈值增高，最终导致排便时不能完全排出。虽然人们普遍认为便秘时的大便是硬而干燥的，但事实上它也可能是软而不成形的，因此很难完全排出。

儿童有时会自主抑制排便冲动，这可能是由学习障碍、压力过大、创伤、日常生活受到干扰、注意力不集中或认知困难造成的。拒绝上厕所通常与排便疼痛的记忆或预期有关。原因包括排便经历（排过大而硬的结块粪便）、肛裂、肛门链球菌感染、焦虑或对于厕所的不理智的恐惧（Chase et al.，2004）。关于如厕训练的纵向研究表明，便秘出现在抑制排便冲动和逃避排便之前（Taubman et al.，2003；Blum et al.，2004）。幼儿抑制排便冲动的表现包括蹲下、双腿交叉、身体僵硬、用力收缩臀肌、抓住家具或借助家具躲避等。在排便冲动期间，直肠会调节大便内容物，直到便意消失。如果抑制排便，久而久之大便堆积，会变得越来越干硬。

通常的观点认为，便秘是由结肠运动功能的异常收缩模式或在排便时不能放松盆底和肛门括约肌造成的。这些原因可能在 13% 的青少年受试者中共存（Chitkara et al.，2004），也可能没有任何重叠（Gutierrez et al.，2002）。

荷兰的一项研究发现，与存在非滞留性粪便污染症状或腹痛的儿童相比（Benninga et al.，2004a），有 56% 的患有慢性便秘的儿童结肠传输时间正常，其余的儿童显示出明显较长的节段传输时间和总传输时间。用餐后胃结肠反应的出现意味着结肠运动正常。也有研究者认为结肠传输时间的延长可能继发于直肠中的慢性粪便潴留（Benninga et al.，2004a）。

可在 64% 的慢性便秘患儿的尝试排便中观察到其肛门外括约肌的异常收缩（Gutierrez et al.，2002）。在 PFM 功能失调的患儿中，也可能存在腹内压升高缺失或肛门内括约肌部分或完全松弛缺失的表现。

功能性便秘的物理治疗

为保证合适的药物治疗、多学科行为干预和个性化的盆底运动控制训练，最好由一个专业团队负责管理患有肠道功能障碍的儿童。综合性评估可排除器质性病变、记录症状、评估结肠传输，并确定是否存在 PFM 协同失调。专栏 10.4 概述了功能性便秘多学科干预的流程。

物理治疗师最常参与治疗的儿童肠道功能障碍包括排便过程中骨盆带肌肉协同失调、大便通过肠道缓慢以及儿童肛门直肠手术后的康复。

专栏 10.4　儿童功能性便秘的干预流程

- 采集综合排便史，包含一份为期两周的大便记录图表
- 神经系统检查，包括腰椎区域检查
- 腹部触诊鉴别粪便包块
- 直肠直径的评估或直肠梗阻的鉴别
- 进行会阴检查以确认肛门位置，确定是否有脱垂、粪便污染、皮炎、肛裂、痔疮或疼痛
- 排空直肠内嵌塞的大便
- 保持正常的、较柔软的大便（使用大便软化剂／通便剂至少 4 个月）
- 形成最佳排便机制
- 培养好的如厕习惯，厕所恐惧症脱敏，环境管理
- 实施管理大便失禁发作的策略

当儿童表现出不恰当的 PFM 收缩或在尝试排便中无法放松 PFM 时，则可能存在 PFM 协同失调。通过诊断可以发现，患儿在尝试排便的过程中存在会阴下降不足、肛门直肠角角度不变、漏斗状直肠等问题。治疗方案包括肛乳头压力测试，使用直肠气囊压迫直肠使其产生感觉，并训练适当的直肠容积感觉。随后可使用肛塞电极肌电图记录并反馈肛门外括约肌的活动。物理治疗师可以利用这一视觉反馈信息来指导儿童进行肛门外括约肌和 PFM 的收缩和放松训练。作为一种独立的治疗方法，目前尚无研究证明生物反馈可以有效治疗与功能失调无关的便秘（Poenaru et al.，1997）。然而，在便秘和 PFM 协同失调的患儿中，生物反馈能够显著改善排便动力学异常的现象，但对于维持长期的肠道功能并没有更明显的优势（Van der Plas et al.，1996）。

由于生物反馈常常作为治疗患有肠道功能障碍伴或不伴下尿路症状儿童的多学科治疗方案的一部分，因此，针对独立使用生物反馈技术进行 PFM 运动控制训练治疗效果的研究非常少见。而且，由于缺乏对便秘亚型的进一步划分，以及对基线排便力学的描述不足，尤其是当儿童以膀胱功能障碍为主要症状表现时，研究结果的解释难度更大。另外，现有的大多数研究都是病例研究，尽管便秘数据作为次要指标有利于辅助生物反馈治疗，但研究设计和患者异质性限制了对研究结果的认可。目前已经发表的一项研究方案描述了一项即将开展的、针对功能性便秘儿童的 RCT，其目的是对比物理治疗干预联合临床治疗与仅临床治疗的疗效差别，其结果值得期待（van Engelenburg van

Lonkhuyzen et al.，2013）。

两项关于生物反馈治疗功能障碍的治疗效果系统综述纳入了 6 项将生物反馈应用于 PFM 协同失调伴或不伴便秘儿童的随机试验（表 10.5）。针对存在便秘和 PFM 协同失调的成年人，一项 RCT 对比了肛肠生物反馈的治疗效果和肩部肌肉生物反馈的安慰剂效果，结果显示生物反馈对便秘严重程度无显著改善（Hart et al.，2012）。另一项更进一步的 RCT 将尿路感染儿童的便秘作为次要结果指标，但没有报告生物反馈后的变化（Klijn et al.，2006）。研究质量见表 10.6。

长期以来，人们认为中枢神经系统的神经调节可以改变泌尿系统的功能。在过去的 5 年中，已经有研究证明了电疗法对治疗便秘患儿的结肠运动缓慢有应用价值。在澳大利亚进行的一项针对慢性传输型便秘儿童的研究中，患儿被随机分为两组，分别进行为期 8 周的治疗或安慰剂干预，结果显示治疗组的粪便污染、腹痛和使用通便剂的频率显著降低（Clarke et al.，2009；Ismail et al.，2009）。此外，结肠测压显示，该组患者的结肠传输时间有所缩短（Clarke et al.，2012）。在第 3 年的随访中，有 62% 的受试者表示症状改善（1/3 症状改善超过 2 年），最显著的变化是大便变软、有便意、粪便污染情况也有所改善（Clarke et al.，2009；Leong et al.，2011）。

接受手术矫正后的患有大便失禁的肛门直肠畸形（anorectal malformation，ARM）儿童与没有大便失禁的 ARM 儿童相比，术后患儿的肛门静息压分布更低（Sun et al.，2012）。这可能是由于括约肌发育不良或手

表 10.5　生物反馈干预儿童便秘的 RCT

作者	Wald et al.，1987
试验设计	A：压力生物反馈 B：矿物油疗法
样本量（n）	50
诊断	粪便污染；18 例排便动力学异常
脱落率 / 依从性	未说明
结果	在治疗后或在随访中发现 A 和 B 在粪便污染方面没有统计学差异 正常排便动力：A 6/9；B 3/9
作者	Loening-Baucke, 1990
试验设计	A：生物反馈结合临床治疗 B：临床治疗
样本量（n）	43
诊断	排便时伴随 EAS 和 PFM 收缩；大便失禁
训练方案	每周 6 次肛门括约肌 EMG 和直肠生物反馈
脱落率 / 依从性	2 例失访
结果	症状在第 7 个月和第 12 个月时消失：A 55%，50%；B 5%，16% 正常排便动力学：A 77%；B 13%
作者	Van der Plas et al.，1996
试验设计	A：生物反馈联合标准化临床治疗 B：标准化临床治疗
样本量（n）	192
诊断	大便每周少于 3 次；粪便污染每月超过 2 次；使用通便剂；60% 的病例存在排便动力学异常
训练方案	两组各进行 5 次门诊
脱落率 / 依从性	第 6 个月和第 1 年进行随访时分别失访 5 例和 8 例
结果	症状治愈率：A 32%；B 33% 正常排便动力学：A 86%；B 52%（$P<0.001$）
作者	Nolan et al.，1998
试验设计	A：生物反馈配合标准化的医疗管理 B：标准化的医疗管理
样本量（n）	29
诊断	对已证实的盆底功能障碍治疗有抵抗力
训练方案	每周 3~4 次肛门肌电生物反馈
脱落率 / 依从性	3 名儿童在第 6 个月时因重复测压而失访
结果	症状改善：A 4/14；B 6/15 NS 正常排便动力学：A 7/13；B 2/13
作者	Sunic Omejc et al.，2002
试验设计	A：生物反馈配合标准化临床治疗 B：标准化临床治疗
样本量（n）	49
诊断	5 岁以下儿童为非器质性慢性便秘。57% 的患儿存在大便异常
训练方案	门诊生物反馈和居家盆底训练，共 12 周
脱落率 / 依从性	未报告

续表

结果	便秘改善：A 84%；B 62.5%
作者	Kajbafzadeh et al.，2011
试验设计	随机对照试验 A：经会阴肌电电极的动态生物反馈联合标准治疗 B：定时排尿、高纤维饮食和水合作用的标准治疗
样本量（n）	80
诊断	同时存在便秘伴或不伴粪便污染和排尿功能障碍
训练方案	A：动态肛门括约肌生物反馈 6~12 次；每周 2 次，持续至尿流肌电图正常化；在第 6 个月和第 12 个月进行随访
脱落率 / 依从性	全部参与，后续随访无脱落
结果	便秘 　A：研究前 25/40 →第 6 个月 8/40 →第 12 个月 8/40 　B：研究前 20/40 →第 6 个月 12/40 →第 12 个月 12/40 肛门失禁 　A：研究前 15/40 →第 6 个月 0/40 →第 12 个月 0/40 　B：研究前 20/40 →第 6 个月 16/40 →第 12 个月 9/40

注：EAS，肛门外括约肌；EMG，肌电图；NS，无统计学意义。其他缩写见正文。

表 10.6　生物反馈治疗儿童功能性便秘试验的 PEDro 质量评分

E– 受试者的纳入条件有具体标准

1– 受试者被随机分配到各组（在交叉研究中，受试者的治疗顺序是随机安排的）

2– 分配方式是隐藏的

3– 就最重要的预后指标而言，各组的基准线都是相似的

4– 对受试者全部设盲

5– 对实施治疗的治疗师全部设盲

6– 对至少测量一项主要结果的评估者全部设盲

7– 在最初分配到各组的受试者中，85% 以上的受试者至少有一项主要结果的测量结果

8– 凡是有测量结果的受试者，都必须按照分配方案接受治疗或者对照治疗，假如不是这样，那么至少应对一项主要结果进行"意向性治疗分析"

9– 至少报告一项主要结果的组间比较统计结果

10– 至少提供一项主要结果的点测量值和变异量值

研究	E	1	2	3	4	5	6	7	8	9	10	总分
Wald et al.，1987	+	+	?	?	–	?	+	+	?	+	–	4
Loening-Baucke，1990	+	+	?	+	–	?	?	+	?	+	+	5
Van der Plas et al.，1996	+	+	?	+	–	–	?	+	–	+	+	5
Nolan et al.，1998	+	+	?	?	–	–	+	+	+	+	+	7
Sunic Omejc et al.，2002	+	+	?	+	–	?	?	+	+	+	–	5
Kajbafzadeh et al.，2011	+	+	?	?	–	–	?	+	+	+	–	4

注：+，完全符合标准；–，不符合标准；?，不确定是否符合标准。通过统计完全符合标准的项数来计算总分，E 项分数不用于生成总分，共计不超过 10 分。

术造成的损伤所致。肌肉训练能够增加肛门肌肉的收缩力和耐力，在出现便意时应用此类针对性的肌肉募集，能够减少大便失禁的发生（Sun et al.，2009；Sun et al.，2012）。物理治疗师可以单独使用生物反馈或联合神经肌肉电刺激来重新训练肛门和骨盆带肌肉。迄今为止我们只有关于这些干预措施的病例描述。

参考文献

Benninga, M.A., Voskuijl, W.P., Akkerhuis, G.W., et al., 2004a. Colonic transit times and behaviour profiles in children with defecation disorders. Arch. Dis. Child. 89 (1), 13-16.

Benninga, M.A., Voskuijl, W.P., Taminiau, J.A., 2004b. Childhood constipation: is there new light in the tunnel? J. Pediatr. Gastroenterol. Nutr. 39 (5), 448-464.

Benninga, M.A., Candy, D., Catto-Smith, A.G., et al., 2005. The paris consensus on childhood constipation terminology (PACCT) group. J. Pediatr. Gastroenterol. Nutr. 40 (3), 273-275.

Blum, N.J., Taubman, B., Nemeth, N., 2004. During toilet training, constipation occurs before stool toileting refusal. Pediatrics. 113 (6), e520-e522.

Bongers, M.E., Tabbers, M.M., Benninga, M.A., 2007. Functional nonretentive fecal incontinence in children. J. Pediatr. Gastroenterol. Nutr. 44 (1), 5-13.

Borch, L., Hagstrom, S., Bower, W.F., et al., 2013. Bladder and bowel dysfunction (BBD) and the resolution of urinary incontinence with successful management of bowel symptoms in children. Acta Paediatr. 102 (5), e215-e220.

Bower, W.F., Yeung, C.K., 2004. A review of non-invasive electro neuromodulation as an intervention for non-neurogenic bladder dysfunction in children. Neurourol. Urodyn. 23 (1), 63-67.

Bower, W.F., Moore, K.H., Adams, R.D., 2001. A pilot study of the home application of transcutaneous neuromodulation in children with urgency or urge incontinence. J. Urol. 166(6):2420-2422.

Butler, R.J., Robinson, J.C., 2002. Alarm treatment for childhood nocturnal enuresis: an investigation of within-treatment variables. Scand. J. Urol. Nephrol. 36 (4), 268-272.

Caldwell, P.H., Nankivell, G., Sureshkumar, P., 2013. Simple behavioural interventions for nocturnal enuresis in children. Cochrane Database Syst. Rev. (Issue 7), CD003637.

Chase, J.W., Homsy, Y., Siggaard, C., et al., 2004. Functional constipation in children: Proceedings of the 1st International Children's Continence Society Bowel Dysfunction Workshop. J. Urol. 171 (6 Pt 2), 2641-2643.

Cher, T.W., Lin, G.J., Hsu, K.H., 2002. Prevalence of nocturnal enuresis and associated familial factors in primary school children in Taiwan. J. Urol. 168 (3), 1142-1146.

Chiozza, M.L., 2002. Dysfunctional voiding. Pediatr. Med. Chir. 24 (2), 137-140.

Chitkara, D.K., Bredenoord, A.J., Cremonini, F., et al., 2004. The role of pelvic floor dysfunction and slow colonic transit in adolescents with refractory constipation. Am. J. Gastroenterol. 99 (8), 1579-1584.

Clarke, M.C., Chase, J.W., Gibb, S., et al., 2009. Decreased colonic transit time after transcutaneous interferential electrical stimulation in children with slow transit constipation. J. Pediatr. Surg. 44 (2), 408-412.

Clarke, M.C., Catto-Smith, A.G., King, S.K., et al., 2012. Transabdominal electrical stimulation increases colonic propagating pressure waves in paediatric slow transit constipation. J. Pediatr. Surg. 47 (12), 2279-2284.

Cooper, C.S., Abousally, C.T., Austin, J.C., et al., 2003. Do public schools teach voiding dysfunction? Results of an elementary school teacher survey. J. Urol. 170 (3), 956-958.

Cvitkovic-Kuzmic, A., Brkljacic, B., Ivankovic, D., et al., 2002. Ultrasound assessment of detrusor muscle thickness in children with non-neuropathic bladder/sphincter dysfunction. Eur. Urol. 41 (2), 214-218.

Deshpande, A.V., Caldwell, P.H., Sureshkumar, P., 2012. Drugs for nocturnal enuresis in children (other than desmopressin and tricyclics). Cochrane Database Syst. Rev. (Issue 12), CD002238.

Ellsworth, P.I., Merguerian, P.A., Copening, M.E., 1995. Sexual abuse: another causative factor in dysfunctional voiding. J. Urol. 153 (3 Pt 1), 773-776.

Fergusson, D.M., Horwood, L.J., Shannon, F.T., 1986. Factors related to the age of attainment of nocturnal bladder control: an 8-year longitudinal study. Pediatrics. 78 (5), 884-890.

Franco, I., von Gontard, A., De Gennaro, M., 2013. Evaluation and treatment of nonmonosymptomatic nocturnal enuresis: a standardization document from the International Children's Continence Society. J. Pediatr. Urol. 9 (2), 234-243.

Glazener, C.M., Evans, J.H., Peto, R.E., 2003. Alarm interventions for nocturnal enuresis. Cochrane Database Syst. Rev. (Issue 2), Art. No. CD002911.

Glazener, C.M., Evans, J.H., Peto, R.E., 2004. Complex behavioural and educational interventions for nocturnal enuresis in children. Cochrane Database Syst. Rev. (Issue 1), Art. No. CD004668.

Grafstein, N.H., Combs, A.J., Glassberg, K.I., 2005. Primary bladder neck dysfunction: an overlooked entity in children. Curr. Urol. Rep. 6 (2), 133-139.

Greenfield, S.P., Wan, J., 2000. The relationship between dysfunctional voiding and congenital vesicoureteral reflux. Curr. Opin. Urol. 10 (6), 607-610.

Gutierrez, C., Marco, A., Nogales, A., et al., 2002. Total and segmental colonic transit time and anorectal manometry in children with chronic idiopathic constipation. J. Pediatr. Gastroenterol. Nutr. 35 (1), 31-38.

Halliday, S., Meadow, S., Berg, I., 1987. Successful management of daytime enuresis using alarm procedures: a randomly controlled trial. Arch. Dis. Child. 62 (2), 132-137.

Hart, S.L., Lee, J.W., Berian, J., et al., 2012. A randomized controlled trial of anorectal biofeedback for constipation. Int. J. Colorectal Dis. 27 (4), 459-466.

Hatch, T.F., 1988. Encopresis and constipation in children. Pediatr. Clin. North Am. 35 (2), 257-280.

Hellerstein, S., Linebarger, J.S., 2003. Voiding dysfunction in pediatric patients. Clin. Pediatr. 42 (l), 43-49.

Hoebeke, P., Van Laecke, E., Van Camp, C., et al., 2001. One thousand video-urodynamic studies in children with non-neurogenic bladder sphincter dysfunction. BJU Int. 87 (6), 575-580.

Houts, A.C., Berman, J.S., Abramson, H., 1994. Effectiveness of psychological and pharmacological treatments for nocturnal enuresis. J. Consult. Clin. Psychol. 62 (4), 737-745.

Huang, T., Shu, X., Huang, Y.S., et al., 2011. Complementary and miscellaneous interventions for nocturnal enuresis in children. Cochrane Database Syst. Rev. (Issue 12), CD005230.

Ismail, K.A., Chase, J., Gibb, S., et al., 2009. Daily transabdominal electrical stimulation at home increased defecation in children with slow-transit constipation: a pilot study. J. Pediatr. Surg. 44 (12), 2388-2392.

Kajbafzadeh, A.M., Sharifi-Rad, L., Ghahestani, S.M., et al., 2011. Animated biofeedback: an ideal treatment for children with dysfunctional elimination syndrome. J. Urol. 186 (6), 2379-2384.

Kamperis, K., Rittig, S., Jorgensen, K.A., et al., 2004. Osmotic diuresis in children with monosymptomatic nocturnal enuresis and DDAVP resistant nocturnal polyuria. In: Proceedings of ICCS-ESPU, Ghent, Belgium, pp. 30-31.

Klijn, A.J., Winkler-Seinstra, P.L., Vijverberg, M.A., et al., 2003. Results of behavioural therapy combined with home biofeedback for non-neuropathic bladder sphincter dysfunction, a prospective randomized study in 143 patients [abstract 272]. Proceedings of AAP Section on Urology.

Klijn, A.J., Uiterwaal, C.S., Vijverberg, M.A., et al., 2006. Home uroflowmetry biofeedback in behavioral training for dysfunctional voiding in school-age children: a randomized controlled study. J. Urol. 175 (6), 2263-2268.

Koff, S.A., 1983. Estimating bladder capacity in children. Urology. 21 (3), 248.

Kruse, S., Hellstrom, A.L., Hjalmas, K., 1999. Daytime bladder dysfunction in therapy-resistant nocturnal enuresis. A pilot study in urotherapy. Scand. J. Urol. Nephrol 33 (1), 49-52.

Leong, L.C., Yik, Y.I., Catto-Smith, A.G., et al., 2011. Long-term effects of transabdominal electrical stimulation in treating children with slow-transit constipation. J. Pediatr. Surg. 46 (12), 2309-2312.

Lettgen, B., von Gontard, A., Olbing, H., et al., 2002. Urge incontinence and voiding postponement in children: somatic and psychosocial factors. Acta Paediatr. 91 (9), 978-984, discussion 895-896.

Loening-Baucke, V.A., 1984. Sensitivity of the sigmoid colon and rectum in children treated for chronic constipation. J. Pediatr. Gastroenterol. Nutr. 3 (3), 454-459.

Loening-Baucke, V.A., 1990. Modulation of abnormal defecation dynamics by biofeedback treatment in chronically constipated children with encopresis. J. Pediatr. 116 (2), 214-222.

Martini, S., Guignard, J.P., 2001. Polyuria, pollakiuria, and nocturia in children: diagnostic and therapeutic approach. Rev. Med. Suisse Romande. 121 (3), 197-204.

Mazzola, B.L., von Vigier, R.O., Marchand, S., et al., 2003. Behavioral and functional abnormalities linked with recurrent urinary tract infections in girls. J. Nephrol. 16 (1), 133-138.

Meulwaeter, J., Vandewalle, C., Segaert, A., et al., 2002. Hygienic facilities in schools. In: Proceedings of the International Children's Continence Society, pp. 39.

Neveus, T., von Gontard, A., Hoebeke, P., et al., 2005. The standardization of terminology of lower urinary tract function in children and adolescents. Report of the International Children's Continence Society .

Nijman, R.J.M., Bower, W., Elsworth, P., et al., 2005. Diagnosis and management of urinary incontinence and encopresis in childhood. In: Abrams, P., Cardozo, L., Khoury, S., et al. (Eds.), Incontinence: Third International Consultation on Incontinence. Health Publication Ltd/ Plymbridge Distributors, Plymouth, pp. 965-1057.

Nolan, T., Catto-Smith, T., Coffey, C., et al., 1998. Randomised controlled trial of biofeedback training in persistent encopresis with anismus. Arch. Dis. Child. 79 (2), 131-135.

Norgaard, J.P., Matthiesen, T.B., Pedersen, E.B., 1985. Diurnal antidiuretic hormone levels in enuretics. J. Urol. 134, 1029-1031.

Parekh, D.J., Pope IV, J.C., Adams, M.C., et al., 2000. The role of hypercalciuria in a subgroup of dysfunctional voiding syndromes of childhood. J. Urol. 164 (3 Pt 2), 1008-1010.

Poenaru, D., Roblin, N., Bird, M., et al., 1997. The pediatric bowel management clinic: initial results of a multidisciplinary approach to functional constipation in children. J. Pediatr. Surg. 32 (6), 843-848.

Pohl, H.G., Bauer, S.B., Borer, J.G., et al., 2002. The outcome of voiding dysfunction managed with clean intermittent catheterization in neurologically and anatomically normal children. BJU Int. 89 (9), 923-927.

Raheem, A.A., Farahat, Y., El-Gamal, O., et al., 2013. Role of posterior tibial nerve stimulation in the treatment of refractory monosymptomatic nocturnal enuresis: a pilot study. J. Urol. 189 (4), 1514-1518.

Rasquin-Weber, A., Hyman, P.E., Cucchiara, S., et al., 1999. Childhood functional gastrointestinal disorders. Gut. 45 (Suppl 2), II60-II68.

Rittig, S., Knudsen, U.B., Norgaard, J.P., et al., 1989. Abnormal diurnal rhythm of plasma vasopressin and urinary output in patients with nocturnal enuresis. Am. J. Physiol. 256, 664-667.

Rittig, S., Matthiesen, T.B., Hunsballe, J.M., 1995. Age related changes in the circadian control of urine output. Scand. J. Urol. Nephrol. Suppl. 173, 71-74.

Rittig, S., Matthiesen, T.B., Pedersen, E.B., 1999. Sodium regulating hormones in enuresis. Scand. J. Urol. Nephrol. Suppl. 202, 45-46.

Rittig, N., Hagstroem, S., Mahler, B., et al., 2013. Outcome of a standardized approach to childhood urinary symptoms: long-term follow-up of 720 patients. Neurourol. Urodyn.

Sun, X.B., Zhang, L., Li, Y.H., et al., 2009. The effects of biofeedback training of pelvic floor muscles on fecal incontinence. J. Pediatr. Surg. 44 (12), 2384-2387.

Sun, X., Wang, R., Zhang, L., et al., 2012. Efficacy of pelvic floor muscle training for the treatment of fecal incontinence after Soave procedure for Hirschsprung disease. Eur. J. Pediatr. Surg. 2012 (4), 300-304.

Sunic-Omejc, M., Mihanovic, M., Bilic, A., et al., 2002. Efficiency of biofeedback therapy for chronic constipation in children. Coll. Antropol. 26 (Suppl), 93-101.

Sureshkumar, P., Bower, W., Craig, J.C., et al., 2003. Treatment of daytime urinary incontinence in children: a systematic review of randomized controlled trials. J. Urol. 170 (1), 196-200.

Taubman, B., Blum, N.J., Nemeth, N., 2003. Children who hide while defecating before they have completed toilet training: a prospective study. Arch. Pediatr. Adolesc. Med. 157 (12), 1190-1192.

Trsinar, B., Kraij, B., 1996. Maximal electrical stimulation in children with unstable bladder and nocturnal enuresis and/or daytime incontinence: a controlled study. Neurourol. Urodyn. 15 (2), 133-142.

Van der Plas, R.N., Benninga, M.A., Buller, H.A., et al., 1996. Biofeedback training in treatment of childhood constipation: a randomised controlled study. Lancet. 348 (9030), 776-780.

van Engelenburg-van Lonkhuyzen, M.L., Bols, E.M., Benninga, M.A., et al., 2013. The effect of pelvic physiotherapy on reduction of functional constipation in children: design of a multicentre randomised controlled trial. BMC Pediatr. 13, 112.

Van Gool, J.D., de Jonge, G.A., 1989. Urge syndrome and urge incontinence. Arch. Dis. Child. 64, 1629-1634.

Van Gool, J.D., de Jong, T.P.V.M., Winkler-Seinstra, P., et al., 1999. A comparison of standard therapy, bladder rehabilitation with biofeedback, and pharmacotherapy in children with non-neuropathic bladder sphincter dysfunction. Proceedings of the 2nd International Children's Continence Society, Denver.

Van Kampen, M., Lemkens, H., Deschamps, A., 2009. Influence of pelvic floor muscle exercises on full spectrum therapy for nocturnal enuresis. J. Urol. 182 (Suppl. 4), 2067-2071.

Vande Walle, J., Raes, A., Dehoorne, J., et al., 2004. Abnormal nycthemeral rhythm of diuresis (nocturnal polyuria) is related to increased sodium and water-retention during daytime. In: Proceedings of ICCS-ESPU, Ghent, Belgium, p. 29.

Wald, A., Chandra, R., Gabel, S., et al., 1987. Evaluation of biofeedback in childhood encopresis. J. Pediatr. Gastroenterol. Nutr. 6 (4), 554-558.

Watanabe, H., 1995. Sleep patterns in children with nocturnal enuresis. Scand. J. Urol. Nephrol. Suppl. 173, 55-58.

Watanabe, H., Imada, N., Kawauchi, A., et al., 1997. Physiological background of enuresis Type 1: a preliminary report. Scand. J. Urol. Nephrol. Suppl. 183, 7-10.

Weaver, L.T., 1988. Bowel habit from birth to old age. J. Pediatr. Gastroenterol. Nutr. 7 (5), 637-640.

Weaver, L.T., Lucas, A., 1993. Development of bowel habit in preterm infants. Arch. Dis. Child. 68 (3), 317-320.

Yang, C.C., Mayo, M.E., 1997. Morbidity of dysfunctional voiding syndrome. Urology. 49 (3), 445-448.

Yeung, C.K., Chiu, H.N., Sit, F.K.Y., 1999. Sleep disturbance and bladder dysfunction in enuretic children with treatment failure: fact or fiction? Scand. J. Urol. Nephrol. Suppl. 202, 20-23.

Yeung, C.K., Sit, F.K.Y., To, L.K., et al., 2002. Reduction in nocturnal functional bladder capacity is a common factor in the pathogenesis of refractory nocturnal enuresis. BJU Int. 90, 302-307.

Yeung, C.K., Diao, M., Sihoe, J.D.Y., et al., 2004a. Treatment of refractory nocturnal enuresis in children with reduced bladder capacity: a prospective randomized study comparing desmopressin plus enuretic alarm versus desmopressin plus oxybutynin hydrochloride. International Paediatric Nephrology Association, Adelaide.

Yeung, C.K., Diao, M., Sreedhar, B., et al., 2004b. Treatment implications of nocturnal polyuria in enuretic children. In: Proceedings of ICCSESPU, Ghent, Belgium, pp. 45-46.

Yeung, C.K., Sihoe, J.D.Y., Sit, F.K.Y., et al., 2004c. Characteristics of primary nocturnal enuresis in adults: an epidemiological study. BJU Int. 93 (3), 341-345.

Yeung, C.K., Sihoe, J.D.Y., Sit, F.K.Y., et al., 2004d. Urodynamic findings in adults with primary nocturnal enuresis. J. Urol. 171 (6 Pt 2), 2595-2598.

Yeung, C.K., Diao, M., Sreedhar, B., et al., 2005. Sleep pattern and cortical arousal in enuretic children: a comparison with non-enuretic normal children. Proceedings of ESPU-AAP Joint Meeting, Upsalla, Sweden.

第11章

老年人盆底功能障碍的循证物理治疗

Adrian Wagg

概述

世界上大多数发达国家都面临着巨大的人口结构变化,其中增长速度最快的人群为较年长的老年人,即那些90岁以上的老年人(Kinsella and Wan He, 2009)。有预测显示,对于许多发达国家而言,65岁以上的人群数量将很快超过20岁以下的人群数量。老年人除了有与衰老相关的生理变化外,通常还伴有多种疾病,因此需要研究和制订与年龄相适应的干预措施,以满足老年人的需要。老年人医疗保健的重点在于采用综合、全面的方法确保满足老年人及其照料者的需求。随着对提升医疗服务质量及缩紧医疗支出的需求日渐增大,医疗服务提供者、国家政府和国际组织越来越重视为更多的老年人提供充足的和高性价比的医疗保健服务。一直密切关注与老年人相关的尿失禁疾病的国际泌尿系统疾病咨询会(the International Consultation on Urological Diseases)与欧洲泌尿外科协会(the European Association of Urology)合作,率先制定了以循证医学为基础的指南,探讨引发老年人和体弱老年人尿失禁的原因和管理方法(Abrams et al., 2010; DuBeau et al., 2010)。

患病率

尿失禁(urinary incontinence, UI)的患病率随着年龄的增长而上升,对女性的影响大于男性,并伴随着显著的个人压力、羞耻感、社会耻辱感(Irwin et al., 2006)及相当多的并发症(Coyne et al., 2012; Milsom et al., 2012),治疗成本也较高(Stothers et al., 2005; Thom et al., 2005; Milsom et al., 2013)。由尿失禁造成的社会和心理影响使患者的社交活动减少,并且当膀胱过度活跃时,患者的日常活动也随之减少(Coyne et al., 2013)。

老年人存在的共病和功能障碍可能导致医师忽视尿失禁,仅仅通过尿失禁的护理产品来控制症状使其得不到有效治疗。虽然共病对老年人尿失禁的影响已经有了充分描述,然而,就下尿路症状或尿失禁的影响而言，很少有资料描述这些并存的共病的治疗方法。目前越来越多的研究者关注于运动对于居住在社区和养老院的不同老年人的效果，包括作为单独的肌肉骨骼运动来提高步行速度和耐力，以及结合 PFM 再训练的疗效（Kim et al.，2007；van Houten et al.，2007；Sugaya et al.，2007）。

然而，目前还没有研究表明虚弱的老年人进行单独的高强度盆底肌训练（pelvic floor muscle training，PFMT）能否减少尿失禁。

尿失禁的分类

不同类型尿失禁的患病率在老年人中没有明显差别，但均随着年龄的增长而改变。存储症状（如夜间遗尿症、夜间多尿症、尿急、尿频和急迫性尿失禁等）随着年龄增长变得越来越常见，排尿症状也是如此（Irwin et al.，2006）。排尿症状在男性中更常见，可能是由于男性膀胱流出道梗阻的发病率更高，但这种排尿症状的差异比传统认知中的要小。除了"典型的"尿失禁类型外，相比于青年人，老年人中更常见的是功能性尿失禁；在此类型中，尿失禁并不是由下尿路疾病引起的，而是身体或认知功能障碍的一种反映，即患者无法在不适当的地方或不适当的时间储存尿。

老年人和体弱老年人的概念

社会老龄化被认为是 21 世纪最大的挑战之一。尽管对许多人来说，衰老的特点是"一种渐进式的、全面性的功能损害，导致机体对压力的适应性反应丧失（生物储备丧失）和与年龄相关的疾病风险上升"

（Kirkwood，1995），但在生育高峰期（婴儿潮）的一代中，老年人的身体健康状况发生了变化，导致晚年残疾的状况减少（Martin et al.，2010）。因此，用实际年龄来给这样一个多样化的群体进行分类太不精确。研究者可以对体健的老年人和体弱的老年人做一个简单的区分。"体弱"作为一个概念有很多的定义，其核心内容是生物储备。体弱的表现综合了体力、活动能力、平衡、肌肉力量、运动处理能力、认知、营养和耐力的缺失（Fried et al.，2001；疾病控制中心国家卫生统计中心，2004；Ferrucci et al.，2004）。它并不等同于残疾和共病。在一项针对符合严格意义上体弱表现标准的老年人的研究中，只有 22% 的老年人同时患有共病和残疾；46% 的老年人患有共病但并无残疾；6% 的老年人患有残疾但无共病；27% 的老年人二者都没有（Fried et al.，2001）。然而，体弱也可以用一种更机械的方式来定义，即把已经存在的生物医学和社会性共病的总数相加；但无论如何定义，和体健的人相比，体弱的人同时患病、残疾、住院和死亡的风险更高（Lacas and Rockwood，2012）。文献中对"老年人"（译者注：old）和"长者"（译者注：elderly）的定义各不相同。定义通常反映了老龄化理论，每个定义都试图解释这个理论。以一种均衡的方式去理解衰老过程不仅包括对发生的生理变化的理解，还包括对它们发生的社会背景及老年人自身态度变化的理解（Stein and Moritz，1999）。"生命历程"概念框架考虑了生活方式中可变因素的影响，如不吸烟或酗酒、经常运动、良好的社会支持，以及不可变因素的影响（如经济环境和抑郁障碍等）；在一项为期 50 年的前瞻性队列研究中，所有这些因素都能独立预测受试者能否健康地变老（Vaillant and Mukamal，2001）。因此，个体的功能状态取决于个体的生命过程中所有事件的相互作用，与个体的实际年龄无关。

事实上，对于判断功能状态来说，年龄是一个非常不理想的指标。同一年龄的人在社会、心理和身体变化方面可以表现出很大的差异。然而尽管整个欧洲社会发生了很多变化，但许多欧洲国家的实际退休年龄仍为 65 岁，而这个年龄也通常被认为是人步入老年的起点。世界卫生组织（Stein and Moritz，1999）使用"生命历程"框架，将衰老定义为"个人生理、心理和社会结构的渐进性变化过程"，而没有说明任何与这一过程相关的具体年龄。但当年龄被叠加在这个定义上时，"中年"被定义为从 50 岁开始或从女性绝经后开始，"年轻的老人"为 60 岁，"年长的老人"为 80 岁以上（Stein and Moritz，1999）。

"尿失禁"作为一种诊断或症状很符合"生命历程"的框架。在这种框架中，共病或生活事件均会影响疾病过程、症状的发展过程，尽管年龄是一个与尿失禁相关的不可变的风险因素，但是年龄并不是影响症状表现或严重程度的一个重要因素。

在第五届国际尿失禁咨询会议中，老年人问题委员会提出了第一个一般性假设，即没有理由怀疑已被验证对居住在社区的老年人有效的干预措施，对体弱的老年人来说是无效的，而且不应该仅仅因为年龄而不采取此种干预措施。研究者应适当考虑老年人剩余的预期寿命，患者和护理者的意愿，以及拟治疗的潜在益处和危害（Wagg et al.，

2013）。老年人的尿失禁类似于跌倒和谵妄，通常具有多种潜在病因，因此，可以将老年尿失禁看作一种真正的老年综合征。治愈，通常被定义为症状的完全消失，而当面对体弱的老年人与其他大多数慢性病患者时则是个例外。对于大多数受尿失禁影响的老年人来说，他们可以有很大的概率减轻症状并提高生活质量（Ouslander，2000）。

老年人尿失禁的患病率

根据研究中使用的尿失禁定义（ICS 的定义是"任何非自愿漏尿"，未提及严重程度、频率、持续时间或产生的影响）以及进行研究的环境，不同的研究对尿失禁患病率的推测差别很大。一般来说，被研究人群的功能依赖性越强，尿失禁的患病率就越高，因此，需要长期住院护理的体弱老年人的患病率最高。用最广泛的定义（过去 12 个月内至少有过 1 次尿失禁）对女性尿失禁患者进行粗略估计，发现其患病率为 5%~69%，大多数研究报告显示，对于任意一种尿失禁，其患病率为 25%~45%，然而，研究者现有的认知仍存在差距；例如，一项调查患有阿尔茨海默病的居家患者是否出现尿失禁的综述显示，尿失禁发生率在一般社区人群中为 1.1%，在接受居家护理服务的人群中为 38%（Drennan et al.，2013）。总体上，男性尿失禁的患病率比女性低一半。患病率随着年龄的增长而上升的主要原因是急迫性尿失禁（urgency incontinence，UUI）而非压力性尿失禁（stress incontinence，SUI）。一项研究表明，50~59 岁男性 UUI 的患病率为 0.7%，70 岁及以上老年男性 UUI 的患病率为 3.4%。SUI 相应的患病率分别稳定

在 0.5% 和 0.1%（Ueda et al.，2000）。美国和加拿大的一项基于少量人群样本量的研究也显示了类似的趋势，即 UUI 和 UI 的患病率随年龄的增长而增加（Finkelstein，2002；Diokno et al.，2007）。然而，Maral 和他的同事们发现，随着年龄的增长，SUI 的患病率也在增加，35~44 岁的患病率为 0.9%，65 岁及以上的患病率为 4.9%（Maral et al.，2001）。

大便失禁也更常见于老年人，但由于缺乏标准定义，大便失禁较难估量。据报道，在荷兰，居住在社区的 60 岁以上老年人的大便失禁患病率为 5%~10%（88% 的响应率）（Teunissen et al.，2004）。在一项单一、相对无偏差的研究中，使用标准化仪器测量的大便失禁的患病率为 11%~15%（Macmillan et al.，2004）。大便失禁的患病率没有性别差异，男性和女性的患病率都随着年龄的增长而上升。

对于寻求帮助的患有尿失禁的老年人，3 个国家的卫生服务利用率普遍偏低，但有一项研究显示这些卫生服务的利用率较高。Andersson 等（2004）通过调查问卷的形式调查了 UI 对瑞典地区人群（n = 2129）日常活动的影响，以及他们寻求帮助的行为，发现 65~79 岁的患者中只有 18% 的人要求治疗，而这也是那些漏尿最严重的和最痛苦的人群。Hannestad 等（2000）发现只有 25% 的有症状的挪威老年女性寻求过帮助，她们也是年龄较大且症状较重。在英国，一份类似的针对老年人区域人口（n = 915）的邮件问卷调查发现，15% 的尿失禁患者使用过失禁治疗服务。使用失禁治疗服务的一个最主要原因是有健康专业人员询问他们的症状（OR 15.7，95%CI 7.3，33.9）。其他主要因素是出现了更严重或更麻烦的症状和总体健康状况的恶化（Peters et al.，2004）。这些数据与英国另一项研究的结果相似，其中只有 9% 的症状严重的成年人寻求看诊，作者发现这与"认可失禁在老年女性中是正常的"有关（McGrother et al.，2004）。然而，在一项澳大利亚的研究中，73% 的 70~75 岁女性寻求过有关尿失禁的帮助或建议，而这些人是尿失禁症状极为严重的女性（Miller et al.，2003）。

尽管尿失禁被广泛认为是入住养老院的预测指标之一，但支持这种说法的数据却很少。Holroyd-Leduc 和他的同事们调查了 5500 名平均年龄为 77 岁（69~103 岁）的社区居住老年人的尿失禁与重点不良后果（死亡、疗养院入院、功能衰退）之间的关系，得出的结论是，UI 不是这些不良后果的独立风险因素，而较高的疾病严重程度和功能障碍才是这些不良后果的独立风险因素（Holroyd-Leduc et al.，2004）。

病原学和病理生理学

在老年人中，尿失禁可能与可逆因素有关。这些可逆因素可以使用缩写"DIPPERS"来辅助记忆（专栏 11.1）（DuBeau et al.，2010）。在对近期出现尿失禁的老年人进行初次评估时参考这些因素是有帮助的，同时这些因素可以帮助描述需要注意的方面，从而在不专门针对下尿路进行任何干预的情况下改善症状。老年人的尿失禁具有典型的老年综合征的表现，其潜在的病理生理变化、危险因素和调节因素之间存在复杂的相互作

专栏 11.1　尿失禁的相关可逆因素：DIPPERS

D（delirium）谵妄
I（infection）感染
P（pharmaceutical）药物
P（psychological）心理
E（exess fluid intake）水分摄入过量
R（restricted mobility）活动受限
S（stool impaction）粪便嵌塞（及其他因素）

用。 解决老年人尿失禁问题通常需要多因素干预才能达到效果。

影响尿控能力的中枢神经系统因素

1．影响中枢神经系统控制的疾病：脑卒中、脑肿瘤、帕金森病、多发性硬化、糖尿病、脑萎缩、多系统萎缩、正常压力脑积水、痴呆、抑郁（De Ridder et al.，1998；Gariballa，2003）。

2．影响骶上脊髓通路的神经系统及躯体和自主神经系统的疾病：多发性硬化、脊索神经病变、脊髓损伤（Blok et al.，1997）等通过上运动神经元损伤导致括约肌协同失调或交感神经功能障碍导致括约肌活动不足（Corcos and Schick，2001）。

3．渐进性交感神经系统激活：发生在老年人中，可能是泌尿道病理生理学的一个因果成分，但引起这种活动增加的潜在中枢神经系统机制尚不清楚（Esler et al.，2002）。

4．周围神经根（S2~S4）受压：由于肌肉骨骼损伤或变性，导致下肢活动能力下降、感觉和反射受损、PFM 和横纹括约肌无力（Corcos and Schick，2001）。

非神经系统疾病

尿路的衰老

与年龄相关的男性和女性下尿路的生理变化已得到很好的研究，但受其横截面研究性质的限制，大多数有关这方面的研究都是针对已有下尿路症状的患者进行的（Malone-Lee and Wahedna，1993；Resnick et al.，1995；Collas and MaloneLee，1996；Pfisterer et al.，2006）。与年龄相关的尿流动力学变化通常包括排尿量减少、残余尿量增加、膀胱容量减少和逼尿肌过度活动。研究发现的与年龄相关的下尿路变化见表 11.1。

1．膀胱。Yoshida 等（2001，2004）研究了逼尿肌神经递质的变化与年龄增长的关系，发现嘌呤的神经传递随着年龄的增长而增加，而胆碱的神经传递随着年龄的增长而减少，这可能是由于支配逼尿肌的副交感神经和尿路上皮（非神经元）的乙酰胆碱（ACh）递质释放减少。由于结缔组织和纤维组织的积聚，膀胱会随着年龄的增长而变硬，这导致逼尿肌收缩速度减慢，同时排尿流速减慢（Schafer，1999）。在没有膀胱功能障碍的情况下，逼尿肌平滑肌收缩能力本身似乎不受年龄的影响，研究者观察到的排空障碍可能是由于结缔组织抑制了收缩力的产生（Susset et al.，1978）。然而，当逼尿肌活动时，可以发现逼尿肌收缩能力降低，这与从神经刺激中观察到的乙酰胆碱的释放减少是一致的（Yoshida et al.，2004）。

2．括约肌完整性。在进行尿道内超声检查时，Klauser 等（2004）发现随着年龄的增长，横纹尿道括约肌的厚度和产生尿道闭合压的能力呈线性下降。在老化的尿道旁组织中，结缔组织成分增加，改变成分后其中的纤维组织增多，黏膜的血管供应和尿道的神经供应减少（Verelst et al.，2002）。关于尿道肌肉功能下降，Perucchini

表 11.1 研究发现的与年龄相关的下尿路变化

与年龄有关的变化	对尿控的潜在影响
膀胱过度活跃和急迫性尿失禁	膀胱收缩能力受损，残余尿量增加，功能性膀胱容量降低
膀胱功能： 　容量减少 　充盈感减退 　逼尿肌过度活动 　膀胱收缩能力下降 　残余尿量增加	出现泌尿系统症状（尤其是尿失禁）的可能性增加
尿道： 　女性尿道闭合压力下降	出现压力性和急迫性尿失禁的可能性增加
前列腺： 　良性前列腺梗阻的发病率增加 　前列腺癌的发病率增加	出现泌尿系统症状和尿失禁的可能性增加
雌激素减少（女性）	泌尿生殖器萎缩和相关症状的发病率增加 复发性尿路感染的发病率增加
夜尿量增加	出现夜间遗尿症和夜间尿失禁的可能性增加
中枢和外周神经递质浓度和活性的改变	出现下尿路功能障碍的可能性增加
免疫功能改变	出现复发性尿路感染的可能性增加
大脑中白质高信号增加	严重急迫性尿失禁 / 尿急的患病率增加，与认知障碍和行动不便有关

等（2002b）对 25 例 15~80 岁女性的尸体进行了尿道前壁和后壁的解剖研究，他们发现其中横纹肌纤维数量、纤维密度和横纹肌总横截面积均有所减少。然而，在具有最多和最少的前部肌纤维的样本间存在 7 倍的差异，并且在近端后横纹括约肌中发现了局部缺失（Perucchini et al.，2002a）。同样，已有研究描述了与年龄相关的、人类外括约肌肌细胞的凋亡（Strasser et al.，2000）。

3. PFM 老化。通过在正中矢状面测量最大阴道主动闭合力得出的 PFM 等长收缩力量显示，阴道的收缩力并没有随着年龄的增加而出现显著下降（Trowbridge et al.，2007）。这有些出乎研究者的意料，因为随着年龄增长，研究者经常可以见到骨骼肌的横纹肌体积和横截面积减少 30%~40%。另外，随着年龄增加，骨骼肌在内分泌、神经、酶和能量代谢方面都会不断地变化，这些变化部分是由基因决定的，同时由于纤维、血管和线粒体的退行性变化导致肌肉质量下降及出现与老年肌肉减少症相关的肌肉缺失（Powers and Howley，2001）。许多探索与年龄相关的 PFM 变化的研究并未控制分娩情况，因此会导致结果混杂。Dimpfl 等（1998）的研究显示，与 40 岁以下女性相比，老年女性的 PFM 在组织形态方面发生了改变，如纤维周长减少、出现纤维化。Gunnarsson 等（1999）通过使用表面肌电图（EMG）发现，与患有压力性、急迫性或混合性尿失禁的女性的 PFM 力量相比，无尿失禁的老年女性 PFM 力量没有出现太过明显的下降。在这项研究中，研究人员假设盆底的神经肌肉变化是进行性的，并且在症状出现之前就已经存在很长一段时间。然而，Constantinou 等（2002）通过 MRI 检查发现，老年女性在自主收缩时产生的盆底移位明显少于年轻女性在自主收缩时产生的盆底移位。最近，在一项比较未生育过的年轻女性和老年女性的 MRI 研究中发现，肛提肌体积变化与年龄变化无关，而用作对照的闭孔内肌，则出现与年龄相关的体积变化（Morris et al.，2012）。

4. 尿道支持筋膜的老化。老化的结缔组织显示出更少和更不成熟的胶原交联迹象，导致最大屈服负荷减少至原来的 1/2~1/3，塑性和弹性降低（Frankel and Nordin，1980）。

其他病因学

1. 副作用：处方药和非处方药的副作用。

2. 社会和环境状况：与生活环境的特点（使用卫生间的方便程度）、活动能力、需要正式或非正式护理人员提供社会支持相关。

3. 抗利尿激素系统紊乱或引起多尿改变的疾病：如糖尿病、充血性心力衰竭和睡眠呼吸暂停等疾病导致多尿症表现从日间转移至夜晚［即夜间多尿（Asplund，2004）］。

4. 功能障碍：环境需求和功能能力之间的差异（Eekhof et al.，2000）。可以通过可治疗的因素，如并发症、药物、营养状况、视力和听力状态、活动能力和灵活性、疼痛、焦虑和抑郁来调整（Harari et al.，2003）。在功能障碍中，力量受损程度和下肢活动能力是预测尿失禁的关键点（Jenkins and Fultz，2005）。脑卒中患者的功能障碍（特别是在上厕所时需要帮助）是与脑卒中后新发大便失禁相关的最强独立因素（Harari et al.，

2003）。

5. 肥胖：肥胖是一个风险因素，相比于急迫性尿失禁，肥胖更易引发压力性尿失禁，但随着发达国家中超重或肥胖人口比例的增加，肥胖这个风险因素的重要性也在不断上升。失禁风险增加背后的机制可能只是机械性的，但也可能反映了代谢综合征对后期尿失禁病程发展的影响（Chu et al.，2013）。女性中心性肥胖似乎是一个显著的风险因素，它对尿失禁的影响高于体重指数增加带来的影响（Krause et al.，2010）。

女性的发病因素

女性的发病因素包括以下几种。

- 绝经后的雌激素缺乏（Schaffer and Fantl，1996；Davila et al.，2003）。
- 分娩次数多（Simeonova et al.，1999）。
- 某些类型的盆腔内手术，包括子宫切除术（Sherburn et al.，2001）。
- 女性割礼（Stein and Moritz，1999）。
  雌激素缺乏会导致以下情况。
- 胶原蛋白合成减少（Falconer et al.，1996）和胶原酶活性增加（Kushner et al.，1999）引起的阴道内胶原蛋白缺失、阴道上皮变薄。
- 尿道黏膜下层血管丛减少，黏膜下血管床被动控制尿道，其减少可导致高达 30% 的尿道闭合压丧失（Corcos and Schick，2001）。
- 尿道和阴道环境的酸性降低（pH 值增大），导致阴道菌群的变化和增加革兰氏阴性菌的感染风险，从而导致萎缩性阴道炎和尿路感染的风险增加（Nilsson et al.，1995；Notelovitz，1995；Samsioe，1998；Bachmann and Nevadunsky，2000）。

男性的发病因素

男性前列腺增大的发病因素包括以下两种。

- 良性前列腺增生（Madersbacher et al., 1999；Blanker et al., 2000）。
- 前列腺癌。

在良性前列腺增生（benign prostatic enlargement，BPE）时，前列腺的外区逐渐萎缩，而内区开始再次生长直至死亡。在前列腺癌中，外腺上皮扩大。这导致：尿流量受损、尿道缩窄、尿潴留、尿频、逼尿肌过度活动、输尿管不完全排空和逆行充盈（Timiras and Leary，2003）。

通过前列腺切除术治疗这些疾病，无论是简单的、根治性的还是经尿道的，即使在"神经保留"手术中，也存在尿道血管床破坏和神经损伤的风险（Corcos and Schick，2001）。

大便失禁和便秘

老年人大便失禁和便秘有许多风险因素，包括生活方式问题（如缺乏活动能力、水分和纤维摄入不足）、经常使用药物和系统性疾病（如糖尿病、腹泻、功能障碍、肥胖、系统性硬化、神经肌肉疾病和精神疾病）、流行病学风险因素（如年龄增加、女性性别差异和社会经济地位低下）。

功能性梗阻可由盆底功能障碍引起，包括直肠膨出、肠疝、会阴松弛、肛门痉挛及结肠运动障碍（Cundiff et al.，2000）。一篇关于老年人胃肠道便秘、肠易激综合征和憩室病的综述发现，便秘和憩室病的患病率在老年人群体中较高，但病因尚不清楚。可能的原因是肠壁内纤维结缔组织的增加和结肠

神经供应的减少（Camilleri et al.，2000）。一项针对正常衰老的非失禁老年人的高空间分辨率肛门内 MRI 研究中发现，肛门外括约肌（EAS）和肛门纵行肌变薄（Rociu et al.，2000），肛门内括约肌出现代偿性增厚。同样，近期一项超声和测压研究发现，肛门内括约肌的增厚与衰老有关。老年失禁女性的 EAS 较薄，最大挤压力降低，对直肠的扩张过度敏感，直肠容量可耐受性下降，在直肠充盈量较低时就会产生便意（Lewicky-Gaupp et al.，2009）。

PFMT 预防老年人尿失禁的证据

总体而言，在老年人中开展 PFMT 的效果缺少证据支持。研究质量较差或中等，不具有可比性，需要对其研究结果进行一些推断才能适用（表 11.2）。

一级预防

没有证据支持将 PFMT 用于老年男性和老年女性的尿失禁或大便失禁的一级预防。

二级预防

荷兰的一项研究对 12 位全科医师推荐的、1121 例 75 岁以上的受试者进行了尿失禁预防性筛查方案效果的调查，结果发现与未接受预防性筛查的对照组相比，早期筛查和检测在降低尿失禁患病率方面没有产生显著效果。该研究的作者建议在初级保健机构中对小于 75 岁的老年人进行针对性的预防评估（Eekhof et al.，2000）。2002 年（Hay-Smith，2002）和 2007 年〔Hay-Smith

表 11.2　对预防老年人尿失禁的保守干预措施的综述

干预	提示排尿
作者	Palmer，2005
试验设计	系统文献综述
样本量	准实验 1 例，重复测量 1 例，前瞻性病例 1 例，Cochrane 系统回顾 1 例
训练方案	对样本、方法和结果进行回顾以解决：提示排尿是否能够有效减少失禁并增加如厕的需求
结果	试验中使用了不同的提示排尿方案，限制了研究之间的比较。样本量小，参与调查的主要是在长期护理机构居住的老年白人女性。工作人员对研究方案的遵守是其成功的重要保证。几乎没有证据表明，主动要求上厕所的人数有所增加。尿失禁发作次数在短期内下降
干预	
作者	Eustice et al.，2000
试验设计	Cochrane 综述更新
样本量	包括 9 项试验，$n=674$
训练方案	根据方案（所有随机或准实验研究）搜索文献。有两位审稿人评估了研究的方法学质量；第三审稿人校对审稿
结果	没有足够的证据可以为实践得出坚定的结论。存在暗示性证据证明提示排尿对减少失禁有短期帮助，但长期影响尚不清楚
干预	无
作者	Schnelle et al.，2010
试验设计	随机试验
样本量	美国 12 所疗养院的 112 名老年人
训练方案	在 12 周的时间内，由受过训练的研究人员每周 5 天，从早上 7 点至下午 3 点 30 分，对老年人进行提示排尿、锻炼和运动耐力、食物和水分摄入。结果变量为尿失禁、大便失禁和便秘的频率
结果	尿失禁频率和适当的如厕次数有所改善
干预	习惯再养成
作者	Ostaszkiewicz et al.，2004a
试验设计	综述
样本量	包括 4 项试验，$n = 378$
训练方案	根据方案搜索和评估文献。对于荟萃分析，试验的异质性太大
结果	工作人员很难遵守习惯再培训方案。习惯再训练方式对尿控能力的改善是否有效的证据太有限，无法判断进一步研究是否有意义
干预	无
作者	Nikoletti et al.，2004
试验设计	随机试验
样本量	澳大利亚医院急症护理康复中心就诊的 41 名老年尿失禁患者
训练方案	用电子设备监测治疗组中的患者 72 小时。对照组患者接受标准的习惯训练。为两组（对照组和监测组）都设置了排尿时间，并测量了尿控结果
结果	自我报告或护理者报告的尿失禁频率没有统计学上的显著改善。在对治疗组一个月的随访中，自我报告和护理者报告的尿失禁严重程度显著减少。数据丢失和使用电子监控设备困难等问题也被记录下来
干预	定时排尿
作者	Ostaszkiewicz et al.，2004b
试验设计	综述

样本量	两项试验符合纳入标准，298 名存在行动不便和认知障碍的女性受试者
训练方案	根据方案搜索和评估文献
结果	干预组夜间尿失禁明显减少。数据总量太少，因此无法给出支持或反对定时排尿的建议
干预	活动能力和如厕干预
作者	Ouslander et al., 2005
试验设计	两组应用交叉设计的随机对照试验
样本量	4 家退伍军人管理局养老院的 102 名居民
训练方案	研究人员实施功能附带训练（FIT）干预，每天 4 次，每周 5 天，持续 8 周
结果	FIT 改善了耐力、力量和尿失禁；64 名居民完成了干预
干预	无
作者	van Houten et al., 2007
试验设计	随机单盲试验
样本量	在 24 家长期护理机构中，57 名患有长期尿失禁、没有认知障碍的、生活无法自理的女性
训练方案	物理治疗师或职业治疗师对治疗组进行干预，进行为期 8 周的个性化活动和如厕技能训练
结果	治疗组每日漏尿量减少 37.7%，但结果无统计学差异
干预	预防性干预措施
作者	Diokno et al., 2004
试验设计	随机对照试验，比较行为矫正计划（BMP）与非治疗组
样本量	59 名行动方便的、绝经后无失禁的女性志愿者
训练方案	BMP 治疗组的女性接受了教育课程及知识、依从性和技能方面的个性化评估
结果	随访 12 个月，BMP 组的女性在尿控状态、PFM 力量和骨盆位移评分上有明显的改善

et al.，2007（现已撤回）] 对预防成年人尿失禁和大便失禁的物理疗法的系统综述未能找到使用 PFMT 可以预防成年人尿失禁的支持证据，鉴于纳入的研究存在质量问题，笔者建议进行进一步研究。

Diokno 等（2004）报告了对一组 55 岁及以上的无尿失禁老年女性采用预防性行为矫正方案的随机对照试验，干预措施包括两小时的课堂演示和 2~4 周后的个体治疗以巩固居家治疗方案，对每位患者进行阴道 PFM 力量测试，并检查受试者对膀胱训练概念的掌握。该试验的主要测量结果是患者每年尿失禁的发作次数，该次数通过已得到验证的问卷调查来获取，与对照组相比，该方案在维持治疗组尿控能力方面有显著效果

（OR 1.97；95%CI 1.15，3.38；P=0.01）。此外，在干预后 12 个月，排尿频率明显降低，PFM 力量明显增加，所有改善的情况均保持稳定。一项非随机试验显示，在前列腺手术前进行 PFMT 可以显著改善男性在经尿道前列腺切除术后 PFM 的耐力，但未出现临床相关的储尿或排尿症状的改善（Tibaek et al.，2007）。一项预防社区居住老年女性尿失禁的行为项目提升了膀胱控制和 PFMT 的意识，并产生了盆腔肌肉功能和排尿间隔的变化（Sampselle et al.，2005）。

三级预防

在 Cochrane 综述中，Hay-Smith 等（2002）发现没有关于老年人的研究可供参

考，并得出结论认为三级预防的证据很少。然而，2010 年 Cochrane 回顾的研究改变了研究的侧重点，它比较了盆底治疗方案的疗效。这篇综述的结论是，与不接受任何治疗、接受安慰剂类药物治疗或不进行训练相比，PFM 治疗对压力性、急迫性或混合性尿失禁是有效果的，并且效果并没有随着年龄的增长而减弱。然而，研究样本是居住在社区的女性，没有按年龄分级的报告（Hay-Smith et al.，2012）。目前尚无任何关于体弱老年人的研究，因此，物理治疗师在治疗体弱的老年人时可以应用第 5 次国际失禁咨询会议制定的原则。

PFMT 对老年人有影响的证据

虽然盆底康复研究尚未在体弱的老年人中广泛开展，但高龄和体弱并不妨碍具有足够认知能力及参与能力的患者进行 PFMT（Perrin et al.，2005；Hagglund，2010）。同样的，一项用以帮助在社区居住的 55~80 岁的老年女性预防尿失禁，包括 PFMT、膀胱训练和调整生活方式在内的综合行为改变计划（Diokno et al.，2004），对一些体弱的老年女性可能同样有效，但笔者没有发现任何关于促进或保持体弱老年人无失禁状态的研究。此外，很少有结果测量在老年人群中得到验证（Fonda et al.，1998）。使用个性化定制的治疗目标有助于获得令患者满意的结果，定义成功的广义标准最初是由 Fonda 确立的。对某些患者来说，能够"独立控制"可能是期望的结果，但是"依赖性控制"（在护理人员的帮助或提醒下控制尿失禁）或"社会控制"（使用适当的辅助工具和设备控制尿失禁）也可以通过适当的管理来实现。

ICS 标准化委员会建议在描述针对体弱老年人的结果测量时，应该与所有成年人的分类一致。

1. 患者观察结果和症状（例如，患者和护理人员的症状反馈报告）。

2. 症状记录（例如，排尿日记、尿失禁检查、尿垫重量试验）。

3. 解剖学和功能测量（例如，尿流动力学检查、后空隙残留、PFM 力量、站起 - 行走计时测试（TUG）（Podsiadlo and Richardson，1991）。

4. 生活质量（例如，针对老年人群的特定和通用测量方法）。

5. 社会经济措施（例如，成本、成本收益、成本效率）。

标准化委员会表示，尽管 PFMT "可能对体弱老年人的尿失禁管理有价值，……，但没有有效的数据证明，在治疗前后测量 PFM 力量对体弱老年人来说是一种有效的结果测量"（Fonda et al.，1998）。尽管物理治疗师在肌肉测量仪器的验证和可靠性研究方面付出了相当大的努力，但针对体弱老年人的研究仍然很少（如果有的话）（Bø and Sherburn，2005）。

没有直接证据表明 PFMT 治疗老年女性尿失禁的有效性。当有关成年人保守治疗的现有数据按年龄分级时，笔者发现各项研究没有考虑与年龄相关的共病。因此，尚不清楚年龄或共病是否会影响治疗结果，或者不同干预措施的效果是否适用于老年人。为了调查年龄是否是影响 PFMT 能够成功控制排尿的因素之一，Truijen 等（2001）对 104 名（平均 55 岁，28~79 岁）在经过 PFMT 后成功恢复排尿控制的女性进行了回顾性分析，并将她们与未成功实现排尿控制的女性进行了比较。一项回顾性分析发现，年龄并不是一个与尿失禁改善相关的独立因素，但尿道活动性高、既往失禁手术、高 BMI 和治疗前 PFM 肌力较强是与尿失禁恢复相关的独立因素。同样的，一项关于 PFMT 对治疗绝经前和绝经后女性尿失禁有效性的回顾性研究显示，两组女性在主观结果或目标达成方面没有差异（Betschart et al., 2013）。

具体治疗

功能活动训练

渐进抗阻训练已被证明能够有效地提高老年人的力量和功能活动能力。尽管有越来越多的证据表明渐进抗阻训练是有效的，但许多针对老年人的运动方案往往都更注重灵活性和包括低阻力抗阻训练在内的轻度有氧运动（Fiatarone et al., 1994）。

目前，关于活动能力这一因素对排尿控制影响的研究已经在社区居民和体弱的老年居民中开展。在一项为期 10 周的比较灵活性训练计划与渐进抗阻训练计划的效果的随机对照试验中，两组患者都进行每周 2 次，每次 1 小时的训练课程（$n = 40$，平均年龄 68 岁），训练计划结束时发现，两组受试者在四肢的肌肉力量、步态和平衡方面存在显著的组间差异，渐进抗阻训练组评估结果优于灵活性训练组（Barrett and Smerdely, 2002）。研究证明，功能改善与尿失禁减少之间有很强的相关性（Jenkins and Fultz, 2005）。

与接受正常护理的老年人相比，在疗养院居住的体弱老年人 [$n=190$，平均年龄 88 岁（Schnelle et al., 2002）]，即使是进行低强度的功能性训练（而不是 PFMT）和提示性排尿也可以成功地改善耐力、日常活动、四肢肌力，以及减少尿失禁的发生。指导受试者在最少的帮助下，重复进行从坐到站、手臂屈曲和（或）手臂抬高、步行或轮椅驱动等动作。每周为他们设定新的运动目标。尽管本研究的运动强度较低，但该干预治疗在为期 8 个月的日间每隔 2 个小时提供 1 次如厕及饮水提示，受试者的依从性保持良好。最近，一项随机对照试验将 98 名在养老院居住的老年人分配至为期 3 个月的训练组（$n=48$）或对照组（$n=50$）。训练组进行体育活动和日常生活训练，对照组接受"常规护理"。该研究的结果测量指标是尿失禁，而该研究中尿失禁主要通过 24 小时尿垫试验来评估。本次研究只纳入了 68 名受试者，其中试验组 35 名，对照组 33 名，平均年龄 84 岁。组间对比漏尿量的变化有统计学意义，试验组优于对照组。对照组患者的漏尿量增加（Vinsnes et al., 2012）。然而，在荷兰的一项研究中，将为期 6 个月的每周 1 次的集体训练和居家训练与只进行常规护理的效果进行了比较，受试者的尿失禁有无情况（试验组 –40%；对照组 –28%）和尿失禁发作频率的变化（试验组 –51%；对照组 –42%）（Tak et al., 2012）没有组间差异。

仅 PFMT 或联合其他治疗

仅有极个别数据支持体弱老年人使用 PFMT（McDowell et al., 1999）。大多数研究结果支持社区居住的老年人使用 PFMT，并将此纳入了当前最佳的实践指南。这些结果是否适用于体弱的老年人还未可知，但鉴于 PFMT 是建立在良好的运动训练原则基础上的，也许没有理由怀疑 PFMT 会为老年人带来一些帮助这一理论。然而，由于运动方案中的训练需要进行学习和依从，如果体弱的老年人存在明显的认知障碍，将会限制 PFMT 的应用。

在 McDowell 等（1999）的前瞻性随机对照试验中，对合并症较多的居家老年人进行了交叉设计研究（n = 105，平均年龄 77 岁），作者发现经过 8 周的 PFMT 和生物反馈治疗后，受试者在排尿日记中记录的尿急和尿失禁次数在统计学和临床上都表现出显著降低（减少了 74%）。训练的依从性是取得成功的最佳预测指标。然而，由于研究的交叉设计，这些结果是短期的，并且受到缺乏意向性治疗分析和 19% 的脱落率的限制。

然而，Weinberger 等（1999）发现，老年尿失禁女性［平均年龄 76（±8）岁］可从非手术性尿失禁治疗中获得长期的临床益处［干预后 21（±8）个月邮寄问卷随访］，而且初始失禁情况最严重的受试者改善症状的总体可能性最大。研究者将仅进行 PFMT 或 PFMT 联合生物反馈、膀胱训练、教育和生活方式管理、雌激素替代、功能性电刺激和药物治疗纳入综合治疗方案中。受试者在随访中表示 PFMT、延迟排尿和咖啡因限制是综合治疗方案中最有效的干预措施。Kim 等对在日本社区居住的患有压力性失禁（SUI）、混合性失禁（MUI）和急迫性失禁（UUI）的老年女性开展了一系列随机对照和交叉试验，试验结果显示了综合干预的有效性，包括在 PFMT 之间进行的大腿和腹部肌肉力量训练，如利用椅子训练、负重训练和球类训练等（Kim et al., 2007，

2011b）。在一项 2007 年对 70 名平均年龄为 76 岁的女性进行的研究中，初始训练计划为期 3 个月，每月进行 1 次治疗，随访 1 年。在试验组中，最大步行速度和内收肌肌力显著增加；对照组无明显变化。在经过运动训练 3 个月后，试验组 54.5% 的受试者和对照组 9.4% 的受试者表示可以控制排尿。这部分受试者也显著提高了步行速度并减轻了体重。一项 2011 年的研究（Kim et al., 2011b）纳入了 127 名患有 SUI、MUI 和 UUI 的女性。试验组和对照组之间在功能适应度和尿失禁变量的变化上存在显著差异。多维运动治疗对减轻这三种类型的尿失禁都有显著的效果。然而，运动治疗对 SUI 的效果大于对 UUI 或 MUI 的效果。在第 7 个月的随访中，相比于刚结束干预时的状态，UUI 组和 MUI 组出现显著恶化。随访后尿失禁的治愈率与依从性（OR=1.13，95%CI = 1.02~1.29）和体重减少显著相关（OR = 0.78，95%CI = 0.60~0.96）。最近的一项研究报告了女性佩戴下背部热源蒸汽发生片（HSGS）的额外效果（Kim et al., 2011a）。在这项研究中，147 名 70 岁及以上的患有 SUI、MUI 和 UUI 的社区居住女性被随机分配到训练联合 HSGS 组（n = 37），仅训练组（n = 37），仅 HSGS 组（n = 37）或患者教育组（n = 36）。训练联合 HSGS 组和训练组接受为期 3 个月，每周 2 次的运动训练。HSGS 组连续 3 个月每日使用 1 片发热片，与患者教育组相比，其他 3 组的肌肉力量和步行速度显著提高。漏尿治愈率在训练联合 HSGS 组为 54.1%、仅训练组为 34.3%、仅 HSGS 组为 21.6%；而患者教育组（2.9%）没有发现显著改善（X^2=21.89，P <0.001）。将 HSGS 与训练干

预相结合，SUI 治愈率为 61.5%，UUI 治愈率为 50.0%，MUI 治愈率为 40.0%。

对于接受 PFM 治疗的尿失禁女性的回顾性图表总结了接受物理治疗师治疗后 1~5 年的长期效果。89 名年龄较大的女性（平均年龄 70 岁；范围为 60~81 岁）接受治疗，其中 40 名患者接受了长达 5 年的随访。随访 5 年后发现，27.5% 的患者改善，57.5% 保持稳定，15% 较他们当初治疗后的尿控状态出现退步。29 名患者（72.5%）坚持进行 PFMT，其中 42.5% 的患者每天进行训练。改善更常见于那些保持积极训练的受试者（Simard and Tu，2010）。

1990 年，在一项针对患有 SUI 的社区老年女性（$n = 118$，平均 62 岁）开展的为期 8 周的 RCT 中，对比单独进行 PFMT 和 PFMT 联合 EMG 生物反馈的干预方法，每周评估 1 次进展或接受 1 次生物反馈治疗，并将结果与对照组进行对比。结果发现，两个干预组的漏尿次数较对照组均显著减少 [$F (2，118) = 15.60$，$P = 0.001$]，同时 EMG 生物反馈还显著改善了"快速收缩"时的 EMG 读数，但对于收缩持续 3 秒的 EMG 读数没有影响。

Wells 等（1991）在 55~90 岁（平均 66 岁）的 157 名女性中开展了对比 PFMT（训练组）和 α- 肾上腺素能激动剂（药物组）的 RCT。训练组在 6 个月中每天执行肌肉感知、力量和功能训练方案（脱落率 34%），而药物组进行长达 4 周的药物治疗（脱落率 15%）。PFM 力量是通过阴道指检和非设盲评估者操作的阴道内 EMG 以 5 分制进行评估的。药物和 PFMT 对尿失禁产生了相似的改善，但训练组的 PFM 力量明显优于对照组。作者认为，那些进行更高强度训练（每天超过 80 次 PFM 收缩）的受试者在控制排尿方面会产生虽然不显著、但是更好的结果，今后还需要对训练的依从性进行进一步的研究。

排尿训练和行为技术

有证据表明行为技术和排尿训练对老年人有效（Roe et al.，2007a、2007b），同时因为行为干预没有副作用，所以它们一直是治疗老年人和体弱老年人尿失禁的主要方法。

一项研究对在社区居住的老年人进行了包含 PFMT 在内的干预措施（Wyman et al.，1998），研究纳入了 204 名患有 SUI、MUI 和 UUI 的高龄但无体弱的老年女性 [平均年龄 61（±10）岁]，对受试者进行膀胱训练、PFMT 和综合训练的对比。受试者参与了 12 周的试验，并在 3 个月后接受了随访。在第 3 个月进行的随访中发现，组间研究结果没有统计学差异。作者得出的结论是，特定的治疗可能不如定期与患者接触的结构化干预计划重要，或者由于 PFMT 在所有治疗组中都是一种常见的干预方法，所有组的受试者都因为 PFMT 的治疗而得到了同等的改善。然而，本研究中 PFMT 的训练强度不足以引起肌肉力量的变化。在一项研究中，评估了对居住在养老院的老年女性进行膀胱再训练和 PFMT 的联合治疗对尿失禁的影响，25 名平均年龄为 78 岁的女性接受了 6~8 周的治疗，评估结果与只进行常规护理组在第 8 周和第 6 个月时的评估结果做对比。结果显示，与对照组相比，治疗组中尿失禁、尿急、尿频和夜间遗尿症的发生率在统计学上显著降低。与对照组相比，治疗组的 PFM 力量显著增加。与膀胱再训练计划不同，该运动方案的频率或强度没有详细描述（Aslan et al., 2008）。

Burgio 等（1998）在一项对 98 名年龄为 68（±8）岁的 UUI 或 MUI 女性的 RCT 中发现，膀胱训练比抗胆碱能药物或安慰剂更有效。在接受 8 周的干预治疗后，行为训练导致每周尿失禁次数减少 81%，而药物治疗组和安慰剂组分别为 69% 和 40%。本研究中的排尿训练方案包括每日 3 次 PFMT、排尿"技巧"及行为训练。

行为干预，也称为排尿计划，主要用于体弱的成年人，实施过程中需要护理人员的积极参与，包括以下几个措施。

- 排尿提示，其中涉及提示如厕得到社会认可，旨在增加患者的如厕意识和自主如厕，减少尿失禁的次数。它在 20 世纪 80 年代首次用于在养老院区住的患者的失禁护理（Palmer, 2005）。

- 排尿习惯训练，通常需要通过排尿日记来确认失禁者个人的如厕模式，包括尿失禁的发生。然后设计一个如厕时间表来预防尿失禁的发生。习惯再训练并没有试图改变一个人的排尿模式（Palmer, 2004）。

- 定时排尿，是指每隔一定时间（如 3 小时）进行一次排尿。这是一个被动如厕的行为；定时排尿并不是尝试对患者进行教育、强化行为或重新建立排尿模式（Ostaszkiewicz et al., 2005）。其他用于描述定时排尿的术语有定时如厕、常规如厕和固定如厕。

这些干预措施都可与 PFMT 相结合。一项系统性文献综述旨在寻找改善非养老院体弱老年人尿失禁的保守干预措施，共纳入

了 7 项研究，包括 683 名受试者，研究认为有强有力的证据支持多成分行为干预措施（如 PFMT 和排尿训练）能够改善尿失禁（Talley et al., 2011）。

养老院中的随机试验绝大多数依赖研究人员的监督或干预。一旦试验结束，研究人员很少能够将干预措施维持在同一水平。对于目前已经公布的干预措施强度或频率，在当地无可用资源的情况下是无法持续的。干预的频率也因研究而异，在 12 小时、14 小时和 24 小时内，每 2 小时进行一次如厕（Palmer, 2005）。由于对于住院和接受家庭护理的老年人进行的干预研究很少，因此在能够对住院及接受家庭护理的体弱老年人产生和维持治疗效果的最低剂量方面还需要进行研究，目前许多研究的局限性包括：样本量较少，证明显著差异的能力较小；缺乏统一的术语和操作定义使对比研究结果变得困难。大多数数据仅限于女性，特别是在养老院进行的试验中。虽然在过去 10 年中积累了一些数据，但对在体弱的老年人尿失禁的治疗方面的研究仍有许多工作要做。

临床建议

对于体弱的老年人，建议采用积极的病例调查方法识别尿失禁。对于急性尿失禁应立即进行评估和治疗。对于老年人近期出现的尿失禁潜在的可逆原因，DIPPERS 记忆法可以起到提示作用。上述信息请咨询相应的医务人员。

在这些导致尿失禁的病因得到治疗之前，任何患者都不应该接受物理治疗。老年人护理机构在评估患者时，应遵循适当的临

床指南。

物理治疗评估

- 记录完整的病史，以确定致病因素及其可能的相互作用。可能需要从护理人员和患者那里收集有关认知、肌肉骨骼情况、日常生活、疼痛、神经症状及肠道功能的信息。

- 按照第 6 章的指南，完成主观和客观的排尿控制及盆底评估（包括在适当情况下进行阴道检查）。

- 采取适当的评估方法，同时有可能的话可以作为结果评估，包括排尿记录、PFM 力量测试、功能性活动能力测试（如起立行走计时测试）和生活质量评估。

物理治疗 / 管理

- 进行一般平衡训练和下肢力量训练（坐立、步行和爬楼梯训练），以解决功能和活动障碍。开具、应用和训练使用合适的步态辅助设备或其他辅助设备（如无障碍扶手）。如有需要，请转诊给合适的专业人员，以解决一些本身就可能导致功能障碍的因素，如视力、听力或足部缺陷等。

- 在适当的时候进行教育并实施生活方式干预。考虑转诊给职业治疗师进行环境改造，例如，安装厕所夜灯，卧室安装移动马桶、"尼龙搭扣"或其他易于使用的紧固件、升高马桶座、排泄提醒，调整床和椅子的高度以便于起床。护理评估包括使用合适的尿垫或其他护理用品，以及接受通过国家或地方资助计划获取这些用品的患者教育。在适当的情况下，进行关于姿势变化的教育，例如，在下午采取斜躺的

姿势以协助管理夜间多尿的情况。

- 对于认知功能完好的患者，可以进行 PFMT，特别是在渐进抗阻训练和活动中进行 PFM 的功能训练（小窍门）。如果合适，当肌肉力量非常弱或 PFM 感知较差时，可以通过加入电刺激治疗来强化 PFM 力量训练。

- 根据需要进行膀胱训练，包括理想的排尿习惯和卫生教育。提醒患者应提高水分摄入量和纤维摄入的种类和剂量，白天水分和食物摄入的重新分配，放松和紧急抑制排尿的方法，辅助尿液排空的姿势，定时或提示排尿。

- 无论在社区还是在养老院，在为老年人开设的一般运动课程中，都应该加入 PFM 训练和良好排尿习惯的患者教育。

参考文献

Abrams, P., Andersson, K.E., Birder, L., et al., 2010. Fourth international consultation on incontinence recommendations of the international scientific committee: evaluation and treatment of urinary incontinence, pelvic organ prolapse, and fecal incontinence. Neurourol. Urodyn. 29, 213-240.

Andersson, G., Johansson, J.E., Garpenholt, O., et al., 2004. Urinary incontinence - prevalence, impact on daily living and desire for treatment: a population-based study. Scand. J. Urol. Nephrol. 38, 125-130.

Aslan, E., Komurcu, N., Beji, N.K., et al., 2008. Bladder training and Kegel exercises for women with urinary complaints living in a rest home. Gerontology. 54, 224-231.

Asplund, R., 2004. Nocturia, nocturnal polyuria, and sleep quality in the elderly. J. Psychosom. Res. 56, 517-525.

Bachmann, G.A., Nevadunsky, N.S., 2000. Diagnosis and treatment of atrophic vaginitis. Am. Fam. Physician. 61, 3090-3096.

Barrett, C.J., Smerdely, P., 2002. A comparison of community-based resistance exercise and flexibility exercise for seniors. Aust. J. Physiother. 48, 215-219.

Betschart, C., Mol, S.E., Lutolf-Keller, B., et al., 2013. Pelvic floor muscle training for urinary incontinence: a comparison of outcomes in premenopausal versus postmenopausal women. Female Pelvic Medicine and Reconstructive Surgery. 19, 219-224.

Blanker, M.H., Bohnen, A.M., Groeneveld, F.P., et al., 2000. Normal voiding patterns and determinants of increased diurnal and nocturnal voiding frequency in elderly men. J.

Urol. 164, 1201-1205.

Blok, B.F.M., Sturms, L.M., Holstege, G., 1997. A PET study on cortical and subcortical control of pelvic floor musculature in women. J. Comp. Neurol. 389, 535-544.

Bo, K., Sherburn, M., 2005. Evaluation of female pelvic-floor muscle function and strength. Phys. Ther. 85, 269-282.

Burgio, K.L., Locher, J.L., Goode, P.S., et al., 1998. Behavioral vs drug treatment for urge urinary incontinence in older women: a randomized controlled trial. JAMA. 280, 1995-2000.

Camilleri, M., Lee, J.S., Viramontes, B., et al., 2000. Progress in geriatrics. Insights into the pathophysiology and mechanisms of constipation, irritable bowel syndrome, and diverticulosis in older people. J. Am. Geriatr. Soc. 48, 1142-1150.

Centers for Disease Control National Center for Health Statistics, 2004. Health, United States, 2003 with chartbook on trends in the health of Americans. [Online]. Available: www.cdc.gov/nchs/products/pubs/pubd/hus/highlits.pdf (accessed 11.06.04).

Chu, K.F., Rotker, K., Ellsworth, P., 2013. The impact of obesity on benign and malignant urologic conditions. Postgrad. Med. 125, 53-69.

Collas, D., Malone-Lee, J.G., 1996. Age associated changes in detrusor sensory function in patients with lower urinary tract symptoms. Int. Urogynecol. J. Pelvic Floor Dysfunct. 7, 24-29.

Constantinou, C.E., Hvistendahl, G., Ryhammer, A., et al., 2002. Determining the displacement of the pelvic floor and pelvic organs during voluntary contractions using magnetic resonance imaging in younger and older women. BJU Int. 90, 408-414.

Corcos, J., Schick, E. (Eds.), 2001. The Urinary Sphincter. Marcel Dekker, New York.

Coyne, K.S., Kvasz, M., Ireland, A.M., et al., 2012. Urinary incontinence and its relationship to mental health and health-related quality of life in men and women in Sweden, the United Kingdom, and the United States. Eur. Urol. 61, 88-95.

Coyne, K.S., Sexton, C.C., Clemens, J.Q., et al., 2013. The impact of OAB on physical activity in the United States: results from OAB-POLL. Urology. 82, 799-806.

Cundiff, G.W., Nygaard, I., Bland, D.R., et al., 2000. Proceedings of the American Urogynecologic Society Multidisciplinary Symposium on Defecatory Disorders. Am. J. Obstet. Gynecol. 182, S1-S10.

Davila, G.W., Singh, A., Karapanagiotou, I., et al., 2003. Are women with urogenital atrophy symptomatic? Am. J. Obstet. Gynecol. 188, 382-388.

De Ridder, D., Vermeulen, C., De Smet, E., et al., 1998. Clinical assessment of pelvic floor dysfunction in multiple sclerosis: urodynamic and neurological correlates. Neurourol.Urodyn. 17, 537-542.

Dimpfl, T., Jaeger, C., Mueller-Felber, W., et al., 1998. Myogenic changes of the levator ani muscle in premenopausal women: the impact of delivery and age. Neurourol.Urodyn. 17, 197-205.

Diokno, A.C., Sampselle, C.M., Herzog, A.R., et al., 2004. Prevention of urinary incontinence by behavioral modification program: a randomized, controlled trial among older women in the community. J. Urol. 171, 1165-1171.

Diokno, A.C., Estanol, M.V., Ibrahim, I.A., et al., 2007. Prevalence of urinary incontinence in community dwelling men: a cross sectional nationwide epidemiological survey.

Int. Urol. Nephrol. 39, 129-136.

Drennan, V.M., Rait, G., Cole, L., et al., 2013. The prevalence of incontinence in people with cognitive impairment or dementia living at home: a systematic review. Neurourol. Urodyn. 32, 314-324.

Dubeau, C.E., Kuchel, G.A., Johnson 2nd, T., et al., 2010. Incontinence in the frail elderly: report from the 4th International Consultation on Incontinence. Neurourol. Urodyn. 29, 165-178.

Eekhof, J., De Bock, G., Schaapveld, K., et al., 2000. Effects of screening for disorders among the elderly: an intervention study in general practice. Fam. Pract. 17, 329-333.

Esler, M., Lamber, T.G., Kaye, D., et al., 2002. Influence of aging on the sympathetic nervous system and adrenal medulla at rest and during stress. Biogerontology. 3, 45-49.

Eustice, S., Roe, B., Paterson, J., 2000. Prompted voiding for the management of urinary incontinence in adults. Cochrane Database Syst. Rev. (Issue 2), CD002113.

Falconer, C., Ekman-Ordeberg, G., Ulmsten, U., 1996. Changes in para-urethral connective tissue at menopause are counteracted by oestrogen. Maturitas. 24, 197-204.

Ferrucci, L., Guralnik, J.M., Studenski, S., et al., and the Interventions on Frailty Working Group, 2004. Designing randomized, controlled trials aimed at preventing or delaying functional decline and disability in frail, older persons: a consensus report. J. Am. Geriatr. Soc. 52, 625-634.

Fiatarone, M.A., O'neill, E.F., Ryan, N.D., et al., 1994. Exercise training and nutritional supplementation for physical frailty in very elderly people. N. Engl. J. Med. 330, 1769-1775.

Finkelstein, M.M., 2002. Medical conditions, medications, and urinary incontinence. Analysis of a population-based survey. Can. Fam. Physician. 48, 96-101.

Fonda, D., Resnick, N.M., Colling, J., et al., 1998. Outcome measures for research of lower urinary tract dysfunction in frail older people. Neurourol. Urodyn. 17, 273-281.

Frankel, V.H., Nordin, M., 1980. Basic biomechanics of the skeletal system. Lea & Febiger, Philadelphia.

Fried, L., Tangen, C., Walston, J., et al., and the Cardiovascular Health Study Collaborative Research Group, 2001. Frailty in older adults: evidence for a phenotype. J. Gerontol. A Biol. Sci. Med. Sci. 56, M146-M156.

Gariballa, S.E., 2003. Potentially treatable causes of poor outcome in acute stroke patients with urinary incontinence. Acta Neurol. Scand. 107, 336-340.

Gunnarsson, M., Mattiasson, A., 1999. Female stress, urge, and mixed urinary incontinence are associated with a chronic and progressive pelvic floor/vaginal neuromuscular disorder: an investigation of 317 healthy and incontinent women using vaginal surface electromyography. Neurourol. Urodyn. 18, 613-621.

Hagglund, D., 2010. A systematic literature review of incontinence care for persons with dementia: the research evidence. J. Clin. Nurs. 19, 303-312.

Hannestad, Y.S., Rortveit, G., Sandvik, H., et al., 2000. A community-based epidemiological survey of female urinary incontinence: the Norwegian EPINCONT study. Epidemiology of Incontinence in the County of Nord-Trondelag. J. Clin. Epidemiol. 53, 1150-1157.

Harari, D., Coshall, C., Rudd, A.G., et al., 2003. New-onset fecal incontinence after stroke: prevalence, natural history, risk factors, and impact. Stroke. 34, 144-150.

Hay-Smith, J., Herbison, P., Morkved, S., 2002. Physical therapies for prevention of urinary and faecal incontinence in adults. Cochrane Database Syst. Rev. (Issue 2), CD003191.

Hay-Smith, J., Herbison, P., Morkved, S., 2007. [Withdrawn] Physical therapies for prevention of urinary and faecal incontinence in adults. Update of, Cochrane Database Syst. Rev. (Issue 2), CD003191.

Hay-Smith, J., Herderschee, R., Dumoulin, C., et al., 2012. Comparisons of approaches to pelvic floor muscle training for urinary incontinence in women: an abridged Cochrane systematic review. Eur. J. Phys. Rehabil. Med. 48, 689-705.

Holroyd-Leduc, J.M., Mehta, K.M., Covinsky, K.E., 2004. Urinary incontinence and its association with death, nursing home admission, and functional decline. J. Am. Geriatr. Soc. 52, 712-718.

Irwin, D.E., Milsom, I., Hunskaar, S., et al., 2006. Population-based survey of urinary incontinence, overactive bladder, and other lower urinary tract symptoms in five countries: results of the EPIC study. Eur. Urol. 50, 1306-1314, discussion 1314-1315.

Jenkins, K.R., Fultz, N.H., 2005. Functional impairment as a risk factor for urinary incontinence among older Americans. Neurourol.Urodyn. 24, 51-55.

Kim, H., Suzuki, T., Yoshida, Y., et al., 2007. Effectiveness of multidimensional exercises for the treatment of stress urinary incontinence in elderly community-dwelling Japanese women: a randomized, controlled, crossover trial. J. Am. Geriatr. Soc. 55, 1932-1939.

Kim, H., Yoshida, H., Suzuki, T., 2011a. Effects of exercise treatment with or without heat and steam generating sheet on urine loss in community-dwelling Japanese elderly women with urinary incontinence. Geriatr. Gerontol. Int. 11, 452-459.

Kim, H., Yoshida, H., Suzuki, T., 2011b. The effects of multidimensional exercise treatment on community-dwelling elderly Japanese women with stress, urge, and mixed urinary incontinence: a randomized controlled trial. Int. J. Nurs. Stud. 48, 1165-1172.

Kinsella, K., Wan He, 2009. An aging world: 2008: international population reports. US Census Bureau, Washington, DC.

Kirkwood, T.B.L., 1995. The evolution of ageing. Rev. Clin. Gerontol. 5, 3-9.

Klauser, A., Frauscher, F., Strasser, H., et al., 2004. Age-related rhabdosphincter function in female urinary stress incontinence: assessment of intraurethral sonography. J. Ultrasound Med. 23, 631-637, quiz 638-639.

Krause, M.P., Albert, S.M., Elsangedy, H.M., et al., 2010. Urinary incontinence and waist circumference in older women. Age Ageing. 39, 69-73.

Kushner, L., Chen, Y., Desautel, M., et al., 1999. Collagenase activity is elevated in conditioned media from fibroblasts of women with pelvic floor weakening. Int. Urogynecol. J. Pelvic Floor Dysfunct. 10, 34.

Lacas, A., Rockwood, K., 2012. Frailty in primary care: a review of its conceptualization and implications for practice. BMC Med. 10, 4.

Lewicky-Gaupp, C., Hamilton, Q., Ashton-Miller, J., et al., 2009. Anal sphincter structure and function relationships in aging and fecal incontinence. Am. J. Obstet. Gynecol. 200 (559), e1-e5.

McDowell, B.J., Engberg, S., Sereika, S., et al., 1999. Effectiveness of behavioral therapy to treat incontinence in homebound older adults. J. Am. Geriatr. Soc. 47, 309-318.

McGrother, C.W., Donaldson, M.M., Shaw, C., et al., 2004. Storage symptoms of the bladder: prevalence, incidence and need for services in the UK. BJU Int. 93, 763-769.

Macmillan, A.K., Merrie, A.E.H., Marshall, R.J., et al., 2004. The prevalence of faecal incontinence in community dwelling adults: a systematic review. Dis. Colon Rectum. 47, 1341-1349.

Madersbacher, S., Pycha, A., Klingler, C.H., et al., 1999. Interrelationships of bladder compliance with age, detrusor instability, and obstruction in elderly men with lower urinary tract symptoms. Neurourol. Urodyn. 18, 3-15.

Malone-Lee, J., Wahedna, I., 1993. Characterisation of detrusor contractile function in relation to old-age. Br. J. Urol. 72, 873-880.

Maral, I., Ozkardes, H., Peskircioglu, L., et al., 2001. Prevalence of stress urinary incontinence in both sexes at or after age 15 years: a cross-sectional study. J. Urol. 165, 408-412.

Martin, L.G., Schoeni, R.F., Andreski, P.M., 2010. Trends in health of older adults in the United States: past, present, future. Demography 47 (Suppl), S17-S40.

Miller, Y.D., Brown, W.J., Smith, N., et al., 2003. Managing urinary incontinence across the lifespan. Int. J. Behav. Med. 10, 143-161.

Milsom, I., Kaplan, S.A., Coyne, K.S., et al., 2012. Effect of bothersome overactive bladder symptoms on health-related quality of life, anxiety, depression, and treatment seeking in the United States: results from EpiLUTS. Urology. 80, 90-96.

Milsom, I., Coyne, K.S., Nicholson, S., et al., 2013. Global prevalence and economic burden of urgency urinary incontinence: a systematic review. Eur. Urol. 65, 79-95.

Morris, V.C., Murray, M.P., Delancey, J.O., et al., 2012. A comparison of the effect of age on levator ani and obturator internus muscle cross-sectional areas and volumes in nulliparous women. Neurourol. Urodyn. 31, 481-486.

Nikoletti, S., Young, J., King, M., 2004. Evaluation of an electronic monitoring device for urinary incontinence in elderly patients in an acute care setting. J. Wound Ostomy Continence Nurs. 31, 138-149.

Nilsson, K., Risberg, B., Heimer, G., 1995. The vaginal epithelium in the postmenopause - cytology, histology and pH as methods of assessment. Maturitas. 21, 51-56.

Notelovitz, M., 1995. Estrogen therapy in the management of problems associated with urogenital ageing: a simple diagnostic test and the effect of the route of hormone administration. Maturitas 22 (Suppl), S31-S33.

Ostaszkiewicz, J., Johnston, L., Roe, B., 2004a. Habit retraining for the management of urinary incontinence in adults. Cochrane Database Syst. Rev. (Issue 2), CD002801.

Ostaszkiewicz, J., Johnston, L., Roe, B., 2004b. Timed voiding for the management of urinary incontinence in adults. Cochrane Database Syst. Rev. (Issue 1), CD002802.

Ostaszkiewicz, J., Johnston, L., Roe, B., 2005. Timed voiding for the management of urinary incontinence in adults. J. Urol. 173, 1262-1263.

Ouslander, J.G., 2000. Intractable incontinence in the elderly. BJU Int. 85 (Suppl. 3), 72-78, discussion 81-2.

Ouslander, J.G., Griffiths, P.C., McConnell, E., et al., 2005. Functional incidental training: a randomized, controlled, crossover trial in Veterans Affairs nursing homes. J. Am. Geriatr. Soc. 53, 1091-1100.

Palmer, M.H., 2004. Use of health behavior change theories to guide urinary incontinence research. Nurs. Res. 53,

S49-S55.

Palmer, M.H., 2005. Effectiveness of prompted voiding for incontinent nursing home residents. In: Melnyk, B.M., Finehoult-Overholt, E. (Eds.), Evidence-Based Practice in Nursing & Healthcare: A Guide to the Best Practice. Lippincott Williams & Williams, Philadelphia, PA.

Perrin, L., Dauphinee, S.W., Corcos, J., et al., 2005. Pelvic floor muscle training with biofeedback and bladder training in elderly women: a feasibility study. J. Wound Ostomy Continence Nurs. 32, 186-199.

Perucchini, D., Delancey, J.O., Ashton-Miller, J.A., et al., 2002a. Age effects on urethral striated muscle. II. Anatomic location of muscle loss. Am. J. Obstet. Gynecol. 186, 356-360.

Perucchini, D., Delancey, J.O., Ashton-Miller, J.A., et al., 2002b. Age effects on urethral striated muscle. I. Changes in number and diameter of striated muscle fibers in the ventral urethra. Am. J. Obstet. Gynecol. 186, 351-355.

Peters, T.J., Horrocks, S., Stoddart, H., et al., 2004. Factors associated with variations in older people's use of community-based continence services. Health Soc. Care Community. 12, 53-62.

Pfisterer, M.H., Griffiths, D.J., Schaefer, W., et al., 2006. The effect of age on lower urinary tract function: a study in women. J. Am. Geriatr. Soc. 54, 405-412.

Podsiadlo, D., Richardson, S., 1991. The timed 'up and go': a test of basic functional mobility for frail elderly persons. J. Am. Geriatr. Soc. 39, 142-148.

Powers, S.K., Howley, E.T., 2001. Exercise physiology and application to fitness and performance. McGraw-Hill, New York.

Resnick, N.M., Elbadawi, A.E., Yalla, S.V., 1995. Age and the lower urinary tract: what is normal? Neurourol. Urodyn. 14, 1647.

Rociu, E., Stoker, J., Eijkemans, M.J., et al., 2000. Normal anal sphincter anatomy and age- and sex-related variations at high-spatial-resolution endoanal MR imaging. Radiology. 217, 395-401.

Roe, B., Milne, J., Ostaszkiewicz, J., et al., 2007a. Systematic reviews of bladder training and voiding programmes in adults: a synopsis of findings on theory and methods using metastudy techniques. J. Adv. Nurs. 57, 3-14.

Roe, B., Ostaszkiewicz, J., Milne, J., et al., 2007b. Systematic reviews of bladder training and voiding programmes in adults: a synopsis of findings from data analysis and outcomes using metastudy techniques. J. Adv. Nurs. 57, 15-31.

Sampselle, C.M., Messer, K.L., Seng, J.S., et al., 2005. Learning outcomes of a group behavioral modification program to prevent urinary incontinence. Int. Urogynecol. J. Pelvic Floor Dysfunct. 16, 441-446.

Samsioe, G., 1998. Urogenital aging - a hidden problem. Am. J. Obstet. Gynecol. 178, S245-S249.

Schafer, W., 1999. Urodynamics of micturition. Curr. Opin. Urol. 2, 252-256.

Schaffer, J., Fantl, J.A., 1996. Urogenital effects of the menopause. Bailliere Clin. Obstet. Gynaecol. 10, 401-417.

Schnelle, J.F., Alessi, C.A., Simmons, S.F., et al., 2002. Translating clinical research into practice: a randomized controlled trial of exercise and incontinence care with nursing home residents. J. Am. Geriatr. Soc. 50, 1476-1483.

Schnelle, J.F., Leung, F.W., Rao, S.S., et al., 2010. A controlled trial of an intervention to improve urinary and fecal incontinence and constipation. J. Am. Geriatr. Soc. 58,

1504-1511.

Sherburn, M., Guthrie, J.R., Dudley, E.C., et al., 2001. Is incontinence associated with menopause? Obstet. Gynecol. 98, 628-633.

Simard, C., Lm, Tu., 2010. Long-term efficacy of pelvic floor muscle rehabilitation for older women with urinary incontinence. J. Obstet. Gynaecol. Can. 32, 1163-1166.

Simeonova, Z., Milsom, I., Kullendorff, A.M., et al., 1999. The prevalence of urinary incontinence and its influence on the quality of life in women from an urban Swedish population. Acta Obstet. Gynecol. Scand. 78, 546-551.

Stein, C., Moritz, I., 1999. A life course perspective of maintaining independence in older age. World Health Organization, Geneva.

Stothers, L., Thom, D., Calhoun, E., 2005. Urologic diseases in America project: urinary incontinence in males - demographics and economic burden. J. Urol. 173, 1302-1308.

Strasser, H., Tiefenthaler, M., Steinlechner, M., et al., 2000. Age dependent apoptosis and loss of rhabdosphincter cells. J. Urol. 164, 1781-1785.

Sugaya, K., Nishijima, S., Owan, T., et al., 2007. Effects of walking exercise on nocturia in the elderly. Biomed. Res. 28, 101-105.

Susset, J.G., Servot-Viguier, D., Lamy, F., et al., 1978. Collagen in 155 human bladders. Invest. Urol. 16, 204-206.

Tak, E.C., Van Hespen, A., Van Dommelen, P., et al., 2012. Does improved functional performance help to reduce urinary incontinence in institutionalized older women? A multicenter randomized clinical trial. BMC Geriatr. 12, 51.

Talley, K.M., Wyman, J.F., Shamliyan, T.A., 2011. State of the science: conservative interventions for urinary incontinence in frail community-dwelling older adults. Nurs. Outlook. 59, 215-220, 220 el.

Teunissen, T.A., Van Den Bosch, W.J., Van Den Hoogen, H.J., et al., 2004. Prevalence of urinary, fecal and double incontinence in the elderly living at home. Int. Urogynecol. J. Pelvic Floor Dysfunct. 15, 10-13, discussion 13.

Thom, D.H., Nygaard, I.E., Calhoun, E.A., 2005. Urologic diseases in America project: urinary incontinence in women-national trends in hospitalizations, office visits, treatment and economic impact. J. Urol. 173, 1295-1301.

Tibaek, S., Klarskov, P., Lund Hansen, B., et al., 2007. Pelvic floor muscle training before transurethral resection of the prostate: a randomized, controlled, blinded study. Scand. J. Urol. Nephrol. 41, 329-334.

Timiras, M.L., Leary, J., 2003. The kidney, the lower urinary tract, body fluids and the prostate. In: Timiras, P.S. (Ed.), Physiological Basis of Aging and Geriatrics, third ed. CRC Press, Boca Raton, FL.

Trowbridge, E.R., Wei, J.T., Fenner, D.E., et al., 2007. Effects of aging on lower urinary tract and pelvic floor function in nulliparous women. Obstet. Gynecol. 109, 715-720.

Truijen, G., Wyndaele, J.J., Weyler, J., 2001. Conservative treatment of stress urinary incontinence in women: who will benefit? Int. Urogynecol. J. Pelvic Floor Dysfunct. 12, 386-390.

Ueda, T., Tamaki, M., Kageyama, S., et al., 2000. Urinary incontinence among community-dwelling people aged 40 years or older in Japan: prevalence, risk factors, knowledge and self-perception. Int. J. Urol. 7, 95-103.

Vaillant, G.E., Mukamal, K., 2001. Successful aging. Am. J. Psychiatry. 158, 839-847.

Van Houten, P., Achterberg, W., Ribbe, M., 2007. Urinary

incontinence in disabled elderly women: a randomized clinical trial on the effect of training mobility and toileting skills to achieve independent toileting. Gerontology. 53, 205-210.

Verelst, M., Maltau, J.M., Orbo, A., 2002. Computerised morphometric study of the paraurethral tissue in young and elderly women. Neurourol.Urodyn. 21, 529-533.

Vinsnes, A.G., Helbostad, J.L., Nyronning, S., et al., 2012. Effect of physical training on urinary incontinence: a randomized parallel group trial in nursing homes. Clin. Interv. Aging. 7, 45-50.

Wagg, A., Kirschner-Hermanns, R., Chen, L.-K., et al., 2013. Incontinence in the frail older person. In: Abrams, P., Cardozo, L., Khoury, S., et al. (Eds.), Incontinence: Fifth International Consultation on Incontinence. European Association of Urology, Arnhem. www.uroweb.org.

Weinberger, M.W., Goodman, B.M., Carnes, M., 1999. Long-term efficacy of nonsurgical urinary incontinence treatment in elderly women. J. Gerontol. A Biol. Sci. Med. Sci. 54, M117-M121.

Wells, T.J., Brink, C.A., Diokno, A.C., et al., 1991. Pelvic muscle exercise for stress urinary incontinence in elderly women. J. Am. Geriatr. Soc. 39, 785-791.

Wyman, J.F., Fantl, J.A., McClish, D.K., et al., 1998. Comparative efficacy of behavioral interventions in the management of female urinary incontinence. Continence Program for Women Research Group. Am. J. Obstet. Gynecol. 179, 999-1007.

Yoshida, M., Homma, Y., Inadome, A., et al., 2001. Age-related changes in cholinergic and purinergic neurotransmission in human isolated bladder smooth muscles. Exp. Gerontol. 36, 99-109.

Yoshida, M., Miyamae, K., Iwashita, H., et al., 2004. Management of detrusor dysfunction in the elderly: changes in acetylcholine and adenosine triphosphate release during aging. Urology. 63, 17-23.

第12章

神经系统疾病导致的盆底功能障碍的循证物理治疗

Marijke Van Kampen, Inge Geraerts

概述

部分神经系统疾病可导致膀胱和肠道功能的改变（Chancellor and Blaivas, 1995, Skeill et al., 2001）。膀胱和肠道问题会引发焦虑、降低生活质量（Chancellor and Blaivas, 1995）。

治疗神经系统疾病患者的膀胱和肠道问题时，大多基于经验，研究基础有限（Chancellor and Blaivas, 1995; Harari et al., 2004; Leboeuf and Gousse, 2004）。对患者的生理、心理、认知和情感缺陷的评估可能会影响治疗策略。虽然可选择的治疗方法有很多，但考虑到疾病的发展，采用分步治疗并首选非侵入性治疗是非常重要的（Chancellor and Blaivas, 1995; Leboeuf and Gousse, 2004）。盆底物理治疗在管理神经系统疾病患者膀胱和肠道问题中的作用越来越受到重视。现有11项已发表的RCT探究了盆底物理治疗在脑卒中（Tibaek et al., 2004、2005、2007）和多发性硬化（multiple sclerosis, MS）患者的膀胱和肠道疾病中

的应用（Vahtera et al., 1997; Prasad et al., 2003; McClurg et al., 2006、2008、2010; Khan et al., 2010; Lucio et al., 2010, 2011）。其他神经系统疾病（包括帕金森病、脊柱裂、脊髓空洞症、周围神经系统疾病、亨廷顿病、多系统萎缩、阿尔茨海默病、脊髓损伤、椎间盘突出症和脊髓肿瘤）也可能是引发神经性膀胱和肠道功能障碍的原因。尽管目前已有研究探索盆底物理治疗在患有帕金森病和脊髓部分损伤患者中的应用，但尚未发现有关将盆底物理治疗应用在其他神经系统疾病中的随机对照研究（Ishigooka et al., 1996; Vaughan et al., 2011）。

本章仅讨论了脑卒中和MS患者的泌尿生殖系统和（或）肠道问题的治疗。

脑卒中

定义

脑卒中或脑血管意外（cerebrovascular accident, CVA）是由动脉血管闭塞、脑内及蛛网膜下腔出血或先天性畸形引起的脑

组织缺血或梗死的临床表现（Flisser and Blaivas，2004）。

发病率和患病率

在一所有代表性的医疗机构中，每年平均每 1000 名男性和女性中预计会出现 2 例新发脑卒中病例和 4 例复发脑卒中病例，大约有 6 例脑卒中患者生活在社区中（Chancellor and Blaivas，1995）。

泌尿系统疾病、肠道症状和尿流动力学检查

据报道，32%~83% 的患者在脑卒中发生后早期出现尿失禁（urinary incontinence，UI）。Brittain 等（1998）回顾了 UI 的患病率。脑卒中发生后出现的 UI 呈现出一种逐步的自主改善过程，3 个月时改善 19%、1 年时改善 15%，两年时改善 10%（Patel et al.，2001b）。Jorgensen 等（2005）发现脑卒中长期患者中，UI 患病率为 17%，而在无脑卒中的对照组中，UI 患病率为 7%。Sakakibara 等（1996）对 72 例脑卒中患者进行了排尿史和尿流动力学研究发现，共有 53% 的患者在脑卒中后 3 个月内出现一种或多种泌尿系统症状；36% 的患者出现夜间遗尿症；29% 的患者出现 UUI；25% 的患者出现排尿困难。尿流动力学检查显示，脑卒中发生后早期通常存在膀胱反射缺失的问题（Flisser and Blaivas，2004），随后一般会出现逼尿肌反射亢进和 UUI。绝大多数情况下，脑卒中恢复期的括约肌失禁在患者发病前就存在，而非脑卒中造成（Flisser and Blaivas，2004）。

有 23%~40% 的脑卒中患者在入院时出现大便失禁，脑卒中发生后 6 个月有 7%~9% 的患者出现大便失禁（Brocklehurst et al.，1985；Nakayama et al.，1997；Brittain et al.，1998；Krogh et al.，2001）。

初发 UI 与年龄超过 75 岁、视野缺损、吞咽困难、运动无力、脑卒中严重程度、糖尿病、高血压及其他共病有关（Nakayama et al.，1997；Gross et al.，2000；Sze et al.，2000；Patel et al.，2001a）。此外，急性期 UI 可以作为预测存活率的依据，与致残严重程度密切相关（Patel et al.，2001a）。UI 已经成为更换养老院的风险因素之一（Patel et al.，2001a；Pettersen et al.，2002）。

病理生理学

并非所有脑卒中后 UI 都与排尿通路的神经损伤直接相关。其他机制包括与脑卒中无关的一般性损伤、认知缺陷和充溢性尿失禁（Flisser and Blaivas，2004）。目前对脑卒中后急性期出现的逼尿肌无反射的神经生理学解释尚不清楚。逼尿肌反射亢进见于额叶病变和基底节病变。无抑制性括约肌松弛是额叶病变的典型表现，逼尿肌-括约肌协同失调在基底节病变中常见（Sakakibara et al.，1996）。脑损伤位置、损伤程度和受累区域的作用决定了对泌尿系统的具体影响（Flisser and Blaivas，2004）。在脑卒中后进行物理治疗是因为患者有 UUI 和 SUI 等问题，可以通过物理治疗来加强或放松盆底肌群，减少尿频、尿急和夜尿。

治疗：疗效证据（预防和治疗）

针对脑卒中患者的尿失禁、大便失禁以及便秘的治疗研究很少。Wikander 等（1998）得出的结论是，与接受常规康复治疗方案的对照组相比，接受针对性多学科联合治疗后 UI 出现显著改善。针对性多学科治疗方案包括日常功能训练（穿衣训练、在医院及家中进行转移训练，并同时注意膀胱和肠道的管理）、社交和认知互动（记忆训练、解决问题、社交互动、表达和理解训练）。Harari 等（2004）得出结论，脑卒中患者在接受一次临床或护理教育治疗后，可在长达 6 个月内有效改善肠道功能紊乱，并且在长达 12 个月内改变肠道习惯。

3 项 RCT 评估了 PFMT 对脑卒中患者 UI 的治疗作用（Tibaek et al.，2004、2005、2007）。事实上，其中一项是关于 26 位 UI 女性的 RCT，但是被发表在两份刊物上，这是因为该试验使用了两种不同的评估工具。第 3 项研究为期 6 个月，调查了 UI 对其中 24 名女性长期生活质量的影响（表12.1）。试验通过生活质量参数（Tibaek et al.，2004）、排尿频率、失禁次数和尿垫使用数量、24 小时尿垫试验和 PFM 阴道触诊来测量盆底物理治疗对脑卒中后 UI 女性的作用（Tibaek et al.，2005）。干预措施为期12 周，包括 12~24 个标准化的 PFMT 构成的小组治疗。对照组进行常规的脑卒中康复治疗，不进行针对性的 UI 治疗。

在第一项研究中，使用健康状况调查简表（short form 36 health survey questionnaire，SF-36）和尿失禁影响问卷（incontinence impact questionnaire，IIQ-7）对 12 周后两组患者的生活质量进行调查，结果显示两组间无显著差异（Tibaek et al.，2004）。

第二项研究发现，与对照组相比，治疗组的排尿频率（$P=0.028$）、24 小时尿垫试验（$P=0.013$）和 PFM 耐力（$P=0.028$）有显著

改善（Tibaek et al.，2005）。

在第 3 项研究中，使用 SF-36 和 IIQ-7 对生活质量进行评估。与对照组（IIQ-7）相比，试验组中情绪问题（SF-36）和 UI 造成的影响都有降低的趋势（Tibaek et al.，2007）。

该研究的 PEDro 量表方法学质量得分为5 分（满分 10 分）；无论是患者、治疗师或评估者都没有采取盲法（表 12.2）。该研究的其他局限性是样本量小，每组仅 12 名女性。在第一项研究中（Tibaek et al.，2004），记录效果的量表并不是最佳的，因为 SF-36给出的是一般健康指标，而 IIQ 对 UUI 的女性不敏感。值得注意的是，受患者神经系统功能状态影响，在 339 名脑卒中患者中只有 8% 是可以接受盆底物理治疗的潜在人选（Tibaek et al.，2004、2005）。

结论和临床建议

基于最新证据的临床建议推荐使用PFMT 来改善 UI，同时要特别注意患者教育、改善身体功能和社会交往，但由于研究有限，得出结论时需谨慎（Tibaek et al.，2004、2005、2007）。

MS

定义

MS 是由大脑和脊髓白质的炎症和脱髓鞘病变引起的，可导致多种神经系统障碍（Chancellor and Blaivas，1995）。

发病率和患病率

该疾病发病率约为每年平均每 10 000人中有 1 例新发病例，主要发生在 20~50

表 12.1 神经源性膀胱和肠道功能障碍患者物理治疗的随机对照研究

脑卒中	
作者	Tibaek et al.，2004
试验设计	双臂 RCT： 　试验组（E），PFMT 　对照组（C），无针对 UI 的治疗
样本量	26 名脑卒中女性（E = 14，C = 12），平均年龄 60 岁（56~74 岁）
诊断	SF-36 及 IIQ-7
训练方案	E：PFMT 收缩 6 秒，休息 6 秒，收缩 3 秒，休息 3 秒，收缩 30 秒，休息 30 秒；每次收缩，不同位置 4~8 次，小组治疗（6~8 例患者），12 周内每周进行 1 小时的门诊治疗；个体，12 周内阴道触诊 2~3 次 家庭锻炼：每日 1~2 次 C：无针对 UI 的治疗，但进行常规康复治疗
脱落率	8%
结果	SF-36 和 IIQ-7 在 E 和 C 组间无显著差异
作者	Tibaek et al.，2005
试验设计	双臂 RCT： 　试验组（E），PFMT 　对照组（C），无针对 UI 的治疗
样本量	26 名脑卒中女性（E = 14，C = 12），平均年龄 60 岁（56~74 岁）
诊断	排尿日记、24 小时尿垫试验、尿垫数量、PFM 指检
训练方案	E：PFMT 收缩 6 秒，休息 6 秒，收缩 3 秒，休息 3 秒，收缩 30 秒，休息 30 秒；每次收缩，不同位置 4~8 次，小组治疗（6~8 例患者），12 周内每周进行 1 小时的门诊治疗；个体，阴道触诊，12 周内 2~3 次 家庭锻炼：每日 1~2 次 C：无针对 UI 的治疗，但进行常规康复治疗
脱落率	8%
结果	E 与 C 组排尿频率（P=0.028）、24 小时尿垫试验（P=0.013）、PFM 耐力（P=0.028）比较差异有统计学意义（P=0.028）
作者	Tibaek et al.，2007
试验设计	双臂 RCT： 　试验组（E），PFMT 　对照组（C），无针对 UI 的治疗
样本量	24 名脑卒中女性（E = 12，C = 12），平均年龄 60 岁（56~74 岁）
诊断	6 个月后 SF-36 和 IIQ7
训练方案	与 2004 年和 2005 年 Tibaek 等的试验方案相同
脱落率	8%
结果	SF-36 和 IIQ-7 在 E 和 C 组间无显著差异
MS	
作者	McClurg et al.，2006
试验设计	3 臂 RCT： 　对照组（C），PFMT+ 训练指导 　试验组（E），E1，PFMT+ 训练指导 + BF；E2，PFMT+ 训练指导 + BF + 神经肌肉电刺激疗法

样本量	30 名 MS 女性：C = 10，平均年龄 49 岁；E1 = 10，平均年龄 52 岁；E2 = 10，平均年龄 49 岁（33~67 岁）
诊断	排尿日记里有漏尿记载、24 小时尿垫试验、尿量测定、尿路评估（PERFECT 方案）和 IIQ、UDI、KHQ、MSQoL，在第 0、9、16、24 周进行评估
训练方案	治疗 9 周 C：训练指导 + 循序渐进地进行 PFMT，每天 5 次。E1：PFMT+ 训练指导 + BF。E2：PFMT+ 训练指导 + BF + NMES ES = 双相 CC 两个参数设置 250 微秒，40 Hz；开 5 秒，关 10s/450μs，10 Hz，开 10 秒，关 3 秒；每天持续 5~30 分钟
脱落率	2/30
结果	在第 9、16 和 24 周漏尿、24 小时尿垫试验、部分问卷的指检评估方面，E2 与 C 组间有显著差异（P <0.05） 在第 16 和 24 周漏尿、24 小时尿垫试验、部分问卷的指检评估方面，E1 与 C 组间有显著差异（P < 0.05）
作者	McClurg et al.，2008
试验设计	双臂 RCT： 对照组（C），PFMT + BF + 安慰剂 ES 试验组（E），PFMT + BF + ES
样本量	74 名 MS 女性：C = 37，平均年龄 52 岁；E = 37，平均年龄 48 岁（27~72 岁）
诊断	排尿日记里有漏尿记载、24 小时尿垫试验、尿量测定、PF 评估（PERFECT 方案）、EMG、VAS、IIQ、UDI、IPSS 在第 0、9、16、24 周进行评估
训练方案	治疗 9 周 PFMT + BF + ES ES = 双相 CC 两个参数设置：250 微秒，40 Hz；开 5 秒，关 10s/450μs，10 Hz，开 10 秒，关 3 秒；每天持续 5~30 分钟
脱落率	2/74
结果	在漏尿、24 小时尿垫试验、部分问卷的指检评估方面，E 与 C 组间有显著差异
作者	McClurg et al.，2010
试验设计	双臂 RCT： 试验组（E），训练指导 + 腹部按摩 对照组（C），训练指导
样本量	患有 MS 和便秘的女性；E =30，平均年龄 52 岁；C = 37，平均年龄 48 岁（27~72 岁）
诊断	CSS、神经源性肠道功能障碍、肠道日记 在第 0、4、8 周进行评估
训练方案	关于肠道管理的建议 每天腹部按摩，持续 4 周
脱落率	1/30
结果	在便秘症状方面，E 与 C 组间有显著差异（$P = 0.003$）
作者	Khan et al.，2010
试验设计	双臂 RCT： 试验组（E），膀胱康复计划 对照组（C），接受常规护理

样本量	74 名 MS 女性患者；E=40，平均年龄 49 岁；C=34，平均年龄 51 岁（29~65 岁）
诊断	调查问卷：UDI-16、NDS、AUA、IIQ-7
训练方案	E：1 年内多学科膀胱康复方案，或个性化住院（IP）或门诊（OP）方案。IP = 每天 3 小时，持续 6 周；OP = 每周 2~3 次，共 30 分钟 治疗：个性化、膀胱类型的评估、严格控制并记录水分摄入、PFME、定时排尿 C：常规护理
脱落率	22%
结果	所有问卷中 E 和 C 组间均存在显著差异（$P<0.01$），同时有膀胱功能、过度活跃和 QoL 的改善
作者	Lucio et al.，2010
试验设计	双臂 RCT： 　　试验组（E）：PFMT 　　对照组（C）：LUTS 假治疗
样本量	27 例女性 MS 患者：E=13，平均年龄 36 岁；C=14，平均年龄 34.7 岁（20~49 岁）
诊断	尿流动力学检查、24 小时尿垫试验、排尿记录、尿路评估（PERFECT 方案）
训练方案	E：带有电位计的 PFME：30 次缓慢收缩，仰卧位 3 分钟快速收缩 治疗：30 分钟，每周两次，12 周门诊居家训练：每天 3 次，每次 30 次缓慢收缩，3 分钟快速收缩 C：在阴道内插入会阴收缩力计，在 30 分钟内不收缩
脱落率	未报道
结果	E 和 C 组在 24 小时尿垫试验（$P= 0.00$）、尿垫数量（$P= 0.01$）、夜尿（$P<0.00$）和 PFM 力量、耐力、阻力和快速收缩的改善方面有显著差异（$P<0.00$），尿流动力学检查无显著差异
作者	Lucio et al.，2011
试验设计	双臂 RCT： 　　试验组（E）：PFMT 　　对照组（C）：LUTS 假治疗
样本量	35 名女性 MS 患者：E=18，平均年龄 36 岁；C=17，平均年龄 34.7 岁（20~49 岁）
诊断	诊断 OAB 问卷、医疗结局研究、ICIQ、Qualiveen 问卷
训练方案	E：带有电位计的 PFME：30 次缓慢收缩，仰卧位 3 分钟快速收缩 治疗：门诊 30 分钟，每周两次，12 周 家庭锻炼：每天 3 次缓慢收缩（每次 30 下），3 分钟快速收缩 C：在阴道内插入会阴收缩力计，在 30 分钟内不收缩
脱落率	未报道
结果	所有问卷在 E 和 C 组间存在显著差异
作者	Prasad et al.，2003
试验设计	3 臂 RCT： 　　治疗组（T），T1，减轻腹压；T2，膀胱刺激 　　对照组（C），对排尿后 RV 没有治疗
样本量	患有 MS 和排尿后 RV 的 18 名女性和 10 名男性 平均年龄 49 岁（29~71 岁） 所有患者均遵循所有治疗
诊断	排尿后 RV
训练方案	T1：2 周内降低腹压（Crede 动作） T2：膀胱刺激器在 2 周内进行膀胱刺激；排尿后 1 分钟 C：2 周内没有治疗

脱落率	随机化后 2/30
结果	T1 和 T2 间无显著差异（*P*=0.059），但振动组与 C 组间达到显著差异 RV 中 T2 和 C 组间有显著差异（*P*=0.002）
作者	Vahtera et al.，1997
试验设计	双臂 RCT： 试验组（E），PFMT 和 ES 对照组（C），未治疗 LUTD
样本量	50 名女性和 30 名男性 MS（E=40，C=40）；平均年龄 43 岁（25~68 岁）
诊断	通过自填式问卷调查判断 LUTS，通过表面 EMG-BF 判断肌肉活动
训练方案	E：PFMT，收缩 3 秒，休息 3 秒（10 次），收缩 5 秒，休息 3 秒（5 次），收缩 15 秒，休息 30 秒（5 次）。其他：在不同姿势下各 5 次 ES：干扰电流，载波频率 2000 Hz，治疗频率 5~10 Hz，10~50 Hz 和 50 Hz，每个频率 10 分钟，休息 3 分钟，在 21 天的门诊期间进行 6 次治疗 BF：两次治疗期间 ES 后的 PFMT 相同。居家训练：在 6 个月内，在坐姿和站立姿势下进行 20 次收缩，每周 3~5 次 C：无治疗
脱落率	E 组 2 个月时 2/40，6 个月时 3/4，对照组中未提及
结果	LUTS（尿失禁、夜尿、急迫）*P*<0.001，QoL（旅行、社交羞耻和尿垫需求），肌肉活动 *P*<0.01，E 和 C 组间存在显著差异

注：KHQ，国王健康调查问卷；UDI，泌尿生殖窘迫量表；CC，恒定电流；VAS，视觉模拟评分；IPSS，国际前列腺症状评分；CSS，便秘评分系统；NDS，神经功能障碍量表；AUA，美国泌尿学会；ICIQ，国际尿失禁问卷咨询；RV，残余量。其他缩写见正文。

岁。女性比男性更容易出现 MS，比例为 2:1，美国和北欧的患病率分别为 1/1000 和 2/1000。MS 在亚洲人中较少见（Leboeuf and Gousse，2004）。

泌尿系统和肠道功能症状

MS 患者的泌尿系统症状因不同的研究而异。最常见的症状为尿急和尿频，分别出现于 24%~86% 和 17%~82% 的病例中（Mayo and Chetner，1992；Leboeuf and Gousse，2004）。据报道，19%~72% 的 MS 患者存在 UUI，2%~49% 的 MS 患者存在尿潴留（Leboeuf and Gousse，2004；Mayo and Chetner，1992）。54% 的 MS 患者存在便秘，29% 的 MS 患者存在大便失禁（Hennessey et al.，1999）。以上所有症状被称为继痉挛和协调功能障碍之后的 MS 第 3 大问题，它们限制了患者的工作能力（Jawad et al.，1999）。在患有 MS 的患者中，不是所有的泌尿系统功能障碍都是继发于 MS 的。研究发现，患者的主观症状和客观的尿流动力学评估之间的相关性不足（Chancellor and Blaivas，1995）。

病理生理学

下尿路神经支配受损主要影响括约肌和逼尿肌。MS 患者尿流动力障碍的 3 种主要类型如下。

- 26%~99% 的 MS 患者存在无膀胱出口梗阻的逼尿肌反射亢进。

表 12.2 系统综述中纳入的神经系统疾病盆底物理治疗的 RCT 的 PEDro 质量评分

E– 受试者的纳入条件有具体标准
1– 受试者被随机分配到各组（在交叉研究中，受试者的治疗顺序是随机安排的）
2– 分配方式是隐藏的
3– 就最重要的预后指标而言，各组的基准线都是相似的
4– 对受试者全部设盲
5– 对实施治疗的治疗师全部设盲
6– 对至少测量一项主要结果的评估者全部设盲
7– 在最初分配到各组的受试者中，85% 以上的受试者至少有一项主要结果的测量结果
8– 凡是有测量结果的受试者，都必须按照分配方案接受治疗或者对照治疗，假如不是这样，那么至少应对一项主要结果进行"意向性治疗分析"
9– 至少报告一项主要结果的组间比较统计结果
10– 至少提供一项主要结果的点测量值和变异量值

研究	E	1	2	3	4	5	6	7	8	9	10	总分
McClurg et al.，2006	+	+	–	+	–	–	–	+	+	+	+	6/10
McClurg et al.，2008	+	+	+	+	+	–	+	+	+	+	+	9/10
McClurg et al.，2010	+	+	–	–	–	–	+	+	+	+	+	6/10
Khan et al.，2010	+	+	+	+	–	–	+	+	+	+	+	7/10
Lucio et al.，2010	–	+	–	+	–	–	+	+	+	+	+	6/10
Lucio et al.，2011	–	+	–	+	–	–	+	+	+	+	+	6/10
Prasad et al.，2003	+	–	–	–	–	–	+	–	+	+	+	4/10
Tibaek et al.，2004	+	+	–	+	?	–	–	–	+	+	+	5/10
Tibaek et al.，2005	+	+	–	+	?	–	–	–	+	+	+	5/10
Tibaek et al.，2007	+	+	–	–	–	–	+	–	+	+	+	5/10
Vahtera et al.，1997	+	+	–	–	–	–	–	–	–	+	+	4/10

注：+，完全符合标准；–，不符合标准；？，不确定是否符合标准。通过统计完全符合标准的项数来计算总分，E 项分数不用于生成总分，共计不超过 10 分。

- 23%~52% 的 MS 患者存在逼尿肌反射亢进伴逼尿肌 – 外括约肌协同失调（DESD）。
- 6%~40% 的 MS 患者存在逼尿肌反射降低或无反射（Chancellor and Blaivas，1995；Gallien et al.，1998；Leboeuf and Gousse，2004）。

治疗：疗效证据（预防和治疗）

个别研究者研究了物理治疗作为治疗手段之一在 MS 患者中的应用，但研究未设对照组（Van Poppel et al.，1985；Primus，1992；Klarskov et al.，1994；De Ridder et al.，1999；Skeill et al.，2001），研究者发现在 ES 或 BF 训练后，UI 发生次数和尿垫使用出现了较好的主观改善。Primus（1992）对 27 名 MS 患者进行了最大强度的阴道 ES，发现 85% 的患者初始效果较好，但在 3 个月后的随访中发现治疗效果降低至

18%。他们得出的结论是，为了使症状减到最少，有必要对 MS 患者进行长期阴道 ES 治疗。De Ridder 等（1999）为筛选预后良好的 MS 患者提供了一种实用工具：盆底物理治疗应限定于治疗轻度、无盆底痉挛或逼尿肌括约肌协同失调的 MS 患者。他们根据经验设计了一套盆底肌痉挛的量化评分系统：

1 = 痉挛性肌肉，即使在被动伸长后也无法放松；

2 = 强直性肌肉，伸长后暂时松弛；

3 = 主动收缩后的主动放松。

现已证明这一量化评分系统信度较好（r = 0.90）。

MS 患者的肠道管理主要依据过往经验，缺乏证据。只有一项研究调查了物理治疗的效果，但未设对照组。Wiesel 等（2000）对 13 名患有便秘或大便失禁的 MS 患者进行了 BF 训练，5 名患者在接受 BF 治疗后效果较好。对于功能受限情况不严重和非进展性疾病的患者，治疗更有可能获得成功（Wiesel et al., 2000）。

MS 和盆底物理治疗的循证医学

有 8 项研究以循证医学为基础，对 MS 患者的盆底物理治疗进行了评估（表 12.1）。

其中 7 项研究描述了物理治疗在减少尿急、尿频、尿失禁、夜尿和膀胱排空方面的有效性。Vahtera 等（1997）研究了 ES 和 PFMT 对膀胱残余尿量接近正常（少于 100 ml）和症状较轻的 MS 患者下尿路症状的影响。对照组未接受治疗，甚至未对 PFM 活动进行评估。与未接受治疗的对照组相比，

干扰电联合常规 PFMT 可显著改善尿急、尿频、尿失禁、夜尿和膀胱排空。该疗法显著改善了 PFM 的最大力量和耐力。6 个月后，63.5% 的受试者对 PFMT 的依从性较好；其余受试者对训练的依从性较差。3 名患者因出现膀胱症状或 MS 复发情况严重而出现病症重新恶化。男性患者对治疗的反应较快。女性患者的症状相对更容易减轻。Lucio 等（2010）将 27 名女性 MS 患者随机分为两组，其中一组患者在阴道刺激仪下进行 PFMT 治疗，另一组为假治疗组，只使用阴道刺激仪但不要求收缩。最后他们得出结论，PFMT 是治疗 MS 患者下尿路功能障碍（lower urinary tract dysfunction，LUTD）的有效方法。在对 35 名 MS 患者进行的第二项研究中（Lucio et al., 2011），研究者评估了 QoL，也发现与假治疗相比，PFMT 疗效更佳。Khan 等（2010）评估了对 40 名 MS 患者进行 6 周膀胱康复计划的有效性并与对照组（n=34）进行了比较，12 个月后的随访发现，与无干预相比，多学科个性化康复方案减少了 MS 患者的功能受限，改善了患者的生活质量。

McClurg 等（2006）在 30 名 MS 患者中对 3 种治疗方法进行了比较：第 1 组为 PFMT 和建议，第 2 组为 PTMT、建议联合肌电 BF，第 3 组加入神经肌肉电刺激疗法（NMES）。他们发现第 1 组和第 3 组之间的尿失禁次数和尿垫试验存在显著统计学差异，第 2 组在尿垫试验方面与第 1 组相比存在显著差异。在第 2 项针对 74 名 MS 患者 LUTD 治疗的研究中（McClurg et al., 2008），研究者发现将 NMES 加入 PFMT 和 EMG-BF 的组合治疗中，可以获得统计学

上 的 优 势。Prasad 等（2003）对 28 名 MS 患者通过膀胱外刺激排空尿液和无辅助下排空尿液进行了对比，所有患者均在两周内接受所有治疗，但按治疗顺序随机分组。所有患者在 6 周后进行结果分析，发现腹压和振动间差异几乎无统计学意义（$P = 0.059$），排尿次数或尿失禁发生率均无明显下降（表12.1），但两种治疗方法都比无治疗更有效。

一项研究分析了提供便秘缓解建议与腹部按摩对 30 名 MS 患者便秘缓解的作用，发现腹部按摩缓解便秘的作用显著好于提供的便秘缓解建议。

临床建议

根据目前的证据，ES 和盆底运动可以减少 MS 患者的尿急、尿频、尿失禁和夜间遗尿症，改善膀胱排空和 PFM 活动。腹部按摩能有效缓解便秘。进一步的研究将明确这些干预措施的有效性。

结论

由于缺少样本量充足且优质的 RCT，在做出结论或建议神经系统疾病患者（如脑卒中患者）通过盆底物理治疗缓解泌尿生殖系统和肠道疾病时要谨慎。对试验组的脑卒中患者进行 12 周 PFME 小组治疗后，发现其尿失禁有显著改善，而试验组和对照组的 QoL 结果相同。

对于 MS 患者的下尿路症状和 PFM 活跃度，经 ES、BF 和 PFME 或膀胱训练治疗，与未经特殊治疗或使用单一治疗方式的对照组相比，有显著差异。腹部按摩对便秘症状有积极作用。

最近的研究方法学质量很高。

对于患有其他神经系统疾病的患者，物理治疗的作用尚未得到研究。

有关盆底物理治疗疗效和选择标准的研究，对于帮助神经系统疾病患者预防泌尿系统和肠道并发症以及改善生活质量是必要的。未来的研究不仅要对脑卒中和 MS 进行研究，还要对其他神经系统疾病进行研究。

参考文献

Brittain, K., Peet, S.M., Castleden, C.M., et al., 1998. Stroke and incontinence. Stroke. 29, 524-528.

Brocklehurst, J.C., Andrews, K., Richards, B., et al., 1985. Incidence and correlates of incontinence in stroke patients. J. Am. Geriatr. Soc. 33, 540-542.

Chancellor, M.B., Blaivas, J.G., 1995. Practical Neuro-urology. Genitourinary Complications in Neurologic Disease. Butterworth-Heinemann, Boston, pp. 119-137.

De Ridder, D., Vermeulen, C., Ketelaer, P., et al., 1999. Pelvic floor rehabilitation in multiple sclerosis. Acta Neurol. Belg. 99, 61-64.

Flisser, J.A., Blaivas, J.G., 2004. Cerebrovascular accidents, intracranial tumors and urologic consequences. In: Corcos, J., Schick, E. (Eds.), Textbook of the Neurogenic bladder. Adults and Children. Martin Dunitz/Taylor & Francis Group, London, pp. 305-313.

Gallien, P., Robineau, S., Nicolas, B., et al., 1998. Vesicourethral dysfunction and urodynamic findings in multiple sclerosis: a study of 149 cases. Arch. Phys. Med. Rehabil. 79, 255-257.

Gross, J.C., et al., 2000. Urinary incontinence and stroke outcome. Arch. Phys. Med. Rehabil. 81, 22-26.

Harari, D., Norton, C., Lockwood, L., et al., 2004. Treatment of constipation and fecal incontinence in stroke patients. Randomized controlled study. Stroke. 35, 2549-2555.

Hennessey, A., Robertson, N.P., Swingler, R., et al., 1999. Urinary, faecal and sexual dysfunction in patients with multiple sclerosis. J. Neurol. 246, 1027-1032.

Ishigooka, M., Hashimoto, T., Hayami, S., 1996. Electrical pelvic floor stimulation: a possible alternative treatment for reflex urinary incontinence in patients with spinal cord injury. Spinal Cord. 34 (7), 411-415.

Jawad, S.H., Ward, A.B., Jones, P., et al., 1999. Study on the relationship between premorbid urinary incontinence and stroke functional outcome. Clin. Rehabil. 13, 447-452.

Jorgensen, L., Engstad, T., Jacobsen, B.K., 2005. Self-reported urinary incontinence in noninstitutionalized long-term stroke survivors: a population-based study. Arch. Phys. Med. Rehabil. 86, 416-420.

Khan, F., Pallant, J.F., Pallant, J.I., et al., 2010. A randomised controlled trial: outcomes of bladder rehabilitation in persons with multiple sclerosis. J. Neurol. Neurosurg. Psychiatry. 81 (9), 1033-1038.

Klarskov, P., Heely, E., Nyholdt, I., et al., 1994. Biofeedback treatment of bladder dysfunction in multiple sclerosis: a randomised trial. Scand. J. Urol. Nephrol. 157, 61-65.

Krogh, K., Christensen, P., Laurberg, S., 2001. Colorectal symptoms in patients with neurological diseases. Acta Neurol. Scand. 103, 335-343.

Leboeuf, L., Gousse, A.E., 2004. Multiple sclerosis. In: Corcos, J., Schick, E. (Eds.), Textbook of the Neurogenic bladder. Adults and Children. Martin Dunitz/Taylor & Francis Group, London, pp. 274-292.

Lucio, A.C., Campos, R.M., Perissinoto, M.C., et al., 2010. Pelvic floor muscle training in the treatment of urinary tract symptoms in women with multiple sclerosis. Neurourol. Urodyn. 29 (8), 1410-1413.

Lucio, A.C., Perissinoto, M.C., Natalin, R.A., et al., 2011. A comparative study of pelvic floor muscle training in women with multiple sclerosis: its impact on lower urinary tract symptoms and quality of life. Clinics. 66 (9), 1563-1568.

McClurg, D., Ashe, R.G., Marshall, K., et al., 2006. Comparison of pelvic floor muscle training, electromyography biofeedback, and neuromuscular electrical stimulation for bladder dysfunction in people with multiple sclerosis: a randomized pilot study. Neurourol. Urodyn. 25 (4), 337-348.

McClurg, D., Ashe, R.G., Lowe-Strong, A.S., 2008. Neuromuscular electrical stimulation and the treatment of lower urinary tract dysfunction in multiple sclerosis. A double blind, placebo controlled, randomized clinical trial. Neurourol. Urodyn. 27, 231-237.

McClurg, D., Hagen, S., Hawkins, S., et al., 2010. Abdominal massage for the alleviation of constipation symptoms in people with multiple sclerosis: a randomized controlled feasibility study. Mult. Scler. J. 17 (2), 223-233.

Mayo, M.E., Chetner, M.P., 1992. Lower urinary tract dysfunction in multiple sclerosis. Urology. 1, 67-70.

Nakayama, H., Jorgensen, H.S., Pedersen, P.M., et al., 1997. Prevalence and risk factors of incontinence after stroke. The Copenhagen stroke study. Stroke. 28, 58-62.

Patel, M., Coshall, C., Lawrence, E., et al., 2001a. Recovery from poststroke urinary incontinence: associated factors and impact on outcome. J. Am. Geriat. Soc. 49, 1229-1233.

Patel, M., Coshall, C., Rudd, A.G., et al., 2001b. Natural history and effects on 2-year outcomes of urinary incontinence after stroke. Stroke. 32, 122-127.

Pettersen, R., Dahl, T., Wyller, T.B., 2002. Prediction of long-term functional outcome after stroke rehabilitation. Clin. Rehabil. 16, 149-159.

Prasad, R.S., Smith, S.J., Wright, H., 2003. Lower abdominal pressure versus external bladder stimulation to aid bladder emptying in multiple sclerosis: a randomised controlled study. Clin. Rehabil. 17 (1), 42-47.

Primus, G., 1992. Maximal electrical stimulation in neurogenic detrusor hyperactivity: experiences in multiple sclerosis. Eur. J. Med. 1, 80-82.

Sakakibara, R., Hattori, T., Yasuda, K., et al., 1996. Micturational disturbance after acute hemispheric stroke: analysis of the lesion site by CT and MRI. J. Neurol. Sci. 137, 47-56.

Skeill, D., Thorpe, A.C., et al., 2001. Transcutaneous electrical nerve stimulation in the treatment of neurological patients with urinary symptoms. BJU Int. 88, 899-902.

Sze, K., Wong, E., Or, K.H., et al., 2000. Factors predicting stroke disability at discharge: a study of 793 Chinese. Arch. Phys. Med. Rehabil. 81, 876-880.

Tibaek, S., Jensen, R., Lindskov, G., et al., 2004. Can quality of life be improved by pelvic floor muscle training in women with urinary incontinence after ischemic stroke? A randomised controlled and blinded study. Int. Urogynecol. J. Pelvic Floor Dysfunct. 15, 117-123.

Tibaek, S., Gard, G., Jensen, R., 2005. Pelvic floor muscle training is effective in women with urinary incontinence after stroke. A randomised controlled and blinded study. Neurourol. Urody. 24 (4), 348-357.

Tibaek, S., Gard, G., Jensen, R., 2007. Is there a long-lasting effect of pelvic floor muscle training in women with urinary incontinence after ischemic stroke? Int. Urogynecol. J. Pelvic Floor Dysfunct. 18 (3), 281-287.

Vahtera, T., Haaranen, M., Viramo-Koskela, A.L., et al., 1997. Pelvic floor rehabilitation is effective in patients with multiple sclerosis. Clin. Rehabil. 11, 211-219.

Van Poppel, H., Ketelaer, P., Van DeWeerd, A., 1985. Interferential therapy for detrusor hyperreflexia in multiple sclerosis. Urology. 25, 607-612.

Vaughan, C.P., Juncos, J.L., Burgio, K.L., et al., 2011. Behavioral therapy to treat urinary incontinence in Parkinson disease. Neurology. 76, 1631-1634.

Wiesel, P.H., Norton, C., Roy, A.J., et al., 2000. Gut focused behavioral treatment (biofeedback) for constipation and faecal incontinence in multiple sclerosis. J. Neurol. Neurosurg. Psychiatr. 69, 240-243.

Wikander, B., Ekelund, P., Milsom, I., 1998. An evaluation of multidisciplinary intervention governed by functional independence measure in incontinent stroke patients. Scand. J. Rehabil. Med. 30, 15-21.

第13章

精英运动员盆底功能障碍的预防和治疗

Kari Bø

概述

　　鉴于其在盆腔内的特殊位置，PFM（pelvic floor muscle，PFM）是人体内唯一能够为盆腔器官和盆腔开口（尿道、阴道和肛门）提供结构支持的肌肉群（图 7.10）。超声和 MRI 研究表明，与经产妇和失禁女性相比，未生育女性及无失禁女性 PFM 的肌力更强（Peschers et al.，1996；Miller et al.，2001）、肌肉位置更偏颅侧（Haderer et al.，2002）。

　　如果 PFM 缺乏自主、无意识的协同收缩或协同收缩延迟或无力，可能会导致尿失禁，大便失禁，阴道前壁、后壁、顶点脱垂，子宫脱垂，便秘、疼痛和性功能障碍（Bump et al.，1998）。尽管有一些关于年轻未生育的女性马拉松运动员和女性举重运动员盆腔器官脱垂（pelvic organ prolapse，POP）的轶事报道，但关于经常运动的女性 POP 的研究很少。一项为期 6 周的、对比未生育女性夏季军训前后 PFM 状况的研究发现，参加伞兵训练的女性更容易出现 II 期脱垂（RR=2.72，1.37<RR<5.40，P=0.003）。同时，无论试验对象的初始有无 POP，她们在军训后出现盆底支撑能力显著降低的可能性极大（Larsen and Yavorek，2007）。在一项对即将接受 POP 手术的女性进行的研究中，有 56 例女性同意在手术前一天进入病房，并参加 1 小时的规定的体育活动（步行45 分钟，包括上下一段楼梯、从坐立位到站立位 5 次、弯腰捡东西 10 次、慢跑或原地跺脚 1 分钟），然后在经 POP-Q 评估后保持 4~6 个小时的运动状态。次日早上，由同一名评估者再次对患者进行 POP-Q 评估。结果发现有 70% 的患者保持相同的 POP-Q 分期，4% 的患者出现 POP-Q 分期好转，26% 的患者出现 POP-Q 分期恶化。但这些研究都没有对比运动者与非运动者之间的差异，因此需要开展进一步的研究。

　　目前对在体育活动期间出现大便失禁的了解也很少。最近法国南部开展了一项针对18~40 岁的运动科学、物理治疗、护理专业的女学生的研究（Vitton et al.，2011），结果表明，进行高强度运动，即每周训练 8 小时以上的受试者大便失禁的患病率（14.8%）在统计学上显著高于其他受试者（4.9%，*P*=0.001）。大便失禁的主要表现为肛门排气功能丧失（84%）。

到目前为止，体育文献的研究焦点是在体育活动中出现的尿失禁（UI）（Bø，2004a）。目前已经明确的 UI 病因包括高龄、肥胖、妇科手术、妊娠和经阴道分娩（器械分娩会增加风险）。其他影响因素尚未明确，例如工作、运动负荷较大、便秘时用力过大、慢性咳嗽或其他导致慢性腹压增加的情况（Bump and Norton，1998；Moore et al.，2013）

本章的目的是系统评估有关 UI 的文献，尤其是参加体育活动和健身活动时出现的 UI，同时特别侧重于评估 UI 在女性精英运动员中的发生率及其治疗方法。

方法

本章是一个系统性的文献综述，包括女性 UI 尤其是 SUI 在运动和健身活动中的发生率、患病率、治疗和预防（见第 7 章）。进行流行病学研究时，笔者在 Sport 数据库和 PubMed 数据库中进行电子检索，使用网络词汇（译者注：Mesh words）"UI"或"POP"，合并"运动""健身""体育活动"和"体育"等进行数据库检索。此外，笔者还查阅了 ICI 的流行病学章节（Milsom et al.，2013）。本章中包含了所有关于 UI 患病率和发病率的研究。

治疗方面，笔者进行了相同的电子数据库检索，同时手动检索了在 Cochrane 图书馆中刊登过的研究（Dumoulin and Hay-Smith，

2010；Hay-Smith et al.，2011；Herderschee et al.，2011）。

UI 与参与体育健身活动的流行病学研究

相比于男性，女性更容易出现 UI，同时 UI 可能会影响到所有年龄段的女性。15~64 岁女性的患病率为 32%~64%（Milsom et al.，2013）。女性中最常见的 UI 类型是 SUI，其次是 UUI 和 MUI。通常认为 UI 是老年女性、绝经后女性及经产妇的常见疾病，然而一些流行病学调查研究显示，在未生育的年轻女性群体中，SUI 症状也经常出现（Bø et al.，1989b；Nygaard et al.，1990；Nygaard et al.，1994；Brown and Miller，2001；Fozzatti et al.，2012）。

UI 并不是一种危险的状况。然而，在社交场合出现 UI 是非常尴尬的，可能导致患者社交困难和生活质量的降低（Norton et al.，1988；Hunskaar and Vinsnes，1991）。在老年人中，UI 是造成功能受限和无法自理的重要原因。SUI 是指腹压增大时发生的 UI。如果出现 SUI，则在进行体育活动时可能也会发生漏尿。因此，久坐且不经常运动的女性通常不会表现出 SUI 的症状，但潜在的问题可能已经存在。现已证明，SUI 会导致女性中止体育和健身活动（Bø et al.，1989a；Nygaard et al.，1990），SUI 是阻碍女性终身进行体育和健身活动的障碍（Brown and Miller，2001）。对一般女性人群的横断面研究表明，与久坐不动的女性相比，经常参加体育活动的女性患 UI 的概率较小，研究者很难对此进行解释，可能是因

为患有 UI 的女性早已停止运动（Brown et al.，1996；Van Oyen and Van Oyen，2002；Hannestad et al.，2003；Østbye et al.，2004；Danforth et al.，2007；Kikuchi et al.，2007；Townsend et al.，2008；Zhu et al.，2008）。与上述研究的发现相悖的是，Fozzatti 等（2012）发现在进行健身活动的未生育女性中，24.6% 自述有 UI；相比之下，在未参加健身活动或进行高强度活动（跑步除外）的未生育女性中，14.3% 自述有 UI（$P = 0.006$）。这项研究支持了一项针对团体操课教练的研究结果，后者的研究结果显示有 26% 的女性患有 UI，同时瑜伽教练和普拉提教练的患病率与之相同（Bø et al.，2011）。虽然 UI 本身不会引起患病率或死亡率的显著上升，但其可能导致活动减少。久坐不动的生活方式是多种疾病和病症的独立风险因素［如高血压、冠心病、2 型糖尿病、肥胖、结肠癌、乳腺癌、骨质疏松症、抑郁症和焦虑症（Bouchard et al，1993）］。

女性精英运动员的 UI 患病率

关于女性精英运动员 UI 患病率的研究综述见表 13.1。SUI 和 UUI 症状在年轻的未生育和已生育的女性精英运动员中的发生率都很高。有两项研究对比了精英运动员和相同年龄段的对照组的 UI 患病率。Bø 等（2001）发现，两组 SUI 和 UUI 的患病率总体上相同。然而，精英运动员在运动中漏尿的发生率显著高于对照组。Caylet 等（2006）发现精英运动员的患病率明显高于对照组。

表 13.1 所列的研究中，没有一项研究使用尿流动力学检查（在腹压增加时对尿道压力和膀胱压力同时进行测量）评估来描述 UI，因此无法确定漏尿代表着 SUI、UUI、还是 MUI。然而，1993 年 Sandvik 等的一项研究发现，在经过尿流动力学检查评估后，调查问卷中使用的问题被证实与之前妇科医师的诊断不符。在尿流动力学检查评估后，SUI 的诊断率由 51% 上升至 77%，MUI 由 39% 下降至 11%，UUI 由 10% 上升至 12%。在另一项关于体育专业未生育女性学生的研究中，7 名接受动态尿流动力学检查评估的学生中有 6 名表现出尿流动力学 SUI 的症状（Bø et al.，1994）。

如表 13.1 所示，关于 UI 的问题是以常规方式提出的，没有时间限制（如过去一周或一个月内的漏尿），并不总是能够恰当地描述。Eliasson 等（2002）是唯一一个在研究中加入临床评估的研究小组。他们研究了精英蹦床运动员的漏尿情况，这些运动员都自述漏尿已成为进行蹦床训练时的一个问题。运动员的漏尿量通过在蹦床上进行的 15 分钟测试来验证，所有受试者的平均漏尿量为 28 g（范围 9~56 g）。他们对亚组中的 10 名女性进行了 PFM 功能测试。经过阴道触诊发现，她们的 PFM 都具备强烈的自主收缩能力。

与目前 ICS 对 UI 的定义不同，之前 ICS 的定义认为漏尿是一种卫生或社会问题。当使用该定义时，报告的患病率有所下降（Milsom et al.，2013）。然而，有很多运动员称漏尿是一件非常令人尴尬的事情，漏尿影响了她们的运动成绩，这也是一个卫生或社会问题（Caylet et al.，2006；Eliasson et al.，2008）。Caylet 等在 2006 年发现即使是少量的漏尿也会引起尴尬，有 84% 的运动员

表 13.1　女性精英运动员 UI 患病率的研究

作者	Bø et al., 2010
试验设计	横断面研究，病例对照研究，邮寄问卷
样本量	挪威国家队或招募的女运动员（n=660）和年龄匹配的对照组（n=765），年龄为 15~39 岁 经产情况：精英运动员 5%，对照组 33%
响应率	运动员组（A）：87%。对照组（C）：75%
问题	您目前是否在咳嗽、打喷嚏、大笑、体育活动（跑步、跳跃、突然移动和举起）时有漏尿的现象或有尿急的感觉（到达厕所时有无出现漏尿）
结果	SUI：A = 41%；C = 39% 　不同体育项目之间：37.5%~52.2% 尿急：A = 16%；C = 19% 　不同体育项目之间：10%~27.5% 社会 / 卫生问题：A = 15%；C = 16.4% 中等 / 严重问题：A / C = 5%
作者	Eliasson et al., 2002
试验设计	横断面研究，邮寄问卷 临床评估：蹦床训练期间的尿垫试验（n = 18），PFM 肌力测量（n = 10）
样本量	1993—1996 年 35 名瑞典国家级女性蹦床运动员，平均年龄 15 岁（范围为 12~22 岁），未生育女性
响应率	问卷调查：100% 尿垫试验：51.4% 强度测量：28.6%
问题	在蹦床训练、比赛及日常生活中您是否有漏尿的现象
结果	80% 的人主诉在蹦床训练、比赛和运动期间发生过 UI；没有人在咳嗽、打喷嚏或大笑时出现 UI；51.4% 的人自述 UI 是令人尴尬的；尿垫试验平均漏尿量为 28 g（范围为 9~56 g）
作者	Nygaard et al., 1994
试验设计	横断面研究，邮寄问卷
样本量	美国一所大型州立大学校队的所有女性（n = 156），平均年龄（19.9 ± 3.3）岁，未生育女性
响应率	92%
问题	您是否在运动、咳嗽、打喷嚏、举重、走向卫生间、睡觉和听到流水声时经历过意外的 UI
结果	28% 的受访者在练习或参加比赛时出现过至少 1 次 UI： 体操 67%；网球 50%；篮球 44%；曲棍球 32%；田径 26%；排球 9%；游泳 6%；垒球 6%；高尔夫球 0%；42% 的受访者在日常活动中经历过 UI；38% 的人感到尴尬
作者	Nygaard, 1997
试验设计	回顾性研究，横断面研究，邮寄问卷
样本量	将参加体操比赛（1960—1976 年）、田径比赛、游泳比赛的美国女性前奥林匹克运动员进行比较（n = 207），平均年龄 44.3 岁（30~63 岁），开始训练至今的平均年数为 30 年
响应率	51.2%
问题	现在或当您是一名奥林匹克运动员的时候，您是否经历过与尿急有关的 UI，或与活动、咳嗽及打喷嚏有关的 UI
结果	奥林匹克运动员时：游泳 4.5%；体操 / 田径 35.0%（P <0.005）。现在：游泳 50%；体操 / 田径 41%（NS）

续表

作者	Thyssen et al., 2002
试验设计	横断面研究，邮寄问卷
样本量	丹麦 8 家体育俱乐部（包括芭蕾舞团）中参加国家级比赛的运动员（n = 397），平均年龄 22.8 岁（14~51 岁），8.6% 是经产妇
响应率	73.7%
问题	您是否在运动或日常生活中出现过 UI
结果	51.9% 的人在运动或日常生活中出现过 UI；43% 的人在运动中出现过 UI：体操 56%；芭蕾舞 43%；健身操 40%；羽毛球 31%；排球 30%；田径 25%；手球 21%；篮球 17%
作者	Caylet et al., 2006
试验设计	横断面研究，病例对照研究，邮寄问卷
样本量	来自法国南部体育俱乐部的 171 名精英运动员为试验组；来自同一地理区域的 513 名普通人为对照组，年龄为 18~35 岁
响应率	精英运动员组（A）：55.6%。对照组（C）：70%
问题	未说明具体问题
结果	UI：A 组为 28%，C 组为 9.8%（P = 0.03），SUI 是最常见的 UI 类型，SUI 或 UUI 在组间无显著差异

从未和任何人谈论过这种情况。

研究者对运动员 UI 的影响因素了解有限。在对大学生运动员的研究中，Nygaard 等（1994）发现 UI 与闭经、体重、激素治疗或运动持续时间无显著相关性。在一项对前奥林匹克运动员的研究中，研究者发现在年龄、体重指数（BMI）、经产情况、参赛项目和在 20 年前参加奥运会期间出现过 UI 等因素中，只有现阶段的 BMI 与 SUI 或 UUI 症状显著相关（Nygaard，1997）。Bøand 等（2001）报告称，有饮食障碍的精英运动员更容易出现 SUI 和 UUI 症状，Eliasson 等（2002）发现，存在 UI 的蹦床运动员年龄明显偏大（16 岁 vs 13 岁）、训练时间更长、训练频率更高，通过主动收缩 PFM 来阻断尿流的能力低于无漏尿组。

PFM 与剧烈运动

目前，研究者对精英运动员的 PFM 状况有两种相悖的假设。

假设一：女运动员 PFM 的肌力很强

其基本原理是，任何增加腹压的体育活动都会使 PFM 同时或提前收缩，从而使 PFM 肌力得到训练。基于这个假设，进行一般的体育活动就可以预防和治疗 SUI。然而，女性在体育活动中会有漏尿的情况发生，尤其是在高强度体育活动中漏尿的情况会更加严重。事实上，一般的运动都不涉及 PFM 主动收缩。许多女性在腹压升高期间没有表现出 PFM 的有效同步或预收缩（Bø et al.，2003）。在未生育女性中，可能由于遗传性结缔组织薄弱、PFM 处于盆腔内偏向尾侧的较低位置、肌肉纤维总数较少（尤其是快速收缩纤维）或肌肉未经训练等原因导致漏尿的发生。

目前对精英运动员PFM功能的研究较少，1994年Bø等对患有UI和未患UI的运动专业和运动教育专业学生进行了PFM功能的对比，没有发现PFM力量存在任何差异。SUI组在主动收缩时，PFM上增加的压力为16.2 cmH$_2$O（SD=8.7），非失禁组压力增加14.3 cmH$_2$O（SD=8.2）。然而，这项研究存在样本量较小的局限性，无法得出有力的结论。现已发现在成年人中，非失禁女性和失禁女性PFM的功能和力量在统计学上存在显著差异（Hahn et al.，1996；Gunnarsson，2002；Mørkved et al.，2002）。Bø（数据尚未公开发表）评估了4名女性精英举重运动员的PFM力量，并将其与20名物理治疗专业学生的PFM力量进行了对比。举重运动员在自主收缩时的平均肌力为22.6 cmH$_2$O（SD=9.1），物理治疗专业学生为19.3 cmH$_2$O（SD=6.8）（NS）。在上述正在进行的研究中，只有1名精英运动员进行过系统性的PFMT。她自述定期进行PFMT，以提高举重时的腰背稳定性和腹压。她的PFM平均力量为36.2 cmH$_2$O。即使在参加世界冠军赛时，她也没有出现UI，但那些没有进行PFMT的人也未出现UI。

假设二：女运动员可能会过度负荷、牵伸和弱化盆底肌

负责举重物和费力的工作是形成POP和SUI的风险因素（Bump and Norton，1998；Milsom et al.，2013；Moore et al.，2013）。Nichols等（1978）提出由于体力劳动和慢性咳嗽导致腹压反复增加，子宫主韧带、子宫骶韧带、PFM和会阴结缔组织可能会出现慢性损伤。目前支持这一假设的数据仍然很少。一项针对丹麦护理师助理的研究发现，她们因生殖器脱垂和UI而接受手术的可能性是普通女性的1.6倍（Jørgensen et al.，1994）。然而，这项研究并没有控制经产情况。因此，很难断定举重物是否是一个病因。图13.1显示了举重运动员出现的漏尿。

一项针对美国空军女性工作人员的研究发现，26%的能够维持高达9 G的女性自述患有UI（Fischer and Berg，1999）。然而，有更多的女性在下班后而非飞行时出现UI，因此得出的结论是，驾驶高性能军用飞机不会影响UI的患病率。Davis等（1996）发现，进入空降步兵训练计划的420名未生育女兵中有9人患上了严重的UI。因此，此类高强度的训练并未对大多数女性产生不良影响。图13.2显示了跳伞运动员的着陆阶段。

Hay（1993）发现，不同的运动项目中

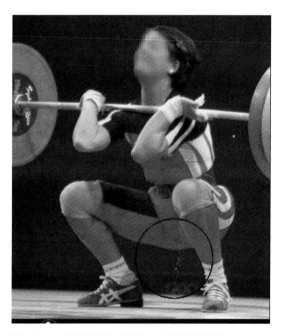

图13.1 举重会增加腹压，可能发生漏尿

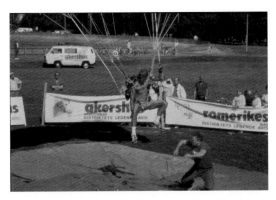

图 13.2 跳伞运动员落地时的反作用力必须通过 PFM 肌力抵消

的最大垂直地面反作用力（地反力）是不同的，跑步时最大垂直地反力是体重的 3~4 倍，跳跃时是体重的 5~12 倍，前空翻时是体重的 9 倍，双腿后空翻时是体重的 14 倍，跳远中落地时是体重的 16 倍，标枪投掷中前脚承受的足底垂直地反力是体重的 9 倍。因此，研究者可以推测运动员的 PFM 需要比正常人更加有力，以抵消这些作用力。图 13.3 显示了一名体操运动员在进行跳跃。有研究发现，咳嗽和 Valsalva 动作（如在排便中）对腹压增加的影响，明显高于日常运动和锻炼对腹压的影响（Weir et al., 2006；Mouritsen et al., 2007；O'Dell et al., 2007）。包括腹部运动在内的很多运动所引发的腹压增加，还没有从椅子上站起来的过程所增加的腹压多（Weir et al., 2006；O'Dell et al., 2007）。Borin 等（2013）比较了 10 名手球运动员、10 名排球运动员和 10 名篮球运动员及 1 名非运动员的 PFM 力量，他们发现排球运动员和篮球运动员的 PFM 力量比非运动员的 PFM 力量弱，以及肌力较差与 UI 症状的增加有关联。

尽管 UI 的患病率很高，但许多运动员在剧烈运动和腹压升高时不会漏尿。然而，从功能解剖学和生物力学的角度来看，举重和剧烈运动可能会让已经处在危险中的女性（例如，良性关节过度活动综合征患者）更容易出现这些情况。体育活动可能会暴露并增加病情的严重程度（Moore et al., 2013）。为了解不同运动和一般体育活动对盆底的影响，研究者需要做进一步的研究。

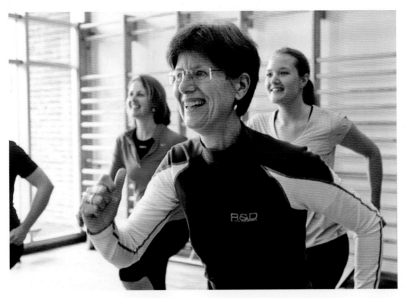

图 13.3 SUI 在高强度活动（如跳跃和跑步）期间很常见

预防

目前还没有研究将 PFMT 应用于 SUI 的一级预防。从理论上讲，通过特定的训练应该可以加强 PFM 力量，从而预防 SUI 和 POP。现已有研究证明，对于患有 POP 的女性，力量训练可以增加 PFM 的厚度，缩短肌肉长度，减少提肌裂孔区域面积，并将提肌板提升到盆腔内更靠近颅侧的位置（Brækken et al.，2010）。如果 PFM 具有一定的"硬度"（Ashton-Miller et al.，2001；Haderer et al.，2002），那么其可以对抗体育活动期间腹压的增加。

预防性装置

包括尿液收集袋、阴道内支持膀胱颈或通过阻塞防止漏尿的装置都是可行的，现已证明其中一些装置在体育活动期间可有效防止漏尿。阴道塞就是其中非常简单的装置，Glavind（1997）在一项研究中发现，当使用阴道装置时，6 名患有 SUI 的女性在 30 分钟的有氧运动中没有发生漏尿。对于漏尿情况较轻微的运动员，训练和比赛时可以使用特殊设计的护垫。

精英运动员 SUI 的治疗

SUI 可通过膀胱训练、抗阻或不抗阻的 PFMT、阴道哑铃、生物反馈、电刺激、药物治疗或外科手术来进行治疗（Dumoulin and Hay Smith，2010；Hay Smith et al.，2011；Herderschee et al.，2011；Moore et al.，2013）。有研究者可能会认为精英运动员对治疗的反应应该与其他女性一样。然而

考虑到运动强度对盆底的高冲击力，她们的 PFM 肌力可能需要比非运动员的肌力更强。

迄今为止，对治疗前后体育活动期间膀胱和尿道功能的比较仍存在方法学问题（James，1978；Kulseng-Hanssen and Klevmark，1988）。

外科手术

精英运动员年龄普遍较小，而且大多是未生育女性，因此建议将 PFMT 作为首选的治疗方法，并始终在手术前试用（Moore et al.，2013）。运动员的漏尿现象与剧烈的高强度运动有关，因此在以后的生活中当运动减少时，相比于其他人，精英运动员似乎不会出现更严重的 UI（Nygaard，1997；Bø and SundgotBorgen，2010）。因此，对于那些只在训练和运动中有 UI 的精英运动员来说，手术似乎是不合适的。

膀胱训练

大多数精英运动员在训练和比赛前都会排空膀胱，据报道这在参加体育活动的未生育女性中也很常见（Fozzatti et al.，2012）。因此，她们中的任何人都不太可能在膀胱充盈的情况下运动。然而与其他人群一样，运动员的如厕行为可能不是最佳的，而改善这一点的重要的第一步是使用频率 – 容积表。

雌激素

雌激素在 SUI 发病率、患病率和治疗中的作用仍存在争议。关于雌激素治疗效果的荟萃分析得出的结论是，在接受雌激素替代治疗后，UI 没有发生变化（Andersson et al.，2013）。因此，独立使用雌激素似乎

不是治疗 SUI 的有效方法。与非运动员相比，运动员饮食紊乱症的患病率较高，这些运动员的雌激素水平可能较低（Bø and Borgen，2001）。然而大多数闭经运动员会因为预防骨质疏松症而接受雌激素替代治疗。使用雌激素可能有副作用，如增加患冠心病和癌症的风险。

PFMT

基于对 RCT 的系统回顾和荟萃分析，保守治疗应该是 SUI 的一线治疗方法（Moore et al.，2013）。Cochrane 综述得出的结论是，PFMT 可以有效治疗成年女性的 SUI 和 MUI，并且始终优于无治疗或安慰剂治疗（Dumoulin and Hay Smith，2010；Herderschee et al.，2011；Hay Smith et al.，2011）。RCT 中报告经 PFM 治疗后，SUI 或 MUI 的主观治愈率和改善率高达 70%（Moore et al.，2013）。"治愈率"的定义是尿垫试验结果不超过 2 g，对于 SUI 来说，这个值的变化范围是 44%~70%（Bø et al.，1999；Mørkved et al.，2002；Dumoulin et al.，2004）。只有一项研究报告了不良反应（Lagro Janssen et al.，1992）。在 54 名女性中有 1 名女性自述在 PFM 收缩时伴随疼痛；3 名女性在运动中感到不舒服，两名女性不想继续被这个问题困扰。

目前没有关于 PFMT 对精英运动员 UI 治疗效果的 RCT。但是，Bø 等（1999，1990）和 Mørkved 等（2002）在治疗前后进行了包含有高强度运动（跑步和跳跃）的测试，结果显示 PFMT 可以治愈或减少在体育锻炼期间出现的漏尿。Bø 等（1989a）发现经过针对性的 PFM 力量训练后，23 名女性

中有 17 名自述跳跃和跑步期间的失禁症状有所改善，15 名女性在举重期间的失禁症状有所改善。在跳舞、徒步、一般团体运动以及参与不同活动的能力的综合得分方面也得到了显著改善。在跑步、开合跳和仰卧起坐等活动期间使用膀胱容量标准化尿垫试验进行测量，漏尿量从平均 27 g（95%CI：8.8，45.1；范围为 0~168）显著下降至 7.1 g（95% CI：0.8，12.4；范围为 0~58.3），$P < 0.01$（Bø et al.，1990）。Mørkved 等（2002）研究了在生物反馈辅助 PFM 力量训练后进行包含体育活动的测试，结果显示 UI 治愈率达 67%。

Sherman 等（1997）随机选择了 39 名女兵，平均年龄 28.5 岁（SD=7.2），在使用或不使用生物反馈的情况下进行 PFMT。治疗后，所有受试者的主观症状均有所改善，尿流动力学检查数据显示正常。在 8 周训练后，只有 8 名受试者希望得到进一步治疗。

两项关于精英运动员和体育专业学生的小型案例研究已经出版（Rivalta et al.，2010；Da Roza，2012）。Rivalta 等（2010）报告称在电刺激、生物反馈结合 PFMT 和阴道哑铃联合治疗 3 个月后，患者的主诉症状完全缓解，尿垫试验显示无漏尿现象。Da Roza 等（2012）的报告称，7 名体育专业未生育女性在经过 8 周训练后，PFM 力量显著提高，ICIQ 分数和漏尿量显著降低，漏尿次数显著减少。

精英运动员习惯定期训练，并且对训练非常积极。在他们的常规力量训练计划中增加每周 3~4 次、每次 3 组、每组 8~12 次接近最大力量的 PFM 收缩（Pollock et al.，1998）似乎并不是一项艰巨的任务。然而，他们不一定比一般人更有能力执行正确的

PFM 收缩。

因此，必须要进行全面详细的训练指导及收缩能力的评估。因为大多数女性精英运动员都未生育过，所以没有韧带、筋膜、肌肉纤维断裂或周围神经损伤的情况。因此，研究者预计这一特定女性群体的训练效果将与一般女性持平甚至更好。因为在进行高强度活动时，需要由 PFM 抵消腹压的影响和升高，运动员对 PFM 的需求远远高于久坐人群。所以精英运动员的 PFM 需要更加有力。

关于 PFMT 的效果，存在两种不同的理论解释（Bø，2004b）。Miller 等（1998）发现在咳嗽前和咳嗽过程中自主收缩 PFM 可以在中度和深度咳嗽时分别减少 98% 和 73% 的漏尿。Kegel（1948）在 1948 年首次将 PFMT 方法描述为"收紧"盆底。力量训练的基本原理是增加肌肉张力、肌肉横截面积及结缔组织的硬度，从而提高 PFM 在盆腔中的位置。

无 UI 的精英运动员或参加健身活动的人不太可能想到 PFM 训练，也不太可能预先进行 PFM 收缩。PFM 的收缩更有可能是自动的和同时性的，甚至是在冲击或腹压增加之前就产生的（Constantinou and Govan，1981）。然而，在参加运动和休闲活动时，似乎不可能在每次腹压增加前和期间都主动地提前收缩 PFM（图 13.4）。因此，训练计划的目的是将 PFM 训练成坚实的结构基础，在这个基础上，此类肌肉可以产生自主收缩。

可能只有极少数的运动员了解过 PFM，并且研究者可以假定没有人系统地训练过 PFM。因此，PFM 功能和力量得到改

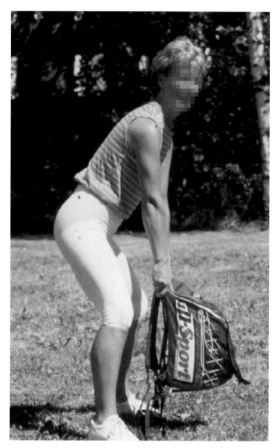

图 13.4　在进行单一任务活动（如举重）前和期间，可以学习预收缩和共同收缩 PFM

善的潜力巨大。事实证明，当在一般人群中进行高强度 PFMT 和密切的随访时，PFMT 是有效的（Moore et al.，2013）。PFMT 是一种功能性和生理性的非侵入式治疗，没有已知的严重不良反应，且与其他治疗方式相比成本较低。然而，研究者需要高质量的 RCT 来评估 PFM 力量训练在女性精英运动员中的效果。

结论

SUI 是女性参加体育和健身活动的障碍，威胁着女性的健康、自尊和幸福生活。SUI 在年轻的未生育女性精英运动员中的发

病率很高，其中在参与高冲击性运动（如体操、田径和一些球类运动）的运动员中发病率最高。目前还没有关于女性精英运动员治疗效果的 RCT 或研究报告。PFMT 在 RCT 中被证明是有效的，没有严重的副作用，并且被推荐作为普通人群的一线治疗方法。研究者还需要更多的关于女性精英运动员的 PFM 在体育活动中的功能及 PFMT 作用的基础研究。

临床建议

- 建议使用预防漏尿的装置或卫生棉条，以防止在体育活动期间出现尿失禁。
- 遵循使用 PFMT 治疗 SUI 的一般建议（见第 7 章）。

参考文献

Andersson, K.-E., Chapple, C.R., Cardozo, L., et al., 2013. Committee 8: pharmacological treatment of urinary incontinence. In: Abrams, P., Cardozo, L., Khoury, S., et al. (Eds.), Incontinence: Fifth International Consultation on Incontinence. European Association of Urology, Arnhem, pp. 623-728. www.uroweb.org.

Ashton-Miller, J., Howard, D., DeLancey, J., 2001. The functional anatomy of the female pelvic floor and stress continence control system. Scand. J. Urol. Nephrol. (Suppl. 207),1-7.

Bø, K., 2004a. Urinary incontinence, pelvic floor dysfunction, exercise and sport. Sports Med. 34 (7), 451-464.

Bø, K., 2004b. Pelvic floor muscle training is effective in treatment of stress urinary incontinence, but how does it work? Int. Urogynecol. J. Pelvic Floor Dysfunct. 15, 76-84.

Bø, K., Borgen, J., 2001. Prevalence of stress and urge urinary incontinence in elite athletes and controls. Med. Sci. Sports Exerc. 33, 1797-1802.

Bø, K., Sundgot-Borgen, J., 2010. Are former female elite athletes more likely to experience urinary incontinence later in life than non-athletes? Scand. J. Med. Sci. Sports 20, 100-104.

Bø, K., Hagen, R., Kvarstein, B., et al., 1989a. Female stress urinary incontinence and participation in different sport and social activities. Scand. J. Sports Sci. 11 (3), 117-121.

Bø, K., Mæhlum, S., Oseid, S., et al., 1989b. Prevalence of stress urinary incontinence among physically active and sedentary female students. Scand. J. Sports Sci. 11 (3), 113-116.

Bø, K., Hagen, R.H., Kvarstein, B., et al., 1990. Pelvic floor muscle exercise for the treatment of female stress urinary incontinence: III. Effects of two different degrees of pelvic floor muscle exercise. Neurourol. Urodyn. 9, 489-502.

Bø, K., Stien, R., Kulseng-Hanssen, S., et al., 1994. Clinical and urodynamic assessment of nulliparous young women with and without stress incontinence symptoms: a case control study. Obstet. Gynecol. 84, 1028-1032.

Bø, K., Talseth, T., Holme, I., 1999. Single blind, randomised controlled trial of pelvic floor exercises, electrical stimulation, vaginal cones, and no treatment in management of genuine stress incontinence in women. Br. Med. J. 318, 487-493.

Bø, K., Sherburn, M., Allen, T., 2003. Transabdominal ultrasound measurement of pelvic floor muscle activity when activated directly or via transverses abdominal muscle contraction. Neurourol. Urodyn. 22, 582-588.

Bø, K., Bratland-Sanda, S., Sundgot-Borgen, J., 2011. Urinary incontinence among fitness instructors including yoga and Pilates instructors. Neurourol. Urodyn. 30, 370-373.

Borin, L.C.M.S., Nunes, F.R., Guirro, E.C.O.G., 2013. Assessment of pelvic floor muscle pressure in female athletes. Phys. Med. Rehabil. 5, 189-193.

Bouchard, C., Shephard, R.J., Stephens, T., 1993. Physical Activity, Fitness, and Health. Consensus Statement. Human Kinetics, Champaign, IL.

Bræmken, I.H., Maijida, M., Engh, M.E., et al., 2010. Morphological changes after pelvic floor muscle training measured by 3-dimensional ultrasongraphy. A randomized controlled trial. Obstet. Gynecol. 115 (2), 317-324.

Brown, W.J., Miller, Y.D., 2001. Too wet to exercise? Leaking urine as a barrier to physical activity in women. J. Sci. Med. Sport. 4 (4), 373-378.

Brown, J.S., Seeley, D.G., Fong, J., et al., 1996. Urinary incontinence in older women: who is at risk? Study of Osteoporotic Fractures Research Group. Obstet. Gynecol. 87, 715-721.

Bump, R., Norton, P., 1998. Epidemiology and natural history of pelvic floor dysfunction. Obstet. Gynecol. Clin. North Am. 25 (4), 723-746.

Caylet, N., Fabbro-Peray, P., Mares, P., et al., 2006. Prevalence and occurrence of stress urinary incontinence in elite women athletes. Can. J. Urol. 13 (4), 3174-3179.

Constantinou, C.E., Govan, D.E., 1981. Contribution and timing of transmitted and generated pressure components in the female urethra. In: Female Incontinence. Allan R. Liss, New York, pp. 113-120.

Da Roza, T., Araujo, M.P., Viana, R., et al., 2012. Pelvic floor muscle training to improve urinary incontinence in young, nulliparous sport students: a pilot study. Int. Urogynecol. J. 23, 1069-1073.

Danforth, K.N., Shah, A.D., Townsend, M.K., et al., 2007. Physical activity and urinary incontinence among healthy, older women. Obstet. Gynecol. 109, 721-727.

Davis, G.D., Goodman, M., 1996. Stress urinary incontinence in nulliparous female soldiers in airborne infantry training. J. Pelvic Surg. 2 (2), 68-71.

Dumoulin, C., Hay-Smith, J., 2010. Pelvic floor muscle training versus no treatment, or inactive control treatments, for urinary incontinence in women. Cochrane Database Syst. Rev. (1), Art. No. CD005654.

Dumoulin, C., Lemieux, M., Bourbonnais, D., et al., 2004. Physiotherapy for persistent postnatal stress urinary incontinence: a randomized controlled trial. Obstet.

Gynecol. 104, 504-510.

Eliasson, K., Larsson, T., Mattson, E., 2002. Prevalence of stress incontinence in nulliparous elite trampolinists. Scand. J. Med. Sci. Sports 12, 106-110.

Eliasson, K., Edner, A., Mattsson, E., 2008. Urinary incontinence in very young and mostly nulliparous women with a history of regular organized high-impact trampoline training: occurrence and risk factors. Int. Urogynecol. J. 19, 687-696.

Fischer, J., Berg, P., 1999. Urinary incontinence in United States Air Force female aircrew. Obstet. Gynecol. 94, 532-536.

Fozzatti, C., Riccetto, C., Herrmann, V., et al., 2012. Prevalence study of stress urinary incontinence in women who perform high-impact exercises. Int. Urogynecol. J. 23, 1687-1691.

Glavind, K., 1997. Use of a vaginal sponge during aerobic exercises in patients with stress urinary incontinence. Int. Urogynecol. J. Pelvic Floor Dysfunct. 8, 351-353.

Gunnarsson, M., 2002. Pelvic Floor Dysfunction. A Vaginal Surface EMG Study in Healthy and Incontinent Women [thesis]. Faculty of Medicine, Department of Urology, Lund University.

Haderer, J., Pannu, H., Genadry, R., et al., 2002. Controversies in female urethral anatomy and their significance for understanding urinary continence: observations and literature review. Int. Urogynecol. J. Pelvic Floor Dysfunct. 13, 236-252.

Hahn, I., Milsom, I., Ohlson, B.L., et al., 1996. Comparative assessment of pelvic floor function using vaginal cones, vaginal digital palpation and vaginal pressure measurement. Gynecol. Obstet. Investig. 41, 269-274.

Hannestad, I., Rortveit, G., Daltveit, A.K., et al., 2003. Are smoking and other lifestyle factors associated with female urinary incontinence? The Norwegian EPINCONT study. BJOG. 110, 247-254.

Hay, J., 1993. Citius, altius, longius (faster, higher, longer): the biomechanics of jumping for distance. J. Biomech. 26 (Suppl. 1), 7-21.

Hay-Smith, E.J.C., Herderschee, R., Dumoulin, C., et al., 2011. Comparisons of approaches to pelvic floor muscle training for urinary incontinence in women. Cochrane Database Syst. Rev. (12), Art. No.: CD009508.

Herderschee, R., Hay-Smith, E.J.C., Herbison, G.P., et al., 2011. Feedback or biofeedback to augment pelvic floor muscle training for urinary incontinence in women. Cochrane Database Syst. Rev. (7), Art. No.: CD009252.

Hunskaar, S., Vinsnes, A., 1991. The quality of life in women with urinary incontinence as measured by the sickness impact profile. J. Am. Geriatr. Soc. 39, 378-382.

James, E.D., 1978. The behaviour of the bladder during physical activity. Br. J. Urol. 50, 387-394.

Jørgensen, S., Hein, H., Gyntelberg, F., 1994. Heavy lifting at work and risk of genital prolapse and herniated lumbar disc in assistant nurses. Occup. Med. (Oxford) 44 (1), 47-49.

Kegel, A.H., 1948. Progressive resistance exercise in the functional restoration of the perineal muscles. Am. J. Obstet. Gynecol. 56, 238-249.

Kikuchi, A., Niu, K., Ikeda, Y., et al., 2007. Association between physical activity and urinary incontinence in a community-based elderly population aged 70 years and over. Eur. Urol. 2, 868-875.

Kulseng-Hanssen, S., Klevmark, B., 1988. Ambulatory urethrocystorectometry: a new technique. Neurourol. Urodyn. 7, 119-130.

Lagro-Janssen, A., Debruyne, F., Smiths, A., et al., 1992. The effects of treatment of urinary incontinence in general practice. Fam. Pract. 9 (3), 284-289.

Larsen, W.I., Yavorek, T., 2007. Pelvic prolapse and urinary incontinence in nulliparous college women in relation to paratrooper training. Int. Urogynecol. J. 18, 769-771.

Miller, J.M., Ashton-Miller, J.A., DeLancey, J., 1998. A pelvic muscle precontraction can reduce cough-related urine loss in selected women with mild SUI. J. Am. Geriatr. Soc. 46, 870-874.

Miller, J., Perucchini, D., Carchidi, L., et al., 2001. Pelvic floor muscle contraction during a cough and decreased vesical neck mobility. Obstet. Gynecol. 97, 255-260.

Milsom, I., Altman, D., Cartwright, R., et al., 2013. Committee 1: Epidemiology of urinary incontinence (UI) and other lower urinary tract symptoms (LUTS), pelvic organ prolapse (POP) and anal incontinence. In: Abrams, P., Cardozo, L., Khoury, S., et al. (Eds.), Incontinence: Fifth International Consultation on Incontinence. European Association of Urology, Arnhem, pp. 15-107. www.uroweb.org.

Moore, K., Dumoulin, C., Bradley, C., et al., 2013. Committee 12: adult conservative management. In: Abrams, P., Cardozo, L., Khoury, S., et al. (Eds.), Incontinence: Fifth International Consultation on Incontinence. European Association of Urology, Arnhem, pp. 1101-1227. www.uroweb.org.

Mørkved, S., Bø, K., Fjørtoft, T., 2002. Is there any additional effect of adding biofeedback to pelvic floor muscle training? A single-blind randomized controlled trial. Obstet. Gynecol. 100 (4), 730-739.

Mouritsen, L., Hulbæk, M., Brostrøm, S., et al., 2007. Vaginal pressure during daily activities before and after surgery. Int. Urogynecol. J. 18, 943-948.

Nichols, D.H., Milley, P.S., 1978. Functional Pelvic Anatomy: The Soft Tissue Supports and Spaces of the Female Pelvic organs. The Human Vagina. Elsevier/North-Holland Biomedical Press, Amsterdam, pp. 21-37.

Norton, P., MacDonald, L.D., Sedgwick, P.M., et al., 1988. Distress and delay associated with urinary incontinence, frequency, and urgency in women. Br. Med. J. 297, 1187-1189.

Nygaard, I.E., 1997. Does prolonged high-impact activity contribute to later urinary incontinence? A retrospective cohort study of female Olympians. Obstet. Gynecol. 90, 718-722.

Nygaard, I., DeLancey, J.O.L., Arnsdorf, L., et al., 1990. Exercise and incontinence. Obstet. Gynecol. 75, 848-851.

Nygaard, I., Thompson, F.L., Svengalis, S.L., et al., 1994. Urinary incontinence in elite nulliparous athletes. Obstet. Gynecol. 84, 183-187.

O'Dell, K.K., Morse, A.N., Crawford, S.L., et al., 2007. Vaginal pressure during lifting, floor exercises, jogging, and use of hydraulic exercise machines. Int. Urogynecol. J. 18, 1481-1489.

Østbye, T., Seim, A., Krause, K.M., et al., 2004. A 10-year follow-up of urinary and fecal incontinence among the oldest old in the community: the Canadian Study of Health and Aging. Can. J. Aging. 23 (4), 319-331.

Peschers, U., Schaer, G., Anthuber, C., et al., 1996. Changes in vesical neck mobility following vaginal delivery. Obstet. Gynecol. 88, 1001-1006.

Pollock, M.L., Gaesser, G.A., Butcher, J.D., et al., 1998. The recommended quantity and quality of exercise for developing and maintaining cardiorespiratory and muscular fitness and flexibility in healthy adults. Med. Sci. Sports Exerc. 30 (6), 975-991.

Rivalta, M., Sighinolfi, M.C., Micali, S., et al., 2010. Urinary incontinence and sport: first and preliminary experience with a combined pelvic floor rehabilitation program in three female athletes. Health Care Women Int. 31 (5), 435-443.

Sandvik, H., Hunskaar, S., Seim, A., et al., 1993. Validation of a severity index in female urinary incontinence and its implementation in an epidemiological survey. J. Epidemiol. Community Health. 47, 497-499.

Sherman, R.A., Wong, M.F., Davis, G.D., 1997. Behavioral treatment of exercise induced urinary incontinence among female soldiers. Mil. Med. 162 (10), 690-694.

Thyssen, H.H., Clevin, L., Olesen, S., et al., 2002. Urinary incontinence in elite female athletes and dancers. Int. Urogynecol. J. Pelvic Floor Dysfunct. 13, 15-17.

Townsend, M.K., Danforth, K.N., Rosner, B., et al., 2008. Physical activity and incident urinary incontinence in middle-aged women. J. Urol. 179 (3), 1012-1017.

Van Oyen, H., Van Oyen, P., 2002. Urinary incontinence in Belgium: prevalence, correlates and psychosocial consequences. Acta Clin. Belg. 57, 207-218.

Vitton, V., Baumstarck-Barrau, K., Brardjanian, S., et al., 2011. Impact of high-level sport practice on anal incontinence in a healthy young female population. J. Womens Health. 20 (5), 757-763.

Weir, L.F., Nygaard, I.E., Wilken, J., et al., 2006. Postoperative activity restrictions. Obstet. Gynecol. 107, 305-309.

Zhu, L., Lang, J., Wang, H., et al., 2008. The prevalence of and potential risk factors for female urinary incontinence in Beijing, China. Menopause. 15, 566-569.

第 14 章

临床实践指南的制定

Bary Berghmans, Erik Hendricks, Nol Bernards, Rob de Bie

概述

在全球范围内，质量保证和成本效益是现代医疗保健非常关注的问题。人们认为临床实践指南（clinical practice guidelines, CPG）是保证和提高医疗质量和效率的策略。

医学研究所（Institute of Medicine）为 CPG 提供了一个实用的工作定义（Field and Lohr，1992）。其具体内容是"基于（最佳）证据和共识系统地制订的建议，由专家起草，经过临床测试，旨在对具有明确的、疑似的或健康状况受到威胁的人进行诊断和治疗干预，或应用于与良好的专业管理和行政相关的领域"（Field and Lohr，1992；Hendriks et al.，1995；Hendriks et al.，1996、1998b、1998c；Grol et al.，2005）。

此外，CPG 的制定和实施是物理治疗服务（政策）质量的重要组成部分（Van der Wees et al.，2003）。这种认识来自社会（政策制定者、医疗管理者、投资者和患者）对物理治疗师施加的压力，用以确保服务质量，并证明他们在医疗系统中的地位（Hendriks et al.，1996；Hendriks et al.，2000b）。同时，压力也来自物理治疗师本身，因为他们需要将可循证的临床工作纳入他们的工作中（Van der Wees et al.，2003）。

欧洲地区的 WCPT（ER-WCPT）已经为临床指南的制定确立了框架（Van der Wees and Mead，2004）。据该组织称，2010 年，8 个欧洲国家开展了针对制订物理治疗指南的计划（ER-WCRT 临床指南制定计划，2010）。本章中描述了荷兰皇家物理治疗学会（the Royal Dutch Society for Physical Therapy, KNGF）尚在进行中的 CPG 的制定过程。

制定指南的方法已经在一定程度上得到了统一（Burgers et al.，2003；Van der Wees et al.，2007b），其中指南评价、研究及评估（Appraisal of Guidelines, Research and Evaluation, AGREE）工具提供了一个重要的框架（Brouwers et al.，2010）。

该工具可用于评估 CPG 的质量，并帮助指导制定者构建指南，同时改善指南的制定过程（表 14.1）。我们使用 AGREE 工具对荷兰物理治疗指南制定计划进行了严格的审阅和评估（Van der Wees et al.，2007a）。随后，根据评估结果对不足之处进行更新。

更新后的荷兰物理治疗指南计划框架如表 14.2 所示。

如今，荷兰的 CPG 计划符合几乎所有 AGREE 标准，包括在目标用户中试行该 CPG。CPG 被视为重要的技术文件，可以用来指导专业人员的日常临床工作，并明确专业人员在特定情况或状况下应当做什么，以及他们这样做的原因。我们应当更灵活地使用 CPG，不要过于死板，但是，在大多数情况下，可以直接遵循 CPG。然而，我们需要注意的是，CPG 所反映的仅是其当下出版时的知识水平，以及关于某个或某些健康问题的有效和恰当的专业医疗知识。科学信息和技术状态是不断在变化的，CPG 也需要不断地融入新观点。新证据主要集中在系统综述中。然而，这种研究并不是解决

表 14.1　AGREE 工具的 23 个关键项目

AGREE Ⅱ 包括在 6 个领域内汇总的 23 个关键项目，以及两个总体评级项目（"总体评估"） 每个领域都充分体现了指南质量的一个独特维度
领域 1：应用范围和目的
1. 具体描述了指南的总体目标 2. 具体描述了指南所涵盖的健康问题 3. 具体描述了该指南适用的人群（患者、公众等）
领域 2：利益相关者
1. 指南制定组包括所有相关专业领域人员 2. 寻求目标人群（患者、公众等）的观点和偏好 3. 明确界定指南的目标用户
领域 3：制定的严谨性
1. 使用系统方法搜索证据 2. 清楚描述选择证据的标准 3. 清楚描述证据的优点和局限性 4. 清楚描述制定推荐意见的方法 5. 在制定推荐意见时充分考虑对健康的益处、副作用和风险 6. 推荐意见与支持证据间存在明确联系 7. 专家在出版前已对该指南进行了外部审阅 8. 更新指南的步骤已提供
领域 4：表达的清晰度
1. 建议具体明了 2. 明确提出管理病症或健康问题的不同方案 3. 重要建议很容易识别
领域 5：适用性
1. 该指南描述了其应用时的促进者和障碍 2. 指南提供了有关如何将推荐意见付诸实践的建议和（或）工具 3. 考虑应用这些推荐意见可能产生的资源问题 4. 该指南提出了监测和（或）审计标准
领域 6：编写的独立性
1. 资助机构的意见没有影响指南内容 2. 指南开发小组成员的利益冲突已被记录和处理

表 14.2　更新后的荷兰物理治疗指南计划

步骤	描述
1. 结构和组织	由主要专业组织与其他机构合作。 成立单学科制定组（5~10 名成员），由制定组内的受聘人员组成小组（每组 2~3 人）负责审查文献和实际编写指南。将患者纳入外部审阅组和焦点组
2. 准备 / 启动	特殊兴趣组可以使用申请表提出主题。 需描述用于确定主题优先级的步骤。 由指南委员会选择主题，KNGF 董事会做出最终决定。 确定关于这一主题的相关文献。 申请表中应描述物理治疗师和患者的困难和需求
3. 制定	文献检索采用系统策略。 如果没有（最近的）综述可用，则进行系统综述或荟萃分析。 使用不同的诊断、干预和系统综述工具评估研究质量。 根据荷兰共识，证据的等级分为 4 个层次，推荐等级也分为 4 级。 根据不同推荐等级制定标准化推荐意见。 指南概要分为物理治疗诊断和基于临床推理过程的治疗两部分。 使用国际功能分类作为命名方法
4. 验证	将指南草案发送给同行以测试其实用性、清晰度和可接受性。外部审阅小组（相关医疗专业人员、患者、利益相关者）讨论指南草案。由患者咨询委员会单独审查。 指南委员会审查最终草案，KNGF 认可并批准后试行
5. 传播和实施	4 个产品：实践指南、证据综述、摘要（流程图）、患者版本。 出版物作为《荷兰物理治疗杂志》的增刊，发送给 KNGF 的所有成员。 将指南翻译成英文并在网站上发布。 每个指南都配有实施计划
6. 评估和更新	在出版后 5 年内，基于试行、专业发展和指南方法学发展的新证据，做出是否更新的决定。 进行额外的（系统）文献综述。 如有必要，调整或增加证据和推荐比重

文献综述相关问题的灵丹妙药。由于其本质非实验性，所以它很容易出现所有非实验性研究都可能出现的缺陷（de Bie，1996；Shaneyfelt and Centor，2009）。

因此，读者在研究系统综述和 CPG 时应始终牢记这些事实，并且在评价信息时必须持有批判态度。 特别是，仅基于临床实践、经验，或反映该领域所谓专家意见的干预效果和效率的陈述可能存在偏见，其真正的价值尚需讨论。

CPG 制定的指导原则

CPG 制定的重要指导原则有以下几点（Hendriks et al.，1998c；Hendriks et al.，2000a）。

- 在可通过物理治疗解决的健康问题和相关病症的医学诊断的基础上，明确描述主题。

- 根据专业组织在 CPG 中规定的物理治疗阶段（表 14.1 和图 14.1）进行构建（KNGF，1993；Heerkens et al.，2003）。

- 使用统一的专业语言。无论何时均应使用现有的（国际）分类和公认术语，特别是国际功能、残疾和健康分类（WHO，2001）、国际疾病分类（WHO，1993）、荷兰分类程序（Heerkens et al.，1995）和卫生专业人员医疗术语（Heerkens et al.，1998）（图 14.1）。

- 使用统一且有效的诊断和治疗结果测量工具。

- CPG 应基于最佳可用临床证据，如果没有可用证据，则应基于专家之间的共识。

- 临床考虑优先于成本效益。

- 应与其他专家或专家团队制作的 CPG 保持一致。

- CPG 应基于治疗的一体化和连贯性。物理治疗可以是患者全面治疗中的干预措施之一。应当明确在哪个阶段使用物理治疗，以及为什么物理治疗是合适的。
- CPG 应以患者为导向，并与患者团体的政策保持一致。个别患者还应在确定治疗方面有发言权（NRV，1998；Newman et al.，2002）。确认患者的期望和治疗目标是否与物理治疗师相同。
- 明确物理治疗师所需的专业知识和认知。

CPG 的制定过程

荷兰的 CPG 是建立在物理治疗和医疗过程的不同阶段（Hendriks et al.，2000a；Hendriks et al.，2000b；Bernards et al.，2011）、可用的临床证据和专家共识的基础上的。优先考虑了具有成本效益的方法和关于诊断、干预及二级预防的多学科共识。提出的推荐意见是基于新的或已发表的系统综述和荟萃分析的结果。

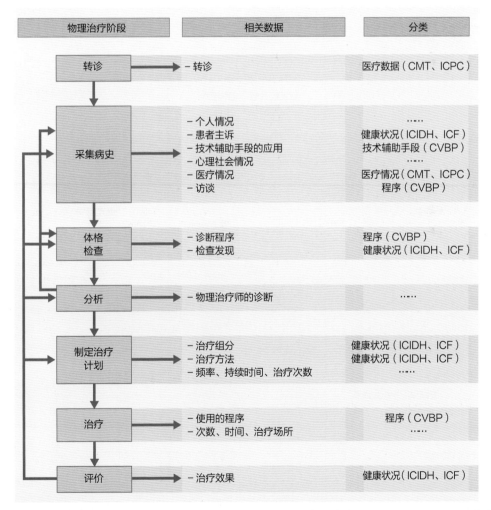

图 14.1 物理治疗阶段、相关数据和必要的分类。CMT，医学术语分类；CVBP，干预和程序分类（适用于联合医疗保健专业）；ICF，国际功能、残疾和健康分类；ICIDH，国际残损、残疾和残障分类；ICPC，国际初级医疗保健分类

以下5个小组为CPG的制定做出了贡献（图14.2）。

① 荷兰皇家物理治疗学会（KNGF）和4个合作伙伴［荷兰联合医疗保健研究所（the Dutch Institute of Allied Health Care，NPi）、循证物理治疗中心（the Center of Evidence-Based Physiotherapy，CEBP），Maastricht大学流行病学系，荷兰质量管控组织（the Dutch Organization for Quality Assurance，CBO）］，其中CBO是启动并最终认可CPG的组织。

② 计划和协调活动的指导组。

③ 分配CPG的任务组。

④ 一组与CPG主题制定有关的临床专家，在制定过程中对指南或部分内容进行评论。

⑤ 随机选择一组物理治疗师，在临床实践中对指南进行试验性测试。

CPG制定的工作流程包括：①临床问题和患者相关结果的制定；②相关证据的系统识别和总结；③通过质量分级来合成证据；④形成日常治疗的推荐意见（Van der

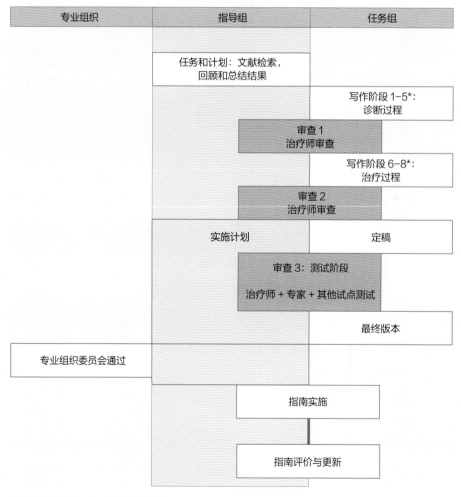

图14.2 指南制定方法。*，见专栏14.2

Wees et al.，2007a）。表 14.1 中描述了指南制定中的各个要素。

CPG 制定的阶段

临床实践指南的制定需要经历以下 4 个重要阶段。

① 筹备阶段。

② 设计阶段，包括指南起草和授权阶段。

③ 实施阶段。

④ 评估和更新阶段。

CPG 的制定方法

1. 筹备阶段

这一阶段包括根据确定的标准选择主题（Field and Lohr，1992；Grimshaw et al.，1995a；Van Everdingen et al.，2004；Grol et al.，2005；Van der Wees et al.，2011）（专栏 14.1）。

需要明确指南的范围和目标；制定临床问题和与患者相关的重要结果。

2. 设计阶段

这一阶段应指导工作组制定指南，出于教育原因，指南的制定应基于物理治疗的不同阶段（图 14.1，专栏 14.2）。在物理治疗实践过程中，可以区分许多相互关联的阶段（Hendriks et al.，2000b；Heerkens et al.，2003）：物理治疗师接诊医疗转诊和寻求专业帮助的患者；物理治疗师采集患者病史，检查患者，得出结论，最后告知患者发现和结论；物理治疗师与患者一起制订治疗计划，如果需要，可以一起制定治疗目标。

在制订计划和基本流程后，应用系统的文献检索、综述和（或）荟萃分析评估可

能的干预措施、诊断程序和测评方法、预后、预防、患者偏好和当前实践的有效性（Van Everdingen et al.，2004；Grol et al.，2005）。可以使用专栏 14.3 中描述的策略。这些严格的文献审阅的目的是记录证据以证明推荐意见的合理性，并尽量减少任何可能的偏见（Van Tulder et al.，2003；Van der Wees et al.，2011）。有关压力性尿失禁，请参阅 Berghmans 等（1998c）或 Hay-Smith 等（2001）的示例。

对证据质量的描述也很重要，因为指南用户可以借此理解证据的相对重要性。应根据研究类型中的一套方法学标准，对每种类型的证据（如危险因素、诊断测试、预后、预防、治疗）进行评估，并系统地应用于研究中。关于治疗证据，目前公认高质量的 RCT 可提供最有力的证据，其次是队列研究、病例对照研究和非分析研究（如病例报告或病例系列）。在对个体研究质量进行评估的基础上，将证据进行全面综合后可以得到以级别表示的证据综述。在更新的 SUI 指南中使用 PEDro 量表来研究临床试验的内部效度，该量表共有 11 项质量评分，高分意味着偏倚风险低（Maher et al.，2004）。

当缺少系统评价或初步试验的科学证据时，任务组和临床专家应在达成共识的基础上制定 CPG。任务组首先制定 CPG 的诊断部分，其中包括医疗和临床决策过程的推演，以形成治疗目标和干预计划。然后由对此类问题领域抱有特殊兴趣和具有专业知识的 25 位执业物理治疗师审阅这部分 CPG。

根据指南制订计划，任务组会继续执行指南的治疗部分。若有指示和可能，治疗部分应包括干预的建议强度、频率和持续时

专栏 14.1　为制定临床实践指南选择一个主题的大致标准

- 主题涉及医疗服务提供者正在寻求解决方案的医疗服务问题或争议
- 就程序 / 干预达成共识是可以预见的
- 医疗服务提供者正在等待指南，因为他们需要有关某一主题的最新文件
- 该主题是有关联性的，因为它在预防健康问题或节省成本方面对医疗服务成本有影响
- 有足够的科学证据
- 指南应符合现有规范、价值观和惯例
- 主题可以被合理地描述

专栏 14.2　物理治疗临床实践过程的不同阶段

① 检查转诊患者资料
② 病史采集
③ 体格检查和患者（功能）评估
④ 物理治疗师进行诊断并决定是否进行物理治疗
⑤ 制订治疗计划
⑥ 提供治疗
⑦ 评估患者功能变化和自己的治疗方案
⑧ 结束治疗并向转诊部门报告

专栏 14.3　挑选最有可能提供有效结果的文章的指南

治疗
- 是否随机分配患者接受治疗？
- 是否考虑到了所有参加试验的患者，并在结论中得到了适当的解释和归因？

诊断
- 是否与参考标准进行了独立的设盲对照？
- 患者样本中是否包含适合在临床实践中应用诊断测试的患者群体？

危害
- 是否有明确确定的对照组（除感兴趣的那一组外）在重要结果测定方面是相似的？
- 结果和暴露的测量方法是否与对照组相同？

预后
- 在病程中是否有明确定义的、具有代表性的患者样本？
- 随访是否足够长且完整？

间。然后由前一阶段咨询过的同一组治疗师对这一部分进行复审。

在指南的诊断和治疗部分都完成后，将第一稿发送给 60 名随机挑选的专业治疗师进行试点测试和评论，并从相关专业的临床专家处获取其他意见。根据物理治疗师和临床专家的意见和经验对草案进行重新编写，然后由"授权委员会"讨论修改后的草案（图 14.2）。获得委员会的批准后，在科学期刊上发表该指南，并在该领域进行介绍和实施。

根据上述制定方法，指南的最终产出由 4 部分组成。

- 实践指南本身。
- 一份在 A4 快速参考卡上的摘要或流程。
- 一份有参考文献的科学论证。
- 实施指南的具体策略和工具（例如，一份用于测试实际操作和指南中推荐的操作之间差异的知识测查）。

在治疗过程中和治疗结束后，应对治疗过程和结果进行评估（KNGF，1993；Hendriks et al.，1998b、1998c；Heerkens et al.，2003）。为确保系统性和记录保存的一致性，在医疗过程中获取的数据会根据 CPG 进行记录和保存。

3. 实施阶段

根据常规的实施办法，该阶段包含宣传和实施已制定好的 CPG 的具体策略（Hendriks et al.，1998c；Hendriks et al.，2000a；Hendriks et al.，2000c）。

4. 评估和更新阶段

指南的有效性需要在专业人员和患者层面进行评估（图 14.2）。CPG 应在指南生效后每 3~5 年更新一次，或者每当出现新的科学发现，使得更新有必要进行时。

讨论

荷兰 CPG "物理治疗师诊断和管理成年女性压力性尿失禁的临床实践指南"[www.cebp.nl（指南）]（Berghmans et al.，1998a、

1998b）是第一个由治疗和管理压力性尿失禁（在成年女性中）的物理治疗师制定的指南。在发布时，该指南提供了关于这一特定健康问题的诊断、干预、咨询和教育的最新信息，这些信息是专业人员普遍接受的，并代表当时现有的技术水平（Hendriks et al.，1996；Hendriks et al.，1998a、1998b；Hendriks et al.，2000a；van Everdingen et al.，2004；Grol et al.，2005）。

然而，在指南颁布后，物理治疗在这类患者中的应用得到了进一步发展，并对指南中包含的知识产生了影响。上述 CPG 现已更新并扩展至成年男性，修订版已于 2011年发布（Bernards et al.，2011）。该指南的更新符合 KNGF 指南制定、实施和更新的结构和方法，该结构和方法为收集相关文献的策略提供了实用建议（包括检索关键词的选择、咨询来源和时间跨度选择）（Hendriks et al.，1998a；Hendriks et al.，2000a；van der Wees et al.，2007a、b）。该 CPG 目前有荷兰语和英语版本，可以在网站 www.fysionet-evidencebased.nl 上下载。

临床实践的改变

如前文所述，提高物理治疗质量和尽量减少临床实践中不理想变量的重要策略是制定和实施遵循证据的 CPG。总体而言，我们可以得出结论，在强化策略的支持下提供明确的 CPG 将改善物理治疗师表现，在某些情况下应作为改善患者健康状况的主要目标。

然而，仅仅制定和传播 CPG 是不够的。即使是完善的指南，如更新过压力性尿失禁相关内容的指南（Bernards et al.，2011），也不会有助于提高诊疗质量，除非

把它们植入到有效的实施计划中（Grol and Grimshaw，2003；Grol et al.，2005；Grol and Wensing，2006）。实施意味着引入变革或创新，使其成为每一位物理治疗师临床实践的正常组成部分，而不再被视为新的内容。换句话说，成功实施 CPG 的一个重要因素是改变物理治疗师个体的行为过程，这种行为过程的改变必须在循证实践和终身学习的不断变化的环境中进行。

CPG 的实施通常比较费力，并且已被证实是整个过程中最薄弱的环节（Grol et al.，2005）。因此，在出版、传播和实施 CPG 之后，人们制定并发布了一套继续教育的课程和工具，以帮助和促进指南在临床实践中的实际应用（Van Ettekoven and Hendriks，1998；Bekkering et al.，2005）。遵循标准化的实施程序，压力性尿失禁患者的物理治疗 CPG 已在荷兰成功实施。

Grimshaw 等的系统综述（Grimshaw et al.，1995a；Grimshaw et al.，1995b）纳入了 91 项研究，证实了引入指南的效果，特别是对临床实践的影响比之前设想的更为深远。基于 Grimshaw 和 Russell（1993），Grimshaw 等（1995a），Grimshaw 等（1995b），Davis 和 Taylor-Vaisey（1997）以及最近的 van der Wees 等（2011）的研究，可以得出结论，详细完整的指南可以改变临床实践模式，并引起患者治疗结果的积极改变。然而，研究同时表明，指南的接受和使用与它们的制定和引入方式密切相关。Grimshaw 等（2001）和 Grol 等（2003）的综述证实了这些发现。

压力性尿失禁的 CPG 是由一个独立的、代表所有有关专业组织的多学科专家组制定的。该 CPG 是建立在系统综述或荟萃分析基

础上的产物（Hendriks et al.，1998c；Hendriks et al.，2000c；Berghmans et al.，1998c；Hay-Smith et al.，2001；Hay-Smith and Dumoulin，2006），并根据科学和临床证据为临床提供明确的推荐意见。

为优化 CPG 的开发，我们建议未来的用户尽可能多地参与指南的制定过程（Grol et al.，1994、2005；Grimshaw et al.，2001；van Everdingen et al.，2004；van der Wees et al.，2008），同时物理治疗师能够对指南的实施产生很大影响。采用自上而下的方法会引发抵制行为，从而产生不利影响。然而，从充分利用投入时间和避免歧义的角度来讲，采用自下而上的方法往往效率低下。因此，为提高对 CPG 的接受度和使用率，可在当地团队的帮助下完善集中制定的指南，或在必要情况下增加一些补充协议或标准，这都有助于专门处理当地情况。

虽然指南可以立即付诸实践，但也可以根据具体情况加以调整。将指南转换为本地使用的标准化方案是可行的，有时也是可取的。将集中制定的指南转换为当地的标准化方案可确保当地对指南的投入或"购入"。从而提升指南接受度，加快指南的实施。

展望

未来需要对 CPG 实施效果进行定期评估，以促进更为有效和高效的实施 CPG。只有仔细地对集中制定的指南研发和实施效果进行评估，才有可能发现指南成功实施所需克服的具体困难和障碍，以及明确如何更好地创新。

除了用于压力性尿失禁的荷兰 CPG 外，

最近还出版了一项关于肛门失禁的循证声明（Bols et al.，2013），目前荷兰也正在制定针对急迫性尿失禁的 CPG，已于 2014 年出版。

参考文献

Bekkering, G.E., van Tulder, M.W., Hendriks, E.J., et al., 2005. Implementation of clinical guidelines on physical therapy for patients with low back pain: randomized trial comparing patient outcomes after a standard and active implementation strategy. Phys. Ther. 85 (6), 544-555.

Berghmans, L.C., Bernards, A.T., Bluyssens, A.M., et al., 1998a. KNGF-Richtlijn stress urine-incontinentie. Nederlands Tijdschrift voor Fysiotherapie. 108 (4), supplement.

Berghmans, L.C., Bernards, A.T., Hendriks, H.J., et al., 1998b. Physiotherapeutic management for genuine stress incontinence. Phys. Ther. Rev. 3, 133-147.

Berghmans, L.C., Hendriks, H.J., Bo, K., et al., 1998c. Conservative treatment of stress urinary incontinence in women. A systematic review of randomized controlled trials. Br. J. Urol. 82, 181-191.

Bernards, A.T., Berghmans, L.C., Van Heeswijk-Faase, I.C., et al., 2011. Clinical practice guidelines for physiotherapists for physical therapy in patients with stress urinary incontinence. Nederlands Tijdschrift voor Fysiotherapie. 121 (3), supplement.

Bols, E.M., Groot, J.A., van Heeswijk-Faase, I.C., et al., 2013. KNGF evidence statement. Anale incontinentie. www.fysionet-evidencebased.nl.

Brouwers, M.C., Kho, M.E., Browman, G.P., et al., 2010. Development of the AGREE II, part 2: assessment of validity of items and tools to support application. Can. Med. Assoc. J. 182, E472-E478.

Burgers, J.S., Grol, R., Klazinga, N.S., et al., 2003. Towards evidence-based clinical practice: an international survey of 18 clinical guideline programs. International J. Qual. Health Care. 15, 31-45.

Clinical Guideline Development Programs in the European Region of the World Confederation for Physical Therapy 2010. European Region of the World Confederation for Physical Therapy, Berlin.

Davis, D.A., Taylor-Vaisey, A., 1997. Translating guidelines into practice. A systematic review of theoretic concepts, practical experience and research evidence in the adoption of clinical practice guidelines. Can. Med. Assoc. J. 157, 408-416.

De Bie, R.A., 1996. Methodology of systematic reviews: an introduction. Phys. Ther. Rev. 1, 47.

Field, M.J., Lohr, K.N. (Eds.), 1992. Guidelines for Clinical Practice: From Development to Use. IOM, National Academy Press, Washington, DC.

Grimshaw, J.M., Russell, I.T., 1993. Effect of clinical guidelines on medical practice: a systematic review of rigorous evaluations. Lancet. 342, 1317-1322.

Grimshaw, J., Eccles, M., Russell, I., 1995a. Developing clinically valid practice guidelines. J. Eval. Clin. Pract. 1 (1), 37-48.

Grimshaw, J., Freemantle, N., Wallace, S., et al., 1995b. Developing and implementing clinical practice guidelines.

Int. J. Health Care Qual. Assur. Inc. Leadersh. Health Serv. 4, 55-64.

Grimshaw, J.M., Shirran, L., Thomas, R., et al., 2001. Changing provider behavior. An overview of systematic reviews of interventions. Med. Care 39 (8 Suppl. 2), II-2-II-45.

Grol, R., Grimshaw, J., 2003. From best evidence to best practice: effective implementation of change in patient's care. Lancet. 362, 1225-1230.

Grol, R., Wensing, M., 2006. Implementatie: effectieve verbetering van de patientenzorg. Elsevier, Maarssen: The Netherlands.

Grol, R.T.P., van Everdingen, J.J., Casparie, A.P., 1994. Invoering van richtlijnen en veranderingen. Een handleiding voor de medische, paramedische en verpleegkundige praktijk. De Tijdstroom, Utrecht.

Grol, R., Wensing, M., Eccles, M., 2005. Improving patient care. The implementation of change in clinical practice. Elsevier Butterworth-Heinemann, London.

Hay-Smith, E.J., Dumoulin, C., 2006. Pelvic floor muscle training versus no treatment, or inactive control treatments, for urinary incontinence in women. Cochrane Database Syst. Rev. (Issue 1), Art. No. CD005654.

Hay-Smith, E., Bø, K., Berghmans, L., et al., 2001. Pelvic floor muscle training for urinary incontinence in women. Cochrane Database Syst. Rev. (Issue 1), Art. No. CD001407.

Heerkens, Y.F., van den Heuvel, J., van Klaveren, A.A., et al. (Eds.), 1995. Voorlopige WCC-Standaard CVPB. Vaste Commissie voor Classificaties en Definities, Zoetermeer.

Heerkens, Y.F., van den Heuvel, J., van Klaveren, A.A., et al., 1998. Ontwerp Classificatie 'Medische' Termen (CMT) voor Paramedische Beroepen. Nederlands Paramedisch Instituut, Amersfoort.

Heerkens, Y.F., Lakerveld-Heijl, K., Verhoeven, A., et al., 2003. Herziening Richtlijn voor de fysiotherapeutische Verslaglegging. Nederlands Tijdschrift voor Fysiotherapie 113 (Suppl. 1), 1-36.

Hendriks, H.J., Reitsma, E., van Ettekoven, H., 1995. Improving the quality of physical therapy by national (central) guidelines: introduction of a method of guideline development and implementation. Proceedings of the World Confederation for Physical Therapy Congress, Washington DC, June 25-30.

Hendriks, H.J., Reitsma, E., van Ettekoven, H., 1996. Centrale Richtlijnen in de fysiotherapie. Nederlands Tijdschrift voor Fysiotherapie. 1, 2-11.

Hendriks, H.J., van Ettekoven, H., Reitsma, E., et al., 1998a. Methode voor Centrale Richtlijnontwikkeling en implementatie in de fysiotherapie. KNGF/CBO/NPi, Amersfoort.

Hendriks, H.J., van Ettekoven, H., van der Wees, P.J., 1998b. Eindverslag van het Project Centrale Richtlijnen in de fysiotherapie. Deel I. Achtergronden en evaluatie van het project. KNGF/NPi/CBO, Amersfoort.

Hendriks, H.J., van Ettekoven, H., van derWees, P.J., 1998c. Eindverslag van het project Centrale Richtlijnen in de fysiotherapie. Deel II. Producten van het project. KNGF/NPi/CBO, Amersfoort.

Hendriks, H.J., Bekkering, G.E., van Ettekoven, H., et al., 2000a. Development and implementation of national practice guidelines: a prospect for continuous quality improvement in physiotherapy. Physiotherapy. 86 (10), 535-547.

Hendriks, H.J., Oostendorp, R.A., Bernards, A.T., et al., 2000b. The diagnostic process and indication for physiotherapy: a prerequisite for treatment and outcome evaluation. Phys. Ther. Rev. 5, 29-47.

Hendriks, H., van Ettekoven, H., Bekkering, G.E., et al., 2000c. Implementatie van KNGF-Richtlijnen. FysioPraxis. 2, 9-13.

KNGF (Koninklijk Nederlands Genootschap voor Fysiotherapie), 1993. Richtlijnen voor de Fysiotherapeutische Verslaglegging. KNGF, Amersfoort.

Maher, C.G., Sherrington, C., Elkins, M., et al., 2004. Challenges for evidence-based physical therapy: accessing and interpreting high quality evidence on therapy. Phys. Ther. 84, 644-654.

Newman, D.K., Denis, L., Gartley, C.B., et al., 2002. Promotion, education and organization for continence care. In: Abrams, P., Cardozo, L., Khoury, S., et al. (Eds.), Incontinence: Second International Consultation on Incontinence. Health Publication Ltd/Plymbridge Distributors, Plymouth, pp. 937-966.

NRV (Nationale Raad voor de Volksgezondheid), 1998. Naar een Meer Vraaggerichte Zorg. NRV, Zoetermeer.

Shaneyfelt, T.M., Centor, R.M., 2009. Reassessment of clinical practice guidelines: go gently into that good night. JAMA. 301, 868-869.

Van der Wees, P.J., Mead, J., 2004. Framework for clinical guideline development in physiotherapy. European Region of World Confederation for Physical Therapy, Brussels.

Van der Wees, P.J., Hendriks, E.J., Veldhuizen, R.J., 2003. Quality assurance in The Netherlands: from development to implementation and evaluation. Dutch Journal of Physical Therapy 3 (special), 3-6 (WCPT special).

Van der Wees, P.J., Hendriks, E.J., Custers, J.W., et al., 2007a. Comparison of international guideline programs to evaluate and update the Dutch program for clinical guideline development in physical therapy. BMC Health Serv. Res. 7, 191.

Van der Wees, P.J., Hendriks, H.J., Heldoorn, M., et al., 2007b. Methode voor ontwikkeling, implementatie en bijstelling van KNGF Richtlijnen. Methode versie 2.5. KNGF, Amersfoort/Maastricht.

Van der Wees, P.J., Jamtvedt, G., Rebbeck, T., et al., 2008. Multifaceted strategies may increase implementation of physiotherapy clinical guidelines: a systematic review. Aust. J. Physiother. 54 (4), 233-241.

Van der Wees, P.J., Moore, A.P., Powers, C.M., et al., 2011. Development of clinical guidelines in physical therapy: perspective for international collaboration. Phys. Ther. 91, 1551-1563.

Van Ettekoven, H., Hendriks, H.J., 1998. Specifiek Implementatieplan en implementatie-instrumenten voor het invoeren van de centrale richtlijn 'Stress Urine-incontinentie'. KNGF/CBO/NPi, Amersfoort/Utrecht.

Van Everdingen, J.J., Burgers, J.S., Assendelft, W.J., et al., 2004. Evidence-based richtlijnontwikkeling. Een leidraad voor de praktijk. Bohn, Stafleu van Loghum, Houten.

Van Tulder, M., Furlan, A., Bombadier, C., et al., 2003. Updated method guidelines for sytematic reviews in the Cochrane Collaboration Group. Spine. 28, 1290-1299.

WHO (World Health Organization), 1993. International statistical classification of disease and related health problems (ICD-10). WHO, Geneva.

WHO (World Health Organization), 2001. International classification of functioning disability and health. WHO, Geneva.